1.3

Recherche in der Bibliothek

Der Besuch einer Bibliothek kann eine wertvolle Erfahrung sein. Neben Büchern [bieten] Bibliotheken eine Vielzahl von Medien. Für die Suche nach wissenschaftlicher [Liter]atur sollte eine Hochschulbibliothek vorgezogen werden. Jedoch können über die [Fern]leihe auch andere Bibliotheken wissenschaftliche Medien zur Verfügung stellen. [B]ibliotheken sind komplexe Gebilde mit einer eigenen Systematik. Möchte man [reg]elmäßig die Dienste einer Bibliothek nutzen, empfiehlt sich die Teilnahme an einer [Bibl]iotheksführung, um wirklich alle Ressourcen ausschöpfen zu können.

Fernleihe
Dienstleistung von Bibliotheken, mit deren Hilfe auch Bücher oder weitere Medien aus anderen Bibliotheken entliehen werden können.

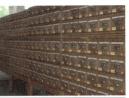

Viele Bibliotheken verfügen noch über so genannte Hand- oder Zettelkataloge

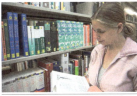

[2] Enzyklopädien und andere Nachschlagewerke erleichtern den Einstieg in die Recherche.

Die Bibliotheksrecherche bietet den Vorteil, dass Fachlexika und Enzyklopädien ge[nut]zt werden können, um den Einstieg in eine Thematik zu bekommen. Die in diesen [die]sen Nachschlagewerken veröffentlichten Beiträge liefern zudem häufig erste Lite[ratu]rhinweise. Möchte man auf den gesamten Bestand einer Bibliothek zugreifen, er[folg]t die Recherche entweder mit Hilfe eines Handkatalogs (Sachkataloge nach The[me]n und Schlagworten sortiert sowie Autorenkataloge nach Namen der Autorinnen [sortiert]) oder dem bibliotheksinternen EDV-gestützten Suchkatalog. Heute haben die [mei]sten großen Bibliotheken ihre Bestände digitalisiert, sodass sie online abgerufen [wer]den können. Dies hat den Vorteil, dass schon vom eigenen Computer mit Interne[tan]schluss aus zu erschließen ist, wo ein bestimmtes Medium auszuleihen oder ein[zus]ehen ist.

[W]enn bestimmte Bücher ausgewählt wurden, können diese in Ausleihbibliotheken [nach] den Bedingungen des Hauses mitgenommen werden. In Präsenzbibliotheken [hin]gegen können sie nur im Lesesaal eingesehen werden.

www.subito-doc.de
Auf dieser Seite können Sie recherchieren, in welcher Bibliothek das gesuchte Buch bzw. die gesuchte Zeitschrift vorhanden ist und es/sie ggf. auch bestellen.

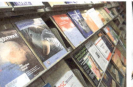

Fachzeitschriftenauslage

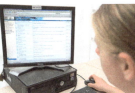

[4] Online-Katalog

Jeweils in der oberen rechten Ecke der rechten Buchseiten finden Sie ein **Symbol,** das Ihnen die Zuordnung der Inhalte zu den Wissensbezügen der Ausbildungs- und Prüfungsverordnung erleichtert. Dabei steht:

🖐 für pflegerische sowie pflege- und gesundheitswissenschaftliche Schwerpunkte,

🏥 für naturwissenschaftlich-medizinische Bezüge,

📖 für geistes- und sozialwissenschaftliche Bezüge,

⚖ für rechtliche, politische und ökonomische Bezüge.

Die **Online-Kugel** weist auf Internetadressen hin, die weitere Informationen zu den behandelten Inhalten liefern.

2.2

Angst, Aggression und Abwehr

Aus der Forschung

In der im unten stehenden Artikel beschriebenen Studie untersuchten die Autoren den Effekt einer Schulung in Aggressionsmanagement bei Schülerinnen in der Pflegeausbildung. Die Ergebnisse lassen darauf schließen, dass sich die teilnehmenden Schülerinnen nach dem Besuch der Schulung im Umgang mit aggressivem Verhalten von Patientinnen sicherer fühlen.

ZELLER, A., NEEDHAM, I., HALFENS, R.: „Effekt einer Schulung in Aggressionsmanagement bei Schülerinnen und Schülern in der Pflegeausbildung", *Pflege*, (19)2006, S. 251–258

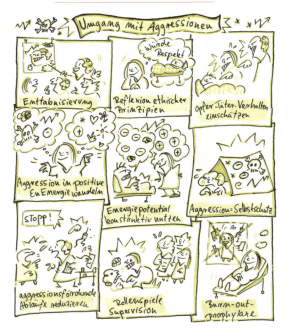

645

Der **Forschungskasten** gibt eine Zusammenfassung von aktuellen Veröffentlichungen zum Thema. Sie können die zu Grunde liegenden Artikel entweder direkt beim Zeitschriftenverlag bestellen, in einer pflegerisch oder medizinisch ausgerichteten Bibliothek einsehen oder unter **www.subito-doc.de** ordern.

Die pflegerische Klientel in ihrem Lebenskontext wahrnehmen

1 Patientinnen im Krankenhaus — 9

1.1	Strukturdaten zur Versorgungslage von Patientinnen im Krankenhaus	12
1.2	Patientenrolle	13
1.2.1	Begriffsbestimmung	13
1.2.2	Erwartungen an die Patientin	14
1.2.3	Erwartungen der Patientin an (professionell) Betreuende	15
1.2.4	Intra- und Interrollenkonflikte von Patientinnen und Pflegenden	16
1.3	Patientsein im Krankenhaus	17
1.3.1	Vom kranken Menschen zur Patientin	17
1.3.2	Patientinnen im Krankenhaus als „reduzierte Menschen"?	18
1.3.3	Patientenrechte und –mitbestimmung	19

Patientencharta **19**
Charta der Rechte hilfe- und pflegebedürftiger Menschen **20**
Patientenfürsprecherin **20**

2 Kinder im Krankenhaus — 21

2.1	Strukturdaten zur medizinisch-pflegerischen Versorgungslage von Kindern und Jugendlichen	24
2.2	Betreuung von Kindern und Jugendlichen im Krankenhaus	25
2.2.1	Grundsätze einer altersadäquaten Versorgung	25
2.2.2	Berücksichtigung von Kinderrechten	26

Übereinkommen für die Rechte von Kindern (UN-Kinderkonvention) **26**
Charta für Kinder im Krankenhaus **28**

2.2.3	Integration von Eltern/Bezugspersonen	30

Wie Eltern/Bezugspersonen die Erkrankung ihres Kindes erleben **30**
Rollenwandel der Pflegenden durch die Elternintegration **31**

2.3	Angst und weitere Belastungen von Kindern und Jugendlichen im Krankenhaus	32
2.3.1	Angst vor dem Krankenhausaufenthalt	32

Vorbereitung durch Eltern/Bezugspersonen **32**
Vorbereitung durch Pflegende **32**
Unterstützung bei der Krankenhausaufnahme **13**

2.3.2	Angst vor bestimmten Untersuchungen und Therapien	34
2.3.3	Trennung von Eltern/Bezugspersonen	35
2.3.4	Langeweile	35

3 Bewohnerinnen eines Heimes 37

3.1	Strukturdaten zur stationären Versorgung von Heimbewohnerinnen	40
3.2	Bewohnerin eines Pflegeheimes sein	42
3.2.1	Der Heimeinzug	42
3.2.2	Erleben von Heim und Pflege	43
3.2.3	Mitbestimmungsrechte	44
3.3	Ausgestaltung des Heimaufenthalts	45
3.3.1	Strukturelle und institutionelle Gegebenheiten	45
3.3.2	Persönliche Einschränkungen und Belastungen der Heimbewohnerinnen	46
3.3.3	Sterbebegleitung	47
3.3.4	Sicht der Angehörigen	48
	Situation der Angehörigen **48**	
	Angehörigenintegration **49**	

4 Pflegebedürftige im Privathaushalt 51

4.1	Strukturdaten zur ambulanten Versorgung von Pflegebedürftigen und ihren Angehörigen	54
4.1.1	Strukturdaten der Pflegebedürftigen	54
4.1.2	Strukturdaten der pflegenden Angehörigen	56
4.2	Zu Hause gepflegt werden	57
4.2.1	Das „Zuhause": Wohnen und menschliches Wohlbefinden	57
	„My home is my castle." **57**	
	„Einen alten Baum verpflanzt man nicht." **57**	
	Wohnen und Wohnkomfort **58**	
	Die Bedeutung der „eigenen vier Wände" **58**	
4.2.2	Die „Gastrolle" der Pflegenden	59
4.2.3	Das Erleben der Pflege aus Sicht der Pflegebedürftigen und ihrer Angehörigen	60
4.3	Einschränkungen und Belastungen von ambulant versorgten Pflegebedürftigen und ihren Angehörigen	61

5 Kinder und Jugendliche 64

5.1	Entwicklung im Kindes- und Jugendalter	67
5.1.1	Körperliche Entwicklung	67

Entwicklung des Knochenskeletts **67**
Motorische Entwicklung **69**
Sensomotorische Entwicklung **69**
Organentwicklung **70**
Assessmentinstrumente **70**

5.1.2	Sprachentwicklung	71

Spracherwerb **71**
Störungen der sprachlichen Entwicklung **71**
Sprachförderung **72**

5.1.3	Kognitive Entwicklung nach Piaget	73

Sensomotorische Stufe (Geburt bis zum 2. Lebensjahr) **73**
Stufe präoperationalen Denkens **74**
Stufe der konkreten Operationen **74**
Stufe der formalen Operation **74**

5.1.4	Psychosoziale Entwicklung	75

Psychosexuelle Entwicklung nach Freud **75**
Psychosoziale Entwicklung nach Erikson **77**
Moralische Entwicklung nach Kohlberg **78**

5.2	Erziehung und Sozialisation im Kindes- und Jugendalter	79
5.2.1	Begriffsbestimmung	79
5.2.2	Einfluss verschiedener Erziehungs- und Sozialisationsinstanzen	80

Primäre Sozialisation **80**
Sekundäre Sozialisation **80**

5.2.3	Einfluss von Erziehungs- und Sozialisationsprozessen auf Gesundheit und Krankheit	81
5.3	Prävention und Gesundheitsförderung bei Kindern und Jugendlichen	82
5.4	Krankheitsverständnis, -erleben und -verarbeitung von Kindern und Jugendlichen	84

6	Alte Menschen	85

6.1	Das Alter hat viele Facetten	88
6.1.1	Bilder vom Alter	88
6.1.2	Alter im Spiegel der Geschichte	90
6.2	Demografische Aspekte zum Altern	92
6.3	Psychosoziale Aspekte des Alterns	94
6.3.1	Alter aus entwicklungspsychologischer Sicht	94
6.3.2	Veränderungen im Alter	94

Kognitive Veränderungen im Alter **95**
Psychische Veränderungen im Alter **95**
Soziale Veränderungen im Alter **96**

6.3.3	Kompetenz und Selbstständigkeit im Alter	97
6.3.4	Soziale Unterstützung im Alter	98
6.4	Biografische Aspekte des Alterns	99
6.4.1	Zeiterleben und subjektives Altern	99
6.4.2	Lebensläufe und Lebenserfahrung	100
6.4.3	Lebensrückschau und Erinnern	101
6.4.4	Lebenssinn und die Frage „Wozu?"	102
6.5	Biologische Aspekte des Alterns	103
6.6	Gesundheit und Krankheit im hohen Lebensalter	104
6.6.1	Gesunderhaltung im Alter	104
6.6.2	Geriatrische Rehabilitation	106

7	Menschen aus anderen Kulturen	107

7.1	Was ist Kultur?	110
7.1.1	Der Kulturbegriff	111
7.1.2	Werte und Normen	113
7.1.3	Bedeutung von Glauben und Religiosität in verschiedenen Kulturen	114
7.2	Das Eigene und das Fremde	115
7.3	Migration in Deutschland	117
7.3.1	Geschichte der Migration in Europa	118
7.3.2	Migrantinnengruppen in Deutschland und deren rechtliche Situation	121
7.3.3	Demografische Daten	125

Die ökonomische Situation von Migrantinnen in Deutschland **126**
Assimilation und Integration **126**

7.4	Kultursensible Pflege	127
7.4.1	Theoretische Ansätze zur kultursensiblen Pflege	127

Leiningers Theorie der transkulturellen Pflege **127**
Uzarewicz' Ansatz der transkulturellen Pflege **128**
Transkulturelles Pflegemodell nach Andrews und Boyle **128**

7.4.2	Praxis kultursensibler Pflege	131

Dolmetscherdienste **132**

8 Menschen mit Behinderung 135

8.1	**Behinderung – Definitionen, Klassifikationen und Formen**	138
8.1.1	Begriffsbestimmung	139
	Definition im Sozialgesetzbuch 139	
	Definitionen der WHO 139	
8.1.2	Demografische Daten	141
8.1.3	Grade, Klassifikationen und Formen von Behinderung	141
	Schwere und Grade der Behinderung 141	
	Klassifikation von Behinderung nach WHO 142	
	Formen von Behinderung 142	
8.2	**Soziale und gesellschaftliche Situation von Menschen mit Behinderung**	146
8.2.1	Menschen mit Behinderung begegnen	146
8.2.2	Ethische Fragen am Anfang des Lebens	148
	Schwangerenvorsorge und Pränataldiagnostik 148	
	Recht auf Beratung 150	
	Kritik an der Pränataldiagnostik 150	
8.2.3	Integration und Inklusion, Selbsthilfe und staatliche Unterstützung	152
	Rechtliche Ausgangslage 152	
	Integration und Inklusion 152	
	Selbsthilfe:	
	„Nichts mehr über uns ohne uns" 154	
	Staatliche Unterstützung 154	
	Nachteilsausgleich 154	
	Persönliches Budget 155	
8.2.4	Liebe, Partnerschaft und Sexualität	156
8.2.5	Gesundheitliche Versorgung	158
	Versorgungsbesonderheiten 158	
	Interdisziplinäre Zusammenarbeit 159	
8.3	**Rehabilitation von Menschen mit Behinderung**	160
8.3.1	Begriffsbestimmung	160
8.3.2	Träger, Institutionen und Aufgabenfelder	161
8.3.3	Medizinische, berufliche und soziale Rehabilitation	163
	Ziele 163	
	Assessment 164	
	Angebote 164	
	Rehabilitationsmaßnahmen 164	
8.3.4	Rehabilitation und Pflege	166
	Pflege- und rehabilitationswissenschaftliches Selbstverständnis 166	
	Sozialrechtliche Ausgangslage 167	
	Rehabilitative Pflege 167	
	Interdisziplinäre Zusammenarbeit 168	

9 Sozial schwach gestellte Menschen — 169

9.1	Grundlegende Begriffsbestimmung	172
9.2	Soziale Lage, Gesundheit und Krankheit	174
9.2.1	Soziale Schicht, Gesundheit und Krankheit	174

Schichtspezifisches Gesundheits- und Krankheitsverhalten **174**
Symptomwahrnehmung **174**
Schichtspezifische Einstellung **175**
Gesundheitsverhalten und -vorsorge **175**
Soziale Schicht und Krankheit **176**
Sozialepidemiologische Befunde **176**
Schichtspezifische Belastungsfaktoren **176**

9.2.2	Arbeit und Arbeitslosigkeit	177
9.3	Armut und Reichtum in Deutschland	179
9.3.1	Einkommens- und Vermögensverteilung	179

Armuts- und Reichtumsbericht der Bundesregierung **179**
Einkommensverhältnisse in Deutschland **179**
Reichtum in Deutschland **180**
Armutsrisikoquote **180**

9.3.2	Einkommenslage verschiedener Bevölkerungsgruppen	181

Einkommenslage älterer Menschen **181**
Einkommenslage von Eltern mit Kindern **182**
Einkommenslage von Menschen mit Migrationshintergrund **182**

9.3.3	Kinderarmut	183
9.3.4	Wohnungslosigkeit	185

Hintergründe und demografische Daten **185**
Gesundheitssituation wohnungsloser Menschen **187**
Hilfsangebote für wohnungslose Menschen **188**

9.4	Staatliche Hilfe für sozial schwach gestellte Menschen	190
9.4.1	Arbeitslosengeld II	190
9.4.2	Sozialhilfe	192
9.4.3	Sozialgeld	193
9.4.4	Exkurs: Sozialdienst und Pflege	194

Rahmenbedingungen von Pflege Kennen und in Ihnen handeln

1 Gesundheits- und sozialpolitische Rahmenbedingungen — 195

1.1 Das deutsche Sozial- und Gesundheitssystem — 198

1.1.1 Geschichtliche Entwicklung und Grundprinzipien sozialer Sicherung — 198

Geschischtliche Entwicklung **198**
Grundprinzipien sozialer Sicherung **200**

1.1.2 Teilsysteme der sozialen Sicherung im Überblick — 202

Rentenversicherung **202**
Arbeitslosenversicherung **205**
Krankenversicherung **207**
Pflegeversicherung **210**
Unfallversicherung **112**

1.1.3 Das deutsche Gesundheitssystem — 213

Grundstrukturen und Basisdaten **213**
Die ambulante ärztliche Versorgung **215**
Krankenhausversorgung **217**
Ambulante Pflege **219**
Stationäre Pflege **221**
Öffentlicher Gesundheitsdienst **222**
Freie Wohlfahrtspflege **223**

1.2 Institutionen und Programme der Gesundheitsförderung — 224

1.2.1 Einführende Begriffsbestimmungen — 224

Gesundheit und Krankheit **224**
Pathogenese **224**
Salutogenese **225**
Gesundheitsförderung und Prävention **226**

1.2.2 Gesetzliche Grundlagen — 228

§ 20 SGB V: Prävention und Selbsthilfe **228**
Bundespräventionsgesetz (BPrävG) **228**

1.2.3 Gesundheitsförderung auf internationaler Ebene — 229

Aufbau und Aufgaben der WHO **229**
Zentrale Programme der WHO: Deklaration von Alma-Ata und Ottawa-Charta **231**
Projekte zur Gesundheitsförderung (Setting-Ansatz) **232**
Gesundheitsförderung durch Pflege **233**

1.2.4 Gesundheitsförderung auf Nationaler Ebene — 234

Bundeszentrale für gesundheitliche Aufklärung (BZgA) **234**
Robert Koch-Institut (RKI) **236**
Projekt „gesundheitsziele.de" **236**

1.2.5 Betriebliche Gesundheitsförderung — 239

Institutionen und gesetzliche Grundlagen **239**
Ziele und Leitlinien **239**
Aufgaben und Handlungsfelder **240**
Instrumente **240**
Deutsches Netzwerk Gesundheitsfördernde Krankenhäuser **240**

2	Ökologische Rahmenbedingungen	241

2.1	**Wasser**	244
2.1.1	Trinkwasser	245
2.1.2	Abwasser	246
2.1.3	Wasserschutz	246
2.1.4	Globale Verfügbarkeit von Wasser	247
2.2	**Wetter und Klima**	248
2.2.1	Begriffsbestimmung	248
2.2.2	Auswirkungen von Wetter und Klima auf Mensch und Umwelt	248
2.2.3	Menschliche Einflüsse auf das Klima	250
2.3	**Radioaktivität**	252
2.3.1	Physikalische Grundlagen	252
2.3.2	Auswirkung von Radioaktivität auf den menschlichen Körper	253
2.3.3	Nutzung von Radioaktivität	253
2.4	**Luft**	254
2.4.1	Luftverschmutzung und deren Folgen	254
2.4.2	Maßnahmen gegen Luftverschmutzung	256
2.4.3	Innenraumluft	256
2.5	**Lärm**	257
2.6	**Abfall**	258
2.6.1	Aufkommen	258
2.6.2	Kreislaufwirtschaft	259
2.6.3	Umgang mit Krankenhausabfällen	260

3	Rechtliche Rahmenbedingungen	261

3.1	**Allgemeine rechtliche Grundlagen**	264
3.1.1	Recht und Rechtsprechung	264

Recht und Gesetz **264**
Rechtsquellen und ihre Hierarchie **265**
Überblick über die Rechtsgebiete und die Gerichtsbarkeit **266**
Rechtsgebiete **266**
Organe der Rechtsprechung **266**
Freiwillige Gerichtsbarkeit **267**
Rechtsstellung nach Altersstufen **268**

3.1.2	Schweigepflicht	269
3.1.3	Freiheitsentzug	270
3.1.4	Elterliche Sorge	271

| 3.2 | Haftungsrechtliche Grundlagen | 273 |

| 3.2.1 | Zivilrechtliche Haftung | 274 |

Zivilrecht **274**

Vertragliche und deliktische Haftung **274**

Haftung aus Vertragsverletzung **274**

Haftung wegen unerlaubter Handlung **275**

Verschuldensformen **276**

Schadensersatz und Schmerzensgeld **277**

Haftungspflicht der Einrichtung **278**

Regressansprüche gegen Pflegepersonal **279**

Abwehr der Haftung **279**

| 3.2.2 | Strafrechtliche Haftung | 281 |

Strafrecht **281**

Pflegerelevante Straftatbestände **281**

Verschulden **282**

Rechtswidrigkeit und Rechtfertigung **283**

Schuld, Strafmündigkeit und Schuldunfähigkeit **285**

Strafverfahren **285**

Rechtsfolgen eine Straftat **286**

| 3.2.3 | Haftungs- und arbeitsrechtliche Zusammenhänge | 288 |

| 3.2.4 | Delegation und Haftung | 289 |

| 3.3 | Arbeitsrechtliche Grundlagen | 290 |

| 3.3.1 | Arbeitsrecht | 290 |

Individualarbeitsrecht **290**

Kollektives Arbeitsrecht **291**

| 3.3.2 | Ausbildungs- und Arbeitsvertrag | 292 |

Ausbildungsvertrag **292**

Inhalt des Ausbildungsvertrages **292**

Ausbildungsvergütung **293**

Probezeit und Kündigung **293**

Fehlzeiten **294**

Urlaub während der Ausbildung **294**

Arbeitsvertrag **295**

Kündigung **295**

Tarifvertrag und Dienstvereinbarung **296**

| 3.3.3 | Tägliche Arbeitszeit | 298 |

Arbeitszeitgesetz **298**

Besonderheiten in der Ausbildung **299**

Besonderheiten für Minderjährige in der Ausbildung **299**

| 3.3.4 | Diskriminierung am Arbeitsplatz | 300 |

| 3.3.5 | Betriebliche Arbeitnehmervertretung | 301 |

Rechte und Aufgaben des Betriebsrats **301**

Wahl des Betriebsrats **302**

Jugend- und Auszubildendenvertretung **303**

4 Staatliche Rahmenbedingungen 303

4.1	Der Staat	306
4.1.1	Merkmale eines Staates	306
	Staatsvolk **306**	
	Staatsgebiet **307**	
	Staatsgewalt **307**	
4.1.2	Staats- und Regierungsformen	308
4.1.3	Staatlicher Föderalismus	309
4.1.4	Grundsätze der bundesstaatlichen Ordnung	310
4.1.5	Horizontale und vertikale Gewaltenteilung	312
4.2	Das Grundgesetz der Bundesrepublik Deutschland	313
4.2.1	Entstehungsgeschichte	313
4.2.2	Aufbau	314
	Präambel **314**	
	Grundrechte **314**	
	Grundrechtsgleiche Rechte **315**	
	Staatsorganisationsrecht **315**	
4.3	Gesetzgebung der Bundesrepublik Deutschland	316
4.3.1	Einleitungsverfahren	316
4.3.2	Beschlussverfahren	317
4.3.3	Abschlussverfahren	317
4.4	Die obersten Bundesorgane	318
4.4.1	Bundestag	318
4.4.2	Bundesrat	320
4.4.3	Bundespräsident	320
	Bundeskanzlerin **321**	
	Bundesminister **322**	
	Aufgaben und Rechte der Bundesregierung **322**	
4.4.5	Bundesverfassungsgericht	323
4.4.6	Bundesversammlung	323
4.5	Wahlrecht und Wahlsysteme	324
4.6	Wirtschaftsordnung der Bundesrepublik Deutschland	326
4.7	Die Europäische Union	327
4.7.1	Geschichtliche Entwicklung	327
4.7.2	Aufgaben und Organe der EU	328
	Europäisches Parlament **329**	
	Europäischer Rat **329**	
	Europäische Kommission **330**	
	EU-Ministerrat **330**	
	Europäischer Gerichtshof **330**	

Lernen lernen

1 Lernen und Lerntechniken — 331

1.1	**Grundsätzliches zum Thema „Lernen"**	334
1.1.1	Begriffsbestimmung „Lernen"	334
1.1.2	Lernen und Gedächtnis	335
1.1.3	Lernen und Denken	336
1.1.4	Lernen, Emotion, Motivation und Stress	337

Lernen und Emotion **337**
Lernen und Motivation **337**
Lernen und Stress **338**

1.2	**Lerntheorien**	339
1.2.1	Klassische Konditionierung	339
1.2.2	Instrumentelle Konditionierung	340
1.2.3	Lernen am Modell	341
1.3	**Lerntechniken**	342
1.3.1	Zeitmanagement	342
1.3.2	Förderung der Konzentrationsfähigkeit	343
1.3.3	Gedächtnistechniken	344

Eselsbrücken **344**
Wiederholung **344**
Lernkartei **345**
Chunking **345**
Mindmapping **346**
Lerntagebuch **346**

1.3.4	Umgang mit Fachsprache	347
1.3.5	Lese- und Schreibtechniken	348

Lese- und Markierungstechniken **348**
Mitschriften und Protokolle **349**

1.3.6	Literaturrecherche	350

Grundbegriffe der Recherche **350**
Recherche in der Bibliothek **351**
Datenbankgestützte und internetbasierte Literaturrecherche **352**
Suchmaschinen und Boole'sche Operatoren **352**
Vorgehen bei der internetgestützten Recherche **353**
Beurteilung von Internetartikeln **353**

1.4	**Vortrags- und Präsentationstechniken**	355
1.4.1	Merkmale und Ziele einer Präsentation	355
1.4.2	Planung	355
1.4.3	Gestaltung und Einsatz unterstützender Medien	356
1.4.4	Vortragstechniken	358
1.4.5	Ablauf der Präsentation	359
1.4.6	Rückfragen	350
1.4.7	Argumentieren und Diskutieren	360

2 Soziales Lernen 361

2.1	Soziales Lernen im Klassenverband	364
2.1.1	Begriffsbestimmung	364
2.1.2	Besondere Bedeutung sozialen Lernens für die Pflegeausbildung	365
2.1.3	Soziales Lernen im Sinne von TZI	366
2.1.4	Soziales Lernen im Rahmen von „Gruppenarbeit"	367

Vor- und Nachteile **367**
Planung **367**
Rollen- und Aufgabenverteilung **368**
Rahmenbedingungen **368**
Eine besondere Form der Gruppenarbeit: problemorientiertes Lernen (poL) **368**
Moderatorin/Gesprächsleiterin **370**
Protokollantin **370**
Zeitwächterin **370**
Tutorin **370**

2.2	Lernen in der Gruppe	371
2.2.1	Begriffsbestimmung	371
2.2.2	Phasen der Gruppenentwicklung	372
2.2.3	Gruppenentscheidungen	373
2.2.4	Gruppenerhalt bei Problemstellungen	374
2.2.5	Gruppenmeinung und Gruppenkonformität	374
2.2.6	Leitung von Gruppen	375

Leitung und Führung einer Gruppe **375**
Aufgaben der Gruppenleitung **375**
Führungsstile **376**

2.3	Lernen in und aus Konflikten	377
2.3.1	Begriffsbestimmung	377
2.3.2	Konfliktanalyse	380

Konfliktsymptome **380**
Konfliktmuster **382**

2.3.3	Konfliktbearbeitung	383

Konfliktverschärfende Verhaltensmuster **383**
Konstruktive Konfliktlösungsstrategien **384**

Berufliches Selbstverständnis entwickeln

1 Grundfragen und Modelle beruflichen Handelns — 385

1.1	Definitionen beruflicher Pflege	388
1.2	Beruf oder Profession?	393
1.3	(Pflege-)Leitbild	394
1.3.1	Begriffsbestimmung	394
1.3.2	Funktion von Leitbildern	395
1.3.3	Leitbildhierarchie	395
1.3.4	Inhalte von Leitbildern	395
1.3.5	Umsetzung von Leitbildern: Möglichkeiten und Grenzen	396
1.4	Pflegemodelle bzw. -theorien	397
1.4.1	Begriffsbestimmung	397
1.4.2	Pflegetheorien und ihre Einordnung	397

Metatheorie **398**
Globale Theorien **398**
Das Selbstpflegedefizitmodell von Dorothea E. Orem **399**
„Die Elemente der Pflege" von Nancy Roper, Winifred W. Logan und Alison J. Thierney **400**
Martha Rogers Theorie des einheitlichen Feldes **401**
Theorien mittlerer Reichweite **402**
Hildegard E. Peplaus Theorie der zwischenmenschlichen Beziehung **402**
Marie-Luise Friedemanns Theorie der familien- und umweltbezogenen Pflege **403**
Praxisnahe Theorien **404**

1.4.3	Auswahl der geeigneten Pflegetheorie	404
1.5	Grundprinzipien pflegerischen Handelns	405

Subjektorientierung **405**
Biografieorientierung **405**
Lebensweltorientierung **406**
Ressourcen- und Defizitorientierung **406**
Aktivierung und Schonung **407**
Transparenz (Erkennbarkeit) der Pflege **407**
Kontinuität **407**

1.6	Pflegerische Fachsprache	408

2 Ethische Herausforderungen für Pflegende — 411

2.1	Grundbegriffe und Richtungen der Ethik	414
2.2	Grundfragen des Menschseins: Ethik und Anthropologie	419
2.2.1	Menschenbilder	419

Naturwissenschaftlich-rationalistisches Menschenbild **420**
Humanistisches Menschenbild **420**
Christliches Menschenbild **421**

2.2.2	Grundbedingungen des Menschseins	422

Leiblichkeit **422**
Sprache **424**
Abhängigkeit von Gemeinschaft **424**
Zeitlichkeit – Endlichkeit **425**

2.3	**Ethische Prinzipien**	426
2.3.1	Würde	427
2.3.2	Autonomie	428
2.3.3	Fürsorge	429
2.3.4	Gerechtigkeit	430
2.3.5	Verantwortung	431
2.3.6	Dialog	432
2.4	**Rechte und Pflichten**	433
2.5	**Berufsethische Kodizes**	436
2.6	**Ethische Reflexion und Entscheidungsfindung**	438
2.6.1	Modell für die ethische Reflexion nach Rabe	438
	Situationsanalyse **439**	
	Ethische Reflexion **439**	
	Ergebnisse **439**	
2.6.2	Nijmegener Fallbesprechung	440
2.6.3	Die sokratische Methode oder das sokratische Gespräch	441
2.7	**Ethik in Institutionen**	442
2.8	**Forschungsethik**	444

3   Zusammenarbeit mit anderen Berufs- und Personengruppen   445

3.1	**Berufe des deutschen Gesundheitswesens**	448
3.1.1	Berufsdefinitionen	448
3.1.2	Berufe im Gesundheitswesen	448
3.2	**Interdisziplinäre Zusammenarbeit**	450
3.2.1	Begriffsbestimmung	450
3.2.2	Notwendigkeit interdisziplinärer Zusammenarbeit	451
3.2.3	Nutzen interdisziplinärer Zusammenarbeit	453
	Nutzen für die Patientin **453**	
	Wirtschaftlicher Nutzen **454**	
	Nutzen für die Berufsangehörigen **454**	
3.2.4	Einflussfaktoren auf interdisziplinäre Zusammenarbeit	455
	Berufliches Selbstverständnis und beruflicher Status **455**	
	Aufgaben- und Zuständigkeitsbereiche **458**	
	Arbeitsorganisation und Arbeitsabläufe **459**	

3.3	Case Management	460
3.3.1	Begriffsbestimmung	460
3.3.2	Ursprung	460
3.3.3	Case Management Regelkreis	461
3.3.4	Formen des Case Management	462

Klinische Behandlungspfade **462**
Überleitungsmanagement **462**
Kontinuierliches Unterstützungsmanagement **463**

3.3.5	Umsetzung des Case Management	464

Die Rolle der Case Managerin **464**
Wer ist Case Managerin? **465**

3.4	Besonderheiten in der Zusammenarbeit mit Ehrenamtlichen und Hilfskräften	466
3.4.1	Zusammenarbeit mit Hilfskräften	466
3.4.2	Zusammenarbeit mit Ehrenamtlichen	467

Ehrenamt und bürgerliches Engagement in Deutschland **467**
Zusammenarbeit mit ehrenamtlichen Helferinnen **468**

4 Geschichte und Gegenwart der Pflegeberufe — 469

4.1	Geschichtliche Entwicklung von Heilkunde und Pflege	472
4.1.1	Von den Anfängen bis zum Mittelalter	472

Vorgeschichte und frühe Hochkulturen **472**
Griechische Medizin (1500 v. Chr. – 300 v. Chr.) **473**
Römische Medizin (600 v. Chr. – ca. 500 n. Chr.) **475**

4.1.2	Die Entwicklung der Heilkunde im Mittelalter	476

Die mittelalterliche Klostermedizin **476**
Pest und Hexenverfolgungen **478**

4.1.3	Pflege im 16. und 17. Jahrhundert	479

Lohnwartesystem **480**
Katholische Pflegeorden **481**
Mutterhaussystem **481**

4.1.4	Pflege im 18. Jahrhundert	482
4.2	Neuorganisation beruflicher Pflege im 19. und zu Beginn des 20. Jahrhunderts	484
4.2.1	Pflege im 19. Jahrhundert	484

Freiberufliche Krankenpflege **487**
Die Entstehung der Pädiatrie im 19. und frühen 20. Jahrhundert **488**

4.2.2	Pflege im 20. Jahrhundert	490

Der Erste Weltkrieg (1914–1918) **490**
Pflege im Nationalsozialismus **491**
Pflege von der Mitte des 20. bis zum Beginn des 21. Jahrhunderts **493**

| 4.3 | Geschichtliche Entwicklung der Pflegeausbildung | 494 |

Die Entwicklung der Pflegeausbildung vom 16. bis zum 19. Jahrhundert **494**
Die Anerkennung der Pflegeberufe im 20. Jahrhundert **496**
Die Pflegeausbildung in der ehemaligen DDR **496**
Die Pflegeausbildung in der Bundesrepublik **497**
Ausbildung in der Altenpflege **498**
Die Entwicklung einer eigenständigen Erstausbildung in der Kinderkrankenpflege **498**
Neuerungen in der Pflegeausbildung seit 2003 **500**
Bildungskonzept des deutschen Bildungsrates für Pflegeberufe **500**

| 4.4 | Geschichtliche Entwicklung organisierter pflegeberuflicher Interessenvertretungen | 501 |

Beginn der pflegeberuflichen Interessenvertretung **501**
Gewerkschaften **502**
Berufsverbände **503**
Pflegekammern **504**

| 5 | Pflege als Wissenschaft | 505 |

5.1	Pflege und Wissenschaft	508
5.1.1	Handlungsfeld Pflege	508
5.1.2	Handlungsfeld Wissenschaft	509
5.1.3	Handlungsfeld Pflegewissenschaft	509
5.2	Pflegeforschung	510
5.2.1	Pflegeforschung als Prozess	510

Problembestimmung **510**
Literaturstudium **510**
Aufstellen der Hypothese(n) **511**
Auswahl der Forschungsmethode **511**
Datenerhebung **511**
Datenanalyse **511**
Ergebnisse, Schlussfolgerungen und Empfehlungen **511**
Forschungsbericht **511**

| 5.2.2 | Forschungsansätze und -methoden | 512 |

Qualitative Forschung **513**
Forschungsdesigns **513**
Methoden der Datenerhebung **513**
Gütekriterien **513**
Quantitative Forschung **514**
Forschungsdesigns **514**
Methoden der Datenerhebung **515**
Gütekriterien **515**

5.3	Von der Pflegewissenschaft in die Praxis	516
5.3.1	Veröffentlichung der Forschungsergebnisse	516
5.3.2	Evidence-based Nursing	517

Entwicklung und Prinzip des Evidence-based Nursing **517**
Vorgehen **517**
Aufgabenklärung und Fragestellung **518**
Literaturrecherche und kritische Beurteilung **518**
Implementierung und Adaption **520**
Kritik am Evidence-based Nursing **520**

6 Berufliche Fort- und Weiterbildung 521

6.1	Berufliche Perspektiven durch Fort- und Weiterbildung	524
6.1.1	Fortbildungsmöglichkeiten	524
6.1.2	Weiterbildungsmöglichkeiten	525
6.1.3	Studienmöglichkeiten	526

Studienfächer **526**
Studienvoraussetzungen **527**
Studienabschlüsse **528**

| 6.2 | Auswahlkriterien für Maßnahmen in der Fort- und Weiterbildung | 529 |
| 6.3 | Rechtliche Grundlagen und Finanzierungsmöglichkeiten von Fort- und Weiterbildungs-maßnahmen | 530 |

Die eigene Gesundheit erhalten und fördern

1 Persönliche Gesunderhaltung — 531

1.1	Der eigene Körper	534
1.2	Bewegung	536
1.2.1	Bewegungsmuster	536
1.2.2	Sport als Ausgleich	537
1.2.3	Ein starker Rücken	538
	Sitzen **538**	
	Heben, Ziehen und Schieben **539**	
1.3	Ernährung	540
1.4	Kleidung	542
1.5	Sucht	544
1.5.1	Toleranz, Abhängigkeit und Sucht	544
1.5.2	Legale und illegale Drogen	545
	Prävention **546**	
1.6	Stress	547
1.6.1	Stresstheorien	548
	Stressmodell nach Selye **548**	
	Stressmodell nach Lazarus **548**	
1.6.2	Stress in der Ausbildung	549
1.6.3	Stressbewältigung	549
1.6.4	Prüfungsstress	550

2 Arbeitsschutz — 551

2.1	Grundsätzliches zum Arbeitsschutz	554
2.1.1	Geschichtliche Entwicklung des Arbeitsschutzes	554
2.1.2	Bereiche, die durch Arbeitsschutzgesetze und Vorschriften geregelt werden	555
2.1.3	Institutionen und rechtliche Grundlagen des Arbeitsschutzsystems in Deutschland	556
2.1.4	Betriebsbeauftragte nach dem Arbeitssicherheitsgesetz (ASiG)	557
2.2	Unfallverhütung	558
2.2.1	Unfallverhütungsvorschriften	559
2.2.2	Arbeits- und Wegeunfälle	559
	Definition und Häufigkeit **559**	
	Meldepflicht **560**	
2.2.3	Besondere Unfallgefahren für Angehörige der Pflegeberufe	560
2.3	Umgang mit gefährlichen Stoffen im Pflegebereich	561
2.3.1	Gefahrstoffe	561
2.3.2	Handlungsanleitung für die Praxis	562
	Umgang mit Chemotherapeutika **562**	
	Umgang mit Desinfektionsmitteln **563**	
	Umgang mit Reinigungsmitteln **563**	
2.4	Rechtliche Vorgaben zum Umgang mit medizinisch-technischen Geräten für Betreiber und Anwender	564

2.5	Arbeitsschutz für besonders gefährdete Personengruppen	565
2.5.1	Mutterschutz	565
2.5.2	Jugendarbeitsschutz	565
2.6	**Berufskrankheiten**	566
2.6.1	Definition und Auftreten	566

      Hauterkrankungen **566**
      Infektionskrankheiten **567**
      Bandscheibenschäden **567**

2.6.2	Anerkennungsverfahren	568
2.6.3	Prävention	568

3 Pflegearbeit und Gesundheit — 569

3.1	**Rahmenbedingungen pflegerischer Arbeit**	572
3.1.1	Personelle Strukturen: Angebot und Nachfrage pflegerischer Leistungen	572
3.1.2	Arbeitszeitstrukturen: Schichtarbeit und Flexibilisierung	573
3.2	**Arbeitsbelastungen**	574
3.2.1	Arbeitsverdichtung und Zeitdruck	575
3.2.2	Körperliche Schwerstarbeit	575
3.2.3	Diffuses und zerrissenes Arbeiten	576
3.2.4	Eigenverantwortlichkeit	576
3.2.5	Nähe	577
3.3	**Auswirkungen der Arbeitsbelastungen**	578

      Krankheiten und Beschwerden von Pflegenden **578**
      Gesundheitliche Folgen der Schichtarbeit und Arbeitszeitflexibilisierung **578**
      Verweildauer im Beruf **580**

3.4	**Möglichkeiten der Belastungsreduktion**	581
3.4.1	Analyse der Arbeitsbelastung	581
3.4.2	Maßnahmen auf betrieblicher Ebene	581
3.4.3	Individuelle Maßnahmen	582

4 Mit Humor arbeiten — 583

4.1	Humor ist mehr als Lachen im Flur	586
4.2	Humor braucht Vielfalt und nicht Einfalt im Pflegealltag	587
4.3	Humor und Lachen sind emotional und körperlich spürbar – für kranke Menschen und fürs Pflege- und Behandlungsteam	588
4.4	Humor ist lernbar	589
4.5	Humor und Lachen sind spontan und auch geplant möglich	591
4.6	Humor fördert unkonventionelles Handeln im normierten Pflegealltag	592

5	**Soziale Unterstützung und Supervision**	**593**

5.1	**Institutionelle Unterstützung**	596
5.1.1	Arbeitsklima	596
5.1.2	Personelle Ausstattung	596
5.1.3	Räumliche Gestaltung und Materialausstattung	597
5.1.4	Zeitliche Gestaltung	598
5.1.5	Förderung und Unterstützung autonomer Arbeitsbereiche	598
5.1.6	Fort- und Weiterbildung	599
5.2	**Soziale und kollegiale Unterstützung**	600
5.2.1	Neueinweisung und Praxisanleitung	600
5.2.2	Kollegiale Beratung	601
5.2.3	Ethikberatung	602
5.2.4	Balintgruppe	602
5.2.5	Selbsterfahrungsgruppe	603
5.2.6	Psychatherapie	603
5.3	**Supervision**	604
5.3.1	Begriffsbestimmung	605
5.3.2	Ziele von Supervision	605
5.3.3	Formen der Supervision	606
5.3.4	Implementierung von Supervision	608

Vorbereitungsphase **608**

Wahl der Supervisorin und Erstkontakt **609**

Kontakt- und Kontraktsitzung **610**

Supervisionsprozess **610**

Auswertung und Rückkopplung **610**

Mit schwierigen sozialen Situationen umgehen

1 Macht, Autorität und Hierarchie — 611

1.1	**Macht**	614
1.1.1	Macht und Ohnmacht	614
1.1.2	Die Macht der Sprache	615
	Verbale Sprache: Die Macht des Wortes **615**	
	Nonverbale Sprache: Die Macht des Körpers **616**	
1.1.3	Die Macht des Wissens	617
1.1.4	Instrumente der Macht	618
1.1.5	Machtausübung in Gruppen	619
1.1.6	Formen der Macht	620
1.2	**Autorität**	621
1.2.1	Begriffsbestimmung	621
1.2.2	Formen der Autorität	621
1.2.3	Autoritätsgläubigkeit	622
1.3	**Hierarchie**	623
1.3.1	Begriffsbestimmung	623
1.3.2	Vor- und Nachteile hierarchischer Strukturen	623
1.3.3	Flache und steile Hierarchien	624
1.4	**Macht und Hierarchie in der Pflege**	625
1.4.1	Der kranke, pflegebedürftige Mensch auf unterster Hierarchiestufe	625
1.4.2	Die Pflege im institutionellen Hierarchiesystem	625
1.4.3	Informelle Machtstrukturen	626
1.4.4	Führungsverhalten von (Pflege-) Leitungskräften	627
1.4.5	Die Anrede als Ausdruck hierarchischer Strukturen	627
1.4.6	Die Macht der Pflegenden	628

2 Angst, Aggression und Abwehr — 629

2.1	**Angst**	632
2.1.1	Grundlegende Begriffsbestimmungen	632
	Philosophisch-theologische Betrachtung **633**	
	Psychoanalytische Betrachtung **633**	
	Pflegewissenschaftliche Betrachtung **635**	
2.1.2	Umgang mit existenziellen Ängsten in der Pflege	636
	Ängste kranker Menschen **636**	
	Ängste betroffener Angehöriger/Bezugspersonen **637**	
	Ängste der Professionellen (Pflegende und Ärztinnen) **637**	
	Professioneller Umgang mit Angst **638**	

2.2	Aggression	639
2.2.1	Begriffsbestimmung	639
	Aggressives Verhalten und Aggressionsformen **639**	
	Aggressionsverstärkende und -mindernde Faktoren **641**	
2.2.2	Aggressionstheorien	642
	Biologische Aggressionstheorien **642**	
	Psychologische Aggressionstheorien **642**	
2.2.3	Umgang mit Aggressionen in der Pflege	644
2.3	Abwehr	646
2.3.1	Begriffsbestimmung	646
2.3.2	Abwehrmechanismen	647
	Unbewusste Abwehrmechanismen **647**	
	Bewusste Abwehrmechanismen **648**	

3 Gewalt in der Pflege — 649

3.1	Begriffbestimmung	652
3.2	Formen von Gewalt	654
3.2.1	Strukturelle Gewalt	655
3.2.2	Kulturelle Gewalt	656
3.2.3	Personale Gewalt	656
3.2.4	Funktionale oder fürsorgliche Gewalt	657
3.3	Gewaltbegünstigende Faktoren	658
3.4	Gewalt gegen Pflegende	660
3.5	Mobbing – Gewalt unter Kolleginnen	661
3.6	Folgen von Gewalterfahrung	662
3.7	Umgang mit Gewalt und Gewaltprophylaxe	662
3.7.1	Selbstpflege der Pflegenden	662
3.7.2	Analyse und Reflexion des Geschehenen	663
3.7.3	Strukturelle Bedingungen überprüfen	664
3.7.4	Weitere Vorgehensmöglichkeiten	664
3.8	Weitere Gewaltthemen	666
3.8.1	Gewalt durch pflegende Angehörige	666
3.8.2	Patiententötungen	666

4 Sexuelle Belästigung — 667

4.1	Sexuelle Belästigung	670
4.1.1	Begriffsbestimmung	670
4.1.2	Folgen sexueller Belästigung für die Betroffenen	671
4.1.3	Rechtliche Konsequenzen	671
4.2	Maßnahmen gegen sexuelle Belästigung	672
4.3	Der „Sonderfall" Pflege	673

5	Helfen und hilflos sein	675

5.1	Professionelles und nichtprofessionelles Helfen	678
5.1.1	Die Bedeutung von „Helfen" in der Gesellschaft	678
5.1.2	Helfen als Beruf	678
5.2	„Hilflose Helfer"	679
5.2.1	Hilflosigkeit	679
5.2.2	Helfersyndrom	679

Begriffsbestimmung **680**
Ausprägungen **681**
Symptome und Folgen **682**
Präventive Maßnahmen **683**
Arbeitsbelastungen und Stress **684**

5.3	Burnout-Syndrom	684
5.3.1	Begriffsbestimmung	684
5.3.2	Stadien des Burnout	685
5.3.3	Warnsignale	687
5.3.4	Prävention und Bewältigung von Burnout-Phänomenen	688
5.3.5	Burnout in der Praxis	689
5.4	Coolout-Phänomen	690

6	Nähe und Distanz	691

6.1	Nähe und Distanz	694
6.1.1	Nähe und Distanz im pflegerischen Alltag	694
6.1.2	Professionelle Nähe und Distanz	696

Professionelle Nähe **696**
Professionelle Distanz **697**

6.1.3	Emotions- und Gefühlsarbeit	698
6.1.4	Aushandeln von Nähe und Distanz	698
6.2	Distanzlosigkeit, Übertragung und Gegenübertragung	699
6.2.1	Distanzlosigkeit	699

Distanzlosigkeit auf Seiten der Patientinnen **699**
Distanzlosigkeit auf Seiten der Pflegenden **700**
„Du" oder „Sie" in der Pflege **701**

6.2.2	Übertragung und Gegenübertragung	702

7 Abschied und Trauer — 703

7.1	Abschied	706
7.1.1	Abschied als Trennung und Weiterentwicklung	706
7.1.2	Abschied als Verlust	707
7.2	Trauer	708
7.2.1	Trauerarbeit	708
7.2.2	Phasen des Trauerprozesses	711
7.2.3	Trauer und Trauerarbeit bei beruflich Pflegenden	712

8 Ekel — 713

8.1	Ekel als elementare Emotion	716
8.1.1	Begriffsbestimmung	712
8.1.2	Entstehen von Ekel	718
8.2	Ekel in der Pflege	719
8.2.1	Hierarchie des Ekelhaften	719
8.2.2	Umgang mit Ekelgefühlen	720
8.2.3	Emotionsarbeit	720

In guten Händen

Gesundheits- und
Krankenpflege

Gesundheits- und
Kinderkrankenpflege

3

In guten Händen

herausgegeben von
Prof. Dr. Uta Oelke

Gesundheits- und Krankenpflege

Gesundheits- und
Kinderkrankenpflege

3

Autorinnen und Autoren:
Sandra Altmeppen

Thomas Altmeppen

Dr. Iren Bischofberger

Heike Bohnes

Prof. Dr. Christa Hüper

Sonja Hummel-Gaatz

Irmgard Hofmann

Björn Kiehne

Elke Kobbert

Anja Koch

Prof. Dr. Jeanne Nicklas-Faust

Maria Pohl

Dr. Marianne Rabe

Katrin Rohde

Gisela Ruwe

Ruth Scharringhausen

Kristin Scheftlein

Martina Schult

Prof. Dr. Michael Simon

Angelika Unger

unter Mitarbeit
der Verlagsredaktion

Cornelsen

Wichtiger Hinweis

Der Inhalt dieser Ausgabe wurde genauestens überprüft. Weder der Verlag noch die Herausgeberin sowie Autorinnen und Autoren können für dennoch bestehen gebliebene Fehler oder Konsequenzen nach Nutzung der nachstehenden Informationen verantwortlich gemacht werden bzw. können direkt oder indirekt Berechtigungen aus dem Inhalt dieser Ausgabe abgeleitet werden.

Die Wiedergabe von Gebrauchsnamen, Handelsnamen, Warenbezeichnungen, Eigennamen und medizinischen Produkten in diesem Buch berechtigt auch ohne besondere Kennzeichnung nicht zu der Annahme, dass solche Namen im Sinne der Warenzeichen- und Markenschutz-Gesetze als frei zu betrachten sind und daher von jedermann benutzt werden dürfen.

Verlagsredaktion: Anja Lull, Susanne Stucki
Außenredaktion: Martin Regenbrecht, Berlin
Bildredaktion: Peter Hartmann
Umschlaggestaltung und Layoutkonzept: Michael Heimann, groenland.berlin
Layout und technische Umsetzung: Renate Huth, groenland.berlin
Titelfoto: Werner Krüper, Bielefeld
Illustration/Cartoons: Natascha Welz, Berlin

www.cornelsen.de

Die Links zu externen Webseiten Dritter, die in diesem Lehrwerk angegeben sind, wurden vor Drucklegung sorgfältig auf ihre Aktualität geprüft. Der Verlag übernimmt keine Gewähr für die Aktualität und den Inhalt dieser Seiten oder solcher, die mit ihnen verlinkt sind.

1. Auflage, 4. Druck 2016

Alle Drucke dieser Auflage können im Unterricht nebeneinander verwendet werden.

© 2010 Cornelsen Verlag, Berlin

Das Werk und seine Teile sind urheberrechtlich geschützt.
Jede Nutzung in anderen als den gesetzlich zugelassenen Fällen bedarf der vorherigen schriftlichen Einwilligung des Verlages.
Hinweis zu den §§ 46, 52a UrhG: Weder das Werk noch seine Teile dürfen ohne eine solche Einwilligung eingescannt und in ein Netzwerk eingestellt oder sonst öffentlich zugänglich gemacht werden.
Dies gilt auch für Intranets von Schulen und sonstigen Bildungseinrichtungen.

Druck: Mohn Media Mohndruck, Gütersloh

ISBN 978-3-464-45304-9

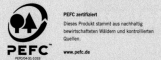

In guten Händen, Band 3

Die pflegerische Klientel in ihrem Lebenskontext wahrnehmen

Lernbereich	Themenfeld
3	1

1 Patientinnen im Krankenhaus — 9
2 Kinder im Krankenhaus — 21
3 Bewohnerinnen eines Heimes — 37
4 Pflegebedürftige im Privathaushalt — 51
5 Kinder und Jugendliche — 63
6 Alte Menschen — 85
7 Menschen aus anderen Kulturen — 107
8 Menschen mit Behinderung — 135
9 Sozial schwach gestellte Menschen — 169

Rahmenbedingungen von Pflege kennen und in ihnen handeln

Lernbereich	Themenfeld
3	2

1 Gesundheits- und sozialpolitische Rahmenbedingungen — 195
2 Ökologische Rahmenbedingungen — 241
3 Rechtliche Rahmenbedingungen — 261
4 Staatliche Rahmenbedingungen — 303

Lernen lernen

Lernbereich	Themenfeld
4	1

1 Lernen und Lerntechniken — 331
2 Soziales Lernen — 361

Berufliches Selbstverständnis entwickeln

Lernbereich	Themenfeld
4	2

1 Grundfragen und Modelle beruflichen Pflegens — 385
2 Ethische Herausforderungen für Pflegende — 411
3 Zusammenarbeit mit anderen Berufs- und Personengruppen — 445
4 Geschichte und Gegenwart der Pflegeberufe — 469
5 Pflege als Wissenschaft — 505
6 Berufliche Fort- und Weiterbildung — 521

Die eigene Gesundheit erhalten und fördern

Lernbereich	Themenfeld
4	3

1 Persönliche Gesunderhaltung — 531
2 Arbeitsschutz — 551
3 Pflegearbeit und Gesundheit — 569
4 Mit Humor arbeiten — 583
5 Soziale Unterstützung und Supervision — 593

Mit schwierigen sozialen Situationen umgehen

Lernbereich	Themenfeld
4	4

1 Macht und Hierarchie — 611
2 Angst, Aggression und Abwehr — 629
3 Gewalt in der Pflege — 649
4 Sexuelle Belästigung — 667
5 Helfen und Hilflos-Sein — 675
6 Nähe und Distanz — 691
7 Abschied und Trauer — 703
8 Ekel — 713

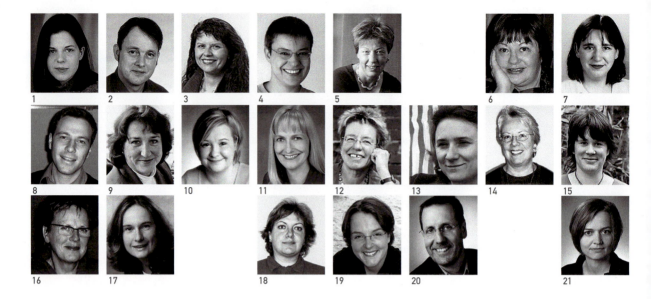

1   **Sandra Altmeppen**, Jg. 1974
Diplom-Pflegepädagogin, Krankenschwester, Lehrerin an der Wannseeschule e.V., Berlin, Spielleiterin für szenisches Spiel, Kap. 3

2   **Thomas Altmeppen**, Jg. 1968
Assessor, Lehrer für Recht an den Lazarus Berufsfachschulen und Fachoberschule, Berlin, Kap. 3

3   **Dr. Iren Bischofberger**
MScN, MSc Occupational Health, BScN, Krankenpflegediplom (Schweiz), Dozentin an der WE'G Hochschule Gesundheit in Aarau, Kap. 4

4   **Heike Bohnes**, Jg. 1964
Diplom-Sozialarbeiterin (FH), Altenpflegerin, geprüfte Pflegesachverständige (TAR-Zert), Kap. 1

5   **Irmgard Hofmann**, Jg. 1959
M. A. (phil.), Studium der Philosophie, Theologie sowie Management in Gesundheits- und Sozialeinrichtungen, Krankenschwester, Supervisorin (DGSv-anerkannt), freiberufliche Dozentin für Ethik in der Pflege, Lehrbeauftragte der kath. Stiftungsfachhochschule München, Kap. 5, 1–8

6   **Christa Hüper**, Jg. 1949
Prof. Dr. phil., Diplompädagogin, Professorin an der FH Hannover, Fakultät V, Abteilung Pflege und Gesundheit, Kap. 1

7   **Sonja Hummel-Gaatz**, Jg. 1970
Diplom-Pflegepädagogin, Krankenschwester, Referentin in der Abteilung Gesundheit des Ministeriums für Umwelt, Gesundheit und Verbraucherschutz, Land Brandenburg, Potsdam, Kap. 3

8   **Björn Kiehne**, Jg. 1972
Erziehungswissenschaftler/Erwachsenenpädagoge M. A., Krankenpfleger, Lehrer für Gesundheitsberufe am Pflegeschulzentrum Goslar, Kap. 1, 6, 1

9   **Elke Kobbert**, Jg. 1959
Erziehungswissenschaftlerin M. A., Krankenschwester, Projektverantwortliche am Bildungszentrum des Robert-Bosch-Krankenhauses, Stuttgart, Kap. 9, 3

10 **Anja Koch**, Jg. 1977
Diplom-Pflegepädagogin (FH), Krankenschwester, Lehrerin beim Verein zur Förderung von Gesundheitsberufen e. V. Goslar, Lehrbeauftragte an der Evg. FH Hannover, Kap. 2, 4

11 **Jeanne Nicklas-Faust**, Jg. 1963
Prof. Dr. med., Fachärztin für Innere Medizin, Professorin für medizinische Grundlagen der Pflege an der Ev. Hochschule, Berlin, Kap. 8

12 **Uta-Karola Oelke**, Jg. 1957
Prof. Dr. phil., Diplom-Pädagogin, Professorin für Didaktik und Methodik an der FH Hannover, Fakultät V, Abteilung Pflege und Gesundheit

13 **Maria Pohl**, Jg. 1970
Diplom-Pflegepädagogin, Krankenschwester, Lehrerin für Krankenpflege im Verbund der Alexianerbrüder am St. Hedwig-Krankenhaus, Berlin, Kap. 7

14 **Marianne Rabe**, Jg. 1954
Dr. phil., Lehrerin für Pflegeberufe, Krankenschwester, Pädagogische Geschäftsführerin für den Geschäftsbereich, Ausbildung an der Gesundheitsakademie der Charité, Berlin, Kap. 2

15 **Katrin Rohde**, Jg. 1971
M. A. Germanistik, Diplom-Gesundheits und Pflegewissenschaftlerin, Kinderkrankenschwester, wissenschaftliche Mitarbeiterin an der Evangelischen Hochschule Berlin, Kap. 2, 5, 1, 2, 4, 5

16 **Ruwe**, Gisela, Jg. 1954
Diplom-Pflegelehrerin, Krankenschwester, Lehrerin für Pflegeberufe an der Pflegeschule des Albert-Schweitzer-Krankenhauses Northeim, Spielleiterin für szenisches Spiel, Lehrbeauftragte an der FH Hannover, FH Kaiserswerth/Ludwigshafen, Kap. 1

17 **Ruth Scharringhausen**, Jg. 1968
M. A. Schulmanagement, Diplom-Pädagogin, Heilerziehungspflegerin, Koordinatorin und stellvertretende Schulleiterin Berufsbildende Schulen der Rotenburger Werke, Kap. 8

18 **Kristin Scheftlein**, Jg. 1973
Diplom-Pflegepädagogin (FH), Fachkrankenschwester für Anästhesie und Intensivmedizin, Lehrerin für Altenpflege und Krankenpflege sowie Dozentin in der Fort- und Weiterbildung an der Staatlichen Berufsbildenden Schule für Gesundheit und Soziales, Meiningen, Kap. 2

19 **Martina Schult**, Jg. 1980
cand. Diplom-Pflegepädagogin, Krankenschwester, Kap. 4

20 **Michael Simon**, Jg. 1952
Prof. Dr. phil., Studium der Erziehungswissenschaft, Soziologie und Politikwissenschaft, Krankenpfleger, Professor an der FH Hannover, Abteilung Gesundheit und Pflege, Kap. 1

21 **Angelika Unger**, Jg. 1968
Diplom-Medizinpädagogin, Physiotherapeutin, wissenschaftliche Mitarbeiterin am Institut für Berufliche Fachrichtungen der TU Dresden, Kap. 3

Vorwort

Dieses Buch geht fast genau an dem Tag in Druck, an dem vor fünf Jahren (16. 7. 2003) das „neue" Krankenpflegegesetz verabschiedet wurde. Eine zentrale Errungenschaft des Gesetzes war und ist, dass die Pflegeausbildung nicht nur auf die Entwicklung fachlicher, sondern auch sozialer, personaler und methodischer Kompetenzen abzielt (Ausbildungsziel, § 3 KrPflG). Aber was heißt das? In der Beantwortung dieser Frage sind sich alle, die an diesem Buch mitgewirkt haben – Autorinnen und Autoren, Herausgeberin und Redaktion – einig. Es bedeutet, dass Ausbildung mehr als rein berufliche Qualifizierung ist – sie ist immer auch Bildung der Persönlichkeit. Unter einer solchen verstehen wir in Anlehnung an Wolfgang Klafki, einem der bekanntesten deutschen Pädagogen unserer Zeit, dass ein „gebildeter Mensch" über Selbst-, Mitbestimmungs- und Solidaritätsfähigkeiten verfügt, die es ihm ermöglichen, sowohl über das eigene Leben zu bestimmen als auch Verantwortung für die Gestaltung unserer gemeinsamen gesellschaftlichen und politischen Verhältnisse zu übernehmen.

Der vorliegende Band fühlt sich dieser doppelten Zielsetzung – sowohl pflegeberufliche Qualifizierung als auch persönliche Bildung zu fördern – zutiefst verpflichtet. So enthalten die Kapitel zum Thema „Klientel pflegerischer Arbeit" einerseits eine Vielzahl von Informationen, die Pflegende benötigen, um unterschiedliche Zielgruppen adressatengerecht, lebensweltorientiert und empathisch zu betreuen. Gleichzeitig werden in diesen Kapiteln gesellschaftliche und soziale Schlüsselprobleme – wie z. B. soziale Ungleichheit, das Zusammenleben von Menschen unterschiedlicher kultureller Identität oder die Gewährleistung von Menschenrechten – behandelt. Auch die Kapitel zum Thema „Rahmenbedingungen pflegerischer Arbeit" dienen sowohl Qualifizierungs- als auch Bildungszielen: Hier werden zum einen für das pflegeberufliche Handeln zentrale gesundheitspolitische und rechtliche Aspekte bearbeitet. Zum anderen geht es darum, den „gesellschaftlichen Durchblick", das politische Bewusstsein zu schärfen, indem beispielsweise Fragen zur Erhaltung unserer natürlichen Umwelt oder zur Gestaltung unserer Demokratie aufgegriffen werden. Nicht zuletzt weist allein der Titel „Berufliche und persönliche Situation der Pflegenden" darauf hin, dass Qualifizierung und Bildung gleichermaßen gemeint sind. Entsprechend werden Leserinnen und Leser hier genauso dazu angeregt, eine reflektierte pflegeberufliche Haltung zu entwickeln, wie sie persönlich zum Lernen lernen oder zur Gesundheitsförderung ermutigt werden. Und beim Thema „Umgang mit schwierigen sozialen Situationen" sind mit der so wichtigen Gefühls- und Emotionsarbeit immer berufliche und persönliche Leistungen gleichermaßen angesprochen.

Das vorliegende Buch ist der dritte Band der Schulbuchkonzeption „In guten Händen". Diese Konzeption orientiert sich an der Struktur des Curriculums„Gemeinsame Pflege-ausbildung" (Oelke/Menke 2002/2005). Das beinhaltet mehrere Vorteile: Zum einen liegt mit dem Curriculum eine wissenschaftlich überprüfte Systematik vor, die inhaltliche Wie-derholungen oder auch Unterlassungen verhindert. Zum Zweiten ist das Curriculum – als Ergebnis des ersten bundesdeutschen Modellversuchs zu einer gemeinsamen Pflegeaus-bildung – konsequent auf pflegerische Adressatinnen jeder Alterszugehörigkeit bezogen. Zum dritten entspricht es in seinem pflegedidaktischen Selbstverständnis den Ansprü-chen, die oben beschrieben wurden: Es zielt auf Kompetenzförderung und versteht Pflege primär als ressourcenorientierte, lebensweltbezogene Unterstützungsleistung. Zum vierten weist das Curriculum eine Struktur auf, die dem aktuellen – mit dem Krankenpfle-gegesetz von 2003 in die Wege geleiteten – Ansatz der Fächerintegration und Themen- bzw. Lernfeldorientierung entspricht. Insofern versteht es sich von selbst, dass die gesamte Schulbuchkonzeption nicht nach traditionellen Schulfächern gegliedert ist, sondern sich die curricularen Themenschwerpunkte wie folgt in den Schulbuchbänden wiederfinden: Band 1 ist dem Schwerpunkt „Pflegerische Kernaufgaben" gewidmet, Band 2 enthält den Schwerpunkt „Pflege von Menschen in besonderen Lebenssituationen und Problemla-gen", und Band 3 setzt sich aus den Schwerpunkten „Klientel und Rahmenbedingungen von Pflege" sowie „Berufliche und persönliche Situation der Pflegenden" zusammen.

Ich danke allen an diesem Band Beteiligten – Autorinnen und Autoren, Redaktion und weiteren Mitarbeiterinnen und Mitarbeitern des Cornelsen Verlags – für ihr unglaubliches Engagement, ihre Geduld, ihren Ideenreichtum sowie ihre eingebrachten fachlichen, so-zialen, personalen und methodischen Kompetenzen. Mit ihrem Anspruch, ein Buch zu verwirklichen, das der pflegeberuflichen Qualifizierung und Persönlichkeitsbildung glei-chermaßen dient, haben sie deutlich neue Wege in der Pflegebildungslandschaft beschrit-ten.

Hannover/Göttingen, Juli 2008
Prof. Dr. Uta Oelke

Die pflegerische Klientel
in ihrem Lebenskontext wahrnehmen

1

Patientinnen im Krankenhaus

1 Patientinnen im Krankenhaus

1.1	Strukturdaten zur Versorgungslage von Patientinnen im Krankenhaus	12

1.2	**Patientenrolle**	13
1.2.1	Begriffsbestimmung	13
1.2.2	Erwartungen an die Patientin	14
1.2.3	Erwartungen der Patientin an (professionell) Betreuende	15
1.2.4	Intra- und Interrollenkonflikte von Patientinnen und Pflegenden	16

1.3	**Patientsein im Krankenhaus**	17
1.3.1	Vom kranken Menschen zur Patientin	17
1.3.2	Patientinnen im Krankenhaus als „reduzierte Menschen"?	18
1.3.3	Patientenrechte und -mitbestimmung	19
	Patientencharta	19
	Charta der Rechte hilfe- und pflegebedürftiger Menschen	20
	Patientenfürsprecherin	20

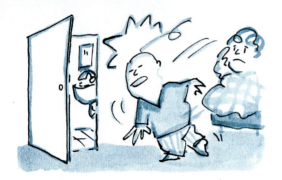

Patientinnen im Krankenhaus

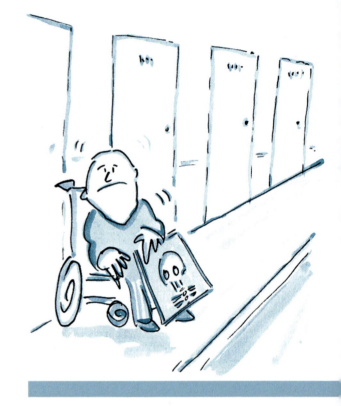

Montagnacht stürzte ich unversehens auf dem Weg vom Bett ins Bad. Dass ich einen Schlaganfall erlitten hatte, wusste ich in diesem Augenblick nicht ... Diese Nacht erlebte ich unklar, voller Verwirrung und ohne Einblick in das, was wirklich geschah ... Eine Stimme sprach: „Seien Sie ganz ruhig! Ihre Frau ist hier, der Notarzt ist unterwegs." (...)

Wie berichtet man über Banalitäten, Alltäglichkeiten und Kleinlichkeiten der Welt? Von den Stationen meiner Behandlung in verschiedenen Krankenhäusern?

Dienstagmorgen begann eine Phase der ersten Orientierung, in der ich zur Kenntnis zu nehmen hatte, dass ich krank im Krankenhaus lag. Meine Blase meldete sich dringend und verlangte nach Erleichterung. Jetzt war guter Rat teuer, denn weder Bein noch Arm gehorchten mir – das war nun genau die Situation, vor der ich mich immer gefürchtet hatte: auf die Hilfe anderer angewiesen sein und das im Intimbereich.

Ich klingelte notgedrungen und fragte verschämt nach der Toilette: „Na, da können Sie wohl nicht selber hingehen", war die wenig sensible Antwort. Stattdessen drückte sie mir die „Ente" in die Hand und verzog sich diskret. Es hat immer meinem Selbstbild entsprochen, unabhängig zu sein, selbst zu bestimmen, meinen Intimbereich zu wahren und mich zu beherrschen ...

In den nächsten Tagen begann ich, meine Lage zu registrieren. Ich hatte einen leichten Schlaganfall, meine Sprache war kaum beeinträchtigt, das Bein störte mich vorerst wenig (...). Man sieht die Schädigungen des Gehirns nach einem Schlaganfall nicht wie eine offene Wunde – nur die Folgen sind offenkundig. Mein linker Arm tat, was er wollte, das Bein war gelähmt, die Sprache verschlechterte sich, das Sehfeld war eingeschränkt. (...)

Als weitgehend hilfloser und bewegungsunfähiger Patient gelangte ich zum festgesetzten Termin zunächst nur bis zur riesigen Wartehalle der Klinik. Einen Rollstuhl aufzutreiben war ausgesprochen schwierig gewesen. Es dauerte sehr lange, bis die endgültige Aufnahme gelungen war. Das Chaos setzte sich im Klinikalltag fort. Ich wurde zum Röntgen geschickt, das heißt, ich wurde mit dem Rollstuhl in den Keller gefahren, der Pfleger verschwand wieder. Wie aber sollten die Aufnahmen gemacht werden, da ich nicht selbstständig stehen konnte? Irgendwie gelang es, danach saß ich etwa eine halbe Stunde auf dem kalten, leeren Flur mit den Bildern in riesigen Umschlägen, die ich mit dem lahmen Arm kaum halten konnte (...)

Dass ich eigentlich nicht allein aufstehen sollte, wie man mir in der Neurologie beigebracht hatte, zählte

1

Patientinnen im Krankenhaus

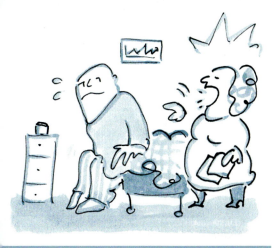
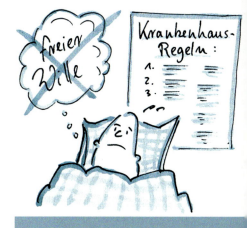

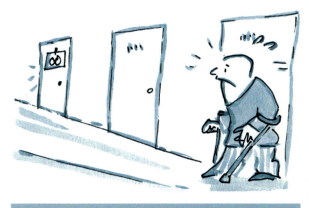

hier nicht. Ich habe mir mit ziemlicher Mühe nach einem Abführmittel den Weg zur Toilette über einen sicher über fünfzig Meter langen kahlen Flur ohne Hilfe selbst bahnen müssen und mich mit einem Krückstock sehr unbeholfen über den ganzen Weg geschleppt. Den Schwestern schien dies durchaus normal zu sein. Denn hier galt ja ohnehin: nach einer Operation so schnell wie möglich hoch! Was ja einerseits durchaus seinen Sinn haben mag, dass für mich als Schlaganfallpatienten andere Regeln gelten könnten, schien hier nicht bekannt zu sein. Hinter all dem steckte kein böser Wille, nur Organisationschaos.

Das an sich selbstverständliche Recht auf freie Wahl des Aufenthaltsortes ist für den Patienten schon auf Grund der Krankheit und aus Mangel an eigener Fachkenntnis außer Kraft gesetzt. Der eigene Wille bleibt in dieser Rolle ausgeschaltet. Der Patient empfindet sich dann leicht als bloß fremdbestimmtes Objekt ohne eigenen Einfluss auf die Geschehnisse. Die Ereignisse überfallen einen schlagartig ... plötzlich steht da z. B. eine Krankenschwester unvermittelt im Zimmer und sagt, man möge sich bereitmachen für eine Untersuchung, von der man vorher nichts wusste. Ein Aufbegehren scheint sinnlos, man befindet sich ohnehin in völlig fremder Umgebung und weiß nicht, was nun mit einem geschehen soll ... Ein Patient ist also ein Mensch, der die Souveränität der eigenen Entscheidung mehr oder weniger freiwillig aufgibt und sich schließlich in diesem Zustand sogar wohlfühlt, ja er verliert den Willen und schließlich sogar die Fähigkeit, über sich selbst zu bestimmen. Das ganze ist ein Akt der Unterwerfung. Die heftigste Auseinandersetzung hatte ich mit einer Krankenschwester, die in rüdem Ton von mir verlangte, die Temperatur rektal zu messen und mir zu untersagen versuchte, über diese ihre Entscheidung noch zu sprechen. „Hier wird nicht diskutiert!"

Man ordnet sich im Allgemeinen als Patient schließlich der vermeintlichen und medizinisch auch tatsächlichen fachlichen Autorität von Ärzten und Schwestern unter. Man verliert im Laufe der Zeit geradezu die Fähigkeit zur Selbstbestimmung und hat mangels Sachkenntnis auch gar keine Chance, sich anders zu verhalten ...

—
Auszüge aus PEINERT, DIETRICH & ESAN, STEFANIE: *Aus dem Gleichgewicht. Die Geschichte eines Schlaganfalls.* Frankfurt/M. 1998[2], S. 10–68

1.1 Strukturdaten zur Versorgungslage von Patientinnen im Krankenhaus

In Deutschland gab es 2006
- 2.104 Krankenhäuser und 1.255 Vorsorge- oder Rehabilitationseinrichtungen mit
- 510.767 Betten, in denen
- 16 832.883 Krankenhausfälle behandelt und pflegerisch versorgt wurden.

Die Verweildauer einer Patientin lag bei durchschnittlich 8,5 Tagen und damit um fast ein Drittel niedriger als noch 1993. 76,3 Prozent der Betten waren im Schnitt ausgelastet. Die Bettenzahl in den Fachabteilungen hat sich dabei in den vergangenen Jahren erheblich verändert. Während die Anzahl der Betten in der Plastischen Chirurgie um mehr als 60 % zunahm, ist sie in der Kinderchirurgie um mehr als 30 % gesunken (Kinder im Krankenhaus | 21). Generell sank die Bettenzahl zwischen 1993 und 2003 um 15,2 % oder anders formuliert: jedes siebte Bett wurde abgebaut. Die regionale Verteilung der Bettenzahl variiert dabei sehr stark. In den Stadtstaaten Berlin, Bremen und Hamburg ist die Bettendichte höher, da Krankenhäuser das Umland mitversorgen.

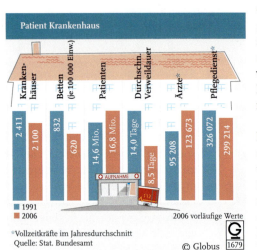

Seit den 1990er Jahren steigen die Kosten für die stationäre Behandlung kontinuierlich an. Allein 2006 stiegen sie um 2,3 % auf 58 Milliarden Euro. Dies ist insbesondere auf eine Erhöhung der Sachkosten um 5,9 % zurückzuführen, Personalkosten stiegen lediglich um 0,6 %. Insgesamt nehmen die Sachkosten ein Drittel und die Personalkosten zwei Drittel ein. Die Behandlungskosten variieren zwischen den Bundesländern sehr stark. Die mit 2.920 Euro niedrigsten Behandlungskosten je Fall hatten die Kliniken in Mecklenburg-Vorpommern, die höchsten Kosten mit 4.009 Euro die Hamburger Kliniken.

Nicht nur die Struktur in den Krankenhäusern hat sich in den letzten Jahren zunehmend verändert, sondern auch die Struktur der Patientinnen. Zahlreiche Eingriffe werden inzwischen ambulant durchgeführt, für die man noch vor zwanzig Jahren mindestens eine Woche im Krankenhaus gelegen hätte. Dementsprechend waren 2003 53,6 % aller Patientinnen mindestens 55 Jahre alt, das sind fast 10 % mehr als noch 1994. Die Häufigkeit von Krankenhausbehandlungen bei den über 55-Jährigen hat sich kontinuierlich erhöht. Noch stärker lässt sich dieser Trend bei den über 75-Jährigen feststellen. Deren Behandlungsquote stieg zwischen 1994 und 2003 um 25 % an.

Koronare Herzkrankheit 2 | 506

Die häufigste Diagnose für eine Krankenhausbehandlung ist nach wie vor die | Koronare Herzkrankheit. Sie war mit 355.264 Fällen die Hauptdiagnose in deutschen Kliniken, das entspricht 2,1 % aller Krankenhauspatientinnen. Neben den Entbindungen waren 2003 folgende Hauptdiagnosen am häufigsten anzutreffen:
- Krankheiten des Herz-Kreislauf-Systems,
- Krebserkrankungen,
- Erkrankungen des Verdauungssystems sowie
- Unfälle, wie z. B. Verletzungen, Vergiftungen.

Während bei jungen Erwachsenen Entbindungen, Alkoholfolgen und Verletzungen dominierten, spielen im höheren Alter Herz-Kreislauf-Erkrankungen die Hauptrolle.

Patientinnen im Krankenhaus

Patientenrolle

1.2

Rollen kennt man aus Fernsehen, Kino oder der Welt des Theaters. Für viele Theaterlieb-haberinnen ist es z. B. das Größte, irgendwann einmal Shakespeares „Julia" spielen zu dürfen, Filmliebhaberinnen denken sofort an den grandiosen Auftritt von Claire Danes an der Seite von Leonardo di Caprio. Das Theater, die „Bretter, die die Welt bedeuten", bezog seine Faszination schon immer auch aus der Tatsache, dass die Schauspielerinnen einfach so in andere Rollen hineinschlüpfen können. Heute möchten nur noch wenige als Schauspielerinnen zum Theater gehen, zu anstrengend scheint die Ausbildung. Statt-dessen bieten zahlreiche Seifenopern und andere Serien jungen Menschen den schnellen Einstieg ins Schauspielgeschäft. Die Qualität der Rollendarstellung lässt dafür aber auch zu wünschen übrig. Ausgebildete Schauspielerinnen haben im Studium gelernt, in ihrer Rolle aufzugehen, sich mit Stimme, Gestik, Mimik und Haltung voll und ganz auf die zu verkörpernde Person einzulassen, ja gar mit der Rolle zu einer neuen Identität zu ver-schmelzen. Dies ist eine besondere Begabung, über die nur wenige verfügen.

Doch jeder Mensch nimmt täglich verschiedene Rollen ein. Was dies für uns und für den Umgang mit Patientinnen bedeutet, sollen die folgenden Abschnitte näher beleuchten.

Begriffsbestimmung

1.2.1

Eine **Rolle** ist gekennzeichnet durch Verhaltensweisen, die von einer Person erwartet werden. Damit wird deutlich, dass Rollen immer auf das Verhalten anderer Personen abgestimmt sind. Als **soziale Rolle** wird die Summe von Erwartungen an das soziale Handeln eines Menschen bezeichnet, der innerhalb eines sozialen Systems (z. B. einer |Gruppe oder Gemeinschaft) einen bestimmten Platz einnimmt. Soziale Rollen ver-binden drei Aspekte:

Gruppe | 371

- **Dynamik**: Menschen gestalten und spielen ihre Rollen durch Erwartungen an-derer Menschen oder Gruppen, z. B. nimmt Frau Meyer zu Hause die Rolle der Mutter ein, auf Station ist sie die dienstälteste Schwester und übernimmt damit häufig eine Expertenrolle.
- **Statik**: Wichtige Rollen werden gesellschaftlich festgelegt und an einen bestimmten Platz im System gebunden, z. B. wird von Ärztinnen erwartet, dass sie Kranken helfen.
- **Wert**: Menschen werden durch verschiedene Rollen in eine Rangfolge gebracht (|Status), z. B. ist die Praxisanleiterin auf Station der Schülerin weisungsbefugt.

Status | 455

Jede Rolle steht in Zusammenhang mit einer **Position**. Die Position beschreibt eine Personenkategorie (z. B. Menschen bestimmten Alters oder Geschlechts) oder einen Platz innerhalb von festgefügten Ordnungen der Gesellschaft (z. B. Beruf oder Familie). Mit der Position werden bestimmte Erwartungen an die Rolleninhaberin gestellt, z. B. dass Eltern sich um ihre Kinder kümmern. Es werden also an verschiedene Rollenin-haberinnen, die die gleiche Rolle haben, trotz ihrer unterschiedlichen Individualität die gleichen Erwartungen gerichtet. Die Gesellschaft will sich darauf verlassen, dass Aufgaben von bestimmten Rolleninhaberinnen erfüllt werden.

Die Gesamtheit der Rollen mit ihren dazugehörigen Erwartungen sowie die Rollenbe-ziehungen einer Person werden **Rollenset** genannt. Eine Person nimmt dabei Rollen in verschiedenen Positionen ein. So hat eine Schülerin in der Pflegeausbildung neben ihrer Schülerinnenrolle z. B. noch die Rolle der Tochter, Schwester oder Freundin. Die einzel-nen Rollen stehen dabei in einer Beziehung zueinander. Widersprechen sich die mit den einzelnen Rollen verbundenen Erwartungen, spricht man von einem |**Rollenkonflikt**.

Rollenkonflikt | 382

1.2.2 Erwartungen an die Patientin

Krankheit liegt außerhalb des Einflussbereichs jeder Einzelnen und ist auch durch simple Willensanstrengungen nicht zu überwinden. Also ist die kranke Person für ihren Zustand eigentlich nicht verantwortlich und hat das Recht, von ihren normalen Rollenverpflichtungen befreit zu werden. Da Krankheit aber im Grunde unerwünscht ist, muss sich die Kranke bemühen, wieder gesund oder am besten gar nicht erst krank zu werden. Dieser Genesungs- bzw. Gesunderhaltungswille ist nicht selbstverständlich und widerspricht der angenehmen Seite der Patientenrolle, wenn die Kranke aus ihrer Situation Nutzen ziehen kann. Sie kann z. B. ihre Krankheit dazu benutzen, Ansprüche durchzusetzen, Schuldgefühle zu erzeugen oder sich unangenehmen Verpflichtungen zu entziehen. Dieser Aspekt wird sekundärer Krankheitsgewinn genannt.

Die Erwartungen an die Krankenrolle sind relativ unabhängig von der Individualität und der psychosozialen Situation der Kranken. Je nach Bezugsgruppe weisen sie jedoch unterschiedliche Schwerpunktsetzungen auf.

- Die Erwartungen des Arbeitgebers sind meistens, dass sich die Kranke möglichst nicht krankschreiben lässt oder nur dann, wenn es unbedingt nötig ist. Außerdem erwartet er, dass die Kranke so schnell wie möglich wieder arbeitsfähig wird.
- Innerhalb der Familie wird in der Regel erwartet, dass sich die Kranke schont. Das ist jedoch auch abhängig davon, wer krank wird. So wird von Müttern eher erwartet, dass sie gar nicht erst krank werden, da sie ja schließlich die Fürsorgerolle innehaben und sich um die Familienangehörigen kümmern sollen.
- Personal im Krankenhaus erwartet von den Patientinnen, dass sie die Fachautorität des Personals nicht in Frage stellen. Patientinnen sollen „gläsern" sein, alle Informationen über sich selbst an die Expertinnen weitergeben und alle Anordnungen befolgen. Patientinnen sollen ihr gewohntes Rollenverhalten sowie bestimmte Tabus aufgeben. Dazu gehören z. B. die körperliche Unantastbarkeit (Berühren **1**|9) sowie das Recht, Aussagen zu bestimmten Themen zu verweigern (z. B. Alkoholkonsum).

Viele dieser Erwartungen werden nicht offen ausgesprochen. Gerade Menschen, die sich zum ersten Mal im Krankenhaus befinden, sind oft mit den vielen (unausgesprochenen) Regeln überfordert und wissen nicht, wie sie sich verhalten sollen. Muss ich Nachthemd und Bademantel tragen oder darf ich in „Zivil" rumlaufen? Darf ich mich gleich wieder ins Bett legen, nachdem die Pflegenden es gerichtet haben? Was mache ich, wenn ich die Patientin im Nachbarbett „nicht riechen" kann?

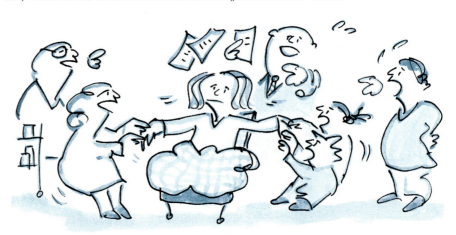

Erwartungen der Patientin an (professionell) Betreuende   1.2.3

Patientinnen nehmen, sobald sie im Krankenhaus sind, eine neue Rolle ein. Sie erfahren häufig einen anderen Status als z. B. im Berufs- oder Privatleben. Sie sind nun nicht mehr vorrangig die Verkäuferin, Professorin oder Mutter, sondern Patientin. Gleichzeitig verbindet die Patientin auch bestimmte Erwartungen an die professionell Betreuenden im „System Krankenhaus" sowie an die Angehörigen:

- Verwandten und Besucherinnen fällt die wichtige Aufgabe zu, soziale Außenkontakte aufrechtzuerhalten und der Patientin gegenüber Mitgefühl, Besorgtheit, Bedauern, Trost und Mut zum Ausdruck zu bringen.
- Die Pflegenden sollen die Patientin fachlich kompetent pflegen, sorgfältig sein, Zeit haben und sie emotional unterstützen. Dabei sollen sie sich nach Möglichkeit an alle Regeln der Höflichkeit halten sowie Wärme und Geborgenheit ausstrahlen.
- Von der Ärztin erwartet die Patientin, dass sie sich emotional neutral verhält, uneigennützig handelt, uneingeschränkt zu Hilfeleistungen bereit ist, sich für die Krankheit interessiert und fachlich kompetent ist.
- Seelsorgerinnen sollen die Patientin trösten, ihr Antworten auf Fragen nach dem Sinn ihres Erlebens geben und ihr ggf. Sakramente spenden.
- Die Gesellschaft soll die Patientin von allen beruflichen und privaten Rollenverpflichtungen befreien, für ihren Lebensunterhalt sorgen und ihr keine Schuldzuschreibung geben.

Patientinnen haben durch die ungewohnte und unsichere Situation ein starkes Bedürfnis nach Information. Entsprechende Erwartungen im Hinblick auf Diagnose und Therapie stellen sie primär an medizinisches Personal. Dazu gehören Informationen über Art und Dauer der Krankheit. Können Ärztinnen dies nicht „patientengerecht" erklären, wird häufig von Pflegenden erwartet, die Informationen „zu übersetzen". Schnell erwarten manche Patientinnen allerdings zu viel von den Expertinnen („Wunderheilungen"). Sie geben ihr Leben in die Hand der Expertinnen und erwarten, dass sie alleine die Krankheit heilen können. Der eigene Teil der Verantwortung an der Genesung und/oder Gesunderhaltung rückt dabei häufig in den Hintergrund. Eine solche Einstellung wird durch die Strukturen unseres medizinischen Systems noch unterstützt, indem Informationen zurückgehalten werden, Therapiemaßnahmen nicht erklärt werden, Zweifel und Eigeninitiative von Patientinnen unerwünscht sind. Durch die starke Ausrichtung unseres Gesundheitssystems auf die kurative (auf Heilung augerichtete) Medizin, vernachlässigen nicht wenige Menschen |präventive Maßnahmen der Gesunderhaltung.   Prävention | 226

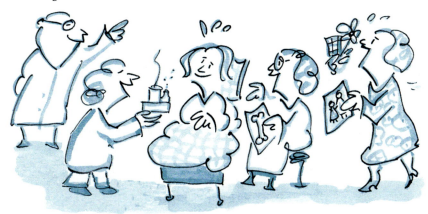

1.2.4 Intra- und Interrollenkonflikte von Patientinnen und Pflegenden

Konfliktmanagement | 377

Patientinnen und Pflegende stellen gewissen Erwartungen aneinander. In der Vorstellung vieler Pflegenden gibt es die „guten Patientinnen", die keine Fragen haben, keine Ansprüche stellen und sich gegen nichts auflehnen. Diese Patientinnen sehen im Krankenhaus ihr zweites Zuhause, fühlen sich wohl und sind mit den herrschenden Umständen zufrieden. Dagegen stehen die „schwirigen Patientinnen", die ewig nörgeln und unzufrieden sind, permanent klingeln und immer alles besser wissen.

Die Patientinnen ihrerseits erwarten von einer „guten Schwester", dass sie fachlich kompetent ist, immer Zeit hat und freundlich ist, Fragen beantwortet, zur rechten Zeit aufmuntert und tröstet und erleben gleichzeitig „biestige Schwestern", die nicht zuhören, unfreundlich sind und keine Zeit haben.

Durch die widersprüchlichen Erwartungen entstehen Konflikte. Diese können innerhalb einer Person durch die Einnahme verschiedener Rollen entstehen (Intrarollenkonflikt, z. B. Patientenrolle vs. Mutterrolle) oder zwischen zwei Personen mit unterschiedlichen Erwartungen (Interrollenkonflikt, z. B. Patientin erwartet, dass die Pflegende Zeit für ein Gespräch hat, Pflegende hat „genug andere Dinge zu tun, als einfach nur zu quatschen"). Da ist nicht nur die permanente Überlastung des Pflegepersonals, es sind auch die individuell unterschiedlichen Patientinnen, die zwar alle die gleiche Position einnehmen, aber dennoch ganz verschiedene Wünsche und Bedürfnisse haben. Und auch dieselbe Patientin kann abhängig von ihrer Tagesform wechselnde Bedürfnisse haben.

Auf Grund der Abhängigkeit der Patientinnen zeigen sich Konflikte selten offen, sondern meist verdeckt. Der Anspruch der Pflegenden, immer freundlich zu sein und im Sinne von „Pflege als Dienstleistung" der Patientin zu „dienen", begünstigt eine gewisse Konfliktscheu. Probleme werden nicht offen angesprochen, sondern man schimpft lieber „hinter vorgehaltener Hand". Die Folge sind oft autoritäre Verhaltensweisen oder verdeckte Sanktionen (z. B. bei einer nörgelnden Patientin immer erst fünf Minuten zu warten, bis man auf ihr Klingeln reagiert).

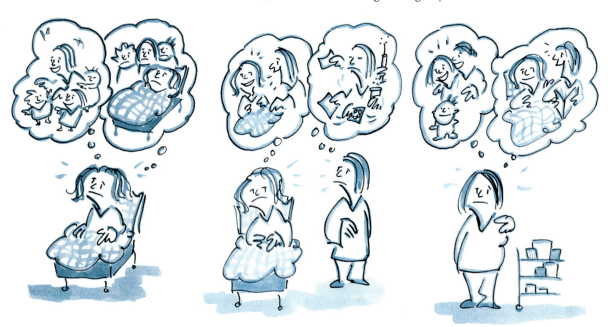

Patientsein im Krankenhaus 1.3

Patientinnen im Krankenhaus können aus verschiedenen Aspekten betrachtet werden. Im Folgenden soll eine soziologische Betrachtung einen Überblick zu Krankheitsverhalten und –erleben geben sowie in einem weiteren Kapitel die Mündigkeit der Patientinnen aus rechtlich-ethischer Sicht betrachtet werden.

Vom kranken Menschen zur Patientin 1.3.1

Patientinnen, die ins Krankenhaus kommen, sind mit wenigen Ausnahmen (z. B. Wöchnerinnen oder Patientinnen, die einen plastisch-chirurgischen Eingriff vornehmen lassen) krank. Unter dem Begriff „Krankheitsverhalten" werden alle Reaktionen auf wahrgenommene Krankheitsanzeichen verstanden. Es ist ein subjektiver Prozess, der mit der Wahrnehmung von Störungen des Wohlbefindens beginnt und über verschiedene Stadien des Hilfesuchens mit einem Arztbesuch und ggf. mit einer Krankenhauseinweisung endet. Der Verlauf dieses Prozesses ist individuell sehr unterschiedlich und auch davon abhängig, ob die Krankheit akut oder chronisch verläuft. Kommen Patientinnen mit einem akuten Krankheitsgeschehen ins Krankenhaus, haben sie häufig keine Zeit, sich auf den Krankenhausaufenthalt vorzubereiten. Sie werden über die Rettungsstelle oder die Notaufnahme bzw. so genannte Aufnahmestationen im Krankenhaus aufgenommen und auf die zuständigen Stationen verlegt. Bei geplanten Krankenhausaufenthalten haben die Patientinnen häufig schon eine längere Krankheitsgeschichte hinter sich.

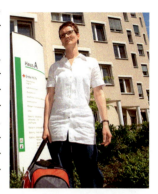

Ein Krankenhausaufenthalt steht also immer am Ende eines unterschiedlich langen Zeitraums, in dem die Patientin ggf. versucht hat, durch Selbstmedikation oder Ratsuche bei verschiedenen Ärztinnen die Krankheit „in den Griff" zu bekommen.

Kommt eine Patientin zur Aufnahme in ein Krankenhaus, legt sie einen Großteil ihrer gewohnten Rollen sozusagen „an der Eingangspforte" ab. Bereits bei der Aufnahme muss sie private Informationen mitteilen, ggf. Wartezeiten in Kauf nehmen und sich möglichst vertrauensvoll in die Hände des Krankenhauspersonals begeben. Der krankenhaustypische Geruch verunsichert dabei häufig genauso wie die vielen verwirrenden Gänge und Flure. Bis die Patientin ihr Bett zugewiesen bekommt, hat sie teilweise mehrmals Angaben zu ihrer Person machen müssen, mehrmals ihren Körper für Untersuchungen entblößen müssen und häufig lange Wartezeiten erlebt. Spätestens jetzt fühlt sie sich als „richtige Patientin".

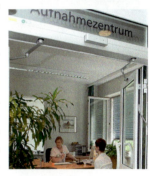

Im Laufe des Krankenhausaufenthalts durchleben die meisten Patientinnen ein stetig wandelndes Meer von Gefühlen. Sie schwanken zwischen Hoffnung und Verzweiflung, Schmerz und Linderung sowie Einsamkeit und „Ich will endlich meine Privatsphäre wiederhaben".

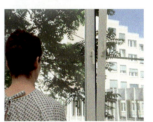

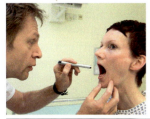 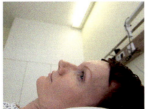 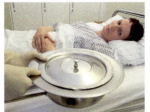 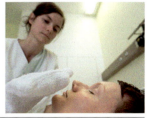

[1] Vom kranken Menschen zur Patientin …

1.3.2 Patientinnen im Krankenhaus als „reduzierte Menschen"?

Alle Menschen, die schon einmal selbst als Patientinnen im Krankenhaus waren, verstehen, dass Patientinnen aus soziologischer Sicht auch als „reduzierte Menschen" bezeichnet werden. Es existieren verschiedene Faktoren, die dieses Phänomen deutlich machen.

Patientinnen im Krankenhaus müssen ihre gewohnte Mobilität aufgeben. Selbst bei Vorhandensein physischer Mobilität schränkt das Krankenhaus den Bewegungsradius immens ein. Aus versicherungstechnischen Gründen dürfen Patientinnen das Krankenhausgelände i. d. R. nicht verlassen. Andere Patientinnen können das Bett nicht verlassen, z. B. auf Grund von Verletzungen oder weil sie gerade eine Infusion erhalten. Diese Patientinnen sind durch ihre **Immobilität** dem Personal und ihren Mitpatientinnen ausgeliefert, bis dahin, das sie intime Verrichtungen im Bett und unter den Blicken anderer ausführen müssen. Die erzwungene Immobilität kann zur **Isolation** führen, da die Patientin keine Möglichkeit dazu hat, Orte der Geselligkeit aufzusuchen oder gezielt eine Freundin zu besuchen.

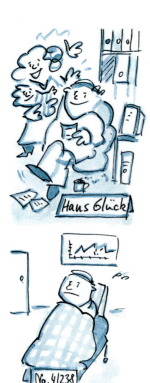

Die besondere Situation im Krankenhaus kann bei Patientinnen regressives Verhalten auslösen. Das heißt, sie fallen auf frühere Entwicklungsstadien kindlichen Verhaltens zurück. Dies wird dadurch gefördert, dass viele von Patientinnen erlebte Situationen denen eines Kindes sehr ähneln. Sie müssen Verantwortungsbereiche abgeben, die für eine erwachsene Person eigentlich selbstverständlich sind. Sie sind abhängig von der Versorgung durch Pflegende und Ärztinnen. Ihr Handlungsspielraum ist reduziert und sie erhalten nur so viele Informationen, wie unbedingt notwendig. Daraus resultiert eine **Infantilisierung**, an der beide Seiten beteiligt sind: Ärztinnen und Pflegende reden mit Patientinnen, als ob sie kleine Kinder wären: „So, jetzt legen Sie sich mal hübsch ins Bett und decken sich zu" oder geben Antworten, die Patientinnen nicht verstehen können und machen ihnen damit deutlich, dass Fragen im Grunde genommen unerwünscht sind. In der Folge wird die Abhängigkeit der Patientin immer größer und sie fügt sich in die passive Rolle. Sie schränkt ihre Willensäußerungen ein und passt sich allen Regeln an und wird somit zur „guten" Patientin, die sich wie ein ängstliches Kind in ihr Schicksal fügt.

Patientinnen können im Krankenhaus ihre Privatsphäre und einen eigenen Tagesablauf nur bedingt bis gar nicht aufrechterhalten, da sie unter fremder Verantwortung und in fremder Umgebung mit fremdbestimmten Abläufen leben müssen. Lebensaktivitäten und Bedürfnisse werden den Zielvorstellungen und den Bedingungen der Institution Krankenhaus untergeordnet. Patientinnen werden von Frau Schulze zum „Appendix auf Zimmer 8", müssen befremdliche Normen einhalten und werden von fremden Menschen in teilweise intimen Körperregionen angefasst. All dies wird unter dem Begriff der **Depersonalisierung** zusammengefasst.

Last, but not least sind die **Reglementierungen des Krankenhauses** für viele der genannten Faktoren mit verantwortlich. Zum Teil beruhen diese Reglementierungen auf ökonomischen oder organisatorischen Zwängen (z. B. wenn eine Patientin im Rollstuhl von einer Station in den Funktionsbereich gebracht wird, damit sie auf dem Weg nicht stürzt und Folgeschäden und damit –kosten entstehen). Zum größeren Teil sind sie auf zahlreiche Verhaltensnormen zurückzuführen, die darauf beruhen, dass die Patientin die Verantwortung für das Krankheitsgeschehen in die Hand von Expertinnen übergeben muss. Diese erwarten jedoch von der Patientin, dass sie in ihrem Sinne funktioniert. Zahlreiche Regelungen im Krankenhaus führen somit zu Fremdbestimmung bis hin zur Entmündigung der Patientin.

Patientenrechte und -mitbestimmung

Patientinnen verfügen im Rahmen einer Heilbehandlung über Rechte gegenüber Ärztinnen und anderen Angehörigen des Gesundheitswesens. In Deutschland sind diese Rechte in der Patientencharta „Patientenrechte in Deutschland" festgelegt. Unabhängig von einer Heilbehandlung können Menschen in verschiedenen Lebenslagen hilfe- und pflegebedürftig sein. Für diese Personengruppe hat der „Runde Tisch Pflege" 2006 eine „Charta der Rechte hilfe- und pflegebedürftiger Menschen" formuliert. Beide Rechtssammlungen basieren auf national und international verankerten Rechtsgrundlagen, wie z. B. der Europäischen Sozialcharta, dem |Grundgesetz und Bestimmungen aus den |Sozialgesetzbüchern.

Grundgesetz | 313
Sozialgesetzbücher | 200

www.bmj.bund.de
▶ Service
▶ Publikationen
▶ Patientenrechte in Deutschland
Hier finden Sie die Patientencharta in ihrem Originaltext.

Patientencharta

Im Rahmen eines Behandlungsverhältnisses haben Patientinnen gegenüber Ärztinnen und anderen Angehörigen bestimmte Rechte.

Recht auf freie Arztwahl: Patientinnen haben das Recht, sich die behandelnde Ärztin oder das Krankenhaus frei zu wählen sowie bei Bedarf eine ärztliche Zweitmeinung einzuholen.

Recht auf sorgfältige Heilbehandlung: Patientinnen haben das Recht, dass sie gemäß dem aktuellen Stand der Wissenschaft behandelt werden. Dieses Recht umfasst auch den Anspruch auf eine qualifizierte Pflege und Betreuung. Patientinnen haben jedoch weder das Recht auf eine „Erfolgsgarantie" noch auf eine „kostenfreie" Behandlung. Welche Maßnahmen in welchem Umfang von den gesetzlichen Krankenkassen getragen werden, ist abhängig von der aktuellen sozialrechtlichen Situation.

Prinzip der Einwilligung: Es darf keine Behandlung durchgeführt werden, in die die Patientin nicht eingewilligt hat. Für Minderjährige oder nicht einsichtsfähige Personen gelten besondere Bestimmungen (Sorgerecht | 271; Betreuungsrecht 2 | 396).

Recht auf Selbstbestimmung am Ende des Lebens: Patientinnen haben auch in der Sterbephase das Recht auf würdevolle Behandlung, insbesondere eine schmerzlindernde Behandlung, sowie auf Entscheidung über Art und Ausmaß diagnostischer und therapeutischer Maßnahmen (Sterbende Menschen pflegen 2 | 71).

Recht auf Aufklärung: Patientinnen haben das Recht, in für Laien verständlicher Sprache über die Diagnose, Therapie, mögliche Alternativtherapien, Risiken und Kosten aufgeklärt zu werden. Umfang und Zeitpunkt der Aufklärung richtet sich nach der Schwere und der Dringlichkeit des Eingriffs.

Recht auf Ablehnung der Teilnahme an Forschungsbehandlungen: Patientinnen haben das Recht, die Mitwirkung an (medizinischer) Forschung oder Lehre abzulehnen. Vor einer möglichen Teilnahme müssen sie ausführlich über Wirkungen, Nebenwirkungen und Risiken aufgeklärt werden und ihre ausdrückliche Zustimmung erteilen (informed consent | 444).

Recht auf Einsicht in die Patientenakte: Patientinnen haben das Recht, die sie betreffenden Behandlungsunterlagen einzusehen und auf ihre Kosten Kopien oder Ausdrucke von den Unterlagen fertigen zu lassen. Angehörige des Gesundheitswesens sind verpflichtet, die wichtigsten diagnostischen und therapeutischen Maßnahmen zu dokumentieren.

Recht auf Vertraulichkeit: Patientinnen haben einen rechtlichen Anspruch auf die vertrauliche Behandlung ihrer Daten (Schweigepflicht | 269).

Recht auf Beratung im Schadensfall: Patientinnen haben das Recht, im Schadensfall Beratung in Anspruch zu nehmen sowie gerichtlich oder außergerichtlich Ersatzansprüche geltend zu machen (Haftungsrecht | 273).

www.bmfsfj.de
▸Ältere Menschen
▸Hilfe und Pflege
Hier finden Sie die Charta in ihrem Originaltext.

Charta der Rechte hilfe- und pflegebedürftiger Menschen

Im Herbst 2003 wurde vom Bundesministerium für Familie, Senioren, Frauen und Jugend sowie dem damaligen Bundesministerium für Gesundheit und Soziale Sicherung ein „Runder Tisch Pflege" ins Leben gerufen, der zum Ziel hatte, die Lebenssituation hilfe- und pflegebedürftiger Menschen in Deutschland zu verbessern. Die Charta formuliert den Anspruch an alle Verantwortlichen und an der Pflege und Betreuung beteiligten Personen, die formulierten Rechte einzuhalten bzw. deren Einhaltung zu fördern und zu unterstützen. Professionelle Hilfe wird definiert als fachlich kompetente und der Person zugewandte Pflege, Betreuung und Behandlung, die durch aus-, fort- und weitergebildete Personen geleistet wird. Diese weisen die notwendige Qualifikation auf, sodass sie Methoden und Maßnahmen auf Basis des aktuellen Wissensstands von Pflege und Medizin durchführen können. Die Artikel der Charta lauten im Einzelnen wie folgt:

1. **Selbstbestimmung und Hilfe zur Selbsthilfe**: Jede hilfe- und pflegebedürftige Person hat das Recht auf Hilfe zur Selbsthilfe sowie auf Unterstützung, um ein möglichst selbstbestimmtes und selbstständiges Leben führen zu können.
2. **Körperliche und seelische Unversehrtheit, Freiheit und Sicherheit**: Jede hilfe- und pflegebedürftige Person hat das Recht, vor Gefahren für Leib und Seele geschützt zu werden.
3. **Privatheit**: Jede hilfe- und pflegebedürftige Person hat das Recht auf Wahrung und Schutz seiner Privat- und Intimsphäre.
4. **Pflege, Betreuung und Behandlung**: Jede hilfe- und pflegebedürftige Person hat das Recht auf eine an ihrem Bedarf ausgerichtete, gesundheitsfördernde und qualifizierte Pflege, Betreuung und Behandlung.
5. **Information, Beratung und Aufklärung**: Jede hilfe- und pflegebedürftige Person hat das Recht auf umfassende Informationen über Möglichkeiten und Angebote der Beratung, Hilfe, Pflege sowie Behandlung.
6. **Kommunikation, Wertschätzung und Teilhabe an der Gesellschaft**: Jede hilfe- und pflegebedürftige Person hat das Recht auf Wertschätzung, Austausch mit anderen Menschen und Teilhabe am gesellschaftlichen Leben.
7. **Religion, Kultur und Weltanschauung**: Jede hilfe- und pflegebedürftige Person hat das Recht, ihrer Kultur und Weltanschauung entsprechend zu leben und ihre Religion auszuüben.
8. **Palliative Begleitung, Sterben und Tod**: Jede hilfe- und pflegebedürftige Person hat das Recht, in Würde zu sterben.

Patientenfürsprecherin

Die Landeskrankenhausgesetze der jeweiligen Bundesländer sehen das Amt der Patientenfürsprecherin in Krankenhäusern vor. Diese sollen Patientinnen bei Problemen und Beschwerden gegenüber dem Krankenhaus unterstützen. Sie bieten die Möglichkeit der Kontaktaufnahme bereits im Krankenhaus, sind aber dem Krankenhaus nicht weisungsgebunden und zur Verschwiegenheit verpflichtet. Patientenfürsprecherinnen sind i. d. R. ehrenamtlich tätig und dürfen in keinem Dienstverhältnis zum Krankenhaus stehen.

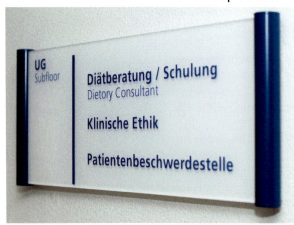

[1] Patientenfürsprecherin in der Patientenbeschwerdestelle

Die pflegerische Klientel in ihrem Lebenskontext wahrnehmen

2

Kinder im Krankenhaus

2 Kinder im Krankenhaus

| 2.1 | Strukturdaten zur medizinisch-pflegerischen Versorgungslage von Kindern und Jugendlichen | 24 |

| 2.2 | Betreuung von Kindern und Jugendlichen im Krankenhaus | 25 |

| 2.2.1 | Grundsätze einer altersadäquaten Versorgung | 25 |

| 2.2.2 | Berücksichtigung von Kinderrechten | 26 |

Übereinkommen für die Rechte von Kindern (UN-Kinderkonvention) 26

Charta für Kinder im Krankenhaus 28

| 2.2.3 | Integration von Eltern/Bezugspersonen | 30 |

Wie Eltern/Bezugspersonen die Erkrankung ihres Kindes erleben 30

Rollenwandel der Pflegenden durch die Elternintegration 31

| 2.3 | Angst und weitere Belastungen von Kindern und Jugendlichen im Krankenhaus | 32 |

| 2.3.1 | Angst vor dem Krankenhausaufenthalt | 32 |

Vorbereitung durch Eltern/Bezugspersonen 32

Vorbereitung durch Pflegende 32

Unterstützung bei der Krankenhausaufnahme 13

| 2.3.2 | Angst vor bestimmten Untersuchungen und Therapien | 34 |

| 2.3.3 | Trennung von Eltern/Bezugspersonen | 35 |

| 2.3.4 | Langeweile | 35 |

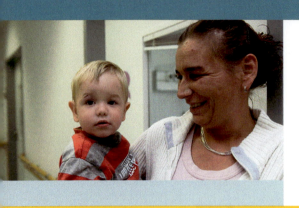

Kinder im Krankenhaus

Wenn Geschichten helfen, Krankheit zu verarbeiten.

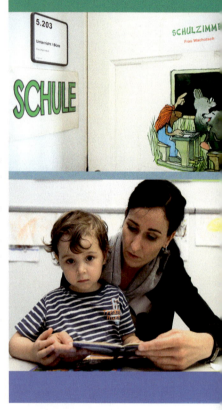

Kinder im Krankenhaus bewegen sich in einer fremden und häufig auch kühlen und langweiligen Welt. Insbesondere wenn sie lange im Krankenhaus liegen, helfen ihnen Geschichten, ein wenig Farbe ins Leben zu bringen. Auch Laura ist krank.

„Als sie vor zwei Jahren mit Papa weggefahren war, hatte sie sich geschworen, nie, nie, nie zurückzukommen. Nichts war langweiliger als ein Krankenhaus. Man konnte glatt verrückt werden darin. Aber jetzt war sie wieder da. Schon eine Weile.

Wie Papa gesagt hatte: „Wir müssen zurück"! Wo er doch selber gar nicht zurückmusste. Laura sah sein Gesicht noch vor sich. Es hatte ihm Leid getan. Er hatte sie in den Arm nehmen wollen. Doch Laura hatte ihn nicht gelassen."

Am Tropf, vollgepumpt mit Medizin, im Krankenhauszimmer mit seinen weißen, kahlen Wänden, ist das Leben für Laura und Eileen mal langweilig, mal ein Albtraum, aus dem die Geschichten des Vaters und Ausflüge ins Eisland sie befreien.

„In diesem Moment steckte die Krankenschwester mit den Ringelsocken ihren Kopf zur Tür herein. ‚Dein Vater ist da', sagte sie zu Laura und zog einen ihrer geringelten Buntsocken hoch. Als sie aufsah, trafen Lauras und ihre Blicke sich und Laura bekam ein komisches Gefühl. Etwas war da in den Augen der Schwester – etwas wie ein Geheimnis.

‚Es könnte sein', sagte die Schwester mit den Ringelsocken ganz leise und nur zu Laura, ‚dass heute etwas Besonderes geschieht. Pass nur auf.' ‚Was denn?',

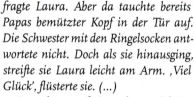

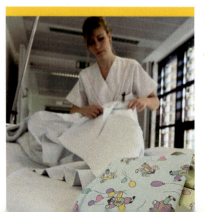

fragte Laura. Aber da tauchte bereits Papas bemützter Kopf in der Tür auf. Die Schwester mit den Ringelsocken antwortete nicht. Doch als sie hinausging, streifte sie Laura leicht am Arm. ‚Viel Glück', flüsterte sie. (...)

Papa kam auf eine sehr vorsichtige Art durch die Tür. Er bewegte sich immer sehr vorsichtig, sobald er im Krankenhaus war. Als könnte er durch eine zu rasche Geste jemanden mit irgendetwas anstecken.

2 Kinder im Krankenhaus

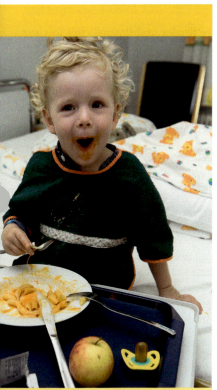

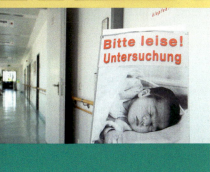

Lauras Vater erfindet Geschichten. „*Papa nahm zwei Gummihandschuhe aus der Schachtel und stülpte sie über seine Hände. Aber Papas Hände waren viel größer als die Ringelsocken-Schwester-Hände, und die Handschuhe spannten fürchterlich. Laura und Eileen kicherten, so komisch sah es aus. 'Ist egal', sagte Papa. 'Zum Iglu bauen muss es gehen'*".

Dann ist Laura einfach durch die weiße Wand im Krankenhaus ins Eisland, zu Linusch. *'Du bist so blass', sagte er. 'Bist du krank?' 'Ein bisschen', sagte Laura. 'Eigentlich bin ich im Krankenhaus. Aber heute Abend habe ich einfach einen Fuß in die Wand gesetzt und ...'*

'Wie?', fragte Linusch verwirrt und streichelte etwas Großes, das irgendwo hinter ihm im Schatten lag. (...)

'So', sagte Linusch, nachdem sie mit dem Erzählen fertig war, 'soso. Und warum bist du nun im Krankenhaus?' 'Das erkläre ich dir vielleicht später mal', sagte Laura. Sie hatte keine Lust, schon wieder von Krankenhäusern zu reden.

Linusch kraulte weiter etwas hinter sich im Schatten und Laura beugte sich neugierig vor. Da sah sie, dass hinter Linusch ein riesiger, schwarzer Kater lag. (...)

'Das ist doch ...', begann Laura verblüfft. 'Tom! Tom, was tust du denn hier?' 'Murrr', sagte der Kater und schloss die grünen Augen genüsslich. Linusch kraulte ihn unterm Kinn. 'Er wohnt hier', erklärte er. 'Wundert dich das?' 'Schon, irgendwie', sagte Laura. 'Ich dachte immer, er wohnt bei Papa und mir zu Hause. Nur dass er dort immer viel kleiner war.' 'Hier ist er eben groß', sagte Linusch. Als wäre das das Selbstverständlichste auf der Welt. Laura stand auf und ging um den Tisch herum, um den Kater zu streicheln. *'Ich habe dich vermisst'*, flüsterte sie in sein schwarzes, flauschiges Fell. *'Sie lassen keine Katzen ins Krankenhaus, das weißt du ja. Aber wenn ich dich hier besuchen kann, ist ja alles gut.' 'Murrr', sagte Tom* und öffnete sein rosa Maul, um ausführlich zu gähnen. (...)

Plötzlich erschrak Laura – allerdings nicht wegen der Zähne. *'Wie komme ich denn nun zurück ins Krankenhaus?'*, fragte sie. *'Ich kann doch schlecht für immer hier bleiben?'*

Laura wird im Krankenhaus immer schwächer und wächst gleichzeitig im Eisland über sich hinaus.

—

Zitate aus MICHAELIS, ANTONIA: *Laura und der Silberwolf*, Verlag Herder, S. 8 ff. 2007

Wenn man wie Laura und Eileen im Krankenhaus herumsaß und nicht so ganz auf Deck war, war es sehr gefährlich, sich mit irgendetwas anzustecken. Draußen in der Februar-Matsche gab es jede Menge Keime, die nur darauf warteten, einen anzuspringen.

Laura hatte versucht, es Eileen zu erklären. Aber Eileen sagte, ihr wäre es egal, wohin der Besuch die Keime steckte, solange nur Besuch käme. Bei Eileen zu Hause mussten wohl alle sehr viele andere Dinge zu tun haben, denn es kam selten Besuch zu ihr."

Kinder brauchen Geschichten. Sie erzählen, um ihre Situation zu verarbeiten, sie hören zu und denken sich in andere Welten ein. Wie Kinder und ihre Angehörigen das Krankenhaus erleben, davon handelt u. a. das folgende Kapitel.

Die pflegerische Klientel in ihrem Lebenskontext wahrnehmen

2.1 Strukturdaten zur medizinisch-pflegerischen Versorgungslage von Kindern und Jugendlichen

Die medizinisch-pflegerische Versorgung kranker Kinder und Jugendlicher (bis zur Vollendung des 18. Lebensjahres) erfolgt entweder in altersübergreifenden Abteilungen oder in kinderspezifischen Einrichtungen wie den folgenden:
- eigenständige Kinderkliniken,
- Fachabteilungen innerhalb eines Krankenhauses,
- kinderspezifische ambulante Pflegedienste,
- kinderspezifische Langzeitpflegeeinrichtungen (i. d. R. der Behindertenhilfe).

www.gkind.de

Hier finden Sie die Internetseite der Gesellschaft der Kinderkrankenhäuser und Kinderabteilungen in Deutschland e. V.

Im Jahr 2005 existierten laut der Gesellschaft Kinderkrankenhäuser und Kinderabteilungen in Deutschland e. V. (GKinD) 375 Fachabteilungen für Kinderheilkunde, 73 Abteilungen für Kinderchirurgie und 129 Abteilungen oder Kliniken der Kinder- und Jugendpsychiatrie. Das sind insgesamt 577 auf Kinder und Jugendliche spezialisierte Abteilungen. Während in der Kinderheilkunde und -chirurgie die Abteilungszahlen stark abgenommen haben (2005 waren es 16,9 % weniger als 1991), stieg die Anzahl der kinder- und jugendpsychiatrischen Abteilungen um 13,2 %.

Die kinderspezifischen Fachabteilungen gliedern sich in unterschiedliche Fachbereiche auf (wie Pädiatrie, Chirurgie, Onkologie, Neurologie und Neonatologie) und/ oder werden nach Altersgruppen unterteilt. In kleineren Kinderkliniken werden die Kinder in interdisziplinären Stationen versorgt, in denen z. B. Pädiatrie und Kinderchirurgie in einer Station untergebracht sind.

2006 wurden laut Statistischem Bundesamt 15 427 Fälle unter 15 Jahren pro 100 000 Einwohner im Krankenhaus behandelt. Bei dieser Zahl sind die Neugeborenen (480 840) bereits mit einberechnet. Im Vergleich zum Vorjahr sind das 0,9 % mehr Fälle. Die Zahl ist also fast konstant geblieben.

Zur stationären Aufnahme führen am häufigsten im Säuglingsalter und der Perinatalphase
- die Geburt,
- Störungen im Zusammenhang mit verkürzter Schwangerschaftsdauer und niedrigem Geburtsgewicht,
- Erkrankungen der Atemwege, geringes Geburtsgewicht sowie
- infektiöse und parasitäre Erkrankungen.

Vom 2. bis 14. Lebensjahr sind es:
- Erkrankungen der Atemwege,
- chronische Erkrankungen der Gaumen- und Rachenmandeln,
- Vergiftungen und Verletzungen (v. a. Schädelverletzungen) sowie
- infektiöse und parasitäre Erkrankungen.

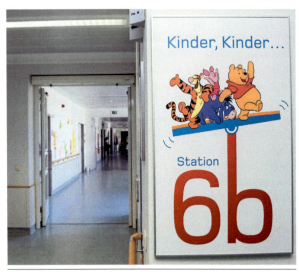

[1] Kinderabteilung eines Krankenhauses

Kinder im Krankenhaus

Betreuung von Kindern und Jugendlichen im Krankenhaus — 2.2

Grundsätze einer altersadäquaten Versorgung — 2.2.1

Kinder brauchen eine Versorgung, die ihrem Alter angemessen ist. Ein Kleinkind hat andere Bedürfnisse als ein Jugendlicher. Wenn auch bestimmte Altersphasen mit spezifischen körperlichen, seelischen, geistigen und sozialen Fähigkeiten einhergehen (Entwicklung im Kindes- und Jugendalter | 66), so ist doch kein Kind wie das andere: Wie Menschen insgesamt – seien es Erwachsene oder alte Menschen – unterscheiden sich auch Kinder und Jugendliche durch ihre Persönlichkeit, ihre kulturelle Eingebundenheit, ihre Interessen, Wünsche, Hoffnungen, Ängste und Bedürfnisse. Der AKIK-Bundesverband hat 1996 folgende Grundsätze zur altersadäquaten Betreuung von Kindern – und auch Eltern/Bezugspersonen – im Krankenhaus formuliert:

www.akik.de
Homepage des Aktionskomitees Kind im Krankenhaus Bundesverband e. V. (AKIK)

Die **kindgemäße bzw. altersgerechte pflegerische Betreuung** erfordert von den Pflegenden, dass sie bei der Beobachtung der Kinder und Jugendlichen ihre Kenntnisse über die Entwicklungsphasen zur Interpretation des Beobachteten mit einbeziehen und im Sinne des |Pflegeprozesses die geeigneten Ziele und Maßnahmen davon ableiten.

Pflegeprozess **1** | 576

Die **kindgemäße bzw. altersgerechte medizinische Versorgung** umfasst neben der Spezialisierung des medizinischen Personals auch die geeigneten medizinisch-technischen Geräte, die zur Versorgung v. a. kleinerer Kinder notwendig sind (z. B. kleinere Größen bei Beatmungsmasken).

Die **kindgemäße bzw. altersgerechte Umgebung** beinhaltet eine ansprechende Raum- und Zeitgestaltung. Diese umfasst altersgerechte Aufenthaltsräume und Patientenzimmer mit angemessenem Mobiliar und Beschäftigungsmöglichkeiten [Abb. 2].

Die **Beibehaltung der familiären und sozialen Kontakte** bezieht sich primär auf die Unterstützung des Kontaktes zu den Eltern/Bezugspersonen (Elternintegration | 30). Soweit aus medizinischen Gründen vertretbar, sollten weiterhin gewohnte Kontakte zu Verwandten (z. B. Geschwister) und Freundinnen ermöglicht werden.

Die **Fortsetzung der gewohnten Lebenszusammenhänge** betrifft das weitere soziale Umfeld des Kindes. Insbesondere bei längeren Krankenhausaufenthalten kann eine Abstimmung und Miteinbeziehung von Kindergarten oder Schule sowie ggf. auch Jugendgruppe oder Freizeitvereinen sinnvoll sein.

Die **Gewährleistung neuer Kontakte** beschreibt die Möglichkeit, während des Krankenhausaufenthalts neue soziale Kontakte aufzubauen. Das gilt für das Kennenlernen von Pflegenden und anderen Berufsgruppen im Krankenhaus ebenso wie von anderen Kindern sowie deren Eltern/Bezugspersonen. Neben der Erweiterung des Erfahrungsspielraums können diese Kontakte zu einem erhöhten Krankheitsverständnis und einer verbesserten Krankheitsbewältigung beitragen.

Die **Fortsetzung der altersentprechenden Entwicklung** beinhaltet die Forderung an Eltern/Bezugspersonen und pflegerisches und medizinisches Personal, die Kinder ihrem Alter entsprechend zu fördern. Dazu gehört, dass die Kinder weder unter- noch überfordert werden.

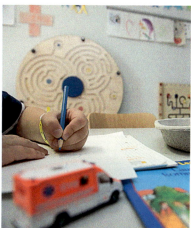
[2] Spielzimmer einer Kinderstation

Die **kindgemäße psychosoziale Betreuung** erfordert das Einbeziehen der Kinder in den Genesungsprozess sowie eine multidisziplinäre Betreuung durch Erzieherinnen, Psychologinnen, Lehrerinnen, Physiotherapeutinnen sowie Ärztinnen und Pflegenden, wenn möglich in Form des |Case-Managements.

Case-Management | 460

2.2.2 Berücksichtigung von Kinderrechten

Bürgerliches Gesetzbuch | 274

Mit der Geburt wird jeder Mensch zu einer rechtsfähigen Person (|Bürgerliches Gesetzbuch §1). Die Rechte der Kinder werden i. d. R. durch ihre gesetzlichen Vertreter (Eltern/Sorgerechtsberechtigte) eingefordert. Eltern/Sorgerechtsberechtigte haben nicht nur das Recht, sondern auch die Pflicht, für ihre Kinder zu sorgen. Da Kinder ihre Rechte nicht selbst vertreten können, bedürfen sie unseres besonderen Schutzes. Diesen Aspekt berücksichtigen sowohl die UN-Kinderkonvention wie auch die Charta für Kinder im Krankenhaus.

Übereinkommen für die Rechte von Kindern (UN-Kinderkonvention)

Das Kinderhilfswerk der Vereinten Nationen (UNICEF) setzt sich weltweit für die Rechte und die Unterstützung von Kindern ein. Die 1990 in Kraft getretene Kinderrechtskonvention dient dem weltweiten Schutz von Kindern vor Missbrauch, Missachtung, Ausbeutung und Kriegsfolgen. Sie benennt das Recht des Kindes auf Leben, körperliche Gesundheit und die Fürsorge für Kinder mit Behinderungen. Damit ist auch der besondere Schutz der Familie verbunden.

Kinder aller Länder haben Anspruch auf besondere Fürsorge und Unterstützung. Die Präambel der UN-Kinderkonvention formuliert, „dass das Kind zur vollen und harmonischen Entfaltung seiner Persönlichkeit in einer Familie und umgeben von Glück, Liebe und Verständnis aufwachsen sollte, in der Erwägung, dass das Kind umfassend auf ein individuelles Leben in der Gesellschaft vorbereitet und im Geist der in der Charta der Vereinten Nationen verkündeten Ideale und insbesondere im Geist des Friedens, der Würde, der Toleranz, der Freiheit, der Gleichheit und der Solidarität erzogen werden sollte".

In Artikel 2 der UN-Kinderkonvention heißt es weiter:

„1. Die Vertragsstaaten achten die in diesem Übereinkommen festgelegten Rechte und gewährleisten sie jedem ihrer Hoheitsgewalt unterstehenden Kind ohne jede Diskriminierung unabhängig von der Rasse, der Hautfarbe, dem Geschlecht, der Sprache, der Religion, der politischen oder sonstigen Anschauung, der nationalen, ethnischen oder sozialen Herkunft, des Vermögens, einer Behinderung, der Geburt oder des sonstigen Status des Kindes, seiner Eltern oder seines Vormunds.

2. Die Vertragsstaaten treffen alle geeigneten Maßnahmen, um sicherzustellen, dass das Kind vor allen Formen der Diskriminierung oder Bestrafung wegen des Status, der Tätigkeiten, der Meinungsäußerung oder der Weltanschauung seiner Eltern, seines Vormunds oder seiner Familienangehörigen geschützt wird."

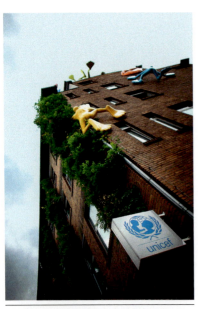

[1] Büro des Kinderhilfswerks der Vereinten Nationen (UNICEF) in Deutschland

Kinder im Krankenhaus

2.2

Die zehn Grundrechte der Kinder umfassen:

Das Recht auf Gleichbehandlung und Schutz vor **Diskriminierung** unabhängig von **Religion**, **Herkunft** und **Geschlecht**	
Das Recht auf einen Namen und eine **Staatszugehörigkeit**	
Das Recht auf **Gesundheit** und auf medizinische Versorgung	
Das Recht auf **Bildung** und **Ausbildung**	
Das Recht auf **Freizeit**, **Spiel** und **Erholung**	
Das Recht, sich zu informieren, sich mitzuteilen, gehört zu werden und sich zu versammeln	
Das Recht auf eine **Privatsphäre** und eine gewaltfreie **Erziehung** im Sinne der **Gleichberechtigung** und des **Friedens**	
Das Recht auf sofortige Hilfe in **Katastrophen** und Notlagen und auf Schutz vor Grausamkeit, Vernachlässigung, Ausnutzung und Verfolgung	
Das Recht auf eine **Familie**, elterliche **Fürsorge** und ein sicheres Zuhause	
Das Recht auf Betreuung bei **Behinderung**	

Charta für Kinder im Krankenhaus

Die europäische Vereinigung für Kinder im Krankenhaus (*European Association for Children in Hospital*, EACH) verabschiedete im Mai 1988 in Leiden/Niederlande die als EACH-Charta bekannte „Charta für Kinder im Krankenhaus", die seit 1991 durch die Weltgesundheitsorganisation (WHO) unterstützt wird. In der zehn Punkte umfassenden Charta werden die Grundrechte von Kindern im Krankenhaus beschrieben, die das in der UN-Kinderrechtskonvention aufgeführte „Recht des Kindes auf bestmögliche medizinische Behandlung" umsetzen. Die Charta folgt dem Grundsatz „Das Recht auf bestmögliche medizinische Behandlung ist ein fundamentales Recht besonders für Kinder".

Die Charta umfasst folgende zehn Punkte:

1. Kinder sollen nur dann in ein Krankenhaus aufgenommen werden, wenn die medizinische Behandlung, die sie benötigen, nicht ebenso gut zu Hause oder in einer Tagesklinik erfolgen kann.

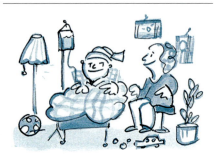

2. Kinder im Krankenhaus haben das Recht, ihre Eltern oder eine andere Bezugsperson jederzeit bei sich zu haben.

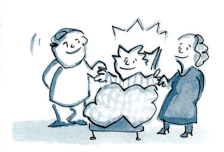

3. Bei der Aufnahme eines Kindes ins Krankenhaus soll allen Eltern die Mitaufnahme angeboten werden, ihnen soll geholfen und sie sollen ermutigt werden zu bleiben. Eltern sollen daraus keine zusätzlichen Kosten oder Einkommenseinbußen entstehen. Um an der Pflege ihres Kindes teilnehmen zu können, sollen Eltern über die Grundpflege und den Stationsalltag informiert werden. Ihre aktive Teilnahme daran soll unterstützt werden.

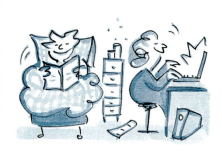

4. Kinder und Eltern haben das Recht, in angemessener Art ihrem Alter und ihrem Verständnis entsprechend informiert zu werden. Es sollen Maßnahmen ergriffen werden, um körperlichen und seelischen Stress zu mildern.

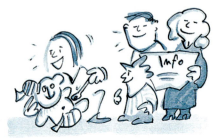

Kinder im Krankenhaus

5. Kinder und Eltern haben das Recht, in alle Entscheidungen, die ihre Gesundheitsfürsorge betreffen, einbezogen zu werden. Jedes Kind soll vor unnötigen medizinischen Behandlungen und Untersuchungen geschützt werden.

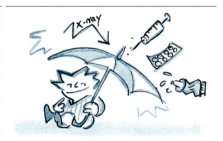

6. Kinder sollen gemeinsam mit Kindern betreut werden, die von ihrer Entwicklung her ähnliche Bedürfnisse haben. Kinder sollen nicht in Erwachsenenstationen aufgenommen werden. Es soll keine Altersbegrenzung für Besucher von Kindern im Krankenhaus geben.

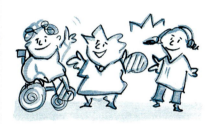

7. Kinder haben das Recht auf eine Umgebung, die ihrem Alter und ihrem Zustand entspricht und die ihnen umfangreiche Möglichkeiten zum Spielen, zur Erholung und Schulbildung gibt. Die Umgebung soll für Kinder geplant, möbliert und mit Personal ausgestattet sein, das den Bedürfnissen von Kindern entspricht.

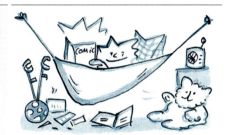

8. Kinder sollen von Personal betreut werden, das durch Ausbildung und Einfühlungsvermögen befähigt ist, auf die körperlichen, seelischen und entwicklungsbedingten Bedürfnisse von Kindern und ihren Familien einzugehen.

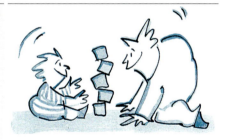

9. Die Kontinuität in der Pflege kranker Kinder soll durch ein Team sichergestellt sein.

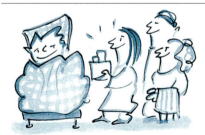

10. Kinder sollen mit Takt und Verständnis behandelt und ihre Intimsphäre jederzeit respektiert werden.

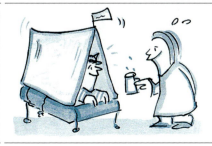

2.2.3 Integration von Eltern/Bezugspersonen

Wie Eltern/Bezugspersonen die Erkrankung ihres Kindes erleben

Krankheit und Hilfsbedürftigkeit ihrer Kinder erleben Eltern/Bezugspersonen sehr unterschiedlich. Je nach eigenen Vorerfahrungen und dem Befinden des Kindes leiden sie unter der Erkrankung und notwendigen Versorgung ihres Kindes.

Insbesondere bei schweren oder ungeklärten Erkrankungen empfinden sie
- Angst oder gar Panik durch die erlebte Unsicherheit und den Kontrollverlust,
- Gefühle von Handlungsunfähigkeit, Machtlosigkeit und Verzweiflung,
- Schuldgefühle und Angst, etwas übersehen oder nicht vermieden zu haben,
- den Wunsch nach Verständnis, Entlastung und Orientierung sowie
- Einschränkungen durch die mangelnde Privatsphäre.

Eltern/Bezugspersonen erleben den Krankenhausaufenthalt häufig als Stresssituation. Zusätzlich zur Sorge um das erkrankte Kind müssen sie – insbesondere bei ungeplanten Krankenhausaufenthalten – nicht nur die Betreuung des Kindes im Krankenhaus, sondern auch die Versorgung der Familie zu Hause und evtl. ihre beruflichen Tätigkeiten unter einen Hut bringen und koordinieren. Eltern/Bezugspersonen haben dabei nicht nur das Bedürfnis, die Versorgung des Kindes zu übernehmen, sondern auch bei der Orientierung im Krankenhaus Unterstützung durch kontinuierliche Ansprechpersonen zu erfahren. Auf strenge oder starre Regelungen sowie eine zu starke Einmischung in die ihrer Meinung nach „privaten Erziehungsangelegenheiten" reagieren sie teils feindselig, teils eingeschüchtert. Sie wollen nicht stören, ihre Unsicherheit nicht preisgeben oder befürchten abweisende Reaktionen.

Die Geschwister der im Krankenhaus versorgten Kinder erleben, wie das kranke Kind in den Mittelpunkt rückt. Auf der einen Seite sorgen sie sich stark um Bruder oder Schwester, auf der anderen Seite geraten ihre eigenen Bedürfnisse nicht selten in den Hintergrund. Diese belastende Situation kann bei ihnen starke emotionale Reaktionen wie Wut, Eifersucht oder auch Schuldgefühle und -zuweisungen hervorrufen.

Elternintegration

EACH-Charta | 28
Hospitalismus | 35

Eltern haben laut der |EACH-Charta das Recht, mit ihrem erkrankten Kind ins Krankenhaus aufgenommen zu werden. Ziel ist die psychische und physische Unterstützung des Genesungsprozesses durch die gewohnten Bezugspersonen und das Vermeiden von |Hospitalismus. Elternintegration bedeutet, den Eltern/Bezugspersonen Mitaufnahme-, Überwachungs- und Selbstversorgungsmöglichkeiten sowie offene Besuchszeiten anzubieten.

Der Anteil mit aufgenommener Angehöriger hat sich laut Bundesarbeitsgemeinschaft Kind und Krankenhaus e. V. (BaKuK) deutlich erhöht. 96 % der Kliniken bieten die Möglichkeit einer Übernachtung an. Die Möglichkeiten variieren je nach baulichen Gegebenheiten von Schlafmöglichkeiten in so genannten Elternhäusern in unmittelbarer Nähe der Klinik über die Liege im Zimmer bis hin zu einem gesonderten Eltern-Kind-Zimmer [Abb. 1].

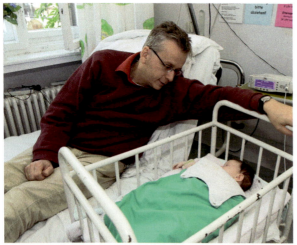

[1] Insbesondere bei der stationären Aufnahme von Säuglingen und Kleinkindern ist die Mitaufnahme von Eltern/Bezugspersonen von großer Bedeutung für das erkrankte Kind.

Bei 40% der Patientinnen in der Pädiatrie wird eine Bezugsperson der Familie aufgenommen. Die Aufnahmen erfolgen bei 97% aus medizinischer Indikation. In diesen Fällen wird der Krankenhausaufenthalt eines Elternteils/einer Bezugsperson von der gesetzlichen Krankenkasse übernommen (zuzüglich einer Zuzahlungspauschale). Muss in der gleichen Zeit ein Kind unter 12 Jahren zu Hause mitversorgt werden, haben die Betroffenen Anspruch auf eine Haushaltshilfe. Berufstätige Eltern/Bezugspersonen kranker Kinder, die gesetzlich krankenversichert sind, haben Anspruch auf eine bezahlte Freistellung von ihrer Arbeit. Die Regelungen variieren innerhalb der verschiedenen Krankenversicherungen.

Auch für Angehörige, die nicht mit aufgenommen werden können oder wollen, hat sich die Situation deutlich verbessert. Über 90 % der Häuser bieten inzwischen offene „Besuchszeiten" an – auch für Geschwister [Abb. 2]. Klare Absprachen, wann ihre Anwesenheit möglich ist und wer sich während ihrer Abwesenheit für das Kind verantwortlich zeigt, erleichtern den Eltern/Bezugspersonen das Weggehen.

Ziel der Integration ist nicht die alleinige Anwesenheit der Eltern/Bezugspersonen, sondern ihre Einbindung in das betreuende Team. Dazu ist eine klare und gemeinsam bestimmte Rollenverteilung notwendig, die den Eltern/Bezugspersonen einen aktiven Part in der Pflege ermöglicht und ihre Hilflosigkeit reduziert. Die Teilhabe von Eltern/Bezugspersonen kann umfassen:

- gewohnte Tätigkeiten wie Körperpflege oder Nahrungsverabreichung ausführen,
- für die Aufrechterhaltung dem Kind vertrauter, Geborgenheit spendender Rituale und Alltagsgewohnheiten sorgen (soweit möglich),
- Kontakte zum sozialen Umfeld aufrechterhalten,
- die Wünsche und Bedürfnisse des Kindes gegenüber dem Klinikpersonal vertreten,
- bei diagnostischen und pflegerischen Tätigkeiten unterstützen,
- die Entwicklung des Kindes durch freies Spiel und gezielte Beschäftigungsangebote fördern,
- neue Eindrücke kindgerecht erklären sowie
- Erkrankungs-/Genesungszeichen am Kind beobachten.

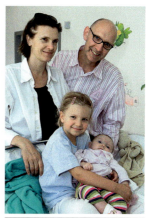

[2] Offene Besuchszeiten für Eltern, Geschwister und andere Bezugspersonen können den tristen Stationsalltag „versüßen".

Rollenwandel der Pflegenden durch die Elternintegration

Die Rolle der Pflegenden in der Kinderkrankenpflege hat in den vergangenen Jahrzehnten einen deutlichen Wandel erfahren. Zu Beginn der Entwicklung einer eigenständigen Kinderkrankenpflege (1829 wurde an der Berliner Charité die erste Kinderabteilung eröffnet) übernahmen Pflegende für die Zeit des Krankenhausaufenthalts die Rolle der Bezugsperson vollständig. Diese Praxis erfolgte bis weit in das 20. Jahrhundert hinein und führte bei den Kindern auf Grund des fehlenden Kontaktes zu Bezugspersonen mitunter zu psychischen Folgeschäden. Aus dieser Erfahrung heraus werden heute Pflegeaktivitäten (z. B. Körperpflegemaßnahmen oder Krankenbeobachtung) häufig mit den gewohnten Bezugspersonen der Kinder geteilt bzw. von diesen übernommen. Pflegende unterstützen die Eltern/Bezugspersonen dabei in ihrer Rolle durch Beratung und Anleitung. Sie klären auf, geben Trost und stellen Hilfsmittel zur Verfügung. Sie sprechen mit den Bezugspersonen Aufgaben und Verantwortungen ab, überwachen die Therapie und stehen bei Fragen zur Verfügung.

Beratung [1] | 493

Diese Aufgaben werden in der Regel in Form der Bereichs- oder Bezugspflege übernommen (**Pflege nach einem System organisieren** [1] |595). Neben der beschriebenen Unterstützung der Eltern/Bezugspersonen stehen heute die Koordination der Diagnose- und Therapiemaßnahmen sowie administrative Tätigkeiten (z. B. Vorbereitung der Aufnahme und Entlassung) im Vordergrund der täglichen Arbeit.

2.3 Angst und weitere Belastungen von Kindern und Jugendlichen im Krankenhaus

2.3.1 Angst vor dem Krankenhausaufenthalt

Kinder haben häufig Angst vor dem Krankenhaus. Die ungewohnten Räumlichkeiten, Tagesabläufe und Bestimmungen, das veränderte Verhalten der Eltern, die vielen fremden Menschen und Eindrücke wirken beunruhigend und verunsichernd. Gleichzeitig spüren sie, dass auch ihre Eltern/Bezugspersonen Angst haben. Diese Angst richtet sich häufig auf den Gesundheitszustand des Kindes, aber auch auf den Krankenhausaufenthalt an sich.

Bei geplanten Krankenhausaufenthalten können sich die Kinder durch eine gute Vorbereitung an den Gedanken „Krankenhaus" gewöhnen. Diese Vorbereitung erfolgt im Idealfall bereits zu Hause durch die Eltern/Bezugspersonen sowie im Vorfeld der Aufnahme durch Pflegende.

Vorbereitung durch Eltern/Bezugspersonen

Bei der altersgerechten Vorbereitung auf den Krankenhausaufenthalt durch Angehörige wird den Kindern ermöglicht, Ängste frühzeitig zu äußern und aufzuarbeiten. Sind sie noch klein, werden gezielt spielerische Elemente eingesetzt und zur Entlastung Spielzeuge und Erinnerungsstücke wie Bilder oder Gegenstände einbezogen. Bei älteren Kindern und Jugendlichen kann das Interesse am Internet genutzt werden, um gemeinsam die Homepage der Klinik zu betrachten [Abb. 1]. Weiterhin bieten sich Informationsbroschüren an, bei welchen je nach Alter der Bild- oder der Textanteil überwiegt. Lässt man kleine Kinder die Broschüre selbst „vorlesen", so können ihre Vorannahmen frühzeitig erkannt und darauf reagiert werden. Auch das Spiel mit dem „Doktorkoffer" hat entlastende Funktion [Abb. 2].

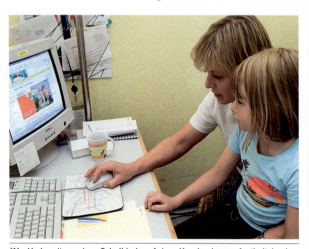

[1] Vorbereitung eines Schulkinds auf einen Krankenhausaufenthalt durch gemeinsames „Besuchen" der Krankenhaus-Homepage

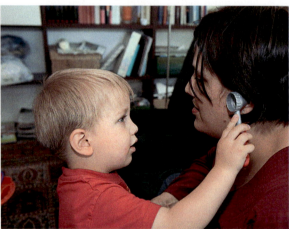

[2] Vorbereitung eines Kleinkinds auf einen Krankenhausaufenthalt mit Hilfe des „Doktorkoffers"

Vorbereitung durch Pflegende

Die zu einer Vorbereitung notwendigen Informations- und Beratungsmöglichkeiten wurden in den letzten Jahren deutlich ausgebaut. Über 50 % der Einrichtungen bieten vorbereitende Gespräche seitens der Pflege an (BaKuK 2007). Die Internetpräsenz von Kliniken und Abteilungen wurde ausgebaut. Zudem erhalten Interessierte Unterstützung und Beratung vom Team im Krankenhaus.

Tage der offenen Tür oder Besichtigungen für Kindergartengruppen und Schulklassen ermöglichen ein unvoreingenommenes Kennenlernen von Krankenhäusern. Das Krankenhaus ist nicht mehr eine fremde und ggf. erschreckende Welt, sondern wird in das Verständnis der Kinder integriert. Für das Krankenhaus bietet eine entsprechende Führung die Möglichkeit von vertrauensbildender Öffentlichkeitsarbeit. Es kann sich auch anbieten, dass Pflegende das Krankenhaus mit Hilfe von Bildern im Kindergarten selbst vorstellen.

In einer Puppen- oder Teddybären-Klinik machen sich die Kinder mit den Abläufen in einer Klinik, mit Untersuchungen, Therapien und pflegerischen Maßnahmen vertraut. Sie können ihre geliebten Puppen oder Teddys untersuchen und versorgen lassen oder selbst therapeutische Maßnahmen umsetzen [Abb. 3].

Durch die gemeinsame Vorbereitung wird bereits im Vorfeld eine vertrauensvolle Atmosphäre geschaffen und die Neugierde des Kindes geweckt. Bei einem vorbereitenden Besuch im Krankenhaus erfolgt evtl. ein Erfahrungsaustausch mit anderen Kindern. Neben den Abläufen und Aktivitäten im Krankenhaus setzen sich Kinder auch mit den Vorgängen in ihrem Körper auseinander. Indem diese Auseinandersetzung fachgerecht unterstützt wird, können sie nicht nur die Ängste vor dem Krankenhaus, sondern auch die Unsicherheit, was mit ihrem Körper geschieht und weshalb er verändert ist, reduzieren.

www.teddy-aerzte.de
Hier finden Sie Informationen über die „Teddy-Ärzte".

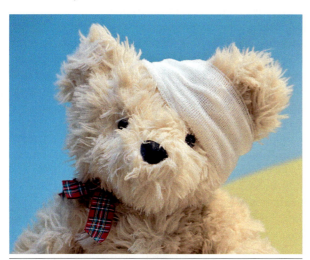
[3] Ergebnis eines „Teddy-Arzt-Besuchs"

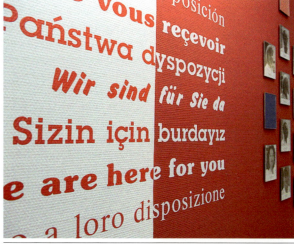
[4] Ein freundlich gestalteter Aufnahmebereich nimmt die Angst vor der Krankenhausaufnahme.

Unterstützung bei der Krankenhausaufnahme

Die Krankenhausaufnahme ist teilweise eine langwierige und für Kinder langweilige Prozedur, die einen ersten – nicht immer positiven – Eindruck hinterlässt. Eine gelungene Aufnahmesituation hingegen nimmt starken Einfluss auf den gesamten Aufenthalt, da sie Orientierung gibt und Zeit lässt, sich auf die neue Situation einzustellen.

Sowohl während als auch im Anschluss der unumgänglichen administrativen Tätigkeiten wird das Kind sorgfältig informiert und so weit als möglich in Entscheidungen einbezogen: „Möchtest Du lieber in dem neuen Zimmer bleiben oder zurück in das andere, in dem Ayse liegt?" Eltern/Bezugspersonen werden mit Hilfe von Informationsmaterialien und Angehörigengesprächen über alle notwendigen Maßnahmen informiert. Sie und die Kinder werden über das Beschäftigungsangebot sowie Aufenthaltsmöglichkeiten ausführlich informiert und über die Station geführt. Nicht selten entdeckt das Kind bereits beim ersten Rundgang eine potenzielle Spielkameradin, mit der es die freie Zeit zum Spielen teilen möchte.

2.3.2 Angst vor bestimmten Untersuchungen und Therapien

Kinder haben ein „Frühwarnsystem", das ihnen häufig sehr zeitig signalisiert, wenn etwas Ungewohntes passieren könnte. Tuschelt da der Papa mit der Ärztin? Da muss es um mich gehen – oh weh, nicht schon wieder eine Spritze! Dabei geht es in den meisten Fällen gar nicht um den körperlichen Schmerz, sondern eher um den Verlust der Kontrolle über den eigenen Körper. Sind Kinder einmal misstrauisch geworden, etwa weil eine Spritze mit den Worten „Es tut gar nicht weh!" angekündigt wurde und es dann doch gepiekt hat, ist es schwer, ihr Vertrauen zurückzugewinnen.

Kleinen Kindern ist die Sinnhaftigkeit diagnostischer und therapeutischer Maßnahmen nicht klar. Hier helfen weniger Aufklärung als die Unterstützung durch ein Kuscheltier oder die Eltern/Bezugspersonen. Auch andere „Tröster", die das Kind von zu Hause aus kennt, können hilfreich sein (z. B. Schnuffeltuch, Schnuller).

Sind die Kinder älter und können die Bedeutung von Untersuchungen oder therapeutischen Maßnahmen verstehen, erfolgt die Aufklärung in altersgerechter Sprache. Bestimmte Kinderbücher oder speziell aufbereitete Informationsmaterialien können hierbei der Orientierung und Anregung dienen. Kinder fühlen sich stark und wichtig, wenn sie Tätigkeiten der „Großen" übernehmen dürfen. So können sie z. B. den Tupfer halten oder mit dem Finger den Verband fixieren. Wenn sie möchten, können sie auch die Untersuchung mit dem Stethoskop selbst ausprobieren.

Entgegen der früheren Annahme, dass Säuglinge und Kleinkinder keine Schmerzen verspüren, weiß man heute, dass auch in dem Alter bereits „Schmerzen gelernt" werden (**Schmerzbelastete Menschen pflegen** **2**|142). Daher ist eine ausreichende und fachlich korrekt angewendete Schmerztherapie/Anästhesie äußerst wichtig. Anästhesierende Salben müssen z. B. einige Minuten vor dem Eingriff aufgetragen werden, damit sie ihre volle Wirksamkeit entfalten können.

> Ob die Anwesenheit von Eltern/Bezugspersonen während möglicherweise schmerzhafter Eingriffe sinnvoll ist, wird kontrovers diskutiert. Auf der einen Seite kann die Anwesenheit Ängste und Gefühle der Hilflosigkeit reduzieren, auf der anderen Seite könnten die Kinder auch enttäuscht sein, dass ihre Eltern/Bezugspersonen sie nicht vor dem Eingriff beschützen. Daher sollte die Anwesenheit der Eltern/Bezugspersonen immer sorgfältig abgewogen und gemeinsam besprochen werden.

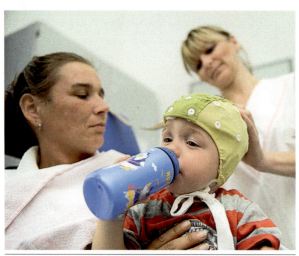

[1] Kind beim EEG: Die Mutter gibt dem Kind das Gefühl von Sicherheit

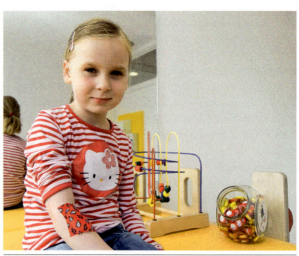

[2] Bunte Pflaster und Belohnungen lenken die Aufmerksamkeit auf etwas Schönes.

Trennung von Eltern/Bezugspersonen 2.3.3

Kinder reagieren nicht nur auf Grund ihres Alters sehr unterschiedlich auf die Trennung von ihren Bezugspersonen. Die empathisch zu erfassenden Reaktionen gehen von Neugierde und Faszination über Verunsicherung, Angst, Machtlosigkeit bis hin zu Misstrauen und der Abwehr der Situation. Im Extremfall (z. B. bei fehlender Ansprache und Kontakt) kann es zu Hospitalismus und Deprivation kommen.

Als Deprivation (oder auch psychischer Hospitalismus) werden die körperlichen und seelischen Folgeschäden eines längeren Heim- oder Krankenhausaufenthaltes bei mangelnder Umsorgung bezeichnet. Sie werden ausgelöst durch Isolation und/oder die Trennung von Bezugspersonen. Kinder, die resigniert haben, liegen apathisch im Bett, wiegen sich selbst, starren wie abwesend aus dem Fenster, können nicht schlafen, regredieren (nässen z. B. ein, obwohl sie schon sauber waren) oder entwickeln andere psychosomatische Symptome.

Regression | 647

Die Elternintegration soll den negativen Folgen der Trennung entgegenwirken. Ist eine Trennung nicht zu vermeiden, ist es wichtig, dass die Kinder altersgerecht auf sie vorbereitet werden. Ihnen sollte erklärt werden, warum das Elternteil/die Bezugsperson nicht im Krankenhaus bleiben kann und wann mit einem Wiedersehen gerechnet werden kann. Wird ein fester Zeitpunkt vereinbart, ist es besonders wichtig, dass dieser auch eingehalten wird, da Kinder besonders verletzlich und enttäuschungsanfällig sind.

Langeweile 2.3.4

Die erzwungene Passivität im Krankenhaus wird von Kindern teils als Bestrafung empfunden. Kinder haben einen starken Bewegungs- und Beschäftigungstrieb. Sind sie im Krankenhaus auf Grund ihrer Erkrankung genötigt, im Zimmer oder gar im Bett zu verweilen, kommt schnell Langeweile auf. Eltern/Bezugspersonen und Pflegende können gemeinsam Strategien entwickeln, Kindern die Langeweile zu nehmen.

Kinder verarbeiten das Erlebte im Spiel und in der Interaktion. Außerdem sind Kinder neugierig. Diese Neugierde können Pflegende nutzen, um die Kinder durch unterschiedliche spannende, neugierig machende (Beschäftigungs-)Angebote von ihren Sorgen abzulenken. Solche Angebote sind z. B.

- Rollenspiel (dient besonders der Angst- und Aggressionsverarbeitung, unterstützt die Krankheitsbewältigung),
- Malen und Zeichnen,
- Formen von kleinen Skulpturen (aus Knete bei kleineren Kindern, aus Ton oder Gips bei älteren),
- Musizieren oder gemeinsames Musikhören sowie
- Lesen, Vorlesen, Erfinden von Geschichten mit dem Angebot, über das Gelesene/Gehörte ins Gespräch zu kommen.

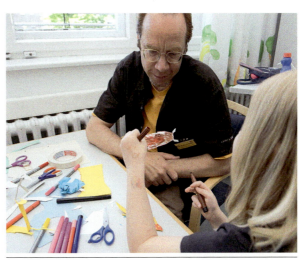

[3] Verschiedene Träger finanzieren Erzieher, die speziell für die Beschäftigungsangebote im Krankenhaus eingestellt sind.

Kinder freuen sich, positiv bestärkt zu werden und Wertschätzung zu erhalten. So auch, wenn ihre Bilder oder andere Produkte ihrer kreativen Arbeit auf Station ausgestellt werden.

Viele Eltern/Bezugspersonen sind es nicht gewohnt, sich den ganzen Tag mit ihrem Kind zu beschäftigen oder es ist ihnen schlichtweg zeitlich nicht möglich. Um dem Kind – vermeintlich – keinen zusätzlichen Stress zu bereiten, genehmigen sie Beschäftigungen, die normalerweise in dieser Form bzw. Dauer nicht erlaubt wären (z. B. Fernsehen, Videospiele). Um das Kind nicht durch eine Reizüberflutung zu belasten, bieten sich feste Absprachen an, wann das Kind welchen Film sehen darf und welche anderen Beschäftigungsangebote in der sonstigen Zeit wahrgenommen werden können/sollen [Abb.2].

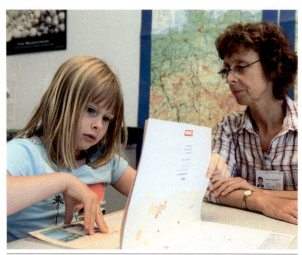

[1] Sind die Kinder gesundheitlich in der Lage, werden sie durch speziell ausgebildetes Lehrpersonal im Krankenhaus unterrichtet.

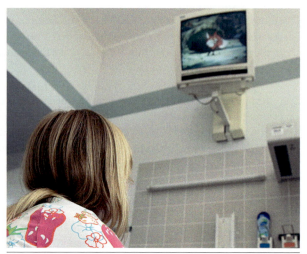

[2] Fernsehen bedarf auch im Krankenhaus fest abgesprochener Zeiten.

www.klinikclowns.de

Hier finden Sie die Internetseite des Klinik Clowns e. V.

Ein besonderes Angebot vieler Kinderkliniken sind die Klinikclowns. Seit 1986 gibt es in New York Klinikclowns und seit 1993 auch in Deutschland. Sie wollen das Lachen zu denen bringen, denen im Moment gar nicht zum Lachen ist. So besuchen sie insbesondere auch Kinder im Krankenhaus. Ihr therapeutischer Ansatz bezieht sich auf das Lachen als Therapie (Humor in der Pflege | S. 586) und ihre Möglichkeit auch Kinder zu erreichen, die eher einsam und verschlossen sind. Vor dem Einsatz von Clowns ist eine Absprache mit den Kindern notwendig, da sie die Clowns nicht alle gleichermaßen als aufmunternd erleben.

Die pflegerische Klientel
in ihrem Lebenskontext wahrnehmen

3

Bewohnerinnen eines Heimes

3 Bewohnerinnen eines Heimes

| 3.1 | Strukturdaten zur stationären Versorgung von Heimbewohnerinnen | 40 |

| 3.2 | Bewohnerin eines Pflegeheimes sein | 42 |

3.2.1 Der Heimeinzug 42

3.2.2 Erleben von Heim und Pflege 43

3.2.3 Mitbestimmungsrechte 44

| 3.3 | Ausgestaltung des Heimaufenthalts | 45 |

3.3.1 Strukturelle und institutionelle Gegebenheiten 45

3.3.2 Persönliche Einschränkungen und Belastungen der Heimbewohnerinnen 46

3.3.3 Sterbebegleitung 47

3.3.4 Sicht der Angehörigen 48

Situation der Angehörigen 48

Angehörigenintegration 49

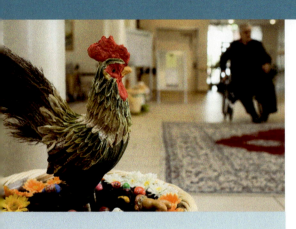

Bewohnerinnen eines Heimes

Pflegeheime haben einen sehr zwiespältigen Ruf in der Gesellschaft. Über Pflegeheime spricht man nicht gerne, sie stehen für körperlichen Abbau, Leiden und Tod. Im Gegensatz zum Krankenhaus, von dem sich die Menschen Heilung versprechen, ist das Pflegeheim oft die letzte Lebensstation.

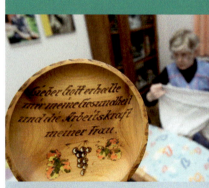

Die meisten Jugendlichen kennen Pflegeheime – wenn überhaupt – durch ihre Großeltern. In der Zeit, in der sich die Enkelgeneration mit der eigenen Identitätsfindung beschäftigt (Pubertät), sind viele Menschen der Großelterngeneration in dem Alter, in dem sie sich aufgrund von (chronischen) Krankheiten oder Alterserscheinungen nicht mehr alleine versorgen können. Meistens ist die Elterngeneration damit beschäftigt, sich um den Heimplatz zu kümmern, den Umzug zu organisieren und ggf. die Wohnung der Großeltern/des Großelternteils aufzulösen.

Wie eine Jugendliche den Heimeinzug ihrer Großeltern empfinden kann, geht aus dem folgenden Erfahrungsbericht heraus:

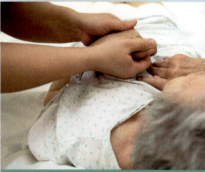

„Als Kind war ich oft bei meinen Großeltern. Mein Opa war schon in Rente, meine Oma hatte sowieso nie gearbeitet. Sie war ein Leben lang Hausfrau und war auch im Alter immer damit beschäftigt, an der einen oder anderen Ecke des Hauses herumzuputzen, Socken zu flicken, Hemden zu bügeln oder – in ihrer „Freizeit" – Taschentücher mit einer hauchzarten Spitze zu umhäkeln.

Meine Geschwister und ich waren gerne bei meinen Großeltern. In ihrem Garten konnte man schöne Höhlen bauen, wir durften etwas länger fernsehen als zu Hause und meistens bekamen wir unser Lieblingsessen gekocht.

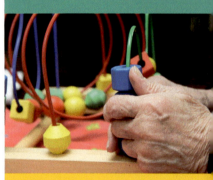

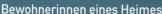
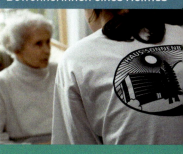

Bewohnerinnen eines Heimes

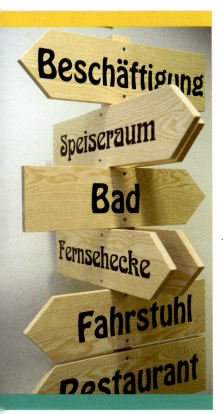

In den Wochen vor dem Umzug wurde viel hin und her diskutiert und -gerechnet: Reicht die Rente für die Heimkosten, was passiert mit dem Haus, ist das wirklich der richtige Schritt ... Meine Großeltern waren sich sicher, dass sie das Richtige taten. Sie wollten unserer Mutter nicht zur Last fallen und waren ziemlich realistisch mit ihrer Einschätzung, dass sie wahrscheinlich in wenigen Jahren zu gebrechlich sein würden, um sich alleine zu versorgen.

Trotzdem war der erste Besuch in dem Altenheim am Tag des Umzugs sehr merkwürdig. Die Eingangshalle wirkte irgendwie ganz schön kitschig, da hingen Scherenschnitte, wie wir sie zuletzt in der Grundschule gebastelt hatten. Und dann roch es irgendwie muffig, obwohl das Haus ganz neu war. Später wusste ich, dass es der typische Uringeruch war, der durch viele Heime zieht.

Meine Großeltern gewöhnten sich ziemlich schnell ein, da sie ja auch noch recht rüstig waren. Mein Großvater engagierte sich im Heimbeirat, meine Großmutter sollte auf Wunsch meiner Mutter und gegen ihren Willen in die Seniorensportgruppe gehen, damit sie mal was für ihre Gelenke tut.

Als meine Großeltern sich entschieden, in ein Altenheim zu ziehen, machten wir uns eigentlich kein richtiges Bild davon, was das für uns bedeuten sollte. Meine Geschwister und ich waren inzwischen so alt, dass wir nicht mehr bei den Großeltern übernachteten. An den Wochenenden standen nun eher Partys und Diskobesuche auf unserem Programm, die älteste Schwester war schon ausgezogen. Familienbesuche waren nun eher lästige Pflicht als Vergnügen.

Die Gespräche mit den Großeltern wurden für uns immer langweiliger. Hatten sie früher wenigstens ab und zu noch lustige Geschichten aus der Jugend unserer Mutter erzählt, standen nun der tägliche Speiseplan sowie neue Schwestern und Pfleger im Mittelpunkt. Und dann der ganze Tratsch! Wie das halt so ist auf dem Land, kannten meine Großeltern die meisten der anderen Heimbewohner. Nicht wirklich persönlich, aber man wusste halt, was der oder die früher gemacht hatte, mit wem er oder sie verwandt war oder gar in früher Jugend eine Affäre gehabt hatte.

Komisch war dann der Tag, als meine Großmutter ganz leise, damit wir es nicht hören sollten, meiner Mutter erzählte, dass die Frau Koch gestorben sei. Sie hätte das heute Morgen von der Schwester Anni gehört. Frau Koch soll aber schon lange „gelegen" haben. Was das zu bedeuten hatte, wusste ich nicht. Als ich meine Mutter später danach fragte, erklärte sie mir, dass es in dem Heim auch eine Pflegestation gäbe für die Heimbewohner, die nicht mehr aufstehen könnten.

An dem Tag wurde mir erst so recht bewusst, dass wohl auch meine Großeltern hier sterben würden. Das war schon ein komisches Gefühl."

Die pflegerische Klientel in ihrem Lebenskontext wahrnehmen

3.1 Strukturdaten zur stationären Versorgung von Heimbewohnerinnen

Bei Pflegebedürftigkeit und/oder zunehmendem Alter stellt sich die Frage, welche Form der Betreuung, Unterstützung und Pflege für die betroffene Person in Frage kommt. Die meisten möchten in ihrer gewohnten Umgebung verbleiben. Politisch unterstützt wird dieser Wunsch mit dem Grundsatz „ambulant vor stationär". Aus verschieden Gründen ist es im Alter und bei Pflegebedürftigkeit jedoch nicht immer möglich, zu Hause zu bleiben. Wichtige Gründe für den Einzug in ein Heim sind z. B.:

- steigender Bedarf an Hilfe und Pflege,
- fehlende Möglichkeit seitens der Angehörigen/Nachbarn/Freundinnen, die Pflege selbst zu übernehmen,
- Spannungen und Überlastungen im häuslichen Umfeld,
- der Wunsch nach mehr sozialen Kontakten und/oder
- der Wunsch, anderen nicht zur Last zu fallen.

Neben einer Vielzahl verschiedener Versorgungs- und Wohnformen (z. B. Service-Wohnen, betreutes Wohnen, Wohngemeinschaften, Mehrgenerationenhäuser), sind (Pflege-)Heime bis heute die wichtigste Form der stationären Versorgung bei Pflegebedürftigkeit.

Pflegediagnose

Rollenüberlastung pflegender Angehöriger/Laien:

„Wahrgenommene Schwierigkeiten pflegender Angehöriger/Laien in ihrer Fürsorgerolle"

Doenges, Marilyn E., Moorhouse, Mary Frances, Geissler-Murr, Alece C.: *Pflegediagnosen und Maßnahmen.* Deutschsprachige Ausgabe herausgegeben von Christoph Abderhalden und Regula Ricka. Hans Huber Verlag, Bern, 2002³, S. 584

Pflegeversicherung | 210
SGB XI | 210
freigemeinnützige Träger | 223

Alle zwei Jahre wird in Deutschland im Dezember eine Pflegestatistik erhoben, die aktuelle Daten zur Entwicklung der |Pflegeversicherung bereitstellt. Neben den Daten zur ambulanten Versorgung werden auch die Daten über die Leistungen der Pflegeversicherung im stationären Bereich erhoben. Die erste Statistik stammt aus dem Jahr 1999, die bisher jüngste aus dem Jahr 2005. In der Statistik erfasst werden nur diejenigen Pflegeheime, die nach |SGB XI zugelassen sind. Die folgenden Daten beruhen auf der Pflegestatistik von 2005.

Im Jahr 2005 gab es in Deutschland über 10 000 voll- und teilstationäre Einrichtungen, die ungefähr 644 000 alte Menschen versorgten. Das bedeutet, dass ca. ein Drittel aller Menschen, die Leistungen aus der Pflegeversicherung erhalten, in einem Heim leben. Damit zeichnet sich seit Beginn der Erhebungen eine stetig wachsende Zahl von Pflegebedürftigen im Heimbereich ab. Jedes fünfte Pflegeheim bot die Möglichkeit des betreuten Wohnens oder der Versorgung von Menschen mit der Pflegestufe 0 an.

Etwas mehr als die Hälfte der Heime werden von |freigemeinnützigen Trägern unterhalten. Auch gibt es eine Vielzahl an privaten Anbietern und einige wenige Heime, die in öffentlicher Hand liegen.

Die meisten Heimplätze werden für die vollstationäre Versorgung angeboten. Aber der Anteil an Tages- bzw. Kurzzeitpflege steigt beständig an.

Hinsichtlich der Größe der Heime lässt sich sagen, dass die privat geführten Heime mit durchschnittlich 54 Plätzen eher kleine Einrichtungen sind, die öffentlichen Heime mit durchschnittlich 80 Plätzen die größeren. Die Heime freigemeinnütziger Trägerschaft haben im Mittel 71 Plätze. Die Heime sind ungefähr zu 90 % ausgelastet.

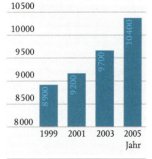

[1] Anzahl an (Pflege-)Heimen

Bewohnerinnen eines Heimes

Als Hauptgrund für die Übersiedlung in ein Heim wird bei über 60 % der alten Menschen ein erhöhter Pflege- und Hilfsbedarf angeben. Etwas mehr als ein Viertel aller Heimbewohnerinnen kommt direkt von einem Akutkrankenhaus oder einer psychiatrischen Einrichtung in ein Altenheim. Das Durchschnittsalter bei Heimeintritt liegt ungefähr bei 81 Jahren. Damit wird deutlich, dass das Merkmal „Alter" eine große Rolle bei der Wahl eines Pflegeheims als Betreuungsmöglichkeit hat. Jüngere Menschen mit Pflegebedürftigkeit sind häufig eher in der Lage, die ambulanten Versorgungsbereiche zu nutzen. Im Folgenden wird der Fokus primär auf die ältere Heimbewohnerin gelegt. Fast alle betrachteten Aspekte können auch auf jüngere Heimbewohnerinnen übertragen werden.

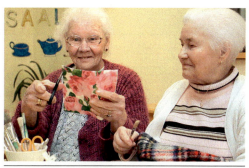

[2] Die meisten in Heimen lebenden Menschen sind weiblich und über 80 Jahre alt.

Das Durchschnittsalter von Menschen, die in Pflegeheimen leben, liegt zurzeit bei ungefähr 82 Jahren. Es gibt also viele hochaltrige Menschen unter den Heimbewohnerinnen. Außerdem sind knapp 80 % der in Heimen lebenden Menschen weiblich. Viele sind verwitwet, nur ein geringer Anteil hat noch einen Ehepartner. Einige Heimbewohnerinnen und -bewohner sind auch alleinstehend. Die durchschnittliche Verweildauer in einem Pflegeheim wird mit Zahlen zwischen 30 und über 50 Monaten angegeben. Diese Zahl verdeutlicht, dass für viele alte Menschen ein Altenheim ein zu Hause für einen längeren Zeitraum darstellt. Dieses Zuhause ist in den meisten Fällen auch die „letzte Lebensstation".

▶ **Die „Pflegequote" bezeichnet den Anteil der Pflegebedürftigen an der Gesamtbevölkerung. Mit zunehmendem Alter steigt sie stark an. Von den 60- bis 65-Jährigen bzw. 65- bis 70-Jährigen sind 1,6 % bzw. 2,7 % pflegebedürftig, in der Gruppe der über 90-Jährigen sind es hingegen 60 % (Zahlen für die ambulante und stationäre Versorgung).**

Die meisten Heimbewohnerinnen zahlen den Heimplatz selbst. Ungefähr 11 % der im Heim lebenden Menschen sind auf ergänzende Leistungen der |Sozialhilfe angewiesen. Ein Heimplatz kostet in der höchsten |Pflegestufe im Schnitt ca. 2.700 € (Stichtag 15.12.05). In der Pflegestufe II betrug der durchschnittliche monatliche Vergütungssatz für einen Heimplatz 2.280 € und in der Pflegestufe I 1.854 €. Dabei kann die Zahl je nach Bundesland erheblich variieren. Am wenigsten zahlt man im Schnitt in den Ländern Sachsen und Sachsen-Anhalt (2.250 € für Pflegestufe III) für einen Heimplatz, am meisten hingegen in Nordrhein-Westfalen (3.101 €) und Hamburg (3 010 €). Dazu kann das Heim noch Investitionskosten auf den Preis aufschlagen, die im Schnitt ungefähr bei 380 € liegen. Für die Heimkosten übernimmt die Pflegeversicherung je nach Pflegestufe einen bestimmten Betrag. Für die Pflegestufe III sind es zurzeit 1.470 €, den Rest muss die Bewohnerin selbst bezahlen.

Sozialhilfe | 192
Pflegestufe | 211

Es gibt zurzeit keine gesicherten Zahlen über den Anteil an Heimbewohnerinnen mit Migrationshintergrund. Doch ist davon auszugehen, dass diese Bevölkerungsgruppe einen immer größeren Bedarf an Heimplätzen haben wird. So kommen immer mehr Migrantinnen aus der ersten Generation in das Alter, in dem die Wahrscheinlichkeit größer wird, pflegebedürftig zu werden. Diese Pflegebedürftigkeit wird nicht in dem Maße von Familienangehörigen übernommen, wie zunächst erwartet wurde. Um den speziellen Bedürfnissen dieser Bevölkerungsgruppe gerecht zu werden, wurden vom Gesundheitsministerium verschiedene Modellprojekte gestartet.

3.2 Bewohnerin eines Pflegeheimes sein

3.2.1 Der Heimeinzug

www.geroweb.de
▶Altenheim-Checkliste
Unter dieser Adresse gibt es eine Checkliste als Entscheidungshilfe bei der Auswahl eines geeigneten Heimplatzes.

Stress | 547
Urininkontinenz **1** | 356
Sturzrisiko **1** | 139

vulnerabel
verletzlich

Wenn ein alter Mensch in ein Heim einzieht, bedeutet es für ihn eine große Veränderung seines bisherigen Lebens. Die Übersiedlung in ein Heim wird nicht ohne Grund als kritisches Lebensereignis bezeichnet. Der alte Mensch verliert seine vertraute Umgebung und oftmals auch sein soziales Netz. Er muss eine ganze Reihe an Anpassungsleistungen bewältigen. So ist er mit neuen Regeln konfrontiert, er verliert ein Stück weit seine Selbstbestimmung, er ist von neuen, fremden Menschen umgeben.

Viele Heimbewohnerinnen reagieren darauf mit |Stress. In der Phase der Eingewöhnung kommt es häufig zu einer Verschlechterung der gesundheitlichen Situation. Depressionen nehmen zu, ebenso Verwirrtheitszustände. Auch die Pflegeabhängigkeit steigt. So werden z. B. bis zu 20 % der alten Menschen nach Heimeinzug |urininkontinent. Ebenso steigt das |Sturzrisiko.

In dieser |vulnerablen Phase benötigen die neuen Heimbewohnerinnen besonders die Unterstützung der Pflegenden. Denn je besser die Anpassung an die neue Lebenssituation gelingt, desto weniger Schwierigkeiten treten später auf.

Pflegediagnose

Relocationssyndrom

„Physiologische und/oder psychosoziale Störungen infolge des Wechsels von einer Umgebung in eine andere." Doenges/Moorhouse, S. 578

Assessment **1** | 164

Untersuchungen zeigen, dass es alten Menschen leichter fällt, sich in ein Altenheim einzuleben und an die neue Situation zu gewöhnen, wenn der Einzug in ein Heim im Vorfeld geplant ist. Ein geplanter Umzug macht es dem alten Menschen möglich, sich das Heim seinen Bedürfnissen entsprechend auszusuchen und es sich vorher anzusehen. Als sehr hilfreich wird ein Erstgespräch mit einer Mitarbeiterin des Heimes angesehen. In diesem Gespräch ist Raum für Fragen von Seiten des alten Menschen. Schriftliche Informationsmaterialien über die Einrichtung helfen, die Fülle an neuen Informationen zu verarbeiten und bei Bedarf nachzulesen. Pflegende können bereits erste |Assessments zum Pflegebedarf und Gesundheitszustand erheben. Weiterhin können sie erste Informationen zur Biografie, Lebensgewohnheiten und anderen Lebensbereichen des alten oder pflegebedürftigen Menschen sowie gegebenenfalls seiner Angehörigen erhalten.

Das Ziel in der ersten Zeit der Eingewöhnung ist, dass die Bewohnerin sich gut in ihre neue Umgebung einlebt. Hilfreich ist, wenn sie Möbel und Gegenstände aus ihrer alten Wohnung in das neue Zimmer/die neue Wohneinheit mitbringen darf.

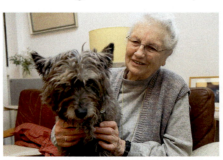

[1] In vielen Einrichtungen werden Haustiere inzwischen gezielt zur Beschäftigung eingesetzt.

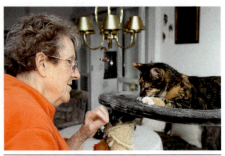

[2] In einigen Einrichtungen dürfen Heimbewohnerinnen auch ihre eigenen Tiere mitbringen.

Die Eingewöhnung wird durch eine feste Ansprechpartnerin erleichtert, die die neue Bewohnerin empfängt, ihr die Einrichtung und die Umgebung zeigt, ihr den Tagesablauf erklärt und weiterhin als direkte Bezugsperson zur Verfügung steht (**Bezugspflege** 1 | 600). Außerdem unterstützt das Heimpersonal die neue Bewohnerin auf Wunsch darin, neue soziale Kontakte zu knüpfen. Gemeinsam mit ihr planen die Pflegenden unter Berücksichtigung der individuellen Biografie ihren Hilfebedarf und Teilnahme an angebotenen Aktivitäten (z. B. Gymnastikgruppe oder Lesezirkel). Es ist sinnvoll, nach vier bis sechs Wochen ein weiteres intensives Gespräch mit der neuen Bewohnerin zu planen, in dem ihr bisher Erlebtes thematisiert, die Pflegeplanung überprüft sowie Wünsche und Anregungen entgegengenommen werden.

Erleben von Heim und Pflege

3.2.2

Das Leben im Heim wird von den Bewohnerinnen sehr unterschiedlich erlebt. Es hängt von verschiedenen Faktoren ab.

Manche alte Menschen sehen das Leben im Heim positiv. Es ist immer jemand da, der sich um einen kümmert, es sind Angebote der Freizeitgestaltung vorhanden, es besteht die Möglichkeit, soziale Kontakte zu knüpfen und zu pflegen. Durch die vermehrten Anreize kann sich sogar der gesundheitliche Zustand verbessern. Dies spiegelt sich auch darin wieder, dass ein hoher Prozentsatz von Pflegeheimbewohnerinnen mit ihrem Leben in einem Heim zufrieden ist.

Auf der anderen Seite gibt es auch Aspekte des Heimlebens, die kritisch zu bewerten sind. Zum einen bedeutet das Leben in einer Institution, dass die Privatsphäre ein Stück weit aufgegeben werden muss, insbesondere, wenn sich zwei Bewohnerinnen das Zimmer teilen. Dadurch können dem alten Menschen Rückzugsmöglichkeiten fehlen. Zum anderen geht die Pflegebedürftigkeit der Bewohnerinnen mit einer Abhängigkeit von anderen Menschen einher. Dies bedeutet einen Verlust an Selbstständigkeit. Darunter leiden viele Menschen in Heimen, insbesondere an dem Gefühl, dem Wohl und Wehe der Pflegenden ausgeliefert zu sein.

Jedes Heim hat seine eigenen Regeln, wie es den Ablauf, die Arbeit und das Zusammenleben organisiert. Dies bedeutet für die Heimbewohnerinnen, dass sie diese neuen Regeln akzeptieren und annehmen müssen. Nicht selten haben sie dabei das Gefühl, in ihrer Selbstbestimmung eingeschränkt zu sein.

Trotz aller Regeln verläuft das Zusammenleben im Heim nicht immer konfliktfrei. Wenn verschiedene Menschen mit unterschiedlichen Interessen zusammenleben, kommt es immer auch zu Meinungsverschiedenheiten. Die Konflikte können zwischen den Heimbewohnerinnen untereinander oder zwischen Heimbewohnerinnen und Mitarbeiterinnen des Heimes auftreten. Wichtig ist, dass diese Konflikte offen angesprochen werden können und alle Parteien versuchen, eine für alle akzeptable Lösung zu finden (**Konflikte** | 377).

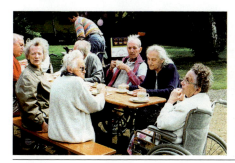
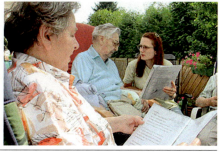

[3] Gemeinsame Aktivitäten bieten die Möglichkeit Kontakte zu knüpfen.

3.2.3 Mitbestimmungsrechte

Das Heimgesetz, das erstmals 1975 in Kraft trat, und die Heimmitwirkungsverordnung (HeimMitwirkungsV) dienen dem Schutz der Bewohnerinnen eines Heimes. Der Gedanke der Gesetzesnovellierungen war, den Heimbewohnerinnen eine Möglichkeit zu geben, direkt auf ihr Lebensumfeld einzuwirken und es aktiv mitzugestalten. In der Realität stößt die Umsetzung häufig jedoch an die Grenzen. Bewohnerinnen nehmen aus verschiedenen Gründen – seien es gesundheitliche Einschränkungen oder Überforderung, aber auch fehlende Informationen – ihre Rechte nicht wahr.

Der Heimbeirat hat u. a. folgende Aufgaben (HeimMitwirkungs V § 29):
- Maßnahmen des Heimbetriebes, die den Bewohnerinnen oder Bewohnern des Heims dienen, bei der Leitung oder dem Träger zu beantragen,
- Anregungen und Beschwerden von Bewohnerinnen und Bewohnern entgegenzunehmen und erforderlichenfalls durch Verhandlungen mit der Leitung oder in besonderen Fällen mit dem Träger auf ihre Erledigung hinzuwirken,
- die Eingliederung der Bewohnerinnen und Bewohner im Heim zu fördern,
- vor Ablauf der Amtszeit einen Wahlausschuss zu bestellen (§ 6),
- eine Bewohnerversammlung durchzuführen und den Bewohnerinnen und Bewohnern einen Tätigkeitsbericht zu erstatten (§ 20),
- Mitwirkung bei Maßnahmen zur Förderung einer angemessenen Qualität der Betreuung sowie
- Mitwirkung nach § 7 Abs. 4 des Gesetzes an den Leistungs- und Qualitätsvereinbarungen sowie an den Vergütungsvereinbarungen und nach § 7 Abs. 5 des Gesetzes an den Leistungs-, Vergütungs- und Prüfungsvereinbarungen.

Der **Heimbeirat** wird für zwei Jahre gewählt. Er hat ein Mitbestimmungsrecht bei Angelegenheiten, die den Heimbetrieb betreffen, bei Vereinbarungen des Heimträgers mit den Pflegekassen sowie den Sozialhilfeträgern und bei den Leistungen eines Heimes, die die Qualität und den Preis betreffen. Damit soll den Heimbewohnerinnen die Möglichkeit gegeben werden, dass ihre Interessen bei Entscheidungen berücksichtigt werden. Eine jährliche Versammlung aller Heimbewohnerinnen gibt die Möglichkeit einer gemeinsamen Willensbildung und eines Informationsflusses.

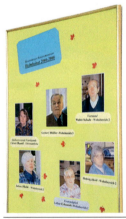

[1] Der Heimbeirat stellt sich vor.

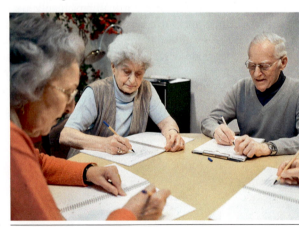

[2] Heimbeirat bei einer Besprechung

Ausgestaltung des Heimaufenthalts

Strukturelle und institutionelle Gegebenheiten

Heime haben einen großen Spagat zu leisten. Auf der einen Seite stehen die individuellen Bedürfnisse der einzelnen Bewohnerinnen und auf der anderen Seite die institutionellen, strukturellen und organisatorischen Anforderungen, die an ein Heim gestellt werden.

Heime müssen unter ökonomischen Gesichtspunkten arbeiten. Dies steht oftmals im Gegensatz zu den Bedürfnissen der Bewohnerinnen. So findet z. B. das Essen zu festgesetzten Zeiten statt, die vielleicht anders sind, als die bisherigen Lebensgewohnheiten der Bewohnerinnen. Um Kosten zu sparen, werden die Speisen vieler Heime nicht mehr in den Einrichtungen zubereitet und ebenso wie die Wäsche von aushäusigen Dienstleistern erledigt. Dadurch gehen wichtige Beschäftigungsmöglichkeiten und Orientierungspunkte verloren, wie beispielsweise der Geruch frisch zubereiteter Mahlzeiten.

Die Arbeit in einem Heim zeichnet sich durch eine sehr hohe Arbeitsdichte aus. Die Zeit, die für die Versorgung der Pflegebedürftigen aufgewendet werden kann, wird durch die von der Pflegeversicherung zugestandenen Pflegeminuten bestimmt. Ein großes Problem ist jedoch, dass sich dabei die tatsächlich erforderliche Pflege – unter den Gesichtspunkten der ganzheitlichen Betrachtung der Bewohnerin sowie der |aktivierenden Pflege und pflegewissenschaftlicher Erkenntnisse – mit der eigentlich bezahlten Pflege nicht deckt.

aktivierende Pflege | 407

Die Anforderungen an die Pflegeeinrichtungen sind in den letzten Jahren stark gestiegen. Im Jahre 2002 wurde das „Gesetz zur Qualitätssicherung und zur Stärkung des Verbraucherschutzes in der Pflege (Pflege-Qualitätssicherungsgesetz – PQsG)" eingeführt. Das Gesetz hat u. a. eine Sicherung und Weiterentwicklung der Qualität in der Pflege zum Ziel, die den Bewohnerinnen zugutekommt. Auf der anderen Seite führt dies aber auch zu einer verstärkten Bürokratisierung der Pflege, sodass immer weniger Zeit für die eigentliche Betreuung der Bewohnerinnen zur Verfügung steht. Pflegende in Altenheimen stehen oftmals unter einem enormen Zeitdruck. Das hat zur Folge, dass sie häufig an einem |Burnout-Syndrom oder an einem |Coolout-Phänomen leiden, der Krankenstand hoch ist und viele eine niedrige Arbeitszufriedenheit haben. Um Kosten zu sparen, werden die Beschäftigten von Heimen häufig unter Tarif bezahlt. Dies schlägt sich dann auch in der personellen Struktur nieder. Die Gesetzeslage sieht vor, dass mindestens die Hälfte der Beschäftigten im pflegerischen Bereich Fachkräfte (examinierte Altenpflegerinnen und -pfleger oder Gesundheits- und Krankenpflegerinnen und -pfleger) sind. Dies bedeutet aber, dass es zu einer starken Arbeitsteilung kommen muss, da nur Fachkräfte die so genannte |Behandlungspflege durchführen dürfen. Dadurch bedingt sind die Bewohnerinnen häufig mit wechselndem Personal konfrontiert.

Burnout-Syndrom | 684
Coolout-Phänomen | 689

Behandlungspflege
Hierunter werden umgangssprachlich die Pflegeleistungen verstanden, die nach SGB V finanziert sind.

Die Privatsphäre im Heim ist im Vergleich zum Leben zu Hause eingeschränkt. Manche Bewohnerinnen haben kein Einzelzimmer, sondern teilen sich ein Zimmer mit einer Mitbewohnerin. Außerdem kann zu jeder Tages- und Nachtzeit Personal ins Zimmer kommen. Gerade bei der Körperpflege greifen Pflegende in die Intimsphäre der Pflegebedürftigen ein. Es ist wichtig, dass Pflegende ein Bewusstsein für diese Tatsachen entwickeln und versuchen, den Bewohnerinnen Rückzugsräume zu ermöglichen und sensibel auf deren Bedürfnisse einzugehen.

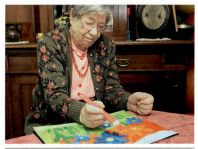

[3] Für die Beschäftigung der Heimbewohner bleibt bei zu hoher Arbeitsdichte nicht immer Zeit.

3.3.2 Persönliche Einschränkungen und Belastungen der Heimbewohnerinnen

Alte Menschen, die in ein Heim übersiedeln, haben häufig eine Verschlechterung des Allgemeinzustandes zu verzeichnen. Das bedeutet, dass sie in vielen Dingen ihre Selbstständigkeit verlieren und auf die Hilfe von Pflegenden angewiesen sind, um Dinge des Alltags zu erledigen. So sind viele Heimbewohnerinnen auf Unterstützung bei der Körperpflege oder der Bewegung angewiesen. Mit dieser neuen Abhängigkeit und dem Verlust an Gesundheit müssen die alten Menschen fertig werden. Pflegenden fällt dabei die Aufgabe zu, die Ressourcen des alten Menschen zu entdecken, zu fördern sowie so weit wie möglich zu erhalten (**Ressourcenorientierte Pflege** | 406).

Beispiel Frau Heimann ist seit mehreren Monaten im Altenheim Rosengarten. Sie hat sich gut eingelebt und fühlt sich wohl. Bisher brauchte sie wenig Hilfe. Seit einigen Tagen fällt ihr nachts das Aufstehen aus dem Bett immer schwerer. Dadurch kommt es immer wieder vor, dass sie es nicht mehr rechtzeitig auf die Toilette schafft und leicht einnässt. Dies ist Frau Heimann sehr unangenehm. Um ihre Eigenständigkeit zu erhalten, stimmt Frau Heimann zu, dass nachts neben ihrem Bett ein Toilettenstuhl steht, den sie dann benutzen kann.

biografieorientiertes Arbeiten | 405

| Biografieorientiertes Arbeiten ermöglicht es, die Lebenskontinuität auch in der neuen Umgebung eines Heimes aufrechtzuerhalten bzw. fortzuführen. Es ermöglicht den Bewohnerinnen, ihr Identitäts- und Selbstwertgefühl zu sichern und trägt zu subjektivem Wohlbefinden bei. Dafür ist es notwendig, dass Pflegende gezielt die Lebensgeschichte des alten Menschen erfassen und in die Betreuung mit einbeziehen.

Beispiel Frau Fröhlich war nicht berufstätig und hat sich um einen großen Haushalt gekümmert. Sie hat gerne gekocht und sich um ihren Garten gekümmert. Sie erhält im Heim die Möglichkeit, regelmäßig an den Vorbereitungen zum Mittagessen teilzunehmen sowie die Topfpflanzen in ihrem Zimmer und im Gemeinschaftsbereich zu pflegen. Diese Aufgaben übernimmt sie gerne, weil sie sich weiterhin nützlich fühlt und etwas zu tun hat.

Demenziell erkrankte Menschen pflegen 2 | 353

Die Anzahl der Bewohnerinnen eines Heimes, die an einer Demenz leiden, steigt immer stärker an. Zurzeit sind ungefähr 60 % der Bewohnerinnen und Bewohner betroffen. Konzepte wie Validation, Milieutherapie und tagesstrukturierende Maßnahmen stehen Pflegenden zur Verfügung, um den häufig schwierigen Situationen zu begegnen.

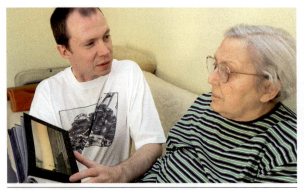

[1] Viele Lebensjahre Erinnerungen stecken in Fotoalben der Heimbewohnerinnen. Sie bieten einen guten Anhalt für eine biografieorientierte Kommunikation.

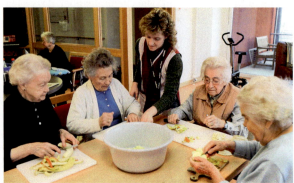

[2] Das gemeinsame Zubereiten des Essens kann eine sinnstiftende Aufgabe gerade auch für Menschen mit demenziellen Erkrankungen sein.

Sterbebegleitung

3.3.3

Sterben und Tod sind in unserer westlichen Gesellschaft häufig ein Tabuthema und werden aus der Wahrnehmung ausgegrenzt. Obwohl Pflegeheime auf Grund ihrer Zielgruppe immer auch ein Ort des Sterbens sind, gilt diese Tabuisierung leider auch für den Heimbereich. Es fehlt vielfach noch an Konzepten, die einen würdevollen Umgang mit dem Sterben und Tod von Heimbewohnerinnen ermöglichen. Erst langsam rückt es ins Bewusstsein der Pflegenden, dass die Begleitung Sterbender und ihrer Angehörigen eine wichtige Aufgabe in der stationären Altenpflege ist.

Sterbenden Menschen pflegen **2** | 71

Pflegende müssen abschätzen können, wann die Sterbephase einsetzt und somit das Konzept der |aktivierenden Pflege nicht mehr angebracht ist. Emotionale Aspekte sowie psychisches Wohlbefinden der Sterbenden stehen in der Sterbephase eher im Vordergrund. Viele Sterbende möchten am Ende ihres Lebens alles geregelt haben und sich in Ruhe von ihren Angehörigen und Freunden verabschieden können. Zudem haben sie Angst vor dem Alleingelassenwerden, vor dem Abschiednehmen und vor eventuellen Schmerzen. Für die meisten Heimbewohnerinnen ist es eine schreckliche Vorstellung, nicht in ihrer gewohnten Umgebung, sondern in einem Krankenhaus zu sterben.

aktivierende Pflege **1** | 407

Sterbenden kann es gut tun, wenn jemand einfach nur an ihrem Bett sitzt und sich Zeit nimmt. Viele Leute finden Halt in ihrem Glauben und haben gerade in der Sterbephase das Bedürfnis, Textstellen aus der Bibel oder anderen religiösen Werken vorgelesen zu bekommen.

Die Begleitung Sterbender und ihrer Angehörigen nimmt häufig mehr Zeit in Anspruch als Pflegende zur Verfügung haben. Deswegen kooperieren viele Heime mit Hospizdiensten, Seelsorgern und Ehrenamtlichen, die die Pflegekräfte in der psychosozialen Begleitung Sterbender unterstützen.

Rituale erleichtern den Umgang mit dem Tod. Während noch vor wenigen Jahren über den Tod einer Heimbewohnerin nur hinter vorgehaltener Hand gesprochen wurde, werden heute in vielen Einrichtungen Todesanzeigen in den Gemeinschaftsräumen aufgehängt und damit das Ende des Lebens ein wenig enttabuisiert; man spricht von einer „offenen Sterbekultur". Das Aufstellen und Anzünden einer Kerze ist ein schönes Ritual, um der verstorbenen Person zu gedenken. Angehörigen, Mitbewohnerinnen und den Mitarbeiterinnen des Heimes wird es ermöglicht, sich angemessen zu verabschieden. In einigen Einrichtungen werden sogar Gedenkfeiern gehalten, um sich von der Verstorbenen zu verabschieden. Dies unterstützt den |Trauerprozess und hilft, den Tod zu verarbeiten.

Trauerprozess | 711

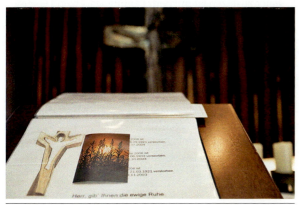

[3] Todesanzeige im Gemeinschaftsraum

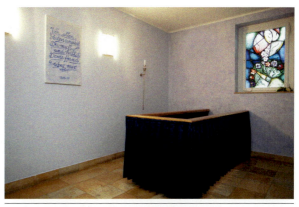

[4] Ein Abschiedsraum bietet die Möglichkeit für persönliche oder gemeinsame Rituale von Angehörigen, Freunden und Heimpersonal.

3.3.4 Sicht der Angehörigen

Situation der Angehörigen

Für Angehörige und Bezugspersonen ist es oftmals ein schwerer Schritt, ihre Angehörige in ein Heim zu geben. Viele plagen ein schlechtes Gewissen und Schuldgefühle, dass sie z. B. die Mutter oder den Ehemann ins Heim „abgeschoben" haben. Die Gründe, weswegen Angehörige sich dafür entscheiden, diesen Schritt dennoch zu gehen, sind vielfältig. Vielen Kindern ist es nicht möglich, einen erhöhten Pflegebedarf ihrer Eltern zu kompensieren. So wohnen sie nicht mehr am gleichen Ort wie die Eltern oder sind berufstätig, was ein Verbleib der Pflegebedürftigen in der Wohnung und eine Pflege zu Hause, gerade bei einem erhöhten Pflegebedarf, nicht möglich macht. Ein weiterer Grund, den pflegebedürftigen Elternteil nicht zu sich zu nehmen, kann auch darin liegen, dass in der eigenen Wohnung kein Platz ist, um den Elternteil zu sich nach Hause zu holen. Bei der Pflege von Ehepartnern kann es manchmal zu einer gesundheitlichen Überforderung des pflegenden Ehepartners kommen. Wenn die Pflegebedürftigkeit die Belastungsgrenze des pflegenden Ehepartners übersteigt, sieht er keinen anderen Ausweg mehr, als den Betroffenen in ein Heim zu geben. Nicht zuletzt können auch persönliche Konflikte zwischen Angehörigen und Pflegebedürftigen einen Pflegeheimaufenthalt notwendig machen.

Bestimmte Krankheitsbilder erfordern eine „Rund-um-die-Uhr-Betreuung", die Privatpersonen auch mit Unterstützung ambulanter Dienste kaum leisten können. Insbesondere bei fortgeschrittener Demenz stellt die Pflege eine so hohe Belastung dar, dass eine Heimbetreuung oft die einzige Möglichkeit ist, die Pflegebedürftige angemessen und ohne Gefährdung für sich und andere zu betreuen.

Rolle | 13

Durch einen Heimeinzug kommt es zu einer veränderten Rollenerwartung an die Angehörigen. Nicht selten übernehmen nun die Kinder die Verantwortung für ihre Eltern: Sie finden die eigenen Eltern in einer Abhängigkeitssituation wieder und müssen Entscheidungen für ihre Eltern treffen. Auch pflegende Ehepartner sehen sich in einer neuen Rolle. Wenn eine Ehefrau z. B. zu Hause ihren Mann gepflegt hat und er siedelt in ein Heim über, muss sie seine Versorgung zu großen Teilen an die Mitarbeiterinnen des Heimes abgeben. Zwar fällt dadurch oftmals eine große Belastung für den Angehörigen weg, jedoch bedeutet es auf der anderen Seite, mit einem Verlust an Kontrolle und Lebensinhalt fertig zu werden.

Gerade das Thema Verlust ist für Angehörige in der ersten Phase der Heimübersiedlung ein großes Thema. Selbst bei einer spannungsreichen Beziehung fühlen sich viele Ehepartner verlassen und sehen für sich selbst keine richtige Perspektive mehr. Da der Einzug in ein Pflegeheim meist gleichzusetzen ist mit dem Beginn des letzen Lebensab-

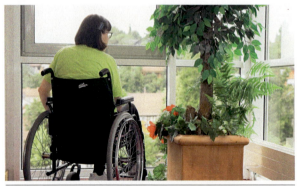

[1] Nimmt die Pflegebedürftigkeit so zu, dass Angehörige auch mit Unterstützung eines Pflegedienstes die Pflege nicht mehr gewährleisten können, ist der Heimplatz häufig die letzte Wahl und mit dementsprechenden Gefühlen von Schuld und Unwohlsein auf allen Seiten verbunden.

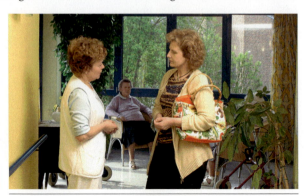

[2] Pflegende fördern eine positive Gesprächskultur mit Angehörigen insbesondere in der ersten Phase nach dem Heimeinzug.

schnittes, fühlen viele Menschen sich gezwungen, sich mit |Abschied, Tod und Trauer auseinanderzusetzen.

Das Leben im Heim bedeutet für die Familie, dass sie Abschied nehmen muss von der bisherigen Form der gelebten Beziehung zu der Pflegebedürftigen. Die Intimität zwischen den einzelnen Familienmitgliedern kann im Heim in der gewohnten Form nicht mehr gelebt werden. Dies ist insbesondere bei Doppelzimmern ein Problem. Fremde Personen erhalten Einblicke in die Familie, was vielleicht nicht immer von allen begrüßt wird. Neben der Auseinandersetzung mit der Vergangenheit und Gegenwart ist für die Angehörigen ein Heimeinzug zusätzlich nicht selten von Zweifeln und Ängsten bezüglich der eigenen Zukunft überschattet.

Aus der Forschung

Sabine Josat hat mit Hilfe eines explorativen, qualitativen Designs versucht herauszufinden, welche Qualitätskriterien Angehörigen in der stationären Altenpflege wichtig sind. Aus den von ihr geführten Interviews konnte sie dabei drei Kategorien von Kriterien herausbilden: Qualitätskriterien, die a) die Institution, b) die Versorgung und c) die Bewohnerin betreffen. Als wichtigstes Qualitätskriterium benannten die Angehörigen, dass die Bewohnerin sich wohl fühlen muss.

JOSAT, SABINE: *„Welche Qualitätskriterien sind Angehörigen in der stationären Altenpflege wichtig?"* Pflege (18) 2005, S. 169–175

Angehörigenintegration

Für Pflegende im Heimbereich ist die Integration der Angehörigen eine wichtige Aufgabe.

Für die Heimbewohnerin haben Angehörige eine wichtige Bedeutung. Zum einen stellen sie die Verbindung nach „draußen" und zu ihrem alten Leben dar. Sie können der Bewohnerin auf Grund der kontinuierlichen Bindung emotionale Sicherheit geben. Außerdem nehmen sie häufig die Rolle einer Fürsprecherin ein und regeln die Alltagsgeschäfte. Für Pflegende stellen sie eine wichtige Informationsquelle dar. Deswegen ist es wichtig, dass Pflegende diese wichtige soziale Bindung fördern und es den Angehörigen ermöglichen, eine gute Beziehung zur Heimbewohnerin aufrechtzuerhalten. Dabei gilt es auch zu beachten, dass nicht jede Beziehung zwischen Heimbewohnerin und Angehörigen harmonisch und konfliktfrei ist. Häufig werden alte Konflikte in eine Pflegebeziehung hineingebracht. Wichtig in solchen Situationen ist, dass die Pflegende versucht, zwischen den Parteien zu vermitteln, im Bedarfsfall aber immer die Interessen der Bewohnerin in den Vordergrund stellt.

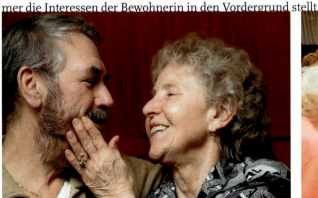

[3] Nicht immer ist die Beziehung zwischen Heimbewohnerinnen und Angehörigen so harmonisch wie in diesem Bild.

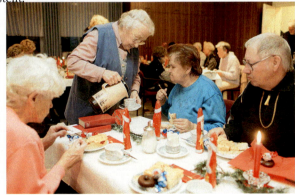

[4] Einbeziehung von Angehörigen zu Feiertagen

Ein ganz wichtiges Element in der Angehörigenintegration stellt der Aufbau einer offenen und tragfähigen Beziehung zwischen Pflegenden und Angehörigen dar. Dies wird durch eine kontinuierliche Angehörigenarbeit und eine feste Ansprechpartnerin erleichtert. Diese feste Ansprechpartnerin ist am besten auch diejenige Pflegende, die hauptverantwortlich für die Betreuung der Heimbewohnerin ist. Diese bezieht zu Beginn des Betreuungsverhältnisses die Angehörigen in das Erstgespräch und die Biografiearbeit mit ein, steht bei Fragen und im Fall von Gesprächsbedarf der Angehörigen zur Verfügung und koordiniert die Arbeit mit den Angehörigen im interdisziplinären Team.

Die verantwortliche Pflegekraft klärt auch mit den Angehörigen, inwieweit und in welcher Form sie mit in die Pflege und hauswirtschaftliche Versorgung der Bewohnerin einbezogen werden möchten. Sie informiert die Angehörigen im Falle einer akuten gesundheitlichen Verschlechterung oder bei einer evtl. Einweisung in ein Krankenhaus zeitnah darüber.

Im Zuge der Transparenz ist es sehr hilfreich, wenn die Pflegenden die Angehörigen über die zu erwartenden Leistungen sowie über den Hilfebedarf der Bewohnerin und den Tagesablauf unterrichten. Dadurch können im Vorfeld die Erwartungen der Angehörigen auf ein realistisches Niveau gebracht und Konflikten vorgebeugt werden. Zur Angehörigenintegration gehört ebenfalls, dass ihnen die Möglichkeit der Mitgestaltung und Teilnahme an Festen, Veranstaltungen und Ausflügen des Hauses ermöglicht wird. Ein funktionierendes Beschwerdemanagement ermöglicht den Angehörigen, aber auch den Bewohnerinnen, im Bedarfsfall ihre Beschwerden, Anregungen oder Fragen loszuwerden. Ergänzend werden regelmäßige Befragungen der Angehörigen zu ihrer Zufriedenheit mit der Einrichtung durchgeführt.

Sinnvoll ist es, dass all diese Informationen in Form eines schriftlichen Konzepts in einer Broschüre festgehalten sind und den Angehörigen zur Verfügung gestellt werden. In diesem Konzept formuliert die Einrichtung die Ziele, Inhalte und Begründungen für die Angehörigenarbeit. Konkrete Ansprechpartnerinnen werden mit Telefonnummer und ggf. der E-Mail-Adresse genannt. Ein verständnisvolles Auftreten gegenüber den Angehörigen sowie eine zügige Bearbeitung der Anliegen bieten dabei eine gute Grundlage für ein konstruktives Verhältnis zwischen Angehörigen und Heimpersonal.

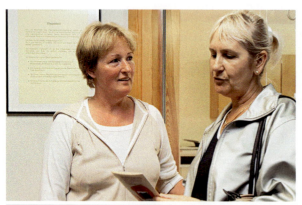

[1] Für Angehörige ist es hilfreich, schriftliches Informationsmaterial zum Lesen und Nachschauen von Telefonnummern und/oder Ansprechpartnerinnen mit nach Hause nehmen zu können.

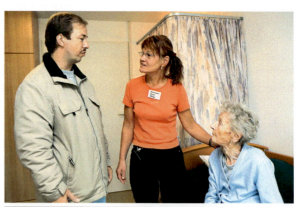

[2] Angehörige können vermitteln, wenn Pflegende bestimmte Informationen über Bewohnerinnen erfahren oder an sie weitergeben wollen.

Die pflegerische Klientel in ihrem Lebenskontext wahrnehmen

Pflegebedürftige im Privathaushalt

4 Pflegebedürftige im Privathaushalt

4.1 Strukturdaten zur ambulanten Versorgung von Pflegebedürftigen und ihren Angehörigen 54

4.1.1 Strukturdaten der Pflegebedürftigen 54

4.1.2 Strukturdaten der pflegenden Angehörigen 56

4.2 Zu Hause gepflegt werden 57

4.2.1 Das „Zuhause": Wohnen und menschliches Wohlbefinden 57

„My home is my castle." 57
„Einen alten Baum verpflanzt man nicht." 57
Wohnen und Wohnkomfort 58
Die Bedeutung der „eigenen vier Wände" 58

4.2.2 Die „Gastrolle" der Pflegenden 59

4.2.3 Das Erleben der Pflege aus Sicht der Pflegebedürftigen und ihrer Angehörigen 60

4.3 Einschränkungen und Belastungen von ambulant versorgten Pflegebedürftigen und ihren Angehörigen 61

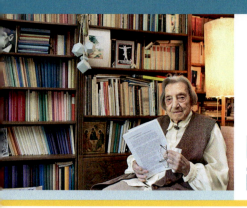

Pflegebedürftige im Privathaushalt

Begegnen wir Patientinnen im Krankenhaus, dann erfahren wir meist nur sehr wenig über ihren Alltag und ihr „normales Leben". Wir erleben sie in einer ihnen unbekannten Umgebung, die für uns jedoch vertraut ist.

In der häuslichen Kranken- und Kinderkrankenpflege ist das anders. Hier sind wir Pflegende, die als „Gast" in die Privathaushalte der Pflegebedürftigen kommen. Dabei erhalten wir nicht selten einen tiefgehenden Einblick in das Leben ihrer Bewohnerinnen, denn jede Wohnung erzählt ihre eigene Geschichte.

Sobald wir die Wohnung eines Menschen betreten und uns ein wenig umsehen, machen wir uns unweigerlich auch ein erstes Bild von ihm. Überspitzt gesagt, könnte man es so ausdrücken: „Zeig' mir, wie du wohnst, und ich sage dir, wer du bist!" Dieses Bild beginnt sich schon zusammenzusetzen, wenn wir nur die Umgebung der Wohnung betrachten. Befindet sich die Wohnung in einer Hochhaussiedlung, vermuten wir andere Bewohnerinnen als in einer Jugendstilvilla mit gepflegtem Rosengarten.

Entspricht der Wohnsitz nicht unserem gängigen Bild einer „normalen" Wohnung, dann wird unsere Fantasie in besonderem Maße angeregt: Wohnt ein Mensch in einem bunt bemalten Bauwagen, dann vermuten wir vielleicht, dass es sich um eine Aussteigerin oder eine „verrückte" Künstlerin handelt.

Die erste Vorstellung, die wir uns von einem Menschen machen, konkretisiert sich, wenn wir in seine Wohnung kommen. Zunächst mag auffallen, ob die Wohnung aufgeräumt wirkt oder ob scheinbar das „Chaos regiert". Unbewusst kann es bereits an dieser Stelle zu Rückschlüssen auf die Persönlichkeit der Bewohnerin kommen: Wirkt beispielsweise die Schreibtischordnung wie mit dem Lineal gezogen und sind die Gewürze in der Küche alphabetisch sortiert, mag der Gedanke an eine pedantische Wohnungsinhaberin naheliegen.

Häufig bemerken wir auch, ob die Einrichtung exklusiv und teuer wirkt, gediegen erscheint oder schon sehr abgenutzt ist und ordnen die Bewohnerin daraufhin ungewollt ein.

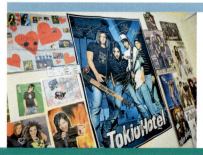
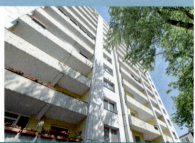

4 Pflegebedürftige im Privathaushalt

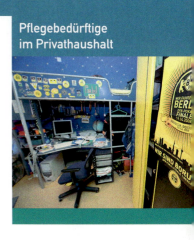

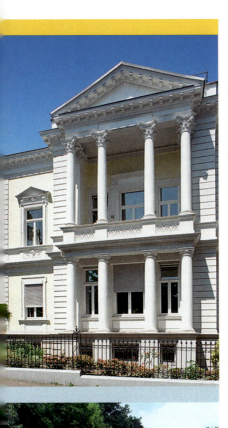

Trifft die Einrichtung unseren Geschmack, ist uns die Bewohnerin vielleicht auf Anhieb sympathisch.

Auch die zahlreichen Details einer Wohnung verraten viel über einen Menschen: Gibt es Regale voller Bücher, vermuten wir, dass die Bewohnerin sehr belesen und klug ist. Betrachten wir die Bücher genauer, geben sie zum einen Hinweise auf die Literaturvorlieben der Leserin, verraten aber vielleicht auch etwas über ihren Beruf oder ihre Hobbys.

Souvenirs und Urlaubsbilder an den Wänden zeugen von einer reiselustigen Bewohnerin und auch Fotos von der Familie oder Freundinnen verraten uns etwas über das soziale Netzwerk, in das sie eingebunden ist.

Gibt es in der Wohnung viele Pflanzen, vermuten wir vielleicht eine naturverbundene Bewohnerin. Kuschelt sich eine Katze in das Sofakissen oder werden wir von einem freudig bellenden Hund begrüßt, schließen wir auf einen tierlieben Haushalt.

Auch in der häuslichen Pflege kann uns der Eindruck, den wir uns von den Pflegebedürftigen durch ihre Wohnsituation machen, beeinflussen. Wir erhalten ein „intimeres" Bild von der Pflegebedürftigen, als dies in der stationären Pflege möglich wäre.

So können die Poster eines Fußballvereins an den Kinderzimmerwänden eines kleinen Jungen uns als „Türöffner" dienen, um mit unserem kleinen Patienten ins Gespräch zu kommen.

Interpretieren wir die Tatsache, dass ein Paar in getrennten Zimmern schläft, dahingehend, dass wir eine schwere Ehekrise vermuten, obwohl die Frau nur laut schnarcht, vermuten wir womöglich hinter jeder Meinungsverschiedenheit der beiden ein Zeichen der nahenden Trennung. Dass die Ehe wunderbar funktioniert und dass der Ehemann seine pflegebedürftige Frau so gut er kann im Alltag unterstützt, nehmen wir nicht wahr.

Das erste Bild, das wir uns durch seine Wohnung von einem Menschen machen, kann also sehr hilfreich sein, birgt aber auch die Gefahr, den Menschen in eine „Schublade" zu stecken, aus der er nur schwer wieder herauskommen kann.

Dass ein Gast sich diese Gedanken macht, weiß jeder. Daher ist es verständlich, dass gerade „neuen" Klientinnen der Besuch eines Pflegedienstes unangenehm sein kann und von vielen Unsicherheiten geprägt ist.

Das folgende Kapitel soll dabei helfen, die Situation von Pflegebedürftigen und ihren Angehörigen im ambulanten Bereich besser nachzuvollziehen, um in der Folge adäquat mit Situationen in der häuslichen Pflege umzugehen.

4.1 Strukturdaten zur ambulanten Versorgung von Pflegebedürftigen und ihren Angehörigen

4.1.1 Strukturdaten der Pflegebedürftigen

www.kritischebioethik.de/
pflegestatistik-2005.pdf
Hier finden Sie die Pflegestatistik 2005 als Volltextversion. Die nächste Pflegestatistik mit den Daten aus 2007 wird 2009 veröffentlicht.

Für viele Menschen ist es ein Trost, wenn sie auch im Falle der Pflegebedürftigkeit ihr Zuhause nicht verlassen müssen, sondern in ihrer gewohnten Umgebung bleiben können und dort gepflegt werden. Im Jahre 2005 waren laut Statistischem Bundesamt 2,13 Millionen Menschen in der Bundesrepublik Deutschland **pflegebedürftig**. 1,45 Mio. von ihnen wurden zu Hause versorgt. Knapp ein Drittel der zu Hause Gepflegten nahm dabei die Hilfe ambulanter Pflegedienste in Anspruch (472 000 Menschen).

Die Zahl der Pflegebedürftigen, die ausschließlich durch ihre Angehörigen versorgt werden, hat sich zwischen 1999 und 2005 um ca. 47 000 verringert. Im gleichen Zeitraum konnten die ambulanten Pflegedienste die Zahl ihrer Klientinnen um ca. 56 000 erhöhen. Interessant ist ein Blick auf die **Altersverteilung** der Pflegebedürftigen, die im häuslichen Bereich versorgt wurden: 4,2 % von ihnen waren unter 15 Jahren alt, 35,1 % hatten ein Alter zwischen 15 und 75 Jahren. Das Gros der Pflegebedürftigen im Privathaushalt waren mit 60,7 % die über 75-jährigen. Diese Zahlen verdeutlichen den hohen Anteil der geriatrischen Pflege in der ambulanten Versorgung.

Obwohl die pflegebedürftigen Kinder unter 15 Jahren mit 4,2 % aller zu Hause Versorgten eine scheinbar geringe Gruppe ausmachen, ist es bedeutsam zu erwähnen, dass es sich hierbei um 99,6 % aller pflegebedürftigen Kinder dieser Altersklasse handelt. Mit anderen Worten ausgedrückt bedeutet dies, dass von 250 pflegebedürftigen Kindern 249 zu Hause versorgt wurden.

Betrachtet man die **Geschlechterverteilung** der zu Hause Versorgten, so fällt auf, dass der Anteil an Frauen mit 63 % beinahe doppelt so hoch war wie der der Männer.

Ein Vergleich der Klientel der ambulanten Pflegedienste im Hinblick auf die **Pflegebedürftigkeit**, eingruppiert in die |Pflegestufen I – III, zeigt, dass mit 50,9 % mehr als die Hälfte der Gepflegten die Pflegestufe I hatten. Auf die Pflegestufen II und III entfielen 36,7 % und 12,4 %.

Pflegestufen | 211

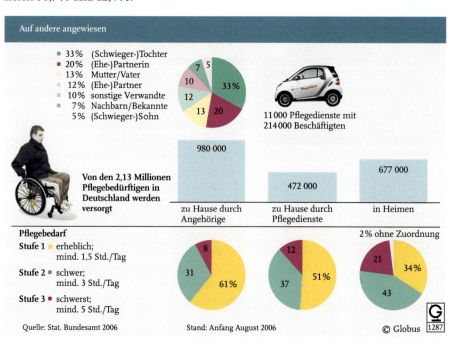

Pflegebedürftige im Privathaushalt

Alle bisher genannten Zahlen beziehen sich ausschließlich auf die Menschen, denen im Jahr 2005 Leistungen nach |SGB XI im Rahmen der Pflegeversicherung zuerkannt wurden. Des Weiteren kommen in der ambulanten Pflege noch die Klientinnen hinzu,

- deren Leistungen durch die Krankenkasse nach |SGB V getragen werden (hier ist insbesondere das Spektrum der sogenannten Behandlungspflege zu nennen),
- denen Leistungen im Rahmen des Gesetzes zur Rehabilitation und Teilhabe behinderter Menschen (SGB IX | 160) zustehen,
- die über keine Kranken- und/oder Pflegeversicherung verfügen und deren Leistungen durch die |Sozialhilfe getragen werden (|SGB XII) sowie
- die, die Kosten für die ambulante Pflege privat tragen.

SGB XI | 210
SGB V | 208

Sozialhilfe | 192
SGB XII | 192

Die häufigsten pflegebegründenden medizinischen Diagnosen sind laut Pflegebericht 2006 des Medizinischen Dienstes der Spitzenverbände der Krankenkassen

- Krankheiten des Kreislaufsystems (hier stellt der Schlaganfall die häufigste Erkrankung dar),
- Krankheiten des Muskel-Skelett-Systems (hier stehen die |Arthropathien an erster Stelle),
- psychische Störungen und Verhaltensstörungen (zwei große Gruppen bilden die Erkrankungen des demenziellen Formenkreises und die geistigen Behinderungen) sowie
- Verletzungen, Vergiftungen und bestimmte Unfallfolgen (z. B. Verletzungen an den äußeren Extremitäten).

Arthropathien
Krankhafte Veränderungen der Gelenke
arthros, griech. = Gelenk
pathos, griech. = Leiden

In diese vier großen Hauptgruppen lassen sich 60 % der pflegebegründenden medizinischen Diagnosen einordnen. Bei mehr als jeder dritten Diagnose ist demzufolge keine Einordnung in die Hauptgruppen möglich. Dies verdeutlicht die große Vielfalt an Erkrankungen, die zu einer Pflegebedürftigkeit führen können.

Um sich den Bedürfnissen der Pflegebedürftigen optimal anpassen zu können, haben in den letzten Jahren zahlreiche Pflegedienste ein spezielles Profil entwickelt, wie z. B.

- ambulante Kinderkrankenpflege [Abb. 1],
- ambulante Intensivpflege: eine Rund-um-die-Uhr-Betreuung durch speziell geschultes Personal, wie sie häufig bei heimbeatmeten Patientinnen vonnöten ist [Abb. 1],
- interkulturelle Pflege: speziell für Patientinnen mit Migrationshintergrund eine kultursensible Pflege, teilweise auch durch Personal mit muttersprachlichen Kenntnissen der Klientinnen,
- ambulante |Palliativpflege oder
- ambulante |psychiatrische Krankenpflege.

Palliativpflege 2 | 78
psychiatrische Krankenpflege 2 | 105

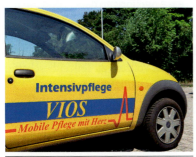
[1] Ambulanter Intensivpflegedienst

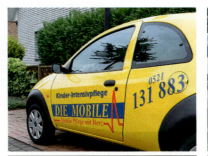
[2] Ambulanter Kinder-Intensivpflegedienst

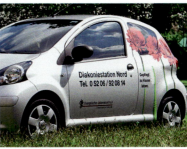
[3] Ambulanter Pflegedienst

4.1.2 Strukturdaten der pflegenden Angehörigen

www.bmfsfj.de
▶ Publikationen
▶ Suche:
„Möglichkeiten und Grenzen selbständiger Lebensführung in privaten Haushalten."
Hier finden Sie die Veröffentlichung „Möglichkeiten und Grenzen selbständiger Lebensführung in privaten Haushalten. Repräsentativbefunde und Vertiefungsstudien zu häuslichen Pflegearrangements, Demenz und professionellen Versorgungsangeboten" von Schneekloth & Wahl (2005).

Der Hauptteil der Pflege im häuslichen Bereich wird in Deutschland von Angehörigen geleistet. Die Zahlen der Pflegestatistik 2005 verdeutlichen dies eindrucksvoll: 980 000 pflegebedürftige Menschen wurden *allein* durch ihre Angehörigen versorgt. Bedenkt man ferner, dass auch bei vielen der 472 000 Klientinnen der ambulanten Pflegedienste ein Teil der Versorgung von Angehörigen gewährleistet wurde, dann ist die häufig verwendete Bezeichnung, Angehörige seien der „größte Pflegedienst der Nation", keinesfalls untertrieben.

Die von den Angehörigen durchgeführte Pflege wird häufig als informelle Pflege oder Laienpflege bezeichnet, ohne damit die Leistung, die die Angehörigen erbringen herabwürdigen zu wollen.

Doch wer sind die pflegenden Angehörigen? Zahlreiche Untersuchungen haben sich in den vergangenen Jahren dieser Fragestellung gewidmet und sind, wenn man es auf einen Satz reduzieren will, zu folgendem Ergebnis gekommen:

Die Hauptpflegeperson ist weiblich, über 50 Jahre alt, lebt mit der Pflegebedürftigen in einem Haushalt und ist nicht (mehr) erwerbstätig.

Eine differenziertere Darstellung liefert die folgenden Abbildung.

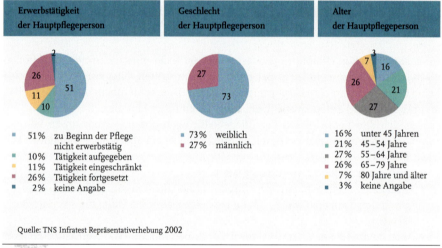

Quelle: TNS Infratest Repräsentativerhebung 2002

[1] Die Hauptpflegeperson

Die durch die Angehörigen geleistete Pflege ist nicht selten ein Fulltime-Job. Im Durchschnitt liegt der betriebene Pflegeaufwand bei 36,7 Stunden pro Woche. 64 % der Hauptpflegepersonen stehen ihren pflegebedürftigen Angehörigen dabei rund um die Uhr zur Verfügung.

Eine Konsequenz daraus zeigt sich auch in der Erwerbsbeteiligung: Je höher der Pflegeaufwand ist, desto geringer ist die Anzahl der pflegenden Angehörigen, die erwerbstätig sind. Zudem verschiebt sich das Verhältnis von Vollzeit- zu Teilzeitbeschäftigten mit steigender Pflegebedürftigkeit hin zur Teilzeitbeschäftigung.

Erhebungen konnten einen Zusammenhang zwischen Bildungsabschluss und einer Fortführung der beruflichen Tätigkeit aufzeigen: Je niedriger der Bildungsabschluss der Hauptpflegeperson, desto wahrscheinlicher ist eine Aufgabe oder Einschränkung der Erwerbsbeteiligung.

Interessant ist auch der Zusammenhang zwischen der potenziellen Bereitschaft, eine Angehörige zu pflegen und dem |sozialen Milieu: Im „traditionellen Unterschichtmilieu" ist die Bereitschaft zur Pflegeübernahme am höchsten, während sie im „liberalbürgerlichen Milieu" am niedrigsten ist.

soziales Milieu | 173

Pflegebedürftige im Privathaushalt

Zu Hause gepflegt werden — 4.2
Das „Zuhause": Wohnen und menschliches Wohlbefinden — 4.2.1

„My home is my castle."

Diese ursprünglich aus Großbritannien stammende Aussage ist weithin bekannt. Doch nur selten machen wir uns Gedanken darüber, wie viel Wahrheit in ihr steckt. Vielen von uns ist das Zuhause sehr kostbar. Ähnlich einem Schloss mit seinen verborgenen Schätzen, ist auch unser Zuhause voll mit persönlichen Schätzen, z. B. in Form von Andenken, lieb gewonnenen Gegenständen oder Erinnerungen, die wir mit unserem Zuhause verbinden und die viel über unser Leben und unsere Persönlichkeit aussagen. Daher ist es auch hier wie bei einem Schloss: Der Zutritt wird nicht jedem gewährt, sondern in der Regel nur Menschen, denen wir vertrauen. Dies gilt vor allem für Räumlichkeiten, die wir als besonders intim empfinden, wie z. B. das Schlaf- oder Badezimmer. Nicht umsonst verfügen viele Wohnungen über ein Gäste-WC. Eine Burg bietet den Bewohnern Schutz durch Gräben, Zugbrücken und Ritter. Einen Schutz bietet uns auch unser Zuhause: Wir fühlen uns sicher und geborgen, sind unbeobachtet und können daher ganz „wir selbst" sein, natürlich nur, solange wir mit den Menschen, mit denen wir unser Zuhause teilen, gut auskommen.

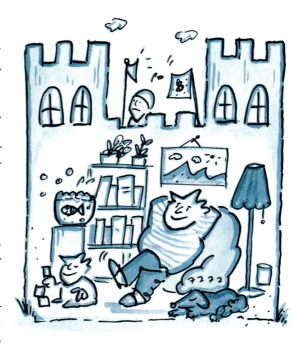

„Einen alten Baum verpflanzt man nicht."

Dieser Satz, der vielen von uns geläufig ist, betont die besondere Wichtigkeit, die das Zuhause für ältere Menschen hat. Nicht nur die Erinnerungen sind hier von Bedeutung, sondern auch die Sicherheit und Orientierung gebende Gewissheit, dass alles an seinem gewohnten Platz ist [Abb. 1 und 2]. Gerade für Menschen mit einer beginnenden Demenz ist dies wichtig. Seit Jahren und häufig Jahrzehnten beibehaltene Rituale können ihnen helfen, kognitive Einschränkungen zu kompensieren und einen geregelten Tagesablauf aufrechtzuerhalten.

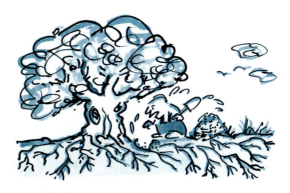

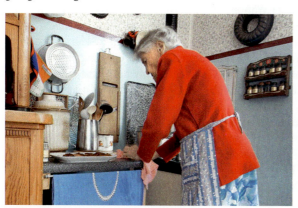

[2] Ältere Frauen finden sich in ihrer eigenen Küche meist gut zurecht.

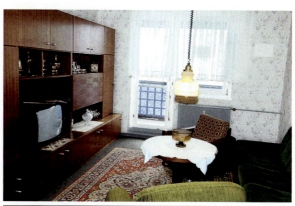

[3] Wohnzimmer als vertrauter Ort

57

Wohnen und Wohnkomfort

Das Bild der Wohnung hat sich in Mitteleuropa in den vergangenen Jahrhunderten rapide gewandelt. Hütten, die aus einem fensterlosen Raum bestanden, den Mensch und Tier miteinander teilten, gehören längst der Vergangenheit an. Lichtdurchflutete, helle Räume prägen den Zeitgeschmack.

Heute verfügt praktisch jede Wohnung über eine eigene Toilette und eine Küche. Dass die Kinder ihr eigenes Zimmer haben und nicht das Schlafzimmer mit ihren Eltern teilen, ist beinahe selbstverständlich geworden.

Auch elektrisches Licht und eine Heizung empfinden wir heute nicht mehr als Luxus. Für den allgemeinen Komfort sorgen Fernseher, Stereoanlage und Computer. Die Individualität und einen wohnlichen Charakter erhält eine Wohnung durch Tapeten, Möbel und Accessoires.

Der persönliche Geschmack wie auch die Lebenseinstellung drückt sich in der Ausstattung und Gestaltung der eigenen Wohnung aus. Müssen für Pflegebedürftige Hilfsmittel in die Wohnung integriert werden, sollten neben der Funktionalität auch immer die persönlichen Wünsche der Pflegebedürftigen wie auch der Angehörigen berücksichtigt werden. Ist es für die einen wichtig, Pflegeutensilien immer griffbereit und in der Nähe zu haben, möchten andere, dass alle für die Pflege notwendigen Materialien in Schränken verstaut werden, sodass die Wohnung weiterhin wohnlich aussieht und nicht wie ein Krankenzimmer.

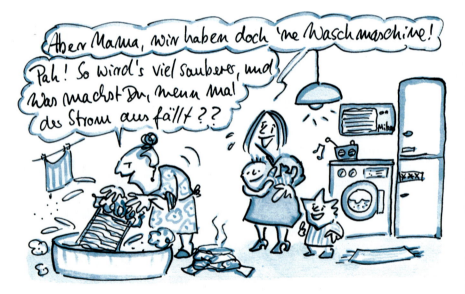

Die Bedeutung der „eigenen vier Wände"

Die erste eigene Wohnung: Für viele junge Menschen ist dies der Inbegriff von Freiheit und Unabhängigkeit. Je nach Persönlichkeit und Biografie kann sich dieses Bild aber auch wandeln. Gerade in Zeiten, in denen die Zahl der Singlehaushalte im Steigen begriffen und die Bezeichnung „Großstadtanonymität" zu zweifelhaftem Ruhm gekommen ist, kann eine eigene Wohnung auch Einsamkeit und Isolation bedeuten. Insbesondere dann, wenn körperliche Einschränkungen weitreichende Aktivitäten verhindern oder wenn man in eine neue Stadt zieht und auf Anschluss hofft, sind Wohngemeinschaften von der klassischen Studenten-WG bis hin zur Senioren-WG für viele Menschen zur Alternative geworden.

Unabhängig davon ist die Bedeutung der eigenen Wohnung in unserer Gesellschaft sehr hoch. Der Wunsch vieler Menschen, auch bei Pflegebedürftigkeit so lange wie möglich im eigenen Heim zu leben, wird durch die gesundheitspolitische Prämisse „ambulant vor stationär" unterstützt.

Die „Gastrolle" der Pflegenden

4.2.2

Anders als in stationären Pflegeeinrichtungen oder Krankenhäusern, in denen die Pflegenden automatisch als Fachkräfte wahrgenommen werden, kommen die Pflegenden, die in ambulanten Pflegediensten tätig sind, quasi als „Gäste" in die Privathaushalte der Pflegebedürftigen und werden häufig wie „Besucherinnen" empfangen [Abb. 1]. Ihnen muss der Spagat gelingen, sich einerseits in der gebotenen Zurückhaltung eines Gastes zu üben und andererseits ihre berufliche Identität als Pflegefachkraft zu wahren und auch als solche von den Klientinnen und ihren Angehörigen anerkannt zu werden.

Da die Wohnungen der Klientinnen in der ambulanten Versorgung zum Arbeitsplatz werden, ist eine besondere Umsicht auf Seiten der beruflich Pflegenden gefordert. Es ist unerlässlich, das Selbstbestimmungsrecht der Klientinnen und ihrer Angehörigen zu respektieren. Selbstverständlich gilt dies auch in der stationären Versorgung, bezieht sich im ambulanten Bereich aber im Besonderen auf die räumlichen Gegebenheiten. Während die Einrichtung eines Patientinnenzimmers im Krankenhaus sich an der Zweckmäßigkeit orientiert, legen Pflegebedürftige und Angehörige in ihrer Wohnung meist einen größeren Wert auf Aspekte der Ästhetik und Behaglichkeit. Hier gilt es, den Blick dafür zu behalten, dass die Pflegebedürftigen und teils auch ihre Angehörigen häufig rund um die Uhr in ihrer Wohnung sind und sich dort wohl fühlen sollen, während die Pflegenden die Wohnungen nach kurzer Zeit wieder verlassen. In einem gemeinsamen Entscheidungsprozess mit Klientinnen und ggf. Angehörigen muss versucht werden, geeignete Kompromisse zu finden, um Veränderungen zu ermöglichen, die aus pflegerischer Sicht nötig sind, wie z. B. die Zugänglichkeit des Pflegebettes von beiden Seiten oder das Beseitigen von Stolperfallen.

Anders als ein Gast haben ambulant Pflegende auch Zugang zu Räumlichkeiten, die als sehr intim empfunden werden, öffnen Schränke oder haben einen eigenen Schlüssel zur Wohnung. Als Pflegende sollte man sich bewusst darüber sein, dass dies einen großen Vertrauensvorschuss von Seiten der Pflegebedürftigen bedeutet. Damit aus diesem Vorschuss an Vertrauen ein Vertrauensverhältnis zwischen Pflegebedürftigen und Pflegefachkräften erwachsen kann, ist es wichtig, die Privatsphäre der Klientinnen, soweit es in den jeweiligen Situationen möglich ist, zu wahren und den Personalwechsel so gering wie möglich zu halten.

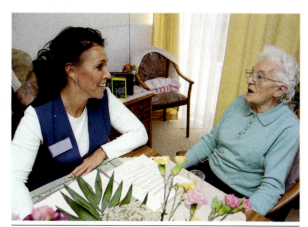

[1] Pflegende nehmen in der ambulanten Pflege eine Gastrolle ein.

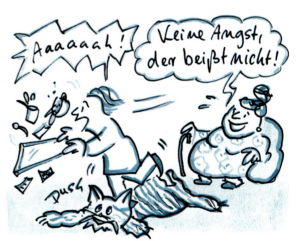

4.2.3 Das Erleben der Pflege aus Sicht der Pflegebedürftigen und ihrer Angehörigen

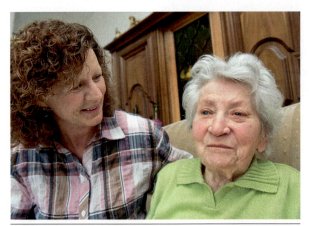

[1] Tochter pflegt ihre Mutter.

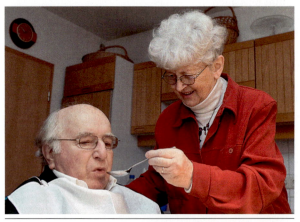

[2] Ehefrau pflegt ihren Mann.

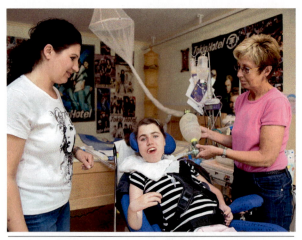

[3] Mutter pflegt ihre Tochter mit Unterstützung eines ambulanten Pflegedienstes.

Wie in allen Lebensbereichen, so ist auch das Erleben von Pflege im häuslichen Bereich individuell unterschiedlich und hängt zudem von zahlreichen Faktoren wie dem Alter der Pflegebedürftigen, dem Grad der Pflegeabhängigkeit und der Beziehung zu den Pflegenden ab. Dennoch gibt es einige Besonderheiten, die man sich bewusst machen sollte.

Für viele Menschen ist es eine Beruhigung und etwas sehr Positives, trotz Pflegebedürftigkeit ihre gewohnte Umgebung nicht verlassen zu müssen. Dennoch kann gerade diese häusliche Versorgung zu Scham bei den Klientinnen führen, insbesondere wenn die selbstständige Haushaltsführung nicht oder nur noch eingeschränkt möglich ist. Wie bereits erwähnt, wird das tägliche Erscheinen der Pflegefachkraft häufig als eine Art von „Besuch" wahrgenommen und ist sicher gerade für allein lebende Klientinnen auch ein wichtiger sozialer Kontakt. Normalerweise wird eine „Besucherin" von der gut gekleideten „Gastgeberin" in eine aufgeräumte Wohnstube gebeten. Ist dies auf Grund der Pflegebedürftigkeit nicht mehr möglich, ruft es häufig ein Gefühl der Unzulänglichkeit oder Unzufriedenheit hervor.

Besonderheiten ergeben sich auch im Bereich der informellen Pflege. Mit eintretender Pflegebedürftigkeit eines Familienmitgliedes verschiebt sich meist das Rollengefüge zwischen Pflegebedürftiger und den pflegenden Angehörigen. Wird ein Elternteil pflegebedürftig und übernimmt die Tochter die Pflege, dann wechselt die Fürsorgerolle, die zuvor der Elternteil innehatte, auf die Seite der Tochter [Abb. 1]. Auch wenn diese sich gerne um ihre Mutter oder ihren Vater kümmert, empfinden es doch viele ältere Menschen als unangenehm, ihren Kindern „zur Last" zu fallen. Ähnliches lässt sich auch innerhalb von Partnerschaften beobachten, beispielsweise wenn der Ehemann als vormaliger „Versorger" nun selbst versorgt werden muss [Abb. 2]. Pflegt eine Mutter ihr Kind, dann bleiben die als natürlich empfundenen Rollen unverändert: Die Mutter ist die diejenige, die das Kind umsorgt und das Kind empfängt ihre Fürsorge. Muss die Mutter nun einen Teil der Pflege an Pflegefachkräfte übergeben, kann dies zu Schuldgefühlen führen, weil sie ihre Aufgabe der Versorgung des Kindes in ihren eigenen Augen nicht vollständig gerecht wird [Abb. 3].

Einschränkungen und Belastungen von ambulant versorgten Pflegebedürftigen und ihren Angehörigen

Wird die Pflege von einem ambulanten Dienst sichergestellt, dann schränkt dies häufig Pflegebedürftige und Angehörige in ihrer Tagesgestaltung ein. Je nach benötigter professioneller Unterstützung sind die Pflegebedürftigen nicht frei in ihrer Wahl, wann sie aufstehen und zu Bett gehen möchten oder wann sie ihre Mahlzeiten einnehmen. Die Pflegebedürftigen müssen sich an den Zeiten orientieren, zu denen ihnen eine Pflegeperson zur Verfügung steht. Selbstverständlich wird von Seiten der Pflegedienste versucht, sich an den Wünschen der Klientinnen zu orientieren, doch es liegt auf der Hand, dass die zeitlichen Ressourcen eines Pflegedienstes es nicht zulassen, dass alle Klientinnen ihr Abendessen um 18 Uhr angereicht bekommen. Hierfür gilt es bereits bei den ersten Informationsgesprächen Verständnis zu wecken.

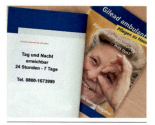

[4] „Rund-um-die-Uhr-Service"

Auch wenn die Pflegebedürftigen außerhalb der Betreuungszeiten akut Hilfe benötigen, steht ihnen nicht sofort eine Pflegeperson zur Verfügung. Zahlreiche ambulante Pflegedienste versuchen deshalb, durch das Angebot einer 24-Stunden-Erreichbarkeit ihren Klientinnen ein Gefühl der Sicherheit zu vermitteln [Abb. 4].

Während in der Mehrzahl der Fälle die Pflegefachkräfte nur wenige Minuten bis Stunden pro Tag in den Privathaushalten der Klientinnen verbringen, ist dies in der ambulanten Intensivpflege häufig anders. Bei einem Großteil dieser Klientinnen, allen voran die heimbeatmeten Menschen, wird Tag und Nacht die Betreuung durch eine Pflegefachkraft gewährleistet. Auch wenn es mit Sicherheit sehr positiv ist, dass auch diese schwerstpflegebedürftigen Menschen in ihrem gewohnten Umfeld versorgt werden können, so stellt es sowohl für sie selbst als auch für ihre Angehörigen eine Belastung dar, in ihrem eigenen Zuhause nie wirklich allein zu sein. Dieses Thema sollte daher immer wieder einfühlend aufgegriffen werden. Klare Vorstellungen der Angehörigen und Pflegebedürftigen können durch Vorschläge von Pflegenden ergänzt werden. In der ambulanten Intensivpflege hat es sich bewährt, dass bereits bei Vertragsabschluss mit den Klientinnen geklärt wird, welche Räumlichkeiten wann und in welcher Form genutzt werden können. Dazu gehört auch, in welcher Art und Umfang z. B. Bad/Toilette mit den dazugehörigen Materialien wie Seife oder Handtüchern den Pflegenden zur Verfügung gestellt werden.

Prädikator
Wortart, mit der einem Gegenstand eine Eigenschaft zu- oder abgesprochen wird.
praedicare, lat. = ankündigen, anzeigen, vorhersagen

Pflegende Angehörige oder Bezugspersonen empfinden die Pflege, die sie leisten, häufig als Belastung.

83 % der Hauptpflegepersonen fühlen sich durch die Pflege ihrer Angehörigen „eher stark" oder sogar „sehr stark" belastet (Infratest Deutschland, 2002). Wie und in welcher Form mit den Belastungen umgegangen wird, variiert dabei erheblich. Folgende |Prädikatoren gelten dabei als besonders belastend:

- Betreuung von kognitiv beeinträchtigten Pflegebedürftigen mit nächtlichem Hilfebedarf,
- hohe Pflegestufe (Stufe 3),
- Defizite in der Hilfsmittelversorgung,
- „Rund-um-die-Uhr-Verfügbarkeit" der Hauptpflegeperson sowie
- Fortsetzung einer Erwerbstätigkeit bei der Hauptpflegeperson (insbesondere bei männlicher Hauptpflegeperson).

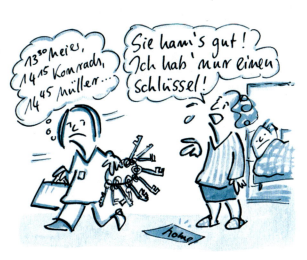

Die aufopferungsvolle Pflege, die Angehörige leisten, führt sie häufig nicht nur bis an die Grenzen ihrer körperlichen, sondern auch ihrer seelischen Belastbarkeit und darüber hinaus: Persönliche Interessen werden zurückgestellt, die Berufstätigkeit eingeschränkt oder ganz aufgegeben und soziale Kontakte außerhalb der eigenen Familie aus Zeitgründen nicht weiter gepflegt. Die Folge sind nicht selten Einsamkeit und depressive Symptome.

Wird die Belastung durch die Pflege zu groß, gibt es zahlreiche **Möglichkeiten der Entlastung pflegender Angehöriger**, über die eine Pflegefachkraft gezielt informieren können sollte. Sie bieten Unterstützung wie folgt:

- **Hilfe durch einen ambulanten Pflegedienst** kann gerade bei körperlich anspruchsvollen Tätigkeiten, wie der Körperpflege oder der Mobilisation, entlastend sein. Auch dem Austausch im Gespräch zwischen Klientin, Angehöriger und Pflegekraft kommt ein hoher Stellenwert zu.
- **Pflegekurse für Angehörige** werden von zahlreichen Organisationen kostenlos angeboten und vermitteln z. B. rückenschonende Pflegetechniken [Abb. 1].
- **Selbsthilfegruppen für pflegende Angehörige** existieren bereits in vielen Regionen und Städten und bieten die Möglichkeit des Erfahrungsaustauschs mit Gleichgesinnten [Abb. 2].
- **Kurzzeit-, Ersatz- bzw. Verhinderungspflege** bieten die Möglichkeit, dass bei Krankheit der Pflegeperson, Urlaub oder sonstiger Verhinderung die Fortführung der Pflege in einer Einrichtung der Kurzzeitpflege bzw. einem Pflegeheim durch eine weitere Angehörige oder einen ambulanten Pflegedienst sichergestellt wird.
- **Tagespflege** ermöglicht die Versorgung der Pflegebedürftigen tagsüber für mehrere Stunden in einer ambulanten Einrichtung. Bei vielen Einrichtungen wird auch der entsprechende Fahrdienst mit angeboten.
- **„Fahrbarer Mittagstisch"** wird von zahlreichen Hilfsorganisationen und privaten Anbietern entweder frisch zubereitet oder in gefrorenem Zustand angeboten [Abb. 3].
- **Informations- und Beratungsangebote** gibt es sowohl bei Beratungsstellen, über Bücher oder jederzeit verfügbar im Internet.

▼ Die meisten Leistungen werden durch die Pflegeversicherung oder andere zuständige Träger abgedeckt oder zumindest bezuschusst.

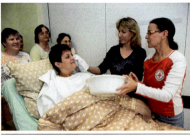
[1] Pflegekurs für Angehörige

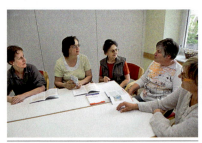
[2] Selbsthilfegruppe für pflegende Angehörige

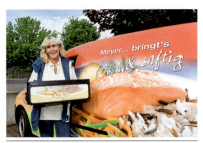
[3] „Fahrbarer Mittagstisch"

Die pflegerische Klientel in ihrem Lebenskontext wahrnehmen

5

Kinder und Jugendliche

5 Kinder und Jugendliche

5.1	**Entwicklung im Kindes- und Jugendalter**	**67**

5.1.1	Körperliche Entwicklung	67
Entwicklung des Knochenskeletts		67
Motorische Entwicklung		69
Sensomotorische Entwicklung		69
Organentwicklung		70
Assessmentinstrumente		70

5.1.2	Sprachentwicklung	71
Spracherwerb		71
Störungen der sprachlichen Entwicklung		71
Sprachförderung		72

5.1.3	Kognitive Entwicklung nach Piaget	73
Sensomotorische Stufe (Geburt bis zum 2. Lebensjahr)		73
Stufe präoperationalen Denkens		74
Stufe der konkreten Operationen		74
Stufe der formalen Operation		74

5.1.4	Psychosoziale Entwicklung	75
Psychosexuelle Entwicklung nach Freud		75
Psychosoziale Entwicklung nach Erikson		77
Moralische Entwicklung nach Kohlberg		78

5.2	**Erziehung und Sozialisation im Kindes- und Jugendalter**	**79**

5.2.1	Begriffsbestimmung	79

5.2.2	Einfluss verschiedener Erziehungs- und Sozialisationsinstanzen	80
Primäre Sozialisation		80
Sekundäre Sozialisation		80

5.2.3	Einfluss von Erziehungs- und Sozialisationsprozessen auf Gesundheit und Krankheit	81

5.3	**Prävention und Gesundheitsförderung bei Kindern und Jugendlichen**	**82**

5.4	**Krankheitsverständnis, -erleben und -verarbeitung von Kindern und Jugendlichen**	**84**

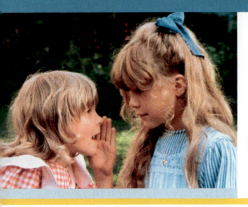

Kinder und Jugendliche

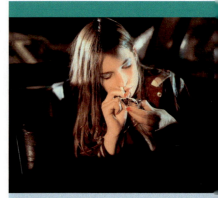

Gegenstand dieses Kapitels ist insbesondere die Entwicklung vom Kind zum Erwachsenen. Ein Thema, dessen sich die Literatur in vielfältiger Weise angenommen hat. Zahlreiche der folgenden Romane und Erzählungen sind verfilmt worden und haben dadurch einen besonders hohen Bekanntheitsgrad erreicht.

„Wenn du echt was darüber hören willst, wirst du wahrscheinlich als erstes wissen wollen, wo ich geboren bin und wie meine ganze beschissene Kindheit abgelaufen ist ..." So beginnt er, Salingers berühmter Roma „Der Fänger im Roggen". Holden Caulfield, der sechzehnjährige Protagonist wird in drei Tagen erwachsen. Nach Holdens Empfindung lässt ihn der Wandel vom pubertären Jugendlichen zum verantwortlichen Erwachsenen endlich verspüren, was Glück bedeutet.

Das menschliche Dasein hat viele Facetten. Der Mensch, das so genannte „höhere Wesen", befindet sich zeit seines Lebens in einem Entwicklungsprozess. Besonders intensiv und augenfällig ist diese Entwicklung im Kindes- und Jugendalter. Literatur über die spannungsreiche Zeit, in der Jugendliche erleben, wie sie zunehmend zu stimmberechtigten Mitgliedern der Gesellschaft werden und immer mehr an Verantwortung übernehmen, wird unter den Genres Bildungs-, Jugend- oder Entwicklungsroman zusammengefasst. Als Klassiker dieser Gattung gilt Goethes „Wilhelm Meisters Lehrjahre". Auf dieses Werk geht die Dreiteilung „Jugendjahre – Wanderjahre – Meisterjahre" zurück: Im Verlauf der Erzählung erkennt der junge Protagonist, wie fremd er sich in seiner Welt fühlt, er macht unterschiedliche Erfahrungen und söhnt sich zuletzt mit der Welt aus, in die er sich als Erwachsener integriert.

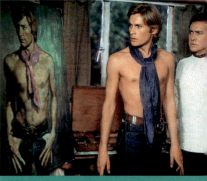

Mit den Jahrhunderten, ja Jahrtausenden, haben sich die Bedingungen, unter denen junge Menschen aufwachsen, immer wieder stark verändert. Dennoch sind bis heute Astrid Lindgrens „Michel aus Lönneberga" oder „Madita" für junge Leserinnen spannend, obwohl – oder vielleicht auch weil – die Hauptfiguren ohne Gameboy aufwachsen.

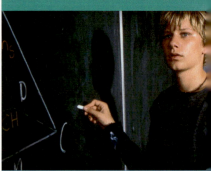

5

Kinder und Jugendliche

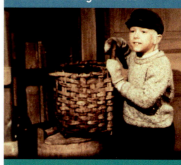

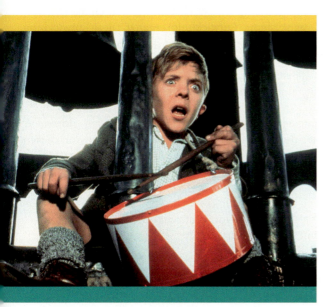

Heranwachsen ist zu jeder Zeit abwechslungsreich und nicht immer unproblematisch, wie Erzählungen wie „Die große Flatter" von Leonie Ossowski oder das biografische Buch „Wir Kinder vom Bahnhof Zoo" über die Drogenkarriere der jungen Christiane F. eindringlich zeigen. Die Figuren dieser Texte finden in ihrer Familie und dem sozialen Umfeld nicht den Halt, den sie suchen, die Liebe und Anerkennung, die sie fördert. Jonas in Gudrun Pausewangs „Einfach abhauen" hat sich aus diesem Grund dafür entschieden, alles für eine Zeit hinter sich zu lassen. Er fliegt nach Südamerika, um sich und seine Grenzen besser kennen zu lernen.

Manche literarische Figuren verweigern sich gezielt dem Erwachsenwerden – samt den damit einhergehenden Verpflichtungen. So geschehen bei Oscar Wildes Dorian Gray („Das Bildnis des Dorian Gray") an dessen Stelle ein Portrait seiner selbst altert. So wird Dorian Gray immer maßloser und grausamer, während sein Anblick, seine äußere Hülle, die eines jungen, makellosen Mannes bleibt.

Dem Altern verweigert sich auch Günter Grass' Sonderling Oskar Mazerath in „Die Blechtrommel". Seit seinem dritten Lebensjahr wächst er nicht mehr. So erlebt er die Welt der Erwachsenen scheinbar aus der Sicht des ewigen Kindes. Die Blechtrommel wird zu seinem Sprachrohr und zur Möglichkeit, sich Situationen zu vergegenwärtigen, an welchen er nicht selbst beteiligt war.

Entwicklung ist nicht immer leicht. Dies erfährt Eva in Bitterschokolade (Mirjam Pressler), als sie Michael kennenlernt – der sie mag, obwohl sie nicht schlank und beliebt ist. Schule, Lernen, Freundschaft, Außenseitertum und die erwachende Sexualität prägen das Leben junger Menschen besonders – so werden sie auch zu Romanmotiven wie in Hermann Hesses „Unterm Rad" oder in Benjamin Leberts „Crazy".

Haben wir es mit jungen Patientinnen zu tun, so sind auch diese von den zahlreichen Entwicklungs- und Reifeprozessen gekennzeichnet. Kinder und Jugendliche unterscheiden sich von Erwachsenen nicht nur durch motorische und kognitive Fähigkeiten, sondern auch durch ihre Art und Weise, die Umwelt wahrzunehmen und auf sie zu reagieren. Dies beeinflusst maßgeblich ihr Erleben von Krankheit und Genesung und ist somit ein wichtiger Faktor in der Interaktion mit ihnen.

Oskar in „Oskar und die Dame in Roa" (Eric-Emmanuel Schmitt) ist ein Beispiel von kindlicher Krankheitsbewältigung. Er ist gerade mal zehn Jahre alt, als er von seinem nahenden Tode erfährt. Er schreibt einen Brief an den lieben Gott. „Man nennt mich Eierkopf, ich sehe aus wie sieben, ich bin im Krankenhaus wegen meinem Krebs, und ich habe noch nie mit dir geredet, weil ich nämlich nicht daran glaube, dass es dich gibt."

5.1 Entwicklung im Kindes- und Jugendalter

Das Kindes- und Jugendalter ist durch eine Vielfalt an körperlichen und seelischen Wachstums- und Entwicklungsprozessen geprägt. Als Wachstumsprozess wird der quantitative Wandel des Körpers bezeichnet. Ihn kann man durch einfache Verfahren messen (z. B. Körpergröße, Körpergewicht). Das Wachstum wird durch die Differenzierung und Vernetzung der Organsysteme (Entwicklung) ergänzt. Diese Entwicklung beinhaltet die Entfaltung persönlicher Eigenschaften und geistiger Fähigkeiten (z. B. Sprechen). Sie sind sowohl durch die Erbanlagen als auch durch die Umwelt beeinflusst. Die Entwicklung eines Menschen erstreckt sich über das ganze Leben: von der Eizelle bis zum Tod. Im Kindes- und Jugendalter sind die Veränderungen jedoch besonders stark zu beobachten.

Jedes Kind entwickelt sich individuell unterschiedlich. Alle Angaben zur „normalen" Entwicklung sind daher immer nur ein Richtwert. Auch Abweichungen von diesen Richtwerten sind damit durchaus „normal". Um jedoch starke Entwicklungsverzögerungen und deren Ursachen zu erkennen, ist eine Kenntnis der Entwicklungsphasen vonnöten.

Bei der Beschreibung der Entwicklung gelten folgende Prinzipien:
- Jeder Mensch entwickelt sich in seinem individuellen Tempo.
- Die Entwicklung verläuft in Abhängigkeit vom Alter – in einer logischen Abfolge.
- Die Entwicklung verläuft allmählich.

Auf Grund dieser Faktoren werden im Folgenden immer wieder Orientierungswerte benannt, die die Einschätzung des Entwicklungsstandes eines Kindes erleichtern. Diese Orientierungswerte können auf Grund der individuellen Entwicklung und vieler Einflussfaktoren nicht wie ein Maßband angelegt werden. Entscheidend für die Einschätzung der Entwicklung eines Kindes ist der Vergleich mit seinen eigenen Werten, beispielsweise seiner Gewichtsentwicklung seit der Geburt.

5.1.1 Körperliche Entwicklung

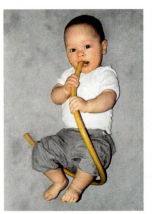 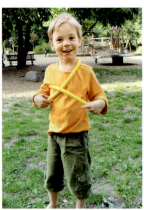

[1] Oscar mit 6 Monaten (links) und vier Jahre später im Alter von 4 1/2 Jahren (rechts)

Vorsorge- und Früherkennungsuntersuchungen 2 | 64

Die körperliche Entwicklung eines Kindes ist gut zu erkennen. Gerade, wenn man ein Kind über einen längeren Zeitraum nicht gesehen hat, fällt einem auf, wie sehr es gewachsen ist [Abb. 1]. Die körperliche Entwicklung eines Kindes wird i. d. R. im Rahmen der |Vorsorgeuntersuchungen dokumentiert und mit der „normalen" Entwicklung verglichen. Kleinere Abweichungen sind normal; sie können aber auch – besonders, wenn sie plötzlich auftreten – Zeichen einer Erkrankung sein. Veränderungen der individuellen Entwicklung sind oft diagnostisch bedeutsamer als kleinere Abweichungen von Durchschnittswerten. Weichen die Maße eines Kindes deutlich vom altersgemäßen Durchschnitt ab, so wird eine Entwicklungsstörung vermutet.

Entwicklung des Knochenskeletts

Die Schädelknochen sind bei der Geburt relativ weich und ermöglichen dem Schädel mit seinen Schädelnähten und Fontanellen, sich während der Geburt dem Geburtskanal anpassen zu können. Durch diese lockeren Verbindungen kann das Schädeldach dem raschen Wachstum des Gehirns besonders im ersten Lebensjahr nachkommen. Das Schädelwachstum ist im 5. Lebensjahr so gut wie abgeschlossen. Schädelnähte und die kleine Fontanelle sind schon kurze Zeit nach der Geburt nicht mehr tastbar. Die |Zahnentwicklung ist ca. mit dem 16. Lebensjahr abgeschlossen.

Der **Kopfumfang** gibt Auskunft über das adäquate Wachstum von Schädelknochen und Gehirn. Die Messung erfolgt mittels eines Maßbandes und gibt den maximalen horizontalen Umfang oberhalb der Ohren an [Abb. 2].

Die |Epiphysen der Röhrenknochen sind beim Embryo zunächst noch knorpelig. Sie verknöchern während der ersten Lebensjahre. In diesem Zeitraum entwickeln sich in ihnen ein oder mehrere Knochenkerne (Ossifikationszentren), die nach allen Seiten hin vorwachsen, bis nur noch die Epiphysenfuge übrig bleibt. In ihr findet das Längenwachstum des Knochens statt, indem fortlaufend Knorpelgewebe gebildet und in Knochengewebe umgewandelt wird. Mit Hilfe von Röntgenaufnahmen des Handgelenks können die Knochenkerne und Epiphysenfugen dargestellt und auf Basis ihrer Anzahl, Größe und Form das Skelettalter eines Kindes bestimmt werden.

Das **Längenwachstum** der Röhrenknochen endet mit der Verknöcherung der Epiphysenfuge bei Frauen im Alter von ca. 18 Jahren und bei Männern im Alter von ca. 20 Jahren. Auf das Längenwachstum förderlich wirken sich bestimmte Hormone (z. B. |Somatropin und |Thyroxin) sowie Vitaminzufuhr (A, C, D) aus. Hemmend wirken u. a. das |Parathormon sowie Geschlechtshormone. Aus diesem Grund ist die Einnahme der |"Pille" bei Mädchen, die das Wachstum noch nicht beendet haben, problematisch.

Die Körpergröße bei Säuglingen wird mit Hilfe von Maßbändern oder Messmulden bestimmt [Abb. 3 und 4]. Bei älteren Kindern wird die Größe im Stehen erfasst [Abb. 5].

Das **Körpergewicht** ist u. a. Ausdruck des |Ernährungszustands. Kinder nehmen mit zunehmendem Alter kontinuierlich zu.

Passives Bewegungssystem **1** | 176

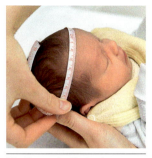

[2] Messen des Kopfumfangs

Zahnentwicklung **1** | 109
Epiphysen **1** | 177

Somatropin **2** | 727
Thyroxin **2** | 728
Parathormon **2** | 728
Pille **2** | 799
Ernährungszustand **1** | 233

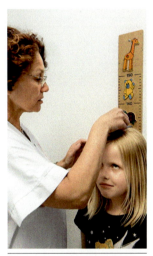

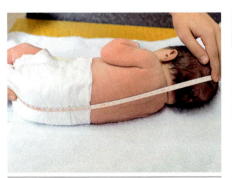

[3] Längenmessung des Säuglings mit Maßband

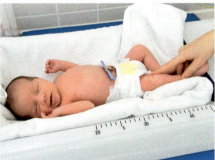

[4] Längenmessung des Säuglings in der Messmulde

[5] Längenmessung eines Kindes an der Messlatte

Perzentilen 1 | 233

Die „Normalität" des Körpergewichts und der Körpergröße werden anhand von |Perzentil- oder Wachstumskurven eingeschätzt. Als „normal" gelten bei Verwendung von Perzentilen im Allgemeinen die Maße zwischen den Perzentilen 3 und 97. Liegen Kinder unter der 3. oder über der 97. Perzentile, sind ärztliche Begutachtungen erforderlich.

Die folgende Tabelle gibt eine Übersicht über die Entwicklung von Körpergröße und -gewicht sowie Kopfumfang.

Alter	Körpergröße	Körpergewicht	Kopfumfang
Neugeborenes	ca. 50 cm	3 – 3,5 kg	ca. 35 cm
4 – 5 Monate	ca. 60 cm	6 – 7 kg (Geburtsgewicht verdoppelt)	
1 Jahr	ca. 75 cm	9 – 10,5 kg (Geburtsgewicht verdreifacht)	Mädchen ca. 46 cm Jungen ca. 47 cm
4 Jahre	ca. 100 cm (Geburtsgröße verdoppelt)	15 – 17,5 kg (Geburtsgewicht verfünffacht)	
6 Jahre	ca. 120 cm	18 – 21 kg (Geburtsgewicht versechsfacht)	
12 Jahre	ca. 150 cm	40 kg	Mädchen ca. 54 cm Jungen ca. 56 cm

Die Körperproportionen ändern sich im Wachstumsverlauf. Diese Änderung wird **Gestaltwandel** genannt. Die Länge der Beine im Verhältnis zum gesamten Körperlänge beträgt beim Neugeborenen ein Drittel, beim Erwachsenen ca. die Hälfte. Das Verhältnis von Körperlänge und Kopfhöhe beträgt beim Neugeborenen 4 : 1 und beim Erwachsenen 8 : 1 [Abb. unten].

In den hochzivilisierten Ländern haben die Wachstumsgeschwindigkeit und Endgröße durch den höheren Lebensstandard und die damit einhergehende bessere Ernährung stetig zugenommen.

Gestaltwandel

Veränderung der Körperproportionen im Verlauf der Entwicklung.

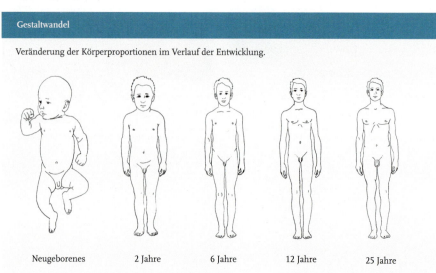

Neugeborenes   2 Jahre   6 Jahre   12 Jahre   25 Jahre

Kinder und Jugendliche

Motorische Entwicklung

Die |Bewegungsentwicklung passt sich den Umweltbedingungen an. Sie beginnt bereits im Mutterleib und kann schon früh sonografisch erfasst werden.

Bewegungs-
entwicklung **1** | 121

Die Motorik des Neugeborenen umfasst Reaktionen, Reflexe und koordinierte Bewegungen. Während der ersten Lebensjahre kommt es zur zunehmenden Differenzierung des Nervensystems: Synapsen bilden sich aus und es kommt zur Myelinreifung der Nervenbahnen (**Nervengewebe** **1** | 70). Diese Veränderungen spiegeln sich im motorischen Verhalten, im Wechsel von Wahrnehmen und Bewegen wider. Das Kind lernt zunehmend, seine Bewegungen zu steuern, und übt sich in der selbstständigen aufrechten Fortbewegung. Nach der Entwicklung des Greifens und des Gehens verbessert sich die Koordination zunehmend. Die Motorik des Kleinkindes ist noch leicht störbar und wird zunehmend sicherer. Im Schulalter ist der Gleichgewichtssinn stabil, die manuelle Geschicklichkeit ist ausgeprägt.

Sensomotorische Entwicklung

Das Zusammenspiel von sensorischen und motorischen Leistungen ermöglicht die Steuerung und Kontrolle von Bewegung und ist eng verknüpft mit der seelisch-geistigen Entwicklung. Schon das Neugeborene nimmt in dieser Lebensphase seine Umwelt wahr. Sensorische Wahrnehmungen wie Sehen, Hören, Riechen, Schmecken und der Gleichgewichtssinn prägen sich zunehmend aus. Von großer Bedeutung sind der Tast- und der Temperatursinn.

In der Säuglingszeit erweitert sich der Lebensbereich des Kindes durch seine sensorische und motorische Differenzierung wie folgt:

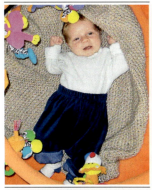 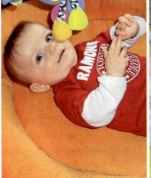 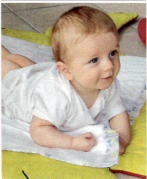 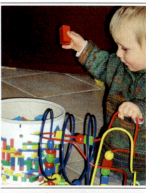

2. Lebensmonat	3. Lebensmonat	6. – 7. Lebensmonat	8. – 12. Lebensmonat
Der Säugling hört und sieht zunehmend zielgerichtet. Das Lächeln als Reaktion auf Zuwendung beginnt sich auszuprägen.	Der Säugling wendet sich Umweltreizen intensiver zu, wie z. B. Schall- und Lichtquellen. Er kann Gesichter erkennen, greift nach Gegenständen und führt sie zum Mund (Hand-Augen-Koordination). Bewegungen werden gezielter und sind weniger Ausdruck von Reflexen.	Mit dem Sitzen und dem Kriechen gewinnt der Säugling neue Perspektiven. Er unterscheidet vertraute von fremden Menschen.	Das Kind erlernt den Gebrauch von Werkzeug und zieht gezielt Gegenstände zu sich her.

Organentwicklung

Alle Organe sind bei der Geburt angelegt und funktionsfähig. Dennoch müssen sich die Organe an ihre neuen Funktionen und Aufgaben gewöhnen. Dies geschieht bei |Neugeborenen in der Regel in den ersten Tagen bis Wochen nach der Geburt. Allerdings gibt es auch Besonderheiten bzw. länger dauernde Wachstums- und Reifevorgänge.

Das Gewicht des **Gehirns** verdoppelt sich im ersten Lebensjahr durch das Wachstum der Axone und Dendriten auf ca. 800 g. Die Anzahl der Nerven nimmt hingegen nicht zu. Die Anzahl der Synapsen ist ungefähr doppelt so hoch wie beim Erwachsenen und sie können sich weiter aus- sowie umbilden. Am Ende des 4. Lebensjahrs hat sich das Geburtsgewicht des Gehirns verdreifacht, bei Erwachsenen wiegt es ca. 1400 g. Damit einhergehend wächst der knöcherne Schädel sowie anhängende Strukturen.

Die |**lymphatischen Organe** (z. B. Thymusdrüse, Tonsillen) sind bei Kindern i. d. R. größer als bei Erwachsenen. Sie |regredieren bis zum 6. Lebensjahr bei gleichzeitiger Reifung. Damit ist auch zu erklären, dass Kleinkinder viel häufiger an |Mittelohrentzündungen leiden, da durch die Größe der Tonsillen die noch relativ kurzen und weiten Ohrtuben verlegt sein können und damit eine Infektion begünstigen.

Die **Verdauungssäfte** des Magen-Darm-Safts verändern ihre Zusammensetzung infolge der veränderten Nahrungsmittelaufnahme. Sind sie bei Säuglingen noch auf die Verdauung der (Mutter-)Milch ausgerichtet, werden für die Aufspaltung komplexerer Nahrungsmittel weitere Enzyme benötigt. Aus diesem Grund ist ein stufenweiser |Breikostaufbau im Säuglingsalter notwendig.

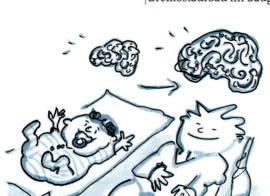

Das Gewicht der **Leber** beträgt beim Säugling ca. 1/20 des Körpergewichts, während es beim Erwachsenen nur noch 1/50 des Körpergewichts ausmacht. Dies hängt damit zusammen, dass die Leber in der Fetalzeit Ort der Blutzellenbildung ist. Trotz des verhältnismäßig hohen Gewichts ist die Entgiftungsfunktion der Leber bei Kindern eingeschränkt. Auch aus diesem Grund müssen Arzneimitteldosen bei Kindern anders berechnet werden als bei Erwachsenen.

Die **Nierenfunktion** ist bei Kindern noch nicht voll entwickelt. Die Resorptionsfähigkeit ist im Vergleich zu Erwachsenen schwächer ausgeprägt, gleichzeitig wird weniger Salz ausgeschieden. Daher dürfen Kinder nur eingeschränkte Mengen Salz zu sich nehmen.

Die **Geschlechtsorgane** (weibliche/männliche Sexualfunktion **2**|771) werden erst in der Pubertät durch veränderte Hormonproduktion „aktiviert". Es kommt zur Geschlechtsreife.

Assessmentinstrumente

www.entwicklungsdiagnostik.de
Hier finden Sie unterschiedliche Testverfahren und zahlreiche Erläuterungen zur Entwicklungsdiagnostik.

Mit Hilfe der *Denver Entwicklungsskalen* und anderer Tests zur Entwicklungsdiagnostik können der Grad der Kontaktfähigkeit, Grobmotorik, Feinmotorik und Sprache bei Kindern beurteilt werden. Mit Hilfe der *Münchner funktionellen Entwicklungsdiagnostik (MFED 1)* wird die Bewegungs-, Sinnes-, Sprach- und Sozialentwicklung in Verhältnis zum Lebensalter gesetzt. Diese Assessmentinstrumente werden in der Regel von Fachärztinnen und Physiotherapeutinnen genutzt.

Neugeborene **2**|63

regredieren
sich zurückentwickeln
regredi, lat. = zurückgehen

Mittelohrentzündung **1**|225
Beikostaufbau **1**|293

Sprachentwicklung 5.1.2

Spracherwerb

Kinder finden sich nach der Geburt in einer sprachgeprägten Welt wieder und lernen weitgehend selbstständig sprechen, um mit anderen in gezielten verbalen Kontakt zu treten. Dem eigentlichen Spracherwerb geht die so genannte Lallperiode voran. Diese ist durch die Aneinanderreihung von gleichen Lauten gekennzeichnet und verweist auf eine lustbetonte Stimmung. Ihr folgt die Nachahmungsphase, in der Lautkomplexe ohne Sinngehalt (für die Zuhörenden) formuliert werden. Anschließend entwickelt sich die Sprache, wobei das Wortverständnis dem Sprechen lange voraus geht. Das Wortverständnis entwickelt sich in Kombination mit der Beobachtung von Mimik, Gestik und Tonfall.

Sprachentwicklung und Spracherwerb bei Kindern **1** | 454

Störungen der sprachlichen Entwicklung

Sprachentwicklungsstörungen können auftreten, wenn Kinder keine ausreichende Anregung und sprachliche Zuwendung erhalten. Dazu gehört auch der mangelnde Kontakt mit gleichaltrigen Kindern. Kinder, die z. B. exzessiv fernsehen, können entsprechende Störungen ausprägen. Auch andere Entwicklungsstörungen (sowohl körperliche als auch psychische) können sich auf der sprachlichen Ebene äußern.

Ein geringer Wortschatz ist bei Schulanfängern relativ häufig anzutreffen. Auch der Bau von korrekten Sätzen scheint oft zu wenig geübt. Hinzu kommen Konzentrationsstörungen.

Sprachstörungen umfassen Störungen in der Bildung sinnvoller Worte. Die Fähigkeit, die Bedeutung von Worten zu erkennen, ist unzureichend ausgeprägt. Wenn die Kinder einen Gegenstand in der Hand haben, können sie seinen Namen nicht benennen. Damit einhergehend kann es zu weiteren Entwicklungsverzögerungen kommen. Sprachstörungen können auf Funktionsstörungen des Gehörs basieren, daher wird im Rahmen der |U 2 gezielt das Hörvermögen getestet [Abb. 3] und bei den weiteren Vorsorgeuntersuchungen immer wieder überprüft.

U 2 **2** | 64

Sprechstörungen liegen dann vor, wenn Kinder Worte nicht richtig aussprechen können. Manche Kinder erleben bis zur Einschulung vorübergehend leichte Sprechstörungen wie z. B. Stottern oder Lispeln. Diese Sprechstörungen können sich von alleine wieder legen oder bedürfen der gezielten logopädischen Behandlung [Abb. 2].

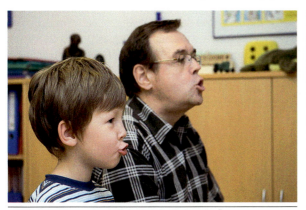

[2] Bei Sprechstörungen können gezielte logopädische Übungen Abhilfe schaffen.

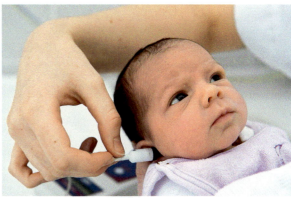

[3] Prüfung des Hörvermögens bei der U 2

Sprachförderung

Ein Kind sprachlich zu fördern bedeutet, es in seinen Sprachlernprozessen zu unterstützen. Zum Sprachlernprozess gehören neben dem altersgemäßen Wortschatz und der Fähigkeit, Sätze zu bilden sowie einzelne Laute richtig auszusprechen, auch die Sprechgestaltung (Stimmmelodie und Silbenbetonung, Einsatz von Mimik und Gestik) und die kommunikative Kompetenz. Unter kommunikativer Kompetenz wird die Fähigkeit verstanden, mit anderen situations- und partnergerecht zu kommunizieren. Der Sprachproduktion geht ein Sprachverständnis voraus. Das heißt, um Wörter richtig einsetzen zu können, müssen sie in ihrer Bedeutung verstanden sein.

Kinder lernen die Bedeutung von neuen Worten nicht durch gezielte Wortlernübungen, sondern in der sozialen Interaktion. Die frühe Sprachförderung beruht daher auch darauf, auf spielerische Art und Weise z. B. Bilder (in der Realität oder im Bilderbuch) in Bezug zu den dazu passenden Worten zu bringen. Zeigt ein Kind auf ein anderes Kind und sagt „Da, da", reagiert die Bezugsperson darauf mit „Richtig, das ist ein Kind" und im nächsten Moment „Und schau, da ist der Papa von dem Kind" [Abb. 1]. Durch die in alltägliche Handlungen integrierte Wiederholung prägen sich Kinder sehr schnell die richtigen Begriffe ein.

> online
> www.kinderbuch-couch.de/kindgerechte-foerderung-der-sprache-zeittafel-der-sprachentwicklung.html
> Hier finden Sie hilfreiche Anregungen zur altersgerechten Förderung der Sprachentwicklung.

Haben Kinder bereits einen Grundwortschatz erworben, gilt es, die Erweiterung des Wortschatzes zu fördern. Auch dies kann im spielerischen Kontext oder kontinuierlich in Alltagssituationen erfolgen. Soll die Erweiterung des Wortschatzes gezielt erfolgen, bietet sich eine themenbezogene Arbeit an. Hierbei können altersgemäße Bücher oder Spiele als Ausgangsbasis dienen. Kinder haben i. d. R. eine große Faszination an Tieren. So können Memorys oder Themenbücher dazu genutzt werden, das Lebensumfeld der Tiere zu erkunden und die neu gelernten Worte einzusetzen. Schaut man sich z. B. das Bild eines Elefanten an, kann man dem Kind erklären, dass der Elefant einen langen Rüssel hat und in der Savanne lebt. Hieraus ergeben sich für das Kind Fragen, die in einen Dialog münden, z. B. „Wozu hat der Elefant einen Rüssel?", „Damit kann er die Äste von den Bäumen greifen", „Warum macht er das?", „Elefanten ernähren sich von Blättern und Ästen", „Warum essen sie nicht etwas anderes?", „Weil es in der Savanne nur Bäume und Gräser gibt". Nun kann das Kind aufgefordert werden, diese Zusammenhänge einem anderen Kind zu erklären oder einem selbst noch einmal zu erzählen.

Im Vordergrund der Sprachförderung stehen also sowohl der passive Spracherwerb (das Verständnis der Wortbedeutungen) als auch das aktive Sprechen. Zuwendung insbesondere durch die Eltern/Bezugspersonen, aber auch durch alle anderen Menschen im (Krankenhaus-)Umfeld ist dabei eine grundlegende Voraussetzung. Ebenso müssen Kinder aktiv an Kommunikation teilhaben, um kommunikative Kompetenz zu erwerben.

Eine gezielte Sprachförderung bei Sprach- oder Sprechstörungen erfordert in der Regel eine professionelle Unterstützung, z. B. durch Logopädinnen. Viele Bundesländer haben inzwischen Sprachförderungsprogramme für Schulen und Kindergärten entwickelt, die auch im Internet abrufbar sind. Diese Programme richten sich zwar an Erzieherinnen und Lehrerinnen, sind jedoch in Auszügen durchaus auch im Stationsalltag einsetzbar.

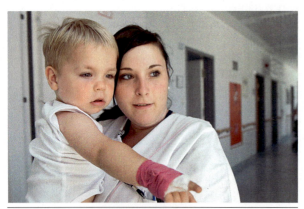

[1] Sprachförderung erfolgt durch in alltägliche Handlungen integrierte Wiederholung.

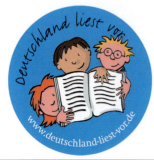

[2] Die Aktion „Deutschland liest vor" fördert durch zahlreiche Veranstaltungen und so genannte Lesepatenschaften die Auseinandersetzung von Kindern mit Büchern.

Kinder und Jugendliche

Kognitive Entwicklung nach Piaget

5.1.3

Die kognitive Entwicklung kann nach dem Schweizer Psychologen Jean Piaget in vier Stufen gegliedert werden. Piaget beobachtete zunächst das Verhalten seiner eigenen Kinder. Er stellte ihnen bestimmte Aufgaben, beobachtete ihre Reaktion, veränderte die Aufgabenstellung und beobachtete erneut ihre Reaktion. Er interessierte sich dabei primär dafür, wie Kinder spezifische, durch sinnliche Erfahrung erworbene Reaktionen in allgemeine abstrakte Begriffe überführen. Besonders bekannt geworden ist sein „Umschüttexperiment": Kinder erkennen, ob sich die gleiche Menge Flüssigkeit in gleich großen Gefäßen befindet. Ist jedoch die jeweils gleiche Menge Flüssigkeit in einem hohen, schmalen Gefäß und in einem niedrigen, weiten Gefäß, erkennen sie dies nicht. Wird nun die Flüssigkeit vom niedrigen, weiten Gefäß in ein hohes, schmales Gefäß gegossen, wissen Fünfjährige zwar, dass in dem hohen, schmalen Gefäß dieselbe Flüssigkeit enthalten ist (qualitative Identität), denken jedoch, dass sich die Flüssigkeit vermehrt hat. Sechsjährige sind bei der gleichen Beobachtung eher unsicher, denken jedoch auch, dass in dem hohen, schmalen Gefäß mehr enthalten sei. Siebenjährige hingegen „wissen", dass die Flüssigkeit sich nicht vermehren kann und es somit keinen Unterschied gibt. Sie vertrauen auf eine abstrakte Regel, während die jüngeren noch dem Augenschein glauben, nach dem eine größere Höhe eigentlich für „mehr" steht.

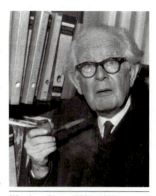

[3] Jean Piaget (1896–1980), Schweizer Psychologe

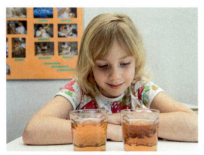

[4] Dieses fünfjährige Mädchen erkennt, dass beide Gläser gleich viel Früchtetee enthalten.

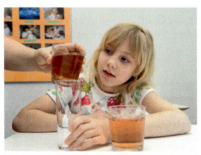

[5] Jetzt wird der Früchtetee in ein hohes und schmales Glas umgefüllt.

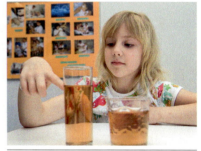

[6] Das fünfjährige Mädchen denkt nun, dass im hohen, schmalen Glas mehr Früchtetee enthalten ist.

▶ Piagets Leistungen sind bis heute unbestritten. Jedoch konnte mit modernen Methoden der Laborpsychologie tiefer gehende Erkenntnisse über die kognitive Entwicklung von Kindern gewonnen werden, die sich nicht immer mit Piagets Deutungen decken. Piagets Entwicklungsstufen bieten sich jedoch nach wie vor zur grundlegenden Betrachtung der kognitiven Entwicklung an.

Sensomotorische Stufe (Geburt bis zum 2. Lebensjahr)

Die sensomotorische Stufe umfasst das Säuglingsalter von der Geburt bis zum 2. Lebensjahr. Sie ist gekennzeichnet durch aktives Experimentieren sowie Zweck-Mittel-Verknüpfung.

Das Verhalten des Kindes beruht vorrangig auf Schemata. Es ist auf sich konzentriert (Egozentrismus) und lernt durch Beobachten und Handeln. Zusammenhänge zwischen Ereignissen können anfangs kaum nachvollzogen werden. Das Kind erforscht die Umwelt mit seinen Sinnen und lernt zunehmend die Reize miteinander zu verknüpfen. Indem es beispielsweise Gegenstände umwirft, lernt es Zweck und Mittel zu verknüpfen (Kausalität) und zwischen sich selbst (Ich) und seiner Umwelt (andere Ichs und Objekte) zu unterscheiden.

Die sensomotorische Stufe wird nochmals in verschiedene Stadien wie in folgender Tabelle unterteilt.

Stadium	Alter	Typische Merkmale und Errungenschaften
1. Stadium	0. – 2. Monat	Reflexe werden bestätigt und geübt.
2. Stadium	3. – 4. Monat	Erste einfache Gewohnheiten kommen auf.
3. Stadium	6. – 12. Monat	Wiederholungen erfolgen gezielt und aktiv.
4. Stadium	12. Monat	Neue Verhaltensschemata werden in neuen Situationen angewendet.
5. Stadium	12. – 18. Monat	Bekanntes und Neues wird aktiv ausprobiert und kombiniert.
6. Stadium	18. – 24. Monat	Handlungen werden verinnerlicht, indem eigene Kombinationen gebildet und Mittel und Zweck miteinander verknüpft werden.

Stufe präoperationalen Denkens

Die Stufe präoperationalen Denkens umfasst das Kindergarten- und (Vor-)Schulalter vom 2. bis zum 7. Lebensjahr. Sie ist gekennzeichnet durch die Entwicklung des vorbegrifflichen, symbolischen sowie begrifflichen Denkens und des logischen Denkens.

Das Kind eignet sich zunehmend Sprache an und kann mit Vorstellungen und Symbolen umgehen (18/24 Monate – 4 Jahre). Es unterscheidet zwischen einem Objekt (auch einer Situation oder einem Verhalten) und dem mentalen Abbild desselben: So kann es mit einem Bauklotz spielen, als sei der Klotz ein Auto.

In der Phase des anschaulichen Denkens (4 – 7 Jahre) entwickelt das Kind zunehmend Begriffe und sucht nach Kausalzusammenhängen im Sinne von Ursache und Wirkung. Es entwickelt ein Regelbewusstsein.

Der frühkindliche Egozentrismus ist gegen Ende dieser Phase überwunden. So kann das Kind auch die Perspektive anderer Personen einnehmen bzw. in seine Entscheidungen einbinden.

Stufe der konkreten Operationen

Die Stufe der konkreten Operationen umfasst das Grundschulalter vom 7. bis zum 12. Lebensjahr. Sie ist durch das Erkennen von Zeit, Raum und Logik sowie die Fähigkeit, Kategorien zu bilden und anhand von Erfahrungen Anpassungsleistungen durchzuführen, gekennzeichnet.

Das Kind kann eigene logische Schlüsse ziehen. Es greift damit nicht mehr nur auf seine Erfahrung zurück. Verschiedene Merkmale oder Gegenstände können gleichzeitig erfasst und in Beziehung zueinander gesetzt werden. Das Kind kann vorausdenken und sein Handeln reflektieren. Das Spiel mit Regeln ist bevorzugte Spielform.

Stufe der formalen Operation

Die Stufe der formalen Operation beginnt mit dem Jugendalter ab dem 12. Lebensjahr. Sie ist durch die Fähigkeit zum kausalen Denken und Schlussfolgern gekennzeichnet

Jugendliche können logische Schlussfolgerungen aus abstrakten Voraussetzungen ziehen. So können sie auch eigene Annahmen systematisch gedanklich überprüfen, Probleme analysieren und (wissenschaftliche Fragestellungen) systematisch durchdenken. „Was wäre, wenn ..." Durch ihr vieldimensionales Denken verknüpfen sie unterschiedliche Sachverhalte und Perspektiven miteinander.

Psychosoziale Entwicklung

5.1.4

Die psychosoziale Entwicklung umfasst die Entwicklung von Emotionen, Moral und Persönlichkeit. Sie beginnt bereits kurz nach der Geburt. Das Kind sucht die Nähe der vertrauten Person und nimmt Blickkontakt auf. Die Interaktion ist durch Imitationsvorgänge bestimmt, das Kind lernt durch Nachahmung: Kind und Ansprechperson senden sich gegenseitig Signale und beantworten sie intuitiv. Durch diese Form des nonverbalen Dialogs entsteht Bindung zwischen Eltern/Bezugspersonen und Kind. Das soziale Lächeln prägt sich in der 4.–6. Lebenswoche aus. Beim Fremdeln (Achtmonatsangst im 8./9. Lebensmonat) zeigen Kinder Personen gegenüber, die ihnen nicht vertraut sind, Angstreaktionen.

Kleinkinder erleben unterschiedliche Formen der Trennungsangst. Gleichzeitig beginnen sich Autonomie und Selbstständigkeit auszuprägen. Kleinkinder können ihre Emotionen noch nicht kontrollieren. Ihre Gefühle schwanken häufig zwischen „himmelhoch jauchzend und zu Tode betrübt".

In der Regel erfahren Kinder mit dem Besuch des Kindergartens oder anderen Kindereinrichtungen die ersten Loslösungsprozesse vom Elternhaus. Die soziale Orientierung richtet sich nun stark an Altersgenossen und Erzieherinnen aus. Trotzreaktionen der Kinder erfordern Geduld und emotionales Geschick seitens der Eltern/Bezugspersonen und Betreuenden. Sie sind Bestandteil der Entwicklung des eigenen Willens und damit des Selbstbewusstseins und Selbstwertgefühls.

Erst im Schulalter lernen Kinder langsam, ihre Emotionen zu kontrollieren. Sie lernen komplexe Emotionen wie Stolz, Scham, Schuld oder Neid kennen und sammeln erste Erfahrungen im Umgang damit.

Die Adoleszenz (Jugendalter) ist auf Grund ihrer vielfältigen Herausforderungen eine labile Übergangsperiode. In der Zeit der sexuellen Reifung erleben die Heranwachsenden vielfältige psychosoziale Veränderungen. Sie bilden zunehmend ihre Persönlichkeit aus, entwickeln ein mehr oder weniger stabiles Selbstwertgefühl und verändern ihr Bindungsverhalten bis hin zur Partnerbeziehung und zur Verantwortungsübernahme für eine eigene Familie. Die sozialen Beziehungen verändern sich tiefgreifend: Eltern/Bezugspersonen und Lehrerinnen oder Erzieherinnen werden weniger relevant; die Peergroup hingegen (die Gruppe der Gleichaltrigen) gewinnt zunehmend an Bedeutung und Einfluss.

Die psychosoziale Entwicklung wird durch zahlreiche entwicklungspsychologische Modelle beschrieben, die i. d. R. den Fokus auf bestimmte Aspekte richten. Im Folgenden sollen die wichtigsten dargestellt werden.

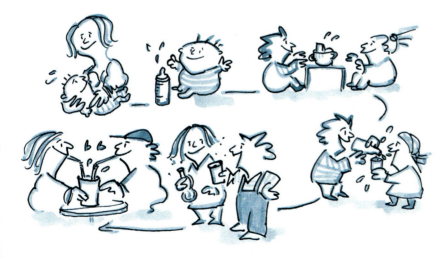

Psychosexuelle Entwicklung nach Freud

Sigmund Freud (1856–1939) war ein österreichischer Arzt, der sich im Laufe seines Wirkens zunehmend auf die Behandlung von Patientinnen mit psychischen Erkrankungen spezialisierte. Er entwickelte aus seinen Beobachtungen zahlreiche Theorien zum Einfluss der Psyche auf das menschliche Dasein. Seine Theorien stießen zu Beginn seiner Arbeit auf großen Widerstand in der Ärzteschaft. Erst die ausführliche Dokumentation seiner Behandlungsansätze und die darauf folgende Auseinandersetzung mit zahlreichen anerkannten Kollegen führten zur zunehmenden Anerkennung seines Werkes. Heute gilt Freud als Begründer der Psychoanalyse. Auch wenn viele Ansätze seiner Theorien empirisch nicht nachweisbar sind, gelten sie bis heute als Grundlage der Psychologie und Psychiatrie.

Die Veränderung der kindlichen Sexualität und ihrer Befriedigung ist Bestandteil seines Stufenmodells der psychosexuellen Entwicklung. Freuds Theorie nach entwickelt sich die menschliche Sexualität schon in frühester Kindheit. Freud unternahm eine bis heute gültige, wenn auch immer wieder veränderte Einstufung der psychosexuellen Entwicklung und damit der Persönlichkeitsentwicklung. Seine Stufen umfassen aufeinanderfolgende Arten der Befriedigung biologischer Bedürfnisse durch die Stimulation verschiedener Körperregionen: Mund (lat.=os), After (lat.=Anus) und Genitalien. Störungen in den jeweiligen Phasen können nach Freud Persönlichkeitsstörungen nach sich ziehen.

Phase	Alter	Beschreibung
Orale Phase	vorrangig im 1. Lebensjahr	Die Wahrnehmung erfolgt über den Mund, der als Quelle der Befriedigung und des Erkennens dient. In dieser Phase des Urvertrauens formt sich die Bindung an die Eltern/Bezugspersonen zunehmend aus. Emotionale Zuwendung und körperlicher Kontakt sind daher für das Kind besonders wichtig.
Anale Phase	vom 2. bis zum 3. Lebensjahr	Das Kind erlangt durch das Ausscheiden von Exkrementen und durch ihre Zurückhaltung Befriedigung. Es entdeckt seinen eigenen Willen und will ihn umsetzen (Autonomie).
Phallische Phase	vom 4. bis zum 5. Lebensjahr	Die Aufmerksamkeit des Kindes richtet sich in dieser frühgenitalen Phase auf die Erforschung und Stimulation des Körpers, insbesondere des Penis oder der Klitoris.
Latenzphase	vom 6. bis zum 11. Lebensjahr	Das Kind erfährt Befriedigung durch die zunehmende Erkundung der Umwelt sowie der Entwicklung von Fähigkeiten. Es übernimmt Werte von Vorbildern aus dem persönlichen Umfeld.
Genitale Phase	ca. ab dem 12. Lebensjahr	Die Sexualität der Jugendlichen wird durch den Einfluss der Geschlechtshormone zentral. Sie dient nun nicht mehr nur der Triebbefriedigung, sondern auch der Interaktion und der Fortpflanzung.

[Tab. 1]   Entwicklungsphasen nach Freud

Psychosoziale Entwicklung nach Erikson

Die Entwicklung der Persönlichkeit ist ein lebenslanger Prozess. Sie geht einher mit dem Hineinwachsen in die menschliche Gesellschaft. Neben der Entwicklung der Persönlichkeit prägen sich im Laufe des menschlichen Lebens die sozialen Beziehungen aus.

Der Psychoanalytiker Erik H. Erikson [Abb. 1] entwickelte in Abwandlung von Freuds psychosexuellem Modell ein Stufenmodell, das die Entwicklung der menschlichen Identität abbildet. Die Identitätsentwicklung vollzieht sich in einem Spannungsfeld zwischen den Bedürfnissen und Wünschen des Individuums und den Anforderungen der sozialen Umwelt. Dabei durchlebt der Mensch phasenspezifische Krisen und Konflikte, die Erikson als Entwicklungsaufgaben bezeichnet. Werden diese Entwicklungsaufgaben nicht angemessen bewältigt, kann es nach Erikson zu Störungen kommen.

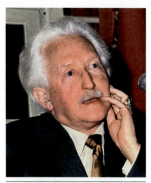

[1] Erik H. Erikson (1902–1994), deutsch-amerikanischer Psychoanalytiker

Die Entwicklungsaufgaben mit ihrer jeweiligen eigenen Kernproblematik bestehen bis ins hohe Alter. Die größte Bedeutung wird heute Eriksons Beschreibung der Adoleszenz beigemessen, der er die Aufgabe der Identitätsbildung zuordnet. Die Jugendliche steht dabei im Spannungsfeld zwischen Identität und Rollendiffusion. Sie kann sich z. B. mit ihrem wortkargen Vater identifizieren, vielleicht aber auch mit der lebenslustigen Tante oder der familienorientierten und fürsorglichen Mutter. Die Aufgabe der Jugendlichen ist es nun, aus diesen verschiedenen und teilweise auch widersprüchlichen Elementen ein einheitliches Selbstbild zu entwickeln. Gelingt ihr dies nicht, kann es später zu einer Rollendiffusion (Vermischung verschiedener Rollen) kommen. Es wird ihr nicht gelingen „sich zu finden". Auf der anderen Seite ist ein bestimmtes Maß an Identitätsdiffusion durchaus wünschenswert, damit die Jugendliche sich nicht mit einem festgeformten Identitätsbild frühzeitig die Möglichkeit zum „Experimentieren" nimmt.

Psychosoziales Stadium	Ungefähres Alter	Erfolgreiche Lösung der Entwicklungsaufgabe führt zu
Urvertrauen vs. Misstrauen	1. Lebensjahr	Optimismus und Wärme
Autonomie vs. Scham, Zweifel	2–3 Jahre	angemessener Selbstkontrolle und Stolz auf Leistung
Initiative vs. Schuldgefühle	3–5 Jahre	Entschlusskraft und Zielstrebigkeit
Fleiß vs. Unterlegenheit	6 Jahre bis Pubertät	einem Gefühl der Tüchtigkeit sowie der Beherrschung der Umwelt
Identität vs. Rollendiffusion	Adoleszenz	einem Gefühl des Selbst, wer man eigentlich ist
Intimität vs. Isolierung	frühes Erwachsenenalter	einer Fähigkeit, enge Beziehungen herzustellen
Fruchtbarkeit vs. Stagnation	mittlere Jahre	Produktivität und Kreativität sowie Engagement für künftige Generationen
Integrität vs. Verzweiflung	hohes Erwachsenenalter	dem Gefühl eines sinnvollen Lebens und dem Akzeptieren der Sterblichkeit

[Tab. 2]

Moralische Entwicklung nach Kohlberg

Die moralische Entwicklung des Menschen ist durch sein soziales Umfeld geprägt. Familien, Vereine oder Gruppen von Gleichaltrigen leiten ihre moralischen und ethischen Handlungen aus kulturellen und religiösen Normen sowie den Regeln und Normen der Gesellschaft sowie ihrer staatlichen Vertretung her. Die Verinnerlichung der Normen prägt die individuelle Persönlichkeit, wie durch die Bildung eines Gewissens im Alter von etwa fünf bis sechs Jahren.

Die Verinnerlichung der Regeln und Normen kann nach Lawrence Kohlberg [Abb. 1] in Stufen eingeteilt werden. Seine Theorie basiert auf dem Gedanken, dass sich die Moral des Menschen stufenweise entwickelt. Dabei geht er davon aus, dass jeder Mensch sich zu einer bestimmten Zeit nur auf einer der Stufen befindet, die Stufen der Reihe nach durchläuft und nicht notwendigerweise alle Stufen erreicht. Die Stufen 1 bis 3 werden von allen Menschen im Rahmen einer normalen kognitiven Entwicklung durchlaufen, dabei erreichen die meisten Kinder im Alter von 13 Jahren die dritte Stufe. Die Stufen 4 bis 6 (in einer späteren Fassung seiner Theorie ergänzte er noch eine siebte Stufe) jedoch werden nur von wenigen Erwachsenen erreicht – dabei stehen diese Stufen nicht in Bezug zu einem bestimmten Alter.

Kohlberg überprüfte dieses Modell mit Hilfe moralischer Dilemmata, die er Versuchspersonen vorgab. So bestand ein Dilemma z. B. darin, dass ein Ehemann für seine krebskranke Frau ein überlebenswichtiges Medikament kaufen soll, das der skrupellose Apotheker jedoch nur für einen übertörten Preis verkaufen will, der das Barvermögen des Mannes überschreitet. Kohlberg stufte die Versuchspersonen auf Grund der Begründung für ihr angegebenes Handeln ein, nicht für die Entscheidung zum Handeln an sich. Entscheidet die Person sich z. B. dazu, das Medikament zu stehlen, kann sie entweder Stufe 3 zugeordnet werden (Kritik vermeiden), wenn sie das Stehlen damit begründet, sich nicht der Kritik der Ehefrau stellen zu wollen, oder auch der Stufe 4 mit der Begründung, dass sie sich der Ehefrau gegenüber verpflichtet fühlt (Pflichten einhalten).

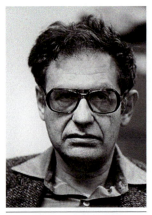

[1] Lawrence Kohlberg (1927–1987) US-amerikanischer Psychologe

Dilemma
Wahl zwischen zwei gleich unangenehmen Dingen; Plural = Dilemmata

Kohlberg ergänzte 1981 sein Modell um eine siebte Stufe, die er kosmische Orientierung (Transzendenz) nannte. Diese soll nur von wenigen Menschen zu erreichen sein.

Stufe	Ebene	Begründung moralischen Handelns
1	präkonventionell	Orientierung an Strafe und Gehorsam, die Moral ist fremdbestimmt.
2		Orientierung an der Wechselseitigkeit von Kosten und Nutzen, die moralische Entscheidung ist durch eigene Interessen begründet.
3	konventionell	Orientierung an wechselseitigen zwischenmenschlichen Erwartungen und deren Übereinstimmung, das moralische Urteil wird durch Erwartungen und Grundsätze geleitet, die im jeweiligen Umfeld (z. B. Familie, Freundeskreis) gültig sind. Regeln werden aus eigener Motivation in guter Absicht befolgt.
4		Orientierung am Gewissen und am sozialen System: Recht und Ordnung, Rechte und Pflichten werden reflektiert und eingehalten.
5	postkonventionell	Orientierung an individuellen Rechten und Pflichten und am sozialen Vertrag bzw. am Gemeinwohl, die Meinung des Freundeskreises wird zunehmend wichtiger als die der Familie. Familiäre Regeln werden kritisch geprüft und ggf. verworfen.
6		Orientierung an der universellen Gerechtigkeit sowie universellen ethischen Prinzipien, handlungsleitend sind Prinzipien wie Gleichheit, Solidarität und Gerechtigkeit.

[Tab. 1]

Erziehung und Sozialisation im Kindes- und Jugendalter 5.2
Begriffsbestimmung 5.2.1

Erziehung hat zum Ziel, die Entwicklung einer Person zu fördern. Dies geschieht mittels sozialen Handelns, welches bestimmte Lernprozesse bewusst und absichtlich herbeiführen und unterstützen will. Erziehung ist geplante Sozialisation und erfolgt primär in den ersten beiden Sozialisationsphasen.

Sozialisation umfasst die Vorgänge, durch die der Mensch Mitglied einer Gesellschaft wird und seine Identität findet. Diese Vorgänge finden bewusst und unbewusst statt und machen den Menschen zu einer handlungs- und entscheidungsfähigen Persönlichkeit.

Der Begriff der Sozialisation beschreibt die Vergesellschaftung des Menschen im Sinne der Übernahme und Verinnerlichung von sozialen Rollen, Wertorientierungen und Verhaltenserwartungen.

Erziehung [1] | 499

Beispiel Das Rollenbild der Mutter ist in verschiedenen Gesellschaften unterschiedlich ausgelegt. Am Beispiel der ehemaligen DDR und BRD wird dies deutlich. Wurde an die Mütter in der ehemaligen DDR die Erwartung gestellt, die Erziehung frühzeitig in die Hand von staatlichen Kindereinrichtungen zu geben und einer Erwerbstätigkeit nachzugehen, war es in der BRD gang und gäbe, dass Mütter sich aus dem Erwerbsleben zurückzogen, um sich voll und ganz der Erziehung der Kinder zu Hause zu widmen. Diese Sozialisation zeigt sich noch heute in der unterschiedlich häufigen Inanspruchnahme von Kindereinrichtungen in West- und Ostdeutschland (in Ostdeutschland sind mehr Mütter von Kleinkindern erwerbstätig und mehr Kinder in Kindertageseinrichtungen).

Der vielschichtige Begriff der Sozialisation umfasst auch die **Individuation** des Menschen im Sinne der eigenverantwortlichen und selbstverwirklichenden Entfaltung. Das Individuum bewegt sich in einer Gesellschaft, orientiert sich an den in ihr geltenden Werten und Normen und entwickelt gleichzeitig eigene Wege. Durch Prozesse der Sozialisation gewinnt das Individuum seine Identität als eine Persönlichkeit, die in der Gesellschaft handlungsfähig ist.

Beispiel Viele Jugendliche durchleben eine Phase des „Rebellentums", in der sie sich gegen bestehende Normen und Regeln z. B. durch ein bestimmtes Äußeres oder ihr Verhalten auflehnen. Man sieht es ihnen nach, wenn sie sich nicht ganz „gesellschaftskonform" verhalten, indem sie zum 80. Geburtstag der Urgroßmutter in ihrem Lieblings-T-Shirt mit dem Aufdruck „I hate you all" gelangweilt in der Ecke sitzen. Zum 90. Geburtstag werden sie jedoch das gleiche Verhalten nicht mehr an den Tag legen, sondern inzwischen gelernt haben, zu Familienanlässen „gute Miene zum bösen Spiel zu machen" und sich mit der geschwätzigen Cousine zumindest für einen Smalltalk an einen Tisch zu setzen.

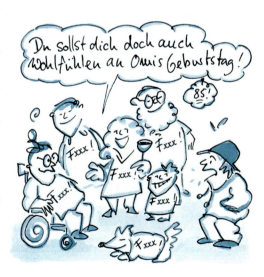

Die **Sozialisationstheorie** gründet sich auf psychoanalytische, rollentheoretische und lerntheoretische Konzepte. Sie beschreibt die Spannungen und Konflikte zwischen gesellschaftlich institutionalisierten Wertorientierungen (Normen), sozialen Verhaltenserwartungen (Rollen) und individuellen Bedürfnisdispositionen.

5.2.2 Einfluss verschiedener Erziehungs- und Sozialisationsinstanzen

Erziehungs- und Sozialisationsinstanzen vermitteln Normen und Werte und prägen damit die Entwicklung der Kinder und Jugendlichen. Sie ermöglichen in der Auseinandersetzung mit der Umwelt die Entwicklung von Fähigkeiten und Einstellungen und umfassen

- Familie,
- Peergroup (Freunde und Gleichaltrige),
- Kindergarten, Schule, Betrieb, Vereine sowie
- Medien.

In Sozialisationstheorien werden vier aufeinanderfolgende Sozialisationsphasen unterschieden. Die primäre und sekundäre Sozialisation finden im Kindes- und Jugendalter statt, während die tertiäre Sozialisation sich auf das Erwachsenendasein und die Quartärsozialisation sich auf das hohe Alter beziehen. Im Folgenden werden daher nur die primäre und sekundäre Sozialisation beschrieben.

Primäre Sozialisation

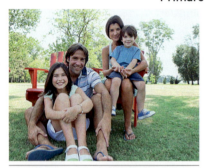

[1] Elternhaus und Umfeld prägen die primäre Sozialisation.

Die primäre Sozialisation erfolgt i. d. R. innerhalb der Familie in der Frühphase der Entwicklung (Kindheit und Jugend). In dieser Phase werden grundlegende Fähigkeiten entwickelt, die es Kindern und Jugendlichen ermöglichen, die in der Gesellschaft vorhandenen Wertvorstellungen kennen zu lernen, zu verinnerlichen und mit ihnen umzugehen. Dabei dient die Familie sowie alle anderen Bezugspersonen und -gruppen in diesem Alter, wie z. B. Freunde in Kindergarten und Schule, als „role model", deren Verhaltensweisen das Kind nachahmt. Bis das Kind mündiges Mitglied der Gesellschaft werden kann und seinen Platz in ihr findet, sind drei Prozesse notwendig:

- das Lernen angemessener Verhaltensweisen,
- das Übernehmen anerkannter sozialer Rollen und
- die Entwicklung sozialer Einstellungen.

Dieser Prozess darf nicht mit totaler Anpassung an gesellschaftliche Zwänge verwechselt werden. Im Gegenteil ist es für den Prozess der primären Sozialisation vonnöten, dass sich Kinder und Jugendliche kritisch mit Normen und Werten auseinandersetzen und eigene Werte und Verhaltensweisen in Bezug auf ihre Bedürfnisse entwickeln. Weiterhin sind eine positive Einstellung zu den übernommenen Rollen sowie eine offene Auseinandersetzung mit ihnen notwendig, damit die Sozialisation gelingen kann.

Peergroup | 371

Sekundäre Sozialisation

[2] Die sekundäre Sozialisation erfolgt über die Peergroup.

Die sekundäre Sozialisation erfolgt außerhalb des Elternhauses. Zunehmend gewinnen andere Instanzen, die so genannten Sekundärinstanzen, an Einfluss auf das soziale Verhalten und die Ausgestaltung der eigenen Rolle. Zu den Sekundärinstanzen zählen die Freunde sowie weitere Gleichaltrige, auch |Peergroup genannt, sowie die Schule. Inwieweit die sekundäre Sozialisation die primäre überlagert, ist abhängig vom Grad des elterlichen Einflusses, der Attraktivität der jeweiligen Bezugsgruppe sowie vom betroffenen Bereich (z. B. Kleidung, Berufswahl, Musik). Man spricht in dieser Phase auch von der **Enkulturation**, also des Erwerbs von Techniken, Normen und Regeln der eigenen Kultur, bzw. von der „Vergesellschaftlichung des Menschen".

Einfluss von Erziehungs- und Sozialisationsprozessen auf Gesundheit und Krankheit

5.2.3

Kinder und Jugendliche prägen gesundheitsrelevante Verhaltensweisen aus, die auch für das Erwachsenenalter bestimmend sind. Gesundheitsstörungen in jungen Jahren können zu Risikofaktoren für schwer wiegende Erkrankungen im späteren Leben werden. Deshalb sind die Förderung der Gesundheit sowie die Gesundheitserziehung von Kindern und Jugendlichen Aufgaben von weit reichender Bedeutung. Auf Grund des starken Erziehungs- und Sozialisationseinflusses auf das Gesundheitsverhalten setzen Maßnahmen der Gesundheitsförderung zunehmend auch in Familie und sozialem Umfeld an. Durch Wissen, Vorbildfunktion, Austausch und Belohnung soll ein gesundheitsförderliches Verhalten ausgeprägt werden.

Beispiel Pauls Eltern haben ihn bereits als Säugling mit einer Zahnbürste spielen lassen. Er hat sie, wie alle anderen Gegenstände auch, in den Mund gesteckt. Als er ein wenig älter wurde, haben die Eltern Paul beim Zähneputzen zuschauen lassen. Es dauerte nicht lange, da wollte er auch – wie die „Großen" – die Zähne mit der Zahnbürste selber putzen. Selbstverständlich müssen Pauls Eltern immer noch einmal „nachputzen". Dabei muss er den Mund solange aufhalten, bis sie den Zählreim „Eins, zwei, drei, vier, fünf, sechs, sieben – wo sind Paules Zähne geblieben?" aufgesagt haben. Paul freut sich immer schon auf das Zähneputzen.

In der Kita kommt jetzt einmal im Jahr eine Zahnmedizinische Fachangestellte, die mit den Kindern das korrekte Zähneputzen übt. Bei dieser Übung sind auch die Erzieherinnen mit anwesend, die jetzt jeden Tag nach dem Frühstück und nach dem Mittagessen mit den Kindern die Zähne putzen.

Das Erleben und Bewältigen von Krankheit steht in engem Zusammenhang mit den Lebensbedingungen, in denen sich ein Kind wieder findet. Familiäre Unterstützung und Vorbildfunktionen sind eine bedeutsame Ressource kranker Kinder.

Auch gesunde Kinder prägen ihre Selbstpflege durch die Orientierung an Vorbildern und Informationsaustausch aus. Kinder setzen sich mit Verhaltensweisen und Einstellungen der Bezugspersonen zu Gesundheit und Krankheit auseinander und übernehmen oder verwerfen sie. So übernehmen sie Bewältigungsstrategien bzw. bilden diese gemeinsam mit Bezugspersonen aus. Geschwister und Freunde haben damit auch Einfluss auf das Gesundheitsverhalten und Krankheitserleben.

Beispiel Als die Mutter der kleinen Lisa im Herbst an einer Grippe erkrankt war, kurierte sie diese aus, indem sie konsequent das Bett hütete. Lisas Vater brachte ihr heißen Tee mit Zitrone und übernahm alle Haushaltsaufgaben. Als Lisa auch eine Grippe bekam, sagte sie von ganz alleine, dass sie im Bett liegen bleibe, bis sie wieder gesund ist. Am Abend kam ihr großer Bruder zu ihr ans Bett und brachte ihr eine heiße Milch mit Honig. Danach nahm er sich noch die Zeit, Lisa eine lange Geschichte vorzulesen, bis sie endlich eingeschlafen war.

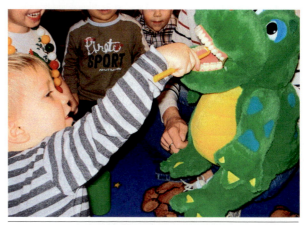

[3] Gesundheitsförderung beginnt bereits im Kindesalter beim „Zähneputzen".

	Prävention und Gesundheitsförderung
5.3	**bei Kindern und Jugendlichen**

Prävention | 226
Gesundheitsförderung | 226

Erfolgreiche |Prävention und |Gesundheitsförderung muss zielgruppenorientiert erfolgen. Somit können gesundheitsfördernde und präventive Maßnahmen für Kinder und Jugendliche sich sowohl an sie selbst, als auch an die Personen richten, die ihren Alltag bestimmen – Eltern/Bezugspersonen, Lehrende an Schulen, Trainerinnen/Betreuende in Vereinen und Jugendprojekten.

Es gibt inzwischen eine Vielzahl von Projekten, deren Ziel es ist, Kinder und Jugendliche zu erreichen. Sie beziehen sich auf alle Lebensalter – von der Geburtsvorbereitung über die Familiengründung bis zu speziellen Angeboten für Kinder- und Jugendeinrichtungen wie Kindergärten und Schulen; von Vereinen über Selbsthilfegruppen bis zu Gesundheitseinrichtungen wie Kinderkrankenhäuser, Arztpraxen und Krankenkassen.

Um eine möglichst große Zielgruppe zu erreichen, spielt das gewählte Medium eine sehr große Rolle. Neben den „klassischen" Medien wie Informationsbroschüren oder Vorträgen gewinnt das Internet eine immer größere Bedeutung. Im Folgenden sollen exemplarische Gesundheitsförderungs- und Präventionsprojekte kurz vorgestellt werden, die ihr Angebot im Internet präsentieren.

Thema/Zielgruppe	Beschreibung	Internetadresse
Prävention im Kindesalter allgemein	Die Erlebnisausstellung *Unterwegs nach Tutmirgut* der Bundeszentrale für gesundheitliche Aufklärung (BZgA) bietet erfahrungsbezogenes und spielerisches Lernen rund um die gesunde Entwicklung von Mädchen und Jungen. Dazu gehören Themen wie Bewegung, Ernährung, Erste Hilfe oder Lärm und Geräusche.	www.tut-mir-gut.net
Kindergarten	Adipositasprävention im Kindergarten:	www.tigerkids.de www.powerkids.de
Schulische Prävention	Das Programm zur Gesundheitsförderung, Sucht- und Gewaltvorbeugung im Grundschulalter *Klasse 2000* dient der Förderung der sozialen Kompetenzen der Kinder und der Stärkung ihres Selbstwertgefühls.	www.klasse2000.de
	Allianz für nachhaltige Gesundheit und Bildung in der Schule mit unterschiedlichen Projekten	www.anschub.de
Kindesmisshandlung und sexuelle Gewalt	Präventionstheater Hänsel und Gretel	www.galli.de//gal_htm/ PraeventivesTheater/ Stuecke-und-Projekte/ Haensel-und-Gretel.htm
Gewalt	Das Musical *Streetlight* steht unter dem Motto „Stark ohne Gewalt".	www.starkohnegewalt.de

Kinder und Jugendliche

5.3

Thema/Zielgruppe	Beschreibung	Internetadresse
(Verkehrs-)Unfälle	Der Verein „Mehr Sicherheit für Kinder e. V." bietet zahlreiche Informationen und Aktionen zur Unfallprävention an.	www.kindersicherheit.de
Zahngesundheit	Die Arbeitsgemeinschaft Zahngesundheit bietet zahlreiche Informationen und Aktionen rund um die Zahngesundheit für Interessierte jeden Alters. (u. a. Informationsmaterial mit Anleitungen in vielen Sprachen).	www.agz-rnk.de
Ernährung, Über- und Untergewicht	Gesunde Ernährung und ausreichende Bewegung sind entscheidend für die gesunde Entwicklung von Kindern und Jugendlichen. Deshalb initiierte das Bundesministerium für Ernährung, Landwirtschaft und Verbraucherschutz den Konzept-Wettbewerb *Besser essen. Mehr bewegen*, aus dem sich bundesweit viele unterschiedliche Präventionsprojekte entwickelten.	www.besseressenmehrbewegen.de
Allergien	Vorbeugende Maßnahmen zur Allergieprävention bezogen auf Nahrung, Kleidung, Spielsachen finden sich im *Aktionsplan gegen Allergien*.	www.aktionsplan-allergien.de
Drogen	Informationen zu legalen und illegalen Drogen sowie zu präventiven Maßnahmen gegen Drogenkonsum von der Bundeszentrale für gesundheitliche Aufklärung	www.drugcom.de
Alkoholkonsum	Die Bundeszentrale für gesundheitliche Aufklärung wendet sich mit ihrer Kampagne *Kinder stark machen* an alle Erwachsenen, die mit Kindern und Jugendlichen arbeiten.	www.bist-du-staerker-als-alkohol.de
Rauchen	Die Deutsche Krebshilfe startete zusammen mit der DAK ein Programm für Jugendliche, um ihnen zu helfen, mit dem Rauchen aufzuhören.	www.ift-nord.de/ift/jbsf/
Armut	Die Arche bietet Kindern aus armen Verhältnissen vielfältige Unterstützung an. Sie reicht vom warmen Mittagessen über Hausaufgabenbetreuung bis zur Freizeitgestaltung. Suppenküchen und andere Einrichtungen zielen auf die Verbesserung der Lage armer Familien und insbesondere der Kinder ab.	www.kinderprojekt-arche.de

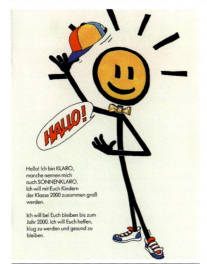

[1] Programm zur Gesundheitsförderung, Sucht- und Gewaltvorbeugung im Grundschulalter: Klasse 2000

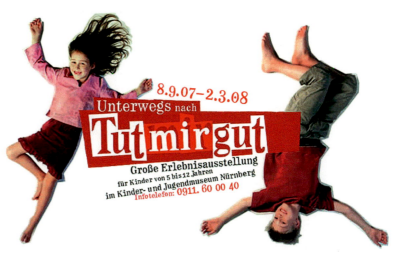

[2] Erlebnisausstellung der BzgA

> Die pflegerische Klientel in ihrem Lebenskontext wahrnehmen

5.4 Krankheitsverständnis, -erleben und -verarbeitung von Kindern und Jugendlichen

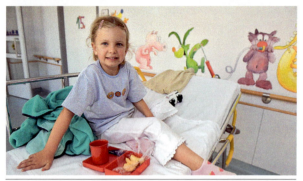

[1] Ein krankes Kind wartet auf eine Untersuchung im Krankenhaus.

Das Verständnis von Gesundheit und Krankheit entwickelt sich bei Kindern abhängig vom Alter, Entwicklungsstand und bisherigen Erfahrungen. Kinder verbinden Krankheit erst einmal mit Unwohlsein. Dieses Verständnis ist von vielerlei Emotionen begleitet. Die teilweise irrational erscheinenden Ängste von Kindern entstehen aus ihrem eigenen Sinnerleben und sind für Erwachsenen nicht immer nachvollziehbar.

Vor allem dann, wenn die Krankheit nicht mit starken Schmerzen verbunden ist, fühlen sich Kinder durch Bewegungseinschränkungen und Verhaltensmaßregeln eingeengt, die mit Krankheitsbehandlungen häufig einhergehen.

Nicht selten erfahren Kinder einen Rollenwechsel durch ihre Krankheit. Werden sie, solange sie gesund sind, zu Selbstständigkeit erzogen, überschlagen sich die sorgenden Eltern/Bezugspersonen im Krankheitsfall regelrecht vor Fürsorge. Nicht selten führt dies zu kleineren „Entwicklungsrückschritten", die nach einer überstandenen Krankheit erst wieder eingeholt werden müssen.

Coping-Strategien [1] | 505

Vor allem chronisch kranke Kinder entwickeln ziemlich schnell |Coping-Strategien im Umgang mit ihrer Erkrankung, die von denen der Erwachsenen erheblich abweichen können. Nicht selten kommt es hier zu einem Rollentausch, bei dem das kranke Kind die sorgenden Eltern/Bezugsperson tröstet („Papa soll nicht weinen").

Allgemeinkognitive Entwicklungsstufe	Bezug zu Gesundheit und Krankheit	Verständnis für die Ursache der Erkrankung
Präoperationale Phase (2–6 Jahre)	▪ Konzentration auf sichtbare und fühlbare Symptome ▪ wenig realistische Vorstellungen über Krankheitsursachen und -verläufe ▪ geringes Verständnis für den Prozesscharakter von Erkrankungen ▪ geringes Verständnis für die Intentionen anderer sowie für die Fähigkeit anderer, die eigene Situation zu verstehen	Krankheit als Folge von Regelverletzungen, die Situation wird als Bestrafung für eigenes Versagen empfunden
Konkret-operationale Phase (7–11 Jahre)	▪ Verständnis einfacher Relationen zwischen Krankheitsursache und Wirkung ▪ zunehmendes Verständnis für die Prozesshaftigkeit von Erkrankungen ▪ Verständnis für konkret beschriebene Sachverhalte (konkrete Symptome, konkrete Therapien) ▪ Fähigkeit, Denken und Gefühle anderer zu erschließen ▪ Wissen, das andere sich auch in das eigene Denken/Fühlen hineinversetzen können	Krankheit als Resultat einer (einheitlichen) externen Ursache
Formal-operationale Phase (ab 12 Jahren)	▪ Verständnis für komplexe Funktionszusammenhänge (z. B. Regelkreismodelle) ▪ Fähigkeit, abstrahierte Modelle auf andere Sachverhalte zu übertragen ▪ Fähigkeit, Sachverhalte aus verschiedensten Perspektiven zu sehen (z. B. Krankheit aus individueller und gesellschaftlicher Perspektive)	Krankheit multifaktoriell determiniert durch die Interaktion interner und externer Ursachen

[Tab. 1] Stufen der allgemeinkognitiven Entwicklung und Anwendung auf das allgemeine Krankheitsverständnis und das Verständnis der Krankheitsursachen

Die pflegerische Klientel in ihrem Lebenskontext wahrnehmen

6 Alte Menschen

6.1	Das Alter hat viele Facetten	88
6.1.1	Bilder vom Alter	88
6.1.2	Alter im Spiegel der Geschichte	90
6.2	Demografische Aspekte zum Altern	92
6.3	Psychosoziale Aspekte des Alterns	94
6.3.1	Alter aus entwicklungspsychologischer Sicht	94
6.3.2	Veränderungen im Alter	94
	Kognitive Veränderungen im Alter	95
	Psychische Veränderungen im Alter	95
	Soziale Veränderungen im Alter	96
6.3.3	Kompetenz und Selbstständigkeit im Alter	97
6.3.4	Soziale Unterstützung im Alter	98
6.4	Biografische Aspekte des Alterns	99
6.4.1	Zeiterleben und subjektives Altern	99
6.4.2	Lebensläufe und Lebenserfahrung	100
6.4.3	Lebensrückschau und Erinnern	101
6.4.4	Lebenssinn und die Frage „Wozu?"	102
6.5	Biologische Aspekte des Alterns	103
6.6	Gesundheit und Krankheit im hohen Lebensalter	104
6.6.1	Gesunderhaltung im Alter	104
6.6.2	Geriatrische Rehabilitation	106

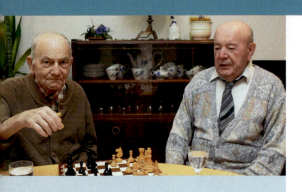

Alte Menschen

Das Märchen vom alten Großvater und seinem Enkel ist vielen bekannt. Es bekommt im Zusammenhang mit der Pflege von alten Menschen eine zusätzliche Bedeutung.

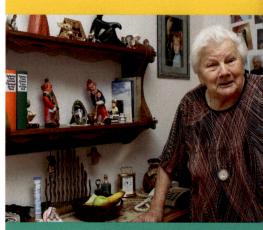

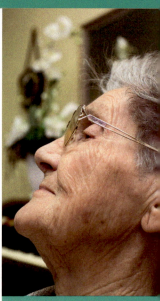

Es war einmal ein steinalter Mann, dem waren die Augen trüb geworden, die Ohren taub, und die Knie zitterten ihm. Wenn er nun bei Tische saß und den Löffel kaum halten konnte, schüttete er Suppe auf das Tischtuch, und es floss ihm auch etwas wieder aus dem Mund. Sein Sohn und dessen Frau ekelten sich davor, und deswegen musste sich der alte Großvater endlich hinter den Ofen in die Ecke setzen, und sie gaben ihm sein Essen in ein irdenes Schüsselchen und noch dazu nicht einmal satt; da sah er betrübt nach dem Tisch, und die Augen wurden ihm nass. Einmal auch konnten seine zitterigen Hände das Schüsselchen nicht festhalten, es fiel zur Erde und zerbrach. Die junge Frau schalt, er sagte aber nichts und seufzte nur. Da kaufte sie ihm ein hölzernes Schüsselchen für ein paar Heller, daraus musste er nun essen. Wie sie da so sitzen, so trägt der kleine Enkel von vier Jahren auf der Erde kleine Brettlein zusammen. „Was machst du da?", fragte der Vater. „Ich mache ein Tröglein", antwortete das Kind, „daraus sollen Vater und Mutter essen, wenn ich groß bin." Da sahen sich Mann und Frau eine Weile an, fingen endlich an zu weinen, holten alsfort den alten Großvater an den Tisch und ließen ihn von nun an immer mitessen, sagten auch nichts, wenn er ein wenig verschüttete.

Märchen nach den Gebrüdern Grimm

6

Alte Menschen

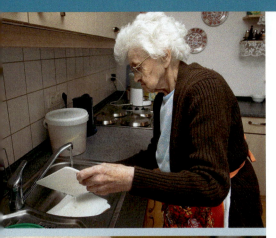

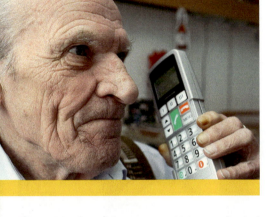

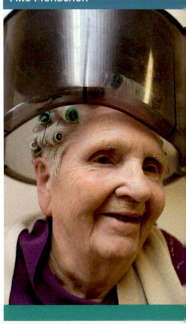

Das Märchen führt uns zwei Tatsachen vor Augen: Zum einen, dass Alter und vor allem Gebrechlichkeit auch schon in früheren Zeiten Abwehrreaktionen hervorgerufen haben, und zum Zweiten, dass die Sichtweise auf alte Menschen sehr vom Umfeld geprägt ist. Die Familie in dem Märchen sieht den alten Mann nur noch als Störenfried, als einen, der nicht mehr mithalten kann und zur Last wird. Ähnlich reagieren manche Menschen, wenn eine alte Frau für die Überquerung der Straße länger braucht als die Ampelphase „Grün". Oder wenn jüngere Leute sich im Supermarkt darüber aufregen, „dass die Rentner immer abends einkaufen gehen müssen – die haben doch den ganzen Tag Zeit".

Und dann ist da noch die Sichtweise des Jungen. Er sieht, wie die Eltern sich dem Großvater gegenüber verhalten und überträgt das Gesehene auf die Zukunft. Wenn die Eltern mal alt sind, müssten sie ja genauso behandelt werden wie der Großvater jetzt. Der Junge denkt „weise", empathisch und mitfühlend, und er schafft es, ohne große Worte und nur durch Handeln, dass seine Eltern ihren Abwehrgefühlen freien Lauf lassen (sie weinen) und den Großvater daraufhin wieder in ihre Mitte aufnehmen können.

Im Krankenhaus haben Pflegende sehr viel mit alten Menschen zu tun. Häufig genesen sie nicht so schnell wie jüngere Patientinnen, benötigen für bestimmte Tätigkeiten länger und leiden unter vielen verschiedenen Krankheiten. Diese Erfahrung trübt nicht selten den Blick auf das Alter. Denn: Viele alte Menschen sind durchaus gesund, leben und versorgen sich alleine. Sie fühlen sich jung und mögen es überhaupt nicht, wenn man sie „mit Samthandschuhen anfasst". Kommen sie nun ins Krankenhaus, leiden sie unter dem Verlust der Selbstständigkeit und haben Angst vor dauerhafter Pflegebedürftigkeit.

Im Gegensatz zu Altenheimen ist der Krankenhausbetrieb nicht wirklich auf alte Menschen eingestellt. Es fehlen die zeitlichen Ressourcen für Gespräche sowie eine aktivierende und ressourcenorientierte Pflege. Nicht selten berücksichtigen medizinische Entscheidungen zu Diagnostik und Therapie das Alter der Patientinnen nicht ausreichend. Pflegende sind dann die Ansprechpartner bei Fragen der Patientinnen und ihrer Angehörigen.

Das folgende Kapitel vermittelt grundlegendes Wissen über das Alter und das Altern. Dazu bedient es sich der Erkenntnisse aus Epidemiologie, Soziologie und Gerontologie.

6.1 Das Alter hat viele Facetten

Wenn wir vom Alter sprechen, meinen wir alte Menschen. Während noch vor 150 Jahren ein Mensch mit 65 Jahren schon als sehr alt galt, liegt die durchschnittliche Lebenserwartung in Deutschland inzwischen bei ca. 80 Jahren. Die UNO definiert Menschen als „älter", wenn sie sechzig Jahre oder älter sind. Von „hochbetagt" spricht man ab einem Alter von 80 Jahren.

6.1.1 Bilder vom Alter

Jeder will alt werden, aber niemand möchte alt sein. – Dieser Satz verdeutlicht in seiner Widersprüchlichkeit die zwiespältige Haltung, die viele Menschen zum Alter haben. Es ist erstrebenswert, alt zu werden, aber zugleich fürchten sich viele davor, denn sie verbinden es damit, krank, einsam oder verarmt zu sein. Vor allem aber fürchten sie daran die schlichte Tatsache, dass sie nicht mehr jung sind. Denn in unserer Welt ist Jungsein ein hoher Wert, Jugendlichkeit bedeutet attraktiv und leistungsfähig zu sein.

Die Vorstellungen von Alter und Altern, die so genannten Altersbilder, können sehr unterschiedlich sein, wie die folgenden Abbildungen zeigen.

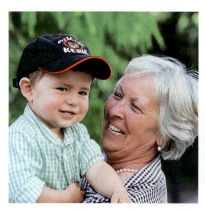
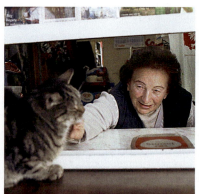
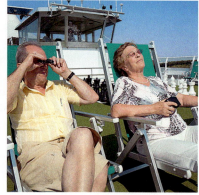

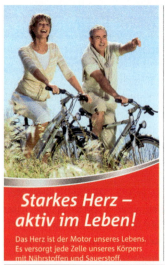

 Einige dieser Bilder vermitteln eine Ruhe, die von jungen Leuten nicht selten als Passivität abgetan wird. Auf der anderen Seite wollen heute viele Menschen auch im Alter eine aktive Rolle spielen. Sie wollen weiterhin gesundheitlich fit und selbstbestimmt leben. Das Alter ist keine spaßfreie Zone mehr, es soll genossen werden. „Je öller, je döller" war einmal ein Motto des Rheinischen Karnevals. Man könnte das übersetzen mit: Je weniger Zeit das Leben bietet, desto mehr muss man die verbleibenden Jahre nutzen. Es gibt so viele Wege alt zu sein, wie es Lebenswege gibt, und in gewissen Grenzen kann man selbst darüber bestimmen, wie man sein Alter leben möchte. Unter diesem Aspekt sind alte Menschen heute zu einer zentralen Zielgruppe der Werbung geworden. Es sollen nicht nur Stützstrümpfe und Inkontinenzmaterialien verkauft werden, sondern auch altersgerechte Handys, Reisen und Mode. So findet man inzwischen auch faltige Gesichter auf den Werbeplakaten in der Stadt oder auf den Internetseiten der Versandhäuser. Schließlich verfügt ein Teil der älteren Bevölkerung über genügend Geld.

[1] Altersbilder

Seit 1992 wird in jeder Legislaturperiode ein „Altenbericht" von Sachverständigen im Auftrag der Bundesregierung unter verschiedenen Themenschwerpunkten erarbeit. Der 5. Bericht zur Lage der älteren Generation in der Bundesrepublik Deutschland macht u. a. darauf aufmerksam, welche Rolle Altersbilder für die Ressourcennutzung alter Menschen spielen.

„**Altersbilder und Potenziale des Alters**

Die Chancen einer Nutzung von Potenzialen des Alters hängen in mehrfacher Hinsicht von den jeweils dominanten Altersbildern ab: Wenn Altern primär mit einer Abnahme der Lern-, Leistungs- und Umstellungsfähigkeit assoziiert wird, werden ältere Menschen ihre individuellen Möglichkeiten in vielen Fällen weder zu erkennen noch zu nutzen in der Lage sein. Aus negativ akzentuierten Altersbildern abgeleitete Erwartungen an den eigenen Alterungsprozess können dazu beitragen, dass sich Menschen eine an persönlichen Ziel- und Wertvorstellungen orientierte Lebensführung nicht zutrauen und vorhandene Potenziale auf Dauer verkümmern. Des Weiteren können negativ akzentuierte Altersbilder dazu beitragen, dass die vorhandene Bereitschaft, sich für andere zu engagieren, nicht in Anspruch genommen oder sogar zurückgewiesen wird. Mit Blick auf die zunehmende Anzahl älterer Migrantinnen und Migranten ist festzustellen, dass bislang weder deren Lern- und Anpassungsfähigkeit in ausreichendem Maße zur Kenntnis genommen noch die Frage gestellt wird, inwieweit deren besondere Erfahrungen mit spezifischen, gesellschaftlich nutzbaren Stärken verbunden sind.

Auch positiv überzeichnete Altersbilder können dazu beitragen, dass vorhandene Potenziale nicht für andere Menschen genutzt werden; dies vor allem dann, wenn aus vorhandenen Möglichkeiten Verpflichtungen abgeleitet werden und sich ältere Menschen überfordert oder ausgenutzt fühlen. Unter der Voraussetzung, dass die Vielfalt der Lebensformen im Alter stärker zur Kenntnis genommen und mögliche Stärken des Alters differenzierter betrachtet werden, kann die Produktivität des Alters erheblich gesteigert werden. Organisationen müssen die vorhandenen Kompetenzen aber auch nachfragen und abrufen, ansonsten liegen diese Potenziale brach. Die vorhandenen Potenziale zu erkennen und selbstverständlich als Ressource zu begreifen und zu nutzen ist eine Aufgabe der Organisationsentwicklung für Betriebe, Verbände, Vereine und Verwaltungen. In diesem Zusammenhang ist zu berücksichtigen, dass sich nicht nur Menschen im mittleren Erwachsenenalter in ihren Lebensplanungen und Lebensentwürfen auch an ihren auf den eigenen Alternsprozess gerichteten Erwartungen orientieren. In ähnlicher Weise erscheint die Antizipation einer alternden Belegschaft bedeutsam für die in Unternehmen verwirklichte Beschäftigungspolitik.

Mithin ist die Forderung eines differenzierten Altersbildes auch im Zusammenhang mit der Notwendigkeit einer angemessenen Antizipation von Alternsprozessen und entsprechenden Bemühungen zur Gestaltung dieser Alternsprozesse zu sehen."

BMFSFJ (Hg.): *Fünfter Bericht zur Lage der älteren Generation in der Bundesrepublik Deutschland – Potenziale des Alters in Wirtschaft und Gesellschaft. Der Beitrag älterer Menschen zum Zusammenhalt der Generationen* Berlin, 2005, S. 34

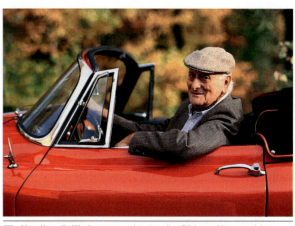

[2] Vor allem die Werbung versucht, ein agiles Bild vom Alter zu zeichnen.

6.1.2 Alter im Spiegel der Geschichte

Wie die Kindheit ist das Alter nicht nur eine biologische Gewissheit, sondern auch eine kulturelle Zuordnung. Abhängig von den Werten und Formen des Zusammenlebens ändert sich die Wertschätzung des Alters in der Gesellschaft.

„Alter geht vor Schönheit" sagt ein altes deutsches Sprichwort, das wir bis heute im Scherz nutzen, um jemandem den Vortritt an einer Tür zu überlassen. Hinter dieser knappen Aussage steckt aber mehr als ein Scherz. Alt zu sein hieß für unsere Vorfahren ein Mehr an Wissen und auch Weisheit zu besitzen. Durch die Erfahrungen, die ein älterer Mensch gemacht hatte, durch die Herausforderungen, die er bestanden und überlebt hatte, wurde ihm von den anderen Mitgliedern der Familie eine natürliche |Autorität zugestanden. Der Jugend war die Schönheit vorbehalten, doch die Alten besaßen die Entscheidungshoheit.

Autorität | 621

Durch die im Zuge der Industrialisierung veränderten Wirtschafts- und Sozialformen wurden Alte zunehmend als „nicht produktive" Esser aufgefasst. Die Löhne waren zu niedrig, um neben den Kindern auch noch die Großeltern mit „durchzufüttern". Familienstrukturen veränderten sich, alte Menschen waren stärker auf sich selbst angewiesen. Zum Teil fanden sie sich dem damals wenig ausgebauten Wohlfahrtssystem ausgeliefert und landeten nicht selten auf den Straßen der Industriemetropolen. Die Industrie brauchte gesunde Menschen, die an ihren Maschinen arbeiten konnten. Immerhin brachte die Einführung der |Sozialversicherung eine Verbesserung der Lebensbedingungen – mit Einführung der Rentenversicherung konnte man nun nach einem langen Arbeitsleben eine – wenn auch anfangs noch geringe – Rente beziehen. Die Familie verlor immer stärker ihre Rolle als Sicherungssystem, weil sie es nicht mehr konnte oder weil es nicht mehr nötig war, und aus der Großfamilie mit mehreren Generationen in einem Haushalt wurde die Kleinfamilie. Auch durch die arbeitsplatzbedingte Notwendigkeit von Ortswechseln lebten Kinder und Enkelkinder zunehmend häufiger von den Eltern oder Großeltern entfernt. Für die berufliche Karriere oder eine Ausbildung wurde häufig ein Umzug in eine andere Stadt nötig.

Sozialversicherung | 200

Der Wandel hin zu einer Dienstleistungsgesellschaft hat den Arbeitsmarkt grundlegend verändert. Doch nach wie vor finden sich in den Machtpositionen von Bildung, Wirtschaft und Politik meist ältere Menschen, denn die Wege an die Spitze der Karriereleitern sind in der heutigen Gesellschaft lang. In der Politik und der Wirtschaft galt es lange als normal, dass vorwiegend Ältere mit ihrer Berufserfahrung in den Entscheidungsgremien sitzen. Noch immer ist es ungewöhnlich, wenn jemand ausgesprochen jung in Führungspositionen kommt. Denn Jugendlichkeit wird nicht immer als vorteilhaft angesehen, gilt die Jugend doch als aufbrausend und wenig in die Zukunft denkend.

Stufen

Wie jede Blüte welkt und jede Jugend
dem Alter weicht, blüht jede Lebensstufe,
blüht jede Weisheit auch und jede Tugend
zu ihrer Zeit und darf nicht ewig dauern.
Es muss das Herz bei jedem Lebensrufe
bereit zum Abschied sein und Neubeginne,
um sich in Tapferkeit und ohne Trauern
in and're, neue Bindungen zu geben.
Und jedem Anfang wohnt ein Zauber inne,
der uns beschützt und der uns hilft zu leben.

Wir sollen heiter Raum um Raum durchschreiten,
an keinem wie an einer Heimat hängen,
der Weltgeist will nicht fesseln uns und engen,
er will uns Stuf' um Stufe heben, weiten!
Kaum sind wir heimisch einem Lebenskreise
und traulich eingewohnt, so droht Erschlaffen!
Nur wer bereit zu Aufbruch ist und Reise,
mag lähmender Gewohnheit sich entraffen.

Es wird vielleicht auch noch die Todesstunde
uns neuen Räumen jung entgegen senden:
des Lebens Ruf an uns wird niemals enden,
Wohlan denn, Herz, nimm Abschied und gesunde!

Hermann Hesse

Die Besetzung der Machtpositionen der Gesellschaft mit älteren Personen war den „Rebellen" der 1968er Bewegung zunehmend ein Dorn im Auge. Die „alten Männer" galten nicht nur als Stabilisierungsfaktor einer stark hierarchisch und autoritär geprägten Gesellschaft, sie wurden – nach zwei Jahrzehnten des Schweigens – auch zunehmend verantwortlich gemacht für ihre Haltung oder Taten in der Zeit des Nationalsozialismus. Als Anspielung auf das „1 000-jährige Reich" Hitlers hieß es: „Unter den Talaren steckt der Muff von 1 000 Jahren".

Der offene Angriff auf die ältere Generation unterstützte die erstmals global werdende Jugendbewegung der 1970er Jahre. Nicht nur von der Kunst, auch von der Rock- und Popkultur wurden der Wert der Jugend und der Wunsch nach neuer Orientierung immer stärker in den Vordergrund gestellt. Jung sein hieß vital und lebendig sein, attraktiv, flexibel und wild sein, offen für neue Ideen. Jugend wurde das erste Mal mit Freiheit, Kreativität und Erfolg gleichgesetzt.

Im Verlauf der vergangenen Jahrzehnte hat sich die Jugendlichkeit, vor allem in der Medienkultur, immer stärker als Symbol für Erfolg durchgesetzt. Wer erfolgreich sein wollte, musste entweder jung sein oder jung erscheinen. Dies gilt im dritten Jahrtausend nicht mehr ausschließlich für die schillernde Welt der Stars und Sternchen, sondern zunehmend auch in den Managementebenen der großen Konzerne. Mit 42 Vorstandsvorsitzender eines großen Telekommunikationsunternehmens zu sein, wäre noch vor 30 Jahren undenkbar gewesen.

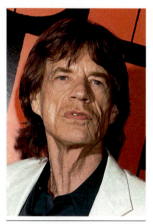

[1] Mick Jagger, Jugendidol der 1960er tritt auch heute noch „jugendlich" auf.

Gleichzeitig sorgt die demografische Entwicklung für Diskussionen um die Kosten der Sozialsicherungssysteme. Wenn weniger Junge immer höhere Beiträge für immer mehr Alte einzahlen müssen, dann kommt es zu Verteilungskämpfen um beschränkte Ressourcen, wie es überspitzt in den Debatten über den „Generationenkrieg" deutlich wird.

Neben den Kosten des Alters wird aber auch deutlich, dass „Alter immer älter wird". Auf Grund der besseren medizinischen Versorgung, aber auch des gestiegenen Lebensstandards, ist es heute keine Seltenheit mehr, dass 80-Jährige und Ältere vital und beschwerdefrei ihr Rentnerdasein genießen.

Die heutigen politischen Forderungen nach einer Erhöhung des |Renteneintrittsalters hat nicht nur eine wirtschaftliche Komponente, sondern die Realität lässt auch eine biologische „Verjüngung" alter Menschen deutlich werden. Das Renteneintrittsalter von 65 Jahren existiert seit 1916. Die durchschnittliche Lebenserwartung betrug zur damaligen Zeit jedoch nur ca. 60 Jahre. Damit war der Anteil der Bevölkerung, der überhaupt eine Rente bezog, relativ gering und auch die damit verbundenen Kosten.

Renteneintrittsalter | 203

Die seit den 1970er Jahren verbreitete Praxis der Frühverrentung war zu dieser Zeit erwünscht. Junge ArbeitnehmerInnen waren für Firmen günstiger und daher attraktiver, ältere ArbeitnehmerInnen konnten so in den vorzeitigen Ruhestand gehen. In der heutigen Arbeitswelt, die kaum noch von stringenten und kontinuierlichen Arbeitsbiografien gekennzeichnet ist, wird gefordert, dass ältere ArbeitnehmerInnen flexibel bleiben müssen und ggf. andere „altersgemäße" Beschäftigungen annehmen, die nicht unbedingt ihrer ursprünglichen Qualifikation entsprechen. Der Arbeitsmarkt hat bislang jedoch mitnichten darauf reagiert, viele Unternehmen sind nicht ausreichend auf älter werdende Belegschaften eingestellt. Auch bleiben Fort- und Weiterbildung, insbesondere für ältere ArbeitnehmerInnen, die Ausnahme.

Bei gleich bleibender Entwicklung wird die Zahl alter Menschen in den kommenden Jahren und Jahrzehnten weiter zunehmen. Der Blick auf das Alter und das Selbstverständnis alter Menschen ändert sich, denn der gesellschaftliche und politische Einfluss nimmt zu. Als „Wahlvolk", als Konsumierende und schlicht durch ihre große Anzahl gewinnen ältere Menschen an gesellschaftlicher Bedeutung. Ihre Kompetenzen spielen dabei für die Gesellschaft eine große Rolle.

6.2 Demografische Aspekte zum Altern

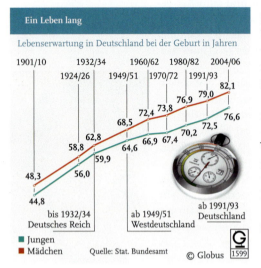

Die Berechnung der durchschnittlichen Lebenserwartung einer bestimmten Bevölkerung (*Population*) nimmt in der Diskussion um Altersfragen eine bedeutende Rolle ein. Die Lebenserwartung in Deutschland beträgt für neugeborene Jungen 76,6 Jahre, für neugeborene Mädchen 82,1 Jahre (Stand 2007).

Die durchschnittliche Lebenserwartung betrug vor 160 Jahren noch ca. 40 Jahre. Seit Beginn des 20. Jahrhunderts ist die Lebenserwartung kontinuierlich um 3 Monate pro Jahr angestiegen. Die Wahrscheinlichkeit, dass die Lebenserwartung weiterhin ansteigt, ist sehr groß; allerdings können Kriege, Seuchen oder andere Katastrophen die Lebenserwartung stark einschränken. Eine solche Entwicklung wird an den zentralafrikanischen Staaten deutlich, in denen die Lebenserwartung auf Grund der AIDS-Epidemie nur noch ca. 40 Jahre beträgt.

Die kontinuierliche Erhöhung der Lebenserwartung hat verschiedene Ursachen, wie [Abb. 1] verdeutlicht:

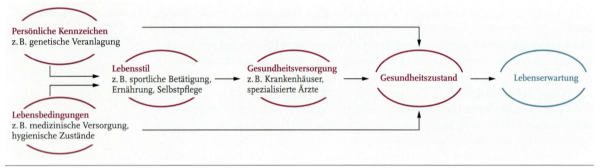

[1] Ursachen der erhöhten Lebenserwartung

Auf Grund der immer älter werdenden Menschen und der sinkenden Geburtenraten verschiebt sich das Verhältnis von alten zu jungen Menschen. Expertinnen sprechen hier von einer Umkehr der Alterspyramiden bzw. von ihrer Umwandlung hin zum Altersbaum. Dies hat unter anderem Einfluss auf die bestehenden Sozialsysteme, die wirtschaftlichen Verhältnisse und die Lebenssituation von alten Menschen.

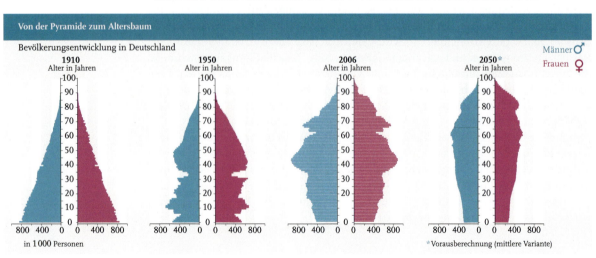

Alte Menschen

6.2

In der alternden Gesellschaft verändern sich aber auch die Sozialstrukturen. Wie aus den Alterspyramiden deutlich wird, ist der heutige Anteil der über 60-jährigen Frauen überdimensional hoch. Dieses Phänomen wird **Feminisierung** der älteren Bevölkerung genannt. Auch die längere Lebenserwartung von Frauen ist eine Entwicklung des 20. Jahrhunderts. In allen westlichen Gesellschaften liegt die Lebenserwartung der Frauen heute zwischen 5,5 (Irland) und 13 Jahren (Russland) höher als die der Männer.

Man hat kaum gesicherte Erkenntnisse über die Gründe der „höhere Lebenserwartung" von Frauen, aber man vermutet, dass es sich eher um eine Übersterblichkeit der Männer handelt. Frauen leben also nicht länger, sondern die Männer sterben früher. Das mag auf den ersten Blick Wortklauberei sein, doch spielt dies bei der Ursachenforschung eine wesentliche Rolle. Die Wissenschaftlerinnen belegen die Theorie der Übersterblichkeit damit, dass in allen Altersgruppen (vom Säugling bis zum Hochbetagten) die Sterblichkeitsrate der Männer höher als die der Frauen ist. Folgende Ursachen hierfür werden angeführt:

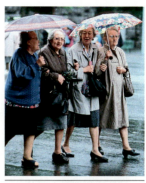

[2] Die Feminisierung im Alter beruht auf der niedrigeren Lebenserwartung von Männern z. B. durch Kriege.

- Das Erkrankungsrisiko von Männern ist höher.
- Das Unfallrisiko von Männern ist höher. Dies könnte an einer höheren Risikobereitschaft der männlichen Bevölkerung liegen.

Dies führt dazu, dass der Frauenanteil der Hochbetagten bis zu 70 % beträgt. In der Folge erleiden auch statistisch gesehen mehr Frauen alterstypische Erkrankungen. Weiterhin bedeutet die Übersterblichkeit der Männer, dass Frauen eher verwitwen als Männer. Das zieht wiederum das Problem der sowohl finanziellen als auch sozialen Versorgung alleinstehender, hochbetagter Frauen nach sich.

Ein weiteres für die demografische Entwicklung wichtiges Phänomen ist die **Individualisierung**, infolge des kulturellen und strukturellen Gesellschaftswandels. Sie ist durch folgende Veränderungen gekennzeichnet:

- Weltanschauungen und Lebensformen sind vielfältiger geworden. Man spricht hier auch von einer pluralistischen Gesellschaft.
- Durch die geforderte Flexibilität der Einzelnen wie auch durch die Mobilität der modernen Gesellschaft wechseln viele Menschen heute mehrmals im Leben ihren Wohnort. Beziehungen existieren häufig nicht mehr in festen vorgegebenen Strukturen.
- Die Geschlechterrollen haben sich verändert. Eheschließungen sind für Frauen keine notwendige existenzielle Grundlage mehr.
- Die Gestaltung der Lebensläufe hat an Individualität zugenommen.

Die zunehmende Individualisierung und Feminisierung führt zu dem Phänomen, welches Soziologen die **Singularisierung** der Gesellschaft nennen. Gerade in den Großstädten wohnen viele (alte) Menschen in so genannten Einpersonenhaushalten, mit den daraus resultierenden Konsequenzen für die Versorgung im Alter.

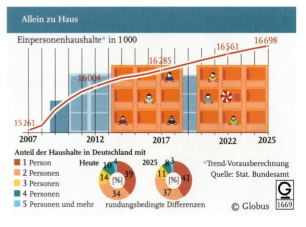

6.3 Psychosoziale Aspekte des Alterns

6.3.1 Alter aus entwicklungspsychologischer Sicht

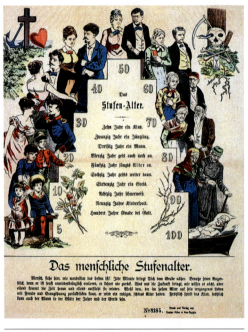

[1] Das menschliche Stufenalter in einer volkstümlichen Variante

Der deutsch-amerikanische Psychoanalytiker Erik H. Erikson hat das menschliche Leben vom Säuglings- bis zum Greisenalter als eine Abfolge von Stufen beschrieben (Psychosoziale Entwicklung | 75). Auf jeder dieser Stufen finden sich jeweils spezifische Konflikte oder herausfordernde Aufgaben, denen sich der Mensch in seiner Entwicklung stellen muss. Die letzte Lebensstufe nennt Erikson „hohes Erwachsenenalter", deren Hauptaufgabe in der Rückschau auf das vergangene Leben liegt. Der Mensch soll das, was er getan oder auch nicht getan hat annehmen, er soll das Leben als zeitlich begrenzt erkennen, um so den Tod als sein Ende nicht mehr fürchten zu müssen (Identität).

Schafft der Mensch es nicht, sein Leben im Rückblick wohlwollend zu betrachten, dann kann nach Erikson ein Gefühl der Verachtung gegen sich selbst und auch gegen andere entstehen (Verzweiflung). Für Erikson ist es die Aufgabe eines Menschen, im hohen Lebensalter Weisheit zu entwickeln. Damit meint er, dass der Mensch die Begrenztheit der eigenen Möglichkeiten und der Zeit, die einem zur Verfügung stand, anzuerkennen lernt. Das Leben soll in seiner Verschiedenheit wahrgenommen werden – Erfolge und Misserfolge gehören dazu, auch Erreichtes und Unerreichtes.

6.3.2 Veränderungen im Alter

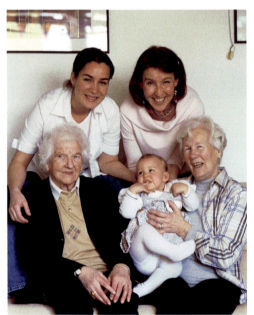

[2] Der Eintritt ins hohe Lebensalter ist mit dem Ausscheiden aus der Erwerbstätigkeit und meistens mit neuen Rollen innerhalb der Familie verbunden.

Im Übergang vom mittleren zum hohen Lebensalter erleben Menschen zahlreiche Veränderungen: Häufig ist dies der Beginn des „Rentnerdaseins", es werden neue Rollen in der Familie eingenommen („Oma und Opa"), Menschen, mit denen man gemeinsam durch das Leben gegangen ist, versterben. Gleichzeitig wird die Wahrscheinlichkeit immer größer, an bestimmten „alterstypischen" Gebrechen zu leiden oder gar dauerhaft pflegebedürftig zu werden.

Kognitive Veränderungen im Alter

Martin Buber (1878–1965), ein österreichisch-israelischer Religionsphilosoph, sagte einmal: „Alt sein ist ja ein herrliches Ding, wenn man nicht verlernt hat, was anfangen heißt." – Anfangen, Neues wagen und Veränderungen positiv begegnen, das ist auch im Alter möglich.

Menschen im Alter erleben die Veränderungen ihrer kognitiven Funktion häufig als Mangel. Das |Kurzzeitgedächtnis lässt nach, Lernprozesse fallen schwerer, die Anpassung an Neues will häufig nicht so recht gelingen. Dieser Bereich der Kognition wird mit **fluider Fähigkeit** (auch fluide Intelligenz) umschrieben. Sie umfasst alle Fähigkeiten, die es uns ermöglichen, neue Situationen zu verstehen und uns darauf einzustellen, also Lösungen für neue Problemlagen zu finden. Dazu gehört auch scheinbar Sinnloses (wie z. B. Vokabeln) zu lernen, zu erkennen, welche Gesetzmäßigkeiten hinter Veränderungen stehen, und Strategien zur Bewältigung zu entwickeln. Während im Alter die fluiden Fähigkeiten abbauen, nehmen gleichzeitig kristalline Fähigkeiten (auch kristalline Intelligenz) zu. **Kristalline Fähigkeit** beschreibt den Schatz an Erfahrungen und Strategien im Umgang mit verschiedenen Lebenssituationen. Der Wortschatz wird größer und auch die Fähigkeit, Worte zu verstehen. Man kann Erlebtes besser in die schon gemachten Erfahrungen einordnen und weiß, wie man sich in verschiedenen Situationen verhalten muss. Zusammenhänge zwischen einzelnen Lerninhalten und Alltagssituationen erscheinen plausibler.

Kurzzeitgedächtnis | 335

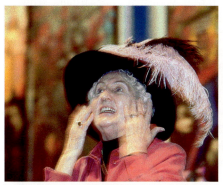

[3] Theaterspielen und das damit verbundene Auswendiglernen ist eine fluide Fähigkeit, die im Alter trainiert werden kann.

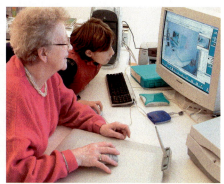

[4] Auch ältere Menschen können sich neue Kompetenzen, z. B. die Internetnutzung, aneignen, sie benötigen jedoch häufig besondere Lernunterstützung, die auf die Nutzung der kristallinen Fähigkeit ausgerichtet ist („Seniorenlernen").

Psychische Veränderungen im Alter

Während die **Motivationsfähigkeit** alter Menschen sich nicht verändert, unterscheidet sich die **Emotionalität** alter Menschen häufig sehr von denen jüngerer. Sie erscheinen i. d. R. sehr viel ruhiger und ausgeglichener. Der „alte Haudegen" kurz vor Pensionsbeginn wird im Rentenalter plötzlich „lammfromm". Generell nimmt die Veranlagung zu Aggression und Gereiztheit ab, eine „Tendenz zur Milde" lässt sich bei vielen alten Menschen beobachten. Es gibt gleichzeitig eine Tendenz, die positiven Erinnerungen des eigenen Lebens stärker hervorzukehren als die negativen.

Die **Persönlichkeit** alter Menschen strahlt häufig eine starke Stabilität von Zufriedenheit und Intelligenz aus („Altersweisheit"). Man hat schon alles gesehen und erlebt, es kann nicht mehr vieles erschüttern. Das Selbstbild ist gefestigt. Gerade im Alter finden viele Menschen (wieder) verstärkt Trost im Glauben. Auf der anderen Seite kann bei Nichtbewältigung von Problemen eine Neigung zur Passivität entstehen. Alte Menschen tendieren in Lebenskrisen schneller zu Resignation.

Ein weiteres Merkmal der Psyche im Alter ist ein Wandel in der Perspektive auf das Leben. Während jüngere Menschen in die Zukunft schauen, betrachten ältere oft die Vergangenheit. Das mag daran liegen, dass der jüngere mehr Zukunft als Vergangenheit und der ältere mehr Vergangenheit als Zukunft hat. Es kann aber auch damit zu tun haben, dass der Intellekt, wie oben beschrieben, besser mit dem Alten als mit den Neuen umgehen kann.

Die pflegerische Klientel in ihrem Lebenskontext wahrnehmen

Soziale Veränderungen im Alter

Die soziale Eingebundenheit von Menschen mittleren Lebensalters in Beruf, Familie und Freizeit verändert sich nicht selten mit Eintritt in das Rentenalter. Verschiedene soziologische Theorien versuchen, die Veränderung der gesellschaftlichen Rolle des alten Menschen und die daraus resultierenden Folgen zu beschreiben.

Rollen | 13

Die These von der **sozialen Isolierung im Alter** durch den Wandel in der Familienstruktur wurde von Talcott Parsons (1902–1979), einem amerikanischen Soziologen, geprägt. Jüngere empirische Untersuchungen belegen jedoch, dass dies nicht der Realität entspricht. Auch wenn Familien nicht mehr unter „einem Dach" leben, so halten sie auch über größere Distanzen Kontakt zueinander. Und: Nicht nur die jungen Menschen streben nach Unabhängigkeit. Auch alte Menschen können es sich häufig nicht vorstellen, ihre Selbstständigkeit aufzugeben und den Kindern „zur Last zu fallen". Kritiker von Parsons' Theorie bemängeln, dass seine Sichtweise auf alte Menschen von Personengruppen gezeichnet wurde, die berufsmäßig mit Altersproblemen zu tun haben. Meistens begegnen Angehörige des Gesundheits- und Sozialwesens alten Menschen, die auf Grund von Schicksalsschlägen (z. B. Verlust des Ehepartners, schwere Erkrankung) in eine Krise geraten und hilfebedürftig werden. Diese Berufsgruppen vergessen dann sehr schnell, dass ihr Ausschnitt der Lebenswelt alter Menschen nicht repräsentativ ist.

Belegt ist jedoch, dass der **soziale Kontakt** zu Freunden und Bekannten im Alter nachlässt. Dies liegt zum einen daran, dass langjährige Freundschaften in dieser Phase des Lebens nicht selten durch den Tod enden. Auf der anderen Seite sind kurzzeitige Bekanntschaften auf Grund nachlassender Mobilität zunehmend von räumlicher Nähe abhängig und verlieren an Bedeutung. Dennoch ist für die Funktionalität von sozialen Netzwerken älterer Menschen nicht die Häufigkeit (Quantität) sozialer Kontakte von Bedeutung, sondern die Intensität (Qualität).

Wie bereits beschrieben, werden die wichtigsten sozialen Rollenveränderungen durch das Ausscheiden aus dem Erwerbsleben (Verrentung oder Pensionierung) ausgelöst. Der soziale Status und damit auch die Integrität der Person verändern sich. Zwei unterschiedliche theoretische Orientierungen beschreiben die Folgen der fehlenden Erwerbstätigkeit: Die Aktivitäts- und die Disengagementtheorie.

Die **Aktivitätstheorie** besagt, dass der Mensch nur glücklich und zufrieden ist, wenn er aktiv am sozialen Leben teilnimmt und von anderen gebraucht wird. Orientiert sich Altenarbeit an dieser Theorie, dann stehen Aktivierung und Reaktivierung im Vordergrund.

Die **Disengagementtheorie** hingegen besagt, dass sozialer und psychischer Rückzug miteinander verbunden sind. Der Rückzug alter Menschen aus den Rollen des mittleren Lebensalters ist demnach erwünscht, notwendig und unvermeidbar. Ist der Rückzugsprozess abgeschlossen, ist der alte Mensch in seiner neuen durch innere und äußere Distanz geprägten Rolle ausgeglichen.

Beide theoretischen Ansätze können jedoch keine universelle Gültigkeit beanspruchen. Empirische Untersuchungen belegen, dass die soziale Entwicklung im Alter einen **Adaptionsprozess** darstellt, indem bestimmte Lebensbedingungen und ihre Veränderungen sowohl personen- als auch gruppenbezogen bewältigt werden müssen.

Adaptionsprozess
Anpassung

⚠ **Jede Alterstheorie, die die unterschiedlichen individuellen und sozialen biografischen Erfahrungen von Menschen unberücksichtigt lässt, muss skeptisch betrachtet werden.**

Kompetenz und Selbstständigkeit im Alter

Im 3. Altenbericht der Bundesregierung werden die Kompetenzen älterer Menschen in vier verschiedene Bereiche aufgeteilt.

Die **körperliche Kompetenz** steht für die allgemeine körperliche Leistungsfähigkeit und umfasst die Funktionstüchtigkeit der Organe und die Mobilität. Sie ist vom Alterungsprozess beeinflusst, wobei es jedoch wichtig ist, Alter nicht mit Krankheit gleichzusetzen. Auch wenn das Erkrankungsrisiko und damit verbundene funktionale Einschränkungen im Alter erhöht sind, ist der Vitalitätsgrad alter Menschen sehr unterschiedlich. Die Erhaltung der körperlichen Kompetenz muss eine wesentliche Aufgabe der Gesundheitsförderung und Prävention im Alter sein.

Die **alltagspraktische Kompetenz** fasst diejenigen Fähigkeiten und Fertigkeiten zusammen, die für die Gestaltung und Bewältigung des Alltags vonnöten sind. Hierbei werden basale und erweiterte Kompetenzen unterschieden. Zu den basalen Kompetenzen gehören die Selbstpflegefähigkeit sowie einfache Aktivitäten wie z. B. Einkaufen; die erweiterten Kompetenzen umfassen komplexe Aktivitäten, wie z. B. Hausarbeit sowie soziale und Freizeitaktivitäten. Basale und erweiterte Kompetenzen sind mit die wichtigsten Ressourcen alter Menschen, um ein hohes Maß an Selbstständigkeit zu wahren. Dabei sind diese Kompetenzen abhängig von ihrer räumlichen Umgebung zu sehen. So können alltagspraktische Kompetenzen durch eine Um- oder Neugestaltung der persönlichen Lebenswelt kompensiert werden, z. B. durch Hilfsmittel oder Umbauten.

Die **psychische Kompetenz** umfasst die Ressourcen alter Menschen, die für die Bewältigung von Entwicklungsaufgaben sowie Anforderungen und Belastungen notwendig sind. Dazu gehört primär die Fähigkeit mit der Neuorientierung nach der beruflichen Lebensphase umzugehen, aber auch mögliche Pflegeabhängigkeit oder körperliche Funktionseinbußen kompensieren zu können. Menschen im Alter werden jedoch in erhöhtem Maße mit schwierigen Situationen konfrontiert, gleichzeitig sind die psychischen Widerstandsressourcen auf Grund des Verlustes der fluiden Fähigkeiten geringer. Im 3. Altenbericht wird darauf hingewiesen, dass die psychotherapeutische Versorgung alter Menschen nicht ausreichend ist. Dies mag auch in der mangelnden Akzeptanz psychischer Erkrankungen alter Menschen liegen.

Kognitive Kompetenzen bleiben im Alter bestehen, insofern sie gefordert und gefördert werden (kognitive Veränderungen | 94). Neuere Studien belegen, dass die kognitive Kompetenz umso länger erhalten bleibt, desto besser körperliche und soziale Ressourcen genutzt werden. Nicht nur im Alter heißt es: Je stärker die Kompetenzen ausgebildet sind, desto größer sind die Entfaltungsmöglichkeiten einer Person und damit verbunden auch die Selbstständigkeit (Autonomie).

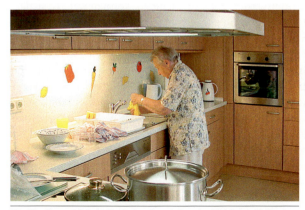

[1] Die alltagspraktische Kompetenz haushaltsnaher Tätigkeiten bleibt oft bis ins hohe Alter erhalten.

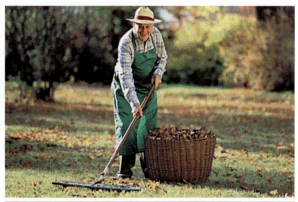

[2] Die körperliche Kompetenz ist ein wesentliches Merkmal für Lebensqualität im Alter.

6.3.4 Soziale Unterstützung im Alter

Die Möglichkeiten sozialer Unterstützung im Alter haben sich in den letzten Jahren stark entwickelt. Allen Unkenrufe zum Trotz bleibt die Familie jedoch wichtigste Institution der Unterstützung. Allerdings sind die Darstellungen der „klassischen Familie" in den Medien und Diskussionen zum Thema nicht selten von sozial-romantischen Vorstellungen geprägt. In der Realität ist das Zusammenleben in der Familie jedoch oft konfliktreich und dies auch schon immer gewesen. Die häufig zitierten „großfamiliären Unterstützungssysteme" aus früheren Zeiten waren nicht selten eine Bedarfsgemeinschaft, in der derjenige, der über Macht und Geld in der Familie verfügte (in der Regel der Familienpatriarch), darüber bestimmte, wie mit den schwächeren und ärmeren der Familie (häufig die Alten und Kranken) umgegangen wurde. Dies bedeutete für viele alte und gebrechliche Menschen, dass sie vergleichsweise oft der Willkür ihrer Angehörigen ausgeliefert waren.

Auch heute ist es eher die Ausnahme, dass alte und/oder pflegebedürftige Menschen von ihren Angehörigen ins Altersheim „abgeschoben" werden. Viel häufiger sind es Sachzwänge wie z. B. beengte und nicht behindertengerechte Wohnverhältnisse oder Erwerbstätigkeit, die einer Pflege zu Hause im Wege stehen. Erfolgt die Betreuung und Pflege älterer Angehöriger dennoch im familiären Umfeld, sind es meistens die Ehefrauen/Töchter/Schwiegertöchter, die sich um die pflegebedürftige Person kümmern. Sie nehmen damit nicht nur eine enorme emotionale und körperliche Belastung auf sich, sondern führen diese Aufgabe häufig unter Verzicht auf eine leistungsangemessene Bezahlung und damit Alterssicherung aus. Dies fördert wiederum die materielle Abhängigkeit von Frauen im Alter (Armut im Alter | 181).

Wider alle Behauptungen kann man festhalten, dass die subjektive Befindlichkeit von alten Menschen nicht zwangsläufig davon abhängt, ob sie alleine oder im Familienkontext leben. So können allein lebende alte Menschen sozial gut eingebunden sein oder im Familienkontext lebende alte Menschen sich einsam fühlen.

Leben ältere Menschen in einer bereits länger bestehenden Partnerschaft/Ehe, so haben sie i. d. R. eine relative Kontinuität in ihrem Leben erfahren. Nachdem sie Kinder großgezogen haben und aus dem Erwerbsleben ausgeschieden sind, stehen viele vor der Aufgabe, sich einer neuen Beschäftigung zuzuwenden – nicht selten ist diese Phase durch Konflikte in der Partnerschaft überschattet. Das Überwinden dieser Konflikte hat jedoch in den meisten Fällen eine zusätzliche Stabilisierung der Partnerschaft zur Folge. Umso stärker ist die Krise, die durch den Tod des Partners/der Partnerin ausgelöst wird (Trauer | 708).

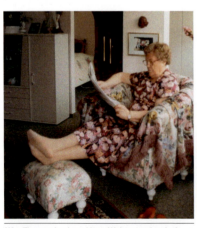

[1] Zimmer in einer Alten-Wohngemeinschaft

Fehlt eine familiäre Unterstützung z. B. auf Grund von Kinderlosigkeit, Tod des Partners/der Partnerin oder anderen Gründen, können weitere soziale Unterstützungssysteme greifen. So engagieren sich verschiedene gesellschaftliche Gruppen für die ältere Bevölkerung. Kirchen und Glaubensgemeinschaften bieten z. B. Altenkreise und Nachbarschaftshilfe an, Gewerkschaften und Vereine kümmern sich um ihre alternden Mitglieder und profitieren nicht selten von deren Erfahrung und ehrenamtlicher Mitarbeit. Altentagesstätten, Altenheime und Altenpflegeheime sind weitere Orte für die soziale Unterstützung im Alter. Sie stehen im zunehmenden Wettbewerb zueinander und locken ihre Klientinnen und deren Angehörige mit zahlreichen Angeboten vom Seniorensport bis zum Begleitservice.

Auch werden neue Wohnformen ausprobiert. So gibt es immer mehr Alten-Wohngemeinschaften [Abb. 1], in denen ältere Menschen zusammenleben und sich gegenseitig unterstützen, oder Mehrgenerationenhäuser, in denen die Idee des Zusammenlebens wie in den traditionellen Großfamilien aufgegriffen wird.

Biografische Aspekte des Alterns

6.4

In seiner „Erzählung vom Sandbuch" berichtet der argentinische Schriftsteller Jorge Luis Borges von der Entdeckung einer kleinen, in Leder gebundenen Schrift. Sie wird einem Antiquar von seinem verstört wirkenden Besitzer angeboten. Der will es loswerden, denn es ist kein gewöhnliches Buch. Seine Seiten sind endlos. Wo immer man es aufschlägt, fügen sich hunderte von Seiten aneinander – egal, wo man es öffnet, es hat weder Ende noch Anfang. Der Mann, der es gern verkaufen möchte, sagt: „Wenn der Raum unendlich ist, sind wir in einem beliebigen Punkt des Raumes. Wenn die Zeit unendlich ist, befinden wir uns an einem beliebigen Punkt in der Zeit." Das ist es, was seinem Entdecker Angst macht. Denn der Mensch braucht einen Anfang und ein Ende, um sich in seinem Leben zurechtzufinden. Doch zugleich lehnen wir uns gegen die eigene Begrenztheit auf, indem wir z. B. mit dem Altern, dem Ablaufen der Lebenszeit, hadern.

Zeit und Altern sind untrennbar miteinander verbunden. Dabei ist mit dem **kalendarischen Alter**, auch biografisches Alter genannt, die tatsächliche Lebenszeit einer Person gemeint (z. B. Frau Mühlow ist 78 Jahre alt). Es kann sich sowohl vom **subjektiven Alter** (gefühltes Alter) als auch vom **biologischen Alter** (dem biologischen Zustand ihres Körpers) erheblich unterscheiden.

Zeiterleben und subjektives Altern

6.4.1

„Es gibt ein großes und doch ganz alltägliches Geheimnis. Alle Menschen haben daran teil, jeder kennt es, aber die wenigsten denken je darüber nach. Die meisten Leute nehmen es einfach so hin und wundern sich kein bisschen darüber. Dieses Geheimnis ist die Zeit." (Michael Ende, Momo).

Das Zeiterleben kann je nach Situation sehr unterschiedlich ausfallen, eine Unterrichtsstunde kann einem vorkommen wie eine „halbe Ewigkeit". Umgekehrt kann die Zeit auch „wie im Fluge" vergehen, z. B. bei einem geselligen Abend oder einer spannenden Beschäftigung. Damit ist man dem „Geheimnis der Zeit" schon ein wenig auf der Spur. Die Zeit als Abfolge von Ereignissen, die unser Bewusstsein wahrnimmt und die wir in Vergangenheit, Gegenwart und Zukunft einteilen, unterscheidet sich deutlich von der objektiv gemessenen Zeit. Für unsere eigene Zeitwahrnehmung ist oft nicht so sehr die gemessene Zeit von Bedeutung, sondern ob es „langweilig" oder „kurzweilig" ist. Als kurzweilig wird ein Zeitraum erlebt, in dem viele Ereignisse aufeinanderfolgen. Langweilig sind Zeiträume, in denen nichts oder nichts Interessantes passiert. Dann „kriechen" die Stunden und Tage, die Zeit scheint kaum voranzuschreiten, aber in der Erinnerung an die letzten drei Wochen fällt einem nur wenig ein. Diese merkwürdige Verzerrung der Zeit gilt ebenso für den Rückblick auf das eigene Leben: Lebensabschnitte, in denen viel passiert ist, erscheinen länger, Zeitabschnitte, in denen wenig geschehen ist, die geradezu langweilig waren, erscheinen in der Erinnerung kurz.

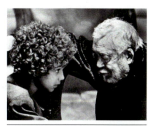

[2] In dem 1973 von Michael Ende erschienenen Roman Momo will Meister Hora gemeinsam mit Momo die Welt vor den grauen Herren schützen. Diese versuchen, die Menschheit vom Zeitsparen zu überzeugen.

Der Roman wurde 1986 mit Radost Bokel (Momo) und John Huston (Meister Hora) verfilmt.

Ebenso subjektiv wie das Zeiterleben kann auch die eigene Wahrnehmung des Älterwerdens sein (subjektives Altern). Einer 15-Jährigen erscheinen 20-Jährige als ganz schön alt. Hat sie dann selbst die 20 erreicht, kommt sie sich längst nicht so alt vor wie sie damals dachte. Solche subjektiven Faktoren des Älterwerdens setzen sich auch im späteren Leben bis ins hohe Alter fort. Dabei gilt die Faustregel: Die Menschen fühlen sich generell jünger als sie sind. Wie viel jünger man sich fühlt, ist jedoch abhängig vom Lebensalter. Schätzen 55-Jährige ihr subjektives Alter noch um 10 Jahre niedriger, so setzen 75-Jährige ihr subjektives Alter um 15 Jahre jünger an.

6.4.2 Lebensläufe und Lebenserfahrung

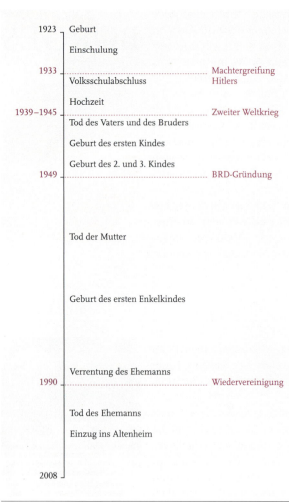

[1] Eine „Normalbiografie"

Wenn Pflegeauszubildende am Ende ihrer Ausbildung einen Lebenslauf schreiben, um sich für eine Stelle zu bewerben, dann wünscht man sich von ihnen, dass sie lückenlos ihre Schul-, Arbeits-, und Ausbildungskarriere auflisten. Diese Abfrage ist darauf ausgerichtet herauszufinden, ob sie für die ausgeschriebene Stelle die notwendigen Qualifikationen und Kompetenzen mitbringen, die dann vom zukünftigen Arbeitgeber verwertet werden können. Das Leben ist aber viel mehr als dieser formale Lebenslauf. In der Literatur wird das Leben oft mit einem Fluss verglichen.

Lebensläufe und Lebenserfahrungen müssen im Zusammenhang der Geschichte sowie der individuellen Biografie betrachtet werden. Dabei bezeichnet der Begriff der Lebenserfahrung sowohl den fortwährenden Prozess des „Erfahrungmachens" als auch das Resultat dieses Prozesses. Der Prozess des „Erfahrungsmachens" kann mit einem Fluss verglichen werden, der durch seine Windungen, Wasserfälle und anderen Merkmalen immer einzigartig ist. Ebenso sind Lebensläufe sehr individuelle „Strömungsgeschichten". Betrachtet man die Lebenserfahrung als Produkt, so bezieht man sich auf den Erfahrungsschatz, den Personen aus ihren Lebensläufen gesammelt haben. Dazu gehören Faktenwissen genauso wie Einstellungen und Überzeugungen, Handlungswissen und die Einsicht in Lebenszusammenhänge.

Aus dieser Beschreibung wird schnell deutlich, dass es keine „Normalbiografie" geben kann. Der Begriff „Normalbiografie" dient daher den Alters- und Biografieforscherinnen auch lediglich als Konstrukt, mit dem man versucht, soziale und biologische Einflüsse auf das Leben zu kennzeichnen (z. B. Eintritt in den Ruhestand, Menopause).

Die individuelle Biografie ist dabei v. a. auch davon gekennzeichnet, wann und in welche Umstände eine Person geboren worden ist. So ist eine Frau, die 1912 in Berlin geboren wurde, in den strengen Wertvorstellungen der preußischen Gesellschaft sowie in den vielen politischen Umbrüchen der Weimarer Republik und den darauf folgenden Jahren der nationalsozialistischen Herrschaft und dem 2. Weltkrieg groß geworden. Die Rolle der Frau in dieser Zeit war dominiert vom Bild der Mutter und Hausfrau. Allein dadurch schon wird sie sich in ihrer Biografie stark von einer Frau unterscheiden, die 1949 in der ehemaligen DDR geboren wurde, einer autoritär ausgerichteten, jedoch stabilen Gesellschaft, in der Frauen gleichen Zugang zum Bildungssystem hatten wie Männer und von ihnen genauso erwartet wurde, dass sie erwerbstätig sind.

Lebensrückschau und Erinnern

6.4.3

Es ist eine der großen Chancen des Älterwerdens und des Altseins, auf das eigene Leben zurückzuschauen, Erlebnisse auszumachen, die einen als Mensch geprägt haben. Diese Lebensrückschau dient verschiedenen Zielen, u. a.:
- der Bewusstwerdung der eigenen Herkunft und Vergangenheit,
- der Akzeptanz des eigenen Lebens mit all seinen positiven und negativen Erfahrungen sowie
- dem Finden von befriedigenden Antworten auf die Frage nach dem Sinn des Lebens.

Hört man alten Menschen zu, fällt einem immer wieder auf, dass sie ihre Jugend und Adoleszenz sehr positiv in Erinnerung haben, selbst dann, wenn dieses Lebensalter in Zeiten von Krieg oder andere Notzeiten fiel. Eine Erklärung für diese Tatsache ist, dass sich in dieser Lebensphase besonders viel ereignet hat, an das es sich zu erinnern lohnt. Ein anderer, inzwischen gängigerer Erklärungsansatz beruht darauf, dass Menschen sich in dieser Phase des Lebens vermehrt mit der eigenen Identitätsfindung beschäftigen, damit die Erfahrungen aus dieser Zeit unmittelbar selbstrelevant werden und somit besser im Gedächtnis gespeichert werden können.

Die Lebensrückschau hat also etwas mit erfolgreichem Altern zu tun. Sie verdrängt das Gefühl der Einsamkeit und verdeutlicht, welch ungeheurer Schatz an Erinnerungen das Leben im Alter bereichert. Die Fähigkeit des Erinnerns ist eine Leistung unseres Gedächtnisses. Das Erinnerungsvermögen hängt stark von der Konzentrationsfähigkeit ab, manchmal braucht es Denkanstöße, um Vergangenes wieder bewusst werden zu lassen. Solche Denkanstöße versucht die Biografieforschung zu entwickeln und wissenschaftlich zu fundieren. Sie tut dies, indem sie Interviewprotokolle oder Biografietexte im Sinne eines |qualitativen Forschungsansatzes analysiert und auswertet.

qualitativer Forschungsansatz | 513

In der Pflege alter Menschen wird dieser Ansatz in konkretes Handeln umgesetzt. So kann man mit einer Patientin, der es schwer fällt, Wissen in ihrem Kurzzeitgedächtnis zu halten, Bilder und Fotos aus ihrer Jugendzeit ansehen und damit das Langzeitgedächtnis aktivieren (**Biografiearbeit** 2 | 114, 374). Dabei können oft erstaunliche, manchmal anrührende Geschichten ans Tageslicht kommen. Das Bewusstmachen von Erinnerungen kann damit ein Mittel sein, um die Festigkeit der eigenen Identität zu stärken, die möglicherweise durch Alterserkrankungen wie Demenz bedroht ist.

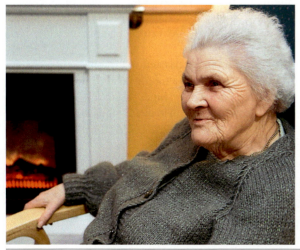 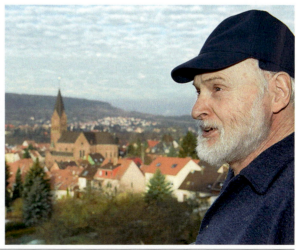

[1] Das Leben im Alter wird durch einen ungeheuren Schatz an Erinnerungen bereichert.

6.4.4 Lebenssinn und die Frage „Wozu?"

In seinem Roman „Per Anhalter durch die Galaxis" beantwortet Douglas Adams die Frage nach dem Sinn des Lebens kurz und klar mit: Zweiundvierzig! Er will damit deutlich machen, dass die Sinnfrage grundsätzlich nicht mit allzu großer Genauigkeit und Gewissheit beantwortet werden kann.

Vielleicht standen Sie selbst in Ihrem Leben schon einmal vor der Frage: Wozu das alles? Sie sind nicht allein – die Suche nach einem Sinn im Leben, nach sinnvollen Aufgaben, sinnvollen Zielen und sozialen Beziehungen begleitet viele Menschen.

Das Suchen nach Sinn hat besonders in unserer modernen Welt zugenommen, in früheren Zeiten war man in einem religiösen oder tradierten Weltbild geborgen und die Frage nach dem Sinn stellte sich nur selten. In Zeiten wie unseren, in denen viele Antworten und Entscheidungen möglich sind, kann die Frage nach dem Sinn zum Problem werden. Viele Menschen reagieren mit der Taktik des Verdrängens, sie weichen der Auseinandersetzung darüber und damit mit sich selbst aus. Sie leben ein Leben, das vom Funktionieren und dem Antworten auf Sachzwänge geprägt ist. Diese Taktik kann lange Zeit gut gehen, aber sie verhindert die eigene Entfaltung und kann zynisch machen. Ein Grund dafür, diese Frage zu verdrängen, liegt vielleicht auch darin, dass sie gefährlich und ängstigend erscheinen kann. Denn findet man keine positive Antwort, können sich Verzweiflung, Depression und im Extremfall Gedanken an |Suizid breitmachen.

Suizidalität | 352

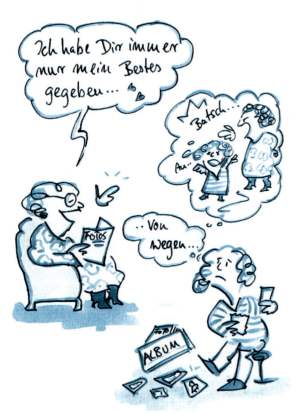

Der Begriff des Lebenssinns ist jedoch weiter gefasst als die Frage nach dem Sinn an sich. Der Lebenssinn soll eine Erklärung bieten für die im Leben gesammelten Erfahrungen. Er soll ein Ganzes, ein Gemeinsames konstruieren, das dann das ganze Leben beschreiben kann. Diese Lebenssinnkonstruktion kommt v. a. in Zeiten von existenzieller Bedrohung oder schweren Verlusten eine besondere Bedeutung zu. Dabei haben Studien ergeben, dass existenzielle Krisensituationen, die eine Gemeinschaft erfährt (z. B. Krieg), häufig besser bewältigt werden können als Krisensituationen Einzelner. Im Fall einer individuellen Krise kommt nämlich immer die Frage hinzu: Warum hat es gerade mich getroffen? Unabhängig von der Art der Krise sind erfolgreiche Versuche einer Sinndeutung eine positive und für das Wohlbefinden hilfreiche Strategie und dienen der Krisenbewältigung. Führt diese Strategie nicht zum Ziel, tritt Sinn- und Hoffnungslosigkeit auf.

Damit dies nicht passiert, führt die Sinnsuche im Sinne von Lebensbewältigung nicht selten objektiv betrachtet zu einer Lebenslüge. Diese hilft jedoch der einzelnen Person, den Sinn in den Ereignissen ihres Lebens zu erkennen und muss daher als eine positive Bewältigungsstrategie anerkannt werden.

Biologische Aspekte des Alterns

Das Altern bringt körperliche Veränderungen mit sich. Im Gegensatz zum Alter als Lebensspanne, bezeichnet das Alter hier einen biologischen Veränderungsprozess, auch **Biomorphose** genannt, der etwa mit dem 30. Lebensjahr beginnt. Typische altersphysiologische Veränderungen betreffen folgende vier Bereiche:
- Herz-Kreislauf-System, z. B. zunehmender Blutdruck, verringerte Elastizität der Blutgefäße,
- Bewegungsapparat, z. B. Abnahme der Muskelmasse bei gleichzeitiger Zunahme des Binde- und Fettgewebes, Abnahme des Mineralgehalts der Knochen,
- Sinnesorgane, z. B. Altersschwerhörigkeit, Trübung der Augenlinsen sowie
- Haut, z. B. geringere Talgproduktion, geringere Elastizität.

Diese Veränderungen haben an sich erst einmal keinen Krankheitswert, sondern gehören zum natürlichen Alterungsprozess. Treten sie gehäuft oder in verstärktem Maße auf, können manifeste Erkrankungen daraus resultieren.

Die Biomorphose beruht auf Alterungsprozessen der Zellen. Diese wachsen und teilen sich nach einem genetisch festgelegten Programm mehr oder weniger oft. Die Teilungshäufigkeit ist jedoch bei menschlichen Zellen generell begrenzt (mit Ausnahme der Ei- und Samenzellen) und bei Nervenzellen sogar gar nicht vorhanden. Daraus resultiert, dass die Funktion der aus diesen Zellen bestehenden Gewebe früher oder später eingeschränkt sein muss – im Laufe eines Lebens altern und sterben die Zellen durch Schäden oder andere Ursachen, in der Folge altert auch der gesamte Organismus.

Dieser biologische Alterungsprozess wird mit zwei Gruppen von Theorien erklärt, den deterministischen Theorien (passives Altern) und den stochastischen Theorien (aktives Altern). Die |**deterministischen Theorien** gehen davon aus, dass die Teilungsbegrenzung der Zellen durch genetische Programme vorgegeben ist, genauso wie noch weitere Alterungsprogramme. Ein Beleg für diese Theorien sind die unterschiedlichen Lebenserwartungen bzw. maximalen Lebensspannen verschiedener Organismen, die aber innerhalb der gleichen Spezies immer nur minimal voneinander abweichen. Als weiterer Beleg für die genetischen Ursachen des Alterungsprozesses gelten bestimmte angeborene Krankheiten, die zu vorzeitiger Alterung führen. Hierzu gehört u. a. die Progerie, bei der wichtige Gene für Zellreparaturmechanismen fehlen.

Die |**stochastischen Theorien** gehen davon aus, dass zufällige Prozesse die Ursache für Altern sind. Täglich geschehen im Körper unzählige kleinste Verletzungen von Zellen durch Schadstoffbelastung, Strahlung oder körpereigene Stoffwechselprodukte. Den größten Anteil an diesen minimalen Verletzungen, die gehäuft zu Gewebeschädigung führen, haben die so genannten freien Radikale. Dies sind sehr reaktionsfreudige und dadurch aggressive Atome oder Moleküle, die alle in der Nähe liegenden Zellen angreifen, und in der Folge v. a. die |DNA der Zellen schädigen.

Man nimmt inzwischen an, dass viele Einzelaspekte aus beiden Theorieansätzen im Alter eine Rolle spielen, dass der Alterungsprozess also ein multikausales Geschehen ist.

deterministisch
festgelegt
determinare, lat. = abgrenzen, bestimmen

stochastisch
zufällig
stochastiké, griech. = zum Erraten gehörende Kunst

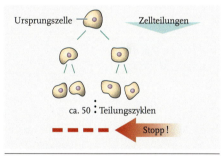

[1] Die Hayflick'sche Theorie besagt, dass die Teilungsfähigkeit von Zellen begrenzt ist.

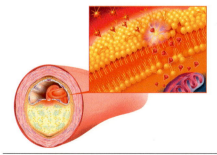

[2] Freie Radikale greifen die Gefäßinnenwände an und führen zu arteriosklerotischen Veränderungen.

6.6 Gesundheit und Krankheit im hohen Lebensalter

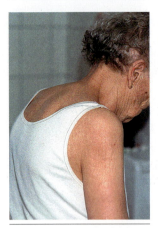

[1] Osteoporotischer Rundrücken („Witwenbuckel")

Die Widerstands- und Anpassungsfähigkeit des Organismus geht im Alter zurück. Ebenso zeigen sich häufig erst mit zunehmendem Alter die Folgen von gesundheitsschädlichem Verhalten bzw. gesundheitsschädlichen Einflüssen. Gleichzeitig können Erkrankungen im Alter

- häufig nicht mehr so gut kompensiert werden,
- einen anderen Verlauf haben als bei jungen Menschen (z. B. bei Infektionskrankheiten),
- oft chronisch verlaufen sowie
- mit anderen Erkrankungen gleichzeitig bestehen (Multimorbidität).

Bei den meisten Erkrankungen steigt deren Häufigkeit mit wachsendem Alter. Das heißt, dass die Anzahl der Krankheitsfälle in der Gruppe der älteren Bevölkerungsgruppe größer ist als in der jüngeren. Folgende Erkrankungen stehen dabei im Vordergrund:

- Herz-Kreislauf-Erkrankungen,
- Stoffwechselerkrankungen,
- Muskel- und Skeletterkrankungen und
- bösartige Tumore.

Wie bereits erwähnt, spielt Multimorbidität im Alter eine große Rolle. So liegen bei ca. 30 % der über 70-Jährigen fünf oder mehr Erkrankungen vor. Dadurch steigt der Bedarf an Medikamenten und Therapien mit der damit verbundenen Zunahme an Nebenwirkungen.

Viele Erkrankungen im Alter, v. a. die des Bewegungsapparats, gehen mit akuten oder chronischen Schmerzzuständen einher. Diese Schmerzzustände schränken dabei den Alltag häufig sehr viel stärker ein, als die zu Grunde liegende Funktionsstörung. Insbesondere psychische Kompetenz und Lebenszufriedenheit nehmen bei |chronischem Schmerz ab.

Ein für die Pflegepraxis wichtiges Phänomen ist die erhöhte |Sturzanfälligkeit im Alter. Circa 30 % aller über 65-Jährigen und 50 % aller über 80-Jährigen stürzen jährlich mindestens einmal. Circa ein Fünftel der Stürze gehen mit Verletzungen einher, ca. 5 % mit Frakturen. Viele ältere Menschen erholen sich von den Folgen eines Sturzes nicht mehr und verlieren ihre |basalen Kompetenzen bis hin zur dauerhaften Pflegebedürftigkeit.

chronischer Schmerz **2** | 148, 160
Sturz **1** | 139

basale Kompetenzen | 97

6.6.1 Gesunderhaltung im Alter

Für die Gesundheit und das Wohlbefinden im Alter spielen Aktivität, soziale Teilhabe und Sinnerfüllung eine wesentliche Rolle. Die WHO hat das Konzept des **Aktiven Alterns** entwickelt, das definiert wird als „Prozess der Optimierung der Möglichkeiten von Menschen, im zunehmenden Alter ihre Gesundheit zu wahren, am Leben ihrer sozialen Umgebung teilzunehmen und ihre persönliche Sicherheit zu gewährleisten, und derart ihre Lebensqualität zu verbessern". Dieses Konzept ist damit umfassender als lediglich die Forderung nach dem „gesunden Altern". Neben der Gesundheit spielen Faktoren wie Lebensqualität einzelner oder ganzer Bevölkerungsgruppen eine wichtige Rolle. Das Konzept möchte sich abwenden von der Idee der Bedürftigkeit alter Menschen, die eine gewisse Passivität ausdrückt, und sich bewusst zur Idee des Rechts auf Gleichheit an Chancen und Behandlung in allen Lebensbereichen hinwenden.

Um dieses Ziel zu erreichen, bedarf es der Einbeziehung aller Lebensphasen und vor allem der Gesundheitsförderung im mittleren Erwachsenenalter. Gerade das Gesundheitsverhalten zwischen 30 und 60 Jahren, wie z. B. Konsum von Tabak und Alkohol oder körperliche Aktivität, prägt nachhaltig Gesundheit und Wohlbefinden im Alter. Neben dem individuellen Gesundheitsverhalten bestimmen noch weitere Faktoren die Möglichkeit zum aktiven Altern:

- wirtschaftliche Einflüsse wie Einkommen und soziale Absicherung, z. B. durch |Renten- und Krankenversicherung,
- Gesundheit und soziale Sicherheit in Bezug auf Zugang zu Einrichtungen des Gesundheitswesens und der Sozialdienste,
- soziale Einflüsse wie Einbindung in ein Familien- und Freundschaftssystem,
- physische Umgebung wie Zugang zum öffentlichen Nahverkehr, einem sicheren Zuhause sowie
- persönliche Einflüsse, wie genetische Disposition, Intelligenz sowie kognitive und psychische Fähigkeiten.

Rentenversicherung | 202
Krankenversicherung | 207

Hieraus wird deutlich, dass dem Konzept Aktives Altern wie den meisten Programmen der Gesundheitsförderung ein salutogenetischer Ansatz zu Grunde liegt (**Salutogenese | 225**). Über allem stehen jedoch die universell gültigen Faktoren Kultur und Geschlecht. Die |Kultur hat Auswirkungen auf die Art zu altern, indem sie alle anderen genannten Faktoren beeinflusst. Sie umfängt und verbindet Einzelpersonen und Bevölkerungsgruppen. Die Geschlechtszugehörigkeit spielt vor allem für den Wirtschaftsfaktor und die persönlichen Einflüsse eine wesentliche Rolle. Sind es doch Frauen, die i.d.R. unentgeltlich Kinder großziehen und Angehörige pflegen und dadurch häufig kein Erwerbseinkommen besitzen. Gleichzeitig zeigen Männer ein risikofreudigeres Verhalten (z. B. Rauchen, Konsum von Alkohol und anderen Drogen) und sind häufiger Opfer von Unfällen und Gewalt, woraus ihre weltweit niedrigere Lebenserwartung u.a. resultiert.

Kultur | 111

Im Gegensatz zum Konzept des Aktiven Alterns, das den Alterungsprozess als natürlich hinnimmt, streben die Bemühungen des **Anti-Aging** dahin, den biologischen Alterungsprozess zu hemmen. Anti-Aging bedeutet frei übersetzt: Altershemmung. Ziel aller Anti-Aging-Maßnahmen ist die Aufrechterhaltung der Lebensqualität und damit verbunden eine Verlängerung der Lebensspanne. Obwohl Anti-Aging ein beliebter Marketingbegriff ist, gibt es dennoch inzwischen seriöse Forschung. Sie beschäftigt sowohl die Medizin, als auch die Ernährungswissenschaft und die Kosmetologie.

Ein Schwerpunkt der Anti-Aging-Forschung liegt auf der Suche nach Faktoren, die zu einem hohen Lebensalter führen. So werden z. B. Menschen in Japan besonders alt. In der Konsequenz untersucht man Ernährungs- und Freizeitverhalten sowie genetische Disposition der in Japan lebenden Menschen.

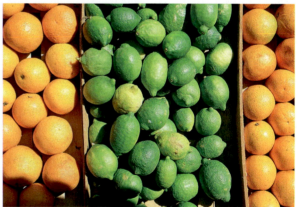

[2] Vitamin C gilt als Antioxidanz („Radikalenfänger") und ist in hoher Konzentration in Citrusfrüchten enthalten.

Ein weiterer Schwerpunkt liegt auf der Suche nach Stoffen (Antioxidanzien), die in der Lage sein sollen, |freie Radikale im Körper zu binden. Als Antioxidanzien gelten u. a. bestimmte Vitamine. Die Theorie der Schädlichkeit der freien Radikale ist umstritten, da nach wie vor unklar ist, welche weiteren Aufgaben die freien Radikale im Körper innehaben.

freie Radikale | 103

6.6.2 Geriatrische Rehabilitation

Rehabilitation | 160

Durch die nachlassende Widerstands- und Anpassungsfähigkeit im Alter sind alterstypische Krankheiten nicht durch klassische kurative (auf Heilung ausgerichtete) Ansätze der Medizin zu behandeln. Im Vordergrund der Versorgung von älteren und hochbetagten Patientinnen stehen chronische Erkrankungen und die Auswirkungen von Krankheit auf die Lebensqualität. An dieser Stelle greift das Konzept der geriatrischen Rehabilitation. Sie richtet ihren Fokus vor allem auf die Reduzierung und Bewältigung der Folgen von Multimorbidität sowie die Erhaltung und Wiederherstellung von Fähigkeiten. Insbesondere werden dabei die verminderte körperliche, psychische und geistige Belastbarkeit sowie die größere Hilfsbedürftigkeit älterer und hochbetagter Menschen berücksichtigt.

ICF | 142

Geriatrische Rehabilitation richtet sich an Patientinnen, bei denen Multimorbidität und geriatrietypische Sachverhalte vorliegen. Unter Multimorbidität wird eine multiple strukturelle oder funktionelle Schädigung (nach |ICF) bei mindestens zwei behandlungsbedürftigen Erkrankungen verstanden. Zu den geriatrietypischen Sachverhalten gehören Schädigungen und Beeinträchtigungen der Aktivität, z. B. Immobilität, Sturzneigung und Schwindel, kognitive Defizite oder Inkontinenz sowie eine vorhandene Mehrfachmedikation und/oder häufige Krankenhausbehandlung. Anträge auf Rehabilitation werden typischerweise bei folgenden Diagnosen gestellt:

- Schlaganfall,
- Frakturen des Oberschenkelhalses oder des Hüftgelenks,
- Zustand nach Einsetzen einer Totalendoprothese in Hüfte oder Knie und
- Gliedmaßenamputation bei |paVK oder |diabetischer Angiopathie.

paVK [2] | 495, 511
diabetische
Angiopathie [2] | 193

Da der medizinische Zustand von Patientinnen in der geriatrischen Rehabilitation generell als labil zu bezeichnen ist, muss in geriatrischen Rehabilitationseinrichtungen jederzeit die Möglichkeit medizinischer Diagnostik und Behandlung gegeben sein. Aus diesem Grund sind geriatrische Rehabilitationszentren häufig an Krankenhäuser der Akutversorgung angeschlossen.

Assessment [1] | 164

Ziele und Maßnahmen der geriatrischen Rehabilitation werden nach einem ausführlichen |Assessment bestimmt. Dabei stehen Rehabilitationsbedürftigkeit und -fähigkeit der Patientinnen im Zentrum der Planung. Rehabilitationsziele sind darauf ausgerichtet, die Selbstständigkeit der Patientinnen nachhaltig zu verbessern oder zu erhalten, damit ein möglichst selbst bestimmtes Leben in der gewohnten Umgebung möglich ist. Diese Ziele werden angestrebt durch

- Verbesserung der Mobilität,
- Verbesserung der sozialen Integration sowie
- Vermeidung/Verminderung der Pflegeabhängigkeit.

aktivierende Pflege | 407
Basale Stimulation
[2] | 86, 115, 609
Bobath-Konzept [2] | 415

Geriatrische Rehabilitation erfolgt nach einem interdisziplinären Ansatz, an dem Ärztinnen, Pflegende und Therapeutinnen gleichermaßen beteiligt sind (Zusammenarbeit mit anderen Berufs- und Personengruppen | 445). Dabei kommt den Pflegenden eine zentrale Rolle zu, da sie die Patientinnen i. d. R. über den gesamten Tageszeitraum begleiten und sie dazu auffordern, in der Therapie erlernte Fähigkeiten regelmäßig zu üben und zu trainieren. Im Vordergrund steht dabei die |aktivierende Pflege, die im Kontext der geriatrischen Rehabilitation auch geriatrisch-rehabilitative Pflege genannt wird. Dabei richten die Pflegenden ihre Interventionen an Pflegekonzepten wie z. B. der |Basalen Stimulation oder der Pflege nach dem |Bobath-Konzept aus.

Die pflegerische Klientel
in ihrem Lebenskontext wahrnehmen

7

Menschen
aus anderen Kulturen

7 Menschen aus anderen Kulturen

7.1	**Was ist Kultur?**	**110**
7.1.1	Der Kulturbegriff	111
7.1.2	Werte und Normen	113
7.1.3	Bedeutung von Glauben und Religiosität in verschiedenen Kulturen	114
7.2	**Das Eigene und das Fremde**	**115**
7.3	**Migration in Deutschland**	**117**
7.3.1	Geschichte der Migration in Europa	118
7.3.2	Migrantinnengruppen in Deutschland und deren rechtliche Situation	121
7.3.3	Demografische Daten	125
	Die ökonomische Situation von Migrantinnen in Deutschland	126
	Assimilation und Integration	126
7.4	**Kultursensible Pflege**	**127**
7.4.1	Theoretische Ansätze zur kultursensiblen Pflege	127
	Leiningers Theorie der transkulturellen Pflege	127
	Uzarewicz' Ansatz der transkulturellen Pflege	128
	Transkulturelles Pflegemodell nach Andrews und Boyle	128
7.4.2	Praxis kultursensibler Pflege	131
	Dolmetscherdienste	132

Türkische Vorspeise:

Olivenöl, Salz, Sumak und Granatapfelkernöl mischen und mit frischem Fladenbrot auftunken.

Menschen aus anderen Kulturen

Wir sind alle Ausländer, fast überall – und der moderne Mensch fühlt sich fast überall auf der Welt zu Hause.

Für uns ist es selbstverständlich geworden, dass wir so ziemlich überall auf der Welt unseren Urlaub verbringen können. Wir erwarten, dass wir bestimmte Dinge und Gegebenheiten vorfinden. Ein Bett im Hotel und ein Bad ist der Mindeststandard.

Irritiert sind wir schon, wenn das Hotelzimmer kein Fenster hat oder wenn es nachts über einer Hälfte des Doppelbettes durchregnet.

Andererseits sind wir zuversichtlich, dass wir in ganz Europa Nutella kaufen können und mit sehr hoher Wahrscheinlichkeit können wir weltweit Coca-Cola bestellen oder McDonalds finden.

Nicht selten stellen wir fest, dass das Essen in Italien ganz anders schmeckt als beim Italiener „um die Ecke". Und dass es in südostanatolischen Dörfern keine Dönerspieße an jeder Ecke gibt.

Als Imbiss wurde der Döner wahrscheinlich in den 1960er Jahren an der Reiseroute der türkischen Gastarbeiter erfunden – er verband heimatliche Küche mit der Notwendigkeit, schnell mal eben nebenbei etwas zu essen. Die ersten Dönerläden in Deutschland wurden wohl infolge der Weltwirtschaftskrise von 1974/75 eröffnet und setzten sich im Laufe der Jahre erfolgreich durch – ist der Döner doch schnell zu essen, schmeckt anders als Bockwurst und Boulette und vermittelt die Idee von gesundem Essen durch Salat und Tomate.

Spaghetti mit Tomatensoße sind inzwischen typisch deutsch, aber nicht unbedingt typisch italienisch. Eine Variante des Gerichtes kommt aus Sizilien. Dort werden zur Zeit der Tomatenernte, wenn der Sommer so richtig heiß ist, die reifen und frisch von der Staude geernteten Tomaten klein geschnitten und „kalt" mit Olivenöl, Knoblauch und Parmesan unter die frisch gekochten Spaghetti gemischt – fertig ist ein erfrischendes und leckeres Mittagessen.

Dennoch – oder vielleicht auch gerade deshalb – nehmen wir das Essen eines Landes als einen wesentlichen Bestandteil seiner Kultur war. Dazu gehören nicht nur die unterschiedlichen Zubereitungsweisen, sondern auch die Art und Weise, wie zusammen gespeist wird: Gemeinsam an einem Tisch sitzend, in einer großen Runde am Boden sitzend oder stehend am Bistrotisch. Ebenso variiert, wer die Speisen zubereitet. Entgegen vieler Vorurteile ist das Kochen nämlich nicht immer nur reine „Frauensache". Gerade an Festtagen ist es in vielen Regionen üblich, dass die Familienpatriarchen das Essen zubereiten (zumindest das Fleisch).

Sowenig man vom Kellner eines italienischen Restaurants auf die italienische Kultur schließen kann, ist es sinnvoll, von der Nationalität einer Patientin auf ihre Verhaltensweisen zu schließen. Im Gegensatz zu den auf dieser Seite aufgeführten Kochrezepten gibt es nämlich kein „Rezeptwissen" zum Umgang mit Menschen aus anderen Kulturen. Viel wichtiger ist es, das eigene Verständnis von Kultur zu reflektieren und Hintergrundinformationen über verschiedene Personengruppen zu erfahren sowie jeder Patientin individuell auf ihre Bedürfnisse ausgerichtet zu begegnen.

Das folgende Kapitel soll hierzu Anregungen geben.

7

Menschen aus anderen Kulturen

Fufubällchen aus Ghana:

Fufu wird aus Maniok und grünen Kochbananen hergestellt und gehört zur traditionellen schwarzafrikanischen Küche. Die Zutaten werden klein geschnitten, 15 Minuten gekocht und zu einem Brei gestampft. Sie werden als Beilage zu herzhaften Suppen zu Bällchen geformt.

Ungarisches Paprikahuhn:

Ein frisches Huhn mit Salz und süßem Paprika einreiben und im Ofen braten – die Bratensoße aufkochen und mit viel saurer Sahne auffüllen, dazu Nockerln kochen. Nockerln sind knopfförmige frisch zubereitete Nudeln, die Spätzle ähneln. Dazu schmeckt ein frischer Salat.

Chinesische Hühnerbrühe:

Ein frisches Huhn mit einer Kartoffel, einer Hand voll Rosinen, frischem Ingwer (ca. 5 cm), Salz und zwei Möhren in einem großen Topf zwei Stunden kochen. Die Brühe abgießen und trinken oder als Grundlage für eine Suppe verwenden.

Langos:

Langos ist ein Hefegebäck, das in Ungarn, Österreich und der Slowakei als Imbiss angeboten wird. Es handelt sich um ein salziges Hefegebäck, das in heißem Öl ausgebacken wird und mit Salz, Knoblauch, saurer Sahne und Käse gegessen werden kann. Die ursprüngliche Version würde nur mit Salz und Knoblauchwasser gegessen. In der Slowakei isst man Langos auch mit Ketchup.

Ceviche – Peruanisches Fischgericht:

Weißes Fischfilet (ca. 500 g) in kleine Stücke schneiden, mit Limettensaft beträufeln, darüber eine fein geschnittene scharfe Chilischote, eine in Scheiben geschnittene Zwiebel, zwei gehäutete und in kleine Stücke geschnittene Tomaten, gezupfte Korianderblätter sowie Salz und Pfeffer geben. In einer Schale abgedeckt zwei Stunden im Kühlschrank stehen lassen. Bei Bedarf zuerst vorsichtig mit Chili würzen und später nachwürzen.

7.1 Was ist Kultur?

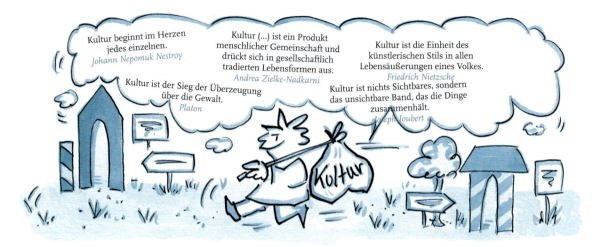

Seit einigen Jahren wird in der Diskussion um Veränderungen in der Pflege immer häufiger der Begriff der „Kultursensiblen Pflege" verwendet. Damit wird grundsätzlich der pflegerische Umgang mit den kulturellen Besonderheiten einzelner Menschen und Menschengruppen beschrieben. In der Regel ist damit der pflegerische Umgang mit Menschen ausländischer Herkunft gemeint.

Um das Thema „Kultursensible Pflege" von verschiedenen Seiten zu beleuchten, ist es für Pflegefachkräfte wichtig, sich folgende Fragen zu stellen:

- Was verstehe ich unter Kultur? Ist es meine Muttersprache, sind es Essensspezialitäten oder verstehe ich darunter gemeinsame Regeln oder die Geschichte eines Landes?
- Was ist meine Kultur? Vielen Menschen fällt es schwer, die eigene Kultur zu definieren. Wenn Sie in Ihrem Bekanntenkreis fragen, was Gegenstand der eigenen (z. B. deutschen) Kultur ist, werden Sie eine große Palette an Begriffen sammeln können, die sich teilweise sogar widersprechen. Selbst die Diskussion um die „Deutsche Leitkultur" hat keine klare Beschreibung des Begriffes erbracht, sondern gab Anlass zu vielfältigen Karikaturen.
- Was bedeutet für mich „fremd"? Sind es die Menschen, die ich nicht kenne? Sind es die Menschen, die nicht zu meinen Freundinnen gehören? Was löst das Fremde in mir aus? Macht es mir Angst, oder macht es mich neugierig?
- Welches Verständnis habe ich von professioneller Pflege? Was bedeutet das für eine interkulturelle Begegnung in der Pflege? Erkundigen Sie sich in Ihrem Umfeld in der Schule oder im Ausbildungsbetrieb danach, was die Kolleginnen unter professioneller Pflege verstehen. Sie werden eine Vielzahl von Definitionen und Aspekten erfahren.
- Was bedeutet für mich Lebensweltorientierung in der Pflege? „Der Mensch ist ein bio-psycho-soziales Wesen." Unter dieser Aussage wird die Ganzheitlichkeit der Pflege häufig zusammengefasst. Was bedeutet dies in Hinsicht auf „Kultursensible Pflege"?
- Was heißt es, kompetent mit Fremden im Pflegekontext umzugehen? Benötige ich dafür besondere Fähigkeiten? Welche Fähigkeiten werden das sein?

„Kultursensible Pflege" beinhaltet die wechselseitige Anerkennung und den Respekt vor der Kultur von Pflegebedürftigen und Pflegefachkräften. Sie basiert auf der Grundlage eines lebensweltorientierten Pflegeverständnisses und der Bereitschaft und Möglichkeit, individuell und professionell zu pflegen. Wie alle anderen Pflegesituationen auch, ist der Aufbau einer professionellen Pflegebeziehung zu Menschen aus einer anderen Region oder einem anderen Kulturkreis eine große Herausforderung.

Kultursensibel zu pflegen bedeutet nicht nur, die Unterschiede zwischen den Kulturen aufzuzeigen, sondern vor allem, die Gemeinsamkeiten der Kulturen als Ressource zu nutzen. In jeder Pflegebeziehung ist es wichtig, die individuellen Bedürfnisse des zu Pflegenden zu erkennen und zu berücksichtigen.

Im Kontext der Arbeit mit Menschen aus anderen Kulturen werden verschiedene Begriffe genutzt:

- interkulturell – zwischen den Kulturen,
- multikulturell – viele verschiedene Kulturen innerhalb einer Gesellschaft,
- transkulturell – über die Kulturen hinweg sowie
- Ethnie (politischer Begriff) – Gruppe von Menschen mit einheitlichem kulturellem Hintergrund, z. B. gelten die Sorben in Deutschland als ethnische Minderheit.

Der Kulturbegriff 7.1.1

Eine eindeutige Definition des erst seit dem 19. Jahrhundert gebräuchlichen Kulturbegriffes ist nur schwer möglich. Der Kulturbegriff hat sich im Lauf der Geschichte gewandelt: In der griechischen Antike unterschieden die Gelehrten zwischen „Natur" und „Kultur". Sie machten damit deutlich, dass die Natur von Gott gegeben und die Kultur vom Menschen geschaffen sei. „Natur" und „Kultur" waren untrennbar miteinander verbunden: Der Mensch galt als Bestandteil der von Gott geschaffenen Natur und der vom Menschen geschaffenen Kultur.

Die alten Römer wiederum gingen vom Leitsatz „Kultur hat man oder nicht" aus. Griechen und Römer wurden als Kulturvölker bezeichnet, alle anderen Völker als |„Barbaren". Dasselbe Prinzip galt im Mittelalter, wobei hier die Grenze zwischen Adligen und Fußvolk gezogen wurde. Der hohe Adel wie auch der |Klerus gaben sich selbst kulturbewusst. Dies galt als Eigenschaft, die sie dem einfachen Volk absprachen.

Das 18. und 19. Jahrhundert war das Zeitalter der großen Forschungsreisen. Berühmte Wissenschaftler wie Alexander von Humboldt oder Charles Darwin machten sich auf den Weg, fremde Kontinente zu bereisen und zu erforschen. In ihren Reiseberichten beschrieben sie häufig recht detailliert so genannte Naturvölker. Obwohl diesen Völkern eine eigene Kultur nicht abgesprochen wurde, ging man davon aus, dass diese Kulturen minderwertiger als unsere eigene (europäische) seien.

Der deutsche Philosoph Herder, der sich aus geisteswissenschaftlicher Sicht mit dem Kulturbegriff auseinandersetzte, prägte den Begriff des |Kulturrelativismus. Er setzte voraus, dass alle Kulturen gleichwertig seien und nebeneinander existieren. Sein Kulturbegriff geht davon aus, dass alle Völker oder Nationen eine eigene Kultur haben. Dieser Ansatz ist Grundlage für das so genannte Container-Modell: Verschiedene Kulturen entsprechen Containern, die nebeneinander existieren und mit Menschen sowie Lebensformen, Traditionen und Werten gefüllt sind. Der umgangssprachliche Kulturbegriff basiert auf dieser Vorstellung von Kultur mit dem Ziel, das Eigene gegen das Fremde abzugrenzen.

Das althergebrachte Container-Modell hat keine wissenschaftliche Gültigkeit mehr. Kulturen sind keine klar voneinander abgegrenzten Konstrukte. Grenzen und Inhalte sind fließend. Kulturen gibt es in verschiedenen Variationen und Übergängen. Sie entwickeln und verändern sich kontinuierlich. Kulturen können verschwinden oder auch neu entstehen. In der Kulturwissenschaft dominiert inzwischen der Ansatz, dass es viele Definitionen von Kultur geben *muss*. Gleichzeitig bezieht sich Kultur immer auch auf sich selbst.

Wenn also Kultur definiert wird, dann geschieht dies immer von der eigenen Position her und als Mitglied einer ganz konkreten Kultur, nämlich der eigenen.

Barbaren
Der Begriff Barbaren leitet sich vom griech. barbaros = Ausländer, Nichtgriechische ab.

Klerus
Klerus = Gesamtheit der Geistlichen, insbesondere der christlich-katholischen Kirche.

Kulturrelativismus
Relativismus bedeutet die Gleichstellung von Subjekten oder Objekten; in diesem Falle der Kulturen.

Die folgende Definition des Kulturbegriffs versucht den vielen Facetten gerecht zu werden:

> „Kultur ist ein universelles, für eine Nation, Gesellschaft, Organisation und Gruppe aber sehr typisches Orientierungssystem. Dieses Orientierungssystem wird aus spezifischen Symbolen gebildet. Es beeinflusst Wahrnehmen, Denken, Werten und Handeln aller Mitglieder und legt demzufolge deren Zugehörigkeit zur Gesellschaft, Organisation oder Gruppe fest. Das Orientierungssystem ermöglicht den Mitgliedern ihre eigene Umweltbewältigung. Das so strukturierte Handlungsfeld reicht von geschaffenen Objekten bis hin zu Institutionen, Ideen und Werten.“
>
> —
>
> THOMAS, A.: „Kulturelle Divergenzen in der deutsch-deutschen Wirtschaftskooperation“. In: T. Bungarten (Hg.). *Deutsch-deutsche Kommunikation in der Wirtschaftskooperation*. Tostedt, Attikon, 1994

Dieser Definition folgend hat jede Kultur also ihre eigenen Konzepte, Überzeugungen, Wertorientierungen und Einstellungen. Diese werden sichtbar im Verhalten der Menschen, in ihrem Handeln und in ihren Produkten. Solche Produkte sind zum Beispiel die Märchen und Erzählungen einer Kultur. In ihnen leben die Helden und damit die Vorbilder der Kultur von Generation zu Generation weiter. Ebenso werden Werte, Normen und auch Einstellungen und Überzeugungen weitergegeben.

Beispiel Schriftsteller und deren Werke gehören in Deutschland zum gemeinsamen kulturellen Erbe. So gelten Goethe und Schiller als DIE deutschen Klassiker. Auch wenn die Menschen zunehmend weniger Originalliteratur lesen, sind sich die meisten darin einig, dass Literatur ein entscheidender Bestandteil jeglicher Kultur ist. Es gibt jedoch bis heute Kulturen, die keine Schriftsprache besitzen. Die Geschichten von indianischen Völkern wurden in der Regel über Generationen hinweg durch das mündliche Erzählen weitergereicht. Würde man ein Mitglied einer mündlich überliefernden Kultur befragen, würde es Literatur nicht als Bestandteil von Kultur benennen.

Für Pflegefachkräfte ist es wichtig zu wissen, dass jegliche Pflegehandlung innerhalb eines kulturellen Kontextes geschieht. Auch bei Pflegebeziehungen innerhalb einer vermeintlich gleichen Kultur können Probleme auftreten. Kultur und Kulturverständnis sind individuell, familiär und regional geprägt.

Beispiel Herr Würz ist nach dem Tod seiner Ehefrau in die Nähe seiner letzten Verwandten nach Sachsen gezogen. Obwohl er sein ganzes Leben im schwäbischen Tübingen gelebt und seine Verwandten über lange Jahre kaum gesehen hatte, war ihm der Kontakt zu seiner Familie im Alter besonders wichtig geworden.

Aufgrund seiner zunehmenden Pflegebedürftigkeit zieht er nach einigen Jahren ins Pflegeheim. Innerhalb kürzester Zeit verliert er dort sehr viel an Gewicht. Als ihn seine Nichte besuchen kommt, fragt sie ihn, ob ihm das Essen nicht schmecke. „Immer nur Kartoffeln – Bratkartoffeln, Pellkartoffeln, Salzkartoffeln“, antwortet er, „hier in Sachsen essen sie nur Kartoffeln. Ich wünschte, es gäbe mal anständige Spätzle oder Schupfnudeln. Nur von Kartoffeln will doch keiner leben.“

Eine weitere Möglichkeit den Kulturbegriff zu verstehen ist, sich Kultur als *ererbte Brille* vorzustellen, welche die Weltsicht eines Einzelnen filtert. Das Glas dieser Brille besteht aus gemeinsamen Ideen und Bedeutungen, durch welche die Mitglieder einer Gesellschaft im Alltag die Welt wahrnehmen, ihr persönliches Verhalten steuern und ihre emotionalen Reaktionen bestimmen. Sie ist der Ausgangspunkt zur Interaktion mit anderen, da die Wahrnehmung jedes Menschen von seinem kulturellen Hintergrund beeinflusst wird.

Werte und Normen

7.1.2

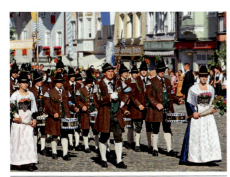
[1] Pfingstprozession

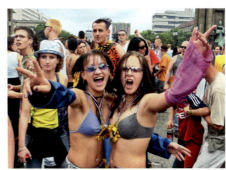
[2] Love-Parade

Gemeinsame Werte und Normen werden häufig als der Grundstein für Kultur gesehen. Sie leiten sich aus einer gemeinsamen Tradition ab. Sie beruhen auf
- religiösen Vorstellungen,
- politischen Errungenschaften und
- sozialen Gegebenheiten.

Einer gemeinsamen Kultur anzugehören, heißt nicht, dass alle Teilhabenden die gleichen Vorlieben, Abneigungen und Rituale haben. Dennoch sind gemeinsame Werte und Normen notwendig und verbindend.

Werte oder Wertvorstellungen sind für alle Beteiligten wichtig. Wertvorstellungen beziehen sich auf Ideen, Gegenstände oder auch Beziehungen zwischen Menschen. Sie sind in der Regel nicht durch Gesetzgeber geschützt. Man bezeichnet sie auch als ungeschriebene Gesetze. Entwickelt und geteilt werden sie zwischen Einzelpersonen oder sozialen Gruppen (z. B. Schulklasse, Verein, Staat).

Grundsätzlich unterscheidet man materielle von immateriellen Werten: Materielle Werte beziehen sich auf Gegenstände, die einen (tatsächlichen) Geldwert, aber auch einen symbolischen oder ideellen Wert besitzen können. So hat das von den Großeltern geerbte Meissener® Porzellanservice einen *Geldwert* (der in der Regel von einem Fachmann ermittelt werden muss) und einen *ideellen Wert* (die Erinnerung daran, dass das Porzellan bei den Großeltern immer zum Sonntagskaffee herausgeholt wurde). Nichtsdestotrotz hat es eventuell keinerlei *ästhetischen Wert*. Es gefällt einfach nicht. Aus diesem Grund bleibt es im Schrank stehen.

Immaterielle Werte können auch aus persönlichen oder sittlichen Werten bestehen. So ist zum Beispiel Freundschaft für viele ein großer persönlicher Wert. Für andere sind sittliche Werte von großer Bedeutung.

Beispiel Noch bis in die achtziger Jahre des 20. Jahrhunderts hatte die Mittagszeit für viele Menschen in Deutschland eine große Bedeutung. Geschäfte waren mittags geschlossen, die Schichten in den Fabriken wurden mittags unterbrochen. Es war ein ungeschriebenes Gesetz, dass man während der Mittagszeit niemanden anruft oder gar besucht. In diesem Zusammenhang nahm die Mittagszeit einen sittlichen Wert ein.

Normen wiederum beschreiben Regeln oder Vorschriften, die häufig auch Gesetzescharakter haben. Während Werte einen subjektiven Anteil haben („Mein persönliches Eigentum ist mir viel wert."), sind Normen verpflichtende Vorgaben im Zusammenleben mit anderen („Du sollst nicht stehlen!"). Aus Werten und Normen sind in vielen Gesellschaften die |Verfassungen der Nationalstaaten entstanden. Die Verfassung wiederum ist die moderne Grundlage jeder Staatsgemeinschaft.

Verfassung | 313

7.1.3 Bedeutung von Glauben und Religiosität in verschiedenen Kulturen

In einer Kultur können verschiedene Religionen gelebt werden. Gleichzeitig existiert eine Religion häufig in vielen verschiedenen Kulturen. Generell kann man aber davon ausgehen, dass zwischen Kultur und Religion ein Zusammenhang besteht. Dies wird zum Beispiel dann deutlich, wenn man im Ausland einen Gottesdienst der eigenen Religionsgemeinschaft besucht. So sind christliche Gottesdienste in Deutschland häufig nach einer strengen Abfolge organisiert, in deren Zentrum der Priester oder Pastor steht. Besucht man hingegen einen christlichen Gottesdienst in den USA, so lebt dieser oft von der unaufgeforderten Teilnahme der Gläubigen selbst. Hier kommt es nicht selten vor, dass Gläubige während des Gottesdienstes von spirituellen Begegnungen berichten oder Aussagen des Priesters oder Predigers durch spontane Rufe unterstützen. Diese Unterschiede sind auch auf die unterschiedlichen Strömungen bzw. Konfessionen innerhalb der christlichen Religion zurückzuführen.

Wenn wir von **Religion** sprechen, so gehen wir in der Regel von einer der großen Weltreligionen (Buddhismus, Christentum, Hinduismus, Islam, Judentum) oder einer ihrer Konfessionen (z. B. evangelisch-lutherisch, römisch-katholisch, sunnitisch, schiitisch, jüdisch-orthodox, shivaistisch) aus.

Religiosität bezeichnet die persönliche Sicht auf die eigene Religion. In Deutschland wird Religiosität häufig mit der Kirchenmitgliedschaft in einer der beiden christlichen Konfessionen gleichgesetzt. Dennoch gibt es viele Menschen, die nicht Mitglied einer Kirche sind und sich als gläubig bezeichnen. Der persönliche **Glaube** ist grundsätzlich unabhängig von der Religionszugehörigkeit zu sehen. In anderen Religionen, so z. B. dem Islam, gibt es keine Kirchenmitgliedschaft im engeren Sinne. Muslime bezeichnen sich selbst als dem Islam verbunden, sobald sie das islamische Glaubensbekenntnis ausgesprochen haben.

Im heutigen Sprachgebrauch werden Menschen häufig auf Grund ihrer Religionszugehörigkeit einem Kulturkreis zugeordnet. Stereotype und Vorurteile verfestigen sich oft und verhindern eine offene Sicht auf die „andere" Kultur. Folgende Beispiele sind aus dem Islam gewählt, da dieser neben dem Christentum die zweitgrößte Weltreligion ist.

Vorurteil	Realität
■ Auf Grund der Religionszugehörigkeit werden kulturelle Inhalte zugeschrieben, z. B.: „Alle Muslime sprechen arabisch."	■ Religion und Kultur können gemeinsame Inhalte besitzen, sind aber häufig voneinander getrennt, z. B.: „Arabisch ist die Sprache des Korans. Muslime sprechen jedoch die Muttersprache ihres Heimatlandes."
■ Mit der Religionszugehörigkeit wird automatisch eine strenge Frömmigkeit und Religionsausübung gleichgesetzt, z. B.: „Er hat gesagt, er ist Muslim, also muss er fünfmal am Tag beten."	■ Die Frömmigkeit ist unabhängig von der Religionszugehörigkeit. Es gibt Christen, die „nur einmal im Jahr in die Kirche gehen", es gibt Muslime, die nur Teilaspekte ihrer Religion leben.
■ Auf Grund des Heimatlandes wird auf die Religion geschlossen, z. B.: „Er kommt aus der Türkei, also ist er Muslim."	■ In fast allen Ländern dieser Erde leben Menschen mit unterschiedlichen Religionszugehörigkeiten. So leben in der Türkei z. B. auch Christen und Juden.

Das Eigene und das Fremde

7.2

„Je mehr ich das Fremde in mir zulasse, respektiere und achte, desto näher und achtenswürdiger wird das Fremde im Anderen."

—

aus: Lieselotte Mucciolo-Madler in: Zielke-Nadkarni, A. & Schnepp, W. (Hrsg.): *Pflege im kulturellen Kontext. Positionen, Forschungsergebnisse, Praxiserfahrungen.* Hans Huber Verlag, Bern, 2003. S. 206

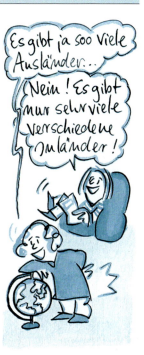

Das Eigene und das Fremde sind zwei Begriffe, die entgegengesetzt voneinander erscheinen und sich doch sehr nahestehen. So lernen wir als Kinder schnell, dass man Fremden nicht sofort unbedingtes Vertrauen schenken sollte. Mit „Fremden" sind hier Menschen gemeint, die nicht zu unserem engsten Umfeld, also zu dem „Eigenen" bzw. Gewohnten gehören.

Während wir uns selbst als „eigen" sehen, werden wir wiederum von anderen auch als „fremd" betrachtet. Gleichzeitig definieren wir unsere Identität häufig darüber, was wir *nicht* sind. Das bedeutet, dass wir unsere Identität erst in der Abgrenzung vom Fremden oder Anderen wahrnehmen können. Andersherum gehört zum Verständnis von Fremdheit immer auch das Eigene.

Beispiel Personen, die sich im Kulturkreis A bewegen, der nicht ihre Heimat B repräsentiert, empfinden diese Kultur A insbesondere zu Beginn ihres Aufenthaltes als fremd. Gleichzeitig nehmen alle Menschen aus diesem Kulturkreis A die Person aus dem Kulturkreis B ebenso als fremd wahr:

Herr Ashravya kommt aus Indien. Für Deutsche sieht er fremd aus, da er eine dunkle Hautfarbe hat. Für Herrn Ashravya ist es unverständlich, dass es überall Rindfleisch gibt. Annette reist nach Indien. Ihr erscheint die indische Kultur fremd. Die Inder schauen sie wie eine Fremde an, da sie eine helle Haut hat.

Auch in der Pflegebeziehung kann das Fremdsein zwischen Pflegefachkraft und Pflegebedürftigen bzw. zwischen Pflegenden untereinander stehen. Unsicherheiten und Ängste auf beiden Seiten können die Beziehung stören. Dieser Störmöglichkeit wirkt ein genaues Augenmerk auf Wahrnehmung und Kommunikation entgegen. Kommt es dennoch zu Kommunikationsstörungen, so ist es sinnvoll, das Problem genau zu analysieren und gemeinsam aufzuarbeiten (**Gesprächstechniken** 1|476).

Beispiel Schüler Daniel ist im zweiten Ausbildungsjahr zum Gesundheits- und Krankenpfleger. Neben der Ausbildung ist er in seiner Freizeit Turniertänzer. Am letzten Wochenende hatte er ein Turnier in Lateinamerikanischen Tänzen und zum Wettkampf musste er sich am gesamten Körper mit Bräunungscreme nachbräunen. Heute, am Montag, beginnt sein erster Einsatztag auf einer neuen Station und am Morgen wird er von den Kollegen schief angesehen, da er für ihren Geschmack viel zu braun aussieht. In den folgenden Tagen wird sein Aussehen regelrecht „scheckig" und die Kollegen reden hinter seinem Rücken über sein „unmögliches" Aussehen. Erst im Abschlussgespräch nach sechs Wochen kommt diese Situation vom Anfang zur Sprache, da ihm in seiner Beurteilung ein unprofessionelles Erscheinungsbild bescheinigt wird, und er nachfragt, was damit gemeint ist.

Das Eigene und das Fremde drückt sich auch in Gegensätzen aus. Diese Gegensätze werden im Bereich des sozialen Lebens deutlich und landläufig ist „man sich sicher", dass zum Beispiel die Mitglieder der folgenden Gruppen einander nur schwer verstehen können. So gibt es diverse Bücher zu dem Thema, warum Frauen und Männer einander nicht verstehen können. Weitere Gegensätze werden landläufig zwischen Homosexuellen und Heterosexuellen, Alten und Jungen, „Ossis" und „Wessis" und radikalen Linken und radikalen Rechten angenommen.

Neben den genannten Aspekten löst das Fremde auch Faszination in uns aus: Wir genießen unsere Urlaube in fremden Ländern, erfreuen uns an fremden Kulturen. Ausstellungen über fremde Sitten und Gebräuche oder Kunst aus fernen Ländern haben seit jeher Menschen angezogen. Die Faszination am Fremden kann aber auch ambivalent sein, Menschen fühlen sich gleichzeitig angezogen und abgestoßen bzw. verunsichert vom Fremden.

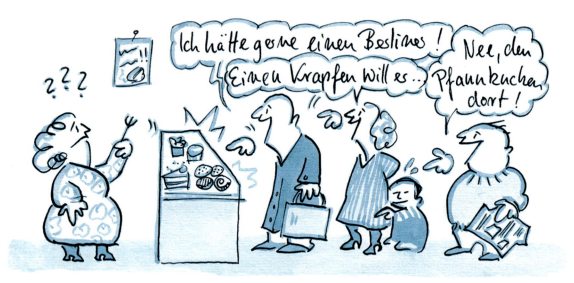

Um mit Menschen anderer Kulturen umgehen zu können, ist es für jede einzelne Person wichtig, die Haltung zur eigenen Kultur sowie der Kultur des anderen Menschen zu reflektieren. Viele Menschen haben Vorurteile gegenüber anderen Kulturen und denken in Stereotypen. Vorurteile können sowohl negativer (z. B. alle Schwaben sind geizig) oder positiver Art (z. B. alle Rheinländer sind freundlich) sein. **Vorurteil** bedeutet lediglich, dass die Person sich bereits eine persönliche Meinung gebildet hat. Ein **Stereotyp** hingegen ist eine feststehende Meinung über eine Person, die sich aus der Erfahrung mit Menschen der gleichen Gruppe oder einem vermeintlichen Wissen über diese Gruppe abgeleitet hat. Nimmt man also wieder das Vorurteil über die Schwaben, bedeutet dies, dass ich alle Schwaben, die ich treffe, für geizig halte. Aus Vorurteilen können sich also Stereotype ableiten oder es entstehen Vorurteile auf Grund von Stereotypen.

Vorurteile und Stereotypen sind für das soziale Handeln wichtig. Sie sollten allerdings nicht dazu führen, Menschen zu verurteilen. Im Rahmen einer kultursensiblen Pflege ist es also für alle Beteiligten von großer Bedeutung, sich mit den eigenen Vorurteilen und Stereotypen auseinanderzusetzen und sie gegebenenfalls auch zu prüfen und zu korrigieren. Dazu ist eine offene und neugierige Haltung gegenüber Menschen fremder Kulturen eine wesentliche Voraussetzung.

Migration in Deutschland

Der Begriff Migration kommt aus dem Lateinischen (migrare = sich bewegen) und bedeutet Wanderungsbewegung. Migranten sind demzufolge Menschen, die aus ihrer Heimat in ein anderes Land oder eine andere Region ziehen, um dort zu leben. Sie unterscheiden sich hierbei von Reisenden, Nomaden und von Menschen, die zeitweise, z. B. zum Zweck der Ausbildung, den Wohnort wechseln.

Gerade im 20. Jahrhundert waren auf Grund vieler Kriege und wirtschaftlicher Nöte Millionen Menschen gezwungen, ihr Heimatland zu verlassen. Niemand, der nicht selbst eine solche Situation miterlebt hat, wird einschätzen können, mit welch hohen psychischen und physischen Belastungen Migration verbunden ist. Viele Menschen sind durch das Erlebte traumatisiert, andere sind mit der neuen Lebensumwelt und Sprache überfordert, viele haben einfach auch Ängste ob ihrer Zukunft oder Angehöriger, die sie hinter sich lassen mussten.

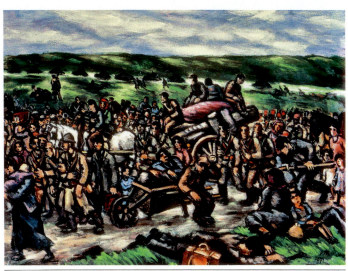

[1] „Kriegsbild 1941" von Frans Masereel (1889–1972)

Man unterscheidet heutzutage sechs Formen von Migration:
- Arbeitsmigration
- Familienmigration/Zusammenführung von Familienangehörigen
- Migration von Flüchtlingen
- Migration von ethnischen Minderheiten
- Migration von Studierenden/Auszubildenden
- illegale Migration

In diesem Zusammenhang spricht man auch vom Gravitationsmodell nach Ravenstein [Tab. 1]. Ravenstein ging davon aus, dass es sowohl Faktoren gibt, die eine **Emigration**, d.h. eine Auswanderung von Menschen, fördern (*Push-Faktoren*) als auch Faktoren, die eine Immigration, d.h. eine Einwanderung, unterstützen (*Pull-Faktoren*).

Push-Faktoren	Pull-Faktoren
politische Verfolgung	politische Stabilität
religiöse Verfolgung	religiöse Glaubensfreiheit
wirtschaftliche Krisen	wirtschaftliche Prosperität
Bürgerkriege	demokratische Sozialkultur
Umwelt- und Naturkatastrophen	bessere Ausbildungs-, Arbeits- und Verdienstmöglichkeiten

[Tab. 1] Gravitationsmodell nach Ravenstein (1885)

Prosperität
Periode des wirtschaftlichen Aufschwungs, die in der Gesellschaft zu Optimismus und Wohlstand führt.

7.3.1 Geschichte der Migration in Europa

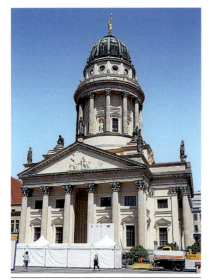

[1] Der Französische Dom in Berlin steht auf dem Gendarmenmarkt und wurde im französischen Stadtviertel für die Hugenotten erbaut.

Hugenotten
französische Protestanten

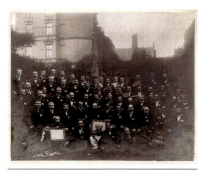

[2] „Ruhrpolen" auf einem Gruppenfoto in Bochum 1891

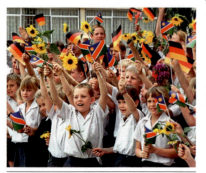

[3] Kinder einer deutschen Schule in Namibia

Migration hat auf der ganzen Welt, insbesondere aber in Europa eine lange Geschichte. Die wohl bekannteste Epoche der Migration war die Zeit der **Völkerwanderung**. Hierunter verstehen Historikerinnen die Wanderungsbewegung der Germanen zwischen dem 2. und 6. Jahrhundert nach Christus. Mit der Neuverteilung der Bevölkerungsräume in Europa endete auch die Ära des Römischen Reiches und damit das Zeitalter der Antike. Für diese aus dem Geschichtsunterricht bekannte Migrationsepoche werden verschiedene Gründe verantwortlich gemacht: klimatische Veränderungen, Ausdehnung der Bevölkerung, Machtverlust des Römischen Reiches sowie Widerstand gegen herrschende Völker.

Im weiteren Verlauf der europäischen Geschichte kam es immer wieder zu vereinzelten Wanderungsbewegungen. So flüchteten die so genannten Hugenotten Ende des 17. Jahrhunderts aus Frankreich nach Deutschland. Sie wurden auf Grund ihrer Religionszugehörigkeit (die Hugenotten waren bekennende Calvinisten) in ihrem Heimatland verfolgt. Viele Hugenotten ließen sich im damaligen Brandenburg-Preußen nieder. Sie wurden von Friedrich dem Großen dazu ermuntert. In religiöser Beziehung gilt das Preußen Friedrichs des Großen als tolerantestes Land Europas.

Noch heute erinnern französische Orts- und Straßennamen an die ehemaligen Flüchtlingssiedlungen [Abb. 1]. In Berlin-Köpenick gibt es beispielsweise eine Straße namens „Freiheit". Diese Straße wurde um 1700 für die anzusiedelnden Hugenotten aufgeschüttet. Der Name verweist darauf, dass die Hugenotten von diversen Abgaben befreit wurden. Sie sollten dort siedeln und ihre Handwerkskunst zu Gunsten Preußens ausüben.

Andere Flüchtlinge hofften auf einen Neubeginn in den gerade gegründeten Vereinigten Staaten von Amerika. Hungersnöte, politische Umbrüche, Kriege sowie Verfolgungen und Vertreibungen auf Grund von Religionszugehörigkeit führten dazu, dass viele Menschen ihre Heimat verließen. Ganze Landstriche wurden entvölkert (z. B. Irland), gleichzeitig wuchsen große Städte und Industriezentren zu Metropolen heran (z. B. New York).

Um 1900 kam es in vielen Industrieländern zu einem Arbeitskräftemangel. Arbeiter aus klassischen Agrarstaaten (z. B. Polen, Irland, Italien) wurden für die Industrie sowie den Bergbau angeworben. So sprach man in Deutschland von den so genannten „Ruhrpolen", ca. 300.000 Arbeitern, die aus damals russischen Gebieten Zentralpolens in das Ruhrgebiet migriert waren [Abb. 2]. Anhand von Nachnamen kann heute erschlossen werden, ob die Vorfahren einer Familie einst eingewandert sind. Einwanderer haben Teile ihrer Kultur und Sprache mit nach Deutschland gebracht, Auswanderer haben Teile der deutschen Kultur und Sprache in ihre neue Heimat mitgenommen. Noch heute sprechen Menschen z. B. an der Wolga, im Kaukasus oder auf der Krim ein antik anmutendes Deutsch – sie haben in ihrer Region die deutsche Sprache gepflegt, wie sie vor über 200 Jahren gesprochen wurde. Da ihnen der Austausch mit der sich weiterentwickelnden Sprache in Deutschland fehlte, erscheint uns diese Sprache jetzt als altmodisch. Das Gleiche gilt für ehemalige deutsche Kolonien, in denen noch vereinzelt deutschstämmige Menschen leben [Abb. 3].

Menschen aus anderen Kulturen

7.3

Im 20. Jahrhundert begann nach Beendigung des Ersten, insbesondere aber am Ende des Zweiten Weltkrieges die Migration ganzer Bevölkerungsgruppen. Historiker sprechen in diesem Zusammenhang auch vom *Age of Migration* (Zeitalter der Migration). Am Ende des Zweiten Weltkrieges gab es alleine in Deutschland 12 Millionen Überlebende der Konzentrations-, Vernichtungs- und Arbeitslager; 12 Millionen Flüchtlinge, Heimatvertriebene aus den vormals deutschen Gebieten sowie ca. 4 Millionen Flüchtlinge aus den deutschen Großstädten, die während der Bombardierungen auf das Land geflohen waren. Auch in anderen europäischen Ländern warteten Millionen Flüchtlinge auf die Chance für einen Neubeginn. Durch die Verschiebung von Staatsgrenzen kam es zur Umsiedlung ganzer Bevölkerungsgruppen.

Nach dem Zweiten Weltkrieg – am 28.07.1951 – beschlossen die Vereinten Nationen die Genfer Flüchtlingskonvention. Darin legen die Vertragsstaaten fest,
- wer in Europa als Flüchtling gilt,
- welchen rechtlichen Schutz bzw.
- welche sozialen Rechte und welche Hilfe die Person erhalten soll,
- welche Pflichten sie gegenüber dem Aufnahmestaat hat und
- welche Gründe für den Ausschluss von der Flüchtlingseigenschaft gelten.

www.unhcr.de/grundlagen/genfer-fluechtlingskonvention.html
Diese Internetseite bietet Informationen zur Genfer Flüchtlingskonvention.

Entsprechend der Flüchtlingskonvention hat beispielsweise ein Kriegsverbrecher keinen Anspruch auf den Flüchtlingsstatus. Im Protokoll von 1967 wurde der bis dahin nur für Europa formulierte Flüchtlingsbegriff auf globale Flüchtlingsbewegungen erweitert. Insgesamt haben 146 Staaten die Genfer Flüchtlingskonvention und/oder das Protokoll von 1967 unterzeichnet. Der Grundsatz, dass verfolgte Personen nicht in ihren Verfolgerstaat zurückgeschickt werden dürfen, hat sich inzwischen zum Völkergewohnheitsrecht entwickelt und ist damit für alle Staaten verbindlich.

In der zweiten Hälfte des 20. Jahrhunderts kam es in beiden deutschen Staaten zu einer neuen Welle der staatlich gelenkten Arbeitsmigration. In der ehemaligen DDR wurde der zunehmende Arbeitskräftemangel zwischen 1966 und 1989 durch die Zuwanderung aus so genannten sozialistischen Bruderstaaten gelöst. So immigrierten ca. 500.000 Menschen aus Vietnam, Mosambik und einigen anderen Ländern. Sie lebten vornehmlich isoliert von der restlichen Bevölkerung und arbeiteten in Industriebetrieben sowie in der Landwirtschaft.

In der BRD wurden in der Zeit von 1955 bis 1973 aus dem Ausland (vor allem Italien, Griechenland, Jugoslawien, Türkei) so genannte **Gastarbeiter** angeworben.

In den 1980er und 1990er Jahren kam eine weitere große Migrantengruppe in die Bundesrepublik Deutschland, die **Spätaussiedler**. 1950 befanden sich durch die Kriegswirren bedingt noch ca. 4 Millionen deutsche Staatsangehörige in Gebieten außerhalb der Grenzen Deutschlands. Mit dem Fall des „Eisernen Vorhangs" und der Öffnung der Grenzen der „Warschauer-Pakt-Staaten" konnten diese zuerst aus Polen und Rumänien, später auch aus der ehemaligen Sowjetunion nach Deutschland ausreisen.

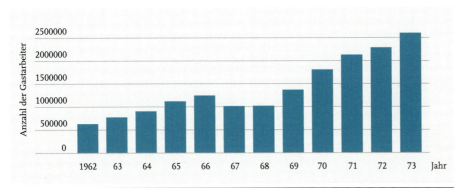

[4] Anzahl der Gastarbeiter in der BRD 1962–1973   (Quelle: http://www.auslaender-statistik.de/bund/gast_1.htm)

Ebenfalls in den 1990er Jahren kamen vermehrt Menschen aus nord- und zentralafrikanischen sowie asiatischen Ländern nach Deutschland, die entsprechend der Genfer Konvention als **Flüchtlinge** Asyl beantragten. Eine sehr große Gruppe von Flüchtlingen kam aus dem zerfallenden und kriegszerrütteten ehemaligen Jugoslawien nach Deutschland. Ab 1999 führte die Kosovokrise zu einem erneuten Flüchtlingsstrom nach Europa und damit auch nach Deutschland.

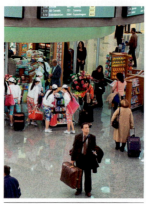

[1] Die Situation des Umherirrens, des Fremdseins, der Heimatlosigkeit wird in Steven Spielbergs Film „Terminal" (2004) eindringlich beschrieben.

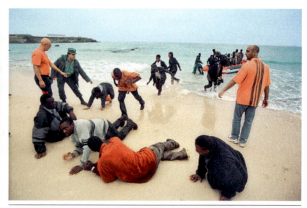

[2] Viele Menschen versuchen in der Hoffnung auf ein besseres Leben auch unter großen Gefahren ihr Heimatland zu verlassen.

Mit dem Inkrafttreten des Dubliner Abkommens 1990 und der Dublin-II-Verordnung von 2003 wurde in Europa ein neues System für die Bestimmung des Mitgliedsstaates geschaffen, der für die Durchführung eines Asylverfahrens zuständig ist. Die Regelung wurde getroffen, um das Umherirren von Flüchtlingen in Europa zu vermeiden. Sie besagt, dass Flüchtlinge üblicherweise im ersten Staat der EU, den sie auf ihrer Reise passieren, Asyl beantragen müssen. Seitdem hat sich die Situation in Deutschland dahingehend verändert, dass die legale Einreise für Flüchtlinge, die Asyl beantragen wollen, nur noch auf direktem Weg mit einem Flugzeug oder Schiff möglich ist. Für Deutschland gilt weiterhin nach Artikel 16 a GG, dass Flüchtlinge, die sich bereits in einem anderen "sicheren" Staat aufgehalten haben, in Deutschland kein Asyl erhalten können.

Menschen, die auf verborgenen Wegen nach Deutschland kommen und keine Anerkennung als Flüchtling oder keinen Aufenthaltsstatus erhalten, müssen in ihr Herkunftsland zurückkehren. Reisen sie nicht freiwillig aus, so wird ihre Ausreise zwangsweise durchgesetzt, sie werden abgeschoben. Entziehen sich die Flüchtlinge der Abschiebung oder flüchten sie erneut, so müssen sie in der Illegalität leben. Illegal in Deutschland lebende Menschen sind derzeit völlig auf sich allein gestellt, sie genießen keinerlei Rechtsschutz, keine soziale Absicherung und können ihre Kinder nicht zur Schule schicken, da sie in der Regel sofort abgeschoben werden, wenn den Behörden ihr Aufenthalt bekannt wird. Im Fall einer Erkrankung oder Notlage sind sie auf ehrenamtliche Helfer und Spenden angewiesen. Für Entscheidungsträger medizinischer Berufe ergibt sich hieraus ein besonderes ethisches und juristisches Dilemma: Kommen illegal in Deutschland lebende Personen mit akuten Erkrankungen beispielsweise in ein Krankenhaus, so sind die Ärztinnen und Pflegekräfte auf der einen Seite rechtlich und moralisch verpflichtet, diese Personen zu behandeln, auch wenn die Einrichtung hierfür in der Regel keine Vergütung erhält. Auf der anderen Seite sind sie auch rechtlich verpflichtet, den Aufenthalt einer illegal in Deutschland lebenden Person den Behörden zu melden. Damit setzen sie die betroffene Person der Gefahr der Abschiebung aus.

> **Ehrenamtlich tätig in diesem Bereich sind u. a.** ProAsyl und die regionalen Flüchtlingsräte, die Kirchen, der Paritätische Wohlfahrtsverband und engagierte Einzelpersonen.
>
> **ProAsyl** ist eine ehrenamtliche Organisation, die sich um die Situation von Asylbewerberinnen und Menschen ohne Aufenthaltsstatus kümmert.

Menschen aus anderen Kulturen

Migrantinnengruppen in Deutschland und deren rechtliche Situation

7.3.2

Migrantinnengruppen in Deutschland können nach dem Grund ihres Aufenthaltes in Deutschland unterschieden werden. Diese Unterscheidung ist auch für die Pflege von großer Bedeutung, da von dieser Zuordnung die Sicherheit oder Unsicherheit des Aufenthaltsstatus in der Bundesrepublik Deutschland abhängt. Insbesondere ein unsicherer Aufenthaltsstatus kann für die Betroffenen eine große psychische Belastung mit daraus resultierenden Konsequenzen für die pflegerische Betreuungssituation nach sich ziehen.

Grundsätzlich unterscheidet man Migrantinnengruppen in angeworbene Arbeitnehmerinnen, Spätaussiedlerinnen, Flüchtlinge oder anderweitig Schutzbedürftige und Sonstige. Mit Ausnahme der Spätaussiedlerinnen müssen bei entsprechendem Wunsch in Deutschland alle Migrantinnen, wie auch ihre häufig in Deutschland geborenen Kinder, einen ausdrücklichen Antrag auf Erwerb der deutschen Staatsangehörigkeit (oder auf Einbürgerung) stellen (§§ 8 ff. Staatsangehörigkeitsgesetz). Ungefähr ein Fünftel der in Deutschland lebenden Ausländer ist in Deutschland geboren, es handelt sich also nicht um Migrantinnen im eigentlichen Sinne des Wortes.

Bei den angeworbenen Arbeitnehmerinnen (so genannten **Gastarbeiterinnen**) wird noch einmal in EU- und Nicht-EU-Angehörige unterschieden. Menschen aus der EU haben nach europäischem Recht ein generelles unbefristetes Aufenthalts- und Arbeitsrecht in Deutschland. Nicht-EU-Angehörige wiederum können unterschiedlich starke aufenthaltsrechtliche Positionen haben.

Spätaussiedlerinnen gelten dem Gesetz nach als deutsche Staatsbürgerinnen. Damit sind sie zwar Migrantinnen, aber keine Ausländer im rechtlichen Sinne. Sie verfügen nach ihrer Einreise in Deutschland über die gleichen Rechte wie alle anderen deutschen Staatsangehörigen auch.

Bei den **Flüchtlingen** unterscheidet man nach deutschem Recht Asylbewerberinnen, Asylberechtigte sowie im Ausland anerkannte Flüchtlinge, Konventionsflüchtlinge, jüdische Zuwanderinnen aus der ehemaligen Sowjetunion sowie De-facto-Flüchtlinge. **Asylbewerberinnen** sind Personen, die sich in der Bundesrepublik Deutschland aufhalten, die in Deutschland um Asyl oder Flüchtlingsschutz nachgesucht haben, ohne dass über ihren Antrag bereits bestands- oder rechtskräftig entschieden worden wäre. Sie besitzen zunächst lediglich für die Dauer ihres Asylverfahrens eine Aufenthaltsgestattung, die ihnen nur geringe Freiheiten einräumt: Sie dürfen sich beispielsweise nur in dem ihnen zugewiesenen Landkreis frei bewegen, haben keinen Zugang zum Arbeitsmarkt und nur einen eingeschränkten Anspruch auf Sozialhilfeleistungen. Auf Grund verschiedener politischer Faktoren sinkt die Zahl der Asylbewerberinnen in der Bundesrepublik Deutschland kontinuierlich, obwohl die Zahl der Flüchtlinge weltweit steigt.

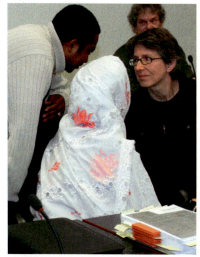

[3] Asylverfahren

Asylberechtigte sind Personen, die gemäß Art. 16a des Grundgesetzes in Deutschland als Verfolgte anerkannt worden sind und deshalb Schutz vor einer Abschiebung in ihren Herkunftsstaat genießen. Sie haben eine zunächst befristete Aufenthaltserlaubnis, die nach drei Jahren in eine unbefristete Niederlassungserlaubnis umgewandelt werden kann, sofern sich die politischen Verhältnisse in ihrem Heimatland nicht grundlegend verbessert haben.

Als **Konventionsflüchtlinge** werden Personen bezeichnet, denen wegen drohender oder erlittener Verfolgung in ihrem Herkunftsland gemäß § 60 (1) Aufenthaltsgesetz in Anwendung der Genfer Flüchtlingskonvention Abschiebungsschutz gewährt wird. Sie müssen nachweisen, dass in ihrem Heimatstaat ihr Leben oder ihre Freiheit auf Grund ihrer Rasse, Religion, Staatsangehörigkeit, Zugehörigkeit zu einer bestimmten sozialen Gruppe oder wegen ihrer politischen Überzeugung bedroht ist.

Jüdische Zuwanderer aus der ehemaligen Sowjetunion werden aus besonderem humanitären und politischen Interesse heraus in Deutschland aufgenommen. Dies beruht auf einem Einzelbeschluss der Bundesregierung, der gesetzlich im Aufenthaltsgesetz § 23 Abs. 2 festgehalten wurde.

Als **De-facto-Flüchtlinge** werden Personen bezeichnet, die keinen Asylantrag gestellt haben oder deren Asylantrag abgelehnt worden ist, die aber aus humanitären oder politischen Gründen nicht in ihr Heimatland zurückkehren können. Fast 200.000 dieser Personen sind in Deutschland nur „geduldet"; das heißt, sie besitzen kein Aufenthaltsrecht und sind im Prinzip zur Ausreise verpflichtet, obwohl diese Verpflichtung aus unterschiedlichen Gründen häufig auf unbestimmte Zeit nicht durchgesetzt werden kann. Der Aufenthaltsstatus dieser Personen ist äußerst unsicher und kann sich innerhalb kurzer Fristen ändern.

Die folgenden Migrantengruppen haben ebenfalls gemein, dass ihr Aufenthaltsstatus äußerst unsicher ist: Kriegs- oder Bürgerkriegsflüchtlinge sind Menschen, die im Rahmen einer humanitären Hilfsaktion der Europäischen Union in der Bundesrepublik Deutschland aufgenommen worden sind. Diese erhalten eine von vornherein nur befristete Aufenthaltserlaubnis. Darüber hinaus gibt es Personen, die aus unterschiedlichen Gründen keine Staatsangehörigkeit besitzen. Auch wenn diese Personen außerhalb der Bundesrepublik Deutschland geboren sind, können sie nicht in ihre Ursprungsländer zurückgeführt werden. Viele dieser Menschen sind in Deutschland ebenfalls nur geduldet.

Angeworbene Arbeitnehmerinnen		Migrantinnen		Sonstige
EU-Angehörige	Nicht-EU-Angehörige	Spätaussiedler	Flüchtlinge	
▪ EU-Binnen-migrantinnen	▪ Werkvertrags-Arbeitnehmerinnen ▪ Saison-Arbeitnehmerinnen ▪ Green-Card-Inhaberinnen		▪ Asylbewerberinnen ▪ Asylberechtigte ▪ Konventionsflüchtlinge ▪ jüdische Zuwandererinnen aus der ehemaligen Sowjetunion ▪ De-facto-Flüchtlinge ▪ Kontingentflüchtlinge	▪ Familienangehörige von Asylberechtigten ▪ ausländische Studierende

[Tab. 1] Migranten in Deutschland

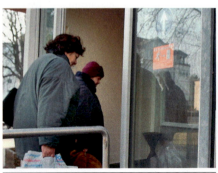

[1] Spätaussiedler

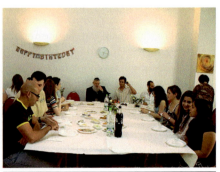

[2] Jüdische Zuwanderinnen aus der ehemaligen Sowjetunion

Sag mir, woher du kommst

Ausländer, Deutscher – oder was?
Statistiken hin oder her, es wird aus all den
wandernden Weltbürgern kein einfaches „wir"
oder „die" mehr geben.

Von Elisabeth von Thadden

Auf der Kinderstation einer Uniklinik erledigt sich eines Donnerstags der Begriff Ausländer in Minutenschnelle: Da bittet der nette gestresste Oberarzt mit dem italienischen Namen die wartende Polnisch sprechende Familie eines kleinen Patienten, sich doch jenen dunkelhäutigen Eltern an der Notaufnahme beruhigend zuzuwenden, die offensichtlich keine gültigen Papiere auf den eigenen Namen haben und umso mehr Angst, ob sich hier ein Arzt diskret um die klaffende Kopfwunde ihrer Zweijährigen kümmern werde. Die Polen verstehen nicht, was der Arzt ihnen sagt, die Krankenschwester, eine Berliner Kurdin, hat zu viel zu tun, ein Vater deutscher Muttersprache hilft weiter, was auf Französisch geschieht. Das sind also fast alles irgendwie Ausländer, aber gemeinsam haben sie hier nur die Sorge um kranke Kinder.

Wer ist ein Ausländer? Niemand käme auf die Idee, den Verfassungsrichter Udo di Fabio wegen seiner italienischen Vorfahren als Ausländer zu bezeichnen, desgleichen fiele das bei Miroslaw Klose niemandem ein und auch nicht beim Schriftsteller Feridun Zaimoglu. Von Migrationshintergrund in diversen Schattierungen wäre vielmehr tastend die Rede. Von Rechts wegen gilt in Deutschland: Ausländer ist, wer keinen deutschen Pass besitzt. Und in Europa? Es gibt keine seriöse Untersuchung, die in dieser Sache nicht ehrlich auf erhebliche methodische Schwierigkeiten verweisen würde. Im europäischen Vergleich passt fast kein Begriff, keine gesetzliche Regelung, keine Definition, keine Statistik zu denen der Nachbarn.

Ein paar Beispiele: Die deutsche Zuwanderungsstatistik registriert für 2003 genau 104 924 Zuzüge aus Polen, die polnische Abwanderungsstatistik aber verzeichnet nur 20 813 Fortzüge nach Deutschland. Frankreich und Portugal erheben nur die Zahl zuwandernder Ausländer, nicht aber die Zahl der Einwandernden mit französischem oder portugiesischem Pass – zum Beispiel aus ihren ehemaligen Kolonien. In Deutschland gilt als Zuwanderer, wer gemeldet ist, egal, für wie lange, in England aber nur derjenige, der länger als ein Jahr im Land bleiben will. Und die deutschen Statistiken beziehen auch Asylbewerber ein, während die Schweiz nur anerkannte Asylberechtigte zählt. Wer der Einfachheit halber sortieren möchte in „die andern" und „wir", bekommt es allein in Frankreich, den Niederlanden, in England und Deutschland mit erheblichen Komplikationen zu tun.

Unlängst hat es der datensatte Bericht der Bundesbeauftragten für Migration, Flüchtlinge und Integration mit respektablen Aufräumarbeiten versucht. Er gibt an, dass zum jeweils letzten Erhebungsdatum in Deutschland 6,7 Millionen Ausländer lebten, in Frankreich 3,2 Millionen, in Großbritannien 2,1 Millionen, in den Niederlanden knapp 700 000. In Frankreich stammen die jüngsten Zahlen allerdings von 1999, in England von 2001, in Deutschland und den Niederlanden aber von 2004.

Die Millionen Spätaussiedler zählen nicht als Ausländer. Erste größere Verwirrung: Noch ein Jahr zuvor waren es in Deutschland 7,3 Millionen Ausländer gewesen, die Differenz erklärt sich durch eine Registerbereinigung; andererseits nennt das Statistische Bundesamt dennoch die Zahl von 7,3 Millionen, die sich aus der Quelle der Bevölkerungsfortschreibung ergibt. Zweite Verwirrung: Die 6,7 Millionen Ausländer, die das Bundesamt für Migration und Flüchtlinge zugrunde legt und von denen 2,1 Millionen Bürger der EU sind, leben zu über 60 Prozent seit mehr als zehn Jahren in Deutschland, zu einem Drittel seit zwanzig Jahren oder mehr, jeder Fünfte ist in Deutschland geboren. Zu den Ausländern zählen aber auch fast eine Million Flüchtlinge und etwa 250 000 Studenten, deren Aufenthaltsstatus ja sehr verschieden ausfällt, von den Illegalen ganz zu schweigen, die nur in Dunkelziffern bekannt sind.

Und gar nicht erst mitgezählt sind bei den 6,7 Millionen jene Spätaussiedler, die seit 1950 zu knapp 4,5 Millionen nach

Deutschland zogen und fast alle Schwierigkeiten der Zuwanderer haben, nur eben einen deutschen Pass besitzen. Einen deutschen Pass wie die 12 Millionen vertriebenen Zuwanderer, die nach dem Krieg aus den ehemaligen Ostgebieten nach Westen zogen, und die 3 Millionen DDR-Flüchtlinge, die bis 1961 kamen, des Deutschen natürlich mächtig und doch zeitweise Fremde im eigenen Land.

Dritte Verwirrung: Mag es in Frankreich nur 3,2 Millionen Ausländer geben, Zuwanderer jedenfalls gibt es 4,3 Millionen, mehr als ein Drittel von ihnen aber besitzt einen französischen Pass. In Großbritannien wiederum ist die Kategorie der ethnic minorities ausschlaggebend, und zu diesen Gruppen fühlen sich mehr Menschen zugehörig, als es Ausländer gibt. Die Niederlande hingegen unterscheiden nach der Differenz zwischen Allochthonen und Autochthonen, und damit nicht genug: Die erste Generation der Allochthonen umfasst die im Ausland Geborenen, die zweite Generation die im Inland Geborenen mit zumindest einem im Ausland geborenen Elternteil, insgesamt sind dies 19 Prozent der niederländischen Gesamtbevölkerung.

Doch wiederum Verwirrung: Die Mehrheit der Zugewanderten sind niederländische Staatsbürger. Und als kleines Sahnehäubchen der Irritation: Zu den Allochthonen zählen etwa ebenso viele Deutsche wie Indonesier, womit also Menschen aus den fernen ehemaligen Kolonien in dieselbe Kategorie fallen wie die lieben germanischen Nachbarn.

Wer sich schon an dieser Stelle von der Wirrnis der Zahlen abwenden möchte, sollte aber doch noch schnell einen Blick auf die vielfältige europäische Einbürgerungspraxis werfen: Die Spitze der Rangliste führt Schweden an mit einer Einbürgerungsquote von 7 Prozent im Jahr 2003, dicht gefolgt von den Niederlanden. Deutschland liegt im unteren Viertel der Liste. Wer eingebürgert ist, gilt nicht mehr als Ausländer, das waren in Deutschland seit dem 1. Januar 2000 und bis Ende 2004 insgesamt knapp 790 000 Menschen. Wer acht Jahre lang rechtmäßig in Deutschland gelebt hat, kann sich einbürgern lassen, und wer hier geboren wird, erwirbt die deutsche Staatsangehörigkeit, solange zumindest ein Elternteil seit acht Jahren rechtmäßig im Lande lebt.

In Frankreich hingegen gilt für die Einbürgerung das ius soli, das Recht des Bodens, wenngleich in zweierlei Form: Im Jahr 1889 wurde das eingeschränkte ius soli eingeführt, das die französische Staatsbürgerschaft für alle in Frankreich geborenen Kinder ab dem 18. Lebensjahr vorsieht. Das uneingeschränkte ius soli hingegen, bereits seit 1851 in Kraft, gilt nur für Migrantenkinder in der dritten Generation, die also schon mit der Geburt kleine Franzosen sind.

Ausländer? Statistiken hin oder her, es wird aus all den wandernden Weltbürgern kein einfaches „wir" oder „die" mehr werden. Einen Ehrenmord kann auch ein deutscher Staatsbürger begehen, ein in Anatolien geborener Schriftsteller kann die deutschen Türken auffordern, mit der schwarz-rot-goldenen Fahne auf die Straße zu gehen, und Lukas Podolski und Miroslaw Klose, die gern Polnisch miteinander reden, mögen der Nation wie Gerald Asamoah demnächst zur Ehre gereichen. Wie einst Zinedine Zidane der seinen, der alte Franzose.

—

DIE ZEIT, Nr. 19, 4. 1. 2006

Menschen aus anderen Kulturen

Demografische Daten

7.3.3

Die Zahlen der in Deutschland lebenden Ausländer werden vom Bundesamt für Migration und Flüchtlinge regelmäßig veröffentlicht. Daten zur Entwicklung von Flüchtlingsbewegungen weltweit erhält man vom UNHCR, dem Flüchtlingskommissariat der Vereinten Nationen.

Die Zahl ausländischer Mitbürger ist seit 1996 konstant geblieben, wobei die Zahl der Zuwandernden rückläufig ist [Abb. 1]. Ca. 20 % der in Deutschland lebenden Ausländer sind in Deutschland geboren, sie sind also Ausländer in zweiter oder dritter Generation.

Die Gruppe der Migrantinnen ist noch nicht so stark von demografischen Veränderungen wie Singularisierung, Feminisierung oder |Individualisierung geprägt wie die deutsche Bevölkerung im Allgemeinen. Menschen mit Migrationshintergrund werden häufig noch in ihren Familien gepflegt. Auch ist hier die Alterspyramide noch nicht so stark verschoben [Abb. 2]. Das liegt primär daran, dass die ersten Arbeitsmigrantinnen in den 1960er Jahren in sehr jungem Alter nach Deutschland kamen und heute erst zwischen 60 und 70 Jahre alt sind. Jedoch ist auch hier eine Verschiebung der Alterspyramide langfristig zu erwarten.

Zurzeit haben in Deutschland in der Altersgruppen bis 2 Jahre 17 % einen Migrationshintergrund. Menschen mit Migrationshintergrund sind alle nach 1949 Zugewanderten, die Ausländer sind oder in Deutschland Geborene, die einen oder zwei Elternteile haben, die Ausländer sind [Abb. 3].

www.unhcr.de/statistiken.html
Informationen zur Anzahl ausländischer Mitbürger findet man beim Bundesamt für Migration und Flüchtlinge:
www.bamf.de/

Individualisierung | 93

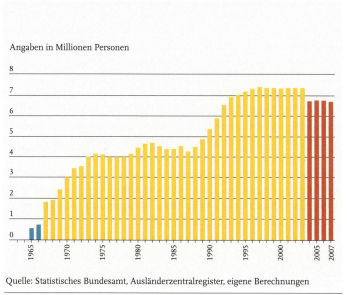

Quelle: Statistisches Bundesamt, Ausländerzentralregister, eigene Berechnungen

[1] Ausländische Bevölkerung von 1951 bis 2007

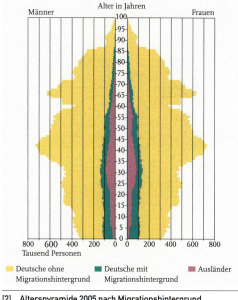

[2] Alterspyramide 2005 nach Migrationshintergrund

24,4%	Türkei	1.713.551
7,8%	Italien	528.318
4,9%	Serbien und Montenegro (inkl. ehem. Jugoslawien)	303.608
5,7%	Polen	384.808
4,4%	Griechenland	294.891
3,3%	Kroatien	225.309
16,7%	EU-Staaten ohne Italien, Griechenland und Polen	1128.130
31,7%	sonstige Staaten	2.139.264
	Gesamt	6.744.879

Quelle: Ausländerzentralregister, eigene Berechnungen

[3] Die häufigsten ausländischen Bevölkerungsgruppen nach Staatsangehörigkeit in Deutschland am 31.12.2007

125

Die ökonomische Situation von Migrantinnen in Deutschland

Die ökonomische Situation hängt stark davon ab, welche rechtlichen Grundlagen der Aufenthalt in Deutschland hat. So ist es einem Menschen, der nicht als Flüchtling anerkannt wird, der aber aus humanitären Gründen in Deutschland geduldet wird, in der Regel nicht möglich, seinen Lebensunterhalt selbst zu verdienen. Er erhält die Duldung nur für jeweils 3–6 Monate und ist damit kein verlässlicher Partner für einen Arbeitgeber, sofern er überhaupt eine Arbeitserlaubnis erhält. Ein Mensch, der einen sicheren Aufenthaltsstatus erhalten hat, ist hingegen regelmäßig zur Arbeitsaufnahme berechtigt und ist für einen Arbeitgeber ein verlässlicher Vertragspartner, der auch gute Chancen haben wird, sich seinen Lebensunterhalt selbst zu erwirtschaften. Den Angaben des Statistischen Bundesamtes ist zu entnehmen, dass sich unter den Menschen mit einem monatlichen Nettoeinkommen unter 2000 Euro prozentual mehr Menschen mit Migrationshintergrund befinden als in der Gruppe der Menschen mit einem Nettoeinkommen von über 2000 Euro. Diese Strukturen haben auch Auswirkungen auf die auftretenden Krankheitsbilder (Einkommenslage von Menschen mit Migrationshintergrund | 182).

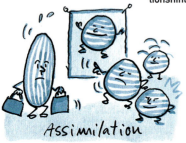

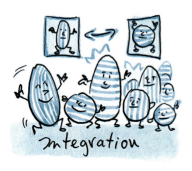

Assimilation und Integration

In der öffentlichen Diskussion wird immer wieder von der Assimilation und Integration von Ausländern gesprochen. Im Gegensatz zur Vorstellung des Container-Modells geht es darum, wie verschiedene Kulturen in einem Land zusammenwachsen können. In der Regel wird davon ausgegangen, dass sich die kulturelle Minderheit der kulturellen Mehrheit anpasst.

Assimilation bedeutet die einseitige Anpassung eines Einzelnen oder einer Gruppe an ihr soziales Umfeld. Man unterscheidet hierbei die kulturelle von der strukturellen Assimilation. In der Phase der kulturellen Assimilation sind die Menschen bemüht, alle kulturellen Gepflogenheiten der Umgebung anzunehmen (z. B. Kleidung und Haartracht). In der zweiten Phase, der strukturellen Assimilation, werden auch die strukturellen Gepflogenheiten, wie z. B. Bildung, Ausbildung, Eheschließung übernommen. Am Ende des Assimilationsprozesses sind keine Verhaltensunterschiede mehr sichtbar.

Ein Beispiel für die Assimilation war die jüdische Bevölkerung in Preußen oder anderen europäischen Ländern Ende des 19. Jahrhunderts. Sie hatten im Laufe eines Jahrhunderte andauernden Prozesses die Religion, Kultur und Sprache ihrer Heimatländer übernommen und ihre ursprüngliche jüdische Religion, die jiddische oder hebräische Sprache und auch kulturelle Besonderheiten des jüdischen Lebens abgelegt.

Im Gegensatz zur Assimilation bezeichnet die **Integration** die Einbindung von Einzelnen und Gruppen in eine Gesellschaft, um ein neues Ganzes zu schaffen. Das bedeutet, dass aus den Erfahrungen und Gepflogenheiten beider (oder mehrerer Gruppen) neue Werte und Normen hervorgehen können.

Der Prozess der Integration kann in unterschiedlicher Verteilung stattfinden: Eine kleine Minderheit beeinflusst nur in geringem Maße die dominierende Mehrheit, während eine größere Minderheitengruppe auch einen größeren Einfluss hat. Die stärkste Form der Integration ist in der amerikanischen Idee des „*melting pot*" (Schmelztiegel) beschrieben. Hierbei schmelzen alle bestehenden Kulturen zu einer neuen allumgreifenden Kultur zusammen. Die schwächste Form der Integration ist die Assimilation, in der eine Minderheit alle kulturellen Eigenheiten aufgibt und völlig in der Mehrheit aufgeht.

Integration ist ein bewusster Prozess, der politischen Charakter hat. So kann die Integration von Migrantinnen durch politische Maßnahmen gefördert werden. Hierzu gehören z. B. Sprachkurse oder so genannte Integrationskurse, die auch staatsbürgerkundliche Inhalte vermitteln.

Menschen aus anderen Kulturen

Kultursensible Pflege 7.4

Theoretische Ansätze zur kultursensiblen Pflege 7.4.1

In der Pflege sind verschiedene Modelle und Theorien für einen kultursensiblen Umgang mit Pflegebedürftigen entwickelt worden. Grundsätzlich kann man statische und dynamische Modelle unterscheiden. **Statische Modelle** gehen von festen Regeln und Gepflogenheiten einer kulturellen Gruppe aus, die in der Pflege berücksichtigt werden müssen (z. B. alle Deutschen sind ordentlich, darum muss man in einem Zimmer eines Deutschen immer Ordnung halten). **Dynamische Modelle** wiederum versuchen, den Prozesscharakter in der kultursensiblen Pflege zu betonen. Sie weisen darauf hin, dass jeder Mensch individuelle kulturelle Gepflogenheiten lebt, die bei jeder Pflegehandlung berücksichtigt werden müssen. Alle Modelle haben gemein, dass sie einen personenbezogenen Ansatz in der Pflege fördern wollen.

Die im Folgenden dargestellten Modelle und Theorien sind transkulturell orientiert. Sie gehen von einem fließenden Miteinander verschiedener kultureller Einflüsse aus. Transkulturalität soll in diesem Zusammenhang die Gemeinsamkeiten der Kulturen betonen.

Sunrise
engl. = Sonnenaufgang

Leiningers Theorie der transkulturellen Pflege

Madeleine Leininger ist eine amerikanische Pflegewissenschaftlerin, die bereits in den 1950er Jahren den Bedarf für eine kultursensible Pflege festgestellt hat. Sie studierte Kulturanthropologie und untersuchte den Einfluss kultureller Unterschiede in der Pflege. Sie entwickelte in diesem Zusammenhang eine Pflegetheorie, in welcher sie das nach seiner Form benannte |Sunrise-Modell [Abb. 1] als Grundlage für die Pflege darstellt.

Leininger geht davon aus, dass Pflege eine weltumspannende Tätigkeit ist, die immer innerhalb von kulturellen und sozialen Strukturen stattfindet. Sie unterteilt diese Strukturen in

- technischen Fortschritt (z. B. Existenz von Kühlschränken zur Nahrungsaufbewahrung),
- religiöse und ethische Einflüsse (z. B. Bedeutung von Gebeten),
- Bedeutung von Familie und sozialem Umfeld (z. B. Stellung der Frau in der Familie),
- kulturelle Werte und Lebensvorstellungen (z. B. Einstellung zu Krankheit),
- politische und rechtliche Aspekte (z. B. Meinungsfreiheit),
- wirtschaftliche Situation (z. B. Finanzierung des Gesundheitssystems) und
- Bedeutung von Erziehung und Bildung (z. B. Alphabetisierung, Zugang zum Bildungssystem).

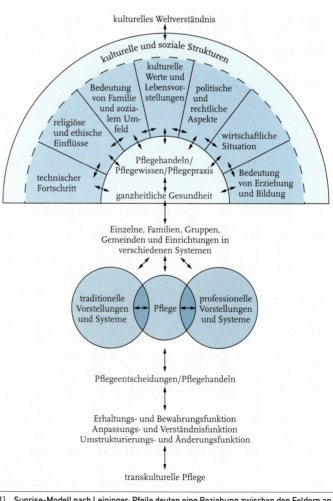

[1] Sunrise-Modell nach Leininger; Pfeile deuten eine Beziehung zwischen den Feldern an.

Diese Strukturen wiederum beeinflussen nicht nur die Vorstellung von Gesundheit, sondern auch die Pflegehandlungen sowie das Pflegewissen und die Pflegepraxis.

Individuen oder Gruppen von Menschen bewegen sich in verschiedenen Systemen, die Einfluss auf die Vorstellungen von Pflege haben: Auf der einen Seite stehen hier traditionelle Vorstellungen und Systeme (z. B. heilkundliche Traditionen oder die Laienpflege in der Familie), auf der anderen Seite stehen professionelle Vorstellungen und Systeme (z. B. moderne Medizin, Einrichtungen des Gesundheitswesens). Professionelle Entscheidungen in der Pflege können durch die Klärung relevanter Faktoren leichter gefällt werden. Transkulturelle Pflege kann verschiedene Ziele haben:

- Erhalten und Bewahren kultureller Eigenheiten,
- Förderung von Anpassung an und Verständnis für die neue Kultur oder
- Förderung von Umstrukturierung und Änderung der kulturellen Verhaltensweisen.

Leiningers Theorie wird zugutegehalten, dass sie nicht nur den einzelnen Menschen, sondern auch Gruppen und Familien sowie Laienpflege und professionelle Pflege mit einbezieht. Gleichzeitig wirft man ihr aber auch vor, dass ihre statische Sichtweise auf Kultur die Abgrenzung der einzelnen Kulturen fördere.

Uzarewicz' Ansatz der transkulturellen Pflege

Charlotte Uzarewicz ist eine Wissenschaftlerin, die in Deutschland Ansätze zur transkulturellen Pflege untersucht hat. Ihr Verständnis einer kultursensiblen Pflege beruht auf dem medizinethnologischen Ansatz von Kleinman. Hiernach steht der Mensch als lebensweltorientiertes Wesen im Raum eines kulturellen Bedeutungsfeldes. Kranksein und Krankheit sind dabei zwei verschiedene Perspektiven, die selten deckungsgleich sind und sich in einer Erkrankung erfassen lassen. So kann eine Krankheit zwar medizinisch gesehen – aus Sicht der Ärztin – objektiv erfasst werden (z. B. Depression), doch ist das Erleben – aus Sicht der Betroffenen – dieser Krankheit, das Kranksein, von individueller Erfahrung und Lebenswelt geprägt (die Depression wird in vielen Kulturen nicht als Krankheit, sondern als charakterlicher Makel angesehen).

Uzarewicz sieht in der Diskussion um kultursensible Altenpflege die Gefahr der Stereotypisierung. Dies bedeutet, dass Menschen nur noch durch die „Brille Kultur" gesehen werden. Sie weist darauf hin, dass für eine transkulturelle Pflege die Interaktion von großer Bedeutung ist. Sie ermöglicht ein Verständnis zwischen Pflegenden und Pflegebedürftigen, das Grundlage für die Entwicklung von Handlungskonzepten ist. Pflegende sollen hierbei versuchen, die Phänomene in der Pflege als solche wahrzunehmen, ohne sich von ihren Vorurteilen lenken zu lassen. Hierbei ist es wichtig, sozioökonomische und biografische Aspekte zu berücksichtigen.

In Uzarewicz' Ansatz ist kultursensible Pflege keine zusätzliche pflegerische Aufgabe, sondern die Umsetzung individueller, biografieorientierter Pflege.

Transkulturelles Pflegemodell nach Andrews und Boyle

Margaret M. Andrews und Joyceen S. Boyle haben in ihrem Buch „Transkulturelle Pflegekonzepte" die Theorie von Leininger dahingehend weiterentwickelt, dass sie die Interaktion und Kommunikation in den Vordergrund einer kultursensiblen Pflege gestellt haben. Sie machen deutlich, dass es keine Rezepte im Umgang mit Menschen aus anderen Kulturen gibt, sondern pflegerisches Handeln immer individuell angepasst werden muss. Sie betonen hierbei den eigenen kulturellen Hintergrund der Pflegefachkräfte. Pflegefachkräfte müssen sich ihre soziokulturellen Wertvorstellungen regelmäßig bewusst machen.

Andrews und Boyle gehen davon aus, dass der Grad der kulturellen Übereinstimmung zwischen Pflegenden und Pflegebedürftigen die Pflegequalität beeinflusst.

7.4 Menschen aus anderen Kulturen

Die Grundannahmen von Andrews und Boyle sind im |Metaparadigma der Pflege verortet und können als Modell dargestellt werden [Tab.1].

Metaparadigma | 398

Pflegende	Kommunikation	Pflegebedürftige
▪ kulturelle Identität ▪ ethnisch-geschichtlicher Hintergrund ▪ kulturelle Werte ▪ Familie ▪ moralische und ethische Werte ▪ Bildung ▪ Politik ▪ sozioökonomischer Status ▪ Lebensstil ▪ Alter ▪ Geschlecht ▪ Persönlichkeitsmerkmale ▪ individuelle Überzeugungen ▪ Unternehmenskultur ▪ Berufsethos	**Verbal** ▪ Sprache ▪ Begrüßung ▪ Anrede **Nonverbal** ▪ Zeit ▪ Raum ▪ Nähe ▪ Distanz ▪ Berührung **Technik** ▪ Literatur, Kunst, Musik und Tanz	▪ kulturelle Identität ▪ ethnisch-geschichtlicher Hintergrund ▪ kulturelle Werte ▪ Familie ▪ moralische und ethische Werte ▪ Bildung ▪ Politik ▪ sozioökonomischer Status ▪ Lebensstil ▪ kulturbedingte Wahrnehmung von Gesundheit und Krankheit ▪ Alter ▪ Geschlecht ▪ Persönlichkeitsmerkmale ▪ individuelle Überzeugungen
gesundheitsbezogene Werte, Einstellungen, Glaube und Heilkunde	**Umweltfaktoren**	gesundheitsbezogene Werte, Einstellungen, Glaube und Heilkunde

[Tab.1] Modell der transkulturellen Pflege nach Andrews und Boyle

Aus der Forschung

Zur Tradition der Angehörigenpflege unter russlanddeutschen Spätaussiedlern wurden in einer qualitativen Studie von Schnepp et al. Personen in Russland und Deutschland befragt. Die kollektivistisch organisierte Angehörigenpflege ist laut der Untersuchung nicht nur eine Selbstverständlichkeit, sondern wird als Muss erlebt. Dementsprechend bedarf es eines gewissen Gewöhnungsprozesses, die Pflege in professionelle Hände zu geben bzw. zu teilen.

Mit den Spezifitäten der Pflege- und Versorgungsbedürfnisse jüdischer Migranten aus der GUS setzt sich eine Literaturstudie von Andrea Zielke-Nadkarni auseinander. Die Autorin erschließt international bedeutsame Themen wie die psychosoziale Situation, unterschiedliche religiöse Orientierungen, pflegerisch relevante ethisch-moralische Aspekte, Besonderheiten in der gerontologischen Pflege und der Palliativpflege. Eines der wichtigsten Ergebnisse ist die die Erkenntnis, dass jüdische Flüchtlinge aus der |GUS die Verfolgungserfahrung mit Holocaust-Opfern und ihren Nachfahren teilen.

GUS
Gemeinschaft unabhängiger Staaten

SCHNEPP, WILFRIED / DUIJNSTEE, MIA / GRYPDONCK, MIEKE: *Migrationsspezifische Transitionen und Angehörigenpflege*, Huber Bern 2005, (18), S. 305–312

ZIELKE-NADKARNI, ANDREA: „*Und das Leid tragen auch noch die nächsten Generationen*" – Eine internationale Literaturstudie zur Pflege jüdischer PatientInnen, Huber Bern 2004, (17), S. 319–328

Lebensgeschichte

- Wo geboren, wo aufgewachsen (Stadt/Land)?
- Aufenthaltsorte (frühere, gegenwärtige)?
- Herkunft, Schichtzugehörigkeit soziale Position?
- Lebensform im Herkunftsland?
- Welche biografischen Ereignisse?

Zugehörigkeit

- Herkunft?
- Nationalität(en)?
- Gruppenzugehörigkeit(en)
- Zweit-/Drittgeneration?
- Binationale Ehe der Eltern?

Migrationsgeschichte

- Migrationsgünde?
- Fluchtgeschichte?
- Kriegs- und Gewalterfahrungen (Traumatisierung)?
- Migrationserwartungen?
- Integrationsgeschichte?
- Diskriminierungs- und Rassismuserfahrungen?
- Rückkehrpläne?
- Situation im Herkunftsland?
- Veränderungen im Lebensstil durch die Migration?

Frauen

- Frauenbild und Rollenkonzept im Herkunftsland?
- Rollenveränderungen durch Migration?
- Frauenspezifische Konflikte?
- Gewalterfahrungen (Beschneidung, Vergewaltigung, Gewalt in der Ehe)?
- Konzepte bezüglich Schwangerschaft, Geburt und Verhütung?

Aufenthaltsstatus

- Ausländerrechtlicher Status?
- Unsicherer Aufenthaltsstatus?
- Von der Abschiebung bedroht?
- Ausreisetermin festgelegt?
- Illegalisierter, papierloser Aufenthalt?
- Eingebürgert?

Soziales Netz

- Familiensystem?
- Bezug zur Familie?
- Unterstützung durch die Familie?
- Leistungen der Sozialhilfe bzw. Fürsorge?
- Besuchspraktiken?
- Soziales Netz im Aufnahmeland?
- Mitgliedschaft in religiösen, politischen oder ethnospezifischen Vereinen?
- Transnationales Netz?
- Transnationale Kommunikationsformen (Brief, Telefon, Besuche)?
- Kontakte zum Herkunftsland?
- Finanzielle Unterstützung der Familie im Herkunftsland?

Pflege

- Vorstellungen über Rolle und Aufgaben der Pflegenden?
- Eigene Pflegepraktiken?
- Vorbehalte gegenüber bestimmten pflegerischen Verrichtungen?
- Genderspezifische Vorbehalte?
- Erwartungen an die Pflege?

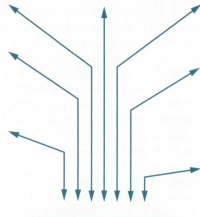

Erfassung der PatientInnen-Perspektive

- individuell
- biografiezentriert
- antikulturalistisch
- Einbezug der sozialen Praxis
- kontextbezogen
- situationsbezogen
- ganzheitlich
- ressourcenorientiert
- systemorientiert
- interaktiv
- selbstreflexiv

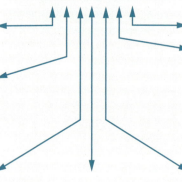

Umgebung

- Wohnort?
- Wohnbedingungen (Wohnungsgröße, Lebensstandard etc.)?
- Eigene Wohnung oder zur Untermiete?
- Wohnform (alleine, Familie, erweiterte Familie, Bekannte)?
- Kontakte mit NachbarInnen?
- Vernetzungen in der Nachbarschaft?

Gesundheit und Krankheit

- Krankheits-Erklärungsmodell (Bezeichnung, Ursache, Symptome, Bedeutung, Therapie und Heilungsaussichten)?
- Verhältnis von Psyche und Körper?
- Stigmata in Bezug auf Krankheit?
- Verhältnis zur Biomedizin?
- Erfahrungen mit dem Gesundheitssystem?
- Kenntnisse über das hiesige Gesundheitswesen?
- (Religiöse) Heilpraktiken?
- Wer entscheidet im Krankheitsprozess (PatientIn, Familie, soziales Netz)?

Ernährung

- Ernährungsgewohnheiten?
- Hauptnahrungsmittel, Zubereitungsarten, Gewürze?
- Getränke?
- Essenszeiten?
- Religiöser Einfluss?
- Fastenregeln?

Schmerz

- Schmerzausdruck?
- Schmerzverhalten?
- Schmerzerfahrungen?
- Rolle der Familie in der Schmerzbewältigung?
- Schmerz als Kommunikationsmittel?

Kommunikation

- Muttersprache?
- Kenntnisse der lokalen Sprache?
- Fremdsprachenkenntnisse?
- Lesen und schreiben?
- Kommunikationsregeln und -weisen?
- Nonverbale Kommunikationsformen?
- Höflichkeitsregeln?
- Bedeutung von körperlichen Berührungen, Nähe und Distanz?
- Ausdruck von Emotionen?
- Wunsch nach ÜbersetzerIn?
- Wunsch nach Informationsmaterial in der Muttersprache?

Religion

- Religiöse Zugehörigkeit(en)?
- Praktizierend?
- Religiöse Praktiken?
- Einflüsse auf bestimmte Lebensbereiche (Ernährung, Tod und Sterben, Genderrollen etc.)?
- Religiöse Heilrituale?
- Religiöse Feiertage?
- Kontakte zu religiösen FührerInnen?
- Kultgegenstände?
- Wunsch nach Andachtsraum?

Arbeit, Beruf und Ausbildung

- Im Herkunftsland?
- Im Aufnahmeland?
- Berufliche Perspektiven?
- Berufliche Zufriedenheit?
- Berufliche Anerkennung?
- Berufliche Einschränkung durch Krankheiten?
- Invalidenrente?
- Ausbildungswünsche?
- Ökonomische Situation?

---

[1] Transkulturelle Pflegeanamnese (© Dagmar Domenig, Professionelle transkulturelle Pflege, Hans Huber Verlag 2001, S. 231)

Menschen aus anderen Kulturen

7.4

Praxis kultursensibler Pflege

7.4.2

Pflegefachkräfte werden zunehmend mit Situationen konfrontiert, in denen der kultursensible Umgang mit Menschen gefordert ist. Dies kann sowohl die Beziehung zwischen Pflegefachkraft und Pflegebedürftigen betreffen als auch die Beziehung zwischen Mitarbeiterinnen in der Pflege sein. Die Einbindung einer |Pflegetheorie in das Leitbild der Einrichtung kann hierbei hilfreich sein. Gleichzeitig ist auch der pflegerische Alltag betroffen und damit der Wunsch vieler Pflegefachkräfte verbunden, praktische Hilfestellungen zu erhalten.

Pflegetheorie | 397

Im Folgenden sollen verschiedene Aspekte der Praxis kurz beleuchtet werden. Es können an dieser Stelle nur beispielhaft einzelne Möglichkeiten aufgezeigt werden. Jede Situation im Pflegealltag muss individuell eingeschätzt werden. Der |Pflegeprozess strukturiert dabei das Pflegehandeln.

Pflegeprozess **1** | 576

Für die Gestaltung von Pflegesituationen heißt das, dass die Pflegende zwar in der Anamnese feststellt, dass die Patientin türkischstämmig ist und evtl. nur wenig deutsch spricht, aber dass sie alle Vorlieben und Abneigungen und Ablehnungen individuell erfragen muss. Hierbei ist es häufig hilfreich, Angehörige und oder Dolmetscher einzubeziehen.

In folgenden Bereichen gibt es häufig kulturelle Unterschiede:

Sprache	Es ist sinnvoll, nicht nur das verbale Sprachverständnis einzuschätzen, sondern ggf. auch zu berücksichtigen, ob die pflegebedürftige Person die deutsche Sprache auch lesen und schreiben kann. Eine einfühlsame und wertschätzende Herangehensweise erleichtert dabei das gegenseitige Kennenlernen.
	Beispiel „Wenn Sie zum Lesen der Broschüre Hilfe benötigen, stehe ich Ihnen gerne zur Verfügung."
Religiöser Hintergrund	Die Zugehörigkeit zu einer religiösen Gemeinschaft kann durch die Ausübung von religiösen Ritualen und die Einhaltung von bestimmten Gesetzen und Pflichten Auswirkungen auf den pflegerischen Umgang haben (**Sterberituale in verschiedenen Weltreligionen 2** | 76). Ist Ihnen die genannte Religion unbekannt, können Sie sich Fach- oder Expertenwissen einholen. Bitten Sie den Pflegebedürftigen darum, Sie darauf hinzuweisen, wenn die Alltagsroutine nicht mit der Ausübung der Religion vereinbar ist.
	Beispiel „Sie sagen, Sie sind Jüdin. Legen Sie während Ihres Krankenhausaufenthalts auf besondere Rituale oder Vorschriften wert?"
Ernährung	Die Ernährungsgewohnheiten vieler Migrantinnen unterscheiden sich von der traditionellen deutschen Küche. Neben persönlichen Vorlieben und Gewohnheiten können auch religiöse Vorschriften eine Bedeutung haben. In vielen Kulturen ist es üblich, dass die Familie sich um das Essen von alten und kranken Menschen kümmert.
	Beispiel „Unser Essensangebot umfasst auch schweinefleischfreie Kost. Sollten Ihre Angehörigen Ihnen Essen und Getränke mitbringen, können Sie die Broteinheiten nach folgendem Schema berechnen."
Biografieorientierung	Für die Pflege kann die Ursache der Migration von besonderer Bedeutung sein. Menschen können während der Migration traumatische Erlebnisse durch Gewalt oder den Verlust von lieb gewonnenen Menschen haben. Sie sind fern ihrer Heimat und damit des einst gewohnten Lebensumfeldes. (**Biografiearbeit 2** | 114, 374) Hier kann es hilfreich sein, Kontakt zu einem Seelsorger oder Sozialarbeiter aufzunehmen
	Beispiel „Wenn wir Sie mit der Körperpflege verunsichern, oder Sie über bestimmte Dinge nicht reden möchten, geben Sie uns einfach Bescheid. Gemeinsam werden wir eine Lösung finden."

Eine lebensweltorientierte und personenbezogene Pflege versucht immer, die individuellen Wünsche und Erwartungen von Pflegebedürftigen umzusetzen. Daher hat die Kommunikation im Rahmen der kultursensiblen Pflege einen besonders wichtigen Stellenwert. Potenzielle Probleme können so rechtzeitig erkannt und gelöst werden.

Beispiel Murat (12) und Cengiz (11) teilen sich ein Zimmer im Krankenhaus. Während Cengiz in Deutschland aufgewachsen ist, lebt Murat erst seit zwei Jahren hier. Er spricht bereits sehr gut deutsch. Wenn Cengiz sich mit seiner Familie unterhält, ist Murat immer wieder verwundert, wie wichtig religiöse Traditionen, Riten und Normen in der Familie seines neuen Freundes sind.

Dagmar Domenig hat in ihrem Buch „Professionelle transkulturelle Pflege" einen Überblick über die verschiedenen Aspekte einer transkulturellen Pflegeanamnese gegeben ([Abb. 1] auf Seite 130)

7.4.3 Dolmetscherdienste

Ergibt sich bei der Anamnese, dass die pflegebedürftige Person Probleme beim Sprechen oder Verstehen der deutschen Sprache hat, ist ein alternativer Lösungsansatz zu finden. Häufig stehen die Angehörigen und insbesondere die Kinder zum Dolmetschen zur Seite. Hierbei muss jedoch immer berücksichtigt werden, dass bestimmte Themen oder Bereiche des Lebens von den Kindern nicht oder nicht ausreichend übersetzt werden können. Dies gilt unter anderem für rechtsverbindliche Angelegenheiten, wie z. B. die Aufklärung über eine Behandlung oder das Unterschreiben eines Vertrages. Problematisch ist die Situation auch, wenn Inhalte übersetzt werden sollen, die den Intimbereich oder gar die Identität betreffen. So werden evtl. Inhalte zu einer Unterleibserkrankung nicht oder nur unvollständig übersetzt, da die Beteiligten sich gegenseitig zu schützen versuchen. Es herrscht auch nicht in allen Kulturen die gleiche Offenheit beispielsweise im Umgang mit Tod und Sterben. So wird der nahende Tod eines Verwandten teils nicht thematisiert, obgleich alle Beteiligten darum wissen.

Ist dies der Fall oder hat die pflegebedürftige Person keine Angehörigen, die dolmetschen können, ist es sinnvoll, einen Dolmetscherdienst einzuschalten. Angebote können z. B. über den Bundesverband der Dolmetscher und Übersetzer eingeholt werden. Einige Unternehmen beschäftigen auch eigene professionelle Übersetzer.

Eine dritte Möglichkeit ist das Einbeziehen von Mitarbeiterinnen, die die Muttersprache der pflegebedürftigen Person beherrschen. Jedoch muss auch hier berücksichtig werden, dass eine solche Übersetzung keine Rechtssicherheit bietet. Ebenso können sich Mitarbeiterinnen in solchen Situationen überfordert fühlen.

Grundsätzlich besteht bei einem gedolmetschtem Gespräch immer die Gefahr, dass Inhalte nicht oder nur unvollständig oder fehlinterpretiert weitergereicht werden. Ein solches gedolmetschtes Gespräch bedarf einer eingehenden Vor- und Nachbereitung und der Bereitschaft aller Beteiligten, sich auf diese Situation einzulassen.

Langfristig kann es hilfreich sein Übersetzungshilfen zu erstellen. Durch Mitarbeit von Angehörigen, Mitarbeiterinnen oder Dolmetscherdiensten können z. B. wichtige Pflegehandlungen auf Kärtchen notiert, übersetzt oder mit Bildsymbolen versehen werden. Ein Beispiel für ein solches Instrument sind die COOP-WONCA-Charts auf den folgenden Seiten [Abb. 1].

www.bdue.de
Bundesverband der Dolmetscher und Übersetzer

Menschen aus anderen Kulturen 7.4

الأنشطة الاجتماعية			überhaupt nicht	1	Kontakte zu Mitmenschen
هل قللت صحتك الجسمية والنفسية اثناء الاسبوعين الماضيين من انشطتك الاجتماعية مع العائلة او الاصدقاء او الجيران؟	لم تؤثر مطلقا	1			Während der letzten 2 Wochen ... Wurden Ihre Kontakte mit der Familie, mit Freunden, Nachbarn usw. durch Ihren Gesundheitszustand oder Ihre Stimmung eingeschränkt?
	قليلة التأثير	2	ein wenig	2	
	متوسطة التأثير	3	mäßig	3	
	صعوبات كثيرة	4	deutlich	4	
	كانت مؤثرة جدا	5	sehr stark	5	

التغيرات التي تطرأ عموما على الصحة		1	viel besser ↑↑ ++	1 ↑↑ ++	Veränderung der Gesundheit
كيف تقيم صحتك ألان مقارنة بالاسبوعين الماضيين؟	متحسنة جدا				Wie würden Sie Ihren jetzigen Gesundheitszustand – verglichen mit dem von vor 2 Wochen – einschätzen?
	متحسنة قليلا	2	etwas besser ↑ +	2 ↑ +	
	كما هي لم تتغير ← → =	3	ungefähr gleich ← → =	3 ← → =	
	أسوء قليلا ↓ −	4	etwas schlechter ↓ −	4 ↓ −	
	أسوء جدا ↓↓ −−	5	viel schlechter ↓↓ −−	5 ↓↓ −−	

الصحة العامة الكلية		1	ausgezeichnet	1	Allgemeine Gesundheit
كيف تقيم صحتك عموما خلال الاسبوعين الماضيين؟	ممتازة				Während der letzten 2 Wochen ... Wie würden Sie Ihren Gesundheitszustand insgesamt beurteilen?
	جيدة جدا	2	sehr gut	2	
	جيدة	3	gut	3	
	متوسطة	4	mäßig	4	
	سيئة	5	schlecht	5	

[1] COOP-WONCA-Charts: arabische und deutsche Übersetzung

الانشطة اليومية

ماحجم الصعوبات التي واجهتها خلال الاسبوعين الماضيين اثناء ممارستك للانشطة والواجبات اليومية داخل وخارج المنزل بسبب اعتلال صحتك النفسية والجسمية؟

1	لاتوجد صعوبات على الاطلاق		1	überhaupt keine Schwierigkeiten	
2	صعوبات قليلة		2	wenig Schwierigkeiten	
3	بعض الصعوبات		3	einige Schwierigkeiten	
4	صعوبات كثيرة		4	viele Schwierigkeiten	
5	لم انجز شيئا على الاطلاق		5	habe nichts geschafft	

Tägliche Aufgaben
Während der letzten 2 Wochen ... Hatten Sie auf Grund Ihres Gesundheitszustandes oder Ihrer Stimmung Schwierigkeiten, Ihre alltäglichen Arbeiten und Aufgaben innerhalb und außerhalb des Hauses zu erledigen?

الشعور و الاحاسيس

ماهو حجم المشاكل النفسية التي اثرت عليك مثل القلق, الاكتئاب , الحزن, سرعة الانفعال او الهبوط التي واجهتها خلال الاسبوعين الماضيين؟

1	لاتوجد مشاكل بالمرة		1	überhaupt nicht	
2	قليلة		2	ein wenig	
3	متوسطة		3	mäßig	
4	كبيرة		4	deutlich	
5	كبيرة جدا		5	sehr stark	

Stimmung
Während der letzten 2 Wochen ... Wie stark fühlten Sie sich seelisch belastet – waren Sie beispielsweise ängstlich, deprimiert, reizbar, niedergeschlagen oder traurig?

المقدرة والجَلد الجسماني

ماهو اكبر جهد جسماني كنت قد بذلته اثناء الاسبوعين الماضيين لمدة دقيقتين متواصلتين على الاقل؟

1	شديد جدا مثل الركض (الجري) السريع		1	sehr starke Belastung, z. B. schnell rennen	
2	شديد مثل الركض (الجري) البطئ		2	starke Belastung, z. B. langsam laufen, joggen	
3	متوسط مثل السير (التمشي)		3	mäßige Belastung, z. B. spazieren gehen	
4	خفيف مثل السير (التمشى)ببطئ		4	leichte Belastung, z. B. langsam gehen	
5	خفيف جدا مثل السير (المشى) ببطء او عدم القدرة على السير		5	sehr leichte Belastung, z. B. nur langsam gehen oder unfähig zu gehen	

Körperliche Leistungsfähigkeit
Während der letzten 2 Wochen ... Welches war die stärkste körperliche Belastung, die Sie für mindestens zwei Minuten durchhalten konnten?

[1] COOP-WONCA-Charts: arabische und deutsche Übersetzung

Die pflegerische Klientel in ihrem Lebenskontext wahrnehmen

8

Menschen mit Behinderung

8 Menschen mit Behinderung

8.1	Behinderung – Definitionen, Klassifikationen und Formen	138

8.1.1	Begriffsbestimmung	139

Definition im Sozialgesetzbuch	139
Definitionen der WHO	139

8.1.2	Demografische Daten	141

8.1.3	Grade, Klassifikationen und Formen von Behinderung	141

Schwere und Grade der Behinderung	141
Klassifikation von Behinderung nach WHO	142
Formen von Behinderung	142

8.2	Soziale und gesellschaftliche Situation von Menschen mit Behinderung	146

8.2.1	Menschen mit Behinderung begegnen	146

8.2.2	Ethische Fragen am Anfang des Lebens	148

Schwangerenvorsorge und Pränataldiagnostik	148
Recht auf Beratung	150
Kritik an der Pränataldiagnostik	150

8.2.3	Integration und Inklusion, Selbsthilfe und staatliche Unterstützung	152

Rechtliche Ausgangslage	152
Integration und Inklusion	152
Selbsthilfe: „Nichts mehr über uns ohne uns"	154
Staatliche Unterstützung	154
Nachteilsausgleich	154
Persönliches Budget	155

8.2.4	Liebe, Partnerschaft und Sexualität	156

8.2.5	Gesundheitliche Versorgung	158

Versorgungsbesonderheiten	158
Interdisziplinäre Zusammenarbeit	159

8.3	Rehabilitation von Menschen mit Behinderung	160

8.3.1	Begriffsbestimmung	160

8.3.2	Träger, Institutionen und Aufgabenfelder	161

8.3.3	Medizinische, berufliche und soziale Rehabilitation	163

Ziele	163
Assessment	164
Angebote	164
Rehabilitationsmaßnahmen	164

8.3.4	Rehabilitation und Pflege	166

Pflege- und rehabilitationswissenschaftliches Selbstverständnis	166
Sozialrechtliche Ausgangslage	167
Rehabilitative Pflege	167
Interdisziplinäre Zusammenarbeit	168

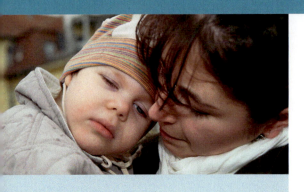

Menschen mit Behinderung

Menschen mit Behinderung begegnen uns im Alltag häufiger, als wir es wahrnehmen. Nur selten ist ihnen die Behinderung „ins Gesicht geschrieben".

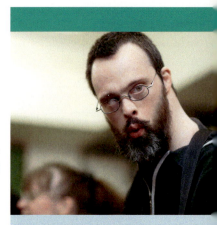

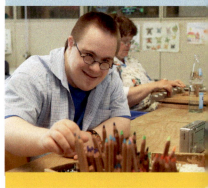

Dennoch denken viele beim Thema Behinderung immer an die gleichen Bilder: Rollstuhl, Gehhilfe, Hörgerät. Vor einigen Jahren warb die Aktion Mensch mit dem Ausspruch „Behindert ist man nicht, behindert wird man." Hieraus wird ersichtlich, dass die Umwelt Menschen mit Behinderung maßgeblich beeinflusst oder sogar an der Teilhabe am normalen Leben (be-)hindert.

Es gibt Menschen, die im Laufe ihres Lebens eine Behinderung erwerben, andere kommen mit einer Behinderung zur Welt. Ist Letzteres der Fall, haben die Eltern in der Betreuung ihrer Kinder eine ganz besondere Rolle, wie aus dem folgenden Erfahrungsbericht einer ganz „normalen" Familie deutlich wird.

„Liebe Marie,
vielen Dank für das wunderschöne Fotoalbum zu 20 Jahren mit Anna – was da alles passiert ist. So viel ist beim Betrachten der Bilder wieder lebendig geworden.

Wir beide hatten uns gerade kennen gelernt, die Kinder waren noch klein, als Anna geboren wurde. Sie war so ein einfaches, anspruchsloses Baby, aber dann kam allmählich die Entwicklungsverzögerung, später die Anfälle. Erst war es die angstvolle Unsicherheit, ein Leben wie unter einer Käseglocke, nicht zu wissen, was dahintersteckt – und mit der Gewissheit über ihre Behinderung haben wir plötzlich den Boden unter den Füßen verloren. Schließlich die Anstrengungen, als sie ständig krank und wegen ihrer Anfälle so oft im Krankenhaus war und einer von uns mit ihr. Die schlaflosen Nächte, in denen wir zehnfach nachgeholt haben, was sie uns am Anfang erspart hat. Felix und Rebecca waren ja auch noch klein. Aber irgendwann ging diese schlimme Zeit vorbei und alles hat sich eingespielt.

Wie schön war der Tag, als sie endlich ihre ersten Schritte tat – wie viele Stunden Krankengymnastik, oft mit den beiden Großen im Schlepptau, lagen da hinter uns. Sie begann, ganz anders und freier zu leben, sie fing an, ihre Welt zu entdecken und Unfug ohne Ende anzustellen. Das ständige Rückenweh war mit einem Mal auch viel besser.

8

Behinderte Menschen

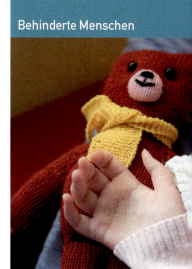

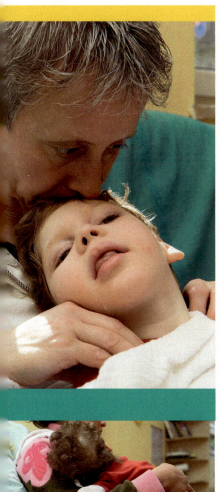

Ihr erster Schultag, im Matrosenkleid macht sie sich auf den Weg, unsicheren Schritts, aber sie geht. Doch das sind auch die Tage gewesen, wo die Unterschiede plötzlich wieder so greifbar im Raum standen.

Damals haben wir beschlossen, dass ich nicht wieder arbeiten gehe. Es fiel mir sehr schwer, und doch war es das Beste, um genug Zeit und Kraft für alles zu haben. Schließlich wollten wir nicht nur überleben, sondern auch mal Ruhe füreinander haben – unsere große Krise hatten Peter und ich da gerade eben erst hinter uns.

Und später, die Bilder vom Urlaub an der Ostsee: Anna wurde allmählich älter, im Badeanzug sieht man schon ihren Busen, da kamen die Ängste, sollten wir unsere Kleine nicht mehr behüten, was kommt da alles auf sie zu? Und noch heute ist diese Gefühl so aus dem Nichts plötzlich da.

Als sie 18 wurde, wurde mir das Herz nochmal sehr schwer – die andern beiden haben sich da so selbstverständlich auf ihren eigenen Weg gemacht, auch wenn man Jahre später noch manchmal an ihrem gesunden Menschenverstand zweifeln kann. Aber für Anna würden immer andere die Entscheidung übernehmen. Wie schwer ist mir der Schritt zur Einleitung der Betreuung gefallen – auch wenn sich eigentlich gar nichts geändert hat, wir sind für sie verantwortlich, wie die 18 Jahre zuvor.

Und jetzt ist sie schon ein Jahr in der Tagesförderstätte. Sie sieht jetzt oft wie eine junge Dame aus, und amüsiert sich doch noch über ulkige Geräusche, wie schon als kleines Kind. Und wenn sie sich so freut, ist es immer noch so ansteckend wie eh und je.

Wenn ich alles so bedenke, so dachte ich am Anfang manchmal, es ist gar nicht zu schaffen. Dann kam die Phase, wo ich glaubte, alles im Griff zu haben. Inzwischen ist mir klar, dass das Leben weiterhin voller Überraschungen ist.

Aber jetzt muss ich schließen, ich muss noch die Papiere für die Antragsstellung für das Persönliche Budget zusammensuchen, es ist mal wieder so weit – begeistert bin ich nicht, Jahr für Jahr das Gleiche, Papierkram eben. Und bei den Bescheiden in Amtsdeutsch fühlen wir uns, als ob wir unrechtmäßig etwas beanspruchen.

Also noch mal vielen Dank für das wunderschöne Geschenk.

Liebe Grüße Christine"

Das folgende Kapitel gibt einen Überblick über das Thema Behinderung, über die Lebens- und Erfahrenswelt von Menschen mit Behinderungen sowie über die Besonderheiten, die in der Pflege von Menschen mit Behinderungen zu berücksichtigen sind. Nicht zuletzt setzt es sich mit dem Thema Rehabilitation und den dazugehörigen rechtlichen Grundlagen sowie pflegerischen Konzepten auseinander.

8.1 Behinderung – Definitionen, Klassifikationen und Formen

> Im Allgemeinen wird die Bezeichnung „Menschen mit Behinderung" dem Begriff „Behinderte" vorgezogen, da dieser die Menschen allein auf ihre Behinderung reduziert.
>
> Darüber hinaus bevorzugen verschiedene Verbände spezifische Bezeichnungen. So sprechen z. B. manche von „Menschen mit besonderen Bedürfnissen". Die vorwiegend von Körperbehinderten getragene Behindertenbewegung gab sich in den 1970er Jahren selbst den Namen „Krüppelbewegung".

Gesundheits-Krankheits-Kontinuum | 225

Das Phänomen Behinderung hat vielfältige Ausprägungen. Generell kann es medizinisch oder sozial gedeutet werden: Sozial gesehen ist Behinderung eine Beeinträchtigung der Teilhabe am Leben in der Gemeinschaft. Medizinisch betrachtet ist eine Behinderung die Folge einer Schädigung oder Krankheit und bedeutet eine längerfristige Beeinträchtigung der Lebensmöglichkeiten.

Das **soziale Modell** von Behinderung ist dadurch gekennzeichnet, dass es den Blick darauf richtet, wie die Umwelt einen Menschen behindert. Das Vorkommen und Ausmaß einer Behinderung hängt damit sehr davon ab, wie die Umwelt beschaffen ist. Das **medizinische Modell** von Behinderung betrachtet allein den Menschen mit seiner Behinderung. Es zeichnet sich durch eine defizitorientierte Betrachtungsweise aus, die von den Betroffenen so oft nicht geteilt wird. Beide Modelle stellen jeweils einen Teil der Wirklichkeit dar.

Beispiel In einer Welt, in der viel über Schrift vermittelt wird, sind Menschen, die nicht lesen oder schreiben können, viel stärker an der Teilhabe gehindert, als in einer Welt, in der allgemein verständliche Symbole eingesetzt werden. In einer Welt voller Stufen ist die Beeinträchtigung der Teilhabe für eine Rollstuhlfahrerin viel größer als in einer Welt ohne Stufen. Somit ist ein Teil der Behinderung eines Menschen durch äußere (soziale) Faktoren bedingt.

Betrachtet man aus medizinischer Sicht Behinderung auf dem |Gesundheits-Krankheits-Kontinuum, so kann man sagen, dass eine Behinderung an sich keine Krankheit ist, aber sich einzelne Berührungspunkte ergeben. Eine Behinderung ist das Ergebnis eines Ereignisses, in der Literatur allgemein als „Schädigung" bezeichnet, das selbst Krankheitswert haben kann. Folgeerkrankungen können durch geeignete Maßnahmen vermieden werden [Abb. 1].

Beispiel Erleidet ein Kind unter der Geburt einen Sauerstoffmangel, kann daraus eine Schädigung resultieren. Mit der daraus entstandenen Behinderung, zum Beispiel einer Halbseitenlähmung und/oder einer geistigen Behinderung, gehen unter Umständen bestimmte Begleiterkrankungen einher, etwa ein Anfallsleiden. Gleichzeitig kann in diesem Fall durch Physiotherapie die Ausprägung von Folgekrankheiten, wie zum Beispiel einer Wirbelsäulenverkrümmung, verhindert oder vermindert werden.

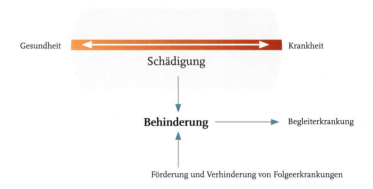

[1] Behinderung auf dem Gesundheits-Krankheits-Kontinuum

Begriffsbestimmung 8.1.1

Definition im Sozialgesetzbuch
Das Sozialgesetzbuch IX beinhaltet u. a. folgende Ziele:
- die Sicherstellung der Rehabilitation von Menschen mit Behinderung sowie
- die soziale Teilhabe von Menschen mit Behinderung.

Behinderung wird in § 2 Abs. 1 wie folgt definiert:

„Menschen sind behindert, wenn ihre körperliche Funktion, geistige Fähigkeit oder seelische Gesundheit mit hoher Wahrscheinlichkeit länger als sechs Monate von dem für das Lebensalter typischen Zustand abweichen und daher ihre Teilhabe am Leben in der Gesellschaft beeinträchtigt ist."

Diese Definition liegt allen staatlichen Programmen der Behindertenhilfe sowie der Erfassung von Statistiken zum Thema Behinderung zu Grunde.

Definitionen der WHO
Behinderung wird laut |WHO als Folge einer Schädigung, die von einer Krankheit oder Störung herrührt, definiert. Die Schädigung wiederum führt zu einer Fähigkeitsstörung, die die soziale Teilhabe beeinträchtigt und damit zu sozialer Beeinträchtigung führt. Dieses Modell wurde 1980 eingeführt und wird **Krankheitsfolgenmodell** genannt [Abb. 2].

WHO | 229

Dabei definiert die WHO wie folgt:
- Eine **Schädigung** ist jeder Verlust oder jede Anomalie einer psychologischen, physiologischen oder anatomischen Struktur oder Funktion eines Menschen.
- Eine **Fähigkeitsstörung** ist jede auf eine Schädigung zurückgehende Einschränkung der Fähigkeit oder die Unfähigkeit, eine Tätigkeit so und im Rahmen dessen auszuüben, was für einen Menschen als normal gilt.
- Eine **Behinderung** ist jede auf eine Schädigung oder Leistungsminderung zurückgehende Benachteiligung, die einen bestimmten Menschen teilweise oder ganz daran hindert, eine Rolle auszufüllen, die für ihn nach Alter, Geschlecht und soziokulturellen Faktoren normal wäre.

Beispiel Ein Schlaganfall (Krankheit) führt zu einer Halbseitenlähmung (Schädigung). Dadurch ist die Gehfähigkeit beeinträchtigt (Fähigkeitsstörung), was das Verlassen der Wohnung erschwert (soziale Beeinträchtigung).

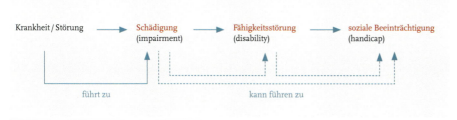

[2] Krankheitsfolgenmodell der WHO

Das Krankheitsfolgenmodell wurde auf Grund seiner medizinischen Ausrichtung stark kritisiert. Daher wurde es 2001 um soziale Komponenten erweitert und als **bio-psycho-soziales Modell der Funktionsfähigkeit und Behinderung** eingeführt [Abb. 1].

In diesem Modell wirkt sich ein **Gesundheitsproblem** auf Körperfunktionen und/oder -strukturen aus, welche wiederum die Aktivitäten und damit die soziale Teilhabe einer betroffenen Person beinflussen können. Unter Aktivitäten versteht dieses Modell dabei alles, was ein Mensch ohne Gesundheitsprobleme tun könnte. Die Teilhabe an den Lebensbereichen (soziale Teilhabe) umfasst die Möglichkeit einer Person, ihr Dasein in allen Lebensbereichen in der Art und Weise zu entfalten, wie es ein Mensch ohne Gesundheitsprobleme tun könnte.

In welchem Umfang Aktivitäten von einer Person wahrgenommen werden, hängt in dem bio-psycho-sozialen Modell weiterhin von dem Einfluss so genannter Kontextfaktoren aus: **Kontextfaktoren** setzen sich aus **Umweltfaktoren** (soziale und physikalische Umwelt einer Person) und **personenbezogenen Faktoren** zusammen und beschreiben alle Gegebenheiten des Lebenshintergrunds einer Person. Personenbezogene Faktoren sind der individuelle Hintergrund des Lebens und der Lebensführung einer Person, insofern sie nicht Teil ihres Gesundheitsproblems oder -zustands sind.

Die Auswirkungen einer Schädigung auf die Teilhabe am Leben in der Gemeinschaft können also sehr unterschiedlich sein. Damit können aus sehr ähnlichen Schädigungsmustern ganz unterschiedliche Beeinträchtigungen der Teilhabe und damit Behinderungen resultieren.

Beispiel Herr Meier ist ebenso wie Herr Schulz auf Grund seiner Halbseitenlähmung auf den Rollstuhl angewiesen. Herr Meier lebt im Erdgeschoss einer rollstuhlgerecht ausgebauten Wohnung (Umweltfaktor). Vor seiner Haustür verkehrt eine rollstuhlgerechte Buslinie. Er kann sich selbst versorgen und fährt jeden Tag mit dem Bus zur Arbeit (Teilhabe).

Herr Schulz lebt im 4. Stock eines Altbaus ohne Fahrstuhl. Auch sein Bad ist nicht rollstuhlgerecht angepasst. Er ist zum Duschen und Baden auf einen Pflegedienst angewiesen. Ebenso benötigt er einen Transportdienst, um seine Wohnung verlassen zu können. Er kann somit seinen alten Beruf als Bankangestellter nicht mehr ausüben. Herr Schulz ist jedoch hoch motiviert, einen neuen Beruf zu erlernen, da er sich nicht vorstellen kann, arbeitslos zu sein (personenbezogener Faktor).

Die Behindertenbewegung nimmt das überarbeitete Modell mit der Einbeziehung der Kontextfaktoren als positiv wahr. Dennoch kritisiert sie weiterhin, dass eine Norm vorgegeben wird, an der Menschen gemessen werden.

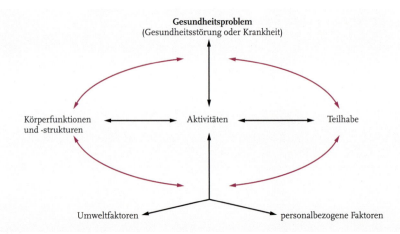

[1] Das bio-psycho-soziale Modell der WHO

Menschen mit Behinderung

Demografische Daten 8.1.2

Aus historischen Gründen gibt es in Deutschland keine Registrierung von Menschen mit einer Behinderung (Euthanasie |492). Den Angaben des Statistischen Bundesamtes liegen Zahlen zu Grunde, die auf der Ausstellung eines Schwerbehindertenausweises beruhen. Im deutschen Schwerbehindertenrecht werden aber auch Krankheiten wie eine Krebserkrankung mit einem Grad der Behinderung versehen.

Beispiel Eine 40-jährige Frau, die an Brustkrebs erkrankt ist und deshalb ihren Beruf nicht mehr ausüben kann, ist dadurch in ihrer Teilhabe an der Gesellschaft behindert.

Nach Angaben des Statistischen Bundesamtes lebten 2005 (Stand 31. Dezember) in Deutschland ca. 6,7 Millionen Menschen mit einer Schwerbehinderung. Der größte Anteil sind erwachsene Menschen, die durch einen Unfall oder eine Krankheit eine Behinderung erworben haben. Der Anteil der Bevölkerung mit Behinderung steigt mit zunehmendem Alter.

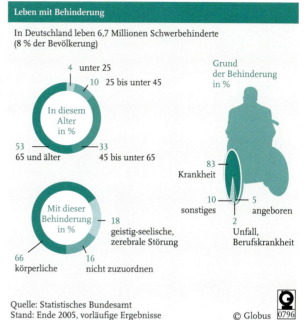

Grade, Klassifikationen und Formen von Behinderung 8.1.3

Schwere und Grad der Behinderung

Im Sozialrecht wird im § 2 SGB IX nach der **Schwere der Behinderung** unterschieden:

„(2) Menschen sind im Sinne des Teils 2 schwerbehindert, wenn bei ihnen ein Grad der Behinderung von wenigstens 50 vorliegt und sie ihren Wohnsitz, ihren gewöhnlichen Aufenthalt oder ihre Beschäftigung auf einem Arbeitsplatz im Sinne des § 73 rechtmäßig im Geltungsbereich dieses Gesetzbuches haben.

(3) Schwerbehinderten Menschen gleichgestellt werden sollen behinderte Menschen mit einem Grad der Behinderung von weniger als 50, aber wenigstens 30, bei denen die übrigen Voraussetzungen des Absatzes 2 vorliegen, wenn sie infolge ihrer Behinderung ohne die Gleichstellung einen geeigneten Arbeitsplatz im Sinne des § 73 nicht erlangen oder nicht behalten können (gleichgestellte behinderte Menschen)."

Der **Grad der Behinderung** (GdB) ist das Maß für körperliche, geistige, seelische und soziale Auswirkungen der Funktionsbeeinträchtigung durch eine Behinderung. Der GdB kann zwischen 20 und 100 variieren. Eine Behinderung ab einem GdB von 50 gilt als Schwerbehinderung; in diesem Fall kann ein Schwerbehindertenausweis beantragt werden, in den der GdB eingetragen wird. Der Schwerbehindertenausweis wiederum gibt unterschiedliche Merkmale der Behinderung an (z. B. Bl = „Blind im Sinne des SGB XII") an. Die Feststellung des GdB übernimmt eine ärztliche Gutachterin nach bundeseinheitlichen Kriterien.

www.lebenmitbehinderungen.nrw.de

▶ Angebote und Hilfen

▶ Wie erhalte ich einen Ausweis? Auf dieser Seite finden Sie Informationen zur Antragsstellung von Behindertenausweisen.

Informationen zur ICF und Zugang zu dieser Klassifikation erhalten Sie unter
www.dimdi.de
▶ Klassifikationen
▶ ICF

141

Die pflegerische Klientel in ihrem Lebenskontext wahrnehmen

Klassifikation von Behinderung nach WHO

Auf dem bio-psycho-sozialen Modell der WHO basierend wurde die Internationale Klassifikation der Funktionsfähigkeit, Behinderung und Krankheit (ICF) entwickelt. Sie dient der Einordnung der Funktionsfähigkeit bei Gesundheit, Gesundheitsproblemen und Behinderung und liegt auch der aktuellen Fassung des SGB IX zu Grunde. Sie dient dabei als Ergänzung der ICD-10, die Krankheiten klassifiziert. Die Anwendung der ICF in der Rehabilitation ermöglicht:

1 eine genauere Indikationsstellung der Rehabilitationsmaßnahmen,
2 die Formulierung der Rehabilitationsziele und
3 die Dokumentation des Verlaufs durch Therapeutinnen und Ärztinnen.

Assessment **1** | 587

Auf Grund komplexer Beurteilungsmerkmale und eines eingehenden |Assessments werden Personen innerhalb der folgenden Systeme klassifiziert. [Tabelle 1] gibt dabei eine Übersicht über die Klassifikationen der Körperfunktionen und -strukturen.

- Körperfunktionen
- Körperstrukturen
- Umweltfaktoren
- Aktivitäten/Teilhabe

Klassifikation der Körperfunktionen (Kapitel der ICF)	Klassifikation der Körperstrukturen (Kapitel der ICF)
1. Mentale Funktionen	1. Strukturen des Nervensystems
2. Sinnesfunktionen und Schmerz	2. Das Auge, das Ohr und mit diesen in Zusammenhang stehende Strukturen
3. Stimm- und Sprechfunktionen	3. Strukturen, die an der Stimme und dem Sprechen beteiligt sind
4. Funktionen des kardiovaskulären, hämatologischen, Immun- und Atmungssystems	4. Strukturen des kardiovaskulären, des Immun- und des Atmungssystems
5. Funktionen des Verdauungs-, des Stoffwechsel- und des endokrinen Systems	5. Mit dem Verdauungs-, Stoffwechsel- und endokrinen System in Zusammenhang stehende Strukturen
6. Funktionen des Urogenital- und reproduktiven Systems	6. Mit dem Urogenital- und dem Reproduktionssystem im Zusammenhang stehende Strukturen
7. Neuromuskuloskeletale und bewegungsbezogene Funktionen	7. Mit der Bewegung in Zusammenhang stehende Strukturen
8. Funktionen der Haut und der Hautanhangsgebilde	8. Strukturen der Haut und Hautanhangsgebilde

[Tab. 1] Kapitel der Klassifikationen der Körperfunktionen und Körperstrukturen

Formen von Behinderung

Behinderungen werden in verschiedene Formen eingeteilt:

- körperliche Behinderung
- Sinnesbehinderung
- Sprachbehinderung
- seelische Behinderung
- Lernbehinderung
- geistige Behinderung

Dabei kommen körperliche Behinderungen am häufigsten vor, oft liegen allerdings kombinierte Behinderungen vor (Mehrfachbehinderungen). Bei der Entstehung von Behinderungen wird unterschieden in „angeboren" oder „durch Krankheit oder Unfall erworben". Dabei sind über 95 % der Behinderungen erworben, zu einem kleinen Teil im Kindesalter, aber größtenteils im höheren Erwachsenenalter.

Menschen mit Behinderung

8.1

Im Folgenden sind jeweils Beispiele für die häufigsten Behinderungsformen genannt.

Ein Beispiel für eine angeborene, vorwiegend **körperliche Behinderung** ist die |Spina bifida, bei der ab dem von der Spaltbildung betroffenen Segment in der Regel eine |Querschnittslähmung besteht [Abb. 1]. Bei erworbenen körperlichen Behinderungen sind für junge Erwachsene traumatisch bedingte Querschnittslähmungen typisch, bei älteren Erwachsenen überwiegen als Ursache Schlaganfall oder die Amputation einer Gliedmaße [Abb. 2].

Spina bifida 2 | 297, 584
Querschnittslähmung 2 | 159, 603

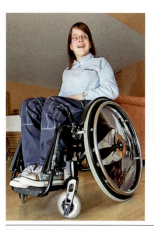
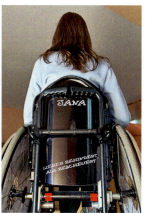
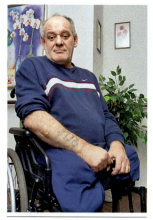

[1] 13-jähriges Mädchen, das auf Grund der Folgen einer Spina bifida, auf ihren Rollstuhl angewiesen ist

[2] Mann nach Unterschenkelamputation

Welche Auswirkung eine körperliche Behinderung auf die Lebensführung haben kann, wird in folgendem Interview mit einer querschnittsgelähmten Frau deutlich:

Im Mai 2000 landete Frau Korf mit ihrem Auto an einem Baum. Dabei erlitt sie eine Querschnittslähmung und ein Schädelhirntrauma. Anfangs musste sie beatmet werden, konnte nichts bewegen. Lange Zeit stand nicht fest, ob ihr Gehirn bleibende Schäden zurückbehalten würde. Durch die Behandlung in der Klinik lernte sie wieder, eigenständig zu atmen. Durch neuropsychologisches Training konnte das Schädelhirntrauma folgenlos geheilt werden. Geblieben ist eine |Tetraplegie; Frau Korf ist auf einen Elektrorollstuhl angewiesen. Nur ihren rechten Arm kann sie gut einsetzen. Bei der Körperpflege und beim Anziehen ist sie auf vollständige Hilfe angewiesen. Das Essen muss ihr zubereitet werden.

Interviewerin: Frau Korf, was haben Sie als größte Hilfe erlebt in der Zeit nach Ihrem Unfall?

Korf: Was mir in erster Linie Rückhalt gegeben hat, war meine Familie. Die Schlüsselsituation war mit meiner Mutter. Das war noch auf der Intensivstation. Da habe ich meiner Mutter gesagt, wenn das jetzt immer so bleibt, weiß ich gar nicht, ob ich damit leben will. Dann hat mich meine Mutter angeguckt und nur gesagt: „Das ist egal, wie du jetzt bist, ob du noch laufen kannst oder nicht. Aber du bist da. Dass du da bist, ist uns viel wichtiger, als wie du jetzt durchs Leben kommst. Das ist immer noch besser, als wenn du beim Unfall gestorben wärst. Wir haben dich so lieb, wie du jetzt bist."

Das war für mich eine so wichtige Aussage, dass ich danach nie mehr gefragt habe, wie ich damit klarkommen soll. Oder dass ich daran zerbrochen wäre, dass ich nun im Rollstuhl sitzen werde.

Interviewerin: Haben sich denn Ihre Beziehungen durch den Unfall verändert?

Korf: Ja, das, würde ich sagen, ist eine der größten Veränderungen. Leute, die mit mir weiterhin zu tun haben wollen, müssen damit klarkommen, dass nicht ich diejenige bin, die sie besuchen kommt, sondern dass sie es sind, die mich besuchen kommen müssen. Ganz einfach deswegen, weil in meinem gesamten Freundeskreis es nämlich nur ein oder zwei Leute gibt, bei

Tetraplegie 2 | 620

143

denen ich überhaupt die Möglichkeit habe reinzukommen. Ich weiß nicht, ob ich weniger Beziehungen habe. Meinen 30. Geburtstag habe ich jetzt mit über 60 Leuten gefeiert. Aber es sind nur wenige, bei denen ich weiß, da kann ich anrufen, wenn es mir mal schlecht geht.

Interviewerin: Wie waren denn die Kontakte zu Hause am Anfang? Die Begegnung mit Leuten, die Sie dann das erste Mal gesehen haben?

Korf: Das kam drauf an. Also viele waren dann da, die mich hier in der Klinik halt schon irgendwie besucht hatten. Wie war das? Ich hab mich, glaub ich, relativ schnell daran gewöhnt, dass die natürlich erst mal gucken. Ich hab mir angewöhnt, dass, wenn mir diese Menschen aus welchem Grund auch immer am Herzen liegen, dann hab ich zugesehen, dass ich hinfahre und irgendwie Kontakt knüpfe, denn manchmal war die Hemmschwelle von den Leuten zu groß, um mal selber herzukommen. Na ja und es war hauptsächlich schon mal positiv, den Leuten entgegenzutreten. Natürlich sagten manche: Ach Susanne, wie geht´s dir denn? Dir muss es doch unheimlich schlecht gehen. Ich konnte dann immer sagen: Nee, eigentlich nicht, warum? Denn immer, wenn ich daran dachte, wie mein Auto bei dem Unfall ausgesehen hat, hatte ich so das Gefühl, verdammte Kiste, dafür geht's mir fantastisch. Ich konnte es eine ganze Zeit lang überhaupt nicht haben, wenn man mir da zu mitleidig begegnet. Natürlich kann ich das nachvollziehen. Spätestens wenn ich mich dann mal mit Leuten unterhalten habe, erwarte ich, dass die ihr Mitleidsgefühl so ein bisschen zurückstellen.

Es gibt auch lustige Begegnungen: Im Supermarkt ist es immer sehr schön, wenn man da langfährt und auf einmal steht ein Kind neben einem. Neulich war es ein kleiner Junge, der mich unter die Lupe nahm, guckte sich meine Steuerung an, ging einmal um meinen Rolli drumrum, guckte sich die rechten Lichter an, guckte sich links die Lichter an, guckte mich an und meinte: Wie schnell fährt der denn? Also, da kann man schon wirklich Sachen erleben, die sind einfach schön, sind wirklich schön. Oft stehen die Eltern dahinter und sagen, lass mal die Rollstuhlfahrerin in Ruhe, so was fragt man nicht. Aber ich liebe solche Begegnungen, das ist toll. Doch, so was mag ich.

EISENHUTH, JÖRG: *„Weglaufen geht nicht"*
www.startrampe.net/arge/home/artikel_pdf/~A740/[Stand 27.5.08]

Innenohrschwerhörigkeit **1**|226
Diabetes mellitus **2**|171, 183
diabetische Retinopathie **1**|219

Auch **Sinnesbehinderungen** können angeboren oder erworben sein. So ist die |Innenohrschwerhörigkeit meist angeboren. Sie wird bereits in jungen Jahren mit einem Cochlear-Implantat versorgt, sodass die betroffenen Kinder möglichst „normal" Sprache erlernen können. Blindheit im Gegenzug kann angeboren sein, ist jedoch häufig durch bestimmte Krankheiten bedingt. So kann ein nicht oder schlecht behandelter |Diabetes mellitus zu einer |diabetischen Retinopathie mit daraus resultierender Blindheit führen.

Angeborene oder erworbene **Sprechbehinderungen** beeinträchtigen Menschen, ihre Muttersprache in Laut und/oder Schrift einzusetzen. Sie haben verschiedene Ursachen und Auswirkungen auf die Sprechfähigkeit (verbale Kommunikation **1**|449).

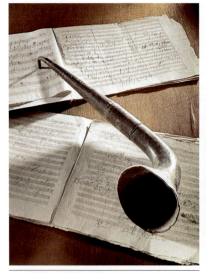

[1] Beethoven litt seit seinem 30. Lebensjahr an einer Otosklerose, die zur Taubheit führte. Er nutzte ein Hörrohr (Bild), um weiterhin komponieren zu können

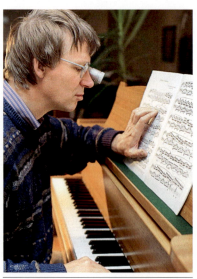

[2] Klavierlehrer, der trotz seiner Sehbehinderung Noten liest

Menschen mit Behinderung

8.1

Viele Schädigungen oder Erkrankungen führen jedoch nicht nur zu einer Form von Behinderung, sondern zu so genannten **Mehrfachbehinderungen**. So leiden z. B. Menschen, die an |Morbus Parkinson erkrankt sind, häufig an körperlichen (motorischen) und seelischen Behinderungen (z. B. Depression). Als **seelische (psychische) Behinderung** wird die Auswirkung psychischer Erkrankungen auf einen Menschen bezeichnet.

Durch verschiedene vorgeburtliche Ursachen wie genetische Syndrome oder Infektionen, aber besonders durch Sauerstoffmangel unter der Geburt, kann es zu einer Kombination einer schweren körperlichen mit einer geistigen Behinderung kommen. Manchmal kommt auch eine Sinnesbehinderung dazu. Dies nennt man **schwere Mehrfachbehinderung** [Abb. 3].

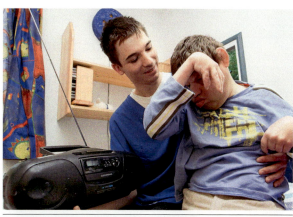

[3] Mehrfach schwer behinderter junger Mann hört gemeinsam mit einem Zivildienstleistenden Musik.

Lernbehinderungen werden anhand des Intelligenzquotienten definiert (zwischen einem IQ von 70–85) und weisen unterschiedliche Ausprägungen aus (z. B. Lese-Rechtschreibschwäche, Rechenschwäche). Sie werden in leichte, mittelgradige, schwere und sehr schwere geistige Behinderung eingeteilt. Die Betroffenen können häufig mit besonderer Förderung am „normalen" Lebensalltag teilnehmen. Viele Lernbehinderungen treten jedoch auch in Kombination mit anderen Behinderungen auf.

Geistige Behinderungen treten definitionsgemäß vor dem 18. Lebensjahr auf und können sehr unterschiedliche Ursachen haben: z. B. genetische oder chromosomale Störungen, Infektionen, Traumata. Die meisten Menschen mit einer geistigen Behinderung haben eine leichte geistige Behinderung, deren Ursache in mehr als der Hälfte der Fälle unklar bleibt. Eine in der Bevölkerung sehr bekannte geistige Behinderung beruht auf einer chromosomalen Störung: Liegt das Chromosom 21 dreimal vor, kommt es zu charakteristischen Veränderungen des Aussehens und bestimmter Organe bzw. Organfunktionen, die der Arzt John Langdon-Down 1866 erstmals beschrieben hat. Nach ihm wurde es |Down-Syndrom benannt. Es geht in der Regel mit einer mittelgradigen geistigen Behinderung einher. Die betroffenen Menschen werden heute speziell gefördert und können teilweise sehr gut am „normalen" Leben teilhaben [Abb. 4].

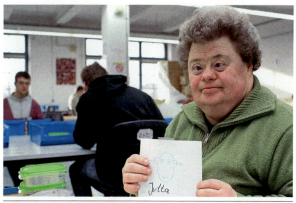

[4] Jutta M. arbeitet in einer Werkstatt für Menschen mit Behinderung.

Beispiel Ohrenkuss ist eine Zeitung, die von Menschen mit Down-Syndrom erstellt wird. Ohrenkuss entsteht in der downtown-Werkstatt für Kultur und Wissenschaft in Bonn. Fragt man die „Macher", was ein Ohrenkuss eigentlich ist, antworten sie:

„Man hört und sieht ganz vieles – das Meiste davon geht zum einen Ohr hinein und sofort zum anderen Ohr wieder hinaus. Aber manches ist auch wichtig und bleibt im Kopf – das ist dann ein Ohrenkuss."

Über (fast) alles haben die Macher von Ohrenkuss schon einmal geschrieben: über die Liebe, die Musik, über Essen und Trinken, Sport und den ewigen Streit zwischen Männern und Frauen. Menschen mit Down-Syndrom schreiben in Ohrenkuss über das, was sie bewegt, sie teilen ihre Gefühle den Leserinnen mit.

Morbus Parkinson 2 | 136, 413
Down-Syndrom 2 | 291

www.ohrenkuss.de
Auf dieser Internetseite finden Sie die Texte und Projekte von Ohrenkuss.

Viele Menschen mit einer geistigen Behinderung wollen nicht „geistig behindert" genannt werden, weil sie sich dadurch diskriminiert fühlen. Wie auch im Englischen ist die Bezeichnung „Menschen mit Lernschwierigkeiten" der von vielen Betroffenen bevorzugte Begriff.

8.2 Soziale und gesellschaftliche Situation von Menschen mit Behinderung

8.2.1 Menschen mit Behinderung begegnen

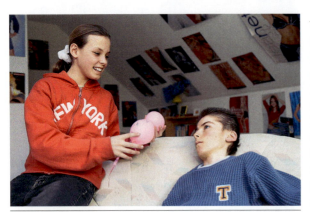

[1] Geschwisterpaar

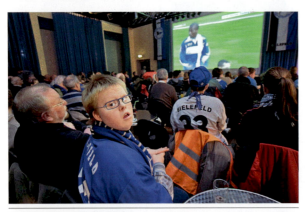

[2] Integrativer Fußballfanclub

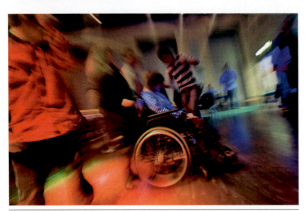

[3] Integrative Disco

Wenn in Deutschland acht Prozent der Bevölkerung eine Behinderung haben, müssten uns eigentlich ständig behinderte Menschen begegnen! Vielen Menschen sieht und merkt man ihre Behinderung nicht sofort an: Etwa Menschen mit Diabetes mellitus und anderen chronischen Krankheiten, Personen nach Krebserkrankung, Menschen mit nur einer Niere oder Spenderorganen. Oder wir erleben die Einschränkungen wie eine schwere Sehbeeinträchtigung oder erworbene Schwerhörigkeit nicht als Behinderung. Die Hilfsmittel Brille oder Hörgerät, aber auch ein Rollator sind als Begleiter älterer Personen so stark in das Alltagsbild integriert, dass auch Laien nicht mehr besonders aufmerksam werden.

Eine schwere körperliche oder geistige Beeinträchtigung hat häufig äußere Merkmale, die nicht zu übersehen sind. Der Rollstuhl, die besondere Körperhaltung und Kopfhaltung, Kopfstützen oder die langsameren Reaktionen, die reduzierte aktive Sprache, das erschwerte Situations- und Sprachverständnis, ein ungewöhnliches Verhalten fordern unsere eingefahrenen Einstellungen und gewohnten Handlungsmuster heraus. Der Mensch mit Behinderung ist wahrscheinlich so wie immer, nur unser Verhaltensrepertoire gerät an seine Grenzen.

Beispiel Stellen Sie sich vor ... Sie sitzen mit Ihren Eltern in einem Straßencafé. Obwohl es recht voll ist, bleiben die zwei Tische neben Ihnen unbesetzt. Ein paar Gäste starren Sie an und lassen ihr Eis schmelzen und den Kaffee kalt werden, andere versuchen krampfhaft, an Ihnen vorbeizusehen, verschlingen ihre Speisen oder drehen die Stühle, um Ihnen den Rücken zuwenden zu können ... Ach ja! ... Rollstuhl, Zerebralparese, schlechter Mundschluss, Epileptikerkopfschutz ...

Den Umgang mit Menschen mit Behinderung sind viele Menschen nicht gewohnt. Sie haben keine von Behinderung betroffenen Mitschülerinnen, Mitstudierenden, Arbeitskolleginnen oder Verwandten. Oft haben Menschen mit geistiger Behinderung mehr Kontakt zu anderen Menschen mit Behinderung als zu Nichtbehinderten. Die wenigen nicht behinderten Kontaktpersonen betreuen in der Wohngemeinschaft oder assistieren in der eigenen Wohnung. Andere nicht behinderte Personen, die keine Angehörigen sind, treten häufig nur in ihren Berufsrollen in das Leben eines Menschen mit Behinderung (z. B. Friseurin, Ärztin).

Wir alle wünschen uns wahrscheinlich, dass andere Menschen uns offen und ehrlich, freundlich, ermutigend und unerschrocken begegnen. Im Kontakt mit Menschen mit Behinderung gelten die gleichen sozialen und gesellschaftlichen Regeln wie mit allen Menschen. Dazu gehören auch und gerade im pflegerischen Alltag folgende Umgangsformen, die uns im Umgang mit „Nichtbehinderten" durchaus vertraut sind und gegenseitigen Respekt und Wertschätzung untermauert:

- Setzen Sie auf eine freundliche, aber distanzierte Höflichkeit im Kontakt mit fremden Menschen,
- führen Sie eine kleine und belanglose Plauderei,
- sprechen Sie fremde Personen mit „Sie" an (Ausnahme sind selbstverständlich Kinder und Teenager),
- führen Sie Dialoge auch ohne Worte, mit Mimik, Gestik und Körpersprache,
- fragen Sie nach, wenn Sie Ihr Gegenüber nicht verstanden haben,
- wiederholen Sie einen Satz oder formulieren Sie ihn um, wenn Ihr Gegenüber signalisiert, dass der Satz nicht verstanden wurde; nutzen Sie evtl. eine eine andere Betonung oder setzen Sie Mimik und Gestik zusätzlich ein,
- zeigen Sie Geduld und Verständnis, wenn Ihr Gegenüber nicht so schnell reagieren kann, wie Sie es erwarten,
- bitten Sie Ihr Gegenüber Ihnen zu erklären, wie Sie ihm helfen können, fragen Sie nach, ob Ihre Art, Unterstützung zu leisten, angenehm und hilfreich ist,
- kündigen Sie im Sinne eines handlungsbegleitenden Dialogs alle Handlungen sprachlich an und
- ziehen Sie niemanden an oder aus, ohne ihn vorher zu fragen oder in Kenntnis zu setzen.

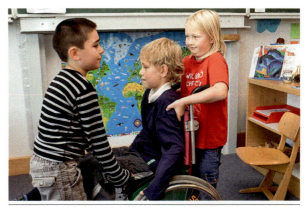
[4] Integrative Schule

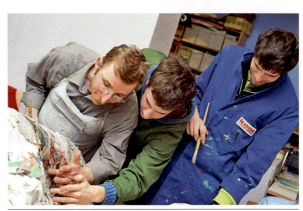
[5] Erstellen einer Figur für den Karnevalsumzug

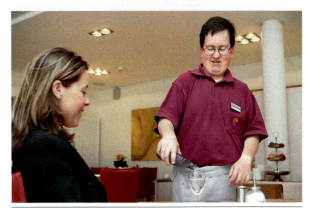
[6] Kellner im Restaurant

8.2.2 Ethische Fragen am Anfang des Lebens

Schwangerenvorsorge und Pränataldiagnostik

**Eltern erwarten ein Kind –
ein Erfahrungsbericht**

„Wenn ich das geahnt hätte, weiß ich nicht, ob ich die Untersuchungen hätte durchführen lassen. Am Anfang ging es nur um die Nackenfalte – schon ulkig, da ist mein Kind noch keine zehn Zentimeter groß und schon wird die Nackenfalte gemessen. Aber damit fing alles an, die Ärztin legte ihren Kopf bedenklich zur Seite und sagte, da müssen wir jetzt noch mal darüber reden. Und dann erzählte sie mir, dass mein Kind vielleicht behindert wäre. Sie hat versucht, mich zu beruhigen, dass die meisten Frauen, bei denen so etwas festgestellt wird, ein ganz normales Kind kriegen würden. Aber auf einmal hatte ich so große Angst, dass alles, was wir uns vorgestellt und gewünscht haben, gar nicht geht. Dabei wollten wir nur ein Geschwister für unsere Tochter Isabelle. Dann musste ich erst mal fünf Wochen warten, bis die Fruchtwasseruntersuchung im vierten Monat durchgeführt werden konnte, ohne dem Baby zu schaden. Das war das Furchtbarste, voller Unsicherheit und Angst warten; ich war wie betäubt. Nach der Untersuchung dann noch auf das Ergebnis warten – manchmal dachte ich, wenn ich jetzt einfach eine Fehlgeburt hätte, dann wäre wenigstens die schreckliche Angst vorüber. Aber es waren gute Nachrichten, die Ärztin sagte, es gibt keine Garantie für ein gesundes Kind, aber es sei kein Schaden an den Erbanlagen festzustellen gewesen. Vorher hatte sie mir gesagt, ein Kind mit Down-Syndrom sei das Wahrscheinlichste, wenn ein Schaden an den Erbanlagen gefunden würde. Und was hätte ich dann machen sollen? Einerseits wünsche ich mir ein gesundes Kind, aber mein Kind nicht zur Welt kommen zu lassen, weil es behindert ist? Bei uns im Vorderhaus wohnt eine Frau, die sehe ich oft auf dem Spielplatz, ihre Tochter ist sechs und der Sohn so alt wie Isabelle. Ihre Tochter hat ein Down-Syndrom, spricht nicht so viel, ist aber völlig hin und weg von Isabelle und spielt mit ihr im Sandkasten. Und da soll ich wollen, dass mein Kind wegen eines Down-Syndroms nicht lebt? Und dann hat mir die Ärztin auch noch erzählt, dass ich mein Kind auf normalem Weg kriegen müsste, um es sterben zu lassen. Nun warte ich noch auf den Feinultraschall, vielleicht hat mein Kind auch einen Herzfehler, das macht auch eine dicke Nackenfalte. Aber das könnte man ja hoffentlich operieren ...“

Nicht wenige Eltern fühlen so oder so ähnlich wie die Frau in obigem Erfahrungsbericht. Wahrscheinlich haben alle Eltern den Wunsch nach einem gesunden Kind. Und auch die Gesundheit der Mutter während einer Schwangerschaft und der Geburt ist ein wichtiges Anliegen moderner Schwangerenvorsorge und Geburtshilfe.

In Deutschland ist die Schwangerenvorsorge seit den 1970er Jahren eingeführt worden, um die Sterblichkeit bei Kindern und Müttern zu senken. Im Mutterpass werden die Ergebnisse von zehn Vorsorgeuntersuchungen während der Schwangerschaft dokumentiert Dazu gehören die Anamnese, Blut- und Urinuntersuchungen sowie drei Ultraschalluntersuchungen. Mit einer Risikobewertung werden so genannte Risikoschwangerschaften festgestellt, in Deutschland sind nach dieser Einteilung mehr als zwei Drittel aller Schwangeren Risikoschwangere.

Menschen mit Behinderung

8.2

Die Untersuchungen im Rahmen der Schwangerenvorsorge sollen abweichende oder krankhafte Entwicklungen in der Schwangerschaft aufdecken, um Krankheiten bei Mutter und Kind zu vermeiden. Daneben wird mit einzelnen Maßnahmen der Pränataldiagnostik auch nach Anzeichen gesucht, die eine Behinderung des Ungeborenen anzeigen. Wird eine Erkrankung in der Schwangerschaft festgestellt, die die Mutter gefährdet, ist es zum Schutz der Mutter möglich, die Schwangerschaft abzubrechen, auch wenn dabei das Kind stirbt. Dies ist die medizinische Indikation des § 218, der die Strafbarkeit des Schwangerschaftsabbruches regelt. Die medizinische Indikation zum Schwangerschaftsabbruch kann auch bestehen, wenn eine Behinderung des Kindes festgestellt wurde. Dabei wird argumentiert, das die Behinderung des Kindes die Mutter physisch oder psychisch gefährdet.

Wird die Entscheidung für einen Schwangerschaftsabbruch getroffen, so wird dieser nach der 12. Schwangerschaftswoche als eingeleitete Geburt durchgeführt. Das Ungeborene wird in der Regel vorher durch eine Kaliuminjektion ins Herz abgetötet, damit es unter der Geburt keine Schmerzen hat.

Während sich manche Mütter nach dem ersten Schock auf die Geburt eines behinderten Kindes einstellen und sogar freuen, ist für andere Mütter ein positiver Befund bei der Pränataldiagnostik (z. B. ein hohes Risiko eines Down-Syndroms) ein Grund, das Austragen der Schwangerschaft abzulehnen.

Informationen zur Pränataldiagnostik finden Sie zum Download oder zur Bestellung auf der Internetseite der Bundeszentrale für gesundheitliche Aufklärung unter

www.bzga.de
▶ Infomaterialien/Bestellung
▶ Familienplanung
▶ Pränataldiagnostik

Pränataldiagnostik 2 | 54

Beispel Frau Lawrenz ist Patientin in der Gynäkologie. Bei ihr soll ein Schwangerschaftsabbruch vorgenommen werden. Während der Aufnahme berichtet sie: „Als ich jetzt schwanger geworden bin, war es für mich selbstverständlich die Nackenfaltenuntersuchung und eine Fruchtwasseruntersuchung durchzuführen, Ich bin jetzt 37 Jahre alt, habe einen Beruf, den ich sehr mag und auch später wieder ausüben möchte – das kann ich mir mit einem behinderten Kind nicht vorstellen. Da finde ich es richtig gut, dass die Medizin einem heutzutage mehr Sicherheit geben kann. Auch wenn das Leben weiterhin voller Überraschungen ist, war es wichtig für mich, die Untersuchungsmöglichkeiten zu nutzen. Darüber war ich mir auch mit meinem Mann gleich einig. Er hat eine Kusine, die ein behindertes Kind hat, und er weiß, wie sehr das ihr Leben verändert hat, auch wenn sie jetzt wieder arbeitet. Für mich kommt ein behindertes Kind nicht in Frage".

Beispiel Bei Frau Etmeier haben vor 2 Stunden die ersten Wehen eingesetzt. Sie ist jetzt auf der Entbindungsstation, ihr Mann begleitet sie. Als die Pflegerin nach dem letzten Ultraschallergebnis fragt, erzählt sie: „Ich habe keine Pränataldiagnostik vornehmen lassen. Ich freue mich auf mein Kind, egal ob es vielleicht krank oder behindert ist. Ich hätte auch eine Entscheidung nicht fällen wollen, ich meine wegen Abtreibung oder so. Schließlich sind doch alle Kinder gleich liebenswert. Ich habe ein gutes Gefühl."

LebensWert

Im Fernsehen
wieder
Diskussionen
ob ich es wert wäre
zu leben
Eugenik
vorgeburtliche Diagnostik
Euthanasie
und ich denke mir
mit 15 Jahren wäre ich
gestorben ohne den medizinischen Fortschritt
vor 60 Jahren wäre ich
vergast aufgrund des ideologischen Fort-Schritts
in ein paar Jahren würde ich
wegen beidem nicht geboren werden
wie soll ich leben
mit dieser Vergangenheit
in Zukunft

Tatjana Muster

Recht auf Beratung

Für werdende Eltern entsteht mit den neuen Möglichkeiten der Pränataldiagnostik ein höherer Entscheidungsbedarf. Schon sehr früh im Verlauf der Schwangerschaft müssen sie sich damit auseinandersetzen, welche Methoden der Pränataldiagnostik sie in Anspruch nehmen wollen und welche Konsequenzen sie ziehen würden. Dafür müssen sie einerseits gut über die Möglichkeiten, Risiken und Konsequenzen der Methoden informiert sein. Andererseits ist besonders bei einer Behinderung des Kindes eine rein medizinische Beratung nicht ausreichend: In einer solchen Situation ist eine Beratung, die die Lebenssituation des Paares und die ganz persönlichen Konsequenzen aufgreift, von besonderer Bedeutung, da die Eltern die Verantwortung für eine weit reichende Entscheidung übernehmen. Das Recht auf eine solche, psychosoziale Beratung für alle Schwangeren ist gesetzlich festgehalten, aber häufig nicht bekannt (§ 2 Schwangerschaftskonfliktgesetz). Da es von Schwangeren in Konfliktsituationen auch bei Behinderung des Kindes selten in Anspruch genommen wurde, gilt seit 2010, dass Ärztinnen bei Feststellung der Behinderung Frauen an Beratungsstellen vermitteln müssen, sofern die Schwangere das wünscht. Weiterhin erhält sie eigens zu diesem Zweck entwickelte Informationsmaterialien der BZgA.

Beratung **1** | 496

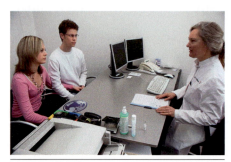 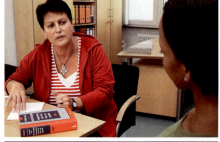

[1] Medizinische Beratung   [2] Psychosoziale Beratung

Damit sich die werdenden Eltern ein besseres Bild von einem Leben mit einem behinderten Kind machen können, gibt es neben den Informationsmaterialien der BZgA an vielen Stellen auch Familien mit behinderten Kindern, die für eine Beratung zur Verfügung stehen. Aber auch gerade nach einem Abbruch der Schwangerschaft ist es für die Paare wichtig, Beratung und Begleitung in Anspruch nehmen zu können.

Kritik an der Pränataldiagnostik

www.netzwerk-praenataldiagnostik.de
Auf dieser Seite stellt sich das Netzwerk gegen Selektion durch Pränataldiagnostik vor

Pränataldiagnostik einschließlich der Suche nach Auffälligkeiten des Ungeborenen, die zu einem Abbruch der Schwangerschaft führen können, ist in Deutschland eine regelhaft eingeführte Praxis. Fortschritte in der Molekulargenetik und die Entwicklung neuer Verfahren der Pränataldiagnostik, die auch als Screeningverfahren eingesetzt werden können, machen eine immer umfassendere Untersuchung möglich. Dennoch gibt es in der Auseinandersetzung mit den Möglichkeiten und Konsequenzen der Pränataldiagnostik viele kritische Stimmen beispielsweise seitens Behinderten- und Angehörigen- oder Hebammenverbänden. Folgende Punkte werden dabei insbesondere kritisiert:

- Ein Großteil der vorgeburtlich diagnostizierbaren Besonderheiten (z. B. Fehlbildungen oder Erkrankungen) ist nicht heilbar (weder vor noch nach der Geburt). D. h., die Konsequenz aus dem Befund kann nur sein: Schwangerschaftsabbruch – ja oder nein.
- Durch die diagnostischen Möglichkeiten könnte in der Gesellschaft der Eindruck entstehen, dass Behinderung vermeidbar sei. Eltern, die ein behindertes Kind zur Welt bringen, sehen sich der Frage gegenübergestellt, ob sie denn vorher „nicht alles getan" hätten, um die Behinderung zu vermeiden, obwohl tatsächlich nur ein geringer Teil angeborener Behinderungen vorgeburtlich zu diagnostizieren ist.

Menschen mit Behinderung

- Bei Screeningverfahren in der Pränataldiagnostik werden die Ergebnisse in Wahrscheinlichkeiten angegeben, z. B.: Es gibt eine Wahrscheinlichkeit von 30 %, dass ein Kind mit einer Störung des Erbguts zur Welt kommt. Das bedeutet jedoch auch, dass es eine 70 %ige Wahrscheinlichkeit gibt, dass das Kind gesund zur Welt kommt. Auf Grund einer solchen Aussage eine Entscheidung zu fällen, überfordert viele Eltern.
- Ärztinnen, die diese Untersuchungen durchführen bzw. Eltern beraten, sehen sich zunehmend in einem ethischen Dilemma: Sie wissen, dass auf einen positiven Befund häufig ein Schwangerschaftsabbruch folgt. Ein Vorgehen, das nicht alle mit ihrer persönlichen und Berufsmoral vereinbaren können.
- Pränataldiagnostik ist eine Form der Selektion. Nicht wenige Kritiker fühlen sich bei den heutigen Maßnahmen an die Zeit des NS-Regimes erinnert, in der bedingungslos eine Volksgesundheit propagiert wurde, in der kein Platz für Menschen mit (bestimmten) Krankheiten, Behinderungen oder anderen „Anomalien" war.

Leben kann man nur sich selber – ein Text zum Nachdenken

„Heute gilt Euthanasie zwar als unschicklich, aber wir finden es legitim, eine Abtreibung vorzunehmen, wenn eine Behinderung droht. Oder wie anders ist es zu deuten, wenn aufgrund eines Urteils des obersten Gerichtes ein Mediziner für den Lebensunterhalt eines Kindes aufkommen muss, weil er die Rötelninfektion der Mutter übersah und so eine rechtzeitige Abtreibung des schwer behinderten Kindes unmöglich machte? Das ist in der Tat empörend. Aber handelt es sich dabei wirklich um Behindertenfeindlichkeit? Oder kommen wir einfach mit unseren Wertvorstellungen nicht zurecht?

Sinnvoll wäre es allemal, durch geeignete Maßnahmen einen Menschen in einen Zustand zu versetzen, mit seiner Behinderung ein ihm eigenes Leben zu führen. Aber so ist es ja leider nicht: In der Regel wollen wir die Behinderung erst einmal weghaben. Sie ist ein Zustand, der alle unsere Empfindungen, was denn ein „richtiger" Mensch sei, auf das Gründlichste verletzt. Erst wenn es uns nicht gelingt, das Ärgernis der Behinderung aus der Welt zu schaffen, schicken wir uns darein – aus Resignation, nicht aus Respekt vor der einmaligen Individualität des anderen, zu der die Behinderung untrennbar gehört. Behinderung ist in fast jedem Fall negativ besetzt. Sie steht für Leid und Elend. (...) Was bedeutet das für den Behinderten? In der allgemeinen Wertvorstellung ist die Behinderung die Abweichung von der üblichen Norm. Darum gilt sie als leidvoll, die von vielem ausschließt, was nach herkömmlicher Meinung das Leben erst lebenswert macht. (...) Nur stimmt sie eben nicht in vielen Fällen mit dem individuellen Werterleben überein. Zumindest eine große Zahl der Behinderten empfindet nämlich die Behinderung ganz und gar nicht als leidvoll und negativ. Wie sollten sie denn auch? Die Behinderung gehört zum Unmittelbarsten, das mit ihnen zu tun hat – ihrem eigenen Selbst. Erst durch fremde Wertvorstellungen der Mitwelt kommt es zur negativen Selbsteinschätzung. (...) Im Einklang mit mir selbst lebe ich nur, wenn ich die Behinderung als einen Wesensbestandteil von mir ansehe – etwas, das zu meinem Namen gehört. Ich spreche hier nicht vom berühmten „Mut zum Annehmen der Behinderung". Es braucht nämlich ursprünglich keinen Mut, man selber zu sein. Viele unbefangene, sehr schwer behinderte Menschen sind ein anschauliches Beispiel dafür. „Mut zum Annehmen" wird erst nötig, wenn mir die Behinderung als etwas Negatives vermittelt wird, Übungen mit mir gemacht werden, die nicht mich, sondern einen unbehinderten Menschen zum Ziel haben."

—

SAAL, FREDI: *Leben kann man nur sich selber* Verlag selbstbestimmtes Leben, Düsseldorf, 1994, S. 24 ff.

8.2.3 Integration und Inklusion, Selbsthilfe und staatliche Unterstützung

Rechtliche Ausgangslage

Es gibt in den Gesetzen des Bundes und der Länder viele Regelungen, die das Leben von Menschen mit Behinderung verbessern, deren Gleichberechtigung/-behandlung herstellen und Teilhabe am gemeinschaftlichen und kulturellen Leben stärken sollen:

- 1994 wurde der Artikel 3 des Grundgesetzes um einen Absatz 3 ergänzt: „Niemand darf auf Grund seiner Behinderung benachteiligt werden."
- Im Sozialgesetzbuch IX ist die soziale Teilhabe von Menschen mit Behinderung in den Vordergrund gestellt.
- Das Behindertengleichstellungsgesetz (BGG) soll eine Benachteiligung von Menschen mit Behinderungen beseitigen bzw. verhindern sowie die gleichberechtigte Teilhabe von Menschen mit Behinderungen am Leben in der Gesellschaft gewährleisten und ihnen eine selbstbestimmte Lebensführung ermöglichen.
- Das „Allgemeine Gleichbehandlungsgesetz" hat u. a. zum Ziel, dass Menschen nicht auf Grund einer Behinderung diskriminiert werden dürfen.
- seit 2009 gilt die UN-Konvention für die Rechte von Menschen mit einer Behinderung

Auch wenn Menschen auf Basis dieser Rechtsgrundlagen ihre Rechte einklagen können, ist die Lebenssituation von Menschen mit Behinderungen doch weitgehend von der Bereitschaft ihrer Umwelt abhängig, sich auf ihre Bedürfnisse einzustellen.

Integration und Inklusion

Noch vor wenigen Jahrzehnten (und auch teilweise noch heute) war es üblich, Kinder mit Behinderung von anderen Kindern getrennt zu betreuen/unterrichten. Diese Situation hat sich durch die Initiative der Behindertenverbände und veränderte gesetzliche Grundlagen stark verändert: In vielen Kindergärten und Schulen werden inzwischen auch behinderte Kinder aufgenommen [Abb. 1]. Damit entsteht von Anfang an ein Zusammenleben und ein „natürlicher" Umgang miteinander: Es ist normal, verschieden zu sein.

Lange war Integration das Ziel der gemeinsamen Erziehung, nun fordert insbesondere die UN-Behindertenrechtskommission |Inklusion. Für Kinder mit Behinderung finden sich teilweise spezielle Fördermaßnahmen, damit sie trotz ihrer Beeinträchtigung bestimmte Fähigkeiten erwerben können. Dabei kommt es nicht so sehr darauf an, das Gleiche wie nicht behinderte Kinder zu lernen, sondern etwas, mit dem die Kinder die gleichen Möglichkeiten haben.

Beispiel Ein Kind mit einer Mehrfachbehinderung kann nicht krabbeln oder laufen lernen, aber es kann lernen, sich auf dem Rollbrett fortzubewegen. Auch in der Schule wird ein Kind mit einer geistigen Behinderung vielleicht nicht rechnen lernen, aber mit Bildkarten einen Einkaufszettel zusammenzustellen.

Der Begriff der **Inklusion** beschreibt die selbstverständliche und nicht durch professionelle und persönliche Bemühungen initiierte Teilhabe behinderter Menschen am gemeinschaftlichen und kulturellen Leben. Eine inklusive Gesellschaft ist so beschaffen, dass alle Menschen in ihr so leben können, dass sie an der Gemeinschaft teilhaben. **Integration** bedeutet die Eingliederung von Minderheiten in die „normale" Gemeinschaft, setzt damit voraus, dass sie zunächst nicht in der Gemeinschaft sind. Im Sinne der Inklusion findet erst gar keine Ausgliederung mehr statt.

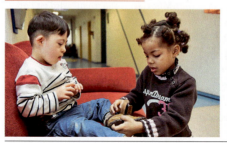 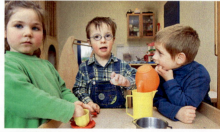

[1] Kinder in integrativen Kindertagesstätten

Bei Ferienreisen für Kinder und Jugendliche gibt es inzwischen viele Angebote, bei denen Kinder mit und ohne Behinderung gemeinsam verreisen können. Erwachsene Menschen mit Behinderung können am normalen Arbeitsleben teilnehmen. Damit dies gelingt, können sie auf verschiedene Förder- oder Rehabilitationsmaßnahmen zurückgreifen. Trotz all dieser Bemühungen sind nach Angaben des Statistischen Bundesamts 2003 lediglich 30 % aller Menschen mit Behinderung erwerbstätig gewesen.

Im Freizeitbereich gibt es für Erwachsene eher wenige integrativ ausgerichtete Angebote. Im Prinzip ist das – im Sinne von Inklusion – auch nicht nötig: So ist es für das Singen im Gesangsverein oder das wöchentliche Skatspielen im Grunde unwichtig, ob jemand behindert ist oder nicht.

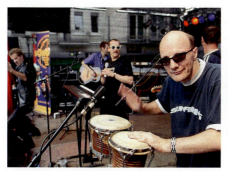

[2] Nationale Ausscheidung zum Song-Contest für Menschen mit geistiger Behinderung

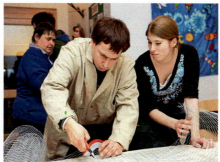

[3] Maskenbauer in einer integrativen Theatergruppe

Inklusion und teilweise auch Integration werden erleichtert durch:
- körperbehindertengerechte öffentliche Verkehrsmittel und Gebäude [Abb. 4 und 5], Schulen, Arbeitsplätze, Behörden, Kneipen, Theater oder Warenhäuser, die ohne (aufwändige) Hilfe erreichbar sind,
- Kindertagesstätten, Grund- und Sekundarschulen, die von behinderten und nicht behinderten Kindern und Jugendlichen gemeinsam besucht werden,
- Wohnangebote und andere Unterstützungsformen für Menschen mit Behinderung, die vielseitig und individuell gestaltet sind,
- Freizeitangebote in der Öffentlichkeit, Volksfeste, Restaurants und Kneipen, Urlaubsreisen, Volkshochschulen, integrative Kunst-, Musik-, Film- und Theaterprojekte, die behinderte und nicht behinderte Menschen interessenbezogen zusammenführen [Abb. 2 und 3],
- eine berufliche Ausbildung in Berufsbildungswerken und Berufsförderungswerken, die Menschen mit geistiger, körperlicher oder seelischer Behinderung auf das Berufsleben vorbereitet sowie
- Werkstätten für behinderte Menschen (WfbM), die durch ihre Außenarbeitsplätze und Arbeitsplätze auf dem allgemeinen Arbeitsmarkt eine Eingliederung in den allgemeinen Arbeitsmarkt ermöglichen.

> Inklusion und Integration werden durch einen selbstverständlichen und tagtäglichen sozialen Kontakt behinderter und nicht behinderter Menschen verwirklicht.

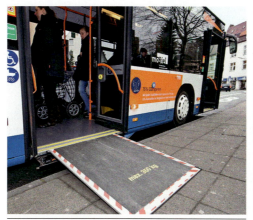

[4] Rollstuhlgerechter Zugang zum öffentlichen Personennahverkehr

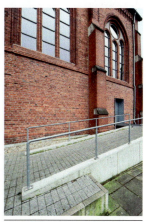

[5] Rollstuhlgerechter Zugang zu einer Kirche

Selbsthilfe: „Nichts mehr über uns ohne uns"

Menschen mit Behinderung sind trotz aller rechtlichen Zusicherungen immer wieder der |Diskriminierung ausgesetzt. Das bedeutet, sie werden ausgeschlossen und abgewertet, nur weil sie behindert sind. So haben sich im Zuge der Emanzipationsbewegung seit den späten 1960er Jahren Menschen mit Behinderung sowie ihre Familien und Angehörigen in Selbsthilfegruppen zusammengeschlossen. Dort tauschen sie sich aus, unternehmen gemeinsam etwas, vertreten sich selbst und kämpfen gemeinsam für ihre Rechte – mit Erfolg, wie beispielsweise die UNO-Konvention zeigt.

Die UNO-Konvention der Rechte behinderter Menschen, die seit 2009 in Deutschland gilt, betont, dass Menschen mit Behinderung die gleichen Rechte haben wie Menschen ohne Behinderung.

Die Lebenswünsche und -vorstellungen von Menschen mit Behinderung sind denen von Menschen ohne Behinderung ganz ähnlich. Allerdings war man früher überzeugt, Menschen mit einer Behinderung brauchten vor allem die Fürsorge nicht behinderter Menschen. Inzwischen bestimmen viele Menschen mit einer Behinderung selbst, wie sie leben wollen, auch wenn sie für die Umsetzung dann Unterstützung benötigen. Der Wahlspruch dafür ist: „Nichts mehr über uns ohne uns!".

Schwierig ist dies häufig bei Menschen, die so stark behindert sind, dass sie sich nicht selbst vertreten können. Manchmal ist nicht klar, was sie gerade wollen: Wenn ihnen zum Beispiel Suppe angereicht wird und sie dies erkennbar nicht mögen, ist nicht immer zu entscheiden: Ist es die Suppe, die ihnen nicht schmeckt? Haben sie gerade keinen Hunger oder mögen sie denjenigen nicht, der ihnen die Suppe anreicht? Daher erproben Betreuerinnen unterschiedliche Wege, den Willen des einzelnen Menschen zu erkunden. Eine Pflegende, die einen Menschen mit Behinderung nicht kennt, hat es dagegen schwer zu erkennen, was er oder sie möchte. Hinweise von vertrauten Personen können in diesem Zusammenhang hilfreich sein.

Staatliche Unterstützung
Nachteilsausgleich

Menschen mit einer Behinderung und ihre Angehörigen haben die Möglichkeit, verschiedene Formen der Unterstützung zu erhalten, um die besonderen Anforderungen und Herausforderungen, die mit der Behinderung verbunden sind, zu meistern. Diese Form der Unterstützung wird Nachteilsausgleich genannt. Das politische Ziel dieser Regelungen ist es, Menschen mit einer Behinderung die Teilhabe an der Gesellschaft zu ermöglichen.

Nachteilsausgleiche können dann genutzt werden, wenn die Betroffene über einen |Schwerbehindertenausweis verfügt.

Diskriminierung
Herabsetzung, Herabwürdigung, ungleiche Behandlung

www.bmas.de/coremedia/
generator/2888/property=pdf/
uebereinkommen__ueber__
die__rechte__behinderter__
menschen.pdf
Hier finden Sie die deutsche Übersetzung der UNO-Konvention der Rechte behinderter Menschen.

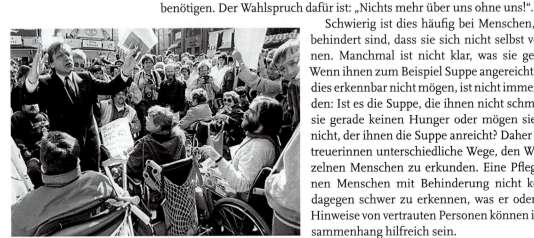
[1] Straßenblockade in Berlin vom „Spontanzusammenschluss Mobilität für Behinderte", 1987

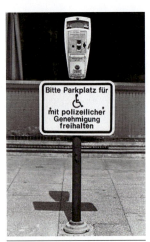
[2] Erster Parkplatz für Menschen mit Behinderung in Bremen, um 1980

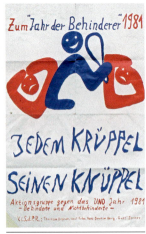
[3] Plakat von Kritikern des „Jahres der Behinderten" 1981

Schwerbehinderten-
ausweis | 141

Der Nachteilsausgleich bezieht sich auf folgende Bereiche:
- Einkommens- und Lohnsteuer
- Auto
- öffentliche Verkehrsmittel
- Wohnen
- Kommunikation/Medien
- Beruf
- Sozialversicherung/Pensionen

Als einfaches Beispiel für eine Maßnahme im Sinne des Nachteilsausgleichs kann das Merkmal B im Schwerbehindertenausweis gelten: Ist ein Mensch mit einer Behinderung nicht in der Lage, sich ohne Begleitperson fortzubewegen, wird dieses Merkmal im Schwerbehindertenausweis festgehalten.

Beispiel Herr Will kann sich nach einem Schlaganfall nicht mehr alleine orientieren. Möchte er nun mit dem Zug fahren, muss er sich eine Fahrkarte kaufen wie jeder andere auch. Da er das Merkmal B in seinem Schwerbehindertenausweis hat, ist seine Frau als Begleitperson zu einer Freifahrt berechtigt.

> Das Bundesministerium für Arbeit und Soziales gibt einen kostenlosen Ratgeber für behinderte Menschen heraus, in dem viele sozialrechtlich relevante Informationen und die entsprechenden Auszüge aus den Sozialgesetzen für Laien und Betroffene gut verständlich präsentiert werden. Die Bestellung kann u. a. über info@bmas.bund.de, Bestellnr.: A712 erfolgen.

Persönliches Budget

Für die Eingliederungshilfe eines Menschen mit Behinderung wurden in der Vergangenheit die Leistungen als Sachleistungen gewährt. Brauchte der Mensch Hilfe und Unterstützung beim Wohnen und Essen, erhielt er einen Platz in einer Wohnstätte. Der Träger der Wohnstätte erhielt seine Bezahlung für die Bereitstellung der Wohnmöglichkeit, der Betreuung und der Mahlzeiten direkt vom Leistungsträger. Seit 1.1.2008 gibt es die Möglichkeit, dass Menschen mit Behinderung den Gegenwert der für sie nötigen Unterstützung selbst erhalten und dann ihre Leistungen selbst einkaufen können, das so genannte „Persönliche Budget". So können Menschen mit Behinderung z. B. weiterhin in der Wohnstätte wohnen, gehen für die warmen Mahlzeiten aber vielleicht in die nahe gelegene Kantine, in der ihnen das Essen besser schmeckt. Der Gesetzgeber möchte damit die Wahlfreiheit der Menschen stärken und die Angebotsvielfalt erhöhen. Darüber hinaus erhofft er sich eine Ersparnis, wenn nicht benötigte Leistungen entfallen, anstatt diese weiterhin innerhalb der Komplexleistung bezahlen zu müssen.

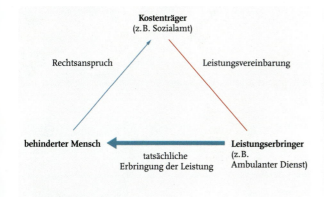

[4]   Sachleistung „Dreiecksverhältnis"

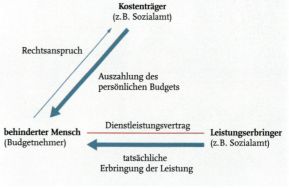

[5]   Persönliches Budget „Auflösung des Dreiecks"

8.2.4 Liebe, Partnerschaft und Sexualität

www.sexualaufklaerung.de
▶ Medien
▶ Sexualität und Behinderung
Die BZgA stellt online eine Broschüre zum Thema zur Verfügung: Sexualität und Behinderung FORUM Sexualaufklärung und Familienplanung, 2/3 2001

www.familienhandbuch.de
▶ Behinderung
▶ Sonstiges
Im Onlinefamilienhandbuch finden Sie folgenden Beitrag von Wilfried Wagner-Stolp: „Sexualität bei geistig behinderten Jugendlichen und Erwachsenen – eine Selbstverständlichkeit?!"

Genauso lange wie Julia kannte ich auch Martin. Er wechselte auf unsere Schule, als auch ich von Kreuzberg wieder nach Steglitz wechselte. Wir verstanden uns sofort blendend. Er nahm mich überall hin mit, zu Konzerten oder ins Kino, in Museen oder auf Festivals.

Ich hatte eigentlich nie recht darüber nachgedacht, ob ich in Martin verliebt war oder nicht, denn er war einfach immer für mich da, ganz selbstverständlich, ohne Zwang. Aber jetzt?

„Schön, dass du mitkommst", begrüßte er mich. „Ich hoffe, dir wird der Film, den ich ausgesucht habe, gefallen." Er nahm Julia meinen Rollstuhl aus der Hand und sie zwinkerte mir zu.

Martin hätte sich keine Sorgen machen müssen, denn der Film war unglaublich spannend. Plötzlich lächelte er und legte seinen Kopf an meine Brust. Ich war nicht mehr in der Lage zu atmen, geschweige denn der Handlung des Films zu folgen.

Später in der Kneipe erzählte er von sich und in meinem Bauch breitete sich ein warmes, wohliges Gefühl aus. Komischerweise ähnelte es dem Gefühl, was ich hatte, wenn meine Katze meine Hose mit dem Katzenklo verwechselte. Aber trotzdem war es schön und ich fühlte mich federleicht.

Plötzlich jedoch wurde seine Sprache glasklar und durchschnitt das warme Gefühl in meiner Brust.

„Weißt du, warum du so eine gute Freundin für mich bist? Weil du alles verstehst. Ich kann dir einfach alles erzählen. Du verstehst mich und hast immer einen guten Rat parat." Ich nickte, wieder nüchtern geworden von meinem Liebesrausch und lächelte schwach, denn ich ahnte, dass das, was er mir jetzt sagen wollte, mir ganz und gar nicht gefallen würde.

—

GRONWALD, MARIE: *Der schöne Schein* Fürst Donnersmarck Stiftung, Berlin, 2007, S. 65–68

Menschen mit Behinderung wünschen sich Liebe, Partnerschaft und Sexualität genauso wie nicht behinderte Menschen. Allerdings wurde und wird Sexualität von Menschen mit Behinderung häufig tabuisiert. Die Hintergründe hierfür sind historischer Natur (Geschichte und Gegenwart der Pflegeberufe|469). So galt sexuelle Aktivität von Menschen mit Behinderung als unschicklich, weil man davon ausging, dass Behinderung vererbbar sei. In diesem Zusammenhang wurden beispielsweise Menschen mit geistiger Behinderung als besonders triebhaft oder sogar gefährlich stigmatisiert.

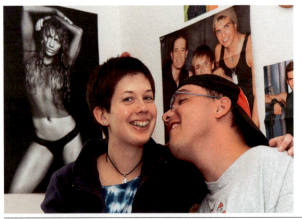
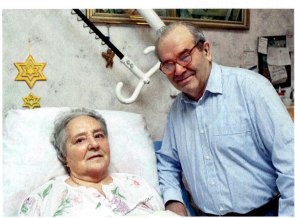

[1] Partnerschaft zwischen Menschen mit und ohne Behinderung

Menschen mit Behinderung

8.2

Es gibt Partnerschaften zwischen Menschen mit und ohne Behinderung [Abb. 1]. Zum Teil ist die Behinderung erst im Lauf des Lebens entstanden und zum Teil bestand sie schon, als sich die beiden kennen gelernt haben. Manchmal braucht es etwas Kreativität, um die Partnerschaft und Sexualität zu leben, unter Umständen medizinische Hilfen, z. B. wenn die Erektionsfähigkeit des Mannes eingeschränkt ist. Viele Paare haben auch Kinder, die in der Regel nicht behindert sind, weil nur wenige Behinderungsformen erblich sind. Dies gilt auch für genetische und chromosomale Störungen, die meist auf |Spontanmutationen beruhen.

Spontanmutation 2 | 253

Häufig gehen auch zwei Menschen mit Behinderung eine Partnerschaft ein [Abb. 2]: Sie sind sich bei der Arbeit oder in der Freizeit begegnet, haben ähnliche Erfahrungen gemacht und teilen ihre Interessen – schließlich verlieben sie sich. Auch für sie gilt, dass Sexualität zur Partnerschaft genauso dazugehört wie Kinder zu haben.

Für Jugendliche mit einer Behinderung ist Liebe und Sexualität oft ein schwieriges Thema: Sie kämpfen nicht nur mit Pickeln und der Frage, wie sie beim anderen Geschlecht ankommen, sondern auch damit, wie sie mit ihrer Behinderung leben wollen. Und sie machen mitunter die Erfahrung, dass Nichtbehinderte sie nur als „gute Freundinnen" ansehen und nicht als mögliche Partnerinnen.

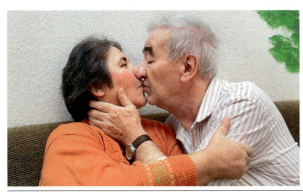 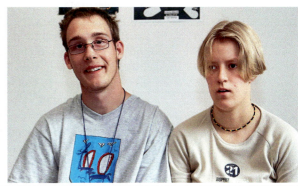

[2] Partnerschaft zwischen Menschen mit Behinderung

Aufklärung fällt Eltern/Bezugspersonen behinderter Kinder oft besonders schwer. Inzwischen gibt es aber auch für Menschen mit geistiger Behinderung gute Aufklärungsmaterialien, die in den Schulen eingesetzt werden. Viele (junge) Frauen mit geistiger Behinderung verhüten mit der „Pille" oder einem |Hormonimplantat. Die |Sterilisation von Menschen mit einer Behinderung ist inzwischen sehr selten geworden.

Hormonimplantat 2 | 800
Sterilisation 2 | 800

Zu Beginn des 20. Jahrhunderts gab es weltweit |eugenische Tendenzen, die dazu führten, dass Menschen mit Behinderung, mit psychischen Erkrankungen, aber auch sozial abweichendem Verhalten zwangsweise sterilisiert wurden. In Deutschland erreichte das zur Zeit des Nationalsozialismus seinen traurigen Höhepunkt. Nach 1945 wurden staatlich veranlasste Zwangssterilisationen in Deutschland verboten. Allerdings ließen Eltern von Kindern mit geistiger Behinderung diese meistens in der Pubertät sterilisieren. Dies ist mit der Reform des Betreuungsrechts seit 1992 verboten: Das Recht, Kinder zu bekommen, ist ein Grundrecht und das schließt die Sterilisation Minderjähriger aus.

Eugenik
Lehre von der „Erbgesundheit"

sexueller Missbrauch 2 | 335

Menschen mit einer Behinderung werden besonders häufig Opfer von |sexuellem Missbrauch: Sie erleben nicht selten alltäglich, dass andere Menschen sie auch an intimen Stellen berühren und ihre Privatsphäre und Selbstbestimmung nicht geachtet wird. So sind sie häufig nicht in der Lage, sich zu wehren oder um Hilfe zu bitten. Ebenso wie bei Menschen ohne Behinderung sind die Täter häufig aus dem persönlichen Umfeld, was die Aufdeckung besonders erschwert. Inzwischen gibt es einige Beratungsstellen, die sich auf die Beratung und Therapie von Opfern sexuellen Missbrauchs mit einer Behinderung spezialisiert haben.

www.berlin.de/imperial/md/
content/sen-frauen/
broch_behind.pdf
Auf dieser Seite finden Sie die Dokumentation zur Fachtagung zum Thema"Sexuelle Gewalt an Mädchen und Frauen mit Behinderung".

8.2.5 Gesundheitliche Versorgung

Versorgungsbesonderheiten

Die medizinische und pflegerische Versorgung von Menschen mit Behinderung ist oft besonders anspruchsvoll, da Erkrankungen bei bestimmten Behinderungen andere Symptome hervorrufen. Zudem treten Erkrankungen mit anderen Häufigkeiten auf und die direkte Kommunikation mit den Patientinnen ist teilweise erschwert. Weiterhin liegen meist mehrere medizinische Probleme gleichzeitig vor.

Pflegende und Ärztinnen sind in der Betreuung von Menschen mit Behinderung häufig nicht ausgebildet, und nur wenige verfügen über Erfahrungen in diesem Bereich. Die Menschen selbst oder ihre Angehörigen kennen sich dagegen oft sehr gut mit den durch die Behinderung verursachten Problemen aus, sie sind Expertinnen in eigener Sache. Pflegende können das spezielle Wissen von Menschen mit Behinderungen sehr gut in ihrer alltäglichen Arbeit nutzen. Die Betroffenen und ihre Angehörigen wissen meist sehr genau, was für sie gut funktioniert und was schwierig ist.

Besonders schwierig ist die Versorgung bei Menschen, die nach einem Unfall oder durch eine Erkrankung eine Behinderung neu erworben haben. Bei ihnen steht neben dem für sie ungewohnten Unterstützungsbedarf die Bewältigung der neuen Lebenssituation im Vordergrund. Dieser Bewältigungsprozess ist in der Regel von starken und wechselnden Emotionen geprägt, die es allen Beteiligten nicht leicht machen, die Entwicklung zu begleiten. Der Kontakt zu anderen Betroffenen, die schon über mehr Erfahrung mit der Behinderung verfügen, kann sehr hilfreich sein. Gleichzeitig ist es wichtig, der Trauer um die „unbehinderte Lebensgestaltung" Raum zu geben.

Neben dem Bewältigungsprozess stehen auch ganz praktische Fragen im Vordergrund:
- Ist die Hilfsmittelversorgung ausreichend?
- Muss die häusliche Umgebung verändert werden, um das Alltagsleben so reibungslos wie möglich zu gewährleisten?
- Welche staatlichen Hilfen gibt es?
- Welche weiteren Unterstützungsangebote (z. B. Selbsthilfegruppe) kommen in Betracht?

Die Vorbereitung der Entlassung ins häusliche Umfeld erfordert eine gute Vorbereitung und – möglichst in Form eines |Entlassungsmanagements – eine gute Koordination aller Beteiligten im stationären wie im ambulanten Bereich.

Folgende Hilfen können in Form von Beratung/Schulung und Informationsbroschüren angeboten werden. Dabei sollten gerade in Hinblick auf mögliche kognitive oder andere Einschränkungen alle Informationen |niederschwellig erreichbar sein:
- Selbsthilfegruppen für Betroffene und Angehörige,
- Beratungsstellen,
- Unterstützungsmöglichkeiten für die häusliche Pflege sowie
- Entlastung und Belastungsprophylaxe für Angehörige.

Eine erworbene Behinderung kann dazu führen, dass nach einem Krankenhausaufenthalt und Rehabilitation die Rückkehr in die bisherige Wohn- und Lebensumgebung nicht mehr möglich ist und professionelle Hilfe für die Selbstversorgung, Haushaltsführung sowie Teilnahme am gesellschaftlichen Leben erforderlich wird. Ist dies der Fall, kommen ambulante Hilfen oder stationäre Wohn- und Betreuungsformen in Frage. Es steht ein sehr vielseitiges und inhaltlich sehr differenziertes Angebot professioneller Hilfen und Angebotsformen zur Verfügung. Im Rahmen der |Überleitungspflege und des |Case-Managements wird gemeinsam mit Betroffenen und Angehörigen nach einem auf den individuellen Bedarf zugeschnittenen Angebot gesucht.

---

www.lebenshilfe-rlp.de
Der Deutsche Pflegeverband und die Lebenshilfe Rheinland-Pfalz haben zur Pflegepraxis nahe Empfehlungen erarbeitet, die auch die Expertenstandards mit einbeziehen und ein Blatt für die Informationssammlung bei Bezugspersonen vorstellen.

Entlassungsmanagement [1] | 640

niederschwellig [1] | 526

Überleitungspflege [1] | 642
Case-Management | 460

Menschen mit Behinderung

8.2

Interdisziplinäre Zusammenarbeit

Wurden Menschen mit Behinderungen bereits vor ihrem Krankenhausaufenthalt stationär oder ambulant in ihrer Lebensführung unterstützt, ist es besonders wichtig, mit den Angehörigen der dort tätigen Berufsgruppen (z. B. Heilerziehungspflegerinnen) in den Dialog zu treten und mit ihnen gemeinsam die kommende Krankenhausentlassung zu planen. Diese Betreuungspersonen stehen in der Regel in sehr direktem und persönlichem Kontakt zu ihrer Klientel, übernehmen primär pädagogische und pflegerische Unterstützung sowie Anleitung und Beratung in folgenden Bereichen:

- allgemeine Lebensaktivitäten,
- Freizeit,
- Teilhabe am Arbeitsleben oder Schulbesuch,
- persönliche Belange,
- Aufbau und Gestaltung sozialer Kontakte,
- Haushalt und Selbstversorgung sowie
- finanzielle und behördliche Angelegenheiten.

Zusammenarbeit mit anderen Berufs- und Personengruppen | 445

Eine weitere Gruppe von Personen ist im Rahmen der gesundheitlichen Versorgung von Menschen mit Behinderung bei der interdisziplinären Zusammenarbeit relevant: die gesetzlichen Betreuerinnen (**Betreuungsgesetz** [2]|396). Die Zusammenarbeit mit ihnen ist dann besonders wichtig, wenn sie für Aufgaben zuständig sind, die mit der medizinischen und pflegerischen Versorgung sowie Gesundheitsförderung und Prävention zusammenhängen. Die Aufgabenkreise der gesetzlichen Betreuerin werden in der Betreuungsurkunde explizit und zum Teil individuell ausgeführt. Die unter Betreuung stehende Person kann in diesen Lebensbereichen keine rechtswirksamen Entscheidungen treffen. Eine solche Betreuungssituation ergibt sich auf Grund der gerichtlich festgestellten Unfähigkeit der Betroffenen, die eigenen Angelegenheiten zu besorgen. Gesetzliche Betreuerinnen haben zum Wohle und unter Berücksichtigung der Wünsche der Betreuten für diese und in deren Sinne zu entscheiden.

Es besteht nicht in jedem Fall ein persönliches und vertrauensvolles Verhältnis zwischen betreuter Person und Betreuerin. Die Auffassung, was das Wohl der kranken Betreuten sein wird, können bei allen Beteiligten – Pflegenden, Ärztinnen, Therapeutinnen, Angehörigen, Patientin und Betreuerin – stark voneinander abweichen. Ist die kranke zu betreuende Person nicht in der Lage, lange und komplexe Prozesse zu überblicken sowie nachhaltige und notwendige Entscheidungen zu treffen, kommt der ausführlichen und wechselseitigen Information sowie lösungsorientierten Kommunikation aller Beteiligten eine besonders hohe Bedeutung zu.

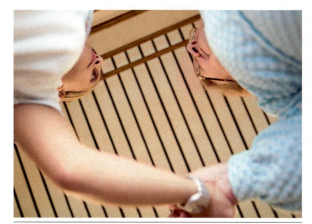

[1] Menschen mit geistiger Behinderung bedürfen im Krankenhaus einer gezielten Unterstützung.

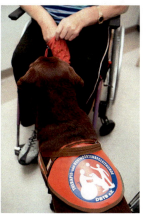

[2] Speziell ausgebildete Hunde können Menschen mit Behinderungen zur Seite stehen, z. B. im Rahmen der Ergotherapie.

159

8.3 Rehabilitation von Menschen mit Behinderung

8.3.1 Begriffsbestimmung

Rehabilitation
Wiederherstellung der ursprünglichen Lage

Der Begriff |**Rehabilitation** bezeichnet im gesundheitswissenschaftlichen Zusammenhang alle Maßnahmen zur Wiederherstellung der Gesundheit eines Menschen und/oder zur Wiedererlangung von Fähigkeiten nach Krankheiten sowie bei Behinderung. Ziel von Rehabilitation ist

- die Reduzierung und Bewältigung von (drohenden) medizinischen, psychosozialen, beruflichen und schulischen Folgen einer angeborenen oder erworbenen Behinderung oder Krankheit sowie
- die Erhaltung und Wiederherstellung von Fähigkeiten.

Drei Bereiche von Rehabilitation lassen sich unterscheiden:
- **Medizinische Rehabilitation**: Beseitigung oder Milderung von Gesundheitsschäden oder deren Folgen, die die soziale Teilhabe oder Erwerbsfähigkeit einer Person bedrohen,
- **Berufliche Rehabilitation**: Integration von Betroffenen in den beruflichen Alltag durch (Um-)Schulungsmaßnahmen sowie
- **Soziale Rehabilitation**: Integration von Betroffenen in das Gemeinschaftsleben.

Entsprechend der Sozialgesetzgebung soll Rehabilitation
- Selbstbestimmung und gleichberechtigte Teilhabe am Leben in der Gesellschaft sowie Lebensqualität erhalten und verbessern,
- Benachteiligungen durch eine Behinderung und deren Folgen sowie Einschränkungen in der Erwerbstätigkeit und Pflegebedürftigkeit vorbeugen oder abmildern sowie
- Kosten dämpfen.

Den rechtlichen Rahmen für Rehabilitation bieten folgende Gesetze:

Bundesagentur für Arbeit | 205
gesetzliche
Krankenversicherung | 207
Rentenversicherung | 202
Unfallversicherung | 212
Sozialhilfe | 192

- SGB II und SGB III für die |Bundesagentur für Arbeit
- SGB V für die |gesetzliche Krankenversicherung
- SGB VI für die |Rentenversicherung
- SGB VII für die |Unfallversicherung
- SGB VIII für die Jugendhilfe
- SGB IX für die Rehabilitation und Teilhabe behinderter Menschen
- SGB XII für die |Sozialhilfe
- Bundesversorgungsgestz (BVersG) für die Versorgungsverwaltung

Eine **Rehabilitationsmaßnahme** ist ein zeitlich andauernder, multidisziplinärer Prozess, der medizinische, gesundheitsbezogene, psychologische, soziale und pädagogische Teilaufgaben in einem integrativen Konzept im Sinne des |Rehabilitanden durchführt.

Rehabilitand
Person, der eine Rehabilitation zuteil wird

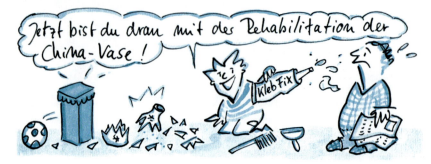

Menschen mit Behinderung

Träger, Institutionen und Aufgabenfelder

8.3.2

Die Rehabilitationsträger erbringen Leistungen zur medizinischen Rehabilitation, zur Teilhabe am Arbeitsleben (berufliche und schulische Rehabilitation), zur Teilhabe am Leben in der Gemeinschaft (soziale Rehabilitation) sowie Unterhaltssicherung und ergänzende Leistungen. Die folgende Tabelle gibt eine Übersicht.

Träger	Ziele und Aufgaben der Rehabilitation
Rentenversicherung (SGB VI)	Vermeidung von Frühverrentung, Erhalten der Erwerbsfähigkeit; Grundsatz: „Prävention vor Rehabilitation vor Rente". ▪ Volle Erwerbsminderung tritt ein, wenn wegen Krankheit oder Behinderung nur bis zu drei Stunden täglich unter den allgemeinen Bedingungen des Arbeitsmarktes gearbeitet werden kann. ▪ Teilweise Erwerbsminderung tritt ein, wenn wegen Krankheit oder Behinderung nur bis zu sechs Stunden täglich unter den allgemeinen Bedingungen des Arbeitsmarktes gearbeitet werden kann.
Krankenversicherung (SGB V)	▪ Rehabilitation soll die Pflegebedürftigkeit nach der Krankenbehandlung verringern, zur Kostendämpfung beitragen, dient dazu, die Erwerbstätigkeit wieder aufzunehmen, andernfalls folgt die Überstellung an andere Träger. ▪ Gemäß SGB IX ist die Frührehabilitation eine Krankenhausleistung und entsprechend zu vergüten.
Pflegeversicherung (SGB XI)	Grundsatz: „Rehabilitation vor Pflege", „ambulant vor teilstationär vor stationär". ▪ Die PV ist selbst nicht Träger von Rehabilitationsmaßnahmen, sie kann aber anderen Leistungsträgern vorgreifen und auf deren Kosten Rehabilitationsmaßnahmen veranlassen.
gesetzliche Unfallversicherung (SGB VII)	Sie trägt die Kosten für Akutbehandlung, Unfallfolgen und die evtl. Erwerbsminderungsrente bei Arbeits- oder Wegeunfällen und Berufskrankheiten. Der Grundsatz „Prävention vor Rehabilitation vor Rente" gilt auch hier, deshalb ist die Vermeidung der vorzeitigen Verrentung und Erhalt der (Teil-)Erwerbsfähigkeit das Ziel.
Träger der Sozial- und Jugendhilfe (SGB IX und XII)	Behinderte erhalten Geld- oder Sachleistungen für ihren Lebensunterhalt, Wohnen und Haushaltsführung, die persönliche und pflegerische Unterstützung im Alltag, die Teilnahme am Arbeitsleben oder tagesstrukturierende Maßnahmen, Freizeit, selbstbestimmte und gleichberechtigte Teilhabe am gesellschaftlichen Leben.
Bundesagentur für Arbeit (SGB IX, III)	Ist kein anderer Rehabilitationsträger zuständig, erbringt die BfA im Sinne des SGB IX Leistungen zur Teilhabe am Arbeitsleben für erwerbsfähige Menschen mit Behinderung. Der BfA obliegt dann auch die Klärung der Zuständigkeiten und des Rehabilitationsbedarfs.
Beihilfe und Unfallfürsorge für Beamte	entsprechen gesetzlicher Kranken- und Unfallversicherung
Private Kranken- und Unfallversicherung	je nach Vertragsgestaltung

Alle Träger verfügen über Beratungs- und Informationsstellen für Betroffene. Darüber hinaus bestehen trägerübergreifende regionale **Servicestellen** in den Kreisen, Städten oder Gemeinden. Diese Servicestellen, aber auch die einzelnen Rehabilitationsträger untereinander sowie der |Medizinische Dienst der Krankenkassen sind zur Zusammenarbeit verpflichtet. Servicestellen und alle Träger sollen die an sie gerichteten Anträge an die zuständigen Stellen unaufgefordert weiterleiten. Die Träger stimmen dann mit den Betroffenen die Leistungen unter Berücksichtigung berechtigter Interessen und Bedürfnisse ab. Alle Leistungen werden schriftlich verfasst und laufend angepasst.

Medizinischer Dienst der Krankenkassen 1 | 623

Ist für die Feststellung des Rehabilitationsbedarfs ein Gutachten erforderlich, schlägt der Träger der Betroffenen drei wohnortnahe Sachverständige zur Auswahl vor. Die ausgewählte Sachverständige erstellt ein sozialmedizinisches oder psychologisches Gutachten, das anschließend die Grundlage für die Entscheidungen des Rehabilitationsträgers darstellt. Wird ein Antrag abgelehnt, hat die Betroffene einen Monat Zeit, Widerspruch gegen die Entscheidung einzulegen.

Der **Sozialdienst** in den Krankenhäusern der Akutversorgung und Frührehabilitation ist gefordert, die Überleitung in andere stationäre, häusliche und ambulante Formen der Rehabilitation und Pflege zu gestalten. Neben den sozialpädagogischen Diensten sind Ärztinnen in Klinik und Praxis erste Anlaufstellen, um Bedarfe zu erkennen, die Rehabilitation einzuleiten und über Maßnahmen und Vorgehensweisen zu informieren.

Folgende Rehabilitationsformen werden unterschieden:

- Stationäre Rehabilitation [Abb. 1]: in Rehabilitationsabteilungen der allgemeinen Krankenhäuser, in entsprechenden Fachkliniken, in psychiatrischen Fachkrankenhäusern, in berufsgenossenschaftlichen Kliniken,
- Teilstationäre Rehabilitation [Abb. 2]: in Tages- oder Nachtkliniken sowie
- Ambulante Rehabilitation [Abb. 3]: durch niedergelassene Ärztinnen und andere Angehörige des Gesundheitswesens (z. B. Physiotherapeutinnen), Institutsambulanzen, sozialpsychiatrische oder sozialpädiatrische Einrichtungen und Sozialstationen; aber auch Rehabilitations-/Behindertensportgruppen oder Selbsthilfegruppen fallen unter diesen Bereich.

Rehabilitationsmaßnahme | 164

> Auch wenn umgangssprachlich häufig von einer Kur gesprochen wird, muss die **Anschlussheilbehandlung (AHB)** von einem präventiv ausgerichteten Aufenthalt in Kurkliniken oder Sanatorien unterschieden werden. Die AHB wird von der Krankenkasse oder Rentenversicherung finanziert und setzt spätestens 20 Tage nach der Entlassung aus der Akutklinik ein. Sie hat zum Ziel, Patientinnen auf eine |Rehabilitationsmaßnahme vorzubereiten.

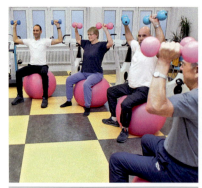

[1] Stationäre Rehabilitation mit Schwerpunkt Kardiologie

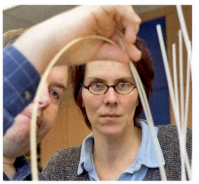

[2] Tagesklinik zur Rehabilitation bei Epilepsie

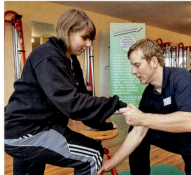

[3] Ambulante Rehabilitation in einem Physiotherapiezentrum

Menschen mit Behinderung

Medizinische, berufliche und soziale Rehabilitation

8.3.3

Ziele

Die übergreifenden Ziele aller Rehabilitationsmaßnahmen sind insbesondere

- eine Behinderung und deren Folgen abzuwenden oder zu mildern,
- Einschränkungen der Erwerbstätigkeit und Pflegebedürftigkeit zu vermeiden, einzugrenzen oder Verschlimmerung einzugrenzen,
- Leistungsfähigkeit und -reserven zu fördern,
- einen angemessenen Arbeitsplatz und die Erwerbsfähigkeit zu sichern,
- selbstständige und selbstbestimmte Lebensführung sowie die gleichberechtigte Teilhabe am Leben in der Gesellschaft zu ermöglichen und erleichtern sowie
- einen zufriedenstellenden Gesundheitszustand zu erreichen und stabilisieren.

Im Rahmen der Rehabilitation werden die Leistungsempfänger oder -berechtigten Rehabilitanden genannt. Rehabilitanden empfangen stationäre, teilstationäre, ambulante oder häusliche Dienst-, Sach- oder Geldleistungen. Art und Umfang der Leistungen werden durch die |Rehabilitationsträger festgelegt und finanziert, wobei die Wünsche und die Lebenssituation der Rehabilitanden berücksichtigt werden. Welcher Träger für die Leistungen zuständig ist, richtet sich hauptsächlich nach Art und Ursache der Hilfebedürftigkeit. So tritt z. B. nach einem Arbeitsunfall die Unfallversicherung der Berufsgenossenschaft ein, nach einer Krebsbehandlung die Krankenversicherung.

Rehabilitationsträger | 161

Die Träger verfügen in den meisten Fällen über eigene Einrichtungen und Dienste für die Rehabilitation. Sie schließen aber auch Verträge mit anderen Leistungserbringern ab. Welche Einrichtung für die Rehabilitanden ausgewählt wird, ist vom ermittelten Rehabilitationsbedarf abhängig. Ausschlaggebend ist, welcher Anbieter die Leistung am besten und in der geeigneten Form ausführt. Abhängig vom Rehabilitationsverlauf können dann die Zuständigkeiten wechseln.

Die individuellen Ziele einer Rehabilitationsmaßnahme werden anhand eines Fähigkeitsprofils in einem multidisziplinären Team bestimmt. Die Rehabilitandin ist in diesem Prozess gleichwertige Partnerin. Dabei wird berücksichtigt, dass die Fähigkeit zur Rehabilitation sowohl sozialen, psychischen, physischen als auch |Kontextfaktoren unterliegt. Unabhängig von einer medizinischen Heilung werden auch die Fähigkeits- und Aktivitätsbereiche betrachtet, die ohne Förderung nicht mehr wahrgenommen werden können oder verloren gehen. In diesen Fällen steht dann die Erlangung der sozialen und – wenn notwendig – beruflichen Teilhabe im Vordergrund.

Kontextfaktoren | 140

Beispiel Frau Reiche möchte nach einem Schlaganfall gerne wieder in ihr altes Lebensumfeld zurück. Sie ist hoch motiviert, in ihre alte Wohnung zu ziehen und ihren Beruf als Lektorin wieder aufzunehmen. Um Zugang zu ihrer Wohnung zu haben, muss sie lernen, trotz der Bewegungseinschränkungen Treppen zu steigen. Ihr Arm ist zwar zunehmend beweglich, nicht jedoch ihre linke Hand. Um weiterhin am Computer zu arbeiten, muss sie ein anderes Schreibsystem erlernen. Gleichzeitig steht physiotherapeutisch eine Vermeidung einer Spastik der gelähmten Extremitäten im Vordergrund.

Assessment

Zu Beginn einer jeden Rehabilitationsmaßnahme steht ein ausführliches |Assessment. Für den Bereich der Rehabilitation stehen zahlreiche Assessmentverfahren zur Verfügung. Sie testen entweder einzelne Fähigkeiten (z. B. Motivation, Sehen) oder geben einen Überblick über den Allgemeinzustand (Overview-Instrument, ❶ |588).

Beispiele für Overview-Instrumente sind die |Pflegeabhängigkeitsskala oder der Barthel-Index, der insbesondere in einer modifizierten Form als Assessmentinstrument in der Frührehabilitation von Menschen mit schweren Hirnschädigungen eingesetzt wird.

Aufbauend auf den Ergebnissen eines Assessmentverfahrens können individuelle Rehabilitationspläne prozessorientiert erarbeitet werden. Jeder Rehabilitationsprozess schließt die individuelle Gewichtung und Ausrichtung der Maßnahmen und Inhalte der medizinischen Rehabilitation, psychosozialen Rehabilitation, beruflichen Rehabilitation und schulisch-pädagogischen Rehabilitation ein. Diese Dimensionen gehen ineinander über und bilden mit der rehabilitativen Pflege ein Konzept der ganzheitlichen Rehabilitation.

Angebote

Rehabilitationseinrichtungen spezialisieren sich mit ihrem Angebot in der Regel auf eine bestimmte Klientel. So gibt es z. B. Fachkliniken für neurologische oder geriatrische Rehabilitation.

Abhängig von dieser Ausrichtung bieten die Einrichtungen ein auf die speziellen Bedürfnisse ausgerichtetes Angebot unterschiedlicher Berufs- und Versorgungsgruppen (z. B. Physiotherapie, Ergotherapie, Logopädie). Häufig schränken Rehabilitationseinrichtungen die Aufnahme von Patientinnen abhängig von der Selbstpflegefähigkeit ein: So kann es durchaus sein, dass eine Einrichtung keine Patientinnen aufnimmt, die sich nicht selbst pflegerisch versorgen können. Diese Patientinnen werden entweder in einer vorherigen Einrichtung so weit gefördert, dass sie die Selbstpflege eigenständig übernehmen können oder in anderen Einrichtungen mit anderen Aufnahmekriterien aufgenommen.

Rehabilitationsmaßnahmen

Rehabilitationsmaßnahmen gehen in der Regel von der medizinischen, über die berufliche in die soziale Rehabilitation über. Dabei sind die einzelnen Phasen nicht immer exakt voneinander zu trennen. Häufig machen jedoch die unterschiedlichen Träger der Rehabilitationsmaßnahmen und die damit verbundene Finanzierung eine Unterteilung notwendig.

Die **medizinische Rehabilitation** wird durch die Renten- und Krankenversicherung finanziert und umfasst

- die Behandlung durch Ärztinnen und Angehörige anderer Therapieberufe (z. B. Physiotherapie, Logopädie, Psychotherapie),
- Arznei- und Verbandsmittel,
- Heilmittel sowie
- Hilfsmittel (Orthesen, Prothesen).

Weiterhin werden bedarfsorientiert pädagogische und psychologische Hilfen angeboten
- zur Bewältigung der Lebenssituation,
- zur Beschaffung von Informationen,
- zur Aktivierung von Selbsthilfepotenzialen sowie
- zum Training lebenspraktischer Fähigkeiten.

Assessment in der Pflege umfasst die Einschätzung und Bewertung pflegerisch bedeutsamer Phänomene mit dem Ziel, eine handlungsleitende Entscheidungsgrundlage zu erhalten.

Pflegeabhängigkeitsskala ❶ | 588

www.assessment-info.de
Hier finden Sie eine Datenbank mit Assessmentinstrumenten für die Rehabilitation. Spezielle Assessmentinstrumente:
Frühreha-Barthel-Index
www.dsg-info.de/pdf/KLF2005/FRB_BI_Kodierhilfe.pdf

Hamburger Manual zum Barthel-Index
www.bag-geriatrie.de
▶ Downloads

Dazu gehören auch alle Leistungen der Früherkennung und Frühförderung behinderter und von Behinderung bedrohter Kinder. Außerdem werden Leistungen für den Lebensunterhalt, für Haushaltshilfen und Kinderbetreuung sowie zur Teilnahme am gemeinschaftlichen und kulturellen Leben gewährt.

Nicht immer kann nach einer im Erwachsenenalter erworbenen Behinderung der alte oder ein ähnlicher Beruf ergriffen werden, dann erfolgen eine berufliche Neuorientierung und gezielte Qualifikationsmaßnahmen bis hin zu Umschulung. Zur **beruflichen Rehabilitation** stehen Berufsbildungswerke und Berufsförderungswerke, finanziert durch Unfall- oder Rentenversicherung, zur Verfügung. Ziel ist die Wiedereingliederung auf dem öffentlichen (ersten) Arbeitsmarkt. In einer mehrwöchigen Belastungserprobung findet eine schrittweise Heranführung der Betroffenen an ihre individuellen kognitiven und körperlichen Belastungsgrenzen unter pädagogischer und medizinischer Begleitung statt. Arbeitstraining und Arbeitstherapie haben die Stabilisierung und den Ausbau der Voraussetzungen für den Wiedereinstieg in den bisherigen Beruf oder eine berufliche Anpassungsqualifikation (z. B. Umschulung) zum Inhalt.

Neben den beruflichen Anpassungs- und Weiterbildungsmaßnahmen werden folgende Bereiche im Rahmen der beruflichen Rehabilitation finanziert:
- Lebensunterhalt,
- behindertengerechte Wohnung,
- Haushaltshilfen und Kinderbetreuung,
- Fahrtkosten,
- erforderliche Hilfsmittel sowie
- KFZ-Umbau.

Auch der Arbeitgeber kann folgende Leistungen erhalten:
- Eingliederungszuschüsse,
- Kostenerstattung für technische Arbeitshilfen sowie
- Zuschüsse bei Probebeschäftigung und betrieblichen Ausbildungspraktika.

Schwer behinderte Menschen erhalten zeitlich begrenzt eine persönliche Arbeitsassistenz, wenn auf diese Weise ein Arbeitsplatz erlangt werden kann.

Jugendliche oder Erwachsene, die auf Grund psychischer und geistiger Beeinträchtigungen keine reguläre Berufsausbildung absolvieren können, haben die Möglichkeit, in Berufsbildungswerken berufliche Qualifikationen zu erwerben, die zu einer Beschäftigung auf dem allgemeinen Arbeitsmarkt befähigen. Eine weitere Möglichkeit ist der Wechsel in eine Werkstatt für behinderte Menschen (WfbM, gemäß SGB IX).

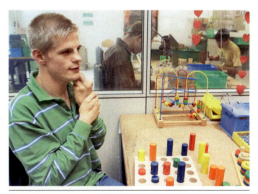

[1] Arbeitsplatz in einer Werkstatt für Menschen mit Behinderung

Die schulische und berufliche Rehabilitation schließt sich häufig auch an eine Anschlussheilbehandlung (AHB) oder einen missglückten Schul- oder Arbeitsversuch an. So ist bei erfolgloser Wiedereingliederung ein Wechsel zu Schulen mit besonderen Förderprofilen möglich (die Angebote und Bezeichnungen für Schultypen variieren in den Bundesländern). Ebenso kommen personale Unterstützungen, wie eine pädagogische Schulassistenz, in Frage.

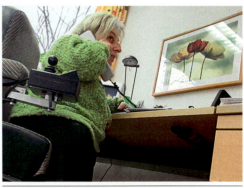

[2] Individuell angepasster, behindertengerechter Arbeitsplatz

Die neben der medizinischen und beruflichen Rehabilitation ggf. notwendige **soziale Rehabilitation** hat die Gewährleistung eines angemessenen Platzes der Betroffenen in der Gesellschaft zum Ziel. Konkrete Maßnahmen der sozialen Rehabilitation sind z. B.

- Hilfen zur Ermöglichung und Erleichterung der Verständigung mit der Umwelt, z. B. Bildtelefon, Erlernen von Gebärdensprache,
- Hilfen zur Erhaltung, Besserung und Wiederherstellung der körperlichen und geistigen Beweglichkeit sowie des seelischen Gleichgewichts, z. B. spezielle Rollstühle,
- Hilfen zur Ermöglichung und Erleichterung der Besorgung des Haushaltes, z. B. persönliche Assistenz durch eine Haushaltshilfe,
- Hilfen zur Verbesserung der wohnungsmäßigen Unterbringung, z. B. behindertengerechte Umgestaltung der Klingelanlage sowie
- Hilfen zur Freizeitgestaltung und zur sonstigen Teilnahme am gesellschaftlichen und kulturellen Leben, z. B. persönliche Assistenz zur Begleitung in Ausstellungen oder Konzerte.

8.3.4 Rehabilitation und Pflege

Pflege- und rehabilitationswissenschaftliches Selbstverständnis

Rehabilitation und Pflege sind keine sich ausschließenden Konzepte. Aus Sicht der modernen Pflegewissenschaft und der Rehabilitationswissenschaft besteht eine große inhaltliche Nähe sowie fachlich notwendige Überschneidungen. Die Rehabilitations- und die Pflegeprozessplanung werden im besten Fall gemeinsam und ineinandergreifend entwickelt. Jeder Pflegeprozess beinhaltet rehabilitative Leistungen und Möglichkeiten, die Selbstständigkeit, Selbstbestimmung, Alltags- und Selbstpflegekompetenz zu fördern und zu bewahren. Pflege setzt nicht erst da ein, wo Rehabilitationsziele nicht (mehr) erreicht werden können, häufig schafft sie erst die Voraussetzungen für die Rehabilitation und ist für eine lange Zeit begleitend erforderlich.

Strokeunit **2** |418, 440
Bobath-Konzept **2** |415

Beispiel Frau Reiche hat einen Schlaganfall erlitten. In der Folge ist ihre linke Seite gelähmt. In der |Strokeunit wird sie in den ersten Tagen versorgt. Die Pflegenden arbeiten nach dem |Bobath-Konzept und versuchen von Anfang an, die gelähmte Seite mit einzubeziehen. Sie leiten Frau Reiche nach einem bestimmten Schema an, alle Selbstpflegeaktivitäten mit Unterstützung durchzuführen. Nach einer Woche wird Frau Reiche in eine neurologische Rehabilitationsklinik verlegt. Sie kann inzwischen ihren linken Arm wieder teilweise bewegen. Die Pflegenden dort arbeiten eng mit anderen Berufsgruppen zusammen und üben mit Frau Reiche die täglichen Handlungsabläufe.

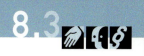

Sozialrechtliche Ausgangslage

Auf Grund der unterschiedlichen rechtlichen Grundlagen in den Sozialgesetzbüchern und den daraus folgenden, verschiedenen finanziellen Zuständigkeitsbereichen findet formal eine Trennung von pflegerischen und rehabilitativen Maßnahmen statt. Wer für die Durchführung und Finanzierung zuständig ist, muss im Einzelfall sorgfältig geklärt werden (Träger der Rehabilitation | 161).

In der Sozialgesetzgebung herrscht der Grundsatz **Rehabilitation vor Pflege oder Rente.**

Kein Rehabilitationsträger ist für alle Rehabilitationsleistungen des ermittelten individuellen Bedarfs zuständig. Die Zuständigkeiten für die Zustimmung zu und Finanzierung von Maßnahmen wechselt im Verlauf häufig mehrfach. Die bisherigen Strukturen und Verfahren führten nicht selten dazu, dass die Kostenträger sich gegenseitig die Verantwortung zugeschoben haben und die Betroffenen zunächst keine Leistungen erhielten: Deshalb hat der Gesetzgeber im SGB IX **Servicestellen** zur Antragstellung für die Leistungsempfänger vorgeschrieben. Weiterhin sind die unterschiedlichen Kostenträger zur Zusammenarbeit verpflichtet. Dies soll die Beratung und rasche Gewährung notwendiger Leistung sicherstellen.

www.reha-servicestellen.de
Unter dieser Adresse bietet die Deutsche Rentenversicherung eine Übersicht über alle Reha-Servicestellen an.

Beispiel Nachdem Frau Reiche aus der Reha-Klinik entlassen wurde, benötigt sie verschiedene Hilfeleistungen, um in ihrer Wohnung sich möglichst selbstständig versorgen zu können. Dafür muss sie bei den verschiedenen Leistungsträgern Anträge stellen. Bereits im Krankenhaus stellt die Sozialarbeiterin einen Kontakt mit einer Servicestelle her. Die notwendige Physio- und Ergotherapie trägt die Krankenkasse. Die Kosten für Hilfsmittel zur Haushaltsführung sowie die Haushaltshilfe übernimmt im Fall von Frau Reiche die Pflegeversicherung. Den Umbau ihrer Wohnung und des Treppenhauses ebenso wie die technische Umrüstung ihres Arbeitsplatzes und einen mehrwöchigen Kurs beim Berufsförderungswerk trägt die Rentenversicherung.

Rehabilitative Pflege

Rehabilitative Pflege ist aktivierende, unterstützende und präventive Hilfe zur Selbsthilfe. Sie schließt die |Patientenedukation und |Angehörigenberatung selbstverständlich ein. Sie hat die Aufgabe, die Ressourcen des Betroffenen zu erfassen und zu stärken, vorhandene oder potenzielle Defizite auszugleichen, zu bearbeiten und zu minimieren. Das Erlangen und Bewahren der Selbstpflegefähigkeit, die Unabhängigkeit von fremder Hilfe, größtmögliche Selbstbestimmung und Teilhabe stehen in starkem Zusammenhang mit den Rehabilitationszielen. Im Mittelpunkt der pflegerischen Aufgaben steht insbesondere bei schwer beeinträchtigten Menschen die Steigerung des Wohlbefindens. Positive Emotionen und Gefühle ermöglichen es dem Menschen, sich für neue Wahrnehmungen und Interaktionen zu öffnen, sie schaffen die Voraussetzungen für Lernen und Entwicklung. Pflege ist dann rehabilitativ, wenn sie die Bewältigung von Neuem sowie Lernprozesse unterstützt.

Patientenedukation 1 | 496
Angehörigenberatung 1 | 514

Die Tabelle auf der folgenden Seite gibt einen Überblick über förderliche und hinderliche Faktoren in der rehabilitativen Pflege.

Förderlich sind:	Hinderlich wirken:
▪ strukturierte, regelmäßige und langfristig wiederkehrende Handlungsabläufe, ▪ der Kontakt mit vertrauten Personen, ▪ die Durchführung gemeinsamer, subjektiv bedeutsamer und vertrauter Handlungen mit der Betroffenen, ▪ die aktive Beteiligung der Betroffenen sowie ▪ sozial und emotional stabilisierende Kommunikation und Beziehungen.	▪ das Unterbrechen der gewohnten Rhythmen von Handlungen, ▪ zu viel Neues, zu lange sowie erfolglose Orientierung in Situationen mit hohem Neuigkeitsgrad, ▪ die Nichtbeachtung der Eigenzeit und des Eigenrhythmus der Betroffenen sowie ▪ Passivität und Nichtbeachtung der Ressourcen.

Fast alle gängigen Pflegemodelle und -theorien sind auf ein rehabiltiatives Pflegeverständnis ausgelegt. Bei allen Leitlinien und Theorien rücken jedoch das subjektive Erleben und Handeln der Patientin und ihre Weiterentwicklung (z. B. Wohlbefinden, Lebensqualität, Unabhängigkeit, Selbstbestimmung) vor regelgeleiteten und standardisierten Pflegetätigkeiten in den Vordergrund.

Rehabilitative Pflegekonzepte sind u. a.:

Basale Stimulation 2 | 86, 115
Kinästhetik 1 | 158
Aromatherapie 2 | 374
Bobath-Konzept 2 | 415
Validation 2 | 377

- |Basale Stimulation,
- |Kinästhetik,
- |Aromatherapie,
- |Bobath-Konzept sowie
- |Validation.

Rehabilitative Konzepte anderer Berufsgruppen sind z. B. die Hippotherapie oder Motopädie. Bestimmte Konzepte werden von verschiedenen Berufsgruppen zusammen durchgeführt (z. B. das Bobath-Konzept durch Physiotherapie und Pflege).

Interdisziplinäre Zusammenarbeit

Zusammenarbeit mit anderen Berufsgruppen | 445

Weiterbildung | 525

In Rehabilitationseinrichtungen ist interdisziplinäres und multidisziplinäres Arbeiten Grundvoraussetzung für eine patientenorientierte und erfolgreiche Pflege und Rehabilitation. Einerseits erfolgt die Integration der Kernstrategien der beteiligten Therapeutengruppen durch Pflegende in den pflegerischen Alltag. Dieses erfordert ein großes Überblicks- und Orientierungswissen über die fachtheoretischen und methodischen Konzepte der anderen Disziplinen. Dies wird in besonderer Weise durch die |Weiterbildung zur Pflegefachkraft für Rehabilitation und Langzeitpflege vorbereitet. Des Weiteren bieten Pflegende in Abstimmung mit Fachärztinnen und Therapeutinnen eigene therapeutische und rehabilitative Maßnahmen an (z. B. Basale Stimulation, Kinästhetik).

Die pflegerische Klientel in ihrem Lebenskontext wahrnehmen

9

Sozial schwach gestellte Menschen

9 Sozial schwach gestellte Menschen

9.1	Grundlegende Begriffsbestimmung	172

9.2	Soziale Lage, Gesundheit und Krankheit	174

9.2.1 Soziale Schicht, Gesundheit und Krankheit 174

Schichtspezifisches
Gesundheits- und Krankheitsverhalten 174

Symptomwahrnehmung 174

Schichtspezifische Einstellung 175

Gesundheitsverhalten und -vorsorge 175

Soziale Schicht und Krankheit 176

Sozialepidemiologische Befunde 176

Schichtspezifische Belastungsfaktoren 176

9.2.2 Arbeit und Arbeitslosigkeit 177

9.3	Armut und Reichtum in Deutschland	179

9.3.1 Einkommens- und Vermögensverteilung 179

Armuts- und Reichtumsbericht
der Bundesregierung 179

Einkommensverhältnisse in Deutschland 179

Reichtum in Deutschland 180

Armutsrisikoquote 180

9.3.2 Einkommenslage verschiedener Bevölkerungsgruppen 181

Einkommenslage älterer Menschen 181

Einkommenslage von Eltern mit Kindern 182

Einkommenslage von Menschen
mit Migrationshintergrund 182

9.3.3 Kinderarmut 183

9.3.4 Wohnungslosigkeit 185

Hintergründe und demografische Daten 185

Gesundheitssituation wohnungsloser Menschen 187

Hilfsangebote für wohnungslose Menschen 188

9.4	Staatliche Hilfe für sozial schwach gestellte Menschen	190

9.4.1 Arbeitslosengeld II 190

9.4.2 Sozialhilfe 192

9.4.3 Sozialgeld 193

9.4.4 Exkurs: Sozialdienst und Pflege 194

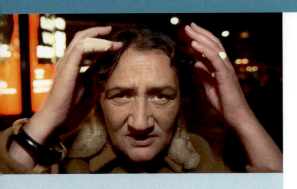

Sozial schwach gestellte Menschen

Viele Menschen, die in Lohn und Brot stehen, können sich überhaupt nicht vorstellen, unter welchen Lebensbedingungen andere leben müssen, die über wenig Geld verfügen, auf soziale Hilfen angewiesen sind oder gar aus allen sozialen Sicherungssystemen ausgeschlossen sind.

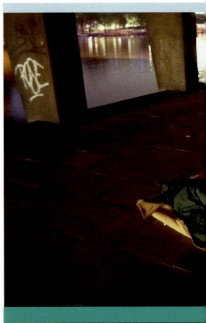

Gerade im Gesundheitswesen begegnen wir aber vermehrt Menschen aus diesem Milieu. Dabei fallen häufig nicht nur die verschiedenen Lebenswelten auf, sondern auch ein anderer Umgang mit Gesundheit und Krankheit. Schnell tendieren Pflegende oder Ärztinnen dazu, diese Menschen in eine Schublade zu stecken. „Ist doch egal, was wir machen, wenn der aus dem Krankenhaus raus ist, geht das Ganze doch wieder von vorne los!". Andere lassen sich vielleicht auf längere Gespräche ein und stellen dabei fest, dass viele eine interessante und häufig auch sehr tragische Biografie haben.

Der folgende Textauszug stammt von Gabriele Goettle, die drei Jahre lang in die „unbekannte Welt" der Armen und Arbeitslosen eingetaucht ist und dabei eine Gesellschaft voller eigener Spielregeln, Anschauungen und Überlebensstrategien kennen gelernt hat:

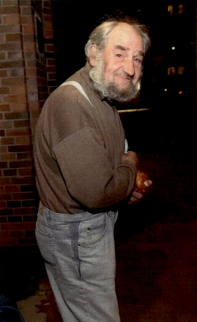

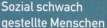

Sozial schwach gestellte Menschen

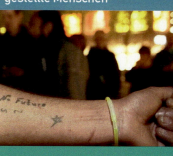

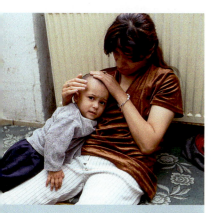

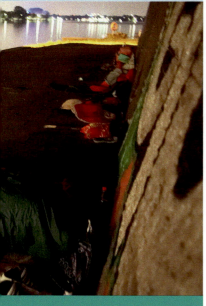

„(...) Klaus klagt: 'Bei mir ist es die Hüfte, die nicht besser wird. Sie schicken mir einfach meinen Krankenschein nicht vom Amt, sind angeblich so überlastet, dass schon mal was liegen bleibt. Aber eine Chipkarte kriege ich auch nicht, Sozialhilfeempfänger bekommen keine – kann mir jemand erklären, warum? Das ist doch eine glatte Benachteiligung. ich bin ja nun wirklich schon benachteiligt genug!' Der Antiquar kichert: ‚Das machen sie, damit die Armen nicht von einem Arzt zum anderen laufen. Es gibt keine echte frei Arztwahl, in Wirklichkeit, wusstest ihr das?' – ‚Eben!' ruft Klaus. Frédéric fragt: ‚Wie viel Prozent hast du denn eigentlich?' – ‚Hundert', sagt Klaus, ‚haben sie mir damals gegeben. Ich war über zweieinhalb Jahre nur im Krankenhaus gewesen. Und in dieser Zeit haben sie meine Werkstatt aufgelöst – ich war ja Fernsehtechniker –, viel gesehen habe ich davon nicht, es haben sich andere Leute bereichert. Wenn man festliegt im Krankenhaus, fehlt der Überblick total. Aus der Innungskasse musste ich dann auch raus, und schon war ich ein Sozialfall; so schnell geht das! Und wisst ihr, wem ich das alles zu verdanken habe? Einem Beamten! Der fuhr mich 1979 über den Haufen und hat mich hundert Meter mitgeschleift. Ein Medizinalrat oder Obermedizinalrat. Er hatte einen teuren Anwalt, also ging die Sache für ihn gut aus; außer Schmerzensgeld hatte er keine Umstände. Ich war berufsunfähig, aber so lange und rund um die Uhr mit meinen Schmerzen und gebrochenen Knochen beschäftigt, dass ich für Juristisches gar keine Zeit hatte. Ja, ich habe mich gewöhnen müssen und habe mich gewöhnt. Vielleicht nur allzu gut! 1991 erst habe ich die Rente eingereicht, vom Krankenhaus aus, die haben mir dort gesagt, dass ich das schon viel eher hätte machen können. Aber nichts! Man hat mich eine Weile zu Hause gepflegt. Essen auf Rädern und alles, aber das war nichts für mich. Ich habe sie weggeschickt und gesagt, ich mache mir meinen Kram alleine. Da konnte ich, wie 79, kaum krauchen...'"

—

GOETTLE, GABRIELE: Die Ärmsten Eichborn Verlag, Frankfurt am Main, 2000, S. 357–358

Das folgende Kapitel soll einen Überblick über das Thema geben und einen Eindruck vom (Krankheits-)Erleben sozial benachteiligter Menschen vermitteln. Dazu werden sowohl grundlegende Definitionen und Befunde aus Sozialmedizin und -epidemiologie vermittelt als auch eine Einführung in die staatlichen Sozialleistungen gegeben.

9.1 Grundlegende Begriffsbestimmung

Soziale Ungleichheit wird definiert als ungleiche Verteilung sozialer Positionen, Rechte und Ressourcen. Hieraus können vorteilhafte oder nachteilige Lebensbedingungen entstehen. Abhängig von der gesellschaftlichen Bewertung wird soziale Ungleichheit als „natürlich" oder als Resultat gesellschaftlicher Bedingungen angesehen.

Soziale Ungleichheit ist ein allgegenwärtiges Phänomen und die Beschäftigung mit diesem Thema hat eine lange wissenschaftliche Tradition, die von Aristoteles, Rousseau, Karl Marx und Max Weber bis zu zeitgenössischen Autoren reicht. In der Soziologie wird die Sozialstruktur einer Gesellschaft auf Basis verschiedener Merkmale und zugehöriger Theorien beschrieben. Auch die Gesundheitswissenschaften nutzen soziologische Kategorien zur Beschreibung von Zusammenhängen zwischen Sozialstruktur und Gesundheit.

Soziologie
Wissenschaft vom sozialen Handeln und seinen Auswirkungen

Menschen unterscheiden sich generell. Biologische Faktoren drücken sich z. B. im Geschlecht, der Haar- oder Hautfarbe oder durch Größe und Statur eines Individuums aus. Soziale Unterschiede wurden seit jeher durch Benennung verschiedener gesellschaftlicher Gruppen ausgedrückt. In der mittelalterlichen Ständegesellschaft unterschied man Bauern und Bürger von Adel und Klerus. Bekannt ist auch das indische Kastensystem, das ein festes gesellschaftliches Gefüge kennzeichnet. Karl Marx prägte im Zeitalter der Industrialisierung den Begriff der (Arbeiter-)Klasse, der trotz zahlreicher wissenschaftlicher Bearbeitung heute als politisch eingefärbt gilt.

Die Sozialstruktur einer Gesellschaft kann über die **Schichtentheorie** verdeutlicht werden. Diese beschreibt einen stufenförmigen (hierarchischen) Aufbau der Gesellschaft. Die Stufen werden als Schichten bezeichnet, die Personengruppen mit gleichen zentralen Merkmalen umfassen. Diese Merkmale bestimmten den Rang einer Schicht und erlauben eine Einstufung, die auch sozialer Status genannt wird. Die zentralen Merkmale zur Schichteinteilung beziehen sich auf

- die Bildung (Schul- und Berufsausbildung),
- den Beruf bzw. die berufliche Position sowie
- das Einkommen (monatliches Haushaltsnettoeinkommen).

Soziale Schicht ist demnach ein Konstrukt zur Beschreibung gesellschaftlicher Unterschiede, die anhand dieser Merkmale gemessen werden können. Zur Einordnung in Schichten werden verschiedene Ansätze genutzt. Der einfachste und bekannteste Ansatz ist das Drei-Schicht-Modell, dessen Ausdifferenzierung besteht zwischen

- Oberschicht,
- Mittelschicht und
- Unterschicht.

Zwischen den sozialen Schichten sind Auf- und Abstiegsprozesse möglich, was als **soziale Mobilität** bezeichnet wird.

An den berufsorientierten Schichtmodellen wird u. a. kritisiert, dass es mit ihnen nicht möglich ist, die ungleichen Lebensbedingungen in ihrer Vielfalt wiederzugeben. Aus dieser Kritik heraus hat sich in neuerer Zeit das Konzept der **sozialen Lage** entwickelt, das sich auf die Lebensqualität und die Lebenschancen von Bevölkerungsgruppen bezieht. Hierbei werden die Statusmerkmale Beruf, Einkommen und Bildung durch weitere Faktoren, wie z. B. Arbeitsplatzsicherheit, Wohnumfeld, Freizeit, soziale Beziehungen, Privilegien, Integration in der Gesellschaft, Diskriminierungen einbezogen. Die Lagenmodelle beschreiben neben den „vertikalen" Ungleichheiten auch „horizontale", d. h. Ungleichheiten innerhalb einer Gruppe, wie z. B. Geschlecht, Alter, Religion, Herkunft. Da dieses Konzept relativ komplex ist, wird bei den meisten empirischen Studien nach wie vor das Schichtenmodell zu Grunde gelegt.

Ein zunehmend in der Sozialforschung genutztes Modell ist das der **sozialen Milieus**, in dem die Menschen zu einem Milieu zusammengefasst werden, deren Lebensauffassung und Lebensweise sich ähneln. Zur Einteilung werden grundlegende, Lebensstil und Lebensstrategie bestimmende Wertorientierungen sowie Alltagseinstellungen (z. B. zu Familie oder Freizeit) mit berücksichtigt.

www.sinus-sociovision.de/
Download/Milieuland-
schaft_2007.pdf

Hier können Sie sehen, wie sich die Sinus-Milieus 2007 in Deutschland verteilt haben.

Nach diesem Ansatz sind verschiedene Modelle entwickelt worden. Das wohl am häufigsten genutzte ist das des Sinus-Sociovision-Instituts, nach dem es in Deutschland zehn verschiedene Milieus gibt:

- Traditionsverwurzelte
- Konservative
- DDR-Nostalgiker
- Etablierte
- Bürgerliche Mitte
- Konsummaterialisten
- Postmaterielle
- Moderne Performer
- Hedonisten
- Experimentalisten

Armut bedeutet in der Definition zunächst einmal, einen Mangel an irgendetwas leiden zu müssen. In verschiedenen Ansätzen wird Armut unterschiedlich definiert.

- Im ressourcenbezogenen oder monetären Ansatz steht Armut für einen Mangel an materiellen Ressourcen und damit verbunden einem fehlenden Zugang zu bestimmten Dienstleistungen (z. B. öffentlicher Nahverkehr, Gesundheit, Bildung). Armut steht in diesem Ansatz für Einkommensarmut.
- Der Lebenslagenansatz berücksichtigt die tatsächliche Versorgungslage in zentralen Lebensbereichen sowie soziale Sicherheit und Rechtsschutz unabhängig von der allgemeinen Verfügbarkeit. Armut steht in diesem Ansatz für Unterversorgungsarmut.
- Der Lebensstandardansatz geht von dem allgemein notwendig erachteten |Lebensstandard aus. Grundlage sind empirische Erhebungen der Gesamtbevölkerung. Verfügen Menschen nicht über die Dinge, die dem gesellschaftlichen Lebensstandard entsprechen, wird von |Deprivationsarmut gesprochen.

Lebensstandard
bezeichnet die Art, in der Lebensbedürfnisse befriedigt werden können. Der Lebensstandard ist abhängig von der Höhe der verfügbaren finanziellen Mittel und deren Kaufkraft

Deprivation | 35

Armut wird abhängig vom Vorhandensein einer Bezugsgröße unterschiedlich definiert. So werden absolute und relative Armut unterschieden. Bei der Definition von **absoluter Armut** ist keine Bezugsgröße vorhanden. Sie geht mit dem Fehlen der lebensnotwendigen Grundlagen (z. B. Essen, Kleidung, Wohnraum) einher. Ein Beispiel für eine absolute Armutsdefinition ist die der Weltbank, die Menschen als arm bezeichnet, die weniger als 1 US-Dollar täglich zur Verfügung haben.

Unter **relativer Armut** versteht man hingegen eine soziale Benachteiligung im Verhältnis zum mittleren Lebensstandard einer Gesellschaft. Bezugsgröße ist also jeweils die Gesellschaft bzw. die „Durchschnittsgesellschaft". Die |WHO definiert Menschen als arm, die weniger als die Hälfte des Durchschnittseinkommens eines Landes zur Verfügung haben. Unabhängig davon stehen hinter jeder Armutsdefinition und -interpretation immer auch gesellschaftsbezogene Wertüberzeugungen.

Von **verdeckter Armut** wird gesprochen, wenn Personen mit Anspruch auf Unterstützungsleistungen diese z. B. aus Unkenntnis oder Scham nicht geltend machen.

Armutsforschung ist ein Zweig der Sozialwissenschaften und setzt sich interdisziplinär mit der Beschreibung, den Ursachen und Folgen von Armut auseinander. Die Armutsberichterstattung ist ein Ergebnis empirischer Armutsforschung. Sie erfolgt sowohl national (z. B. Bundesregierung) als auch international (z.B. |OECD).

Die |**Resilienzforschung** untersucht hingegen, warum bestimmte Gruppen nicht in Armut abdriften, obwohl sie schwierigen gesellschaftlichen Umständen ausgesetzt sind. Sie betrachtet primär die Fähigkeiten, die nötig sind, um sich konstruktiv mit Armut auseinanderzusetzen, und hat zum Ziel, gerade diese Fähigkeiten bei sozial benachteiligten Personengruppen zu fördern.

WHO
Organisation zur weltweiten Förderung der Wirtschaft
OECD
Organisation zur wirtschaftlichen Zusammenarbeit und Entwicklung
(engl. = *Organisation for Economic Co-operation and Development*)
Resilienz
Fähigkeit, schwierige Lebenssituationen unbeschadet zu überstehen
resilire, lat. = zurückspringen, abprallen

> Die pflegerische Klientel in ihrem Lebenskontext wahrnehmen

9.2 Soziale Lage, Gesundheit und Krankheit
9.2.1 Soziale Schicht, Gesundheit und Krankheit

Schichtspezifisches Gesundheits- und Krankheitsverhalten

Die fortschrittlichen westlichen Industrieländer haben ein stabiles Netz sozialer Sicherungsleistungen aufgebaut und verfügen über eine hohe Qualität in der medizinischen Versorgung. Dennoch gibt es in diesen Ländern eine nachgewiesene sozial bedingte Ungleichheit von Gesundheitschancen. Als Erklärung hierfür werden häufig sowohl das unterschiedliche Gesundheits- und Krankheitsverständnis als auch Gesundheitsverhalten genannt.

Gesundheitsbezogene Einstellungen und Verhaltensweisen bilden sich bereits im Kindes- und Jugendalter aus und festigen sich im weiteren Lebensverlauf. Frühkindliche Entwicklungsdefizite, gesundheitsschädigende Verhaltensweisen und Gewohnheiten lassen sich im späteren Leben nur noch schwer beeinflussen und bilden nicht selten die Basis einer langfristigen Krankheitsgeschichte. Für den Einzelnen bedeutet das eine Einbuße in der Lebensqualität und für die Gesellschaft hohe Kosten.

Das Bildungsniveau und der finanzielle Status eines Menschen haben einen wichtigen Einfluss auf Gesundheit und Gesundheitsverhalten. Das lässt sich an den Zusammenhängen zur Einkommenssituation und Stellung in der Arbeitswelt (Einkommen) ablesen.

Symptomwahrnehmung

Menschen suchen medizinische Hilfe i. d. R. dann auf, wenn sie Krankheitssymptome verspüren und/oder unter ihnen leiden. Dabei variiert die Einschätzung von Symptomen sehr stark sowohl geschlechter- als auch bildungs- und einkommensabhängig.

Grundsätzlich sind Frauen eher in der Lage, Symptome an ihrem Körper wahrzunehmen und zu deuten. Je niedriger der Bildungsgrad und das Einkommen, desto seltener nehmen Menschen medizinische Hilfe in Anspruch. Dies steht jedoch im Widerspruch zum subjektiven Gesundheitsempfinden. Hier zeigt sich nämlich, dass mit sinkendem Bildungsgrad und Einkommen sowohl bei Männern als auch bei Frauen der Gesundheitszustand als schlechter empfunden wird, wie in [Abb. 1 und 2] am Beispiel der |Prävalenz starker körperlicher Schmerzen deutlich wird.

Prävalenz | 176

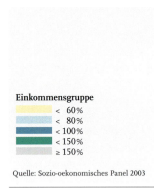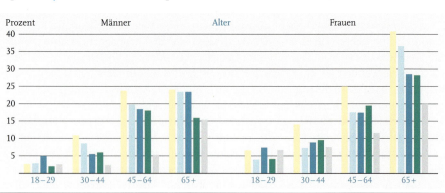

[1] Prävalenz starker körperlicher Schmerzen bei 18-Jährigen und älteren Männern und Frauen nach Einkommen

Schichtspezifische Einstellung

Menschen höherer Bildungsschichten verfügen häufig über mehr Wissen über Krankheiten und ihre Symptome. Sie können daher Erkrankungen und ihre Symptome eher deuten und schneller medizinische Hilfe in Anspruch nehmen. Menschen aus unteren Bildungsschichten verfügen dementsprechend über weniger medizinische Kenntnisse an sich sowie über das medizinische Versorgungssystem im Generellen. Hinzu kommt, dass die grundsätzliche Lebenseinstellung eher dahin tendiert, für den Moment zu leben, als für die Zukunft zu planen. Dies ist mit ein Grund, warum Vorsorgeuntersuchungen sowie anderen gesundheitsförderlichen oder präventiven Maßnahmen weniger Bedeutung beigemessen wird. Eine gesundheitssichernde Lebensführung steht seltener im Vordergrund des Alltagsgeschehens als bei Menschen aus oberen Schichten.

Gesundheitsverhalten und -vorsorge

Das Gesundheitsverhalten hat einen wesentlichen Einfluss auf den Gesundheitsstatus. Es steht für alle Handlungen, die auf die Aufrechterhaltung folgender vitaler Faktoren ausgerichtet sind:
- die physische und psychische Unversehrtheit,
- die Verbesserung des subjektiven Wohlbefindens und
- die Vermeidung von Gesundheitsstörungen und Krankheiten.

Zahlreiche Studien belegen, dass das Gesundheitsverhalten von Menschen mit niedrigem Sozialstatus problematisch ist. Besonders folgende Bereiche fallen auf:
- Ernährungsverhalten: erhöhter Konsum von Süßigkeiten, zucker- und fetthaltigen Speisen, seltener vorhandene Essensroutinen, wie z. B. feste Mahlzeiten,
- Bewegungsverhalten: weniger sportliche Aktivitäten,
- Umgang mit psychoaktiven Substanzen: häufigerer Konsum von Tabak, (psychoaktiven) Medikamenten und illegalen Substanzen; häufigerer Alkoholmissbrauch bei Männern aus unteren Schichten, bei Frauen wiederum findet sich Alkoholmissbrauch vermehrt in oberen Schichten,
- Inanspruchnahme von Versorgungsleistungen: seltenere Inanspruchnahme von Vorsorgeuntersuchungen und Präventivmaßnahmen (z. B. Schutzimpfungen), weniger Arztbesuche, insbesondere Facharztbesuche, häufig „zu spätes" Aufsuchen von Gesundheitseinrichtungen sowie
- Risikoverhalten: gehäufte Unfallquoten, insbesondere bei jungen Männern.

Ein niedriger Sozialstatus geht jedoch nicht zwangsläufig mit einem gesundheitsgefährdenden Verhalten einher. Nicht alle Menschen innerhalb der betrachteten Bevölkerungsgruppe verhalten sich gesundheitsgefährdend. Analysen des Gesundheitsverhaltens tragen jedoch dazu bei, die Angebote der |Gesundheitsförderung und Prävention zielgerichteter zu planen.

Gesundheitsförderung | 226

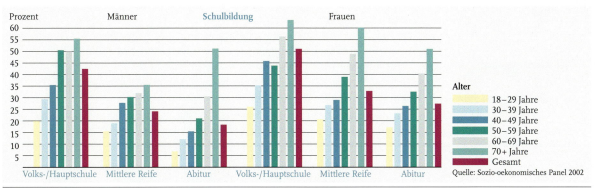

[2] Starke körperliche Schmerzen in den letzten vier Wochen nach Alter und Schulbildung

Soziale Schicht und Krankheit
Sozialepidemiologische Befunde

Morbidität beschreibt die Krankheitswahrscheinlichkeit einer einzelnen Person bezogen auf eine bestimmte Population (Grundgesamtheit). Das bedeutet, sie ist eine statistische Größe, die die Wahrscheinlichkeit angibt, mit der eine Person aus einer bestimmten Bevölkerungsgruppe (z. B: alle Frauen in Deutschland) eine Krankheit entwickelt. Die Morbidität wird entweder als Prävalenz (Anzahl aller erkrankten Personen) oder als Inzidenz (Anzahl der Neuerkrankungen) angegeben. In zahlreichen sozialepidemiologischen Studien konnte nachgewiesen werden, dass es einen engen Zusammenhang zwischen der ökonomischen Situation von Menschen und der Morbidität gibt. Viele chronische Leiden treten in der unteren Sozialschicht häufiger auf. So sind Schlaganfälle, Rückenschmerzen, chronische Bronchitis und Schwindel bei Männern in der Unterschicht häufiger als in der Oberschicht. Für Frauen lässt sich zusätzlich ein verstärktes Vorkommen von Herzinfarkten und Diabetes mellitus beobachten. Auch die psychische Gesundheit ist in unteren Sozialschichten schlechter. Laut Gesundheitsberichterstattung des Bundes 2006 leiden nach Selbstauskünften der Befragungsteilnehmer Männer aus der Unterschicht 2-mal häufiger und Frauen aus der Unterschicht 1,6-mal häufiger an einer Depression als Männer und Frauen aus der Oberschicht.

Die **Mortalität** bezeichnet die Sterblichkeit einer Population, also die Anzahl der Todesfälle bezogen auf die Gesamtzahl der Individuen (z. B. Anzahl der weiblichen Todesfälle bezogen auf die Gesamtbevölkerung in Deutschland). Mit Daten des Soziooekonomischen Panels aus den Jahren 1995 bis 2005 wurden Einkommensunterschiede in der Mortalität und Lebenserwartung untersucht. Männer der Armutsrisikogruppe haben demnach eine mittlere Lebenserwartung von etwa 70 Jahren. Im Vergleich hierzu können Männer aus der höchsten Einkommensgruppe mit 81 Jahren gut 11 Jahren älter werden. Die soziale Ungleichheit bezogen auf die Sterblichkeitsrate hat in den letzten Jahren zugenommen.

Das Gefälle in der Lebenserwartung, Mortalität und Morbidität von Menschen der höchsten zu der niedrigsten sozialen Schicht wird mit folgenden, sich gegenseitig bedingenden Faktoren erklärt:
- vermehrtes gesundheitsschädigendes Verhalten sowie
- höhere materielle und psychosoziale Belastungen insbesondere durch erhöhte Stressfaktoren.

Schichtspezifische Belastungsfaktoren

Schichtspezifische Belastungsfaktoren wirken sowohl direkt als auch indirekt auf die Gesundheit von Menschen ein. Zu den Belastungsfaktoren der unteren Bevölkerungsschicht gehören:
- **prekäre Beschäftigungsverhältnisse**: Arbeitsverhältnisse sind durch niedrige Löhne und hohe Arbeitsplatzunsicherheit sowie ein hohes Arbeitsunfallsrisiko geprägt.
- **materielle Einschränkungen**: Niedrige Löhne und Arbeitslosigkeit führen zu finanziellen Einschränkungen, die sich auf alle Lebensbereiche auswirken.
- **schlechte Wohnlage**: Preisgünstiger Wohnraum bietet häufig eine geringe Lebensqualität (z. B. fehlende Grünflächen, hohe Bevölkerungsdichte, schlechte Infrastruktur).
- **soziale Instabilität**: Zerrüttete Familienverhältnisse (z. B. hohe Scheidungs- und Trennungsraten) gehören zu den psychosozialen Belastunsfaktoren.

Sozialepidemiologie untersucht die Faktoren, die zur Verbreitung von gesundheitsbezogenen Zuständen und Ereignissen in Populationen führt, in Bezug auf die sozialen Einflüsse.

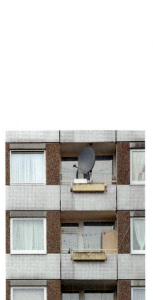

[1] Schlechte Wohnlagen verstärken schichtspezifische Belastungsfaktoren.

Sozial schwach gestellte Menschen

Arbeit und Arbeitslosigkeit

9.2.2

Bis auf wenige Ausnahmen ist für die meisten Menschen Arbeit die Grundlage der materiellen Existenzsicherung. Wie bereits aufgezeigt wurde, resultiert der soziale Status aus der beruflichen Tätigkeit. Neben ihrer sozialen Bedeutung hat Arbeit einen wichtigen Einfluss auf die Gesundheit. Bereits |Sigmund Freud definierte Gesundheit als die Fähigkeit lieben und arbeiten zu können. Ob Arbeit gesund erhält oder krank macht, hängt von den Arbeitsbedingungen ab. So gefährden Arbeitsplätze die Gesundheit, wenn

Sigmund Freud | 75

- die Arbeitsanforderungen permanent zu hoch sind,
- zu hoher Zeitdruck mit geringer Kontrolle bzw. Entscheidungsmöglichkeiten bestehen sowie
- hohe Arbeitsanforderungen und keine angemessene Entlohnung gegeben sind.

Zu den Entlohnungen zählen nicht nur finanzielle Güter, sondern auch nicht materielle Vergütungen, wie z. B. Annerkennung und Achtung für die geleistete Arbeit, berufliche Aufstiegschancen oder Arbeitsplatzsicherheit. Ebenso können die Dauer und Lage der Arbeitszeit sowie die Beziehung zu Kolleginnen und Vorgesetzten die Gesundheit beeinflussen. Von drohendem Arbeitsplatzverlust, niedriger Kontrolle am Arbeitsplatz und geringer materieller und nicht materieller Entlohnung sind Beschäftigte unterer sozialer Positionen wesentlich stärker betroffen als Beschäftigte in höheren Berufspositionen.

Arbeitsschutz | 551

Im Hinblick auf krankheitsbedingte Fehlzeiten waren laut Fehlzeiten-Report 2009 des Wissenschaftlichen Instituts der AOK (WIdO) die 9,7 Mio. AOK-versicherten Arbeitnehmer durchschnittlich jeweils 17 Tage krank geschrieben. Im Jahr 2007 waren es noch 16,3 Tage. Für die Zunahme der Fehlzeiten werden Erkrankungen des Atemsystems und die Zunahme psychischer Erkrankungen verantwortlich gemacht. So hatten im Jahr 2002 pflichtversicherte Arbeiterinnen durchschnittlich 23,0 Fehltage zu verzeichnen; hingegen waren pflichtversicherte Angestellte im Durchschnitt 13,3 Tage krank. Nicht nur die Häufung, sondern auch die Art der Erkrankung ist abhängig von der ausgeübten Tätigkeit. So spielen z. B. bei Arbeitskräften im Bauwesen Verletzungen und Erkrankungen des Bewegungssystems eine größere Rolle als bei Angestellten im Versicherungs- und Bankenwesen.

Durch umfassende |Arbeitsschutzmaßnahmen in den Betrieben hat sich das Unfallrisiko am Arbeitsplatz drastisch verringert und konnte von 2,1 Mio. auf etwa 1,3 Mio. gesenkt werden. Bei den als Berufskrankheit anerkannten Fällen rangierte im Jahr 2002 die Lärmschwerhörigkeit an erster Stelle. An zweiter Stelle lagen durch Asbest verursachte Erkrankungen und an dritter Stelle Hauterkrankungen.

Die höchste Sterblichkeitsrate haben Männer in gering qualifizierten Berufen. Die niedrigste Sterblichkeitsrate weisen Männer mit hohem beruflichem Status auf.

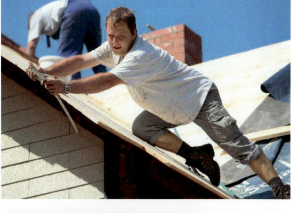

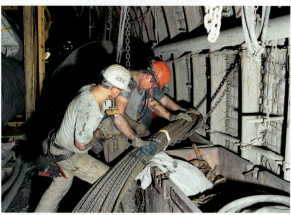

[2] Ungesicherte Arbeiten im Bauwesen gehören zu den großen Risikofaktoren für Verletzungen von Arbeitern.

Von **Arbeitslosigkeit** sind Menschen aus allen sozialen Schichten und Altersgruppen betroffen. Im Jahr 2007 waren 3,77 Mio. Menschen arbeitslos. Verliert ein Mensch seinen Arbeitsplatz, wird ihm die Möglichkeit genommen, selbst für seine Existenzsicherung zu sorgen. Die Gesundheitsrisiken von arbeitslosen Menschen sind schon lange bekannt. Bereits im Jahr 1933 wurde in der Studie „Die Arbeitslosen von Marienthal" die gesundheitlichen und sozialen Folgen von arbeitslos gewordenen Textilarbeitern in Österreich beschrieben. Auch heute belegen Untersuchungen, dass Arbeitslosigkeit ein Gesundheitsrisiko darstellt.

Stressor | 547

Arbeitslosigkeit stellt einen starken sozialen |Stressor dar, der zu zahlreichen Reaktionen des Körpers führt (z. B. emotional, mental-kognitiv, verhaltensbezogenen und biochemischen Reaktionen). In der Folge reagieren die betroffenen Menschen mit vielfältigen körperlichen Störungen (z. B. erhöhter Blutdruck) sowie gesundheitsschädigenden Verhaltensweisen (z. B. erhöhter Alkohol- und Nikotinkonsum), die nicht selten zu |manifesten Erkrankungen (z. B. Herzinfarkt) führen.

manifest
deutlich, offenkundig, „handgreiflich"
manus, lat. = Hand

Arbeitslosigkeit wirkt sich aber vor allem negativ auf die psychosoziale Gesundheit aus. Die Folgen können u. a. sein:

- depressiven Störungen,
- Resignation,
- Rückzug,
- Familien- und Partnerschaftskonflikte,
- soziale Isolation, Schlafstörungen,
- Suchtmittelkonsum und
- suizidale Handlungen.

So sind 25,3 % der langzeitarbeitslosen Männer und im Vergleich hierzu nur 10,5 % der männlichen Erwerbstätigen von Depressionen betroffen. Bei den Frauen gaben 38,8 % der Langzeitarbeitslosen an, unter einer Depression zu leiden, während es bei erwerbstätigen Frauen lediglich 17,8 % waren.

Die mit Arbeitslosigkeit verbundenen Lebensbedingungen rufen also in vielfältigen Fällen gesundheitliche Beeinträchtigungen hervor oder beschleunigen den Verlauf bestehender Krankheiten („Armut macht krank"). Gleichzeitig sind bereits erkrankte Personen auf dem Arbeitsmarkt verstärkt von Arbeitslosigkeit betroffen und sind auch schlechter in eine neue Arbeit zu vermitteln („Krankheit macht arm"). So weisen laut Statistik der Bundesagentur für Arbeit 25 % aller Arbeitslosen vermittlungsrelevante gesundheitliche Einschränkungen auf.

Die individuelle Bewältigung dieser Situation wird von zahlreichen Faktoren beeinflusst, wie z. B. Dauer der Arbeitslosigkeit, Lebensalter, Geschlecht, finanzielle Ressourcen, Bildungsstand/berufliche Qualifikation sowie soziale Unterstützung und Gesundheitsverhalten. Insbesondere die Variable „Dauer" der Arbeitslosigkeit beeinflusst das gesundheitliche Wohlbefinden. So zeigte sich in einer Untersuchung von 2005, dass die Lebenszufriedenheit bei Langzeitarbeitslosen genauso niedrig war wie bei pflegebedürftigen Menschen.

Armut und Reichtum in Deutschland

Einkommens- und Vermögensverteilung

Armuts- und Reichtumsbericht der Bundesregierung

Seit dem Jahre 2000 hat der Deutsche Bundestag die Bundesregierung beauftragt, regelmäßig (jeweils zur Mitte einer |Legislaturperiode) einen Armuts- und Reichtumsbericht zu erstatten.

Legislaturperiode | 318

„Die Berichterstattung [...] hat die Aufgabe, materielle Armut und Unterversorgung sowie Strukturen der Reichtumsverteilung zu analysieren und Hinweise für die Entwicklung geeigneter politischer Instrumente zur Vermeidung und Beseitigung von Armut, zur Stärkung der Eigenverantwortlichkeit sowie zur Verminderung von Polarisierungen zwischen Arm und Reich zu geben."

—

Lebenslagen Deutschland – Der 1. Armuts- und Reichtumsbericht der Bundesregierung 2001, S. XIV

Der derzeit aktuelle dritte Armuts- und Reichtumsbericht liegt seit März 2008 vor. Dieser Bericht stellt eine Vielzahl von Dimensionen dar, die Armut und soziale Ausgrenzung bedingen können. Der grundlegende Ansatz ist ein ressourcenbezogener.

Einkommensverhältnisse in Deutschland

Deutschland ist ein reiches Land und der Mehrheit der Bevölkerung geht es gut. Dennoch sind Armut und soziale Ausgrenzung keine Einzel- und Randphänomene, auch wenn sie eine andere Dimension haben als z.B. die Armut von Menschen in Entwicklungsländern. Soziale Ungleichheit ist eine Tatsache, die mit zunehmenden Arbeitslosenzahlen bei gleichzeitiger Zunahme des Reichtums einzelner Gesellschaftsgruppen in den letzten Jahren gewachsen ist.

Es wird auch davon gesprochen, dass die Einkommensschere immer weiter auseinanderklafft. So entfallen auf das ärmste Fünftel der Bevölkerung ca. 9 % der Einkommen, ca. 35 % der Einkommen auf das reichste Fünftel (Stand 2003).

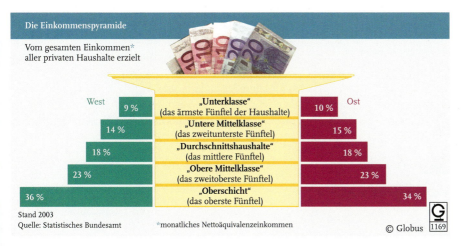

Reichtum in Deutschland

Haushaltsnettoeinkommen
Der Betrag, der einem Haushalt nach Abzug von Steuern und Sozialabgaben vom Lohn zur Verfügung steht

Vermögen
Gesamtheit aller geldwerten Güter einer Person

Die durchschnittlichen |Haushaltsnettoeinkommen sind seit den 1980er Jahren kontinuierlich gestiegen (1985: 979 €, 2005: 1.174 €), obwohl insbesondere seit Ende der 1990er Jahre eine deutliche Abflachung der Steigerungsraten zu verzeichnen ist. Gleichzeitig gibt es große regionale Unterschiede, nicht nur zwischen alten und neuen Bundesländern (2005: 1.210 € zu 1.032 €), sondern auch zwischen Stadt- und Landbevölkerung, wobei das Einkommen der Stadtbevölkerung deutlich unter dem der Landbevölkerung liegt.

Laut einer Studie des Deutschen Instituts für Wirtschaftsforschung (DIW) von 2007 haben die Deutschen ein Nettogesamtvermögen im Wert von 5,4 Billionen Euro. Das würde eine Durchschnittssumme von 80.722 Euro pro Person ergeben, wenn Reichtum gleich verteilt wäre. Tatsache jedoch ist, dass die reichsten zehn Prozent der Deutschen fast zwei Drittel des |Volksvermögens besitzen, während mehr als die Hälfte der Bürger kaum Vermögen hat.

Durch Erbschaft und Schenkungen werden jährlich 50 Mrd. Euro in Form von Immobilien oder größeren Geldbeträgen zwischen den Generationen umverteilt. 2,5 % aller Haushalte haben von 1999–2002 eine durchschnittliche Erbschafts- und Schenkungssumme von 50.000 Euro erhalten.

Armutsrisikoquote

Eines der Hauptarmutsrisiken ist ein niedriges Einkommen. Daher ist die Entwicklung der unteren Einkommensbereiche für jede Armutsberichterstattung von besonderem Interesse. Sie wird durch die so genannte Armutsrisikoquote bestimmt, die angibt, wie viele Menschen unterhalb der Armutsgrenze leben. Die EU-Mitgliedsstaaten haben sich zwecks besserer Vergleichbarkeit der Datenlage auf eine gemeinsame Armutsgrenze geeinigt: Sie liegt bei 60 % des durchschnittlichen Einkommens des jeweiligen Landes. Gemäß dem 3. Armuts- und Reichtumsbericht der Bundesregierung liegt die Armutsrisikogrenze in Deutschland bei 781 €. Zu den besonders gefährdeten Gruppen zählen

- Arbeitslose (43 %)
- Personen ohne abgeschlossene Berufsausbildung (19 %)
- Alleinerziehende (24 %)

Insgesamt ist das Armutsrisiko mit 15 % in Ostdeutschland höher als in Westdeutschland.

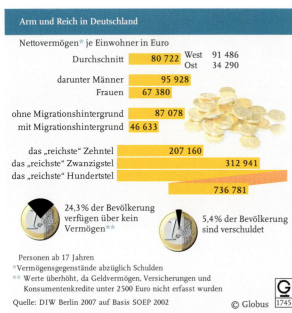

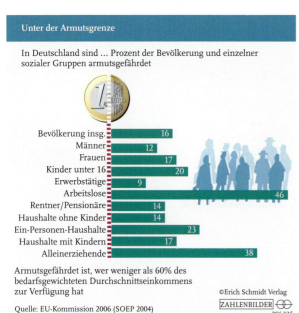

Sozial schwach gestellte Menschen

Einkommenslage verschiedener Bevölkerungsgruppen

9.3.2

Erwerbstätigkeit hat eine zentrale Bedeutung für die soziale Lage des Individuums in der Gesellschaft. Wichtige, daran gebundene Ressourcen sind
- Einkommen,
- Berufsprestige,
- Entwicklung und Erweiterung von Fähigkeiten und Begabungen,
- Übernahme von Verantwortung sowie
- Teilhabe an Entscheidungsprozessen.

Grundsätzlich kann man sagen, dass das Einkommen erwerbstätiger Personen abhängig ist von Schulbildung und beruflicher Qualifikation. Auch wenn es keine Faustregel gibt, wie z. B. „Je höher der Schulabschluss, desto besser das Einkommen", können umgekehrt aus nicht vorhandenen Bildungsabschlüssen niedrigere Einkommen resultieren.

Niedrige Löhne und fehlende Erwerbstätigkeit sind das häufigste Risiko für Armut. Aber auch einzelne Bevölkerungsgruppen sind aufgrund der sozialen Umstände von Armut eher betroffen als andere. So waren noch vor einigen Jahren in besonderem Maß ältere Frauen von Armut bedroht. Heute sind die Kinder in den Fokus der Betrachtung geraten und man spricht von |Infantilisierung der Armut. Dies betrifft insbesondere kinderreiche Familien sowie Alleinerziehende. Auch Menschen mit Migrationshintergrund sind besonders häufig arm. Im Folgenden soll auf die einzelnen Bevölkerungsgruppen im Detail eingegangen werden.

Infantilisierung
„Verkindlichung"
infans, lat. = kindlich

Einkommenslage älterer Menschen

Ältere Menschen ab 65 Jahren sind in der Regel nicht mehr erwerbstätig. Ihr monatliches Einkommen beziehen sie aus Renten- und Pensionsansprüchen, Ersparnissen sowie Einkünften aus Kapitalanlagen. Da das Rentensystem abhängig von den eingezahlten Beiträgen ist, erhalten Menschen, die während ihrer Erwerbstätigkeit niedrige oder keine Löhne bezogen haben, auch sehr niedrige Renten. Besonders niedrige Renten erhalten i. d. R. Frauen, die nicht erwerbstätig waren.

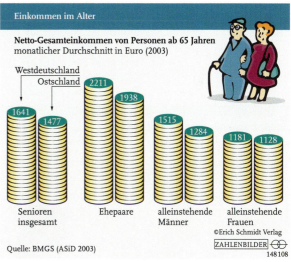

Generell weisen ältere Menschen in Deutschland eine relativ günstige Einkommenssituation auf. Das Armutsrisiko liegt bei dieser Zielgruppe niedriger als bei der Gesamtbevölkerung, muss jedoch differenziert betrachtet werden. Während bei den 61–70-Jährigen das Armutsrisiko zwischen 1997 und 2004 von 10,2 % auf 8,2 % gesunken ist, stieg es bei den über 79-Jährigen im gleichen Zeitraum von 9,2 % auf 11,1 % an.

Die Zahl der Empfängerinnen von |Grundsicherung im Alter von über 65 Jahren liegt 2006 im Durchschnitt bei 2,3 % (2,6 % Frauen, 1,8 % Männer). Hierbei ist jedoch zu berücksichtigen, dass nicht alle Menschen, die hilfebedürftig sind, diese Ansprüche geltend machen. Untersuchungen zeigen, dass vor allem ältere Menschen staatliche Hilfen nicht in Anspruch nehmen. Gründe dafür sind:
- Informationsdefizite,
- Scham und Angst vor sozialer Ausgrenzung,
- fehlendes Bewusstsein für die eigene soziale Notlage sowie
- Angst, dass Unterhaltsansprüche an die Kinder gestellt werden.

Grundsicherung im Alter | 193

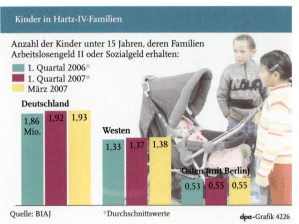

Einkommenslage von Eltern mit Kindern

In Deutschland lebt über die Hälfte der Menschen in Familien und familienähnlichen Lebensgemeinschaften. Drei Viertel davon sind „herkömmliche" Familien mit verheirateten Eltern bzw. Stiefeltern. Die Mehrzahl der Familien mit Kindern lebt in sozial gesicherten Lebensverhältnissen.

Im Jahr 2005 waren 11,3 % aller Familien armutsgefährdet. Allerdings bestehen erhebliche Unterschiede zwischen den einzelnen Familienformen. So war die Armutsgefährdungsquote bei Familien, in denen zwei Erwachsene leben, mit 9,4 % relativ niedrig. Von den Alleinerziehenden-Haushalten waren hingegen 24 % armutsgefährdet.

Die Zahl der nicht ehelichen Lebensgemeinschaften mit Kindern und die Zahl der Alleinerziehenden nehmen zu. Kinderzahl und Familienformen unterscheiden sich dabei zwischen West- und Ostdeutschland. So gibt es in Ostdeutschland wesentlich mehr allein erziehende Elternteile. Während bei den allein erziehenden Elternteilen in Westdeutschland die Zahl der geschiedenen Elternteile dominiert, überwiegt in Ostdeutschland die Anzahl lediger Elternteile. Nach einer Trennung kann es zu wirtschaftlichen Einbußen kommen (z. B. aufgrund doppelter Haushaltsführung). Fehlende Betreuungsangebote für Kinder verhindern nicht selten die Erwerbstätigkeit allein erziehender Mütter oder Väter. In der Konsequenz sind diese dann auf Bezug von Arbeitslosengeld angewiesen.

Sind die Eltern oder ein Elternteil von Arbeitslosigkeit und/oder Armut betroffen, sind auch deren Kinder auf soziale Unterstützungssysteme angewiesen. Beziehen die Eltern/das betreuende Elternteil Arbeitslosengeld II, erhalten die Kinder |Sozialgeld. Kinder stellen die größte Gruppe der Sozialhilfebezieher dar. Ende 2004 waren es ca. 1,12 Mio. Kinder unter 18 Jahren, die laufende Hilfen (Sozialgeld) zum Lebensunterhalt erhielten.

Sozialgeld | 193

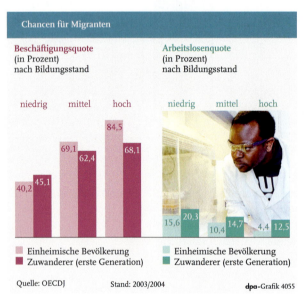

Einkommenslage von Menschen mit Migrationshintergrund

Die soziale Situation der ausländischen Bevölkerung in Deutschland unterscheidet sich wesentlich von der Situation der Gesamtbevölkerung. Die Armutsrisikoquote bei Menschen mit Migrationshintergrund liegt bei über 28 % und damit weit über der Armutsrisikoquote der Gesamtbevölkerung (13,0 %). Die Ursache hierfür liegt vor allem in der hohen Erwerbslosigkeit dieser Zielgruppe. So war die Gesamtarbeitslosenquote von Menschen mit Migrationshintergrund 2005 bei 25,2 %. Je nach vorhandenen Bildungsabschlüssen variiert die Beschäftigungsquote sehr stark.

Auch hier sind die Kinder bei Erwerbslosigkeit der Eltern besonders betroffen.

Kinderarmut

9.3.3

Bei der Betrachtung von Kinderarmut geht es um die Folgen familiärer Armut für das Kind und das Aufwachsen unter Armutsbedingungen. Kinder und Jugendliche nehmen die eigenen unterpriviligierten Lebensumstände angesichts des allgemein hohen Wohlstands in der Gesellschaft besonders stark wahr. Folgende Faktoren schränken die von Armut betroffenen Kinder und Jugendliche in ihrer Lebenswahrnehmung und Entwicklung stark ein:
- beengte Wohnverhältnisse,
- weniger und nicht so geschützte Spiel- und Freizeitmöglichkeiten im Wohnumfeld,
- kein oder selten möglicher Urlaub sowie
- weniger Taschengeld und damit verbunden Einschränkungen im Freizeitbereich.

Kinder und Jugendliche aus armen Familien verfügen häufig über einen schlechteren **Gesundheitszustand** als Kinder und Jugendliche aus wohlhabenden Familien. Dies kann sich lebenslang auswirken. Neben den körperlichen Problemen fällt auch die hohe Zahl der Kinder auf, die unter emotionalen und kognitiven Entwicklungsstörungen leiden. Relativ zuverlässige Erkenntnisse über den Gesundheitszustand von Kindern liefern die Einschulungsuntersuchungen. Die Ergebnisse werden landesweit verglichen und zusammengefasst. Die Zusammenhänge zwischen Gesundheit und sozialem Status lassen sich in allen Bundesländern ähnlich darstellen wie in Brandenburg [Abb. 1].

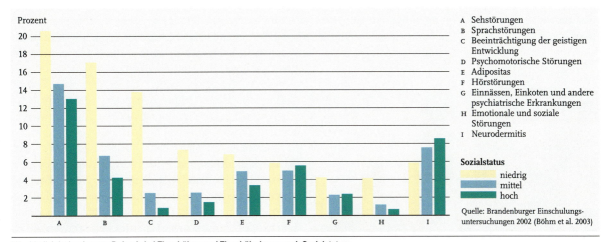

[1] Medizinisch relevante Befunde bei Einschülern und Einschülerinnen nach Sozialstatus

In der von der WHO unterstützen internationalen Studie „Health Behaviour in School-aged Children" (HBSC), an der 40 Länder Europas und Nordamerika teilnehmen, wurden u. a. die Gesundheitsprobleme von 11–15-Jährigen untersucht. Die Daten zeigten eine signifikant höhere Anzahl von Gesundheitsproblemen bei Jugendlichen aus der „Armutsgruppe".

In der HBSC-Studie wurden ebenso geschlechtsspezifische Differenzen deutlich. So zeigt sich, dass Mädchen ihre eigene Gesundheit schlechter einschätzen und vermehrt angeben, unter Kopf-, Bauch und Rückenschmerzen zu leiden. Neben den physischen Beschwerden variiert besonders ihr psychisches Wohlbefinden mit dem sozialen Status.

Einen Auszug der Ergebnisse für Nordrhein-Westfalen, Hessen, Sachsen und Berlin im Jahr 2002 gibt die Tabelle auf Seite 184.

Gesundheitsprobleme	Jungen			Mädchen		
	Armutsgruppe	Übrige	Odds Ratio	Armutsgruppe	Übrige	Odds Ratio
Gesundheitszustand Einigermaßen/schlecht	15	11	1,5	20	17	n.s.
Selbstbewusstsein selten/nie	23	20	nicht signifikant (n.s.)	33	29	n.s.
Einsamkeit sehr/ziemlich oft	13	8	1,6	17	13	n.s.
Fühle mich allgemein schlecht öfters in der Woche	7	3	2,4	10	6	1,7
Schlafstörungen öfters in der Woche	17	13	1,4	21	16	1,4
Kopfschmerzen öfters in der Woche	11	7	1,5	19	16	1,3
Magenschmerzen öfters in der Woche	7	3	2,2	15	10	1,6

[Tab. 1] Gesundheitsprobleme von 11- bis 15-jährigen Jugendlichen nach Armutsbetroffenheit (Angaben in Prozent – gerundet)

Odds Ratio
statistischer Wert, der angibt, um welchen Faktor das Risiko in der einen Gruppe gegenüber der Vergleichsgruppe erhöht ist.

HBSC-Studie 2002: Daten für Nordrhein-Westfalen, Hessen, Sachsen und Berlin (N = 5650)

Die **familiäre Situation** armer Kinder ist häufig schwierig. Durch die wirtschaftlich prekäre Situation sind viele Eltern in ihrer Fähigkeit beeinträchtigt, die Bedürfnisse ihrer Kinder angemessen wahrzunehmen und darauf zu reagieren. Kinder erfahren seltener Unterstützung durch die Eltern. Gleichzeitig verfallen viele Eltern in einen stark einengenden und/oder inkonsistenten Erziehungsstil, der sich wiederum nachteilig auf die Persönlichkeitsentwicklung der Kinder auswirken kann.

Gerade in Deutschland haben Kinder aus armen Verhältnissen schlechtere **Bildungschancen**. Fehlen die wirtschaftlichen Ressourcen, werden seltener Bücher erworben oder am kulturellen Leben (z. B. Theater) teilgenommen – Erfahrungen, die sich positiv auf die Bildung von Kindern auswirken könnten. Jedoch sind sich die Expertinnen darin einig, dass niedrige Bildungschancen nicht alleine auf eine schlechte wirtschaftliche Situation zurückzuführen sind, sondern vielmehr auch in der Bildungsbiografie der Herkunftsfamilie sowie im deutschen Schulsystem an sich begründet sind. So erreichten von 100 Kindern „nicht akademischer" Eltern nur 46 die Sekundarstufe II (Oberstufe) im Vergleich zu 83 Kindern „akademischer" Eltern. Nur 23 % der Kinder „nicht akademischer" Eltern begann ein Hochschulstudium im Vergleich zu 83 % der Kinder akademisch ausgebildeter Eltern.

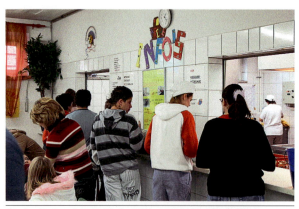

[1] Das Berliner Projekt „Die Arche" nimmt sich zielgerichtet der Bedürfnisse von Kindern aus schwierigen sozialen Verhältnissen an.

Kinder und Jugendliche spüren besonders stark, wenn sie aufgrund Geldmangels nicht an **Freizeitaktivitäten** teilhaben können. In unserer heutigen konsumorientierten Gesellschaft sind Freizeitaktivitäten zunehmend kostenpflichtig. Nur noch selten gibt es kommunale Förderungen z. B. für Schwimmbäder. In der Folge lernen Kinder und Jugendliche aus armen Familien bestimmte Tätigkeiten nicht kennen. Sie können nicht schwimmen, lernen keine Musikinstrumente und nehmen nicht am gesellschaftlichen Leben z. B. in Vereinen teil.

Sozial schwach gestellte Menschen

Wohnungslosigkeit

9.3.4

Hintergründe und demografische Daten

Eine der schlimmsten Auswirkungen von Armut ist der Verlust der eigenen Wohnung. Wohnungslose Menschen entbehren neben der Wohnung weiterer elementarer Lebensgrundlagen wie Arbeit und sozialer Beziehungen und sind häufig vom Zugang zu sozialen Sicherungssystemen ausgeschlossen.

In der Gesellschaft werden unterschiedliche Begriffe verwendet, um die Personengruppe zu benennen. Zunehmend setzt sich der Begriff „wohnungslos" für „ohne Wohnung lebende Personen" durch, was eine Präzisierung der erfassten Personengruppe beinhaltet und eine Diskriminierung vermeidet. Mit dem Begriff „wohnungslos" werden Menschen bezeichnet, die

- nicht über einen mietvertraglich abgesicherten Wohnraum verfügen,
- über die Kommune in einen Wohnraum eingewiesen bzw. mit Notunterkünften versorgt wurden,
- in Heimen, Anstalten, Asylen, Frauenhäusern usw. leben,
- bei Freundinnen, Verwandten oder Bekannten untergekommen sind,
- sich als Selbstzahler in Billigunterkünften einquartiert haben,
- als Aussiedlerin in Aussiedlerunterkünften oder
- ohne jegliche Unterkunft auf der Straße leben.

Die Gründe für Wohnungslosigkeit von Erwachsenen sind vielfältig und treten häufig in Kombination auf:

- Mietschulden und Zwangsräumungen,
- Scheidung oder Trennung (meist von der Ehefrau),
- Arbeitslosigkeit und Krankheit,
- Alkohol- oder Drogenabhängigkeit,
- fehlende Resozialisierung nach Gefängnisaufenthalt oder
- psychische Störungen.

www.bag-wohnungslosenhilfe.de
Hier finden Sie die Homepage der Bundesarbeitsgemeinschaft Wohnungslosenhilfe.

Die Ursachen von Wohnungslosigkeit bei Kindern und Jugendlichen unterscheiden sich von denen Erwachsener:

- materielle Not der Familie,
- Flucht vor Gewalt und/oder Missbrauch im Elternhaus,
- zu enge Wohnverhältnisse im Elternhaus,
- Flucht vor ständigen Konflikten mit anderen Familienmitgliedern oder
- Flucht aus Heimen.

Es gibt in Deutschland keine bundeseinheitliche Wohnungslosen-Statistik. Die Bundesarbeitsgemeinschaft Wohnungslosenhilfe (BAG-W) veröffentlicht jährlich eine Schätzung über die Zahl der Wohnungslosen. Die meisten Wohnungslosen (55 %) sind zwischen 30 und 50 Jahre alt. Die Gesamtzahl der Wohnungslosen in Deutschland wird auf 254.000 geschätzt (Stand 2006). Davon sind ca. 64 % Männer, 25 % Frauen, 11 % Kinder und Jugendliche.

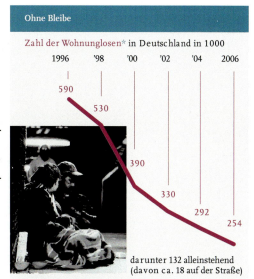

Ohne Bleibe

Zahl der Wohnungslosen* in Deutschland in 1000
1996 '98 '00 '02 '04 2006
590
530
390
330
292
254

darunter 132 alleinstehend
(davon ca. 18 auf der Straße)

* Menschen ohne mietvertraglich abgesicherten Wohnraum, ohne wohnungslose Aussiedler; Schätzungen

Quelle: BAG Wohnungslosenhilfe © Globus 1762

185

Wohnungslose bilden keine homogene Gruppe. Sie befinden sich in unterschiedlichen Lebenslagen mit stark voneinander abweichenden Biografien. Dennoch gibt es Merkmale, die viele von ihnen teilen. Wohnungslose Menschen sind oft arbeitslos (Arbeitslosenquote: 86 %), meistens dauerarbeitslos. Häufig sind es an- oder ungelernte Arbeiterinnen und oft verfügen sie über besonders niedrige Schulabschlüsse. Nicht selten sind sie auch mit existenziellen Krisen (z. B. Partnerinverlust) konfrontiert gewesen, die die „soziale Abwärtsspirale" mit ausgelöst haben.

Wohnungs- und Arbeitslosigkeit stellen einen Teufelskreis dar:

- Ohne Arbeit kann keine Wohnung angemietet werden.
- Ohne Wohnung ist kein reguläres Beschäftigungsverhältnis zu finden.

Wohnungslose sind in allen Lebensbereichen unterversorgt und ausgegrenzt. Sie sind sehr stark von gesellschaftlicher Verachtung, Isolation und sozialer Benachteiligung betroffen. Ihre Wohnungslosigkeit ist vielfach das Ergebnis eines langfristigen Verarmungs- und Ausgrenzungsprozesses, der alle Lebensbereiche betrifft. Sie führt langfristig zu einem weiteren sozialen Abstieg. Gleichzeitig haben Wohnungslose aufgrund vielfältiger Negativerlebnisse häufig eine große Skepsis gegenüber Hilfsangeboten. Zwischen dem ersten Wohnungsverlust und dem Auftauchen im Straßenmilieu (oder im Hilfesystem) können Jahre vergehen.

Der folgende Zeitungsartikel – ein Nachruf zum Tod des Wohnungslosen „Ingo vom Kotti" – macht deutlich, wie komplex die Situation von Wohnungslosen ist.

„Burkhard Horstmann (Geb. 1955)"

Er soff, er schlief im Freien, alle haben ihn gekannt. Sein Name: Ingo.

Am 24. August ist er 50 geworden und hatte keine Ahnung davon. (...) Welche Rolle spielt das Datum, wenn man von Flasche zu Flasche lebt, wenn das Zuhause eine Matratze auf einer Verkehrsinsel ist, seit 15 Jahren, vielleicht auch seit 17. Welche Rolle spielt ein Geburtstag, wenn man sowieso 20 Jahre älter aussieht und sich längst entschieden hat: Ich sauf' mich tot? (...)

Die Stationen seines Lebens: Kinderheim in Rerik an der Ostsee, der Traum vom goldenen Westen, Fluchtversuch, Knast, Tätowierungen, Freikauf in den Westen, Hochzeit, die Frau hängt an der Nadel, er säuft, Scheidung, Kündigung der Wohnung, Endstation Kottbusser Tor.

Es gab mal so einen Werbezettel für eine Bustour nach Berlin, inklusive Abstecher nach Kreuzberg, darauf haben sie auch mit „Ingo vom Kotti" geworben. Der „Kotti": Multikulti-Idyll, bisschen Türkei, bisschen Elend, ein Penner auf dem Präsentierteller, jeder nach seiner Fasson. Hübsch anzusehen durch die Scheiben eines Busses. Draußen wanderten die Tauben über Ingo hinweg, während er schlief, tagsüber saß er auf einer Mülltonne gegenüber der Verkehrsinsel und wartete, dass jemand ihm den Suff finanzierte. Früher hat er mal für den Gemüsetürken Kisten gestapelt, das ging nicht mehr, seit er nicht mehr so gut zu Fuß war. Außerdem stank er entsetzlich – die Händler hätten ihn sowieso nicht mehr rangelassen. (...)

Ein paar Rentner aus dem Altersheim um die Ecke gaben ihm etwas Geld, Döner und Obst bekam er in den Läden geschenkt, die Wachschützer vom U-Bahnhof luden ihn mal zum Kaffee ein. Die Krankenschwester vom Fixerbus kümmerte sich um seine Verletzungen und schnitt ihm hin und wieder die Haare. Natürlich vor dem Bus, man will ja gar nicht wissen, was sich in den Loden über die Monate angesammelt hat. Mit grandioser Geduld brachte sie ihn im Juli nochmal dazu, sich zu duschen – früher ist er hin und wieder in den Kanal gesprungen, aber so fit war er schon lange nicht mehr. Sie kleidete ihn auch neu ein, und die Leute riefen:

„Mensch Ingo, supa siehste aus!" Da war er stolz und hoffte, beim Türken vielleicht doch nochmal Kisten stapeln zu dürfen.

Ingo erzählte gern, dass sogar der Diepgen [Regierender Bürgermeister Berlins von 1984 bis 1989 und von 1991 bis 2001; Anm. d. Red.] ihm eine Wohnung angeboten habe. Völlig sinnlos, selbstverständlich. Sie haben ihn auch mal in ein Kloster ge-

Sozial schwach gestellte Menschen

bracht, wo er ein sauberes Zimmer haben sollte. Ist er gleich wieder abgehauen, zurück auf seine Insel. „Der hat nichts anderes gewollt", sagen die Leute und zucken die Schultern. Manche vermuten, dass er klaustrophobisch war und keine engen Räume vertrug.

Ingo konnte sich ein anderes Leben nicht mehr vorstellen. Was einem Menschen gut tut, abgesehen von Suff und Tabak, das hatte er längst vergessen. Die Krankenschwester vom Fixerbus hat ihm mal ein Fußbad gemacht und ihn damit auf den Platz gesetzt. Das tat ihm gut, na klar.

Aber ein Fußbad macht nicht süchtig. Man kann auch ohne leben. Und man vergisst ein Fußbad schnell, wenn die Prioritäten andere sind.

Ingo hat mal gesagt, er wolle am liebsten zu Hause sterben. Er starb nicht auf seiner Insel, sondern am anderen Ufer, drüben auf dem Platz, wo er tagsüber immer saß. War ja auch sein Zuhause, irgendwie. Da kannten ihn alle. Ob sie ihn vermissen werden?"
—
ENSIKAT, DAVID: „Burkhard Horstmann"
In: *Der Tagesspiegel* 16.12.2005

Gesundheitssituation wohnungsloser Menschen

Eine wissenschaftliche Untersuchung zum Gesundheitszustand wohnungsloser Menschen aus dem Jahr 1989 zeigt einen hohen Krankenstand. 90 % der Betroffenen sind nach dieser Studie dringend behandlungsbedürftig und leiden besonders unter Erkrankungen

- der Atmungsorgane,
- der Verdauungsorgane,
- des Herz-Kreislauf-Systems und
- der Haut.

Des Weiteren fielen Verletzungen aufgrund von Straßenverkehrs- oder Arbeitsunfällen sowie gewalttätigen Übergriffen, Infektionskrankheiten, psychiatrischen und Suchterkrankungen auf. Ebenso wurde der Zahnstatus vielfach als sehr schlecht eingestuft.

Die Lebenserwartung wohnungsloser Menschen beträgt laut einer Studie des Hamburger Instituts für Rechtsmedizin 44,5 Jahre und somit 30 Jahre weniger als die der übrigen Bevölkerung.

Trotz der schlechten Gesundheitssituation suchen wohnungslose Menschen selten medizinische Hilfe auf. Für die Nichtinanspruchnahme werden folgende Gründe aufgeführt:

- große Hemmschwelle, in eine Arztpraxis zu gehen (Angst vor Abweisung, Scham),
- fehlendes Vertrauen aufgrund negativer Erfahrungen mit medizinischem Fachpersonal,
- zu hoher bürokratischer Aufwand, Praxisgebühr sowie
- fehlende Einsicht in die Notwendigkeit einer ärztlichen Behandlung.

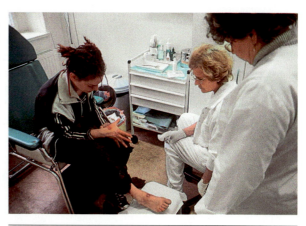

[1] Die Gesundheitssituation wohnungsloser Menschen ist häufig sehr schlecht.

Hilfsangebote für wohnungslose Menschen

Wer seine Wohnung verliert und aus eigener Kraft seine Wohnungswünsche nicht umsetzen kann, ist zum Überleben in vielen Bereichen auf Hilfe angewiesen. Sowohl öffentliche Einrichtungen (Kommunen) als auch kirchliche und Träger der freien Wohlfahrt bieten verschiedene Hilfen an. Diese können sich regional sehr stark unterscheiden, umfassen aber in der Regel:

- finanzielle Hilfen,
- (Not-)Unterkünfte,
- Essensausgabestellen,
- |niederschwellige Gesundheitsversorgung sowie
- Beratungsstellen.

niederschwellig **1** | 526

Arbeitslosengeld II | 190
Sozialgeld | 193

Wohnungslose haben abhängig von ihrer Erwerbsfähigkeit Anspruch auf |Arbeitslosengeld II oder |Sozialgeld. Weiterhin haben Wohnungslose nach SGB XII Anspruch auf Hilfen zur Überwindung besonderer sozialer Schwierigkeiten. Hierzu gehören

- Beratung und persönliche Unterstützung,
- Erhaltung und Beschaffung einer Wohnung, Ausbildung, Erlangung und Sicherung eines Arbeitsplatzes sowie
- Hilfen zum Aufbau und zur Aufrechterhaltung sozialer Beziehungen und zur Gestaltung des Alltags.

DAS LIED DER OBDACHLOSEN

Wir wollten ein Obdach haben
Sie sagten: Geh mal rasch dorthin!
Wir schrien wie die Raben:
Wir werden ein Obdach haben.
Da waren überall schon Leute drin.
Denkt mal nach, aber strengt euch an
Weil das nicht immer so gehen kann.

Wir wollten eine Arbeit finden
Sie sagten: Stellt euch mal dort an!
Da war der Betrieb schon pleite
Und vor ihm standen Leute
Und fragten uns, wo man was finden kann.
Denkt mal nach, aber strengt euch an
Weil das nicht immer so gehen kann.

Wir sagten: Da gehen wir schwimmen.
Das Wasser war von uns ganz voll.
Wenn wir geschwommen haben
Wolln wir zurückkehrn und sie fragen:
Wie es jetzt weitergehen soll.
Denkt inzwischen nach, aber strengt euch an
Weil das nicht immer so gehen kann.

Bertolt Brecht

Notunterkünfte bieten Übernachtungsmöglichkeiten für wohnungslose Menschen, die „auf der Straße leben" und keine andere Unterkunft haben. Dazu gehören Tages- und Nachtunterkünfte. In diesen Einrichtungen können Wohnungslose essen, duschen oder ihre Kleidung waschen und eine Sozialberatung in Anspruch nehmen. In den Wintermonaten von Oktober bis März werden in der Regel zusätzliche Übernachtungsmöglichkeiten und Notunterkünfte zur Verfügung gestellt, um den „Kältetod" zu vermeiden. Neben den Notunterkünften bieten zahlreiche Träger auch längerfristige Wohnunterkünfte an, die sich u. a. an von Wohnungslosigkeit betroffene Familien richtet.

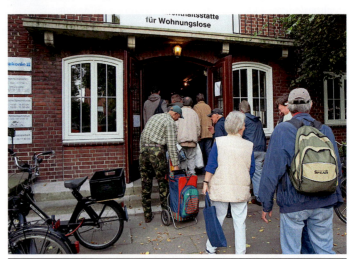

[1] Nachtasyle bieten Obdachlosen die Möglichkeit, während der Nacht „ein Dach über dem Kopf zu haben", zu duschen, ggf. Kleidung zu waschen oder auszutauschen sowie ärztliche Hilfe in Anspruch zu nehmen.

Sozial schwach gestellte Menschen

9.4

Verschiedene Formen von Essensausgaben bieten Wohnungslosen, aber auch anderen in Armut geratenen Menschen, die Möglichkeit, vergünstigt an Nahrungsmittel zu kommen. Vor allem kirchliche Träger unterhalten so genannte Suppenküchen, in denen an bestimmten Wochentagen warme Mahlzeiten ausgeteilt werden. In vielen Großstädten gibt es inzwischen die „Tafel", die Lebensmittelspenden z. B. von Supermärkten oder Hotels entgegennimmt und an Bedürftige verteilt.

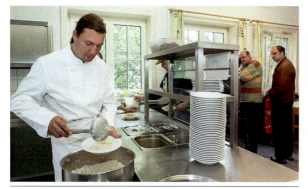
[2] So genannte Suppenküchen bieten warmes Essen für Bedürftige an.

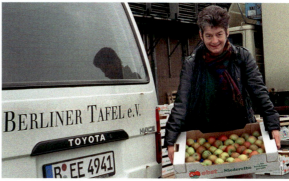
[3] Die „Tafel" sammelt Lebensmittelspenden für Bedürftige

Wohnungslose Menschen, die ALG II oder Sozialgeld beziehen, sind kostenfrei in der gesetzlichen Krankenversicherung. Damit können sie die regulären medizinischen Hilfesysteme in Anspruch nehmen. Jedoch nehmen viele Betroffene die bestehende Angebote nicht oder nur unzureichend an. Aus diesem Grund wird vor allem in Großstädten versucht, Wohnungslose durch niederschwellige Angebote direkt vor Ort zu erreichen. Solche oft mobilen Angebote finden sich an Orten, an denen sich Wohnungslose häufig aufhalten, wie z. B. vor Notübernachtungen, Suppenküchen oder an Bahnhöfen. In der Regel sind diese mobilen Ambulanzen mit Ärztinnen, Pflegekräften und/oder Sozialarbeiterinnen besetzt und es kann eine medizinische Erst- und Grundversorgung durchgeführt oder weiterführende Hilfen vermittelt werden. Krankenstationen für Wohnungslose bieten Pflege und medizinische Betreuung z. B. nach einem Krankenhausaufenthalt.

gesetzliche Krankenversicherung | 207

Fast alle Hilfsangebote für Wohnungslose werden durch Beratungsangebote ergänzt. Zusätzlich gibt es Beratungsstellen für „besondere Situationen", z. B. die Schuldnerberatungsstelle. Wie alle anderen Angebote basieren auch die Beratungsstellen auf einer „Komm-Struktur", also darauf, dass die Betroffenen diese Hilfen persönlich einfordern bzw. einlösen.

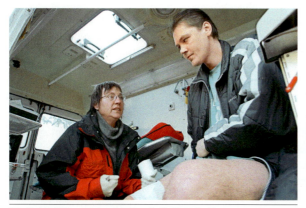
[4] Mobile Hilfsangebote erleichtern Bedürftigen den Zugang zu medizinischer Versorgung.

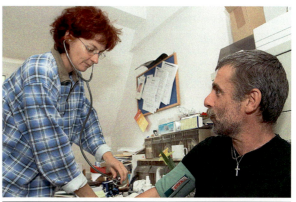
[5] In vielen Großstädten gibt es Arztpraxen, die sich auf die Behandlung von Wohnungslosen und anderen bedürftigen Menschen spezialisiert haben.

| 9.4 | # Staatliche Hilfe für sozial schwach gestellte Menschen |

Die soziale Lage verändert sich bei vielen Menschen im Laufe ihres Lebens und die relative Einkommensarmut ist bei der Mehrzahl der Fälle kein dauerhafter Zustand, man spricht auch von transistorischer (vorübergehender) Armut. Auf- und Abstiege beschränken sich auf einen kleinen Teil der Bevölkerung. 75 % der Bevölkerung sind nie von Armut betroffen. Bei einem Drittel der Betroffenen ist Armut innerhalb eines Jahres überwunden. Der Anteil armer Menschen, die durchgehend einem Armutsrisiko ausgesetzt sind, lag im Jahr 2005 bei 13 %. In diesen Gruppen können „Armutskarrieren" entstehen, die auf die nachfolgenden Generationen übergreifen. In solchen Situationen sollen soziale Hilfen greifen, die in Deutschland wie auch in vielen anderen Industrieländern staatlich koordiniert und finanziert werden. In diesem Zusammenhang wird auch vom „Sozialstaat" gesprochen. Das Sozialstaatsprinzip ist in Deutschland verfassungsrechtlich verankert. So heißt es im Grundgesetz: „Die Bundesrepublik Deutschland ist ein demokratischer und sozialer Bundesstaat" (Art. 20 GG). Neben der Garantie der Menschenwürde und der Menscherechte unterliegt das Sozialstaatsprinzip dem Schutz der Ewigkeitsgarantie bzw. Ewigkeitsklausel (Art. 79 Abs. 3 GG). Das heißt, diese Prinzipien gelten „auf ewig" und können nicht durch eine Verfassungsänderung aufgehoben werden.

Der Sozialstaat garantiert die soziale Sicherung und strebt soziale Gerechtigkeit an, um alle Bundesbürger an gesellschaftlichen und politischen Entwicklungen teilhaben zu lassen (Grundprinzipien sozialer Sicherung |200). Die Ausgestaltung des Sozialstaats erfolgt in der Sozialpolitik, die die Sozialversicherungen und verschiedene andere steuerfinanzierte Sozialleistungen (Kindergeld, Elterngeld, Wohngeld, Bafög) sowie die soziale Grundsicherung regelt.

Die soziale Grundsicherung umfasst das **Arbeitslosengeld II** und die **Sozialhilfe**. Beide dienen der Sicherung des soziokulturellen Existenzminimums jeweils unterschiedlicher Personenkreise und sind im Gegensatz zu den Sozialversicherungen steuerfinanziert.

| 9.4.1 | # Arbeitslosengeld II |

Hartz-Konzept
Ein Maßnahmenpaket zur Neuorientierung der Arbeitsmarktpolitik. Es wurde im Volksmund nach dem Kommissionsleiter Peter Hartz benannt.

Arbeitslosengeld I | **205**

Arbeitslosengeld II (Alg II, umgangssprachlich auch |Hartz IV genannt) ist die Grundsicherung für Arbeitsuchende. Es ist eine steuerfinanzierte Leistung, die abhängig von der Bedürftigkeit der Betroffenen ist. Sie soll den Lebensunterhalt arbeitsloser erwerbsfähiger Personen sichern, die keinen Anspruch (mehr) auf |Arbeitslosengeld I haben. Ihre gesetzliche Grundlage bildet das SGB II.

Die **Organisation** des Alg II erfolgt durch die Agenturen für Arbeit sowie die Kommunen. Diese agieren entweder gemeinsam in so genannten Arbeitsgemeinschaften (ARGEn) oder in getrennter Trägerschaft. Für die Einrichtung, Durchführung und Erfolgskontrolle von arbeitsmarktpolitischen Maßnahmen für Empfänger von Alg II sind eigene kommunal zugelassene Träger verantwortlich, so genannte Optionskommunen.

Die Kosten des Alg II werden wie folgt getragen:

- Die Agentur für Arbeit trägt die Regelleistung, die Mehrbedarfe, Zuschläge und Eingliederungsleistungen.
- Die Kommunen tragen Kosten für Unterkunft und Heizung, einmalige und flankierende Leistungen.

Sozial schwach gestellte Menschen

9.4

Leistungsberechtigt nach SGB II sind Personen, die:
- das 15. Lebensjahr vollendet und das 65. Lebensjahr noch nicht vollendet haben,
- erwerbsfähig sind,
- hilfebedürftig sind und ihren gewöhnlichen Aufenthalt in Deutschland haben oder
- mit einer erwerbsfähigen hilfebedürftigen Person in einer Bedarfsgemeinschaft leben.

Hilfebedürftigkeit liegt vor, wenn der Lebensunterhalt nicht oder nur teilweise aus eigenen Mitteln gesichert werden kann (§ 9 SGB II). Bei den eigenen Mitteln werden das Einkommen und das Vermögen, ggf. auch das von Angehörigen oder „Mitbewohnerinnen" (Bedarfsgemeinschaft) berücksichtigt.

Die **Leistungen** nach SGB II sind darauf ausgerichtet, die materiellen Grundbedürfnisse erwerbsfähiger Menschen zu befriedigen, soweit sie diese nicht aus eigenen Mitteln oder durch die Hilfe anderer decken können. Dies gilt auch für Menschen, die zwar erwerbstätig sind, deren Einkommen jedoch nicht für den Lebensunterhalt ausreicht. Die Leistungen gliedern sich in Leistungen zur Sicherung des Lebensunterhalts sowie Eingliederungshilfe und Arbeitsvermittlung.

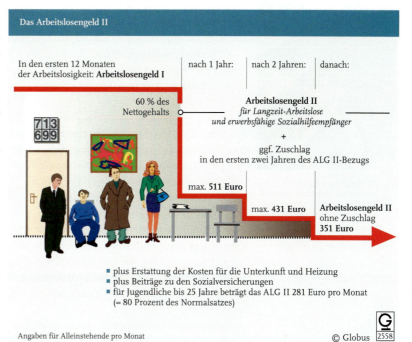

Leistungen zur **Sicherung des Lebensunterhalts** werden durch das Alg II gedeckt und setzen sich zusammen aus
- Regelleistungen: pauschaler monatlicher Geldbetrag, der den gesamten Lebensunterhalt abdecken soll,
- Leistungen für Unterkunft und Heizung: angemessene Wohnungs- und Heizkosten,
- Einmalsonderleistungen: bei Schwangerschaft und Geburt, Erstbezug einer Wohnung, mehrtägiger Klassenfahrt schulpflichtiger Kinder,
- Mehrbedarfen, z. B. bei schwerwiegenden Erkrankungen sowie
- ergänzenden Darlehen.

Leistungen zur Eingliederung in Arbeit sollen die Chancen der Betroffenen auf dem regulären Arbeitsmarkt erhöhen. Sie umfassen
- Leistungen nach SGB III nach Ermessen des Leistungsträgers, z. B. Beratung, Fortbildungsmaßnahmen,
- unterstützende Leistungen zur Erleichterung der Teilnahme an Eingliederungsmaßnahmen, z. B. Kinderbetreuung, psychologische Betreuung,
- Einstiegsgeld zur Aufnahme einer Erwerbstätigkeit, z. B. Existenzgründungszuschuss sowie
- Arbeitsgelegenheiten, wenn keine Arbeit auf dem regulären Arbeitsmarkt gefunden werden kann, z. B. „1-Euro-Job".

Die im Einzelfall in Frage kommenden Leistungen werden in einer Eingliederungsvereinbarung zwischen Leistungsträger und Hilfebedürftiger festgelegt.

9.4.2 Sozialhilfe

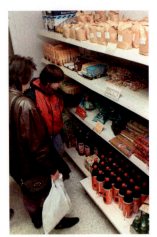

[1] Vor allem in Großstädten gibt es inzwischen zahlreiche Läden für Sozialhilfeempfängerinnen und andere Menschen in Geldnot.

Subsidiaritätsprinzip | 201

Die Sozialhilfe hat im deutschen Sozialsicherungssystem die Funktion des „untersten Auffangnetzes". Sie ist eine öffentlich-rechtliche Sozialleistung, deren Aufgabe es ist, den Betroffenen die Führung eines würdevollen Lebens durch Sicherung des Existenzminimums zu ermöglichen. Gesetzliche Grundlage der Sozialhilfe ist das SGB XII, das am 1. Januar 2005 in Kraft getreten ist.
Im SGB XII kommen drei **Grundprinzipien** zur Anwendung:
- Subsidiaritätsprinzip,
- Bedarfsdeckungsprinzip und der
- Grundsatz zur Individualisierung.

Nach dem |**Subsidiaritätsprinzip** müssen vorrangige Einkünfte bzw. Leistungen (z. B. Kindergeld) auf die Sozialhilfe angerechnet werden. Aufgrund dessen ist jeder, der einen Sozialhilfeantrag stellt, verpflichtet, seine finanziellen Verhältnisse offenzulegen.

Aus dem **Bedarfsdeckungsprinzip** ergibt sich der Maßstab der Bedürftigkeit, der bei Antragsstellung eingehend geprüft wird.

Der Grundsatz der **Individualisierung** führt zu personenbezogenen Leistungen. Das heißt, Art und Form sowie Maß der Sozialhilfe richten sich nach der Person der Hilfeempfängerin, der Art ihres Bedarfs und nach den örtlichen Verhältnissen. Die Organe der öffentlichen Sozialhilfe haben die Verhältnisse der Hilfe suchenden Person sorgfältig zu prüfen, die Ursachen der Notlage zu ermitteln und diese nach Möglichkeit zu beseitigen. Durch das Individualisierungsprinzip unterscheidet sich die Sozialhilfe von der Sozialversicherung, in der für vordefinierte Fälle Leistungen erbracht werden.

Es gibt mehrere **Träger** der Sozialhilfe. Die Länder und Gemeinden sind zuständig für die grundlegende Sozialhilfe – die Grundsicherung im Alter und bei Erwerbsminderung sowie für die soziale Sicherung von Asylbewerbern. Die Trägerschaft für Menschen, die sich in besonderen Lebenslagen befinden (z. B. Menschen mit einer Behinderung, Jugendliche) ist in der Hand verschiedener Behörden und Organisationen, die Regelungen unterscheiden sich innerhalb der Bundesländer.

Leistungsberechtigt nach SGB XII sind
- |Erwerbsunfähige auf Zeit,
- Vorruheständler mit niedriger Rente,
- längerfristig Erkrankte sowie
- hilfebedürftige Kinder mit selbst nicht hilfebedürftigen Eltern.

Erwerbsunfähigkeit
Als erwerbsunfähig im Sinne des SGB XII gelten alle Personen, die nicht in der Lage sind, mehr als 3 Stunden täglich auf dem allgemeinen Arbeitsmarkt einer Beschäftigung nachgehen zu können. Erwerbsfähige Personen beziehen Alg II.

Die Sozialhilfe umfasst verschiedene **Leistungen**, die abhängig von der Hilfebedürftigkeit teilweise parallel zueinander gewährt werden können:

Die **„Hilfe zum Lebensunterhalt"** (HLU) stellt der leistungsberechtigten Person Mittel zur Verfügung, die zum Lebensunterhalt notwendig sind. Sie besteht aus monatlichen sowie einmaligen Leistungen, deren Höhe in den Bundesländern variiert. Der Regelsatz für die monatlichen Leistungen soll alle Kosten für Nahrungsmittel, Haushaltsstrom und individueller Bedürfnisbefriedigung (z. B. Kosten für Kommunikation, Genussmittel, Kosmetika) decken. Neben dem Regelsatz werden noch weitere Kosten übernommen.

> Sind Menschen in stationären Einrichtungen untergebracht (z. B. Altenheim), übernimmt der Sozialhilfeträger den Pflegesatz, auch wenn der die Leistungen der Grundsicherung überschreitet (Bedarfsdeckungsprinzip). Zusätzlich übernimmt er den „weiteren notwendigen Lebensunterhalt", der eine Kleiderbeihilfe und einen Barbetrag zur persönlichen Verfügung in Höhe von 27 % des Regelsatzes umfasst.

Sozial schwach gestellte Menschen

9.4

Die **Grundsicherung im Alter und bei Erwerbsminderung** erhalten hilfebedürftige Menschen, die entweder die Altersgrenze erreicht haben (derzeit 65 Jahre) oder dauerhaft aufgrund von Krankheit oder Behinderung erwerbsgemindert sind. Die Leistungen und Regelungen entsprechen der „Hilfe zum Lebensunterhalt".

Hilfen zur Gesundheit beinhalten fällige Beiträge zur Kranken- und Pflegeversicherung sowie weitere Leistungen bei Nichtversicherung. Wird eine sozialhilfebedürftige Person an eine Krankenversicherung gemeldet, leistet die Krankenkasse gesetzliche und satzungsgemäße Leistungen und das Sozialamt übernimmt die Kosten.

Die **Eingliederungshilfe für behinderte Menschen** beinhaltet Leistungen, die eine drohende Behinderung verhüten oder eine Behinderung oder deren Folgen beseitigen sollen (Rehabilitation | 160), z. B. persönliche Assistenz, notwendige Umbauten.

Die **Hilfe zur Pflege** übernimmt im Bedarfsfall Pflegekosten, die durch die budgetierten Leistungen der |Pflegeversicherung nicht abgedeckt sind, z. B. bei kostenintensiver (Schwerst-)Pflege sowie bei nicht pflegeversicherten Personen.   Pflegeversicherung | 210

Die **Hilfe zur Überwindung besonderer sozialer Schwierigkeiten** unterstützt von (drohender) Wohnungslosigkeit betroffene Menschen. Die **Hilfe in anderen Lebenslagen** übernimmt u. a. Kosten der Altenhilfe sowie für Hilfen zur Weiterführung des Haushalts.

Die **Finanzierung** der Sozialhilfe erfolgt durch die Träger, in der Regel die Kommunen. Diese haben ein großes Interesse, die Zahl der Sozialhilfeeempfäger möglichst klein zu halten und hilfebedürftige Personen durch andere Systeme zu unterstützen (z. B. Alg II).

Sozialhilfe – Hilfe zu Lebensunterhalt

Regelsätze für die Hilfe zum Lebensunterhalt (ab 1.7.2008)

	Betrag je Monat
Haushaltsvorstand, Alleinstehende	351 €
zusammenlebende Ehe- oder Lebenspartner	316 €
Kinder unter 14 Jahren	211 €
übrige Haushaltsangehörige	281 €

Weitere Leistungen:

Übernahme der Wohn- und Heizkosten, Mehrbedarfszuschläge (z. B. für schwer gehbehinderte ältere Menschen, Alleinerziehende – je nach Alter und Anzahl der Kinder), einmalige Leistungen (z. B. Erstausstattung für Wohnung und Bekleidung)

©Erich Schmidt Verlag

ZAHLENBILDER
174021

Grundsicherung im Alter und bei Erwerbsminderung

Für wen?

- Personen ab 65 Jahren und
- dauerhaft voll erwerbsgeminderte Personen ab 18 Jahren,
- die ihren Lebensunterhalt nicht allein bestreiten können

Wo zu beantragen?

- Die Grundsicherung muss beantragt werden:
- beim zuständigen Sozialamt
- oder über den Rentenversicherungsträger (leitet den Antrag weiter)

Welche Leistungen?

- Sozialhilfe-Regelsatz
- Wohnungsmiete und Heizung in angemessenem Umfang
- Beiträge zur Kranken- und Pflegeversicherung
- Mehrbedarfs-Pauschale von 17 % des Regelsatzes für schwer Gehbehinderte
- Kosten einer krankheitsbedingten Ernährung
- falls erforderlich: Erstausstattung mit Wohnungsinventar oder Bekleidung

Eigenes Einkommen und Vermögen oberhalb bestimmter Schongrenzen wird angerechnet. Ein Unterhaltsrückgriff auf Kinder oder Eltern erfolgt erst bei einem Einkommen ab 100.000 Euro.

©Erich Schmidt Verlag

ZAHLENBILDER
174002

Sozialgeld

9.4.3

Das Sozialgeld richtet sich an hilfebedürftige Personen, die nicht in das Raster von Arbeitslosengeld II oder Sozialhilfe fallen. Das Sozialgeld ist in SGB II geregelt und wird vom Bund finanziert.

Leistungsberechtigt sind

- Kinder bis zum 15. Geburtstag, die in einer Bedarfsgemeinschaft leben,
- dauerhaft erwerbsunfähige Minderjährige in einer Bedarfsgemeinschaft bis zum 18. Geburtstag sowie
- volljährige Hilfebedürftige in einer Bedarfsgemeinschaft, die vorübergehend, aber nicht dauerhaft erwerbsgemindert sind.

Die Regelleistungen entsprechen bei Kindern unter 15 Jahren 60 %, bei Jugendlichen bis 18 Jahren 80 % und bei Erwachsenen 90 % des Regelsatzes der Sozialhilfe.

9.4.4 Exkurs: Sozialdienst und Pflege

Pflegende haben in allen Pflegebereichen mit Menschen zu tun, deren Lebenslage beispielsweise durch Armut, Wohnungslosigkeit oder Suchtmittelabhängigkeit geprägt ist. Um die Lebenswelt sozial schwach gestellter Menschen und deren Auswirkungen auf ihre Gesundheit zu verstehen, müssen Pflegende sich die Lebenssituation der Betroffenen bewusst machen. Im Rahmen ihrer pflegerischen Interaktion geht es darum, nicht belehrend und pädagogisierend auf der Basis der eigenen Lebenswelt zu agieren, sondern den Patientinnen möglichst vorurteilsfrei und wertschätzend zu begegnen.

Zahlreiche Aspekte der sozialen Situation von Patientinnen können bei der Pflege und Betreuung von Menschen von Bedeutung sein. Im Einzelfall müssen daraus resultierende Probleme möglichst gemeinsam mit anderen Berufsgruppen (z. B. Sozialarbeiterinnen, Ärztinnen) frühzeitig angegangen werden.

Beispiel Ein wohnungsloser Patient mit einer chronischen Wunde wird ins Krankenhaus eingeliefert. Bereits bei der Krankenhausaufnahme ist erkennbar, dass eine nachstationäre Versorgung durch die Wohnungslosigkeit nicht gewährleistet ist. Die eingeschränkten Versorgungsstrukturen und mangelnden Hygienebedingungen würden den weiteren Heilungsverlauf maßgeblich beeinträchtigen. Der Krankenhaus-Sozialdienst klärt im Rahmen des Beratungs- und Steuerungsbedarfs die offenen Fragen.

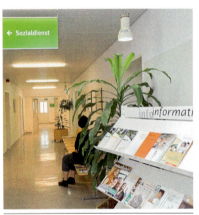

[1] Der Sozialdienst kann vermittelnde Funktion für sozial schwach gestellte Menschen übernehmen.

Der Krankenhaus-Sozialdienst nimmt bei der Vermittlung in eine nachstationäre Versorgung durch die richtige Auswahl möglicher Versorgungsangebote eine wichtige Rolle ein. Da eine weitere Begleitung der Patientin über die Krankenauszeit hinaus nicht gewährleistet werden kann, muss die Kontrolle über die Umsetzung des entwickelten Hilfeplanes und die Auswertung der eingeleiteten Maßnahmen von den Vertreterinnen des allgemeinen Sozialdienstes der zuständigen Kommune übernommen bzw. weitergeführt werden. Für die Kostenübernahme ist ein ärztliches Gutachten über die medizinische Notwendigkeit der Behandlung erforderlich.

In ambulanten Pflegeeinrichtungen liegt es an den Pflegenden bei der Klärung sozialer Fragen bei hilfebedürftigen Menschen direkt mit den Vertreterinnen des zuständigen Sozialdienstes Kontakt aufzunehmen. Hierzu muss die Pflegeempfängerin grundsätzlich ihr Einverständnis geben. Diese Situation erfordert einen sensiblen Umgang und ist vielfach eine Gratwanderung zwischen Selbstbestimmungsrecht der Patientin und Fürsorgepflicht der Pflegenden.

Beratungs- und Koordinierungsstellen (BeKo)
In Rheinland-Pfalz existierendes Beratungs- und Unterstützungsangebot für Rat und Hilfe suchende pflegebedürftige Menschen und ihre Angehörigen

Beispiel Ein ambulanter Pflegedienst kommt zu einer 64-jährigen Klientin, die Sozialhilfe nach SGB XII erhält, mit dem Behandlungsauftrag, 2× täglich eine Blutzuckerkontrolle und eine Insulininjektion durchzuführen. Hierbei fällt auf, dass sich in der Wohnung volle Mülltüten stapeln, Geschirr ungespült im Spülbecken steht, Küche und Bad sehr stark verschmutzt sind. Die Wohnung entspricht zunehmend nicht mehr den hygienischen Grundanforderungen, weil die Klientin aufgrund einer psychischen Erkrankung nicht mehr dafür Sorge tragen kann. Nach Rücksprache mit der Klientin nimmt die zuständige Pflegekraft Kontakt mit der Beratungs- und Koordinierungsstelle auf, die beim zuständigen Sozialdienst einen Antrag für die Kostenübernahme zur Hilfe im Haushalt stellt. Der Antrag wird genehmigt, sodass die Frau 3× in der Woche für jeweils zwei Stunden Hilfe erhält, um so entlastet zu werden.

Rahmenbedingungen von Pflege kennen und in ihnen handeln

1 Gesundheits- und sozialpolitische Rahmenbedingungen

1.1 Das deutsche Sozial- und Gesundheitssystem 198

1.1.1 Geschichtliche Entwicklung und Grundprinzipien sozialer Sicherung 198
Geschichtliche Entwicklung 198
Grundprinzipien sozialer Sicherung 200

1.1.2 Teilsysteme der sozialen Sicherung im Überblick 202
Rentenversicherung 202
Arbeitslosenversicherung 205
Krankenversicherung 207
Pflegeversicherung 210
Unfallversicherung 112

1.1.3 Das deutsche Gesundheitssystem 213
Grundstrukturen und Basisdaten 213
Die ambulante ärztliche Versorgung 215
Krankenhausversorgung 217
Ambulante Pflege 219
Stationäre Pflege 221
Öffentlicher Gesundheitsdienst 222
Freie Wohlfahrtspflege 223

1.2 Institutionen und Programme der Gesundheitsförderung 224

1.2.1 Einführende Begriffsbestimmungen 224
Gesundheit und Krankheit 224
Pathogenese 224
Salutogenese 225
Gesundheitsförderung und Prävention 226

1.2.2 Gesetzliche Grundlagen 228
§ 20 SGB V: Prävention und Selbsthilfe 228
Bundespräventionsgesetz (BPrävG) 228

1.2.3 Gesundheitsförderung auf internationaler Ebene 229
Aufbau und Aufgaben der WHO 229
Zentrale Programme der WHO: Deklaration von Alma-Ata und Ottawa-Charta 231
Projekte zur Gesundheitsförderung (Setting-Ansatz) 232
Gesundheitsförderung durch Pflege 233

1.2.4 Gesundheitsförderung auf Nationaler Ebene 234
Bundeszentrale für gesundheitliche Aufklärung (BZgA) 234
Robert Koch-Institut (RKI) 236
Projekt „gesundheitsziele.de" 236

1.2.5 Betriebliche Gesundheitsförderung 239
Institutionen und gesetzliche Grundlagen 239
Ziele und Leitlinien 239
Aufgaben und Handlungsfelder 240
Instrumente 240
Deutsches Netzwerk Gesundheitsfördernder Krankenhäuser 240

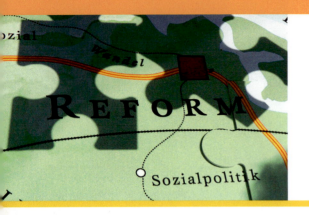
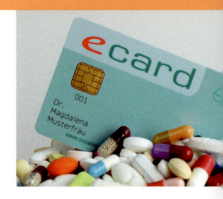

Gesundheits- und sozialpolitische Rahmenbedingungen

Professionelle Pflege ist Teil des Systems der sozialen Sicherung. Ob im Krankenhaus, in der ambulanten Pflege oder im Pflegeheim, Pflege als Erwerbstätigkeit wird überwiegend aus Vergütungen der Sozialleistungsträger finanziert. Unter dem Begriff „Sozialleistungsträger" werden alle Institutionen zusammengefasst, die Leistungen der sozialen Sicherung gewähren. In Deutschland sind dies überwiegend die verschiedenen Zweige der Sozialversicherung, also die gesetzliche Krankenversicherung, die Pflegeversicherung, die Arbeitslosenversicherung, die gesetzliche Unfallversicherung und die Rentenversicherung. Die Sozialversicherung wiederum wird finanziert durch Beiträge der abhängig beschäftigten Mitglieder und der Arbeitgeber. Und hier schließt sich der Kreis, da auch Pflegekräfte als abhängig Beschäftigte Beiträge in die Sozialversicherung einzahlen, um im Bedarfsfall kostenlose Krankenbehandlung, Arbeitslosenunterstützung, im Alter eine Rente und gegebenenfalls auch Leistungen bei Pflegebedürftigkeit zu erhalten.

Alle modernen Gesellschaften haben ein mehr oder weniger umfangreiches System der sozialen Sicherung für ihre Bürger und Bürgerinnen aufgebaut. Aber nicht alle haben dabei den Weg gewählt, dies über Sozialversicherungen zu organisieren. Außer dem „Sozialversicherungsmodell" gibt es auch staatliche Systeme, die die soziale Sicherung überwiegend aus Steuermitteln finanzieren (z. B. Großbritannien) oder marktwirtschaftliche Systeme, die auf private Vorsorge und marktwirtschaftliche Mechanismen vertrauen und weder eine Sozialversicherung noch umfassende staatliche Regulierung kennen (z. B. die USA).

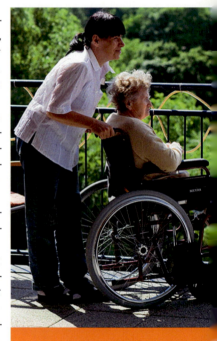

1

Gesundheits- und sozialpolitische Rahmenbedingungen

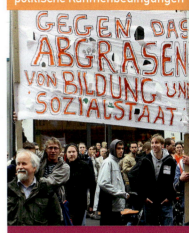

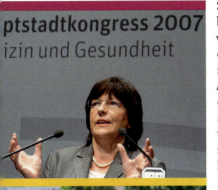

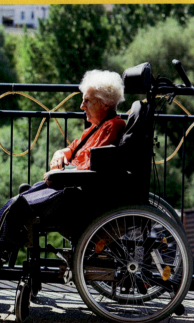

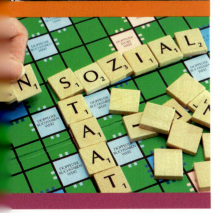

So, wie die soziale Sicherung und insbesondere die Versorgung im Falle von Krankheit, Unfall und Pflegebedürftigkeit in Deutschland organisiert ist, muss es folglich nicht sein. Auch Deutschland könnte einen anderen Weg wählen, und es wird auch seit Jahren zunehmend intensiver über grundlegende Reformen der sozialen Sicherung diskutiert. Diese Diskussionen haben bereits zu einigen größeren Reformen geführt. Bekannte Beispiele hierfür sind u. a. die Reform der Rentenversicherung mit der Einführung der „Riesterrente" und die Reform der Arbeitslosenversicherung mit der Zusammenlegung von Leistungen der Arbeitslosenversicherung und Sozialhilfe, bekannt unter der Bezeichnung „Hartz IV".

Auch die Strukturen des Gesundheitssystems, als dem Teil der sozialen Sicherung, in dem professionelle Pflege überwiegend tätig ist, sind seit einigen Jahren in Bewegung geraten. So wurde vor etwas mehr als zehn Jahren die Pflegeversicherung als neuer Zweig der Sozialversicherung geschaffen und im Jahr 2008 einer grundlegenden Reform unterzogen, die natürlich auch für die Pflege von besonderer Bedeutung ist.

Diese wenigen Beispiele sollten verdeutlichen, dass professionelle Pflege nicht ohne das sie umgebende System der sozialen Sicherung denkbar ist, welches Pflege als Erwerbstätigkeit erst in größerem Umfang ermöglicht.

Die professionelle Pflege orientiert sich ebenso an gesundheitspolitischen Programmen, z. B. der Gesundheitsförderung und Prävention. Diese Programme sind sowohl im nationalen als auch im internationalen Kontext der Gesundheitswissenschaften und -politik zu betrachten.

Das folgende Kapitel soll einen Einblick in die geschichtliche Entwicklung und Strukturen des Systems der sozialen Sicherung in Deutschland geben. Es werden die wichtigsten Zweige der sozialen Sicherung vorgestellt und das Gesundheitssystem in seinen Grundstrukturen sowie ausgewählten Teilsystemen behandelt. Es wird durch die wesentlichen gesundheitswissenschaftlichen und -politischen Prämissen ergänzt.

1.1 Das deutsche Sozial- und Gesundheitssystem

1.1.1 Geschichtliche Entwicklung und Grundprinzipien sozialer Sicherung

Zunft
Im Mittelalter ein Zusammenschluss von Handwerkern zur Wahrung gemeinsamer Interessen.

Gilde
Im Mittelalter ein Zusammenschluss von Kaufleuten zur Wahrung gemeinsamer Interessen.

Geschichtliche Entwicklung

Das gegenwärtige System der sozialen Sicherung in Deutschland ist Ergebnis einer über viele Jahrhunderte andauernden Entwicklung. Seine Wurzeln reichen bis tief ins Mittelalter, teilweise sogar noch darüber hinaus.

Eine der **mittelalterlichen Wurzeln** unserer heutigen sozialen Sicherung ist das System der |Zünfte und |Handwerkergilden [Abb. 2]. Zünfte, Gilden und Gesellenbruderschaften waren im Mittelalter nicht nur Organisationen zur Regulierung der städtischen Wirtschaft, sondern dienten auch der sozialen Sicherung ihrer Mitglieder. Die Mitglieder zahlten von ihrem Lohn einen Teil in die Zunftkasse oder Gesellenlade ein und erhielten aus dieser Kasse im Bedarfsfall bestimmte Leistungen. Hier kann man bereits eines der tragenden Prinzipien der deutschen Sozialversicherung erkennen, das die Jahrhunderte überdauert hat. Sie wird weit überwiegend aus den Beiträgen ihrer Mitglieder finanziert, und der Leistungsanspruch gründet sich auf der Beitragszahlung.

Das Spektrum der Leistungen wurde von den Mitgliedern selbst in den jeweiligen Satzungen festgelegt. Zu den Leistungen zählten üblicherweise die Lohnfortzahlung im Krankheitsfall und eine Art Sterbegeld, das an Witwen verstorbener Meister gezahlt wurde. Auch freie ärztliche Behandlung und die kostenlose Pflege in einem Hospital gehörten durchaus zu den Leistungen.

Mit dem Niedergang des Zunftwesens, dem Aufkommen fabrikmäßiger Produktion und der beginnenden **Industrialisierung** [Abb. 3] entstand die Notwendigkeit, die soziale Sicherung neu zu organisieren und die zunehmend größer werdende Gruppe der Tagelöhner und Arbeiter, aber auch der Dienstboten reicher Bürger gegen Krankheit und Pflegebedürftigkeit und vor allem gegen Verelendung abzusichern. Es bedurfte zahlreicher gesellschaftlicher Auseinandersetzungen und Kämpfe, bis schließlich gegen Ende des 19. Jahrhunderts die Organisationsform der sozialen Sicherung entstand, die auch heute noch für Deutschland charakteristisch ist.

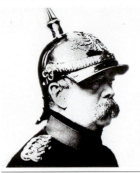
[1] Otto von Bismarck (1815–1898)

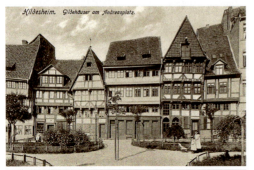
[2] Die Gilden waren häufig recht wohlhabend, was an ihren aufwendig gestalteten Gildenhäusern noch bis heute erkennbar ist.

Vor allem um die Herrschaft der Monarchie gegen die erstarkende politische Arbeiterbewegung zu sichern, brachte der damalige Reichskanzler Bismarck [Abb. 1] Anfang der 1880er Jahre ein Bündel von Gesetzen in den Reichstag ein, mit denen ein Fundament für eine soziale Grundsicherung der Arbeiterschaft gelegt werden sollte. Nach längeren politischen Auseinandersetzungen verabschiedete der Reichstag die Gesetze, und es wurden 1883 die gesetzliche Krankenversicherung, 1884 die gesetzliche Unfallversicherung und 1889 die gesetzliche Rentenversicherung eingeführt. Alle drei heute noch bestehenden Zweige der Sozialversicherung waren zunächst vor allem für die Arbeiterschaft eingerichtet worden. Sie wurden allerdings in den folgenden Jahrzehnten zunehmend auch auf andere Gruppen der abhängig Beschäftigten (z. B. Angestellte) ausgeweitet und erfassen heute ca. 90 % der Bevölkerung.

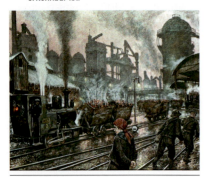
[3] Industrialisierung

Gesundheits- und sozialpolitische Rahmenbedingungen

Die Absicherung gegen das Risiko der Arbeitslosigkeit und dadurch verursachter Verarmung war in der Bismarck'schen Sozialgesetzgebung nicht enthalten. Sie fiel traditionell in die Zuständigkeit der Armenfürsorge der Gemeinden, der Vorläuferin unserer heutigen |Sozialhilfe. Eine zeitlich befristete Unterstützung Arbeitsloser gehörte seit dem 19. Jahrhundert vielfach auch zu den Leistungen von |Gewerkschaften. Beides reichte aber als Sicherung gegen Verarmung nicht aus und längere Arbeitslosigkeit führte häufig in die Verelendung [Abb. 4]. Erst 1927 wurde als vierter Zweig der Sozialversicherung die |Arbeitslosenversicherung geschaffen, wenngleich sie zur damaligen Zeit nur sehr geringe Leistungen gewährte.

Sozialhilfe | 192
Gewerkschaften | 502
Arbeitslosenversicherung | 205

Nach dem Ende des Zweiten Weltkrieges gingen die beiden deutschen Staaten bedingt durch die Teilung auch in der sozialen Sicherung getrennte Wege. Während die Bundesrepublik Deutschland die Tradition des Bismarck'schen Sozialversicherungsmodells fortsetzte, wurde in der DDR mit dem Aufbau eines staatlichen Systems begonnen, das sich am sowjetischen Modell orientierte. In der gesundheitlichen Versorgung bedeutete dies, dass die Finanzierung überwiegend durch Steuern erfolgte und die Leistungserbringung auf öffentliche Institutionen verlagert wurde, in denen Ärztinnen, Pflegekräfte etc. als Angestellte des Staates tätig waren. Die ambulante ärztliche Versorgung fand in Polikliniken oder Ambulatorien [Abb. 5] von Krankenhäusern statt, und die noch verbliebenen privaten Arztpraxen wurden größtenteils geschlossen.

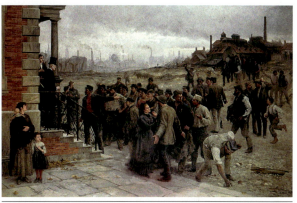
[4] Tagelöhner stehen für Arbeit an.

Mit Herstellung der deutschen Einheit, die rechtlich ein Beitritt der DDR zur BRD war, wurde das westdeutsche System der sozialen Sicherung auch auf das ‚Beitrittsgebiet' übertragen, sodass seit 1991 das Bismarck'sche Sozialversicherungsmodell wieder für das gesamte Deutschland gilt.

Im Jahr 1995 wurde den bisherigen Zweigen der Sozialversicherung die |Pflegeversicherung hinzugefügt, die eine bis dahin bestehende Lücke schließt und Leistungen bei Pflegebedürftigkeit gewährt.

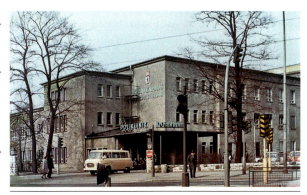
[5] Poliklink in der ehemaligen DDR

Pflegeversicherung | 210

Entwicklungsstufen der Sozialversicherung

	1911 Reichsversicherungsordnung	1957 Dynamische Rente	1986 „Babyrente"
1883 Krankenversicherung für Arbeiter	1911 Angestelltenversicherung	1957 Lohnfortzahlung im Krankheitsfall	1995 Pflegeversicherung
1884 Unfallversicherung für Arbeiter	1923 Reichsknappschaftsversicherung	1957 Altershilfe für Landwirte	1989, 1993, 2004, 2007 Gesundheitsreformen
1889 Invaliditäts- und Altersversicherung für Arbeiter	1927 Arbeitslosenversicherung	1969 Arbeitsförderungsgesetz	1992, 2001, 2007 Rentenreformen
	1938 Handwerkerversicherung	1970 Lohnfortzahlung für Arbeiter	2005 Grundsicherung für Arbeitsuchende

©Erich Schmidt Verlag
ZAHLENBILDER
141 508

Grundprinzipien sozialer Sicherung

Das deutsche Modell der sozialen Sicherung baut auf einer Reihe von Grundprinzipien auf, die sowohl für die Sozialpolitik als auch das Sozialrecht grundlegende Orientierungen geben. Im Folgenden sollen sie am Beispiel der sozialen Sicherung im Krankheitsfall erläutert werden.

Die Bundesrepublik Deutschland ist nach den Festlegungen des Grundgesetzes ein „demokratischer und sozialer Bundesstaat" (Art. 20 Abs. 1 GG).

Aus diesem **Sozialstaatsgebot** wird die Aufgabe des Staates abgeleitet, für soziale Gerechtigkeit und die Voraussetzungen für ein menschenwürdiges Dasein zu sorgen. Damit ist der Staat unter anderem zur Sicherstellung einer ausreichenden medizinischen und pflegerischen Versorgung verpflichtet. Das bedeutet aber nicht, dass der Staat alle dafür erforderlichen Leistungen selbst erbringt, sondern nur, dass er die Letztverantwortung für eine ausreichende Versorgung trägt. Sofern und solange private Einrichtungen und Leistungserbringer (z. B. private Krankenhausträger) eine ausreichende Versorgung gewährleisten, kann sich der Staat auf die Vorgabe rechtlicher Rahmensetzungen und die Überwachung des Versorgungssystems beschränken.

Die wichtigsten Sozialleistungsgesetze sind im **Sozialgesetzbuch** (SGB) zusammengefasst, das mittlerweile aus insgesamt zwölf Büchern besteht. Dabei hat die Nummerierung der Bücher keinen chronologischen Bezug zu ihrer Entstehung. Zuletzt bekam das SGB II im Jahr 2005 seinen Inhalt. Die einzelnen Bücher sind jeweils in sich geschlossene Einheiten.

Tragendes Grundprinzip der Sozialversicherung ist das |**Solidaritätsprinzip**. Sein Kern kann dahingehend zusammengefasst werden, dass alle Mitglieder einer bestimmten Solidargemeinschaft füreinander einstehen. Jedes Mitglied hat im Bedarfsfall Anspruch auf Leistungen, die von allen Mitgliedern gemeinsam finanziert werden. In diesen Formulierungen ist jedoch auch eine Begrenzung enthalten:
- Die Solidarität gilt nur innerhalb der Solidargemeinschaft.
- Leistungen werden nur Mitgliedern gewährt.
- Die Leistungsgewährung ist an eine Beitragszahlung gekoppelt.

Im deutschen Sozialversicherungsmodell wird dieser Grundsatz allerdings an zahlreichen Stellen durchbrochen. So haben Familienangehörige auch ohne eigenständige Beitragszahlung Leistungsansprüche, beispielsweise im Rahmen der beitragsfreien Familienversicherung in der gesetzlichen Krankenversicherung oder bei der Zahlung von |Hinterbliebenenrenten an verstorbene Mitglieder der gesetzlichen Rentenversicherung.

In der |gesetzlichen Krankenversicherung (GKV) und sozialen |Pflegeversicherung wird das Solidarprinzip dadurch realisiert, dass die Beiträge einkommensabhängig erhoben und die Leistungen nach Bedarf gewährt werden. Dadurch kommt es zu Solidarausgleichen zwischen Gesunden und Kranken und zwischen Mitgliedern mit hohem Einkommen und solchen mit niedrigem Einkommen. Soziale Solidarität wird beispielsweise praktiziert, indem ein gesundes Mitglied mit hohem Einkommen über seine hohen Beiträge die Versorgung eines kranken Mitglieds mit niedrigem Einkommen finanziert. Daran wird auch erkennbar, dass die Krankenkassen als Solidargemeinschaften nur funktionieren können, wenn sie entsprechend viele gesunde Mitglieder mit möglichst hohem Einkommen haben. Abwanderungen dieser Mitglieder aus einer Krankenkasse oder der GKV insgesamt zwingen zu Beitragssatzerhöhungen für die verbleibenden Mitglieder.

---

www.sozialgesetz-buch-bundessozialhilfegesetz.de

Auf dieser Internetseite finden Sie alle Inhalte des SGB im Volltext.

solidarisch

eng verbunden, übereinstimmend, einig

solidaire, frz. = wechselseitig haftend, gegenseitig verantwortlich

Hinterbliebenenrente | 202
gesetzliche Krankenversicherung | 207
Pflegeversicherung | 210

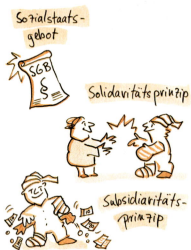

Gesundheits- und sozialpolitische Rahmenbedingungen

Die soziale Sicherung ist in Deutschland auch von der Vorstellung geprägt, dass soziale Solidarität die Eigenverantwortung und Selbsthilfe nicht ersetzen kann und soll. Leistungen der solidarisch finanzierten sozialen Sicherung sollen subsidiär erbracht werden, womit gemeint ist, dass sie erst dann eintreten, wenn die Einzelne oder die jeweils kleinere Solidargemeinschaft mit der Selbsthilfe überfordert wäre. Besonders ausgeprägt ist das **Subsidiaritätsprinzip** traditionell in der |Sozialhilfe, auf deren Leistungen nur Anspruch besteht, wenn zuvor die eigenen Mittel oder gegebenenfalls auch die Mittel der Verwandten ersten Grades bis zu bestimmten Grenzen aufgebraucht wurden.

Sozialhilfe | 190

Nicht in allen Zweigen der Sozialversicherung besteht ein Anspruch auf Deckung des vollständigen Bedarfs. So gewähren die |Rentenversicherung und |Arbeitslosenversicherung in der Regel nur Geldleistungen in dem Umfang, wie zuvor Beitragszahlungen geleistet wurden. In der gesetzlichen Krankenversicherung gilt dagegen der Grundsatz, dass sie unabhängig von der Beitragshöhe alle medizinisch notwendigen Leistungen zu finanzieren hat. Sie gewährt folglich eine umfassende **Bedarfsdeckung**. Im Unterschied dazu kennt die Pflegeversicherung keine umfassende Bedarfsdeckung, sondern soll ausdrücklich nur eine pflegerische Grundversorgung gewährleisten. Darum wurde sie auch bei ihrem Start in Anlehnung an die Kfz-Versicherung als „Teilkasko-Versicherung" bezeichnet.

Rentenversicherung | 202
Arbeitslosenversicherung | 205

Ein zentrales Kennzeichen des deutschen Sozialversicherungssystems ist die gesetzlich verfügte **Versicherungspflicht** für den weit überwiegenden Teil der abhängig Beschäftigten. Die deutsche Sozialversicherung ist eine Art „Zwangsversicherung" für fast alle Arbeiterinnen und Angestellten. Während in der gesetzlichen Arbeitslosen- und Rentenversicherung mit Ausnahme der Beamtinnen so gut wie alle Arbeitnehmerinnen pflichtversichert sind, gilt dies in der gesetzlichen Kranken- und Pflegeversicherung nur für abhängig Beschäftigte, die bis zu einer bestimmten Einkommensgrenze verdienen, der so genannten Versicherungspflichtgrenze. Diese Grenze wird jedes Jahr von der Bundesregierung neu festgelegt und der allgemeinen Einkommensentwicklung angepasst. Im Jahr 2008 lag sie bei einem |Jahresbruttoeinkommen von 48.150 Euro.

Ein wichtiges Prinzip in der gesetzlichen Krankenversicherung (GKV) und Pflegeversicherung ist das **Sachleistungsprinzip**. Beide Sozialversicherungen gewähren ihre Leistungen überwiegend als Sachleistungen oder Dienstleistungen. So erhalten die Versicherten der GKV Krankenbehandlung unmittelbar als Dienstleistung von den Leistungserbringern wie Ärztinnen, Krankenhäusern oder Pflegeeinrichtungen. Sie brauchen deren Rechnungen nicht zu bezahlen, da die Leistungserbringer ihre Vergütungen direkt von der Kranken- oder Pflegeversicherung erhalten. Anders sieht es dagegen in der privaten Krankenversicherung (PKV) aus. Dort gilt das **Kostenerstattungsprinzip**. Versicherte der PKV erhalten von den Leistungserbringern in der Regel eine Rechnung für die erbrachten Leistungen und schulden den Leistungserbringern die Vergütung der erbrachten Leistungen. Diese Rechnungen reichen sie bei ihrer privaten Krankenversicherung ein, die ihnen je nach vereinbartem Tarif einen Teil des Rechnungsbetrages oder die Gesamtsumme erstattet. Durch die Gesundheitsreform 2007 wurde die Kostenerstattung auch in der GKV als Option und möglicher Wahltarif für alle Mitglieder eingeführt. Bislang haben davon aber nur sehr wenige GKV-Mitglieder Gebrauch gemacht, sicherlich vor allem deshalb, weil es sich bei Arztrechnungen etc. häufig um sehr hohe Beträge handelt, die bei einem durchschnittlichen Arbeitnehmereinkommen nur schwer aufzubringen sind.

Bruttoeinkommen
Das Gehalt ohne Abzüge durch Steuern und Sozialabgaben. Im Gegenzug bezeichnet das Nettoeinkommen das Gehalt nach Abzug von Steuern und Sozialabgaben.

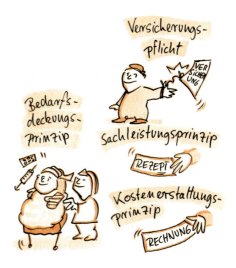

1.1.2 Teilsysteme der sozialen Sicherung im Überblick

Heute gibt es eine Vielzahl von Teilsystemen der sozialen Sicherung. Für Pflegende ist es durchaus von Bedeutung, sich nicht nur in der Kranken- und Pflegeversicherung auszukennen, sondern auch in den anderen Bereichen, weil sie in ihrer alltäglichen Berufspraxis häufig auf Menschen treffen, die von den Leistungen der Arbeitslosenversicherung, Rentenversicherung oder Sozialhilfe abhängig sind. Pflegende, die auch die sozialen Bedürfnisse und Problemlagen der Menschen in den Blick nehmen wollen, sollten deshalb zumindest über gewisse Grundkenntnisse über alle wichtigen Zweige der sozialen Sicherung verfügen.

Im Folgenden werden die wichtigsten Teilsysteme der sozialen Sicherung kurz vorgestellt. Wie bereits erwähnt, gibt es zwar gewisse Gemeinsamkeiten zwischen den verschiedenen Bereichen, in der konkreten Ausgestaltung insbesondere der Leistungen zeigen sich jedoch eine Reihe deutlicher Unterschiede.

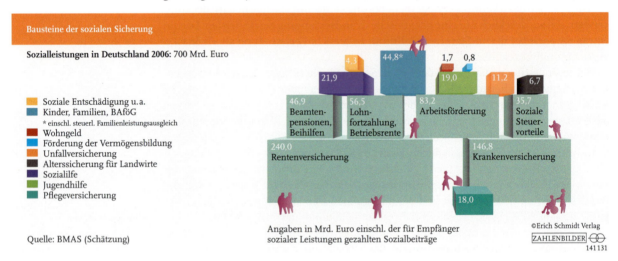

www.deutsche-rentenversicherung-bund.de
Die Seite der Deutschen Rentenversicherung Bund bietet zahlreiche Informationen und Broschüren zum Thema Rentenversicherung.

Minijob
Geringfügige Beschäftigung, bei der das Arbeitsentgelt regelmäßig im Monat 400 Euro nicht übersteigt. Arbeitnehmerinnen in Minijobs sind von der Sozialversicherung befreit, Arbeitgeber müssen Pauschalbeiträge leisten.

Rentenversicherung

Die gesetzliche Rentenversicherung dient der Absicherung des Lebensunterhaltes nach dem Ausscheiden aus dem Arbeitsleben wegen Alters sowie bei Erwerbsminderung wegen Behinderung oder Krankheit. Sie sichert zudem nach dem Tod der Versicherten die Hinterbliebenen ab (Ehepartnerinnen, minderjährige Kinder). Gesetzliche Grundlage für die Rentenversicherung ist das SGB VI.

Die **Organisation** der gesetzlichen Rentenversicherung besteht aus Regional- und Bundesträgern, die unter dem gemeinsamen Namen Deutsche Rentenversicherung firmieren. Bundesträger sind die Deutsche Rentenversicherung Bund und die Deutsche Rentenversicherung Knappschaft-Bahn-See. Der Name der Regionalträger der gesetzlichen Rentenversicherung besteht aus der Bezeichnung „Deutsche Rentenversicherung" und einem Zusatz für ihren jeweiligen regionalen Zuständigkeitsbereich (z. B. Deutsche Rentenversicherung Westfalen). Zu den zentralen Aufgaben der Versicherungsträger gehören die Beratung bei Gesetzesvorhaben, die Wahrnehmung gemeinsamer Angelegenheiten und die Aufklärung der Bevölkerung. Darüber funktionieren die Bundesträger als gemeinsame Datenstelle der Rentenversicherungsträger; die Deutsche Rentenversicherung Knappschaft-Bahn-See ist Trägerin der gesetzlichen Kranken- und Pflegeversicherung der im Bergbau Beschäftigten (unter der Bezeichnung Knappschaft) sowie der Minijob-Zentrale für die Versicherung der in |Minijobs geringfügig Beschäftigten.

Alle in ihr organisierten Träger sind rechtsfähige Einrichtungen mit Selbstverwaltung.

Gesundheits- und sozialpolitische Rahmenbedingungen

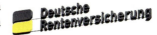

Versicherungspflicht in der Rentenversicherung besteht für alle Personen, die in einem beruflichen, versicherungspflichtigen Beschäftigungsverhältnis stehen oder sich in der Berufsausbildung befinden. Dazu gehören auch

- bestimmte Gruppen selbstständiger Personen (z. B. Handwerksmeisterinnen),
- Wehrdienstpflichtige und Zivildienstleistende,
- nicht erwerbsmäßig tätige Pflegepersonen,
- Bezieherinnen bestimmter, so genannter Entgeltersatzleistungen wie Krankengeld Arbeitslosengeld, Versorgungskrankengeld, Übergangsgeld und Unterhaltsgeld,
- Menschen, die in Behindertenwerkstätten tätig sind,
- Mütter oder Väter während der Zeit der Kindererziehung (für Geburten ab dem 01.01.1992 bis zu drei Jahren, für Geburten bis zum 31.12.1991 bis zu einem Jahr).

Die Versicherten erhalten durch die Rentenversicherung einen lebenslangen Schutz. Beamtinnen sind grundsätzlich versicherungsfrei.

Renten sind in ihrer Höhe – anders als bei den anderen Säulen der Sozialversicherung – abhängig von der Höhe der eingezahlten Beiträge und der Dauer der Versicherungszeit (Äquivalenzprinzip). Die Rentenanpassungsformel gibt dabei an, mit welcher Rate der aktuelle Rentenwert jährlich zum 1. Juli angepasst wird. Ihre rechtliche Grundlage hat die Rentenanpassungsformel in § 68 SGB VI.

Die vorrangige **Leistung** der gesetzlichen Rentenversicherung ist die Zahlung von Renten

- wegen Alters,
- wegen verminderter Erwerbsfähigkeit und
- bei Tod der Ehepartnerin oder eines Elternteils bei Minderjährigen und Auszubildenden.

Die zweite Aufgabe ist die Rehabilitation. Hierbei soll vorrangig die Erwerbsfähigkeit kranker und behinderter Menschen, wenn möglich, wiederhergestellt werden. Erst wenn dies nicht möglich ist, kommt es zu einer Rentenzahlung.

Jede Versicherte kann sich heute bei Erreichen des 65. Lebensjahres vom aktiven Berufsleben zurückziehen und **Altersrente** beantragen. Auf Grund der demografischen Veränderungen wird die Altersgrenze für die Regelaltersrente zwischen 2012 und 2029 schrittweise so angehoben, dass alle Versicherten, die 1964 oder später geboren sind, erst ab Erreichen des 67. Lebensjahres die Regelaltersrente beantragen können.

Voraussetzung für den Bezug von Altersrenten ist, dass Versicherte, die die Altersgrenze erreicht haben, eine Mindestversicherungszeit erfüllen und einen Rentenantrag gestellt haben. Bei Erfüllung weiterer Voraussetzungen und unter Berücksichtigung von versicherungsmathematischen Abschlägen kann Rente auch vor der Altersgrenze beantragt werden [Abb. rechts].

Altersrenten

Reguläre Altersgrenze — Rentenbezug möglich ab* — Voraussetzungen

Altersrente	Rentenbezug möglich ab*	Voraussetzungen
Regelaltersrente	65 / 65	5 Jahre Wartezeit = Mindestversicherungszeit (Beitragszeiten, Ersatzzeiten, Zeiten aus Versorgungsausgleich oder Rentensplitting und aus 400-Euro-Jobs)
Altersrente für langjährig Versicherte	65 / 63 a)	35 Jahre Wartezeit (Beitragszeiten, Ersatzzeiten, Zeiten aus Versorgungsausgleich oder Rentensplitting, Anrechnungs- und Berücksichtigungszeiten, Zeiten aus 400-Euro-Jobs)
Altersrente für schwer behinderte Menschen	63 / 60	35 Jahre Wartezeit; bei Rentenbeginn muss ein Grad der Behinderung von mindestens 50% anerkannt sein; bis Jahrgang 1950 genügt auch Berufs- oder Erwerbsunfähigkeit
Altersrente wegen Arbeitslosigkeit oder nach Altersteilzeitarbeit	65 / 60 / 63 b)	Vor 1952 *geboren*, 15 Jahre Wartezeit, Pflichtbeiträge für mindestens 8 der letzten 10 Jahre, ab 58½ Jahren mindestens 52 Wochen arbeitslos oder 24 Monate Altersteilzeitarbeit ab 58
Altersrente für Frauen	65 / 60	Vor 1952 *geboren*, 15 Jahre Wartezeit, seit dem 40. Lebensjahr wurden Pflichtbeiträge für mindestens 10 Jahre und 1 Monat gezahlt

* Für jeden Monat vorzeitiger Inanspruchnahme wird die Rente dauerhaft um 0,3% gekürzt.
Mindestaltersgrenze:
a) ab 2011: 62 Jahre b) schrittweise Anhebung von 60 auf 63 Jahre bis 2008

©Erich Schmidt Verlag
ZAHLENBILDER
149 390

203

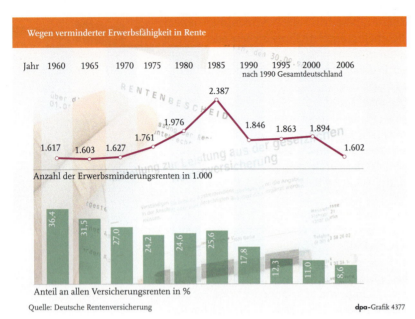

Wegen verminderter Erwerbsfähigkeit in Rente
Quelle: Deutsche Rentenversicherung

Seit dem 1. Januar 2001 ist das bisherige System der Renten wegen Erwerbsunfähigkeit bzw. Berufsunfähigkeit durch ein einheitlich abgestuftes System einer **Erwerbsminderungsrente** abgelöst worden. Die Zahlung der Rente hängt davon ab, ob die Versicherte aus medizinischen Gründen nicht mehr arbeiten kann. Entscheidend ist, wie viele Stunden die Versicherte pro Tag im Rahmen einer 5-Tage-Woche arbeiten könnte. Als vermindert erwerbsfähig gilt, wer unter drei bzw. zwischen drei und sechs Stunden täglich arbeiten kann. Diese Versicherten erhalten dann entweder die volle Erwerbsminderungsrente (unter drei Stunden) oder die halbe Erwerbsminderungsrente (drei bis unter sechs Stunden).

Rehabilitation | 160

Durch |Rehabilitation sollen frühzeitige Rentenzahlungen verhindert und die Arbeitskraft erhalten bzw. wiederhergestellt werden. Es gilt der Grundsatz „Rehabilitation geht vor Rente".

Renten wegen Todes oder auch **Hinterbliebenenrenten** werden an die hinterbliebenen Angehörigen bzw. Berechtigten der versicherten Person ausgezahlt [Abb. 1]. Man unterscheidet folgende Hinterbliebenenrenten:

- Große Witwen- oder Witwerrente für Witwen oder Witwer. Es werden 55 % der Rente, die der verstorbenen Person zugestanden hätte, sowie ein Zuschlag für die Kindererziehung gezahlt. Die Altersgrenze beträgt heute 45 Jahre, sie wird von 2012 bis 2029 stufenweise auf 47 Jahre erhöht werden. Eigenes Einkommen wird zu 40 Prozent auf die Hinterbliebenenrente angerechnet, soweit bestimmte Freibeträge überschritten werden.
- Kleine Witwen- oder Witwerrente für junge, kinderlose Witwen oder Witwer. Es werden zwei Jahre lang 25 % der Rente gezahlt, die der verstorbenen Person zugestanden hätte.
- Waisen- oder Halbwaisenrente für Kinder der verstorbenen Person. Sie wird bis zum 18. Lebensjahr oder während der Erstausbildung sowie des Studiums maximal bis zum 27. Lebensjahr gezahlt. Die Höhe der Waisenrente beträgt für Halbwaisen ein Zehntel, für Vollwaisen ein Fünftel der auf den Todestag der Versicherten berechneten Rente wegen voller Erwerbsminderung.
- Erziehungsrente für den verbleibenden Elternteil bei Scheidungskindern, solange die Kinder unter 18 und die Bezieherinnen der Rente unter 65 Jahren alt sind. Die Erziehungsrente gehört per Definition zu den Hinterbliebenenrenten, wird jedoch aus den Versicherungsleistungen des lebenden Elternteils gezahlt.

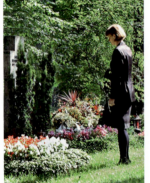

[1] Die „Witwenrente" sollte v. a. verwitwete Frauen ohne Erwerbstätigkeit und mit wenig oder keinem Vermögen vor einem Abgleiten in die Armut retten.

Die **Finanzierung** der Rentenversicherung erfolgt grundsätzlich durch Beiträge, die je zur Hälfte von Arbeitnehmerinnen und Arbeitgeber getragen werden (Ausnahmen: in der Knappschaftsversicherung trägt die Arbeitgeberin zwei Drittel des Beitrags). Freiwillig versicherte Selbstständige tragen den vollen Beitrag allein. Der Rentenversicherungsbeitrag wird als Prozentsatz vom Bruttolohneinkommen (Arbeitsentgelt) erhoben und beträgt seit dem 1. Januar 2007 19,9 %. Neben den Einzahlungen der Arbeitnehmerinnen und Arbeitgeber wird das Rentenversicherungssystem in erheblichem Umfang aus Steuermitteln finanziert.

Gesundheits- und sozialpolitische Rahmenbedingungen

Arbeitslosenversicherung

Die Arbeitslosenversicherung soll die Sicherung der Existenz im Falle von Arbeitslosigkeit für einen befristeten Zeitraum der Arbeitssuche gewährleisten. Gesetzliche Grundlage für die Arbeitslosenversicherung ist das SGB III.

Die **Organisation** der Arbeitslosenversicherung erfolgt durch ihren Träger, die Bundesagentur für Arbeit (BA) mit Sitz in Nürnberg. Die BA mit ihren zehn Regionaldirektionen und 178 Agenturen für Arbeit mit 660 Geschäftsstellen unterliegt der |paritätischen Selbstverwaltung.

Versicherte der Arbeitslosenversicherung sind alle Personen, die einer bezahlten, mehr als |geringfügigen Beschäftigung (auch Minijob) nachgehen. Das betrifft Arbeiterinnen und Angestellte sowie Auszubildende. Für Beamtinnen und Personen, die das 65. Lebensjahr vollendet haben, besteht Versicherungsfreiheit. Selbstständige können sich unter bestimmten Voraussetzungen auf Antrag gegen das Risiko der Arbeitslosigkeit versichern.

Zu den Leistungen der Arbeitslosenversicherung gehören Maßnahmen, die Arbeitslose unterstützen, wieder in Arbeits- und Ausbildungsverhältnisse zu kommen. Zudem wird der Lebensunterhalt während der Arbeitslosigkeit durch Zahlung von Arbeitslosengeld I sichergestellt.

Leistungen der Arbeitslosenversicherung erhalten sowohl Arbeitnehmerinnen als auch Arbeitgeber. Für die Gewährung der Leistungen müssen die so genannten Anspruchsvoraussetzungen – also die im Gesetz bestimmten Bedingungen – erfüllt sein.

Einen Überblick über die Aufgaben im Einzelnen liefert die folgende Tabelle:

www.arbeitsagentur.de
Hier finden Sie die Homepage der Agentur für Arbeit.

paritätische
Selbstverwaltung | 207
geringfügige
Beschäftigung | 202

Leistungen für Arbeitnehmerinnen	Leistungen, die sich an Arbeitgeber richten
▪ Unterstützung, Beratung und Vermittlung (z. B. Bewerbungskosten, Reisekosten, Vermittlungsgutschein) bei der Suche von Arbeitsstellen	▪ Förderung zur Einstellung von Arbeitnehmerinnen: Einstellungszuschuss bei Neugründung und Vertretung
▪ Maßnahmen zur Verbesserung der Eingliederungsaussichten, z. B. bei Behinderungen, längerer Krankheit	▪ Eingliederungszuschüsse bei Einstellung von Arbeitnehmerinnen mit besonderen Vermittlungsproblemen
▪ Förderung zur Aufnahme einer Beschäftigung und Mobilitätshilfen (z. B. Übergangsbeihilfe, Ausrüstungsbeihilfe, Reisekostenbeihilfe, Fahrkostenbeihilfe, Trennungskostenbeihilfe, Umzugskostenbeihilfe)	▪ Förderung der beruflichen Weiterbildung: Zuschuss zum Arbeitsentgelt für Ungelernte, Zuschuss zum Arbeitsentgelt für von Arbeitslosigkeit bedrohte Arbeitnehmerinnen
▪ Förderung der Aufnahme einer selbstständigen Tätigkeit in Form von Überbrückungsgeld, Existenzgründungszuschuss	▪ Förderung der Teilhabe behinderter Menschen am Arbeitsleben: berufliche Rehabilitation
▪ Förderung der Berufsausbildung	▪ Leistungen zur beruflichen Eingliederung schwer behinderter und ihnen gleichgestellter Menschen: (z. B. Zuschüsse zur Ausbildungsvergütung schwer behinderter Menschen, Eingliederungszuschüsse für besonders betroffene schwer behinderte Menschen, Probebeschäftigung)
▪ Förderung der beruflichen Weiterbildung	
▪ Förderung der Teilhabe behinderter Menschen am Arbeitsleben (berufliche Rehabilitation)	
▪ Entgeltersatzleistungen (Leistungen zum Lebensunterhalt wie Arbeitslosengeld, Teilarbeitslosengeld, Übergangsgeld, Kurzarbeitergeld, Insolvenzgeld)	▪ Kurzarbeitergeld
	▪ Leistungen nach dem Altersteilzeitgesetz
▪ Leistungen nach dem Altersteilzeitgesetz	▪ Förderung der Berufsausbildung (z. B. ausbildungsbegleitende Hilfen)
▪ Entgeltsicherung für ältere Arbeitnehmerinnen	▪ Förderung von Einrichtungen zur beruflichen Aus- oder Weiterbildung oder zur beruflichen Rehabilitation
	▪ Zuschüsse zu Sozialplanmaßnahmen

[Tab. 1] Leistungen der Arbeitslosenversicherung

Arbeitslosengeld II | 190

Im Gegensatz zum |Arbeitslosengeld II wird das Arbeitslosengeld I durch die Arbeitslosenversicherung getragen. Ein Anspruch auf Arbeitslosengeld I besteht, wenn alle der folgenden Voraussetzungen erfüllt sind:

- Arbeitslosigkeit,
- Erfüllung der Anwartschaft (versicherungspflichtige Erwerbstätigkeit mindestens 360 Tage in den letzten 3 Jahren) und
- Meldung der Arbeitslosigkeit bei der Agentur für Arbeit [Abb. 1].

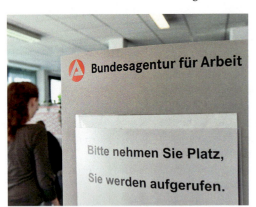

[1] Um lange und unnötige Wartezeiten zu vermeiden, besteht die Möglichkeit, sich telefonisch unter der Telefonnummer 01801-555111 Arbeit suchend zu melden. Voraussetzung für die Wirksamkeit der telefonischen Meldung ist jedoch, die persönliche Arbeitsuchendmeldung nachzuholen.

Als arbeitslos gilt nach SGB II jede Arbeitnehmerin, die

- nicht in einem Beschäftigungsverhältnis steht (Beschäftigungslosigkeit),
- sich bemüht, ihre Beschäftigungslosigkeit zu beenden (Eigenbemühungen) und
- den Vermittlungsbemühungen der Agentur für Arbeit zur Verfügung steht (Verfügbarkeit).

Teilnehmerinnen an Maßnahmen der aktiven Arbeitsmarktpolitik (z. B. Umschulung) gelten als nicht arbeitslos.

> Die gesetzliche Verpflichtung zur Arbeitsuchendmeldung besteht spätestens drei Monate vor Beendigung eines Arbeits- oder außerbetrieblichen Ausbildungsverhältnisses und muss persönlich bei einer Agentur für Arbeit erfolgen. Dies trifft auch dann zu, wenn ein Arbeitsverhältnis befristet ist, und möglicherweise verlängert werden könnte.

Das Arbeitslosengeld I beträgt für Arbeitslose mit Kind 67% des durchschnittlichen Nettoeinkommens der letzten sechs Monate, für Erwerbstätige ohne Kind 60%. Die Dauer der Zahlungen richtet sich nach dem Alter und der Dauer der Beitragszahlungen, wie in unten stehender Abbildung dargestellt wird.

Die Finanzierung der Leistungen der Arbeitsförderung und die sonstigen Ausgaben der Bundesagentur für Arbeit erfolgen durch Beiträge der Arbeitnehmerinnen, der Arbeitgeber sowie durch Umlagen, Mittel des Bundes und sonstige Einnahmen. Arbeitnehmerinnen und Arbeitgeber zahlen den Beitrag zur Arbeitsförderung je zur Hälfte. Der Beitragssatz beträgt zurzeit 3,3% der Beitragsbemessungsgrundlage. Beitragsbemessungsgrundlage ist das Arbeitsentgelt der Beschäftigten (Bruttogehalt), das bis zur Beitragsbemessungsgrenze (Stand 2006: 5250 Euro/neue Bundesländer 4400 Euro monatlich) berücksichtigt wird.

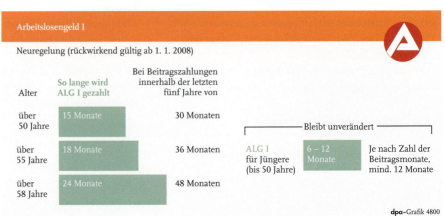

Gesundheits- und sozialpolitische Rahmenbedingungen

Krankenversicherung

Die soziale Sicherung für den Krankheitsfall ist in Deutschland in zwei grundverschiedene Arten der Versicherung aufgeteilt, die gesetzliche Krankenversicherung (GKV) und die Unternehmen der privaten Krankenversicherung (PKV). Anfang 2008 ist der weit überwiegende Teil der Bevölkerung, knapp 90 %, in einer der insgesamt ca. 240 Krankenkassen versichert, die zusammen die gesetzliche Krankenversicherung bilden.

Die **Organisationsstruktur** der Krankenkassen ist weitgehend durch Gesetze festgelegt. Krankenkassen sind Körperschaften des öffentlichen Rechts, die durch ihre Mitglieder selbst verwaltet werden.

In |Sozialwahlen wählen die Mitglieder der Kasse ihre Vertreterinnen für einen Verwaltungsrat, der ähnlich wie ein Aufsichtsrat Grundsatzentscheidungen trifft, über den Haushalt entscheidet und den Vorstand der Krankenkasse wählt. Der Verwaltungsrat besteht aus bis zu 30 Mitgliedern, die zumeist auf Listen der Gewerkschaften oder unabhängiger Versichertengemeinschaften kandidiert haben. Bei den Orts-, Innungs- und Betriebskrankenkassen wird die Hälfte der Sitze des Verwaltungsrates von Arbeitgebervertreterinnen besetzt, bei den Ersatzkassen setzt sich der Verwaltungsrat nur aus Versichertenvertreterinnen zusammen.

Der Vorstand einer Krankenkasse führt die laufenden Geschäfte der Kasse, hat aus höchstens drei Mitgliedern zu bestehen und wird für die Dauer von sechs Jahren gewählt.

Die Krankenkassen betreuen ihre Versicherten in der Regel durch örtliche Geschäftsstellen und sind auf der Landesebene zu Landesverbänden zusammengeschlossen. Bislang hat jede Kassenart bzw. jede Ersatzkasse auch einen Bundesverband. Zum 1.7.2008 werden sie jedoch durch einen einheitlichen „Spitzenverband Bund" abgelöst, der alle Krankenkassen auf Bundesebene in den gesetzlich vorgegebenen Gremien und gegenüber der Politik vertritt. Die früheren Bundesverbände verlieren dann ihre bisherige Funktion, können aber noch als Interessenvertretung einzelner Kassen oder Kassenarten in privater Rechtsform weitergeführt werden.

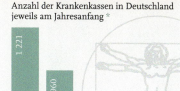

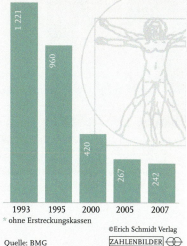

[2] Die Anzahl der gesetzlichen Krankenkassen ist in den letzten Jahren stark geschrumpft. Dies liegt u. a. auch an den vereinfachten Fusionsmöglichkeiten nach Einführung der Gesundheitsreform.

Sozialwahlen

Versicherte Arbeitnehmerinnen und Arbeitgeber wählen das „Parlament der Sozialversicherung" für die Berufsgenossenschaften, Rentenversicherungsträger sowie die gesetzlichen Krankenkassen.

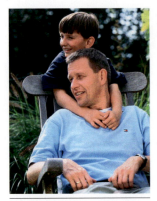

[1] Nicht erwerbstätige Familienangehörige sind im Rahmen der Familienversicherung der GKV beitragsfrei bei gleichem Anspruch auf Sachleistungen.

Die **Versicherten** der GKV werden unterschieden in:
- Pflichtversicherte,
- freiwillig Versicherte,
- Mitglieder und
- beitragsfrei mitversicherte Familienmitglieder.

Pflichtversicherte sind alle Arbeiterinnen und Angestellten, deren Einkommen unterhalb der Versicherungspflichtgrenze liegen (Stand 2012: 50.850 Euro Jahresbruttoeinkommen). Sie sind gesetzlich verpflichtet, sich in einer Krankenkasse zu versichern; die Arbeitgeber sind zudem verpflichtet, auf die Einhaltung dieser Versicherungspflicht zu achten. Sie behalten den entsprechenden Krankenkassenbeitrag ein und leiten ihn an die jeweilige Krankenkasse weiter. Arbeitnehmerinnen, deren Einkommen während drei aufeinander folgenden Jahren über der Versicherungspflichtgrenze liegt, können zu einer privaten Krankenversicherung wechseln oder als freiwillige Mitglieder in ihrer bisherigen Krankenkasse bleiben. Beamtinnen und Selbstständige unterliegen keiner Versicherungspflicht. Für Beamtinnen gilt zudem ein Sondersystem. Sie erhalten so genannte Beihilfe von ihrer Dienstherrin, die ihnen in der Regel 50 % der anfallenden Behandlungskosten direkt erstattet. Für die nicht durch die Beihilfe gedeckten Kosten müssen sie sich privat versichern.

Die Familienangehörigen der Mitglieder sind im Rahmen der „Familienversicherung" der GKV beitragsfrei mitversichert und haben einen eigenständigen Anspruch auf alle Sachleistungen der GKV [Abb. 1].

In den letzten Jahrzehnten sind nach und nach auch weitere Gruppen in die Versicherungspflicht der GKV einbezogen worden, um auch ihnen einen Schutz im Falle von Krankheit zu gewähren. Darunter fallen beispielsweise Studierende, Landwirtinnen und auch Künstlerinnen sowie freiberuflich Tätige im Kulturbereich, die durch eine eigene Künstlersozialkasse abgesichert werden.

Die **Leistungen** der GKV sind durch das Gesetz festgelegt und gelten einheitlich für alle Krankenkassen. Die entsprechenden Vorschriften finden sich im SGB V. Die Gesamtheit der vielfältigen Leistungen kann in folgende Leistungsarten unterschieden werden:
- ärztliche und zahnärztliche Behandlung,
- Versorgung mit Arznei-, Heil- und Hilfsmitteln,
- Krankenhausbehandlung,
- ambulante und stationäre Rehabilitation,
- häusliche Krankenpflege und Haushaltshilfe sowie
- sonstige Leistungen (z. B. Fahrkosten, Leistungen bei Schwangerschaft).

✉ Seit dem 01.04.2007 besteht in Deutschland eine Krankenversicherungspflicht für alle Bürgerinnen und Bürger.

Die gesetzliche Krankenversicherung

Pflichtmitglieder
Arbeiter und Angestellte
(bis zu einer bestimmten Verdienstgrenze)
Auszubildende
Landwirte
Künstler und
Publizisten
Studenten
Rentner

Freiwillig Versicherte

Kinder und Ehegatten sind in der Familienversicherung beitragsfrei mitversichert

Anspruch auf Leistungen
- zur Verhütung, Früherkennung und Behandlung von Krankheiten
- bei Schwangerschaft und Mutterschaft
- zur Rehabilitation

Zahlungen an die Versicherten
(Krankengeld)

Sach- und Dienstleistungen
durch Kassenärzte, Krankenhäuser, Apotheker usw.

Vertragliche Vereinbarungen
Übernahme der Kosten

Krankenkassen
- Allgemeine Ortskrankenkassen
- Betriebskrankenkassen
- Innungskrankenkassen
- Ersatzkassen
- See-Krankenkasse
- Landwirtschaftliche Krankenkassen
- Knappschaft

©Erich Schmidt Verlag
ZAHLENBILDER
146150

Gesundheits- und sozialpolitische Rahmenbedingungen

Die **Finanzierung** der Leistungen der GKV erfolgt überwiegend durch Beiträge der Mitglieder und Arbeitgeber. Die Beiträge werden jedoch nur bis zu einer bestimmten Grenze erhoben, der „Beitragsbemessungsgrenze". Sie wird jedes Jahr der allgemeinen Einkommensentwicklung angepasst und vom Bundesministerium für Gesundheit (BMG) festgesetzt (Beitragsbemessungsgrenze 2008: monatlich 3.600 Euro).

Im Grundsatz erfolgte die Beitragsfinanzierung über viele Jahrzehnte |paritätisch je zur Hälfte durch Mitglieder und Arbeitgeber. Dieser Grundsatz wurde 2005 durchbrochen. Seit dem 1.7.2005 zahlen die Mitglieder einen um 0,9 % höheren Beitrag als die Arbeitgeber, um die Arbeitgeber von so genannten |Lohnnebenkosten zu entlasten. Mit Einführung des Gesundheitsfonds im Jahr 2009 könnten die Beitragsanteile von Arbeitnehmerinnen und Arbeitgebern weiter auseinandergehen, da Krankenkassen Defizite in ihren Haushalten zukünftig allein durch zusätzliche Beiträge der Mitglieder decken sollen, ohne weitere Belastung der Arbeitgeber.

Damit ist auch bereits die wohl bedeutendste Veränderung der GKV-Finanzierung seit vielen Jahren angesprochen. Zum 1.1.2009 wurde die bisherige Finanzierung auf einen Gesundheitsfonds für alle Krankenkassen umgestellt. Der Fonds wird vom Bundesversicherungsamt verwaltet, und in ihn fließen alle allgemeinen Beiträge aller Mitglieder der GKV. Die einzelnen Krankenkassen erhalten aus dem Fonds dann Beitragszuweisungen, deren Höhe sich nach dem jeweiligen Beitragsbedarf der Kasse richtet. Der Beitragsbedarf wiederum wird auf Grundlage des Krankheitsspektrums der Versicherten der jeweiligen Kasse mittels einer genau festgelegten Berechnungsmethode ermittelt.

Im Zusammenhang mit der Einführung des Gesundheitsfonds wurde in der Gesundheitsreform 2007 auch eine schrittweise Erhöhung des Steuerzuschusses für die gesetzliche Krankenversicherung beschlossen. Seit 2004 erhält die GKV einen Zuschuss des Bundes aus Steuermitteln. Dieser Zuschuss lag 2007 bei 2,5 Mrd. Euro und soll schrittweise in den nächsten Jahren bis auf 14 Mrd. Euro angehoben werden. Da diese 14 Mrd. Euro voraussichtlich weniger als 10 % der Gesamteinnahmen ausmachen werden, bleibt die GKV aber auch zukünftig eine weit überwiegend beitragsfinanzierte Sozialversicherung.

paritätisch
gleichberechtigt, gleichgestellt

Lohnnebenkosten
z. B. Arbeitgeberbeiträge zur Sozialversicherung

Wie funktioniert der Gesundheitsfonds?

legt den einheitlichen Beitragssatz fest

Arbeitgeber
tragen je die Hälfte des einheitlichen Beitragssatzes + 0,9 % Sonderbeitrag der Versicherten

Arbeitnehmer

ggf. Erstattungen von Überschüssen, Prämien

Staat
- leistet einen Zuschuss aus Steuermitteln
- zur Finanzierung gesamtgesellschaftlicher Aufgaben wird dieser Zuschuss schrittweise aufgestockt

Gesundheitsfonds
- verwaltet und verteilt die eingehenden Mittel
- deckt mindestens 95 % der Ausgaben aller Krankenkassen

Grundpauschale je Versicherten + Risikostrukturausgleich (alters-, geschlechts- und risikoabhängige Zuschläge oder Abschläge)

ggf. Zusatzbeitrag an einzelne Kassen

Gesetzliche Krankenkassen

Quelle: BMG

©Erich Schmidt Verlag
ZAHLENBILDER
146 145

209

Pflegeversicherung

Die Pflegeversicherung wird ebenso wie die Krankenversicherung durch eine gesetzliche und eine private Versicherung durchgeführt. Da es aber im Unterschied zur Krankenversicherung für die Absicherung gegen das Pflegefallrisiko eine allgemeine gesetzliche Versicherungspflicht für alle Bürgerinnen gibt, ist auch die private Pflegeversicherung eine gesetzliche. Insofern mussten andere Begriffe gefunden werden, um beide voneinander abzugrenzen. Aus diesem Grund heißt die bei der GKV angesiedelte Pflegeversicherung „soziale Pflegeversicherung" und die private heißt „private Pflegepflichtversicherung". Beide zusammen bilden die „gesetzliche Pflegeversicherung".

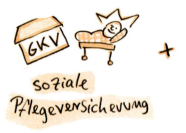 + 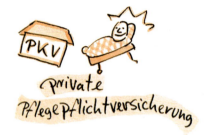 =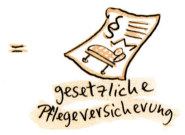

Die **Organisation** der sozialen Pflegeversicherung ist bei den Krankenkassen angesiedelt, der Verwaltungsrat und Vorstand der jeweiligen Krankenkasse sind zugleich auch zuständig für die jeweilige Pflegeversicherung. Die Finanzen sind jedoch strikt getrennt.

Der Kreis der Mitglieder und **Versicherten** der sozialen Pflegeversicherung ist mit dem der gesetzlichen Krankenversicherung identisch, ebenso wie die Versicherungspflichtgrenze und die Beitragsbemessungsgrenze.

Die **Leistungen** der Pflegeversicherung sind im SGB XI festgelegt. Sie umfassen im Wesentlichen die folgenden Leistungsarten:

- Pflegesachleistungen (durch professionelle Pflegekräfte und Pflegeeinrichtungen),
- Pflegegeld für selbst beschaffte Pflegehilfen,
- Kombination von Geldleistungen und Sachleistungen,
- häusliche Pflege bei Verhinderung der Pflegeperson,
- Pflegehilfsmittel und technische Hilfen,
- Tages- und Nachtpflege (teilstationäre Pflege),
- Kurzzeitpflege (bis zu vier Wochen im Jahr),
- vollstationäre Pflege in Heimen,
- soziale Sicherung von Pflegepersonen (z. B. pflegende Angehörige oder Nachbarn),
- Pflegekurse für Angehörige und ehrenamtliche Pflegepersonen sowie
- Beratung.

Medizinischer Dienst der Krankenversicherungen 1 | 623

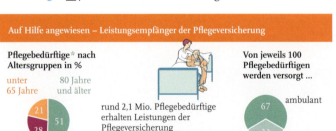

Ob Pflegebedürftigkeit im Sinne des SGB XI vorliegt und in welchem Umfang, wird in einem genau geregelten Verfahren der Pflegebegutachtung durch den |Medizinischen Dienst der Krankenversicherung (MDK) festgestellt. Das Ergebnis der Begutachtung leitet der MDK an die zuständige Pflegekasse weiter, die dann auf Grundlage des Gutachtens über die Leistungsbewilligung entscheidet.

Gesundheits- und sozialpolitische Rahmenbedingungen

Die Höhe der Leistungen richtet sich nach dem festgestellten Zeitbedarf für die Pflege und ist in drei Pflegestufen unterteilt.

- **Pflegestufe 1**: Pflegebedürftige mit einem Pflegebedarf von 90 Minuten täglich, wovon mindestens 45 Minuten auf den Bereich der Grundpflege entfallen müssen, gelten als erheblich pflegebedürftig und erhalten die Pflegestufe 1.
- **Pflegestufe 2**: Pflegebedürftige mit einem Pflegebedarf von mindestens 180 Minuten täglich, wovon mindestens 120 Minuten auf den Bereich der Grundpflege entfallen müssen, gelten als schwerpflegebedürftig und erhalten die Pflegestufe 2.
- **Pflegestufe 3**: Pflegebedürftige mit einem Pflegebedarf von mindestens 300 Minuten täglich, wovon mindestens 240 Minuten auf den Bereich der Grundpflege entfallen müssen, gelten als schwerstpflegebedürftig und erhalten die Pflegestufe 3.

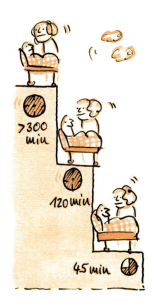

In besonders gelagerten Einzelfällen kann die Pflegeversicherung über die Pflegestufe 3 hinausgehende Leistungen gewähren (Härtefälle). Die Zahl der zu bewilligenden Härtefälle ist allerdings durch Gesetz auf maximal 3 % (häusliche Pflege) bzw. 5 % (stationäre Pflege) der Leistungsempfängerinnen der Pflegestufe 3 begrenzt.

	Pflegestufe I	Pflegestufe II	Pflegestufe III
Häusliche Pflege			
Pflegesachleistungen (**monatlich bis zu**)	420	980	1.470 (Härtefälle: 1.918)
Pflegegeld (**monatlich**)	215	420	675
Pflegevertretung (**für bis zu vier Wochen im Kalenderjahr bis zu**)			
▪ durch nahe Angehörige	215[1]	420[1]	675
▪ durch sonstige Personen	1.470	1.470	1.470
Kurzzeitpflege (jährlich bis zu)	1.470	1.470	1.470
Teilstationäre Tages- und Nachtpflege (monatlich bis zu)	420	980	1.470
Grundbetrag	100	100	100
Erhöhter Betrag	200	200	200
Ergänzende Leistungen für Pflegebedürftige mit erheblichem allgemeinem Betreuungsbedarf (**jährlich bis zu**)	460	460	460
Vollstationäre Pflege			
Vollstationäre Pflege (**pauschal monatlich**)	1.023	1.279	1.470 (Härtefälle: 1.750)
Pflege in vollstationären Einrichtungen der Behindertenhilfe	10 % des Heimentgelts höchstens jedoch 256 Euro monatlich		

[Tab. 1] Leistungen der Pflegeversicherung (Stand: 2008). Angaben in Euro.

Bundesministerium für Gesundheit

[1] Auf Nachweis werden den ehrenamtlichen Pflegepersonen notwendige Aufwendungen (Verdienstausfall, Fahrkosten usw.) bis zum Gesamtbetrag von 1.432 Euro erstattet.

Die **Finanzierung** der sozialen Pflegeversicherung erfolgt durch Beiträge der Arbeitnehmerinnen und Arbeitgeber. Der Beitragssatz liegt seit 01.07.2008 bei 1,95 % mit Kindern und 2,2 % ohne.

Unfallversicherung

Die gesetzliche Unfallversicherung ist seit dem 1. Januar 1997 als das Siebte Buch des Sozialgesetzbuches (SGB VII) in Kraft getreten. **Versicherte** sind alle Personengruppen wie in unten stehender Abbildung aufgeführt. Die Aufgabe der gesetzlichen Unfallversicherung ist der Schutz der Versicherten und ihrer Familien vor den Folgen von Arbeitsunfällen, Wegeunfällen und Berufskrankheiten.

Die gesetzliche Unfallversicherung verfolgt einen ganzheitlichen Ansatz: |Prävention, |Rehabilitation und Entschädigungen sollen aus einer Hand koordiniert und finanziert sein.

Prävention | 226
Rehabilitation | 160

Die **Organisation** der gesetzlichen Unfallversicherung ergibt sich aus ihren Trägern:
- Berufsgenossenschaften,
- Unfallversicherungsträger der öffentlichen Hand,
- Gemeindeunfallversicherungsverbände und
- Unfallkassen.

Selbstverwaltung | 207

Allen gemeinsam ist das Prinzip der paritätischen |Selbstverwaltung. Während die Berufsgenossenschaften nach Branchen gegliedert sind, sind die Unfallversicherungsträger der öffentlichen Hand weitgehend regional organisiert. Für den Bereich des Gesundheitswesens ist die Berufsgenossenschaft „Gesundheitsdienst und Wohlfahrtspflege" (BGW) zuständig.

Die **Leistungen** der gesetzlichen Unfallversicherung stehen ganz im Zeichen der Prävention. Das bedeutet, dass sie vor allem die Aufgabe hat, |Arbeitsunfälle und |Berufskrankheiten sowie arbeitsbedingte Gesundheitsgefahren zu verhüten. Bei Arbeitsunfällen oder Berufskrankheiten soll sie die Gesundheit und die Leistungsfähigkeit wiederherstellen und die Versicherten oder ihre Hinterbliebenen durch Geldleistungen entschädigen.

Arbeitsunfälle | 559
Berufskrankheiten | 566

www.bgw-online.de
Hier finden Sie die Homepage der BGW.

Voraussetzung für eine Rentenzahlung ist, dass die Erwerbsfähigkeit nicht vollständig wiederhergestellt werden kann, also eine Erwerbsminderung von mindestens 20 % vorliegt.

Die **Finanzierung** der gesetzlichen Unfallversicherung erfolgt allein aus den Beiträgen der Arbeitgeber. Sie ist eine Pflichtversicherung für den Arbeitgeber. Seine Angestellten sind damit gesetzlich versichert. Die Höhe der Beiträge wird über ein Umlageverfahren ermittelt und durch das Unfallrisiko des Arbeitsplatzes bestimmt. Im Bereich der öffentlichen Hand tragen Bund, Länder und Gemeinden die Kosten.

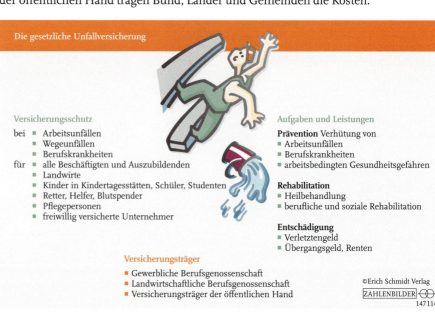

Gesundheits- und sozialpolitische Rahmenbedingungen

Das deutsche Gesundheitssystem

1.1.3

Die nachfolgenden Abschnitte sollen einen Überblick über das deutsche Gesundheitssystem geben. Es werden Grundstrukturen, Basisdaten und Besonderheiten wichtiger Versorgungsbereiche vorgestellt.

Grundstrukturen und Basisdaten

Zwar ist das deutsche Gesundheitssystem kein staatliches System, wie es das der ehemaligen DDR war, dennoch ist der Einfluss des Staates sehr hoch. Dem **Staat** kommt vor allem die Aufgabe der **Regulierung** und **Überwachung** zu. Das Gesundheitswesen ist sicherlich einer der am stärksten durch Gesetze und Verordnungen regulierten Bereiche der Gesellschaft. Das wird auch daran erkennbar, dass in den letzten 15 Jahren in jeder Legislaturperiode des Bundestages mindestens eine große Gesundheitsreform verabschiedet wurde [Abb. unten]. Darüber hinaus gibt es zahlreiche kleinere Gesetzesänderungen und Verordnungen für das Gesundheitswesen, über die die Medien zumeist gar nicht berichten.

Der Staat gestaltet über die Gesetze nicht nur die rechtlichen Rahmenbedingungen im Gesundheitswesen, sondern übt vor allem auch eine Aufsichtsfunktion gegenüber den Krankenkassen und Leistungserbringerinnen aus. Auf der Bundesebene ist das Bundesministerium für Gesundheit (BMG) die oberste Behörde. Ihm unterstehen weitere Behörden, die verschiedene Aufgaben vor allem der Überwachung von Teilbereichen des Gesundheitswesens wahrnehmen (Öffentlicher Gesundheitsdienst | S. 222).

Die **Leistungserbringung** liegt im deutschen Gesundheitssystem weit überwiegend in der Hand privater und freigemeinnütziger Leistungserbringerinnen, wie etwa privater Arztpraxen und Pflegedienste sowie freigemeinnütziger Krankenhäuser und Sozialstationen. Die Länder sind lediglich im Bereich der Universitätskliniken und psychiatrischen Landeskrankenhäuser als Träger auch in der Krankenversorgung tätig, wenngleich mit deutlich abnehmender Tendenz. Auch die Gemeinden sind Träger von Einrichtungen, z. B. von Krankenhäusern, Sozialstationen und Pflegeheimen.

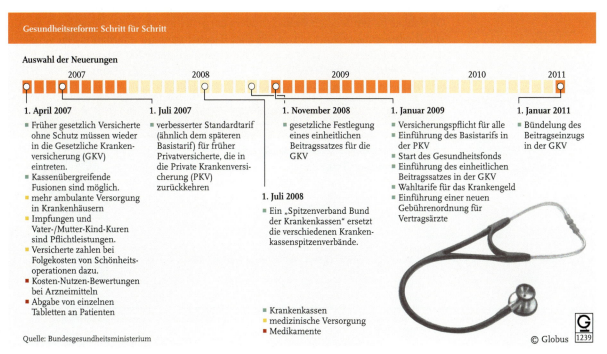

213

Die **Finanzierung** des Gesundheitssystems erfolgt weit überwiegend aus Sozialversicherungsbeiträgen. Im Jahr 2004 wurden insgesamt ca. 234 Mrd. Euro für das Gesundheitswesen ausgegeben. Davon trug die gesetzliche Krankenversicherung ca. 56 % und die soziale Pflegeversicherung ca. 7,5 %. Durch die Ausweitung von Zuzahlungen und Leistungskürzungen der letzten Jahre hat der Anteil der privaten Haushalte an den Gesundheitsausgaben deutlich zugenommen. Im Jahr 1992 lag er noch bei 10,3 % und 2004 bereits bei 13,7 %.

Das Gesundheitswesen ist aber nicht nur Kostenfaktor, sondern auch ein sehr wichtiger Zweig der Volkswirtschaft mit hoher arbeitsmarktpolitischer Bedeutung. Die **Zahl der Beschäftigten** im Gesundheitswesen ist in den letzten Jahrzehnten kontinuierlich gestiegen und lag im Jahr 2004 bei über 4,2 Mio. Damit bietet das Gesundheitswesen mehr Arbeitsplätze als Metallindustrie, Maschinenbau, elektrotechnische Industrie und Automobilindustrie zusammen.

Die größte Berufsgruppe im Gesundheitswesen ist mit mehr als 700.000 Beschäftigten die Pflege, gefolgt von den Medizinischen Fachangestellten (ca. 500.000) und an dritter Stelle den Ärztinnen (ca. 300.000). Bezogen auf die Einrichtungen des Gesundheitswesens sind die Krankenhäuser mit ca. 1 Mio. Beschäftigten der größte Arbeitgeber, dicht gefolgt von den Arzt- und Zahnarztpraxen mit zusammen ca. 990.000 Beschäftigten.

Obwohl es in den Medien vielfach anders dargestellt wird: In der Verwaltung des Gesundheitswesens arbeitet mit ca. 5 % aller Beschäftigten im internationalen Vergleich relativ wenig Personal. Darin eingeschlossen sind auch die Krankenkassen, bei denen die Verwaltungskosten lediglich ca. 5 % der Gesamtausgaben ausmachen. Auch dies ist, beispielsweise verglichen mit der PKV, ein relativ geringer Anteil.

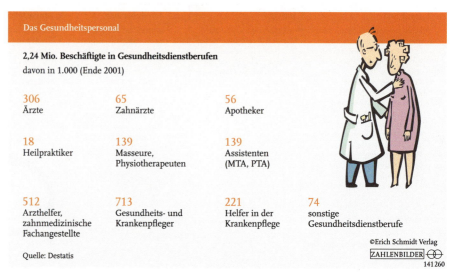

Gesundheits- und sozialpolitische Rahmenbedingungen

Die ambulante ärztliche Versorgung

Im Zentrum des deutschen Gesundheitssystems steht die ambulante ärztliche Versorgung. Entsprechend der Unterteilung in die gesetzliche und die private Krankenversicherung ist auch die ambulante ärztliche Versorgung in zwei Bereiche gegliedert. Die ärztliche Versorgung der Kassenpatientinnen erfolgt durch **Vertragsärztinnen** der Krankenkassen und wird vertragsärztliche Versorgung genannt. Die ambulante ärztliche Versorgung der Privatpatientinnen erfolgt sowohl durch Vertragsärztinnen der Krankenkassen als auch durch reine Privatärztinnen. Sie wird privatärztliche Versorgung genannt. Als **Privatärztinnen** werden jene Ärztinnen bezeichnet, die keine Kassenzulassung als Vertragsärztin haben und ihre Leistungen den Patientinnen direkt in Rechnung stellen.

Von den insgesamt ca. 135.000 ambulant tätigen Ärztinnen im Jahr 2005 waren ca. 119.000 (88,1 %) als Vertragsärztinnen der GKV tätig und nur ca. 7.400 (5,5 %) als reine Privatärztinnen. Die restlichen ca. 8.600 (6,4 %) Ärztinnen arbeiteten als angestellte Ärztinnen für eine der Vertrags- oder Privatärztinnen.

Ambulante ärztliche Behandlung erfolgt in der Regel in der privaten Praxis einer einzelnen Ärztin. Es gibt jedoch auch andere Organisationsformen, und diese haben in den letzten Jahren kontinuierlich zugenommen. Wenn mehrere Ärztinnen die Praxisräume und Geräte gemeinsam nutzen, aber ansonsten eigenständig bleiben und getrennt mit den Krankenkassen abrechnen, nennt man dies eine **Praxisgemeinschaft**. Legen sie ihre Patientenkarteien zusammen und rechnen auch gemeinsam mit den Kassen ab, ist es eine **Gemeinschaftspraxis**.

Durch die Gesundheitsreform 2004 ist eine weitere Organisationsform hinzugekommen, das **Medizinische Versorgungszentrum** (MVZ). Medizinische Versorgungszentren sind ärztlich geleitete Einrichtungen, in denen mindestens zwei Ärztinnen unterschiedlicher Fachgebiete als Vertragsärztinnen oder angestellte Ärztinnen tätig sind. MVZ wurden in den letzten Jahren vielfach auch an oder von Krankenhäusern gegründet, da Krankenhäuser in Deutschland nur in Ausnahmefällen ambulante ärztliche Behandlungen durchführen dürfen. Sie dürfen es in der Regel nur, wenn einzelne Krankenhausärztinnen eine so genannte „Ermächtigung" von der Kassenärztlichen Vereinigung haben. Die Gründung eines MVZ bietet Krankenhäusern die Möglichkeit, ihr Leistungsspektrum durch Einbindung niedergelassener Ärztinnen in ein eigenes MVZ auch auf den Bereich der ambulanten Versorgung auszuweiten.

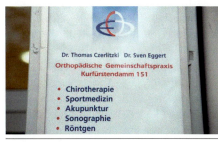
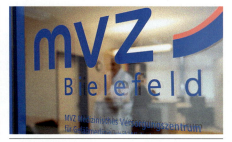

[1] Gemeinschaftspraxis   [2] Medizinisches Versorgungszentrum

Die Organisation und Steuerung der ambulanten vertragsärztlichen Versorgung liegt in der Hand einer ganz besonderen Institution, der Kassenärztlichen Vereinigung. **Kassenärztliche Vereinigungen** (KV) sind Körperschaften des öffentlichen Rechts und vom Staat geschaffen. Es gibt für jedes Bundesland eine KV, lediglich Nordrhein-Westfalen verfügt über zwei. Die KV hat die Aufgabe, eine ausreichende ambulante ärztliche Versorgung im Land sicherzustellen und die Durchführung der Versorgung zu überwachen. Kassenärztliche Vereinigungen führen für alle Vertragsärztinnen ihres Bezirks die Vertrags- und Vergütungsverhandlungen mit den Krankenkassen, besetzen wichtige Ausschüsse für die Steuerung der ambulanten Versorgung gemeinsam mit den Krankenkassen und sind Interessenvertretungen der Vertragsärztinnen.

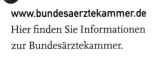

www.bundesaerztekammer.de
Hier finden Sie Informationen zur Bundesärztekammer.

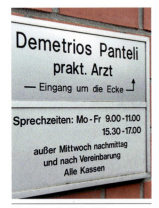

[1] Kassenärztliche Zulassung

Jede Ärztin wird automatisch mit der Zulassung als Vertragsärztin auch Pflichtmitglied in der zuständigen Kassenärztlichen Vereinigung [Abb. 1]. Die Vertragsärztinnen wählen ihre Vertreterversammlung, als eine Art Parlament der Vertragsärztinnen, und die Vertreterversammlung wiederum wählt den Vorstand der KV. Die Kassenärztlichen Vereinigungen sind im Grunde für alle Angelegenheiten der ambulanten vertragsärztlichen Versorgung zuständig und unterliegen einer engen staatlichen Aufsicht durch die jeweils zuständige Landesbehörde, in der Regel das Sozialministerium.

Auf der Bundesebene sind die Kassenärztlichen Vereinigungen in der Kassenärztlichen Bundesvereinigung zusammengeschlossen, die Verhandlungen mit den Spitzenverbänden der GKV führt und die Vertragsärztinnen gegenüber der Politik vertritt.

Von den Kassenärztlichen Vereinigungen zu unterscheiden sind die Ärztekammern. Die **Ärztekammern** sind durch Landesrecht geschaffene Körperschaften des öffentlichen Rechts, die der Regelung und Überwachung der ärztlichen Berufsausübung dienen. Während in der KV nur die niedergelassenen Vertragsärztinnen Mitglied sind, gehören zu den Pflichtmitgliedern der Ärztekammern auch die Krankenhausärztinnen.

Vertragsärztin der Krankenkassen wird eine Ärztin nur, wenn sie eine Zulassung hierzu erhält [Abb. 1]. Diese muss sie bei der zuständigen KV beantragen, deren Zulassungsausschuss dann über den Antrag entscheidet. Grundlage für die Vergabe von Zulassungen ist die Bedarfsplanung der KV. Darin ist festgelegt, wie viele Ärztinnen in welchen Regionen in welchen Fachgebieten gebraucht werden. Neue Zulassungen werden darum in der Regel nur ausgesprochen, wenn die in der Bedarfsplanung festgelegten Bedarfszahlen noch nicht überschritten sind. In den meisten ärztlichen Fachgebieten ist eine Niederlassung mittlerweile nur noch möglich, wenn eine Vertragsärztin ihre Praxis aufgibt, beispielsweise aus Altersgründen.

Mit der Zulassung als Vertragsärztin übernimmt eine Ärztin genau festgelegte Rechte und Pflichten. Das wichtigste Recht ist sicherlich die Berechtigung zur Teilnahme an der Versorgung von Kassenpatientinnen. Zur Vertragsarzttätigkeit gehören aber auch zahlreiche Pflichten, wie beispielsweise die Pflicht zur Einhaltung des Berufsrechts, die Pflicht in der Nähe der Praxis zu wohnen (Residenzpflicht) oder die Pflicht, am ärztlichen Notdienst teilzunehmen. Die zuständige Kassenärztliche Vereinigung hat auf die Einhaltung dieser Pflichten zu achten und Verstöße dagegen zu ahnden. Bei sehr schwerwiegenden Pflichtverletzungen kann die KV einer Ärztin sogar die Zulassung entziehen.

Die **Vergütung** der vertragsärztlichen Versorgung erfolgt bis auf wenige Ausnahmen nicht direkt von den Krankenkassen an die einzelnen Ärztinnen, sondern über einen Gesamtbetrag, den die Kasse an die KV überweist. Jede einzelne Krankenkasse zahlt einen pauschalen Betrag für jedes Mitglied im Bezirk der jeweiligen KV an die Kassenärztliche Vereinigung, die so genannte „Gesamtvergütung". Die KV verteilt die Summe der Gesamtvergütungen aller Kassen nach genau festgelegten Schlüsseln an die einzelnen Vertragsärztinnen. Grundlage der Verteilung sind die Abrechnungen der einzelnen Vertragsärztinnen über die im jeweiligen Quartal erbrachten Einzelleistungen, die diese an ihre KV reichen und die von der KV auf ihre Richtigkeit zu prüfen sind.

Die Einzelleistungen der Ärztinnen werden dann anhand einer bundsweit geltenden Honorartabelle für Vertragsärztinnen, dem so genannten „Einheitlichen Bewertungsmaßstab" (EBM), und einem für jede einzelne KV geltenden Honorarverteilungsmaßstab (HVM) aus der Gesamtvergütung bezahlt. Bis auf einige Ausnahmen besteht somit keine direkte finanzielle Beziehung zwischen Krankenkassen und einzelnen Vertragsärztinnen. Die Kassen zahlen die Gesamtvergütung – wie es juristisch heißt – „mit befreiender Wirkung" an die KV, was bedeutet, dass mit der Zahlung der Gesamtvergütung die Verantwortung für alles Weitere an die KV übergeht.

Ärztliche Honorarpolitik ist somit vor allem eine interne Angelegenheit der Vertragsärzteschaft, was in der Vergangenheit bereits mehrfach zu heftigen Auseinandersetzungen zwischen einzelnen Arztgruppen um die Verteilung des Gesamthonorars führte.

Gesundheits- und sozialpolitische Rahmenbedingungen

Krankenhausversorgung

Die Krankenhausversorgung wird in Deutschland von insgesamt ca. 2.100 Krankenhäusern mit ca. 500.000 Betten geleistet. Insgesamt ca. 1 Mio. Krankenhausbeschäftigte versorgen pro Jahr ca. 17 Mio. Fälle, die im Durchschnitt ca. 8 Tage im Krankenhaus verweilen.

Krankenhäuser befinden sich in unterschiedlicher Trägerschaft. Als öffentliche Krankenhäuser werden Kliniken bezeichnet, die sich in Trägerschaft einer öffentlichen Institution befinden (z. B. Gemeinde, Land, Anstalt öffentlichen Rechts). Als freigemeinnützige Krankenhäuser gelten Krankenhäuser von Trägern, die mit dem Betrieb des Krankenhauses religiöse, humanitäre oder soziale Zwecke verfolgen (z. B. Diakonie, Caritas, gemeinnützige Stiftungen etc.). Als private Krankenhäuser gelten Kliniken von Trägern, die mit dem Betrieb des Krankenhauses erwerbswirtschaftliche Ziele verfolgen. Auf die einzelnen Träger entfielen 2005 die folgenden Anteile an der Zahl der Krankenhäuser und Betten:

- **öffentliche Träger**: ca. 35 % der Krankenhäuser und 51 % der Betten,
- **freigemeinnützige Träger**: ca. 39 % der Krankenhäuser und 36 % der Betten sowie
- **private Träger**: ca. 26 % der Krankenhäuser und 12 % der Betten.

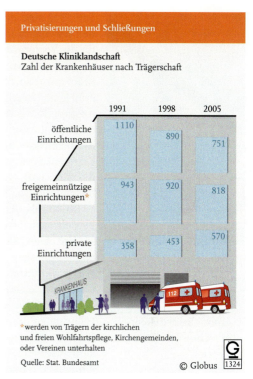

An den Zahlen wird bereits erkennbar, dass die öffentlichen Träger tendenziell eher größere Krankenhäuser betreiben und die privaten eher kleinere. So befinden sich die Universitätskliniken bis auf eine Ausnahme alle in der Trägerschaft eines Landes. Bei privaten Krankenhäusern handelt es sich überwiegend um kleine Belegkrankenhäuser, häufig mit weniger als 100 Betten. Allerdings sind hier seit einigen Jahren erhebliche Veränderungen zu beobachten. Öffentliche Träger ziehen sich zunehmend zurück und verkaufen Kliniken an private Klinikketten, private Träger übernehmen zunehmend große und größte Krankenhäuser, darunter auch bereits ein Universitätsklinikum (Marburg / Gießen).

Das System der Krankenhausversorgung ist durch einige zentrale Strukturelemente geprägt:
- Der Staat hat den Sicherstellungsauftrag für eine ausreichende Krankenhausversorgung,
- es gibt eine staatliche Krankenhausplanung,
- die Krankenhausfinanzierung ist zweigeteilt (duale Finanzierung) und
- das Vergütungssystem wird seit 2003/2004 schrittweise auf ein umfassendes Fallpauschalensystem umgestellt.

Wie bereits eingangs zum Sozialstaatsgebot des Grundgesetzes ausgeführt, hat der Staat die Verpflichtung zur Daseinsvorsorge für seine Bürgerinnen und Bürger. Daraus wird auch abgeleitet, dass der Staat – in diesem Fall die Länder – einen **Sicherstellungsauftrag** für die Krankenhausversorgung hat. Die Länder sind letztverantwortlich dafür, dass es Krankenhauskapazitäten in ausreichendem Umfang und flächendeckend gibt. Sie müssen diese nicht selbst betreiben, solange andere Träger die Krankenhausversorgung in ausreichendem Maße gewährleisten.

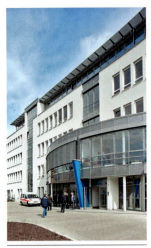

[1] Krankenhaus der Allgemeinversorgung

DRG
Diagnosis Related Groups
engl. = diagnosebezogene Gruppen

Seit 1972 sind die Länder verpflichtet, eine **Krankenhausplanung** vorzunehmen. In den jeweiligen Landeskrankenhausplan sind alle Krankenhäuser aufzunehmen, die für die Versorgung der Bevölkerung notwendig und geeignet sind. Gegenwärtig sind ca. 98 % aller Krankenhäuser so genannte Plankrankenhäuser, also in den jeweiligen Krankenhausplan des Landes aufgenommen. Dies hat für die Krankenhäuser in zweierlei Hinsicht erhebliche Bedeutung. Zum einen haben nur Plankrankenhäuser einen Anspruch auf öffentliche Förderung ihrer Investitionskosten und zum anderen gilt mit der Aufnahme in den Krankenhausplan zugleich auch ein Versorgungsvertrag mit den Krankenkassen als abgeschlossen. Sie werden somit zugleich auch zur Versorgung von Krankenkassenpatientinnen zugelassen. Dies ist von entscheidender Bedeutung für die wirtschaftliche Existenz eines Krankenhauses, da ein Krankenhaus nur von der Behandlung von Privatpatientinnen in der Regel nicht existieren kann.

Die **Krankenhausfinanzierung** ist in zwei große Bereiche aufgeteilt. Die laufenden Betriebskosten werden von den Krankenkassen über die Pflegesätze und Fallpauschalen finanziert, die Investitionskosten von den Ländern über eine öffentliche Investitionsförderung.

Die **Vergütung** der Krankenhausleistungen erfolgte bis 2003/2004 überwiegend über tagesgleiche Pflegesätze. Seitdem wird die Krankenhausfinanzierung schrittweise auf ein umfassendes DRG-Fallpauschalensystem auf Grundlage diagnoseorientierter Fallgruppen umgestellt. In einem Fallpauschalensystem erhalten die Krankenhäuser für jeden Fall eine pauschale, verweildauerunabhängige Vergütung, die für alle Krankenhäuser einheitlich ist. Die Höhe der Fallpauschale richtet sich nach bestimmten einheitlich festgelegten Kriterien. Von besonderer Bedeutung sind im deutschen System die Diagnosen (Haupt- und Nebendiagnosen) sowie die tatsächlich erbrachten Leistungen. Über die Erfassung von Nebendiagnosen werden auch Komplikationen und Nebenerkrankungen einbezogen, die den Behandlungsaufwand unter Umständen erheblich erhöhen können. Darüber hinaus werden auch weitere kostenrelevante Abweichungen und Besonderheiten im Einzelfall berücksichtigt und unterschiedlich vergütet. So erhält ein Krankenhaus beispielsweise für jeden Behandlungstag, den eine Patientin auf Grund von Komplikationen länger als für die betreffende Fallpauschale vorgesehen in der Klinik liegt, einen Zuschlag auf die Fallpauschale. Wird dagegen eine bestimmte Mindestverweildauer unterschritten, so erfolgt für jeden Tag der Unterschreitung ein Abschlag von der Fallpauschale.

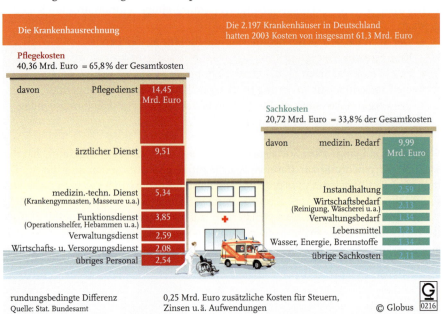

Ambulante Pflege

Die ambulante oder häusliche Pflege wird von ca. 11.000 Pflegediensten und Sozialstationen erbracht. Dort arbeiten ca. 215.000 Beschäftigte, die insgesamt ca. 480.000 Pflegebedürftige versorgen. Ambulante Pflegeeinrichtungen befinden sich zu ca. 58 % in privater, zu 40 % in freigemeinnütziger und zu weniger als 2 % in öffentlicher Trägerschaft. Bei der recht hohen Zahl der Beschäftigten ist zu berücksichtigen, dass der Anteil der Teilzeitbeschäftigten in der ambulanten Pflege mit mehr als 70 % sehr hoch ist. Zudem arbeitet ein erheblicher Teil der Teilzeitbeschäftigten weniger als die Hälfte der tariflichen Arbeitszeit.

Im Unterschied zur ambulanten ärztlichen Behandlung und Krankenhausversorgung gibt es in der ambulanten Pflege keine **Bedarfs- oder Angebotsplanung**. Das Versorgungsangebot regelt sich im Wesentlichen durch Angebot und Nachfrage. Wenn eine Pflegeeinrichtung bestimmte, im SGB XI festgelegte Bedingungen erfüllt, hat sie Anspruch auf einen **Versorgungsvertrag** mit den Pflegekassen. Ob diese Pflegeeinrichtung dann auch wirtschaftlich existieren kann, hängt vor allem davon ab, wie viele Pflegebedürftige ihre Leistungen in Anspruch nehmen.

SGB XI | 210

Die Pflegebedürftigen haben sowohl in der ambulanten Pflege als auch in Pflegeheimen eine deutlich stärkere rechtliche Stellung als beispielsweise Patientinnen im Krankenhaus. Sowohl in der ambulanten als auch in der stationären Pflege muss ein individueller **Pflegevertrag** zwischen Pflegebedürftigen und der Einrichtung abgeschlossen werden. Im Pflegevertrag sind insbesondere Art und Umfang der Leistungen sowie die Vergütung zu vereinbaren. Wie bei jedem Vertrag steht beiden Seiten auch ein Kündigungsrecht zu, die Kündigungsfrist beträgt 14 Tage.

Das **Vergütungssystem** der ambulanten Pflege weist als Besonderheit auf, dass es mehrere unterschiedliche Vergütungssysteme je nach Kostenträger gibt. Kostenträger können sowohl die Krankenkassen als auch die Pflegekassen sein.

Die **Krankenkassen** gewähren ihren Versicherten häusliche Krankenpflege nach § 37 SGB V. Die häusliche Krankenpflege soll zur Unterstützung ambulanter ärztlicher Behandlung oder zur Vermeidung von Krankenhausbehandlung dienen. Die entsprechenden Leistungen werden auf Grundlage eines Gebührenkataloges vergütet, der zwischen den Krankenkassen und Trägern der ambulanten Pflegeeinrichtungen vereinbart wird. Ein solcher Gebührenkatalog sah beispielsweise in Niedersachsen 2007 für die Blutdruckmessung eine Vergütung von 2,16 Euro und für das Absaugen der oberen Atemwege eine Vergütung von 5,45 Euro vor.

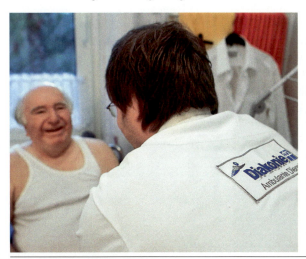 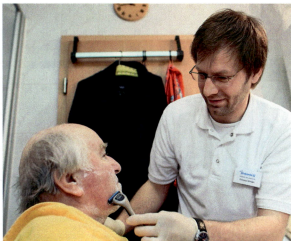

[2] Leistungen im Ambulanten Dienst

Die Vergütungen der **Pflegekassen** richten sich nach dem im SGB XI festgelegten Leistungskatalog (**Pflegeversicherung** |S. 210). Die Leistungssätze des SGB XI bilden jedoch nur den finanziellen Rahmen, bis zu dem die Pflegekassen für die einzelnen Pflegestufen Leistungen gewähren. Welche Sachleistungen in welchem Umfang eine Pflegebedürftige tatsächlich in Anspruch nimmt, wird im Pflegevertrag vereinbart. Bleibt die Summe der Vergütungen für in Anspruch genommene Sachleistungen eines Pflegedienstes unter dem verfügbaren Leistungssatz der Pflegeversicherung, so können Pflegebedürftige einen prozentual anteiligen Restbetrag als Geldleistung beantragen (so genannte Kombinationsleistung). Nehmen Pflegebedürftige mehr Leistungen in Anspruch, als durch die bewilligte Pflegestufe von der Pflegeversicherung finanziert werden, so müssen sie die zusätzlichen Leistungen selbst bezahlen.

Beispiel Wird eine Kombinationsleistung in Anspruch genommen, kann die Berechnung wie folgt aussehen: Zunächst wird berechnet, wie viel Prozent der Sachleistung ausgeschöpft wurde: z. B. bei Pflegestufe II werden vom Pflegedienst 611 Euro von 921 Euro mit der Pflegekasse abgerechnet. Das sind also 66 % der Pflegesachleistung, die der Pflegebedürftigen zustehen. Neben dieser Pflegesachleistung steht ihr ein Pflegegeld für selbst beschaffte Pflegepersonen von 410 Euro zu. Da sie aber bereits 66 % der Pflegesachleistung verbraucht hat, hat sie nur noch Anspruch auf 34 % des ihr zustehenden Pflegegeldes, also 139,40 Euro, die direkt an sie ausgezahlt werden.
(Pflegesachleistung 921 € − 611 € = 310 €,
310 € = 66 % von 921 €,
Restgeld = 34 % berechnet vom Pflegegeld von
410 € = 139,40 €)

Die Leistungen der ambulanten Pflege im Rahmen der Pflegeversicherung werden üblicherweise mit **Leistungskomplexpauschalen** vergütet. Damit sind Pauschalen gemeint, mit denen nicht Einzelleistungen, sondern mehrere zu einem Komplex zusammengefasste Leistungen gemeinsam vergütet werden. Die entsprechenden Vergütungskataloge weisen zumeist keine Preise in Euro aus, sondern Punktwerte, die mit einem für alle Leistungen einheitlichen Eurobetrag je Punkt multipliziert werden und dann den tatsächlichen Preis ergeben. So sah der für Niedersachsen 2007 geltende Leistungskomplexkatalog beispielsweise für eine „kleine Pflege" (An-/Auskleiden, Teilwaschung, Mund-/Zahnpflege) 220 Punkte vor, die multipliziert mit einem Vergütungssatz von 3,9 Cent je Punkt eine Vergütung in Höhe von 8,58 Euro ergaben.

Zusätzlich zu den Vergütungen für die erbrachten Leistungen sollen ambulante Pflegeeinrichtungen auch eine öffentliche **Investitionsförderung** erhalten, mit der ihre Investitionskosten gedeckt werden [Abb. 1]. Wie die einzelnen Länder diese Förderung ausgestalten und in welcher Höhe sie Mittel gewähren, wird von den jeweiligen Ländern in ihren Landespflegegesetzen geregelt.

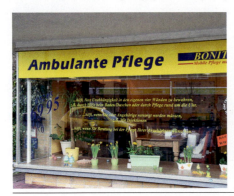 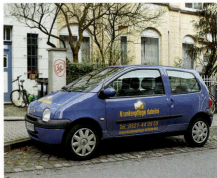

[1] Ambulante Pflegeeinrichtungen erhalten Investitionsförderungen z. B. für Büroeinrichtung oder Fahrzeuge

Stationäre Pflege

Als „stationäre Pflege" wird im Sozialrecht die Pflege in Pflegeheimen bezeichnet. Pflege in Krankenhäusern fällt nicht unter diesen Begriff, obwohl auch Krankenhäuser stationäre Einrichtungen sind. Stationäre Pflege im Sinne des Sozialrechts wird von insgesamt ca. 10.000 Pflegeheimen geleistet, in denen ca. 550.000 Beschäftigte zusammen ungefähr 680.000 Pflegebedürftige versorgen. Auch im Heimbereich ist der Anteil der Teilzeitbeschäftigten mit über 60 % überproportional hoch, was bei der Zahl der Beschäftigten zu bedenken ist.

Pflegeheime befinden sich zu ca. 55 % in freigemeinnütziger, zu 38 % in privater und nur zu knapp 7 % in öffentlicher Trägerschaft. Sie erbringen weit überwiegend vollstationäre Pflege (ca. 95 % der Plätze), aber auch **teilstationäre Pflege** (nur tagsüber oder nachts) und **Kurzzeitpflege** (vorübergehende vollstationäre Pflege).

Auch für die stationäre Pflege existiert keine **Bedarfs- oder Angebotsplanung**, das Angebot richtet sich nach der Nachfrage. Der Zugang zum Versorgungssystem ist für Pflegeheime allerdings schwieriger als für ambulante Pflegeeinrichtungen, da sie zusätzlich zu den Bedingungen des SGB XI auch die durch das staatliche Heimrecht geforderten Voraussetzungen erfüllen müssen. Die entsprechenden Vorgaben finden sich im |Heimgesetz, der Heimmindestbauverordnung, der Heimpersonalverordnung und den jeweiligen Landespflegegesetzen. Damit ist der Heimbereich ein sehr stark reglementierter Bereich, der sowohl von der staatlichen Heimaufsicht als auch vom |Medizinischen Dienst der Krankenversicherung überwacht und kontrolliert wird.

Der Zugang zur Versorgung von Versicherten der sozialen Pflegeversicherung erfolgt über einen **Versorgungsvertrag**, den die Einrichtung mit den Pflegekassen abschließt. Der Versorgungsvertrag kann von den Pflegekassen mit der Frist von einem Jahr gekündigt werden, im Falle gröblicher Verletzung von Vertragspflichten ist auch eine fristlose Kündigung möglich. Als gröbliche Pflichtverletzung gilt beispielsweise, wenn Pflegebedürftige zu Schaden kommen oder nicht erbrachte Leistungen abgerechnet werden.

Auch im Pflegeheim muss ein individueller **Pflegevertrag** zwischen Einrichtung und Pflegebedürftigem abgeschlossen werden, in dem Art und Inhalt der Leistungen sowie das zu zahlende Entgelt festgehalten werden.

Die **Vergütung** der stationären Pflege wird in Pflegesatzverhandlungen zwischen dem Heimträger und den Kostenträgern vereinbart. Kostenträger der Heimpflege sind neben den Pflegekassen vor allem die |Sozialhilfeträger, da ein Teil der Bewohnerinnen in Pflegeheimen auch nach Einführung der Pflegeversicherung die auf sie entfallenden Heimkosten nicht aus eigenen Mitteln vollständig tragen kann. Hier wird der zuvor erwähnte Charakter der Pflegeversicherung als „Teilkasko-Versicherung" deutlich. Die Pflegeversicherung soll keine vollständige Bedarfsdeckung und Übernahme aller Heimkosten gewähren, sondern nur die Finanzierung der Grundpflege und sozialen Betreuung. Die Kosten für Unterbringung und Verpflegung sind von den Pflegebedürftigen zu tragen und je nach Landesregelung auch die nicht von den Ländern geförderten Investitionskosten. Diese können die Heime den Pflegebedürftigen gesondert in Rechnung stellen. Daraus ergibt sich, dass beispielsweise 2005 im bundesweiten Durchschnitt in der Pflegestufe I ca. 1.200 Euro, in der Pflegestufe II ca. 1.400 Euro und in der Pflegestufe III ca. 1.600 Euro von den Pflegebedürftigen pro Monat selbst zu tragen waren.

Da die Leistungssätze der Pflegeversicherung seit ihrer Einführung im Jahr 1995/1996 nicht erhöht wurden, ist der Anteil derjenigen, die durch den Wechsel in ein Pflegeheim zu Sozialhilfeempfängern wurden, in den letzten Jahren kontinuierlich gestiegen. Dies war einer der Gründe, warum in der ab 01.07.2008 geltenden Reform der Pflegeversicherung eine gestaffelte Leistungserhöhung bis zum Jahr 2012 vorgesehen ist.

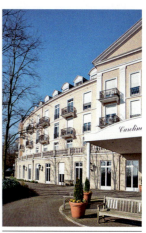

[2] Altenheim

Heimgesetz **1** | 611

Medizinischer Dienst der Krankenversicherung | 623

Sozialhilfeträger | 192

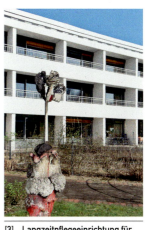

[3] Langzeitpflegeeinrichtung für Menschen im Wachkoma

Öffentlicher Gesundheitsdienst

Neben der ambulanten und stationären Versorgung ist der Öffentliche Gesundheitsdienst (ÖGD) die dritte Säule des Gesundheitswesens. Ziel des ÖGD ist der Gesundheitsschutz, die Gesundheitshilfe sowie die Aufsicht über Berufe und Einrichtungen des Gesundheitswesens. Diese Aufgaben nehmen verschiedene Behörden auf Bundes, Landes- und kommunaler Ebene war.

Auf Bundesebene sind das |Bundesministerium für Gesundheit (BMG) und die ihm untergeordneten Bundesoberbehörden zuständig:

- |Robert Koch-Institut
- Bundesinstitut für gesundheitlichen Verbraucherschutz und Veterinärmedizin,
- Bundesinstitut für Arzneimittel und Medizinprodukte,
- Bundesamt für Sera und Impfstoffe (Paus-Ehrlich-Institut) sowie die
- |Bundeszentrale für gesundheitliche Aufklärung.

Als nicht rechtsfähige Anstalt untersteht dem BMG des Weiteren das |Deutsche Institut für Medizinische Dokumentation und Information (DIMDI).

Die Gesundheitsfachverwaltungen auf Länderebene und kommunaler Ebene lassen sich wie folgt unterteilen:

- oberste Landesgesundheitsbehörden: Gesundheits-, Arbeits- und Sozialministerien der einzelnen Bundesländer,
- höhere (mittlere) Landesgesundheitsbehörden: in einigen Bundesländern die Gesundheitsbehörden auf Regierungsbezirksebene sowie
- untere Landesgesundheitsbehörden: Gesundheitsämter [Abb. 1].

Die Aufgaben des ÖGD können in folgende Bereiche gegliedert werden:

- Seuchenhygiene und Gesundheitsschutz, z. B. AIDS-Prävention
- Umwelthygiene und Toxikologie, z. B. Maßnahmen zur Verbesserung der |Lebensmittelhygiene,
- |Gesundheitsförderung und Gesundheitsvorsorge,
- Jugendgesundheitspflege, z. B. schulärztliche Untersuchungen,
- Sozialmedizinischer Dienst [Abb. 2], z. B. Beratung und Unterstützung von jungen Eltern,
- Amtsärztlicher Dienst, z. B. ärztliche Begutachtung bei Invalidenrentenanträgen und
- |Gesundheitsberichterstattung und Epidemiologie.

Hieran wird deutlich, dass der ÖGD zum Schutz der Bevölkerung sowohl eine Kontrollfunktion hat (z. B. Erfassung meldepflichtiger Erkrankungen) als auch Dienstleistungen erbringt (z. B. Schutzimpfungen, gesundheitliche Aufklärung und Beratung).

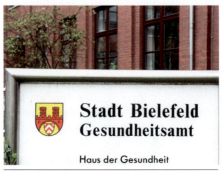

[1] Gesundheitsamt

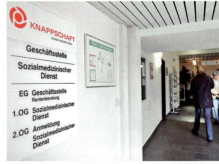

[2] Sozialmedizinischer Dienst

Bundesministerium für Gesundheit | 234
Robert Koch-Institut | 234
Bundeszentrale für gesundheitliche Aufklärung | 236

Deutsches Institut für Medizinische Dokumentation und Information | 234

www.oegd.de
Diese Seite gibt die Möglichkeit zur Suche der lokalen und regionalen Gesundheitsfachverwaltungen

Lebensmittelhygiene [1] | 302
Gesundheitsförderung | 226
Gesundheitsberichterstattung | 236

Freie Wohlfahrtspflege

Mit Freier Wohlfahrtspflege wird in Deutschland die Gesamtheit aller sozialen Hilfen bezeichnet, die auf freigemeinnütziger Grundlage und in organisierter Form erfolgen. Wie in den vorangegangenen Kapiteln beschrieben, ist ein großer Teil der Einrichtungen im Gesundheitswesen von freien Trägern geführt. Diese Einrichtungen stehen unter Trägerschaft einer der sechs großen Organisationen der freien Wohlfahrtspflege:

Arbeiterwohlfahrt	**Diakonisches Werk**
www.awo.org	www.diakonie.de
Deutscher Caritasverband	**Paritätischer Wohlfahrtsverband**
www.caritas.de	www.der-paritaetische.de
Deutsches Rotes Kreuz	**Zentralwohlfahrtsstelle der Juden in Deutschland**
www.drk.de	www.zwst.org

Die Verbände haben sich zur Bundesarbeitsgemeinschaft der freien Wohlfahrtspflege (BAGFW) zusammengeschlossen und vertreten nach eigenen Angaben bundesweit über 90.000 Einrichtungen und Dienste der Sozial- und Gesundheitspflege mit über 1,3 Mio. Mitarbeiterinnen und ca. 2,5 Millionen ehrenamtlich Tätigen. Die Verbände der Freien Wohlfahrtspflege sind geprägt durch unterschiedliche weltanschauliche oder religiöse Motive und Zielvorstellungen. Gemeinsam ist allen, dass sie unmittelbar an die Hilfsbereitschaft und an die Solidarität der Bevölkerung anknüpfen.

www.bagfw.de
Hier finden Sie die Homepage der BAGFW.

Die Verbände der Freien Wohlfahrtspflege entwickelten sich Ende des 19. und Anfang des 20. Jahrhunderts als Antwort auf die wachsende Armut, die durch die zunehmende Industrialisierung entstanden war. Die Menschen, die sich in diesen Organisationen sammelten, wollten sich selbst oder anderen in Not geratenen Menschen helfen. Sie arbeiteten i. d. R. ehrenamtlich. Auch heute könnten die Verbände ohne ehrenamtliche Arbeit nicht existieren. Doch in Einrichtungen des Gesundheitswesens ist es inzwischen die Regel, dass professionell Pflegende, Ärztinnen und Mitglieder anderer Berufsgruppen für ihre Arbeit entlohnt werden.

Die Freie Wohlfahrtspflege ist auf Grund ihrer Leistungen für das Gemeinwesen ein wichtiger Bestandteil des |Sozialstaates. So berücksichtigt das |Subsidiaritätsprinzip unserer heutigen sozialen Sicherung ausdrücklich die Arbeit der Wohlfahrtsverbände: Erst wenn die Einzelne oder nicht staatliche Sozialgebilde (wie z. B. die Wohlfahrtsverbände) nicht in der Lage sind, sich zu helfen, bietet der Staat aktive Hilfeleistungen an.

Sozialstaat | 200
Subsidiaritätsprinzip | 201

Allen Wohlfahrtsverbänden ist gemein, dass sie den steuerrechtlichen Status der Gemeinnützigkeit haben. Sie sind von Körperschafts-, Gewerbe- und Vermögenssteuern befreit und unterliegen einem ermäßigten Umsatzsteuersatz. Damit unterscheiden sie sich von privaten Trägern. Ihre **Finanzierung** erfolgt durch

- Leistungsentgelte (Vergütungen für erbrachte Leistungen, wie z. B. Pflege),
- Eigenmittel aus Spenden oder Mitgliedsbeiträgen,
- Stiftungsgelder und
- öffentliche Gelder in Form von Zuwendungen und Zuschüssen.

223

1.2 Institutionen und Programme der Gesundheitsförderung
1.2.1 Einführende Begriffsbestimmungen

Gesundheit und Krankheit

Auch wenn die Begriffe Gesundheit und Krankheit bzw. gesund sein oder krank sein im Alltag häufig genutzt werden, ist eine exakte Definition nicht so einfach. Sowohl Gesundheit als auch Krankheit sind kulturell besetzte Begriffe und haben weiterhin eine große subjektive Komponente. Wann jemand sich selbst als gesund oder krank bezeichnet, ist immer abhängig von persönlichen Erfahrungen und vom Umfeld, in dem die Person lebt.

Um den Begriff **Gesundheit** zu definieren, können zwei Sichtweisen genutzt werden:
A „Gesundheit ist die Abwesenheit von Krankheit."
B „Gesundheit ist der Zustand des völligen körperlichen, geistigen und sozialen Wohlbefindens und nicht nur die Abwesenheit von Krankheit."

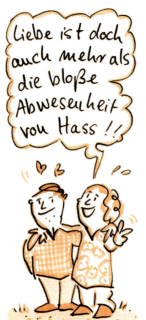

WHO | 229

Letztere (B) ist die offizielle Definition der |WHO von 1946. Sie bietet eine positive Sichtweise auf Gesundheit, die den gesamten Menschen im Auge hat.

Im Allgemeinen wird **Krankheit** als ein objektiver Zustand definiert, der durch anerkannte Formen des Nachweises (Diagnose) belegt werden kann. Dies kann auch dann der Fall sein, wenn ein Mensch keine Symptome verspürt. Im Unterschied dazu spiegelt „krank sein" die subjektive Komponente wider: Ein Mensch kann sich krank fühlen, unabhängig davon, ob eine Diagnose für eine Krankheit vorliegt oder nicht. Die subjektive Erfahrung des „Krankseins" muss also nicht an eine Krankheitsdiagnose gekoppelt sein und umgekehrt.

Beispiel Bei einer Krebsfrüherkennungsuntersuchung stellt die Ärztin bei Frau Mieler ein positives Ergebnis des Gebärmutterhalsabstrichs fest. In dieser Situation spricht man von einer Krankheit, obwohl Frau Mieler bislang keinerlei Beschwerden verspürt hat.

Herr Eiland leidet seit vielen Jahren an verstärkter Müdigkeit. Obwohl er schon viele medizinische Untersuchungen hinter sich hat, konnte nie eine Diagnose gestellt werden. Er fühlt sich krank, jedoch liegt im medizinischen Sinne keine Krankheit vor.

Pathogenese

Das Pathogenese-Modell wird auch das medizinische Modell der Krankheitsentstehung genannt. Es geht davon aus, dass ein innerer oder äußerer schädlicher Einfluss auf den Körper trifft und dort eine Krankheit auslöst. Die mit dieser Denkart verbundene Konzentrierung auf Krankheitsursachen führt zu einer Betonung der Risikofaktoren: Krankheit soll dadurch verhindert werden, dass schädliche Einflüsse gemieden oder eliminiert werden.

Seit der Zeit der Aufklärung und damit der Freigabe des Körpers an die Medizin liegt der Krankheitsforschung das Pathogenese-Modell zugrunde. Die Erfolge waren dabei enorm. Mit den für viele Menschen verbesserten Lebens- und Umweltbedingungen haben sich jedoch die medizinischen Probleme verlagert: Trotz aller Forschung gibt es kaum zufrieden stellende Therapien für chronische Erkrankungen. Kritische Stimmen bemängeln daher am Pathogenese-Modell die fehlende Einbeziehung persönlicher und sozialer Komponenten.

Gesundheits- und sozialpolitische Rahmenbedingungen

Salutogenese

Im Gegenzug zum bis in die 1970er Jahre dominierenden Pathogenese-Ansatz prägte der Medizinsoziologe Aaron Antonovsky [Abb. 1] den Begriff der Salutogenese. Er schaute sich die Forschungsergebnisse einer Studie über die Anpassung von Frauen an die Wechseljahre genauer an und machte dabei eine unerwartete Entdeckung: In dieser Studie wurde eine Gruppe von Frauen, Überlebende von nationalsozialistischen Konzentrationslagern, mit einer Kontrollgruppe von Frauen mit „normaler" Biografie verglichen. Bei der Auswertung der emotionalen Befindlichkeit stellte er fest, dass in der Gruppe der KZ-Überlebenden immer noch fast 30 % der Frauen als physisch und psychisch gesund galten. Was machte es diesen Frauen möglich, trotz einer solch schlimmen und traumatisierenden Erfahrung im herkömmlichen Sinne gesund zu sein? Aus seinen Beobachtungen heraus formulierte Antonovsky die zentralen Fragen „Wie entsteht Gesundheit?" bzw. „Warum bleiben Menschen gesund?".

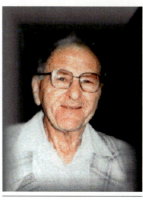

[1] Aaron Antonovsky

Er entwickelte aus seinen Schlüssen das **Salutogenese-Modell** [Abb. 2]. In diesem wird Gesundheit als ein fortwährender Prozess verstanden. Gesundheit und Krankheit bilden einen fließenden Übergang auf dem **Gesundheits-Krankheits-Kontinuum**. Wie sich ein Individuum unter dem Einfluss von |Stressoren auf dem Gesundheits- Krankheits-Kontinuum bewegt, ob es also eher krank oder eher gesund ist, wird hauptsächlich durch zwei Faktoren bestimmt: Kohärenzsinn und Widerstandsquellen.

Stressoren | 547

Der **Kohärenzsinn** beschreibt das Gefühl
- von Verstehbarkeit, d. h. die Fähigkeit, Reize verarbeiten und einordnen zu können,
- von Bewältigbarkeit, d. h. die Fähigkeit, Probleme lösen zu können, sowie
- von Sinnhaftigkeit, d. h. die Fähigkeit, das Leben an sich als sinnvoll und gestaltbar empfinden zu können.

Die **Widerstandsquellen** sind die Ressourcen, mit denen gesunde Menschen Problemen, Spannungen und Stresssituationen begegnen (z. B. soziale Strukturen, Schutz gegen Umwelteinflüsse, ausgewogene Ernährung). Diese Ressourcen werden individuell und kulturell unterschiedlich im Kindes- und Jugendalter erworben.

Die zentrale Aussage des Salutogenese-Modells könnte man also wie folgt zusammenfassen: Je stärker Kohärenzgefühl und Widerstandsquellen gebildet werden konnten, desto besser kann eine Person ihre Gesundheit erhalten. Jede Maßnahme zur Erhaltung und Förderung von Gesundheit muss also zum Ziel haben, das Kohärenzgefühl zu stärken und Widerstandsquellen zu unterstützen. Dieser Ansatz ist Grundlage der modernen Gesundheitswissenschaft sowie der wichtigsten |Programme der Gesundheitsförderung.

Programme der Gesundheitsförderung | 231

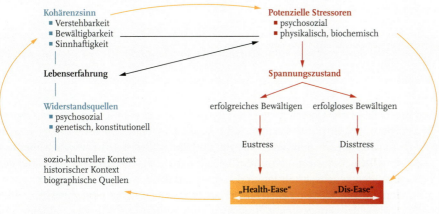

„Health-Ease"
Gesundheitspol des Kontinuums

„Dis-Ease"
Krankheitspol des Kontinuums

[2] Das Modell der Salutogenese von Antonovsky 1979 (vereinfachte Darstellung)

225

Gesundheitsförderung und Prävention

Die Begriffe Gesundheitsförderung und Prävention werden häufig synonym oder gemeinsam verwendet. Dennoch gibt es Unterschiede in den Zielen, Zielgruppen und Maßnahmen.

Die **Gesundheitsförderung** will die Ressourcen der Menschen für ein gesundes Leben und ein positives Gesundheitsverständnis unterstützen. Dabei wird die Verantwortung für die Gesunderhaltung nicht ausschließlich dem einzelnen Menschen übertragen, sondern soll von der gesamten Gesellschaft getragen werden. Verschiedene Organisationen und Institutionen entwickeln hierbei Konzepte, die neben den persönlichen auch alle sozialen und wirtschaftlichen Aspekte von Gesundheit mit einbeziehen, die gesundheitliche Ressourcen und Lebensweisen stärken oder aufbauen.

Prävention basiert auf Früherkennung von Krankheiten und der Bestimmung sowie Vermeidung von Faktoren, die Krankheiten auslösen. Alle Ziele und Strategien von Prävention sind also auf die Vermeidung und/oder Risikominderung von Krankheiten ausgelegt.

In der nachfolgenden Tabelle werden die unterschiedlichen Zugangsweisen von Prävention und Gesundheitsförderung deutlich:

Zugangswege	Prävention	Gesundheitsförderung
	Grundprinzip Krankheitsrisiken vermeiden oder abbauen	**Grundprinzip** gesundheitliche Ressourcen und Lebensweisen stärken oder aufbauen
personal-körperlich	▪ Impfungen ▪ Krankheitsfrüherkennung	▪ körperliche Fitness ▪ Körperbewusstsein
personal-psychisch	▪ Risikoverhalten	▪ Gesundheitsverhalten ▪ Gesundheitskompetenzen ▪ Bewältigungskompetenzen ▪ Kontroll- und Selbstwirksamkeitsüberzeugungen
soziale Netzwerke	▪ soziale Isolation und Ausgrenzung ▪ soziale Konflikte und Belastungen	▪ soziale Unterstützung und Integration ▪ befriedigende und stabile Beziehungen
Lebenswelt	▪ belastende und riskante Arbeitsverhältnisse und Familienstrukturen	▪ befriedigende Arbeit ▪ befriedigende und stabile Beziehungen
gesellschaftliche Verhältnisse	▪ Armut ▪ Arbeitslosigkeit ▪ Diskriminierung	▪ gesellschaftliche Anerkennung ▪ gesellschaftliche Integration ▪ ökonomische Sicherheit
Umwelt	▪ Schadstoffe in Luft, Wasser, Nahrung	▪ Naturerlebnisse ▪ Gesundheit und erholsame Umwelt

[Tab. 1] Übersicht der verschiedenen Zugangsweisen von Gesundheitsförderung und Prävention.

FALTERMAIER, TONI: *Gesundheitspsychologie*. Verlag Kohlhammer, Stuttgart, 2005, S. 299

Empowerment **1** | 522

Die Beispiele in der Übersicht zeigen, dass es Überschneidungen zwischen Gesundheitsförderung und |Empowerment gibt. Beide Konzepte wollen die Menschen im Aufspüren der eigenen Stärken ermutigen und unterstützen. Die Leitziele beider Konzepte sind Selbstbestimmung und Selbstbefähigung. Sie dienen der eigenständigen, befriedigenden Lebensgestaltung und können auf diese Weise Möglichkeit zu einem gesunden und glücklichen Leben bieten. Als Voraussetzung für eine gute Gesundheit gelten bei beiden Konzepten z. B. soziale Unterstützung sowie Gesundheits- und Bewältigungskompetenzen.

Gesundheits- und sozialpolitische Rahmenbedingungen

Aus salutogenetischer Perspektive stellen Gesundheitsförderung und Prävention unterschiedliche Perspektiven eines Prozesses dar: Befindet sich ein Mensch eher auf der Gesundheitsseite des Gesundheits-Krankheits-Kontinuums, greift die Gesundheitsförderung, befindet sich ein Mensch eher auf der Krankheitsseite, greift die Prävention.

Die Prävention zielt darauf ab, gesundheitliche Schädigungen zu vermeiden, zu mildern oder zu verzögern. Die Maßnahmen der Prävention werden in drei Stadien unterteilt:

- **primäre Prävention** zur Krankheitsverhütung bei gesunden Menschen, z. B. Programme zur gesunden Ernährung, Bewegung oder auch Gurtpflicht,
- **sekundäre Prävention** zur Krankheitsfrüherkennung bei Risikogruppen oder allen gesunden Menschen, z. B. Krebs-Früherkennunguntersuchungen und
- **tertiäre Prävention** zur Verzögerung der Folgeschäden bei chronischen Erkrankungen und Pflegebedürftigkeit, z. B. spezielle Fußpflege bei |Diabetes mellitus.

Diabetes mellitus **2** | 171, 183

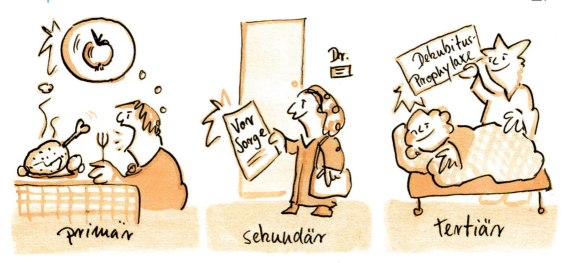

Gesundheitsförderung und Prävention werden mit verschiedenen Methoden umgesetzt. Häufig wird in diesem Zusammenhang von einem „vorbeugenden Vorsorgehandeln" gesprochen. Ein wichtiger Ansatz ist hierbei die **Gesundheitsbildung** (früher Gesundheitserziehung, Erziehung und Bildung **1** | 499). Dabei soll durch Information und Aufklärung mehr Wissen über Gesundheitsgefährdungen erreicht werden; konkrete Verhaltensanleitungen haben zum Ziel, das Gesundheitsverhalten zu beeinflussen. Ein bekanntes Beispiel ist die AIDS-Kampagne der |BZgA.

BZgA | 234

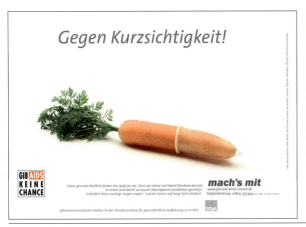
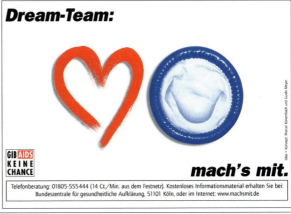

[1] AIDS-Aufklärungskampagnen der BZgA

227

Rahmenbedingungen von Pflege kennen und in ihnen handeln

1.2.2   Gesetzliche Grundlagen

Arbeitsschutzgesetz | 555
Unfallversicherung | 212
gesetzliche Krankenversicherung | 207

Elemente der Gesundheitsförderung kommen in verschiedenen Gesetzen zum Tragen. Neben dem |Arbeitsschutzgesetz (ArbSchG) zur Sicherheit und zum Gesundheitsschutz der Beschäftigten bei der Arbeit sowie der |Unfallversicherung (SGB VII) ist die Prämisse der Gesundheitsförderung ausdrücklich in der |gesetzlichen Krankenversicherung (SGB V) und dem Bundespräventionsgesetz verankert. Jedoch sind Gesundheitsförderung und Prävention in den Gesetzen nicht exakt definiert und die Übergänge fließend.

§ 20 SGB V: Prävention und Selbsthilfe

Im § 20 SGB V sind folgende Ziele genannt: Die Leistungen zur Primärprävention sollen den allgemeinen Gesundheitsschutz verbessern und die durch soziale Ungleichheit bedingten unterschiedlichen Gesundheitschancen beheben. Die gesundheitsfördernden Aspekte beziehen sich im Gesetzestext ganz wesentlich auf

- die betriebliche Gesundheitsförderung durch ergänzende Maßnahmen zum Arbeitsschutz,
- die Unterstützung bei der Initiierung und Organisation von Selbsthilfegruppen sowie
- die finanzielle Unterstützung von Selbsthilfegruppen.

Setting-Ansatz | 232
betriebliche Gesundheitsförderung | 230

Primärprävention wird dabei unterschieden nach dem |Setting-Ansatz im Sinne der WHO und nach |betrieblicher Gesundheitsförderung. Dabei verschwimmen die Grenzen dieser beiden Konzepte in der Praxis und bilden häufig ein Gesamtpaket.

Bundespräventionsgesetz (BPrävG)

Bundesrat | 320

Das Bundespräventionsgesetz wurde 2004 durch die Bundesgesundheitsministerkonferenz inhaltlich vorbereitet. Derzeit ist es noch nicht vom |Bundesrat verabschiedet.

Laut § 1 BPrävG ist das Ziel

- die altersadäquate Erhaltung von Gesundheit, Lebensqualität, Selbstbestimmung und Beschäftigungsfähigkeit durch gesundheitliche Aufklärung und Beratung sowie Leistungen zur gesundheitlichen Prävention,
- das Bekämpfen von Krankheiten und ihrer Verschlimmerung und
- die Vermeidung und Verzögerung eingeschränkter Erwerbsfähigkeit sowie Behinderung und Pflegebedürftigkeit oder deren Verschlimmerung.

Neben der Akutbehandlung, Rehabilitation und Pflege soll durch dieses Gesetz die Prävention als eine weitere Säule des Gesundheitswesens aufgebaut werden. Für die primäre Prävention und die Gesundheitsförderung werden im Gesetz die Voraussetzungen für Maßnahmen und Leistungen geschaffen, die den verantwortlichen Umgang mit der Gesundheit fördern. Die finanziellen Träger sind

- die gesetzliche Krankenversicherung,
- die gesetzliche Rentenversicherung,
- die gesetzliche Unfallversicherung sowie
- die soziale Pflegeversicherung.

228

Gesundheits- und sozialpolitische Rahmenbedingungen

Gesundheitsförderung auf internationaler Ebene 1.2.3

Die Ziele der Gesundheitsförderung sind eng mit den Aufgaben der Weltgesundheitsorganisation (WHO) und ihren Programmen verbunden. Insbesondere die Ottawa-Charta von 1986 entspricht in ihren Kernaussagen und Vorgehensweisen einem salutogenetischen Verständnis von Gesundheit. Dieser mit der Ottawa-Charta verstärkt eingesetzte Paradigmenwechsel von der Pathogenese zur Salutogenese hat weltweit eine neu ausgerichtete Gesundheitspolitik eingeleitet und bis heute zahlreiche neue Initiativen, Verbände und Vereinigungen mit unterschiedlichen Tätigkeitsbereichen hervorgebracht.

Aufbau und Aufgaben der WHO

Die größte Organisation für Gesundheit und Gesundheitsförderung ist die Weltgesundheitsorganisation (*World Health Organization*, WHO), die im Jahre 1948 vom Verband der Vereinten Nationen gegründet wurde. Das Sekretariat mit Sitz in Genf sowie sechs Regionalbüros setzen die Ziele der WHO um. Sitz des Regionalbüros für Europa ist seit 1980 Kopenhagen. Die Anzahl der Mitgliedsländer ist seit der Gründung auf heute 193 Mitgliedsländer angewachsen.

Wie das Regionalbüro in Europa aufgebaut ist, zeigt die nachfolgende Übersicht:

www.euro.who.int
Hier finden Sie die Seite des Regionalbüros der WHO in Europa.

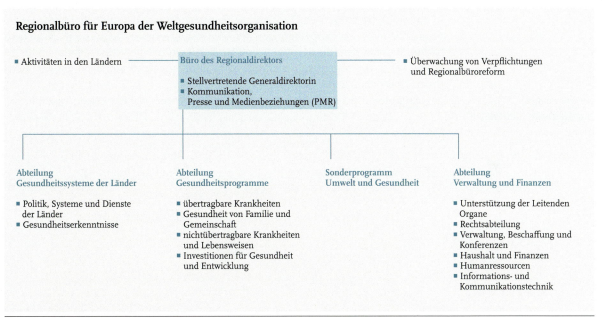

[1] Organisation des Regionalbüros der WHO in Europa

Die Aufgaben der WHO sind in ihrer Verfassung am 3. Juli 1946 von 61 Staaten unterzeichnet worden und umfassen in ihren wichtigsten Teilen folgende Bereiche:
- regelmäßige Erhebung und Analyse weltweiter Gesundheits- und Krankheitsdaten,
- Bekämpfung übertragbarer Krankheiten und Förderung von Impfprogrammen,
- Entwicklung und Festlegung internationaler Gesundheitsziele sowie
- Entwicklung von Maßnahmen gegen Risikofaktoren von Krankheit.

In einer jährlich einberufenen Mitgliederversammlung wird über vorrangige Zielsetzung und entsprechende Programme entschieden. So verständigten sich die Mitgliedsstaaten im Jahre 2000 auf folgende Entwicklungsziele:
- Halbierung der unter extremer Armut leidenden Weltbevölkerung,
- Grundschulausbildung für alle Kinder,
- Gleichstellung der Geschlechter insbesondere für die Ausbildung,
- Verringerung der Kindersterblichkeit,
- Verbesserung der Müttergesundheit,
- Bekämpfung von HIV / AIDS, Malaria und anderen übertragbaren Krankheiten,
- Förderung des Umweltschutzes und
- Aufbau von Entwicklungspartnerschaften.

In diesen Zielsetzungen wird erkennbar, in welcher Weise Gesundheitsförderung die grundlegenden Lebensbedingungen der Menschen verbessert wissen will. Nach dem Gesundheitsverständnis der WHO sind zunächst einmal die Voraussetzungen für gesunde Lebensweisen zu schaffen, um dann dem einzelnen Menschen ein gesundes Leben zu ermöglichen.

Determinante
maßgebender Umstand

Hauptdeterminanten der Gesundheit sind neben den Lebensweisen folgende:

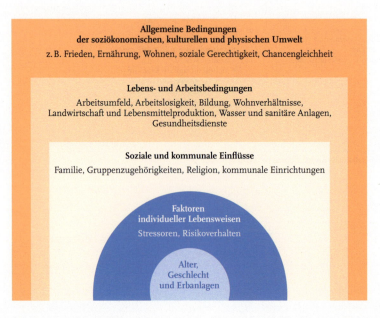

Quelle: Naidoo, Jennie / Wills, Jane: *Lehrbuch der Gesundheitsförderung.* Verlag für Gesundheitsförderung, Hamburg, 2003, S. 29

[1] Hauptdeterminanten der Gesundheit

Zentrale Programme der WHO: Deklaration von Alma-Ata und Ottawa-Charta

Zwei Programme der WHO beeinflussen bis heute die Gesundheitsförderung. Sie wurden auf der Alma-Ata-Konferenz (Kasachstan) und der Ottawa-Konferenz (Kanada) beschlossen:

Am 10. September 1978 hat die WHO-Konferenz in der **Deklaration von Alma Ata** die Zielsetzung „Gesundheit für alle – im Jahr 2000" verabschiedet. In der Präambel wurde Gesundheit wie in der Definition der WHO von 1946 als fundamentales Menschenrecht festgehalten und das Erreichen derselben als wichtigstes soziales Ziel benannt:

„Gesundheit, ein Zustand vollständigen körperlichen, seelischen und sozialen Wohlbefindens und nicht nur die Abwesenheit von Krankheit, ist ein fundamentales Menschenrecht. Das Erreichen des höchstmöglichen Niveaus von Gesundheit ist eines der wichtigsten sozialen Ziele weltweit, dessen Realisierung den Einsatz von vielen anderen sozialen und wirtschaftlichen Sektoren und nicht allein des Gesundheitswesens erfordert."

Deklaration von Alma-Ata, § 1, 1978

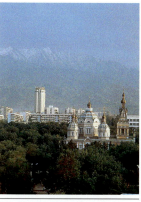

[2] Almaty in Kasachstan, das frühere Alma-Ata

Am 21. November 1986 hat die erste internationale Konferenz zur Gesundheitsförderung ein Programm mit der Zielsetzung „Gesundheit für alle" verabschiedet. Dieses Programm ging in die Gesundheitsbewegung und Gesundheitspolitik ein unter dem Begriff der **Ottawa-Charta**. Im Mittelpunkt der Ottawa-Charta steht ein umfassendes Verständnis von Gesundheitsförderung. Sie zielt darauf ab, allen Menschen ein höheres Maß an Selbstbestimmung über ihre Gesundheit zu ermöglichen. Um die dafür erforderlichen Lebensbedingungen zu schaffen, sind alle Politikbereiche – und nicht nur der Gesundheitssektor – aufgefordert, Verantwortung zu übernehmen. Im deutschsprachigen Originaltext klingt das so:

[3] Ottawa, Kanada

„Gesundheitsförderung zielt auf einen Prozess, allen Menschen ein höheres Maß an Selbstbestimmung über ihre Gesundheit zu ermöglichen und sie damit zur Stärkung ihrer Gesundheit zu befähigen. Um ein umfassendes körperliches, seelisches und soziales Wohlbefinden zu erlangen, ist es notwendig, dass sowohl einzelne als auch Gruppen ihre Bedürfnisse befriedigen, ihre Wünsche und Hoffnungen wahrnehmen und verwirklichen sowie ihre Umwelt meistern bzw. verändern können. In diesem Sinne ist die Gesundheit als ein wesentlicher Bestandteil des alltäglichen Lebens zu verstehen und nicht als vorrangiges Lebensziel. Gesundheit steht für ein positives Konzept, das in gleicher Weise die Bedeutung sozialer und individueller Ressourcen für die Gesundheit betont wie die körperlichen Fähigkeiten. Die Verantwortung für Gesundheitsförderung liegt deshalb nicht nur bei dem Gesundheitssektor sondern bei allen Politikbereichen und zielt über die Entwicklung gesünderer Lebensweisen hinaus auf die Förderung von umfassendem Wohlbefinden hin."

www.euro.who.int
▶ deutsch
▶ über die WHO
▶ Grundsatzerklärungen
▶ Ottawa-Charta
Hier finden Sie die deutschsprachige Übersetzung der Ottawa-Charta.

Fünf Punkte machen nochmals besonders deutlich, dass Gesundheitsförderung im Sinne der Ottawa-Charta weit mehr ist als medizinische Dienstleistung:
Gesundheitsförderung

- umfasst die gesamte Bevölkerung in ihren alltäglichen Lebenszusammenhängen und nicht ausschließlich spezifische Risikogruppen.
- zielt darauf ab, die Bedingungen und Ursachen von Gesundheit zu beeinflussen.
- verbindet unterschiedliche, aber einander ergänzende Maßnahmen und Ansätze.
- bemüht sich besonders um konkrete und wirkungsvolle Beteiligung der Öffentlichkeit.
- ist primär eine Aufgabe des gesamten Gesundheits- und Sozialbereichs und keine rein medizinische Leistung.

Handlungsqualifikationen und Handlungsstrategien

Um Gesundheitsförderung zu realisieren, werden in der Ottawa-Charta unterschiedliche Handlungsqualifikationen und -strategien empfohlen [Abb. 1]. Beide sind aufeinander bezogen. Mit der Förderung der Handlungsqualifikation einzelner Personen werden diese dazu befähigt, die Handlungsstrategien umzusetzen. Auf diese Weise können die gesellschaftlichen Bedingungen für ein „Mehr" an Gesundheit positiv beeinflusst werden.

Handlungsqualifikationen	Handlungsstrategien
■ Interessen vertreten ■ befähigen und ermöglichen ■ vermitteln und vernetzen	■ persönliche Kompetenzen entwickeln ■ gesundheitsbezogene Gemeinschaftsaktionen unterstützen ■ gesundheitsförderliche Lebenswelten schaffen ■ gesundheitsfördernde Gesamtpolitik entwickeln ■ Gesundheitsdienste neu orientieren

[1] Handlungsqualifikationen und Handlungsstrategien für Gesundheitsförderung

Empowerment 1 | 522

Modifikation
durch äußere Einflüsse vorgenommene Veränderung

Partizipation
Teilnahme

Das zentrale Anliegen der von der WHO geforderten Gesundheitsförderung ist dabei primär ein |Empowerment zur Durchsetzung sozialer und politischer Veränderungen und weniger die |Modifikation von Risikoverhalten. Die sozialen und politischen Veränderungsprozesse sollen dabei durch |Partizipation der Betroffenen erfolgen.

Projekte zur Gesundheitsförderung (Setting-Ansatz)

Für die Umsetzung der Gesundheitsförderung schlägt die WHO in der Ottawa-Charta den Setting-Ansatz vor. Gesundheitsförderung soll dort stattfinden, wo Menschen leben, lieben, spielen, lernen und arbeiten (Setting). Bisher sind in vier Settings gesundheitsfördernde Projekte zur Durchführung gekommen:

www.gesunde-stae-dte-netzwerk.hosting-kunde.de
Homepage des Gesunde Städte-Netzwerks Deutschland

- **Gesunde-Städte-Projekt**, an dem sich auf der Basis verpflichtender Bedingungen für eine gesunde Stadt bisher europaweit ca. 1.100 Städte, davon 54 in Deutschland, beteiligen. Der entscheidende Faktor bei der Gesundheitsförderung in diesem Setting ist, dass die Menschen ihr soziales Wohnumfeld selbst definieren und das Gefühl haben, dass sie etwas für ihre gemeinsame Zukunft, die Dienstleistungsangebote und das Erscheinungsbild ihrer Wohngegend tun.
- **Gesundheitsfördernde Schule** mit einer Vielzahl von Projekten zur Analyse schulspezifischer Belastungen, zu Veränderungsmöglichkeiten bzw. Interventionen bei Bewegung, gesunder Ernährung, Verkehrssicherheit bis hin zu kontinuierlich tätigen Gesundheitszirkeln.
- **Gesundheitsförderung im Betrieb** mit Analysen und Projekten, die gezielt gesundheitsförderliche Arbeitsbedingungen ermöglichen. In Deutschland überwiegen dabei individuen- und verhaltensorientierte Kurs- und Beratungsangebote. Eine stärker partizipative Gestaltung der Arbeitsbedingungen als wesentliches Element |betrieblicher Gesundheitsförderung bedarf weiterhin gezielter Förderung.

betriebliche Gesundheitsförderung | 239

- Für das **Gesundheitsfördernde Krankenhaus** hat die WHO in ihrer Budapester Deklaration 1991 die Inhalte und Ziele festgelegt. Sie beziehen sich sowohl auf Patientinnen als auch auf die Mitarbeiterinnen und darüber hinaus auf die Bedeutung des Krankenhauses für das Wohngebiet. Neben der bestmöglichen Versorgung sollen im gesundheitsfördernden Krankenhaus die Patientinnen aktiv und mitwirkend in den Behandlungsprozess eingebunden sein und auf diese Weise die Behandlung als Unterstützung zur verbesserten Gesundheit erleben. Die Beschäftigten sollen gesundheitsförderliche Arbeitsbedingungen antreffen und gestalten (**Deutsches Netzwerk Gesundheitsfördernder Krankenhäuser | 240**).

Gesundheits- und sozialpolitische Rahmenbedingungen

Gesundheitsförderung durch Pflege

Bereits im Jahre 1988 hat die WHO in der Wiener Erklärung über das Pflegewesen im Rahmen der europäischen Strategie „Gesundheit für alle" festgelegt, dass Regierungen und politische Entscheidungsträger im Gesundheitswesen die Pflegenden durch Maßnahmen in der Verwirklichung der regionalen Gesundheitsziele unterstützen müssen. Diese Erklärung, die auf der zweiten WHO-Ministerkonferenz zum europäischen Pflege- und Hebammenwesen in München 2000 mit Vertretern aus rund 51 Ländern bekräftigt wurde, weist der Pflege eine Schlüsselrolle in der gesundheitlichen Entwicklung und der Erbringung gesundheitlicher Leistungen zu. Neben der notwendigen Qualifizierung für die gesundheitsfördernden Aufgaben soll pflegerisches Handeln die 21 Ziele des Programms „Gesundheit 21" mit umsetzen:

www.euro.who.int
▶deutsch
▶über die WHO
▶Grundsatzerklärungen
▶Wiener Erklärung über das Pflegewesen im Rahmen der europäischen Strategie „Gesundheit für alle", 1988
Hier finden Sie die deutschsprachige Übersetzung der Wiener Erklärung

Ziel 1 Solidarität für die Gesundheit in der Europäischen Region
Ziel 2 gesundheitliche Chancengleichheit
Ziel 3 ein gesunder Lebensanfang
Ziel 4 Gesundheit junger Menschen
Ziel 5 Altern in Gesundheit
Ziel 6 Verbesserung der psychischen Gesundheit
Ziel 7 Verringerung übertragbarer Krankheiten
Ziel 8 Verringerung nicht übertragbarer Krankheiten
Ziel 9 Verringerung von auf Gewalteinwirkung und Unfälle zurückzuführende Verletzungen
Ziel 10 eine gesunde und sichere natürliche Umwelt
Ziel 11 gesünder leben
Ziel 12 Verringerung der durch Alkohol, Drogen und Tabak verursachten Schäden
Ziel 13 Settings zur Förderung der Gesundheit
Ziel 14 multisektorale Verantwortung für die Gesundheit
Ziel 15 ein integrierter Gesundheitssektor
Ziel 16 qualitätsbewusstes Management der Versorgung
Ziel 17 Finanzierung des Gesundheitswesens und Ressourcenzuweisung
Ziel 18 Qualifizierung von Fachkräften für gesundheitliche Aufgaben
Ziel 19 Forschung und Wissen zur Förderung der Gesundheit
Ziel 20 Mobilisierung von Partnern für gesundheitliche Belange
Ziel 21 Konzepte und Strategien zur „Gesundheit für alle"

www.euro.who.int/document/EHFA5-G.pdf
Hier finden Sie die deutsche Übersetzung von „Gesundheit 21"

Im Rahmen des Netzwerks der vielfältigen Kollaborationszentren der WHO bestehen 37 Zentren für das Pflege- und Hebammenwesen. Die Zentren unterstützen die Programmschwerpunkte der WHO und bilden einen Arbeitsplan für spezielle Aufgaben.

Beispiel Das deutsche WHO-Kollaborationszentrum Pflege entwickelte in Anlehnung an die zweite WHO-Ministerkonferenz für das europäische Pflege- und Hebammenwesen 2000 ein Modellprojekt zur Etablierung der Familiengesundheitspflege. An der multinationalen Pilotstudie zur Familiengesundheitspflege beteiligen sich insgesamt zwölf europäische Staaten.

www.familiengesundheitspflege.de
Auf dieser Seite finden Sie weitere Informationen zum Projekt der Familiengesundheitspflege.

1.2.4 Gesundheitsförderung auf nationaler Ebene

Die Bundeszentrale für gesundheitliche Aufklärung (BZgA), das Robert Koch-Institut (RKI), das Bundesinstitut für Arzneimittel und Medizinprodukte (BfArM) und das Paul-Ehrlich-Institut als Bundesamt für Sera und Impfstoffe (PEI) zählen zu den nationalen Einrichtungen, die das Bundesgesundheitsministerium (BMG) bei seinen gesetzesentwickelnden und verwaltenden Aufgaben in der Gesundheitspolitik als Bundesoberbehörden unterstützen. Dabei haben die beiden erstgenannten in ganz besonderem Maße gesundheitsfördernde Aufgaben.

Bundeszentrale für gesundheitliche Aufklärung (BZgA)

Die Bundeszentrale für gesundheitliche Aufklärung wurde 1967 gegründet. In dem Errichtungserlass vom 20. 7. 1967 sind folgende Aufgaben festgelegt:

www.bzga.de
Hier finden Sie die Seite der BZgA.

- Erarbeitung von Grundsätzen und Richtlinien für Inhalte und Methoden der praktischen Gesundheitserziehung,
- Ausbildung und Fortbildung der auf dem Gebiet der Gesundheitserziehung und -aufklärung tätigen Personen,
- Koordinierung und Verstärkung der gesundheitlichen Aufklärung und Gesundheitserziehung im Bundesgebiet sowie
- Zusammenarbeit mit dem Ausland.

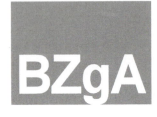

Diese Aufgaben haben sich seit der Institutsgründung bis heute wesentlich ausgeweitet und differenziert.

In der Übersicht auf S. 235 werden die Aufgaben / Themen mit ihren Programmen sowie Links zu weiteren Informationen aufgelistet. Die überwiegende Anzahl der Programme dient der gesundheitlichen Aufklärung und der Gesundheitserziehung.

Neben diesen umfangreichen Programmen, Projekten und Kooperationen bietet die Bundeszentrale für gesundheitliche Aufklärung spezielle Serviceleistungen an, zu denen ein regelmäßig erscheinender Newsletter, anonyme telefonische Beratung und projektbezogene Informations- und Aufklärungsbroschüren gehören. Im Rahmen von Forschung werden Maßnahmen der BZgA evaluiert, Fachdatenbanken entwickelt, Fachtagungen durchgeführt und Ergebnisse in der Fachheftreihe „Forschung und Praxis der Gesundheitsförderung" veröffentlicht.

www.dimdi.de
Hier finden Sie den Internetzugang zum DIMDI.

▶ Zum Geschäftsbereich des Bundesministeriums für Gesundheit gehört neben den genannten Institutionen auch das 1969 gegründete Deutsche Institut für Medizinische Dokumentation und Information (DIMDI). Es hält in mehr als 70 Datenbanken mit rund 100 Millionen Informationseinheiten ein breites Spektrum medizinischen Wissens vor (Literaturrecherche | 359).

Gesundheits- und sozialpolitische Rahmenbedingungen

Aufgaben / Themen	Programme	Informationen
Aidsprävention	▪ „Gib Aids keine Chance"	www.gib-aids-keine-chance.de www.aidshilfe.de www.aidshilfe-beratung.de
Sexualaufklärung und Familienplanung	▪ Partnerschaft ▪ Schwangerschaftskonflikt	www.sexualaufklaerung.de www.loveline.de www.schwanger-info.de www.familienplanung.de www.kinderliedertour.de/nasebauchpo
Nationales Zentrum frühe Hilfe	▪ Risikoerkennung ▪ Hilfe durch Vernetzung	www.fruehehilfen.de
Suchtprävention	▪ Aktionsplan „Sucht und Drogen"	www.rauchfrei-info.de www.bist-du-staerker-als-alkohol.de www.drugcom.de www.kinderstarkmachen.de www.prevnet.de
Gesunde Ernährung	▪ Ernährung ▪ Bewegung ▪ Stressregulation	www.bzga-ernaehrung.de www.bzga-essstoerungen.de www.kinderliedertour.de/apfelklops www.gutdrauf.net www.kindergesundheit-info.de
Kinder- und Jugendgesundheit	Informationen für Eltern/Bezugspersonen und Erzieherinnen zu gesundheitsrelevantem Verhalten von Kindern und Jugendlichen	www.kindergesundheit-info.de/ www.jugendgesundheitstag.de/ www.j1-info.de/ www.ich-geh-zur-u.de/ www.bzga.de/kindersicherheit
Frauengesundheit und Gesundheitsförderung	Internetportal mit Datenbank zur Frauengesundheit	www.frauengesundheitsportal.de/ www.schwanger-info.de/ www.familienplanung.de/ www.bzga-essstoerungen.de
Gesundheit älterer Menschen	▪ „Gesund in der zweiten Lebenshälfte" ▪ „Seniorenbezogene Gesundheitsförderung und Prävention auf kommunaler Ebene – eine Bestandsaufnahme"	www.die-praevention.de/vorbildliche_projekte/praeventionspreis/2005/index.html www.gesunde-staedte-netzwerk.de/ www.forumpraevention.de/
Gesundheitliche Chancengleichheit	Kooperationsverbund: „Gesundheitsförderung bei sozial Benachteiligten"	www.gesundheitliche-chancengleichheit.de/ www.health-inequalities.eu/
Organspende	„Organspende schenkt Leben"	www.organspende-info.de
Audiovisuelle Medien	TV-/Kino- und Radiospots zu aktuellen Kampagnen der BZgA sowie Spiel- und Dokumentarfilme sowie Hörmedien zur Prävention und Gesundheitsförderung	www.bzga-avmedien.de
Gesundheit und Schule	Medien für Eltern/Bezugspersonen, Erzieherinnen und Lehrerinnen	www.bzga.de
Ausstellungen und Mitmach-Parcours	interaktive Angebote	www.gib-aids-keine-chance.de/aktionen www.klarsicht.bzga.de www.gutdrauf.net/
Blutspende	▪ „Blut- und Plasmaspende – Jeder Tropfen hilft" ▪ „Helden gesucht. Spende Blut. Spende Plasma."	www.heldengesucht-online.de

[Tab. 1] Übersicht über Themen und Programme der BZgA

BGA
Bundesgesundheitsamt, wurde 1994 aufgelöst und neu strukturiert. Nachfolgeinstitute sind u. a. das RKI und das BfArM.

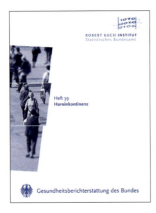

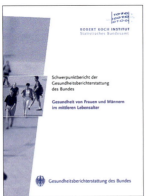

[1] Themenhefte des RKI zur Gesundheitsberichterstattung

www.gbe-bund.de
Unter dieser Adresse finden Sie die Internetseite der Gesundheitsberichterstattung des Bundes mit Zugang zu Themenheften, zur Onlinedatenbank und zu Schwerpunktberichten.

www.gesundheitsziele.de
Hier finden Sie Informationen zu „gesundheitsziele.de".

Robert Koch-Institut (RKI)

Das Robert Koch-Institut (RKI) ist das Bundesinstitut für Infektionskrankheiten und nicht übertragbare Krankheiten. Zu seinen Aufgaben gehören nach § 3 BGA-Nachfolgegesetz von 1994 insbesondere:

- Erkennung, Verhütung und Bekämpfung von übertragbaren und nicht übertragbaren Krankheiten,
- epidemiologische Untersuchungen auf dem Gebiet der übertragbaren und nicht übertragbaren Krankheiten einschließlich der Erkennung und Bewertung von Risiken sowie der Dokumentation und Information,
- Sammlung und Bewertung von Erkenntnissen und Erfahrungen zu HIV-Infektionen und AIDS-Erkrankungen einschließlich der gesellschaftlichen und sozialen Folgen,
- Gesundheitsberichterstattung,
- Risikoerfassung und -bewertung bei gentechnisch veränderten Organismen und Produkten, Humangenetik,
- gesundheitliche Fragen des Transports ansteckungsgefährdender Stoffe sowie
- gesundheitliche Fragen des Transports gentechnisch veränderter Organismen und Produkte.

Mit der **Gesundheitsberichterstattung** (Gbe) wird nicht nur die Fachöffentlichkeit, sondern zunehmend eine breite interessierte Öffentlichkeit angesprochen. Die Beschreibungen und Analysen der Gbe werden nach Themenfeldern geordnet, wie z. B. „Gesundheitsprobleme und Krankheiten" oder „Gesundheitsverhalten und Gesundheitsgefährdungen".

Die Gesundheitsberichterstattung erfolgt in drei unterschiedlichen Informationssystemen:

- Themenhefte mit spezifischen Informationen zum Gesundheitszustand der Bevölkerung, wie z. B.: Arbeitslosigkeit und Gesundheit, chronische Schmerzen, Altersdemenz, Selbsthilfe im Gesundheitsbereich, Bürger- und Patientenorientierung im Gesundheitswesen [Abb. 1],
- Onlinedatenbank mit mehr als 100 Datenquellen zu allen Themenfeldern der Gesundheitsberichterstattung und
- Schwerpunktberichte zu speziellen Themen, wie z. B. Gesundheit von Kindern und Jugendlichen, Pflege, Gesundheit von Frauen und Männern im mittleren Lebensalter.

Projekt „gesundheitsziele.de"

Die Gesundheitsministerkonferenz, der Zusammenschluss der Gesundheitsministerinnen der Bundesländer, hat 1999 dazu aufgefordert, für das Gesundheitswesen gemeinsame Ziele zu definieren. Das von der Bundesregierung im Jahre 2000 gestartete Projekt „gesundheitsziele.de", unterstützt durch das Robert Koch-Institut und die Bundeszentrale für gesundheitliche Aufklärung, fördert mit mehr als 70 weiteren Organisationen folgende **Gesundheitsziele**:

- Diabetes mellitus Typ 2: Erkrankungsrisiko senken, Erkrankte früh erkennen und behandeln,
- Brustkrebs: Mortalität vermindern und Lebensqualität erhöhen,
- depressive Erkrankungen: verhindern, früh erkennen, nachhaltig behandeln,
- Tabakkonsum reduzieren,
- gesund aufwachsen und
- Patientensouveränität und -kompetenz stärken.

Gesundheits- und sozialpolitische Rahmenbedingungen

Die jeweiligen Programme der einzelnen Gesundheitsziele sind wiederum in einzelne Ziele und Teilziele sowie Startmaßnahmen mit sich daran anschließenden Aktivitäten und Maßnahmen unterteilt.

Programm zum Gesundheitsziel „Patientensouveränität und -kompetenz stärken".

Ziele	Teilziele	Startmaßnahme
„Transparenz erhöhen": Unterstützung durch qualitätsgesicherte, unabhängige, flächendeckende und zielgruppenspezifische Gesundheitsinformationen und Beratungsangebote	▪ zielgruppengerichtete Gesundheitsinformationen und Beratungsangebote ▪ Informationen zu Gesundheitsprodukten und -dienstleistungen ▪ patientinnenorientierte Vermittlung ▪ Verfügbarkeit der Informationen	Etablierung unabhängiger Einrichtungen zur Qualitätsbewertung im Gesundheitswesen
„Kompetenz entwickeln": ergänzende und unterstützende Angebote zur Stärkung der Patientenkompetenz	▪ Selbstmanagement für Gesundheitsförderung und Prävention unterstützen ▪ Möglichkeiten von Selbsthilfe und Kompetenz sind erschlossen. ▪ patientinnenorientierte Arbeitsweisen und kommunikative Kompetenzen der Leistungserbringerinnen sind gestärkt.	Angebot von Beratung, Schulungen und Kursen zur Förderung individueller kommunikativer und gesundheitsbezogener Kompetenzen in Weiterbildungseinrichtungen, Schulen, Betrieben u. a. durch BZgA, Krankenkassen, Ärztinnen und regionale Transferstellen. Vollständige Umsetzung des § 20 Abs. 4 SGB V durch die gesetzlichen Krankenkassen und des § 29 SGB IX durch die Reha-Trägerinnen.
„Patientinnenrechte stärken": kollektive und individuelle Patientinnenrechte	▪ kollektive Beteiligung in Beratungs- und Entscheidungsgremien des Gesundheitswesens auf allen Ebenen ▪ Verbesserung der Patientinnenrechte ▪ Patientinnenrechte sind im Gesundheitswesen anerkannt und umgesetzt.	Förderung einer weitgehenden Beteiligung an Entscheidungsprozessen und Beratungen im Gesundheitswesen. Aktive Information über die individuellen und kollektiven Patientinnenrechte erfolgt durch die Einrichtungen des Gesundheitswesens.
„Beschwerdemanagement verbessern": Durch das Beschwerde- und Fehlermanagement können Ansprüche wirksamer, schneller und unbürokratischer geltend gemacht werden.	▪ verbesserte Position von Beschwerdeführerinnen, insbesondere von geschädigten Patientinnen, im Gesundheitswesen ▪ Einrichtungen des Gesundheitswesens dokumentieren das Beschwerdemanagement in Qualitätsberichten. ▪ patientinnengerechte Weiterentwicklung des medizinischen Gutachterwesen und der Haftungsregelungen	Flächendeckende Bereitstellung anbieterinnen- und kostenträgerinnenunabhängiger Information, Beratung und Unterstützung bei Beschwerden über Fehler, Medizinschäden und Probleme mit Behandelnden oder Kostenträgerinnen. Weiterentwicklung geeigneter Anlaufstellen – wie z. B. Patientinnenstellen, Patientinnenfürsprecher oder Patientinnenombudspersonen

Die Gesundheitsziele können wie in [Abb. 1], S. 238 zugeordnet werden.

237

Die Umsetzung der für alle Gesundheitsziele avisierten Startmaßnahmen ist bereits auf mehreren Wegen erfolgt:
- Einrichtungen des unabhängigen „Instituts für Qualität und Wirtschaftlichkeit im Gesundheitswesen" im Jahre 2004,
- Selbsthilfeförderung durch die gesetzlichen Krankenkassen in Form jährlich bereitgestellter Fördermittel,
- Beteiligung der Patientenverbände im gemeinsamen Bundesausschuss, dem obersten Beschlussgremium zur Erstellung der Richtlinien des Leistungskatalogs der gesetzlich Krankenversicherten,
- Anerkennung von Patientenverbänden und Selbsthilfeorganisationen insbesondere chronisch kranker und behinderter Menschen sowie
- Patientenbeauftragte der Bundesregierung seit 2004 zur Vertretung der Patientinnen in politischen Entscheidungsprozessen sowie zur weiteren Entwicklung von Patientenrechten.

Die Entwicklung Nationaler Gesundheitsziele erfolgt exemplarisch. Dabei werden neben Gesundheitszielen mit Krankheitsbezug auch Gesundheitsziele für bestimmte Bevölkerungsgruppen (z. B. Kinder und Jugendliche), Gesundheitsziele mit Präventionsbezug („Tabakkonsum reduzieren") sowie Gesundheitsziele mit Bezug zu den Bürgerinnen und Patientinnen entwickelt (z. B. „Patientensouveränität stärken"). Die folgende Abbildung gibt einen Überblick über bereits vorhandene und noch in Planung befindliche Gesundheitsziele sowie deren Zielbereiche.

Entwicklung exemplarischer Gesundheitsziele

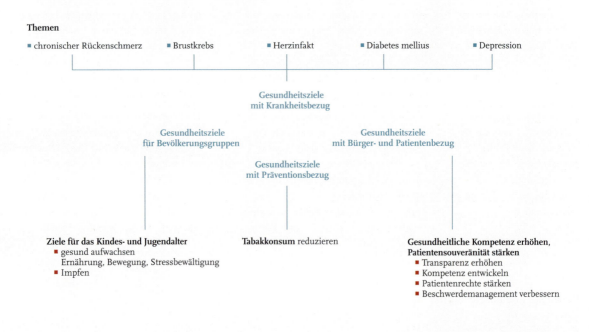

[1] Nationale Gesundheitsziele und Zielbereiche

Betriebliche Gesundheitsförderung

1.2.5

Institutionen und gesetzliche Grundlagen

Das Deutsche Netzwerk für Betriebliche Gesundheitsförderung (DNBGF) wird vom Bundesministerium für Arbeit und Soziales (BMAS) und vom Bundesministerium für Gesundheit (BMG) unterstützt. Für die Arbeit des DNBGF wurde eine Geschäftsstelle eingerichtet, die vom BKK Bundesverband, der Deutschen Gesetzlichen Unfallversicherung (DGUV), dem AOK-Bundesverband und dem Arbeiter-Ersatzkassen-Verband (AEV) im Rahmen der gemeinsamen Initiative Gesundheit und Arbeit (IGA) getragen wird.

Das DNBGF geht auf eine Initiative des Europäischen Netzwerks für betriebliche Gesundheitsförderung ENWHP zurück. Das ENWHP hat es sich zur Aufgabe gemacht, betriebliche Gesundheitsförderung als ganzheitlichen Ansatz europaweit bekannt zu machen. Sowohl das Deutsche als auch das Europäische Netzwerk koordinieren den Informationsaustausch und die Verbreitung vorbildlicher Praxisbeispiele.

Arbeits- und Gesundheitsschutz im Betrieb ist eine rechtlich verpflichtende Aufgabe (Arbeitsschutz |554). Für die betriebliche Gesundheitsförderung stehen folgende Rechtsgrundlagen im Vordergrund:

- § 20 SGB V (S. 228),
- § 1 und § 14 SGB VII: Prävention arbeitsbedingter Gesundheitsgefahren durch die gesetzliche Unfallversicherung; Zusammenarbeit mit der gesetzlichen Krankenversicherung,
- SGB IX, Rehabilitation und Teilhabe behinderter Menschen, insbesondere § 84 (2): betriebliches Eingliederungsmanagement,
- Arbeitsschutzgesetz (S. 555),
- Arbeitssicherheitsgesetz,
- Arbeitszeitgesetz (S. 298),
- Arbeitsstättenverordnung,
- Bildschirmarbeitsverordnung (S. 538) und
- Beschäftigtenschutzgesetz.

Ziele und Leitlinien

Im November 1997 hat das Europäische Netzwerk für betriebliche Gesundheitsförderung in der Luxemburger Deklaration zur Verbesserung von Gesundheit und Wohlbefinden am Arbeitsplatz folgende Ziele formuliert:

- Verbesserung der Arbeitsorganisation und Arbeitsbedingungen,
- Förderung einer aktiven Mitarbeiterinnenbeteiligung und
- Stärkung persönlicher Kompetenzen.

Dabei sind die Ziele der betrieblichen Gesundheitsförderung an folgenden Leitlinien orientiert:

- Partizipation durch die Einbeziehung der gesamten Belegschaft,
- Integration durch die Berücksichtigung aller Unternehmensbereiche,
- Ganzheitlichkeit durch die Balance von Risikoreduktion und Schutzfaktoren und
- Projektmanagement durch Bedarfsanalyse, Prioritätensetzung, Planung, Ausführung, kontinuierliche Kontrolle und Bewertung der Ergebnisse.

---

www.dnbgf.de
Deutsches Netzwerk für Betriebliche Gesundheitsförderung

www.bmas.bund.de
Bundesministerium für Arbeit und Soziales

www.bmg.bund.de
Bundesministerium für Gesundheit

www.bkk.de
BKK Bundesverband

www.dguv.de
Deutsche Gesetzliche Unfallversicherung

www.vdak.de
Arbeiter-Ersatzkassen-Verband

www.iga-info.de
Initiative Gesundheit und Arbeit

www.enwhp.org
Europäisches Netzwerk für betriebliche Gesundheitsförderung

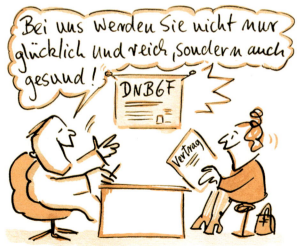

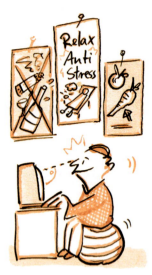

Aufgaben und Handlungsfelder

Die Aufgaben der betrieblichen Gesundheitsförderung liegen im Bereich der Verhütung von Arbeitsunfällen, Berufskrankheiten und arbeitsbedingten Gesundheitsgefahren. Neben diesen typischen Aufgabenfeldern des Arbeitsschutzes zählt ebenso die Ursachenanalyse arbeitsbedingter Gefährdungen zu den Aufgaben der betrieblichen Gesundheitsförderung. Die Spitzenverbände fühlen sich darüber hinaus ausdrücklich einem Ansatz der betrieblichen Gesundheitsförderung verpflichtet, der über die „Verhaltensprävention" hinaus auch die gesundheitsfördernde Gestaltung der Arbeitsbedingungen und der Arbeitsorganisation einbezieht („Verhältnisprävention"). Als besonders handlungsrelevant werden folgende Schwerpunktbereiche bewertet:

- **Belastungen**: Vorbeugung und Reduzierung arbeitsbedingter Belastungen des Bewegungsapparates,
- **Ernährung**: gesundheitsgerechte betriebliche Gemeinschaftsverpflegung,
- **Stress**: Förderung individueller Kompetenzen der Stressbewältigung am Arbeitsplatz und gesundheitsgerechte Mitarbeiterführung sowie
- **Suchtmittelkonsum**: Rauchfreiheit im Betrieb und „Null-Promille" am Arbeitsplatz.

Instrumente

Mit Hilfe verschiedener Instrumente kann die Gesundheitsförderung im Betrieb gefördert und weiterentwickelt werden:

- Mitarbeiterbefragung anhand von Fragebögen zur Beschreibung des Ist-Zustandes, z. B. von verschiedenen Belastungsfaktoren und möglichen gesundheitlichen Beeinträchtigungen aus der Perspektive der Mitarbeiterinnen.
- Gesundheitszirkel als betriebliche Problemlösegruppen identifizieren auch Belastungen psychosozialer Art und entwickeln Lösungsvorschläge.
- Arbeitsplatzprogramme sensibilisieren für Gesundheitsverhalten am Arbeitsplatz, z. B. durch die Vermittlung von Basisinformationen und individueller Beratung zum Thema |Rückengerechtes Arbeiten.
- Gesundheitsberichterstattung mit der Analyse von Belastungsschwerpunkten.

Rückengerechtes Arbeiten | 538

www.dngfk.de

Deutsches Netz Gesundheitsfördernder Krankenhäuser

Das Deutsche Netz Gesundheitsfördernder Krankenhäuser (DNGfK) ist aus der Initiative der WHO im Jahre 1993 hervorgegangen, in deren Folge sich 20 Krankenhäuser aus elf europäischen Ländern beteiligt haben, davon fünf aus Deutschland. 1996 ist in Prien am Chiemsee das Deutsche Netz Gesundheitsfördernder Krankenhäuser gegründet worden. Die Chiemsee-Erklärung von 1996 und die Homburger Leitlinien von 1999 legen die Grundeinstellungen, Prioritäten, Ziele und Aufgaben der gesundheitsfördernden Krankenhäuser fest.

Krankenhäuser, die Mitglied im Netz werden wollen, müssen bestimmte Aufnahmekriterien erfüllen und folgende generelle Ziele verfolgen:

- Einbindung der Patientinnen in die Behandlungsprozesse durch bessere Information und optimale Versorgung durch koordiniertes Handeln der Akteurinnen. Wohlbefinden und Anleitung zur gesunden Lebensführung soll für die Patientinnen erlebbar sein.
- Ein gutes Management schafft für die Beschäftigten eine gesundheitsfördernde Arbeitsumgebung. Durch geringe Stressfaktoren werden Berufskrankheiten minimiert.
- Das Krankenhaus gewinnt durch Offenheit für die Bevölkerung und Kooperation mit Gesundheitsberufen auch als Informationszentrum regionale Bedeutung.

Bis heute sind 73 Krankenhäuser und Rehabilitationseinrichtungen mit rund 75.000 Mitarbeiterinnen Mitglied im DNGfK.

Rahmenbedingungen von Pflege kennen und in ihnen handeln

2 Ökologische Rahmenbedingungen

2 Ökologische Rahmenbedingungen

2.1	**Wasser**	244
2.1.1	Trinkwasser	245
2.1.2	Abwasser	246
2.1.3	Wasserschutz	246
2.1.4	Globale Verfügbarkeit von Wasser	247

2.2	**Wetter und Klima**	248
2.2.1	Begriffsbestimmung	248
2.2.2	Auswirkungen von Wetter und Klima auf Mensch und Umwelt	248
2.2.3	Menschliche Einflüsse auf das Klima	250

2.3	**Radioaktivität**	252
2.3.1	Physikalische Grundlagen	252
2.3.2	Auswirkung von Radioaktivität auf den menschlichen Körper	253
2.3.3	Nutzung von Radioaktivität	253

2.4	**Luft**	254
2.4.1	Luftverschmutzung und deren Folgen	254
2.4.2	Maßnahmen gegen Luftverschmutzung	256
2.4.3	Innenraumluft	256

2.5	**Lärm**	257

2.6	**Abfall**	258
2.6.1	Aufkommen	258
2.6.2	Kreislaufwirtschaft	259
2.6.3	Umgang mit Krankenhausabfällen	260

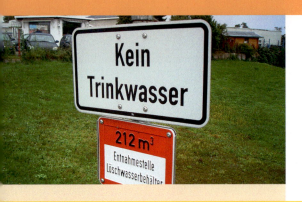
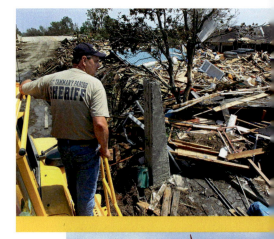

Ökologische Rahmenbedingungen

Jeder kennt aus dem Urlaubsführer den Hinweis: „Trinken Sie kein Leitungswasser", denn häufig ist die Wasserqualität in den Reiseländern zumindest für europäische Touristen gesundheitsgefährdend. Wer diesen Rat nicht befolgt, kann sich leicht „Montezumas Rache" zuziehen, eine der häufigsten Reiseerkrankungen.

Dabei gerät die Verdauung ordentlich durcheinander. Übelkeit, Erbrechen und vor allem Durchfall sind die häufigsten Symptome. Hervorgerufen wird der Durchfall meist durch die Erreger Escherichia coli oder Campylobacter.

Die Bezeichnung Montezumas Rache erinnert an den Aztekenkönig Montezuma. Dieser kam ums Leben, weil er die spanischen Eroberer für Götter hielt, sie mit offenen Armen empfing und dann aus einem Hinterhalt heraus von ihnen ermordet wurde. Gleichzeitig starb ein großer Teil der Ureinwohner an der von den Spaniern eingeschleppten Pockenkrankhet, was es wiederum den Spaniern ermöglichte, ihre eigene Stadt – heute Mexico City – auf fremdem Boden zu bauen. Daher nennt man die Reisekrankheit bei Fernreisen, von der häufig die Europäer betroffen sind, Montezumas Rache.

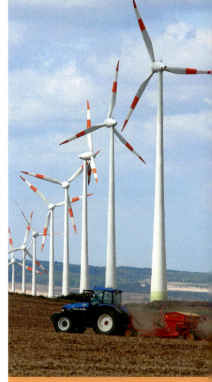
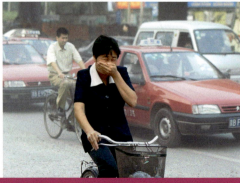

2

Ökologische Rahmenbedingungen

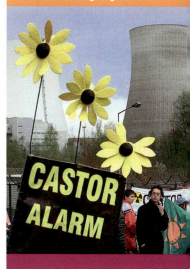

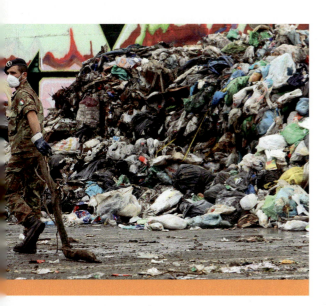

Auch in anderen Bereichen merken Reisende sehr schnell, dass die Rahmenbedingungen anders sind als in Deutschland. Es gibt wohl kaum eine Frage, über die in Hotels so häufig gelacht wird, wie die von deutschen Reisenden gestellte „Und wo kann ich den Müll trennen?"

Die Mülltrennung, alternative Energiequellen, Gewässerschutz, Autos mit Katalysatoren – viele dieser umweltschützenden Maßnahmen sind umweltpolitische Errungenschaften der späten 1980er, frühen 1990er Jahre. Sie nahmen ihren Anfang in der „grünen" Bewegung, bis sehr schnell auch die konservative Politik bemerkte, dass Umweltschutz keine Ideologie, sondern eine Notwendigkeit ist. Auch wenn viele der genannten Maßnahmen radikalen Umweltschützerinnen noch nicht weit genug gehen, schaut die ökologisch bewusste Welt heute häufig nach Deutschland. Nach dem Prinzip *Think global, act local* werden umweltpolitische Ziele wie die Verminderung des CO_2-Ausstoßes weltweit festgelegt (z. B. im Kyoto-Protokoll), die Umsetzung dieser Ziele erfolgt jedoch auf nationaler Ebene.

Andere ökologische Probleme werden bleiben. Sie resultieren nicht zuletzt aus der kontinuierlich wachsenden Weltbevölkerung sowie der weiterhin zunehmenden Industrialisierung.

Die Folgen für die Menschen werden gravierender. Die große Zahl von Toten und Verletzten aus Unwetterkatastrophen folgt nicht zuletzt aus der dichten Bebauung von Küsten und Flussufern. Gleichzeitig führen die Klimaforscherinnen die Unwetter auf die Erderwärmung zurück. Prognosen zufolge soll die Erde sich in den kommenden 100 Jahren um mindestens 3 °C erwärmen, bleibt es bei dem heutigen CO_2-Ausstoß. Die Folgen sind neben der Klimaverschiebung in den einzelnen Regionen das Schmelzen der Polarkappen mit dem damit verbundenen Anstieg des Meeresspiegels sowie das Schmelzen der Gletscher, in dessen Folge Flussläufe verändert werden oder gar austrocknen.

Umweltschäden haben aber auch schon „im Kleinen" zahlreiche Auswirkungen auf die Gesundheit. Dazu gehören Lungenerkrankungen durch Feinstaub oder Schimmel sowie die höhere Anzahl von Hautkrebserkrankten durch die stärkere UV-Strahlung. In ärmeren Ländern wird die Ressource Wasser immer geringer, der Zugang zu sauberem Wasser ist Millionen von Menschen verwehrt, die in der Folge an Infektionen erkranken und sterben.

Das folgende Kapitel gibt einen Überblick über die zentralen ökologischen Fragen sowohl globaler als auch lokaler Bedeutung.

2.1 Wasser

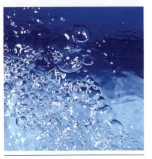

[1] Wasser ist der elementare Baustein des Lebens.

Homöostase **1** | 346
Wasser- und Elektrolythaushalt **1** | 346

Chemisch gesehen ist Wasser die Verbindung von zwei Atomen Wasserstoff (H) und einem Atom Sauerstoff (O), abgekürzt H_2O. Für Menschen, Tiere und Pflanzen ist es der elementare Baustein des Lebens.

Der menschliche Körper besteht zu ca. 70 % aus Wasser. Ein massiver Wasserverlust kann zu einer lebensbedrohlichen Situation werden, da dadurch die sensible |Homöostase des |Wasser- und Elektrolythaushalts gestört wird. Ohne Zufuhr von Wasser kann der Mensch höchstens acht Tage überleben.

Die Oberfläche der Erde ist zu mehr als zwei Dritteln von Wasser bedeckt. Etwa 97,5 % der gesamten Wassermenge der Erde sind salzig. Meerwasser enthält durchschnittlich 3,47 % gelöste Salze und ist daher für den menschlichen Verzehr ungeeignet. Süßwasser macht zwar nur 2,5 % des Wasservorrats der Erde aus, wird aber zur Aufrechterhaltung der Lebensfunktionen nahezu aller Lebewesen dieser Erde benutzt. Der größte Teil des Süßwassers ist als Eis in den Endpolkappen und Gletschern gebunden. Alle Gewässer stehen über einen gemeinsamen Kreislauf, dem globalen Wasserkreislauf, miteinander in Verbindung [Abb. 2].

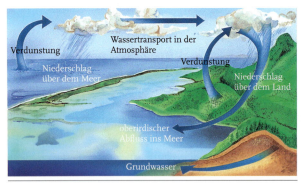

[2] Der globale Wasserkreislauf

Ionen **1** | 346

Grund- und Quellwasser wird durch die Erdschichten natürlich gefiltert. Es nimmt Mineralien und andere Stoffe aus dem jeweils durchflossenen Erdreich auf und unterscheidet sich dadurch in der Art und Zusammensetzung der Zusatzstoffe. Neben der Sauberkeit dient die Härte des Wassers dabei als Kriterium der Wasserqualität. Die **Wasserhärte** beschreibt die Konzentration der im Wasser gelösten |Ionen der Erdkalimetalle (überwiegend Kalzium und Magnesium).

- Hartes Wasser bildet Kalkablagerungen an Wasserhähnen und Haushaltsgeräten. Es stammt hauptsächlich aus Regionen, in denen Kalk- und Sandstein vorherrschen.
- Weiches Wasser führt zu starker Schaumbildung bei Waschmitteln. Es stammt aus Regionen mit Granit und Schiefer-Gesteinen oder aus Regenwasser.

Der tägliche Pro-Kopf-**Wasserverbrauch** in Deutschlands Haushalten lag 2006 bei durchschnittlich 125 Litern. Das meiste Wasser wird für die Körperhygiene und Toilettenspülung verbraucht. Wegen der Weiterentwicklung Wasser sparender Techniken etwa bei Waschmaschinen oder Geschirrspülern ist der durchschnittliche Pro-Kopf-Wasserverbrauch in den letzten Jahren um 20 Liter gesunken.

▶ In Krankenhäusern ist der Wasserverbrauch pro Kopf um vieles höher als im privaten Haushalt und beläuft sich auf ca. 400 Liter am Tag. Der größte Verbrauch resultiert hier aus den sanitären Anlagen, den Steckbeckenspülgeräten und den Reinigungstätigkeiten.

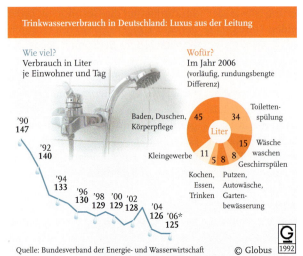

Ökologische Rahmenbedingungen

Trinkwasser

2.1.1

Unter Trinkwasser versteht man das für den menschlichen Verzehr geeignete Süßwasser. Damit Süßwasser als Trinkwasser bezeichnet werden darf, muss es folgende Bedingungen erfüllen:
- frei von Krankheitserregern,
- geschmacklich neutral,
- farb- und geruchlos,
- nicht gesundheitsschädigend sowie
- ein geringer Gehalt an gelösten Stoffen (mit Ausnahme der Wasserhärte).

Trinkwasser, aufgrund seiner Verfügbarkeit in vielen Ländern auch Leitungswasser genannt, wird zu 75 % als Grundwasser aus Brunnen und Quellen sowie zu 25 % als Oberflächenwasser aus Talsperren oder Seen gewonnen.

Grundwasser entsteht durch das Versickern von Regenwasser in der Erde. Der Boden dient hier als Reinigungsfilter. Gewonnen wird dieses Wasser mit Hilfe großer Brunnen, die von den Wasserwerken angelegt und betreut werden. In den Bergen tritt Grundwasser in Form von Quellen an die Oberfläche und kann als Trinkwasser genutzt werden. In Deutschland liegt der Anteil des Quellwassers an der Trinkwasserversorgung bei 9 %. Die größten Quellwasservorräte liegen in Bad Cannstatt bei Stuttgart.

Oberflächenwasser entsteht in natürlichen Gewässern (Flüssen und Seen) und künstlich angelegten Gewässern (Talsperren und Abwasserkanäle). Es kann entweder direkt aus dem Gewässer gepumpt oder als Uferfiltrat (am Ufer eines Sees oder Flusses versickertes Wasser) durch Brunnen gewonnen werden.

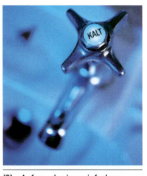

[3] Aufgrund seiner einfachen Verfügbarkeit wird Trinkwasser in den hiesigen Breiten überwiegend Leitungswasser genannt. Es unterliegt strengen Kontrollen.

www.umweltdaten.de/publikationen/fpdf-l/3058.pdf
Hier finden Sie eine Broschüre des Umweltbundesamts zum Thema Trinkwasser.

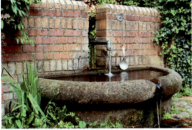

[4] Brunnen

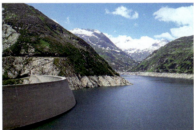

[5] Talsperre

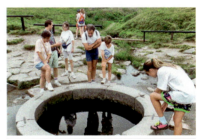

[6] Quelle

Nach der Gewinnung findet die **Trinkwasseraufbereitung** (industrielle Wasserproduktion) statt. Diese erfolgt durch chemische und physikalische Verfahren. Art und Umfang der Trinkwasseraufbereitung regelt die europäische Trinkwasserrichtlinie sowie die deutsche Trinkwasserverordnung (TrinkwV2001).

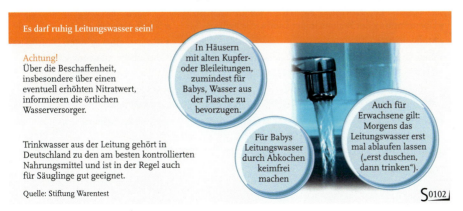

245

2.1.2 Abwasser

Unter Abwasser versteht man das durch den Verbrauch verunreinigte Wasser sowie das von befestigten Flächen abfließende und gesammelte Niederschlagswasser. In Deutschland wird das Abwasser durch die Kanalisation zunächst in Kläranlagen transportiert. Dort findet vor der Einleitung in die Fließgewässer (z. B. Bäche, Flüsse) ein Reinigungsverfahren in drei Stufen statt [Abb. 1]:

1 **mechanische Reinigungsverfahren**, z. B. Auffangen von größeren Abwasserinhaltsstoffen durch Siebe oder Rechen,
2 **biologische Reinigungsverfahren**, z. B. Reinigung des Abwassers durch Mikroorganismen sowie
3 **chemische Reinigungsverfahren**, z. B. Ausflockung des Restschmutzes im Abwasser durch den Zusatz von Chemikalien.

> Das Abwasser von Krankenhäusern fließt wie Haushaltsabwässer über die Kanalisation in das Klärwerk. Nur im Einzelfall, etwa bei Sonderisoliereinheiten, wird das Abwasser zusätzlich desinfiziert, sodass keine Gesundheitsgefahr mehr davon ausgeht.

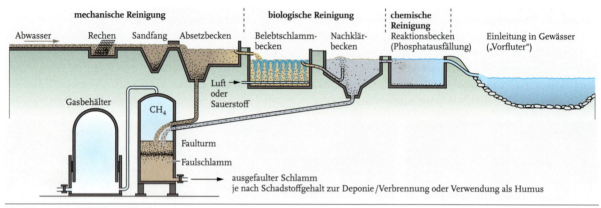

[1] Schema einer dreistufigen Kläranlage

2.1.3 Wasserschutz

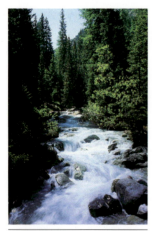

[2] Leider sind nicht alle Gewässer in einem solch einwandfreien, naturbelassenen Zustand.

Die Ressource Süßwasser ist im Vorkommen begrenzt. Gleichzeitig sind unsere Gewässer einer Vielzahl von Belastungen ausgesetzt, die nachhaltige Folgen für den Wasserkreislauf und die Nutzung des Wassers als Trinkwasser haben, wie die folgende Tabelle zeigt.

Belastungen des Grundwassers	Belastungen des Oberflächenwassers
▪ Überdüngung des Bodens in der Landwirtschaft, ▪ Mülldeponien, ▪ Zunehmende Versiegelung des Bodens durch fortschreitende Bebauung (Häuser/Straßen), ▪ Förderung von Kohle, Sand und Kies, ▪ Flussbegradigungen, Senkung des Grundwasserspiegels, ▪ Unfälle bei der Lagerung von Wasser gefährdenden Stoffen (z. B. Öl) sowie ▪ Arzneimittelrückstände in Ausscheidungen (z. B. Östrogene, Antibiotika)	▪ Schiffsverkehr, ▪ Abwasser aus privaten Haushalten, Industrie und Landwirtschaft, ▪ Ablagerung von Abfallstoffen, ▪ Kühlwasser aus Wärmekraftwerken sowie ▪ Umweltvergehen

Ökologische Rahmenbedingungen

In Deutschland sind zum Schutz der Gewässer, die der Entnahme und Aufbereitung von Trinkwasser dienen, Wasserschutzgebiete festgesetzt. Dabei werden 3 Schutzzonen unterschieden:
- **Zone 1**: direkte Umgebung der Wasserentnahmestelle, besonders streng geschützt, im Eigentum des jeweiligen Wasserwerks [Abb. 3],
- **Zone 2**: die Entfernung, die das Wasser benötigt, um in 50 Tagen – meist unterirdisch – bis zum Wasserkörper zu strömen, hoher Schutz mit Nutzungsbeschränkungen z. B. für Bebauung, Landwirtschaft oder Straßenbau [Abb. 4] sowie
- **Zone 3**: das gesamte Einzugsgebiet der Wasserfassung, gelockerte Schutzauflagen mit Nutzungsbeschränkungen, z. B. für Abfallentsorgung, Anwendung von Düngemitteln oder Massentierhaltung [Abb. 5].

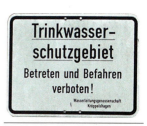

[3] Verkehrshinweisschild Wasserschutzzone 1

Zusätzlich zum direkten Schutz des Trinkwassers müssen die Gewässer insgesamt geschützt werden. Im Zuge der europäischen Wasserrahmenrichtlinie haben sich die Mitgliedstaaten dazu verpflichtet, bis zum Jahre 2015 einen guten chemischen und ökologischen Zustand der Gewässer zu erreichen. Hierzu zählen Maßnahmen, die die Veränderungen der Gewässergestalt reduzieren (z. B. Deiche, Uferbegradigungen, Stauanlagen) sowie alle Maßnahmen, die die hohen Nährstoffeinträge in die Gewässer, vorrangig aus der extensiv betriebenen Landwirtschaft, verringern (z. B. durch ökologische Landwirtschaft).

Aber auch durch das persönliche Verhalten kann jede Einzelne zur Verringerung der Wasserverschwendung und Wasserverschmutzung beitragen, etwa durch:
- Spartasten an Toilettenspülungen,
- Duschen statt Baden, Wasser sparende Duschköpfe einbauen,
- Zähne und Gemüse putzen nicht bei laufendem Wasser,
- Wasserdurchflussbegrenzer einbauen,
- umweltschonende Waschmittel und Reinigungsmittel verwenden,
- keine Medikamentenabfälle, Farben, Lacke und Lösungsmittel in die Toilette,
- bei der Neuanschaffung von Waschmaschinen und Geschirrspülern auf Wasser- und Energieeffizienz achten sowie
- Garten mit Regenwasser bewässern.

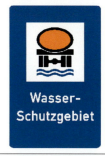

[4] Verkehrshinweisschild Wasserschutzzone 2

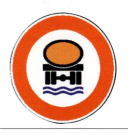

[5] Verkehrshinweisschild Wasserschutzzone 3

Globale Verfügbarkeit von Wasser 2.1.4

Die Trinkwasserversorgung in Deutschland ist auch in den nächsten Jahren und Jahrzehnten nicht gefährdet, im Gegensatz zu vielen anderen Regionen der Welt. Bedingt durch den Klimawandel sind zahlreiche Regionen mit großen Problemen in der Trinkwasserversorgung konfrontiert. Auch wenn sich die Situation durch Entwicklungshilfemaßnahmen in den vergangenen Jahren leicht verbessert hat, ist immer noch ein Fünftel der Weltbevölkerung vom Zugang zu sauberem Trinkwasser abgeschnitten. In vielen Regionen ist daher Trinkwasser zum Gegenstand zwischenstaatlicher Konflikte geworden (z. B. Naher Osten).

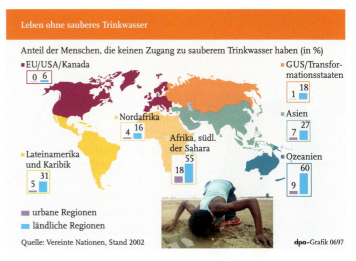

Klimawandel | 250

2.2 Wetter und Klima

2.2.1 Begriffsbestimmung

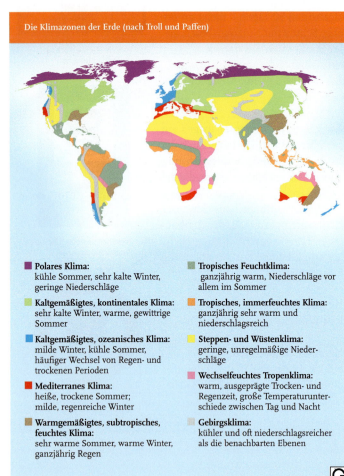

Die Klimazonen der Erde (nach Troll und Paffen)

- **Polares Klima:** kühle Sommer, sehr kalte Winter, geringe Niederschläge
- **Kaltgemäßigtes, kontinentales Klima:** sehr kalte Winter, warme, gewittrige Sommer
- **Kaltgemäßigtes, ozeanisches Klima:** milde Winter, kühle Sommer, häufiger Wechsel von Regen- und trockenen Perioden
- **Mediterranes Klima:** heiße, trockene Sommer; milde, regenreiche Winter
- **Warmgemäßigtes, subtropisches, feuchtes Klima:** sehr warme Sommer, warme Winter, ganzjährig Regen
- **Tropisches Feuchtklima:** ganzjährig warm, Niederschläge vor allem im Sommer
- **Tropisches, immerfeuchtes Klima:** ganzjährig sehr warm und niederschlagsreich
- **Steppen- und Wüstenklima:** geringe, unregelmäßige Niederschläge
- **Wechselfeuchtes Tropenklima:** warm, ausgeprägte Trocken- und Regenzeit, große Temperaturunterschiede zwischen Tag und Nacht
- **Gebirgsklima:** kühler und oft niederschlagsreicher als die benachbarten Ebenen

Unter **Wetter** versteht man den augenblicklichen, spürbaren Zustand der Atmosphäre an einem bestimmten Ort. Es macht sich bemerkbar durch

- Temperatur,
- Niederschlag,
- Bewölkung,
- Luftfeuchte,
- Luftdruck,
- Wind und
- Sonneneinstrahlung.

Betrachtet man das Wetter an einem bestimmten Ort über einen Zeitraum von mehreren Tagen bis Wochen, spricht man von **Witterung**. Den für eine Region typischen Verlauf der Witterung über Jahre bis Jahrzehnte nennt man **Klima**. Die Erdkugel wird in sechs Klimazonen unterteilt, die durch ihre Temperaturverläufe und Niederschlagsmengen gekennzeichnet sind.

Deutschland und weite Teile Europas zählen zur kaltgemäßigten Klimazone. Die Jahresmitteltemperatur liegt bei ca. 8–10 °C. Dabei liegen die Sommertemperaturen im Schnitt zwischen 20 und 30 °C, die Wintertemperaturen zwischen –10 und 10 °C. Innerhalb dieser Klimazone hat jeder Ort sein „eigenes Klima", das durch seine Höhenlage, den Verlauf von Gebirgen sowie die Nähe zum Meer bestimmt ist. So verfügt z. B. Hamburg über ein anderes Klima als München.

2.2.2 Auswirkungen auf Mensch und Umwelt

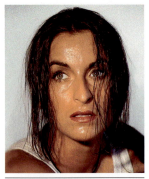

[1] Schwitzen unterstützt die Wärmeregulation unseres Körpers

Der Mensch hat im Laufe seiner „Zivilisation" gelernt, sich vor dem Wetter zu schützen. Dies geschieht z. B. durch angemessene Kleidung oder das Aufsuchen geschützter Räume. Dennoch spüren manche Menschen das Wetter stärker als andere.

Starke Temperaturschwankungen führen bei den meisten Menschen zu unterschiedlichen Symptomen, wie z. B. Müdigkeit, Schlappheit oder Kopfschmerzen. „Wetterfühlige" Personen können Wetterwechsel „in den Knochen spüren". Besonders nach schwerwiegenden Operationen verspüren Menschen teilweise noch nach vielen Jahren Unwohlsein bis hin zu Schmerzen in den betroffenen Körperregionen. Dazu gehören auch Narbenschmerzen oder Phantomschmerzen nach Amputationen.

Durch Krankheit oder hohes Alter geschwächte Menschen sowie Säuglinge und kleine Kinder können bei starken Wetterwechseln mit Problemen des Herz-Kreislauf-Systems, der Atmung, des zentralen Nervensystems sowie bei der Regulation des Wärmehaushaltes reagieren.

Ökologische Rahmenbedingungen

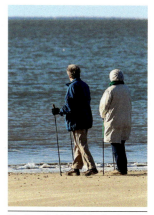

Starke Wetterwechsel können sich auch auf unsere Umwelt negativ auswirken. So kann ein Boden nach einer längeren Trockenphase nur bedingt Wasser aufnehmen. Kommt es also nach einer längeren Trockenphase zu plötzlichen und starken Regenfällen, hat dies Überschwemmungen und/oder Erdrutsche zur Folge. Auch plötzlich auftretendes sehr warmes Wetter nach einer Winterperiode kann zu einer so starken Schneeschmelze führen, dass die Gewässer das Schmelzwasser nicht mehr aufnehmen können. Hier kommt es zu Überflutungen mit den damit verbundenen Konsequenzen für die Menschen in der Region (z. B. Zerstörung von Häusern und Infrastruktur, Flutopfer durch Ertrinken).

Einem Klimawechsel sind wir meist nur ausgesetzt, wenn wir verreisen. Nach einiger Zeit, das können Stunden oder Tage sein, hat man sich „akklimatisiert" und den neuen Umgebungsbedingungen angepasst. Menschen mit Herz-Kreislauf-Erkrankungen oder Atemwegserkrankungen haben damit häufig größere Probleme.

Ein Klimawechsel kann aber auch ganz bewusst eingesetzt werden, um bestimmte Erkrankungen zu heilen oder zu lindern. So werden z. B. bei Asthma, Schuppenflechte oder Allergien werden Klimawechsel empfohlen. Auch unterstützt ein Aufenthalt an der Nordsee mit ihrem hohen Anteil von Salzaerosolen in der Luft die Heilung von Lungenerkrankungen.

[2] Das „Reizklima" der Nordsee gilt als gute Therapie bei Lungenerkrankungen.

Klimagebiet	Hochgebirge	Mittelgebirge	Küste und Inseln
Klima	▪ höhere Sonneneinstrahlung und Windgeschwindigkeit ▪ niedrigere Lufttemperatur und Luftdruck	▪ geringe Hitzebelastung ▪ frühzeitige nächtliche Abkühlung	▪ verringerte Schwankung von Temperatur und Luftfeuchtigkeit ▪ Seesalzaerosole in der Luft ▪ kräftiger Wind ▪ intensive Sonneneinstrahlung
Belastung	▪ geringerer Sauerstoffanteil der Luft ▪ Lufttrockenheit ▪ höhere UV-Strahlung ▪ größere Kälte	▪ Kaltluftseen	▪ hohe Windgeschwindigkeit
Heilung bei	▪ chronischen Atemwegserkrankungen ▪ Vorbeugung Kreislaufstörungen ▪ Anämie, Diabetes ▪ Hautleiden, Hyperthyreose	▪ Katarrhen der oberen Atemwege ▪ Asthma ▪ Herz-Kreislauf-Erkrankungen ▪ Migräne ▪ Hautleiden	▪ Atemwegserkrankungen ▪ Hypotonie ▪ Akne und Ekzemen ▪ Asthma

Wetterfühligkeit

Jeder dritte Deutsche reagiert auf Wetterreize. ● statistisch gesicherter Zusammenhang

Diese Beschwerden treten häufig bei diesen Wetterlagen auf:

	starke Wetterdynamik	Föhn	warme Luftmassen	Zufuhr feucht-warmer Luft	Tiefdruck-zentrum	Kaltluftzufuhr	Schlechtwetter mit Ostwind
Kopfschmerz		●		●			
Migräne				●			
Schlafstörungen		●		●			
Blutdruckabfall		●		●			
hoher Blutdruck	●					●	
Herzinfarkt	●					●	
rheumatische Beschwerden							●
Krämpfe							●
Koliken							●
depressive Verstimmung		●					
Phantomschmerz		●					
Entzündungen im Kieferbereich		●		●			

dpa-Grafik 4474

2.2.3 Menschliche Einflüsse auf das Klima

Fast niemand zweifelt mehr am menschlichen Einfluss auf das weltweite Klima und daran, dass sich das Klima in den nächsten Jahrzehnten weiter erwärmen wird. Auch wenn das Klima immer schon natürlichen Schwankungen unterlag (Beispiel: Eiszeit), zeigen alle Berechnungen und Modelle, dass seit dem 20. Jahrhundert eine Veränderung des Klimas stattfindet, die über die natürlichen Schwankungen hinausgeht.

Die wohl wichtigste Ursache des Klimawandels liegt im so genannten **Treibhauseffekt**. Dabei leitet sich die Bezeichnung Treibhauseffekt von der Funktionsweise eines Treib- oder Gewächshauses ab: Sonnenlicht fällt durch die Glasscheiben und verändert dadurch seine Wellenlänge so, dass ein Teil der Strahlung nach der Reflexion im Inneren nicht mehr durch das Glas zurückkann und als Wärme im Treibhaus verbleibt. Die erhöhte Temperatur führt zu einem schnelleren Wachsen und Blühen der Pflanzen. Die so genannten Treibhausgase wirken in der Atmosphäre ähnlich wie die Glasscheibe des Treibhauses und verändern die Wellenlänge des Sonnenlichts. Daher entsteht Wärmestrahlung, die in der Atmosphäre verbleibt und sie aufheizt.

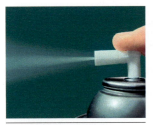

[1] Der Einsatz von FCKW in Sprühdosen und Kühlschränken wurde auf Grund der Schädigung der Ozonschicht 1990 weltweit verboten. Seit 1995 kann wieder eine langsame Schließung des Ozonlochs beobachtet werden.

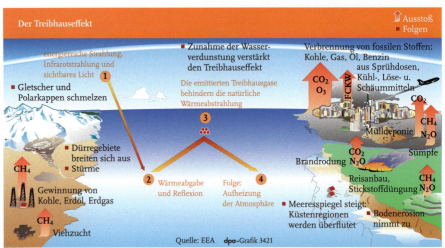

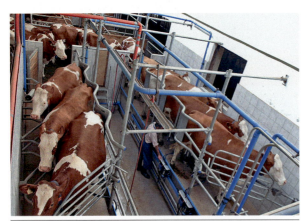

[2] Vor allem durch die hohe Fleischproduktion in den Industrieländern steigen die Methankonzentration in der Atmosphäre und damit der Treibhauseffekt.

Von besonderer Bedeutung ist dabei das Treibhausgas Kohlendioxid (CO_2), das vor allem durch die Verbrennung von fossilen Brennstoffen wie Kohle, Erdgas und Erdöl in die Atmosphäre entweicht und über die Hälfte des Treibhauseffektes ausmacht.

Neben CO_2 spielen auch Methan und Ozon eine große Rolle beim Treibhauseffekt. Methan kommt in geringeren Mengen vor als CO_2, sein Treibhauseffekt ist aber um ein Vielfaches höher. Methan entsteht beispielsweise durch Gasabweichungen von Mülldeponien oder aus der Rinder- und Schafzucht. Ozon wird in Bodennähe durch steigende Emissionen (z. B. des Individualverkehrs) verstärkt produziert. Gleichzeitig führen bestimmte Luftschadstoffe zur Reduzierung der Ozonschicht (in ca. 12 km Höhe), die die Erde vor schädlichem UV-Licht schützt.

Ökologische Rahmenbedingungen

Setzt sich der Treibhauseffekt weiter fort, so wird sich die Erde in den nächsten 50–100 Jahren um 1,5–4,5 Grad Celsius erwärmen. Beispielsweise wäre dann in Österreich ein Mittelmeerklima vorherrschend, in Italien, Griechenland und Spanien ein Klima wie heute in Nordafrika. Die Gletscher und das Eis der Antarktis werden weiter langsam schmelzen, wodurch der Meeresspiegel um 5–7 Meter ansteigen wird. Wissenschaftler prognostizieren verheerende Überflutungen beispielsweise in Florida, Holland oder Bangladesh. Die Anzahl und Intensität extremer Wetterereignisse wie Dürren, Überflutungen und schwere Stürme werden weiterhin stark zunehmen.

Natürlich hat die globale Erwärmung auch Einfluss auf die Gesundheit. Es werden immer öfter Hitzewellen auftreten. Schon die Hitzewelle des Jahres 2003 hat nach Angaben der |WHO 35 000 Todesopfer in Europa gefordert. Außerdem kann es zu einer Verbreitung von Wärme liebenden Schädlingen wie Zecken kommen, die gefährliche Erkrankungen verursachen können.

Folgen der Erderwärmung

Arktis
- Rückgang des Packeises
- Lebensraum für Eisbären wird kleiner, Seewege (Nordostpassage) werden eisfrei

Nordamerika
- Höhere Ernteerträge im Norden
- Häufiger Hitzewellen im Süden
- Trinkwasserversorgung in Kalifornien wird beeinträchtigt
- Sinkende Wasserspiegel in den Großen Seen

Südamerika
- Savanne ersetzt stellenweise den Regenwald
- Einige Ernteerträge sinken
- Sojaanbau profitiert
- Überschwemmungsgefahr steigt

Europa
- Wetterextreme nehmen zu
- Gletscher schwinden
- Höhere Ernteerträge im Norden
- Sinkende Agrarproduktion im Süden

Asien
- Wassermangel verstärkt sich
- Wetterextreme nehmen zu
- Erdrutschgefahr steigt
- Gefahr von Überflutungen steigt (Flussdelta)
- Agrar- und Fischereiproduktion im Süden sinkt
- Agrar- und Fischereiproduktion im Norden steigt

Australien, Pazifikinseln
- Wassermangel verschärft sich (Australien)
- Korallenriffen droht das Aus
- Höhere Ernten in Neuseeland
- Land geht ans Meer verloren (Pazifikinseln)
- Sturmfluten bedrohen Infrastruktur

Afrika
- Ernteerträge sinken
- Wüsten wachsen weiter
- Beschleunigtes Artensterben
- Gefahr von Überschwemmungen
- Geringere Chancen auf Entwicklung

dpa-Grafik 4382

Die wichtigste Maßnahme weltweit gegen den Treibhauseffekt ist die Einsparung von Energie und damit die Verringerung des CO_2-Ausstoßes in die Atmosphäre. Zu dieser Einsparung muss auch jede Einzelne ihren Beitrag leisten, z. B. durch:

WHO | 229

- Stromsparen bei Haushaltsgeräten und Beleuchtung,
- Heiztemperatur im Winter absenken, bereits bei der Reduktion der Raumtemperatur von 22 °C auf 21 °C spart man 10 % der Heizenergie,
- weniger Autofahren, stärkere Nutzung des öffentlichen Nah- und Fernverkehrs sowie vermehrt Fahrrad fahren oder zu Fuß gehen,
- schadstoffarme Autos fahren, die Geschwindigkeit verringern sowie
- den Fleischgenuss reduzieren.

Vor allem ist hier aber die Politik gefragt, sinnvolle Weichenstellungen für die Zukunft vorzunehmen. Auch international beginnen Politiker, den Ernst der Lage zu begreifen und erste Maßnahmen zu treffen. Im **Kyoto-Protokoll** hat sich die internationale Staatengemeinschaft im Jahr 1997 erstmals auf verbindliche Handlungsziele und Umsetzungsinstrumente für den globalen Klimaschutz geeinigt. Dies ist ein erster Schritt, um einer der größten umweltpolitischen Herausforderungen der Menschheit zu begegnen.

Das Kyoto-Protokoll zum Klimaschutz

Das Kyoto-Protokoll wurde 1997 vereinbart und ist im Februar 2005 in Kraft getreten. Danach verpflichten sich die Unterzeichner, die Emission von sechs Treibhausgasen (u. a. Kohlendioxid) bis 2012 weltweit um mindestens 5,3 Prozent im Vergleich zu 1990 zu senken.

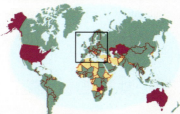

148 Staaten haben sich bisher verpflichtet, das Kyoto-Protokoll zu erfüllen.
- Unterzeichner Kyoto-Protokoll
- nicht ratifiziert
- bisher keine Teilnahme am Protokoll

Anstieg der Durchschnittstemperatur bis zum Jahr 2050 im Vergleich zu 1990 in Grad Celsius (Prognose)

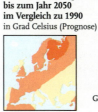

- mehr als 3 °C
- 2–3 °C
- 1–2 °C

Die Top Ten der Klima-Sünder
Energiebedingte CO_2-Emissionen im Jahr 2003 in Millionen Tonnen

Land	Emissionen	Veränderung
USA	5 672,4	+17,4 %
China	3 720	+62,5
Russland	1 514,3	−34,9
Japan	1 216,5	+16,0
Indien	1 087,2	+83,3
Deutschland	844,5	−14,6
Kanada	553,5	+28,2
Großbritannien	531,2	−6,6
Südkorea	465,4	+105,7
Italien	456,5	+13,4

Veränderung gegenüber 1990 in %

Quelle: UNFCCC, EEA, DIW Berlin   Stand: April 2005   © Globus

2.3 Radioaktivität
2.3.1 Physikalische Grundlagen

instabile Atomkerne
Atomkerne sind dann instabil, wenn sie entweder zu schwer sind oder ein Ungleichgewicht zwischen der Anzahl von Protonen und Neutronen besteht.

Radioaktivität ist die Eigenschaft instabiler Atomkerne, sich unter Energieabgabe spontan umzuwandeln (umgangssprachlich: zu zerfallen). Die freiwerdende Energie wird in Form von energiereicher Strahlung abgegeben. Abhängig von der Eigenschaft der Strahlung unterscheidet man folgende Arten:

- **α-Strahlen** bestehen aus positiv geladenen Heliumkernen, die im elektrischen und magnetischen Feld abgelenkt werden. Ihr Durchdringungsvermögen ist gering.
- **β-Strahlen** bestehen aus den bei der Kernumwandlung entstandenen negativ geladenen Elektronen und sind im elektrischen und magnetischen Feld ablenkbar. Ihr Durchdringungsvermögen ist ca. 100mal stärker als das der α-Strahlen.
- **γ-Strahlen** werden weder im elektrischen noch im magnetischen Feld abgelenkt und enthalten keine elektrisch geladenen Teilchen, sondern sind wie Licht eine elektromagnetische Strahlungsart. Ihr Durchdringungsvermögen ist sehr hoch.

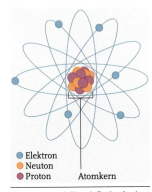

- Elektron
- Neuton
- Proton   Atomkern

[1] Atommodell nach Rutherford. Der Atomkern besteht aus Neutronen und Protonen. Elektronen kreisen in der Atomhülle.

Uran-234
Die Zahl hinter dem chemischen Element benennt die Massenzahl eines Isotops. Isotope sind verschiedene Atomkernsorten eines Elements, die sich durch eine unterschiedliche Anzahl von Neutronen im Atomkern unterscheiden. Die Massenzahl gibt die Summe der Anzahl von Protonen und Neutronen im Atomkern an, ist damit also ein Maß für die zusätzlichen Neutronen eines Isotops.

Der Zeitpunkt der Umwandlung eines Atomkerns ist nicht vorhersagbar. Daher bedient man sich als Hilfsmittel zur statistischen Angabe der Halbwertzeit. Sie gibt den Zeitraum an, in der die Hälfte des ursprünglich vorhandenen, radioaktiven Atomkerns zerfällt. Viele radioaktive Stoffe haben eine unvorstellbar lange Halbwertzeit, andere eine sehr kurze, wie anhand des Beispiels der Zerfallskette von Uran-234 deutlich wird:

Uran-234 zerfällt innerhalb von **244.000** Jahren zur Hälfte zu Thorium-230, dieses wiederum innerhalb von **77.000** Jahren zur Hälfte zu Radium-226, dieses wiederum innerhalb von **1.600** Jahren zur Hälfte zu Radon-222, dieses wiederum innerhalb von **3,8** Tagen zur Hälfte zu Polonium-218, dieses in drei Minuten zur Hälfte zu Blei-214, dieses in **26,8** Minuten zur Hälfte zu Wismut-214, dieses in **19,8** Sekunden zur Hälfte zu Polonium-214, dieses in **0,000164** Sekunden zur Hälfte zu Blei-210 mit wieder **22,3** Jahren Halbwertzeit. Und nach weiteren Zwischenschritten entsteht schließlich das stabile, nicht mehr radioaktive Blei-206.

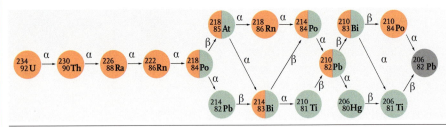

[2] Zerfallsreihe von Uran-234

Radioaktive Strahlung findet sich überall in der Natur. Ihre Ursache hat sie zum einen in den radioaktiven Stoffen, die in der Erde oder in der Atmosphäre auftreten, zum anderen in der kosmischen Strahlung, die aus dem Weltraum auf die Erde trifft. Die natürliche radioaktive Belastung ist lokal verschieden. So nimmt die kosmische Strahlung mit zunehmender Höhe zu, in Gegenden mit uranhaltigem Gestein tritt radioaktive Strahlung aus dem Untergrund auf.

Ökologische Rahmenbedingungen

Auswirkung von Radioaktivität auf den menschlichen Körper

2.3.2

Wird man radioaktiver Strahlung ausgesetzt, kann es je nach Intensität und Dauer der Bestrahlung im Körper zu Schäden kommen. Treffen die Strahlen auf menschliche Zellen, können Zellkern und somit die DNA stark verändert werden. In der Folge verliert die Zelle ihre Fähigkeit zur Teilung oder entartet, was zur Entstehung von Krebserkrankungen führen kann. Bei sehr starker Strahlenbelastung (z. B. nach Reaktorunfällen oder in Folge einer Kernwaffenexplosion) kommt es zur **Strahlenkrankheit**, die sich durch Hautrötung, Erbrechen, Durchfall und Haarausfall auszeichnet. Im schwersten Fall kommt es in Folge der Zerstörung des Abwehrsystems zum **Strahlentod**.

Nutzung von Radioaktivität

2.3.3

Das Auftreten radioaktiver Strahlung wurde erstmals im 19. Jahrhundert von Antoine Henri Becquerel entdeckt. In der Folge beschäftigten sich zahlreiche Forscher mit dem Phänomen. Für sie war die bei der Umwandlung von Atomkernen freiwerdende Energie (Kernenergie) von besonderem Interesse. Bereits 1917 konnte Ernest Rutherford eine künstliche Kernumwandlung dokumentieren. 1938 gelang Otto Hahn, Lise Meitner und Fritz Strassmann erstmals die künstliche Kernspaltung von Uran. Im Zweiten Weltkrieg wurde intensiv an der Nutzung der Kernenergie als Waffe geforscht. Im Ergebnis kam es am 6. August 1945 zum Abwurf der ersten Atombombe auf Hiroshima in Japan, in deren Folge mehr als 100 000 Menschen starben und weitere hunderttausende an den Folgen der Strahlenexposition erkrankten.

In der zivilen Nutzung wird heute rund ein Fünftel der weltweit erzeugten elektrischen Energie in **Kernkraftwerken** erzeugt. Der Einsatz der Kernenergie ist immer noch sehr umstritten. So kann es bei Unfällen, wie z. B. 1986 in Tschernobyl, zu Umweltkatastrophen kommen; außerdem gibt es bis heute keine zufrieden stellende Lösung für den Umgang mit dem Atommüll, der bei der Kernspaltung anfällt. Befürworter der Kernenergie wiederum argumentieren, dass bei der Herstellung von „Atomstrom" kaum |Emissionen anfallen und es somit ein „sauberer Strom" sei. Weiterhin müsse man „Atomstrom" als günstige Alternative zu den zunehmend knapper werdenden fossilen Energieressourcen sehen.

Emissionen | 254

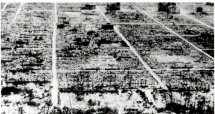
[3] Hiroshima nach dem Abwurf der Atombombe

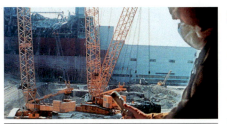
[4] Tschernobyl nach dem |Super-GAU

↘ In Bereichen, in denen mit radioaktiven Stoffen umgegangen wird, müssen Schutzmaßnahmen nach der |Strahlenschutzverordnung eingehalten werden.

GAU
größter anzunehmender Unfall

In der **Medizin** wird Radioaktivität zur Therapie und Diagnostik genutzt. Dieser Zweig wird Nuklearmedizin genannt. Mit Hilfe der |Strahlentherapie werden vor allem Tumorerkrankungen behandelt. In der Diagnostik kommen folgende Verfahren zur Anwendung, in denen geringe Mengen radioaktiver Substanzen in den Körper injiziert werden, um Organfunktionen bildlich darzustellen:
- |Szinitigrafie,
- Positronen-Emissions-Tomografie (PET) sowie
- Single Photon Emission Computed Tomographie (SPECT).

Strahlentherapie **2** | 228, 246
Szinitigrafie **1** | 859

2.4 Luft
2.4.1 Luftverschmutzung und deren Folgen

www.umweltbundesamt.de
▶ Luft und Luftreinheit
Auf der Seite des Bundesumweltamts finden Sie zahlreiche Informationen zu diesem Thema.

Wie Mobilität und Industrieproduktion das Erdklima schädigen

Anteil einzelner Verkehrsträger an den gesamten verkehrsbedingten CO₂-Emissionen

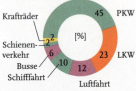

Anteil einzelner Industriesektoren an den gesamten Treibhausgas-Emissionen der Industrie

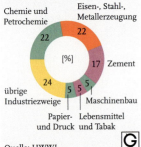

Quelle: HWWI, Berenberg Bank © Globus 1681

Luft umgibt uns überall, wir atmen sie und bewegen uns darin, d. h. wir verbrauchen und verschmutzen sie. In einer etwa 12 Kilometer dicken Schicht umgibt sie die ganze Erde, man nennt diese Schicht auch Atmosphäre. Sie ist ein Gasgemisch, das zu 99 % aus Stickstoff (78 %) und Sauerstoff (21 %) besteht. Das restliche Prozent teilen sich Argon (0,93 %), Kohlendioxid (0,003 %) und weitere Gase.

Im **Luftkreislauf** atmen Menschen und Tiere Luft ein und aus, verbrauchen dabei einen Teil des Sauerstoffs und geben dafür Kohlendioxid ab. Pflanzen nehmen wiederum Kohlendioxid auf und verwandeln ihn bei der Photosynthese in Sauerstoff. Je mehr Menschen jedoch auf der Erde leben, desto höher ist ihr Energieverbrauch und desto mehr Schadstoffe gelangen in die Luft und führen zur Luftverschmutzung.

Mit dem Begriff **Emissionen** beschreibt man alle beim Betrieb von Anlagen oder aus Produktionsabläufen an die Umgebung abgegebenen Gase, Stäube, Flüssigkeiten, Strahlen, Geräusche und Wärme. Ihre Verursacher werden **Emittenden** genannt. Nach wie vor sind die größten Emittenden in Deutschland Verkehr und Industrie. Bei den Emissionen überwiegen Stickstoffoxid, Kohlendioxid und Schwefeldioxid [Tab. 1]. Stickstoffoxid und Schwefeldioxid können zu einer Ansäuerung des Regens („saurer Regen") führen, mit den damit verbundenen Folgen für die Wälder [Abb. 1].

Emissionen	Stickstoffoxid	Kohlendioxid	Schwefeldioxid
Wirkung auf die Umwelt	saurer Regen	Klimaerwärmung – Treibhauseffekt	saurer Regen, Schäden an Gebäuden
Wirkung auf die Gesundheit	Verschlimmerung von Atemwegserkrankungen wie Asthma und Bronchitis	Klimaerwärmung	Reizung der Atemwege, der Haut und Schleimhaut
Gegenmaßnahmen	neue Abgasnormen, neue Katalysatoren in Autos	Verringerung der CO₂-Ausstoßung durch neuartige Motoren	Verringerung der Emission durch Rauchgasentschwefelungsanlagen

[Tab. 1] Emissionen, ihre Wirkung sowie Gegenmaßnahmen

Feinstaub – tückische kleine Teilchen

Mit kleinen Staubteilchen (bis zu einer Größe von 10 Mikrometern) gelangen giftige Luftschadstoffe in tiefere Lungenbereiche. Dort können sie die Atemwege und das Herz-Kreislauf-System schädigen.

Zum Schutz der menschlichen Gesundheit gelten ab 2005 EU-weit folgende Grenzwerte:
- Eine Feinstaubbelastung von 50 Mikrogramm pro Kubikmeter (µg/m³) Luft darf nicht öfter als 35 Tage im Jahr überschritten werden.
- Im Jahresmittel dürfen 40 µg/m³ nicht überschritten werden.

2003 wurden an so vielen Tagen Tagesmittelwerte von mehr als 50 µg Feinstaub pro m³ Luft gemessen:

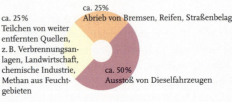

Wo Feinstaub entsteht
Hauptquellen in Deutschland 2002

- 25,4 % Verbrennungsprozesse (z. B. Kraftwerke)
- 25,9 % Verkehr (Verbrennungsprozesse*)
- 6,5 % Transport staubender Güter
- 42,1 % Industrieprozesse (z. B. Metall- und Stahlerzeugung, Zementherstellung)

rundungsbedingte Differenz
*ohne Abrieb von Bremsen, Reifen, Straßenbelag

Ursachen für die innerörtliche Belastung
Geschätzte Anteile in % (von Ort zu Ort unterschiedlich)

- ca. 25 % Teilchen von weiter entfernten Quellen, z. B. Verbrennungsanlagen, Landwirtschaft, chemische Industrie, Methan aus Feuchtgebieten
- ca. 25 % Abrieb von Bremsen, Reifen, Straßenbelag
- ca. 50 % Ausstoß von Dieselfahrzeugen

bis 25 Tage
25–35
35–50
mehr als 50 Tage

Quelle: UBA © Globus 9873

Ökologische Rahmenbedingungen

Wirken Emissionen schädlich auf Lebewesen und Gegenstände ein, wird von **Immissionen** gesprochen. Dabei können zwischen Emittenden und Wirkungsort beträchtliche Entfernungen liegen. So waren z. B. die Schadstoffe der mitteldeutschen Industriezentren der DDR für das Waldsterben in tschechischen Wäldern verantwortlich.

Viele der an die Umwelt abgegebenen Schadstoffe reagieren untereinander sowie mit den natürlichen Luftinhaltsstoffen. Die Reaktionsprodukte werden **sekundäre Luftschadstoffe** genannt. Eine zentrale Rolle spielt dabei das Ozon (O_3). Es entsteht durch die Einwirkung von UV-Strahlung (bei heißem, sonnigen Wetter) auf Stickstoffoxid (Autoabgase). Dabei wird atomarer Sauerstoff (O) abgespalten, der mit dem Luftsauerstoff (O_2) zu Ozon (O_3) reagiert. |Ozon- oder Fotosmog, auch Sommersmog genannt, entsteht primär in Industrie- und Ballungszentren an heißen Sommertagen [Abb. 2]. Das Ozon kann hier nachts weitestgehend wieder abgebaut werden, indem es mit Stickstoffoxid und Kohlenstoffmonoxid reagiert. Wird das Ozon durch Winde in industrie- und verkehrsarme Regionen (z. B. Wälder) transportiert, fehlen jedoch diese Stoffe, um es zu binden. In der Folge kommt es zu Umweltschäden [Abb. 1].

Ein weiterer sekundärer Luftschadstoff ist Peroxyacetylnitrat (PAN). Es entsteht in Reaktion mit den Kohlenwasserstoffabgasen der Fahrzeuge.

Ozon und PAN haben eine stark oxidierende Wirkung. Damit reizen sie in höheren Konzentrationen die Schleimhäute. Neben den damit verbundenen Folgen für Atemwege und Augen können die genannten Stoffe Kopfschmerzen und Schwindelgefühl hervorrufen. Bei chronisch kranken und geschwächten Menschen kann dies zu Asthmaanfällen, einer Schwächung des Immunsystems und Allergien führen.

Neben dem Sommersmog tritt bei besonderer Wetterlage auch Wintersmog auf. Dies geschieht bei bestimmten Hochdruckwetterlagen, wenn bei kalter Luft am Boden die darüber liegende wärmere Luft eine „Sperrschicht" bildet und damit die Schadstoffe nicht nach oben entweichen können. Die hohe Schadstoffkonzentration kann folgende Auswirkungen auf die Gesundheit haben:
- Erkrankungen der Atemwege und des Herz-Kreislauf-Systems,
- Anstieg der Krankheitshäufigkeit sowie
- erhöhte Sterblichkeit bei Säuglingen und alten Menschen.

Eine besonders starke Gesundheitsbelastung stellt **Feinstaub** dar. Er findet sich überall in der Atmosphäre, liegt aber vor allem an Orten mit hohem Verkehrsaufkommen in einer gesundheitsschädlichen Konzentration vor. Diese Form von Luftschadstoff ist so klein, dass sie sehr tief in die Atemwege und damit in den Blutkreislauf eintreten können.

> **Smog**
> Kunstwort aus
> smoke, engl. = Rauch
> fog, engl. = Nebel

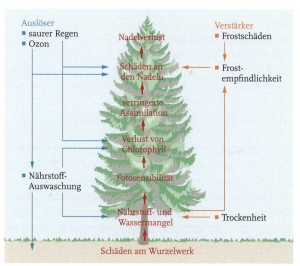

[1] Waldsterben durch Luftverschmutzung

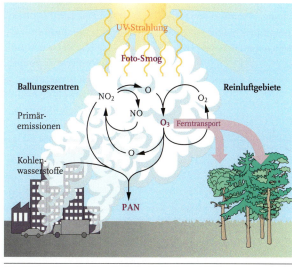

[2] Bildung der sekundären Luftschadstoffe Ozon und PAN

2.4.2 Maßnahmen gegen Luftverschmutzung

www.umweltdaten.de/
publikationen/fpdf-l/3306.pdf
Nationales Programm
„Luftreinhaltung 2010"

Zur Verminderung der Ozonkonzentration und zur Einhaltung der Emissionshöchstmengen liegt in Deutschland seit 2006 das nationale Programm „Luftreinhaltung 2010" vor. Die rechtlichen Grundlagen dieses Programms sind die europäischen Emissionsrichtlinien sowie das Bundesimmissionsschutzgesetz.

Zu den Maßnahmen des Programms zählen:

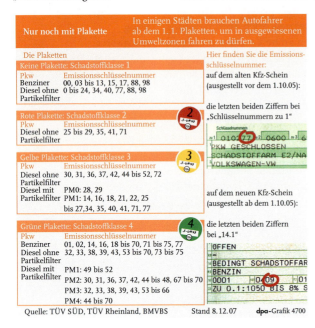

- Förderung der Anschaffung abgasarmer Fahrzeuge, z. B. durch Vergünstigungen bei der LKW-Maut oder der Fahrzeugsteuer, Fahrverbot für bestimmte Fahrzeuggruppen in Innenstädten („Plakettenpflicht") mit entsprechender Kennzeichnung,
- Senkung der Ammoniakemission, z. B. durch Düngemittelverordnungen in der Landwirtschaft sowie
- Reduzierung der Lösemittelanwendung in der Industrie.

Wie bei allen Umweltproblemen ist jedoch auch immer das eigene Verhalten zu hinterfragen. Die Nutzung öffentlichen Nah- und Fernverkehrs entlastet die Luft ungemein. Gleichzeitig kann durch das Kaufen regionaler und saisonaler Lebensmittel ein positiver Effekt erzielt werden, da insbesondere die innerkontinentalen Lebensmitteltransporte einen großen Anteil an den Verkehrsemissionen haben.

2.4.3 Innenraumluft

www.umweltdaten.de/
publikationen/fpdf-l/2199.pdf
Hier finden Sie einen Leitfaden zur Vorbeugung, Untersuchung, Bewertung und Sanierung von Schimmelpilzwachstum in Innenräumen.

Die meisten Menschen verbringen den größten Teil des Tages in Innenräumen. Daher ist die Qualität der Innenraumluft für die Gesundheit von besonderer Bedeutung. Mit dem Aufenthalt in Innenräumen können verschiedene Beschwerden zusammenhängen. Symptome des gestörten Wohlbefindens in Räumen sind beispielsweise Augenbrennen, Schnupfen, Niesen, Halskratzen, Heiserkeit, Bronchitis, Kopfschmerz, Müdigkeit und Konzentrationsstörungen.

Ursachen für diese Belastungen sind Schadstoffe aus verschiedenen Quellen, z. B.:
- Lösemittel aus Reinigungsmitteln oder Möbeln,
- Kleber von Teppichböden,
- Holzschutzmittel,
- Schimmelpilzsporen durch Wandfeuchtigkeit sowie
- organische Stoffe aus den Tonern von Kopierern oder Tabakrauch.

Auch Temperatur und Luftfeuchtigkeit (trockene Raumluft durch Klimaanlagen) haben Einfluss auf das Wohlbefinden. Um Innenraumluftprobleme zu klären, können Inspektionen und Raumluftanalysen durchgeführt werden. Je nach Ergebnis stehen dann Sanierungen oder Versiegelungen (z. B. von schimmelbefallenen Wänden) an oder es können Luftfilter und -befeuchter eingesetzt werden.

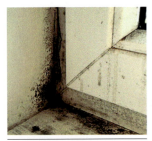
[1] Schimmelbefall

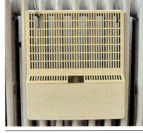
[2] Luftbefeuchter

Ökologische Rahmenbedingungen

Lärm

2.5

Ernest Hemingway sagte einmal: „Katzen erreichen mühelos, was uns Menschen versagt bleibt: Durchs Leben zu gehen, ohne Lärm zu machen." Im Alltag sind wir einer Vielzahl von Geräuschquellen ausgesetzt, wie z. B. Verkehrslärm, Baulärm oder Nachbarschaftslärm. Unter Lärm versteht man |Geräusche (Schall), die durch ihre Lautstärke und Struktur gesundheitsschädigend sind.

Hören aus physikalischer Sicht **1** | 221

Das deutsche Umweltbundesamt hat berechnet, dass über 13 Millionen Bürger unter Lärm leiden. Lärm belästigt und führt dadurch zur Beeinträchtigung des Wohlbefindens und der Lebensqualität. Schlafstörungen, Nervosität, Gereiztheit und Leistungsminderung sind Folgen dieser Belästigung.

Geräusche **1** | 222

Physische Auswirkungen von Lärm entstehen zum einen am Ohr selbst, von der Beeinträchtigung des Hörvermögens bis hin zur |Schwerhörigkeit, zum anderen kann Lärm auch ein psychosozialer |Stressor sein. In der Folge verändern sich Blutdruck, Herzfrequenz und Kreislauf.

Schwerhörigkeit **1** | 226
Stressor | 547

Mögliche Langzeitfolgen des Lärms sind
- Gehörschäden,
- Bluthochdruck,
- Arteriosklerose sowie
- Herzinfarkt.

In vielen Fällen entstehen Lärmbelästigungen durch die Unkenntnis der Lärm erzeugenden Person. Daher kann oftmals ein klärendes Gespräch ausreichen, um das Problem zu beseitigen. Natürlich sollte man es gar nicht erst so weit kommen lassen, dass sich jemand belästigt fühlt. Selbst weniger Lärm machen, ist eigentlich immer der erste Schritt. Ist man mit Lärm konfrontiert, beispielsweise auf einem Rockkonzert, ist es sinnvoll, sich nicht in die Nähe der Lautsprecher zu stellen und zu Gehörschutzmitteln (z. B. Ohropax®) zu greifen. Auch sollte man seinen Ohren Ruhepausen gönnen und nicht unentwegt laute Musik hören.

In anderen Bereichen sind vor allem technische und / oder politische Lösungen gefragt, um Lärmbelästigung einzudämmen: z. B. durch die Entwicklung von lärmvermeidenden Technologien oder lärmdämmenden Materialien sowie durch die sinnvolle Planung von Flughäfen/-routen, Bahntrassen und Straßen.

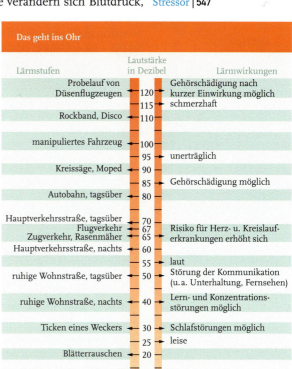

Das geht ins Ohr

Lärmstufen	Lautstärke in Dezibel	Lärmwirkungen
Probelauf von Düsenflugzeugen	120	Gehörschädigung nach kurzer Einwirkung möglich
	115	schmerzhaft
Rockband, Disco	110	
manipuliertes Fahrzeug	100	
	95	unerträglich
Kreissäge, Moped	90	
	85	Gehörschädigung möglich
Autobahn, tagsüber	80	
Hauptverkehrsstraße, tagsüber	70	
Flugverkehr	67	Risiko für Herz- u. Kreislauf-
Zugverkehr, Rasenmäher	65	erkrankungen erhöht sich
Hauptverkehrsstraße, nachts	60	
	55	laut
ruhige Wohnstraße, tagsüber	50	Störung der Kommunikation (u. a. Unterhaltung, Fernsehen)
ruhige Wohnstraße, nachts	40	Lern- und Konzentrationsstörungen möglich
Ticken eines Weckers	30	Schlafstörungen möglich
	25	leise
Blätterrauschen	20	
normales Atmen	10	
	5	ruhig
	0	Hörgrenze

Quelle: DAL   dpa-Grafik 2305

Entstehung von Lärm einschränken (aktiver Lärmschutz)	Auswirkungen von Lärm einschränken (passiver Lärmschutz)	Menschen vor Lärm schützen
- Entwicklung von lärmvermeidenden Technologien, wie z. B. lärmarme Baumaschinen oder Rasenmäher	- lärmdämmende Bauweisen - Errichtung von Schallmauern - Straßenführung außerhalb von Wohngebieten	- Gehörschutzstöpsel - Gehörschutzkappen

257

2.6 Abfall

2.6.1 Aufkommen

Menschen produzieren täglich Abfall. Dabei kann es sich um feste, flüssige oder gasförmige Abfallstoffe handeln. Synthetische Stoffe wie Plastik verrotten dabei entweder gar nicht oder viel langsamer als organischer Müll, wie z. B. Nahrungsreste. Neben der Vielfalt des Mülls hat sich auch die Menge des Abfalls, den jeder Mensch in den Industriestaaten produziert, massiv erhöht. Sie stellt für die Umweltpolitik ein großes Problem dar.

Das Gesamtmüllaufkommen der Bundesrepublik Deutschland lag 2005 bei rund 332 Millionen Tonnen. Der Anteil der Siedlungsabfälle betrug rund 47 Millionen Tonnen, das entspricht ca. 14 % des Gesamtmüllaufkommens. Siedlungsabfälle setzen sich aus Hausmüll, hausmüllartigen Gewerbeabfällen und Kehrricht zusammen. Mit Hausmüll werden feste Abfälle bezeichnet, die im Rahmen einer normalen Haushaltsführung in Privathaushalten entstehen und durch die Müllabfuhr abgefahren werden. Vor der endgültigen Abfallentsorgung wird Hausmüll auf Basis der Weiterverwertungsmöglichkeiten getrennt nach:

- Altpapier,
- Altglas,
- Verpackungen („Grüner Punkt"),
- Bioabfall,
- Sondermüll,
- Sperrmüll,
- Elektronikschrott,
- Gartenabfälle,
- Altkleidersammlung für Textilien sowie
- Restmüll (alle bislang nicht aufgeführten Stoffe).

Neben den Siedlungsabfällen tragen zum Abfallaufkommen des Weiteren bei:

- Bergematerial aus dem Bergbau (ca. 16 %),
- Abfälle aus Produktion und Gewerbe (ca. 14 %) sowie
- Bau- und Abbruchabfälle (ca. 56 %).

Die früher gängige Praxis, den gesamten Müll einfach in Deponien zu lagern, ist aufgrund der damit verbundenen großen Umweltprobleme nicht mehr zulässig. Es ist im Sinne einer nachhaltigen und modernen Abfallwirtschaft auch nicht mehr sinnvoll. Denn: Müll ist nicht mehr nur einfach Müll. Müll ist ein Wertstoff.

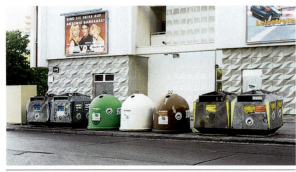

[1] Container zur getrennten Wertstoffentsorgung des Hausmülls

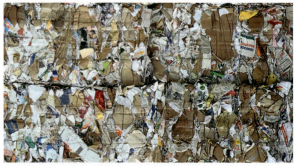

[2] Das erste Verfahren zur Verwertung von Altpapier wurde bereits 1666 erfunden. Neben der Holzeinsparung für „Neu-Papier" werden auch ca. zwei Drittel des Energie- und Wasserverbrauchs eingespart.

Ökologische Rahmenbedingungen

2.6

Kreislaufwirtschaft

2.6.2

Um einen nachhaltigen Umgang mit Abfall zu erreichen, wurde 1996 das Kreislaufwirtschafts- und Abfallgesetz als zentrales Bundesgesetz erlassen. Es regelt den Umgang mit und die Entsorgung von Abfällen. Als Grundsatz des Gesetzes kann man festhalten: „Vermeidung vor Verwertung vor Beseitigung".

www.bmu.de
▶ Wasser, Abfall, Boden
▶ Abfallwirtschaft
▶ Downloads
Hier finden Sie das Kreislaufwirtschafts- und Abfallgesetz in seinem vollständigen Text.

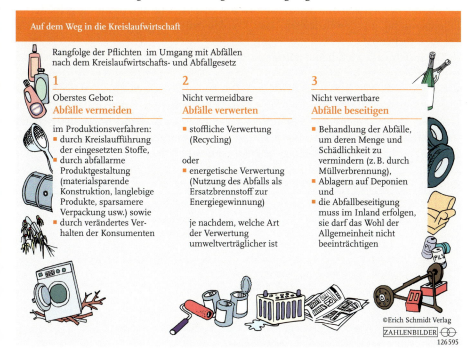

Im Zuge der Bemühungen um **Abfallvermeidung** wurden zahlreiche Maßnahmen in den letzten 20 Jahren in Deutschland eingeführt. Dazu gehören Mehr- und Einwegpfandsysteme sowie eine abfallarme Produktgestaltung (z. B. Verzicht auf unnötige Umverpackungen). Gleichzeitig ist in diesem Punkt jede einzelne Person gefragt. Schon beim Einkaufen können unnötige Verpackungen vermieden werden, indem man unverpackte, offene, Waren kauft oder auf umweltfreundliche Verpackungen achtet. Vor allem Plastiktüten sind schwer zu recyceln und es dauert sehr lange, bis sie sich zersetzen. Der Kauf von kurzlebigen oder Einwegartikeln sollte nur erfolgen, wenn dies unbedingt notwendig ist.

Bei der **Abfallverwertung** stehen sowohl das Recycling, d. h. die Gewinnung von Sekundärrohstoffen, sowie die energetische Verwertung des Mülls (in Form von Abfallverbrennung zur Energiegewinnung) im Vordergrund. Das Recycling von Rohstoffen ist inzwischen durch zahlreiche technische Innovationen weit vorangeschritten. Nicht mehr nur Altpapier und Altglas werden aufbereitet, sondern auch die zahlreichen, teilweise zusammengesetzten Kunststoffe können heute in modernen Sortieranlagen getrennt und aufbereitet werden.

Kann Abfall nicht vermieden oder wiederverwertet werden, wird er zur **Abfallentsorgung** auf Deponien gelagert. Dabei darf seit 2005 nur noch ausschließlich durch biologische, chemische oder thermische Verfahren vorbehandelter Abfall deponiert werden. Damit soll vermieden werden, dass giftige Stoffe in das Grundwasser oder die Luft geraten. Für Sondermüll gelten besondere Vorschriften.

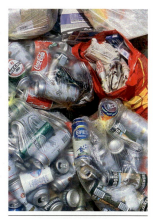

[3] Ein Großteil des Verpackungsmülls ist Kunststoff. Der Aufdruck des grünen Punktes auf einer Verpackung signalisiert, dass der Hersteller dieser Verpackung für deren Sammlung, Sortierung und Recycling ein Lizenzentgelt entrichtet hat. Die Kosten dafür werden dem Preis des Produkts zugeschlagen.

259

2.6.3 Umgang mit Krankenhausabfällen

www.bmu.de
▶ Wasser, Abfall, Boden
▶ Abfallwirtschaft
▶ Downloads
Hier finden Sie die „Richtlinie über die ordnungsgemäße Entsorgung von Abfällen aus Einrichtungen des Gesundheitsdienstes" in ihrem vollständigen Wortlaut.

Im Krankenhaus und anderen Einrichtungen des Gesundheitswesen fallen neben dem haushaltsüblichen Müll verschiedene Abfallprodukte an, die gesondert entsorgt werden müssen. Dies regelt die „Richtlinie über die ordnungsgemäße Entsorgung von Abfällen aus Einrichtungen des Gesundheitsdienstes". Ziel dieser Richtlinie ist es, unter Berücksichtigung der wirtschaftlichen Zumutbarkeit eine sichere und ordnungsgemäße Abfallentsorgung zu gewährleisten, die Krankheitsübertragungen und Umweltbelastungen vermeidet.

Die früher und auch heute teilweise noch umgangssprachlich genutzte Einteilung von Krankenhausmüll in so genannte Gruppen nach ihrer Entsorgungsform ist durch den Abfallschlüssel (AS) ersetzt worden. Die folgende Auflistung soll der Übersicht dienen, eine detaillierte Beschreibung findet sich in der oben genannten Richtlinie. Generell ist der Träger einer Einrichtung verpflichtet, nach dem Kreislaufwirtschafts- und Abfallgesetz zu agieren, dementsprechende Entsorgungsmöglichkeiten zur Verfügung zu stellen und das Personal angemessen zu schulen.

AVV Abfallschlüssel und Bezeichnung	Sammlung / Lagerung	Entsorgung
AS 180101 spitze oder scharfe Gegenstände	in stich- und bruchfesten Einwegbehältnissen	keine Sortierung, ggf. Entsorgung gemeinsam mit Abfällen des AS 180104
AS 180102 Körperteile und Organe, einschließlich Blutbeutel und Blutkonserven	gesonderte Erfassung am Anfallort, Sammlung in sorgfältig verschlossenen, zur Verbrennung geeigneten Einwegbehältnissen	Sonderabfallverbrennung (SAV)
AS 180103 Abfälle, an deren Sammlung und Entsorgung aus infektionspräventiver Sicht besondere Anforderungen gestellt werden	Sammlung in sorgfältig verschlossenen, reißfesten und feuchtigkeitsbeständigen, zur Verbrennung geeigneten Einwegbehältnissen	Sonderabfallverbrennung
AS 180104 Abfälle, an deren Sammlung und Entsorgung aus infektionspräventiver Sicht keine besonderen Anforderungen gestellt werden	Sammlung in reißfesten, feuchtigkeitsbeständigen und dichten Behältnissen	Verbrennung in zugelassener Abfallverbrennungsanlage (HVM) oder Deponierung, solange zulässig
AS 180106 Chemikalien, die aus gefährlichen Stoffen bestehen oder solche enthalten	vorzugsweise getrennte Sammlung der einzelnen Stoffe	Entsorgung als besonders überwachungsbedürftiger Abfall mit Entsorgungsnachweis (SAV; CPB)
AS 180107 Chemikalien mit Ausnahme derjenigen, die unter 180106 fallen	ggf. getrennte Sammlung der einzelnen Stoffe	entsprechend der Abfallzusammensetzung
AS 180108 Zytotoxische und zytostatische Arzneimittel	in bauartgeprüften, stich- und bruchfesten Einwegbehältnissen	Entsorgung als besonders überwachungsbedürftiger Abfall mit Entsorgungsnachweis in zugelassener Abfallverbrennungsanlage
AS 180109: Arzneimittel mit Ausnahme derjenigen, die unter 180108 fallen	getrennte Erfassung	vorzugsweise Verbrennung in zugelassene Abfallverbrennungsanlage

Rahmenbedingungen von Pflege kennen und in ihnen handeln

3

Ökologische Rahmenbedingungen

3 Rechtliche Rahmenbedingungen

3.1 Allgemeine rechtliche Grundlagen — 264

3.1.1 Recht und Rechtsprechung — 264
Recht und Gesetz — 264
Rechtsquellen und ihre Hierarchie — 265
Überblick über die Rechtsgebiete und die Gerichtsbarkeit — 266
  Rechtsgebiete — 266
  Organe der Rechtsprechung — 266
Freiwillige Gerichtsbarkeit — 267
Rechtsstellung nach Altersstufen — 268

3.1.2 Schweigepflicht — 269

3.1.3 Freiheitsentzug — 270

3.1.4 Elterliche Sorge — 271

3.2 Haftungsrechtliche Grundlagen — 273

3.2.1 Zivilrechtliche Haftung — 274
Zivilrecht — 274
Vertragliche und deliktische Haftung — 274
  Haftung aus Vertragsverletzung — 274
  Haftung wegen unerlaubter Handlung — 275
Verschuldensformen — 276
Schadensersatz und Schmerzensgeld — 277
Haftungspflicht der Einrichtung — 278
Regressansprüche gegen Pflegepersonal — 279
Abwehr der Haftung — 279

3.2.2 Strafrechtliche Haftung — 281
Strafrecht — 281
Pflegerelevante Straftatbestände — 281
Verschulden — 282
Rechtswidrigkeit und Rechtfertigung — 283
Schuld, Strafmündigkeit und Schuldunfähigkeit — 285
Strafverfahren — 285
Rechtsfolgen eine Straftat — 286

3.2.3 Haftungs- und arbeitsrechtliche Zusammenhänge — 288

3.2.4 Delegation und Haftung — 289

3.3 Arbeitsrechtliche Grundlagen — 290

3.3.1 Arbeitsrecht — 290
Individualarbeitsrecht — 290
Kollektives Arbeitsrecht — 291

3.3.2 Ausbildungs- und Arbeitsvertrag — 292
Ausbildungsvertrag — 292
Inhalte des Ausbildungsvertrage — 292
  Ausbildungsvergütung — 293
  Probezeit und Kündigung — 293
  Fehlzeiten — 294
  Urlaub während der Ausbildung — 294
Arbeitsvertrag — 295
Kündigung — 295
Tarifvertrag und Dienstvereinbarung — 296

3.3.3 Tägliche Arbeitszeit — 298
Arbeitszeitgesetz — 298
Besonderheiten in der Ausbildung — 299
Besonderheiten für Minderjährige in der Ausbildung — 299

3.3.4 Diskriminierung am Arbeitsplatz — 300

3.3.5 Betriebliche Arbeitnehmervertretung — 301
Rechte und Aufgaben des Betriebsrats — 301
Wahl des Betriebsrats — 302
Jugend- und Auszubildendenvertretung — 302

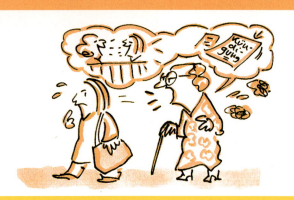
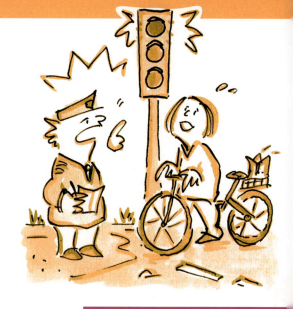

Rechtliche Rahmenbedingungen

Svenda Wenzlaff hat einen ganz normalen Tag vor sich: Sie ist im 2. Ausbildungsjahr. Es ist Theorieblock und sie muss erst um 8 Uhr in der Schule sein.

Endlich mal wieder ein wenig ausschlafen. Die 11 Tage Frühdienst am Stück waren echt der Hammer. „11 Tage am Stück?", fragte gestern Abend ihre Mitschülerin Anke, mit der sie gemütlich auf ihrem schönen Balkon saß. „Ist das überhaupt erlaubt?" Schließlich hatte sie gestern den letzten Frühdienst, und heute geht es gleich mit Schule weiter. Anke meinte gestern Abend ganz entrüstet, dass das arbeitsrechtlich gar nicht ginge. Svenda weiß nicht so recht, was sie machen soll – eigentlich müsste die Stationsleitung das ja wissen, oder? Und hätte sie einfach ablehnen dürfen, wo doch so viele Kolleginnen durch Krankheit ausgefallen sind? Sie nimmt sich vor, heute in der Schule die Rechtsdozentin mal zu fragen. Die müsste es ja eigentlich wissen. Und diese ganzen Gesetzestexte versteht ja eh' kein Mensch. Na ja, jetzt muss sie erst mal zusehen, dass sie in die Schule kommt.

Als sie aus dem Haus will, stürmt ihr die Nachbarin entgegen. „Also Frau Wenzlaff, so geht es wirklich nicht. Sie haben gestern bis um halb elf abends auf dem Balkon gesessen und sich viel zu laut unterhalten. Meine Geduld ist wirklich am Ende. Ich werde mich beim Vermieter beschweren. Hoffentlich wird der sie endlich rausschmeißen. So junges Gemüse wie sie gehört auch einfach nicht in unsere anständige Siedlung". Sie knallt ihre Wohnungstür wieder zu und lässt Svenda perplex stehen. Svenda ist geschockt. Kann der Vermieter ihr wirklich kündigen? Sie hat doch einen Mietvertrag. Schon wieder eine Frage für die Rechtsdozentin.

Ganz verwirrt setzt sie sich aufs Fahrrad. Der Tag fängt ja gut an. In ihren Gedanken übersieht sie die rote Ampel und wird sofort von einer Polizeistreife aus dem Verkehr gewunken. „Haben Sie noch nie was von der Straßenverkehrsordnung gehört? Sie dürfen doch nicht einfach eine rote Ampel überfahren. Das wird Sie ein paar Euro kosten." Auch das noch, denkt Svenda, aber halt – „Ich habe doch gar keinen Führerschein, woher soll ich denn die Straßenverkehrsordnung kennen?", fragt sie entrüstet die beiden Polizisten. „Na, mal langsam, junge Dame. Unwissenheit schützt vor Strafe nicht!". Schon wieder so ein Rechtskram. Irgendwie versteht Svenda die Welt nicht mehr so richtig. Warum kommt gerade heute alles so dicke?

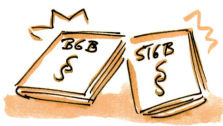

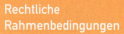

Rechtliche Rahmenbedingungen

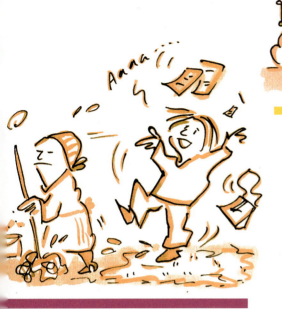

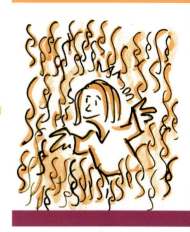

Als sie nun endlich in der Schule ankommt, weiß sie, dass dies ein schwarzer Tag wird. Ganz in Gedanken versunken, lässt sie die ersten Unterrichtsstunden an sich vorbeiziehen.

In der Pause schaut sie im Lehrerzimmer nach, ob die Rechtsdozentin schon da ist. Sie wird von ihrer Kursleiterin auf die nächste Pause vertröstet. Inzwischen ist Svenda ganz schön geknickt. Die Polizisten hatten was von 50 € Bußgeld gesagt, wovon soll sie das denn bezahlen? Ihr Budget ist immer ganz schön knapp bemessen, seitdem sie kein Kindergeld mehr erhält, da sie die Altersgrenze überschritten hatt. Damals hatte sich ihr Vater noch mit der Familienkasse rumgestritten und mit einem Anwalt gedroht. Svenda hatte sich gar nicht so richtig um die Sache gekümmert. Auf jeden Fall hatte der Anwalt ihres Vaters ihnen geraten, keinen Einspruch einzulegen, da die Erfolgschancen zu niedrig seien – Verwaltungsrecht sei so eine ganz eigene Geschichte.

Während Svenda vor sich hinsinniert, bemerkt sie gar nicht die Reinigungskraft, die gerade den Flur wischt, und rutscht auf dem feuchten Boden aus. Nicht auch das noch! Sofort erinnert sie sich an das Beispiel aus dem Unterricht, da war doch so was mit Haftungsrecht oder so - wer haftet denn jetzt, wenn sie sich was gebrochen hat? Oder spielt das in ihrem Fall keine Rolle, da sie sich ja nicht im Krankenhaus befindet? Der Gedanke hält nur kurz vor. Sie hört das erste Gekicher hinter sich und merkt, dass sie wohl gerade keine gute Figur abgibt, wie sie so auf dem frisch gewischten Boden liegt. Schnell steht sie auf, streicht ihre Klamotten glatt und geht zurück in den Klassenraum. Nein, gebrochen hat sie sich nichts, und der erste Schreck war auch größer als der Schmerz. Einen blauen Flecken wird sie wohl bekommen, nun ja...

In der zweiten Pause erreicht sie endlich die Rechtsdozentin. Als sie ihre Situation schildert, winkt die Rechtsdozentin gleich ab. „Also, dass mit dem Rot über die Ampel fahren, da können Sie gar nichts machen. Und mit dem Mietrecht, da kenne ich mich nicht gut aus, da es sich ständig ändert. Aber wenn Sie öfter Ärger mit dem Vermieter oder mit Nachbarn haben, dann treten Sie doch in einen Mieterschutzverein ein. Für Schüler ist das auch gar nicht so teuer. Die können Sie dann in Rechtsfragen beraten und Sie haben dann in Mietrechtsangelegenheiten auch einen Rechtsschutz. In Punkto Arbeitszeiten würde ich mich mit dem Betriebsrat in Verbindung setzen. Und was halten Sie davon, wenn Sie Ihren Fall in der nächsten Woche mit dem Kurs gemeinsam besprechen?" Svenda denkt sich, der ganze Rechtsbereich scheint ja sehr schwierig zu sein.

Mit der Einstellung liegt Svenda nicht ganz falsch. Die Beantwortung rechtlicher Fragestellungen ist in der Tat sehr komplex. Daher geht es in dem folgenden Kapitel auch nicht darum, alle relevanten Gesetze aufzulisten, sondern die Grundprinzipien der großen Rechtsbereiche zu verdeutlichen und damit ein Verständnis für die Rechte und Pflichten sowohl im beruflichen als auch im privaten Alltag zu wecken.

3.1 Allgemeine rechtliche Grundlagen

3.1.1 Recht und Rechtsprechung

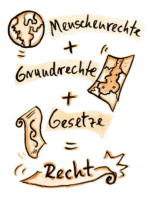

Recht und Gesetz

Die meisten Menschen haben ein subjektives Gespür dafür, was Recht und Unrecht ist. Recht eindeutig zu definieren, ist jedoch nicht einfach. Einige Menschen glauben, dass Recht das ist, was in den Gesetzen steht; auf der anderen Seite deckt sich das persönliche Rechtsempfinden nicht immer mit allen staatlichen Regeln und Vorschriften. Ebenso lehrt die Geschichte, dass Recht und Gesetz nicht immer identisch sind. So genannte Unrechtsgesetze kommen zwar formal korrekt zu Stande (Gesetzgebungsverfahren |316), sind inhaltlich jedoch Unrecht. So wurden z. B. in der Zeit des |Nationalsozialismus in Deutschland viele Unrechtsgesetze erlassen, etwa das Gesetz, wonach die Ehe zwischen Juden und „Ariern" eine Straftat war, oder das „Erbgesundheitsgesetz", in dessen Folge geschätzt 200.000 – 350.000 Menschen zwangssterilisiert wurden. In der DDR gab es ebenfalls Unrechtsgesetze, z. B. die Gesetze zum Ausreiseverbot und zum Schusswaffengebrauch gegenüber den eigenen Bürgerinnen, die die Grenze überqueren wollten.

Die genannten Beispiele gelten als Unrecht, da sie gegen die |Grund- oder Menschenrechte verstoßen, die jedem Menschen zustehen. In Deutschland sind die Grundrechte im |Grundgesetz verankert. So wird also deutlich, dass **Recht** sich aus den staatlichen Rechtssystemen mit all ihren Gesetzen und Regeln sowie den universell geltenden Menschenrechten zusammensetzt.

Nationalsozialismus |491
Grund- oder
Menschenrechte |314
Grundgesetz |312

Gesetze sind das „gesetzte" Recht. In Deutschland darf kein Gesetz gegen das Grundgesetz und damit gegen die Grundrechte verstoßen. Eine Änderung von Artikel 1 und 20 des Grundgesetzes ist nach Artikel 79 unzulässig. Damit haben die Gründermütter und -väter der Bundesrepublik aus der Geschichte der Weimarer Republik gelernt, in der eine schwache Verfassung das Auflösen der Demokratie durch die Nationalsozialisten nicht verhindern konnte.

▶ Ist ein Staat selbst an Gesetze und Grundrechte gebunden, spricht man von einem **Rechtsstaat**. In Deutschland garantiert das Grundgesetz jeder Bürgerin, dass sie den Rechtsweg auch gegen den Staat selbst beschreiten kann (Art. 19, IV GG).

Die Funktionen von Recht sind:
- Sicherung des inneren Friedens, z. B. durch das Gewaltmonopol des Staates, Verbot von Selbstjustiz,
- Sicherung der Freiheit der einzelnen Person, z. B. der Meinungsfreiheit oder Religionsfreiheit,
- Regelung privater Rechtsbeziehungen, z. B. Mietrecht, Erbrecht,
- Gestaltung der sozialen Ordnung durch Rahmenvorschriften, z. B. |Sozialgesetzgebung und
- Steuerung gesamtgesellschaftlicher Lebenszusammenhänge, z. B. Wirtschaft, Verkehr.

Sozialgesetzgebung |200

dejure.org
ist die Seite des juristischen Informationsdienstes

Bürgerliches Gesetzbuch |274

▶ Alle Gesetze werden in einer einheitlichen Form angegeben, in der Paragraf (§), Absatz oder Satz sowie das Kürzel des Gesetz(buch)es angegeben sind. § 823 Absatz 1 BGB bedeutet Paragraf 823, Absatz 1 im |Bürgerlichen Gesetzbuch. Alle Gesetzestexte der Bundesrepublik sind im Internet abrufbar.

Rechtsquellen und ihre Hierarchie

Neben den Gesetzen gibt es weitere Rechtsquellen, wie z. B. Verordnungen, Satzungen oder Verträge. Diese Rechtsquellen stehen nicht einfach nebeneinander, sondern sind über- oder untergeordnet, sie stehen in einem hierarchischen Verhältnis zueinander [Abb. 1]. So darf z. B. die Satzung einer Gemeinde nicht festschreiben, dass in ihrer Innenstadt nicht demonstriert werden darf. Da die Gemeinde dem Staat untergeordnet ist, darf ihre Satzung nicht dem Grundgesetz widersprechen, in dem das Versammlungsrecht nach Art. 8 GG garantiert ist.

Folgende Rechtsquellen werden in Deutschland unterschieden:

- **EU-Regelungen** sind Richtlinien und Verordnungen, die von der EU verabschiedet werden. Diese Richtlinien müssen dann von den einzelnen Ländern in nationales Recht umgesetzt werden, z. B. EU-Verordnung zum Nichtraucherschutz.
- **Gesetze** sind die Vorschriften, die in einem Gesetzgebungsverfahren vom Parlament erlassen worden sind, z. B. die Regelungen zum Mietvertrag im Bürgerlichen Gesetzbuch (BGB).
- **Rechtsverordnungen** werden von der Regierung, Ministerien oder der Verwaltung erlassen, z. B. die Ausbildungs- und Prüfungsverordnung des Krankenpflegegesetzes oder die Straßenverkehrsordnung. Sie sind genauso gültig wie Gesetze, werden jedoch nicht durch das Parlament, sondern durch die |Exekutive verabschiedet. Etwa zwei Drittel aller staatlichen Rechtsnormen in Deutschland sind Verordnungen, nur etwa ein Drittel sind Gesetze.
- **Satzungen** werden von Städten, Gemeinden, Universitäten oder Vereinen erlassen. Die Satzung ist praktisch ein Gesetz im Kleinen, mit dem eine Einrichtung Regelungen für ihre eigenen Angelegenheiten trifft.
- **Gewohnheitsrecht** entsteht dann, wenn eine Gewohnheit so gefestigt ist, dass sie als Recht angesehen wird und kein geschriebenes Recht entgegensteht. Zahlt z. B. der Arbeitgeber drei Jahre hintereinander vorbehaltlos ein Weihnachtsgeld in gleicher Höhe aus, so erwerben die Arbeitnehmerinnen einen Anspruch für das nächste Jahr.

EU-Regelungen
Gesetze
Rechtsverordnungen
Satzungen
Verträge
Gewohnheitsrecht

[1] Hierarchie der Rechtsquellen

Exekutive | 312

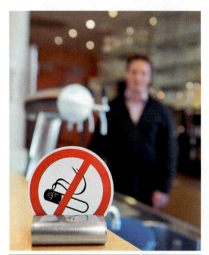

[2] Die EU-Verordnung zum Nichtraucherschutz wurde in Deutschland zum 1.1.2008 in nationales Recht umgewandelt.

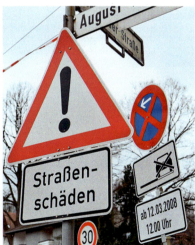

[3] Die Straßenverkehrsordnung ist eine Rechtsverordnung.

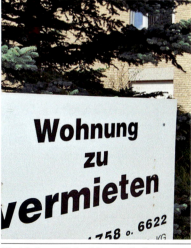

[4] Inhalte von Mietverträgen sind in Gesetzen des BGB geregelt.

Überblick über die Rechtsgebiete und die Gerichtsbarkeit
Rechtsgebiete

Die Rechtsgebiete werden in Öffentliches Recht und Privatrecht (auch |Zivilrecht) unterschieden. Das Öffentliche Recht regelt u. a. die Rechtsverhältnisse zwischen Bürgerinnen und Bürgern zum Staat als Untergeordnete, dazu gehört auch das |Strafrecht. Das Privatrecht regelt die Beziehungen der Bürger und Bürgerinnen untereinander als Gleichberechtigte.

Zivilrecht | 274
Strafrecht | 281

BGB | 274

Öffentliches Recht	Privatrecht
ist geregelt durch	ist geregelt durch
das Allgemeine Verwaltungsrecht und das Strafrecht, Sondergebiete sind z. B.:	das Allgemeine Bürgerliche Recht (|BGB), Sondergebiete sind z. B.:
▪ Ausländerrecht,	▪ Handelsrecht,
▪ Sozialrecht und	▪ Wirtschaftsrecht und
▪ Baurecht.	▪ Arbeitsrecht.

So ist ein Ablehnungsbescheid eines Sozialamtes, nach dem einer Patientin keine Hilfe zur Pflege gewährt wird, Teil des Öffentlichen Rechtes, da sich hier die Patientin als Bürgerin dem Staat unterzuordnen hat. Der Mietvertrag zwischen Mieterin und Vermieterin ist formal ein Vertrag unter Gleichberechtigten und unterliegt damit dem Privatrecht.

Organe der Rechtsprechung

Gewaltenteilung | 312

Im Rahmen der |Gewaltenteilung ist die Rechtsprechung die „dritte Gewalt" im Staat. Ihr ist durch das Grundgesetz eine neutrale und den anderen staatlichen Gewalten gegenüber streng abgegrenzte Stellung zugewiesen (Art. 97 GG). Die Rechtsprechung erfolgt durch unabhängige Richter, die nur dem Gesetz unterworfen sind. Die Organe der Rechtsprechung sowie ihre Hierarchie ergibt sich aus folgenden Abbildung.

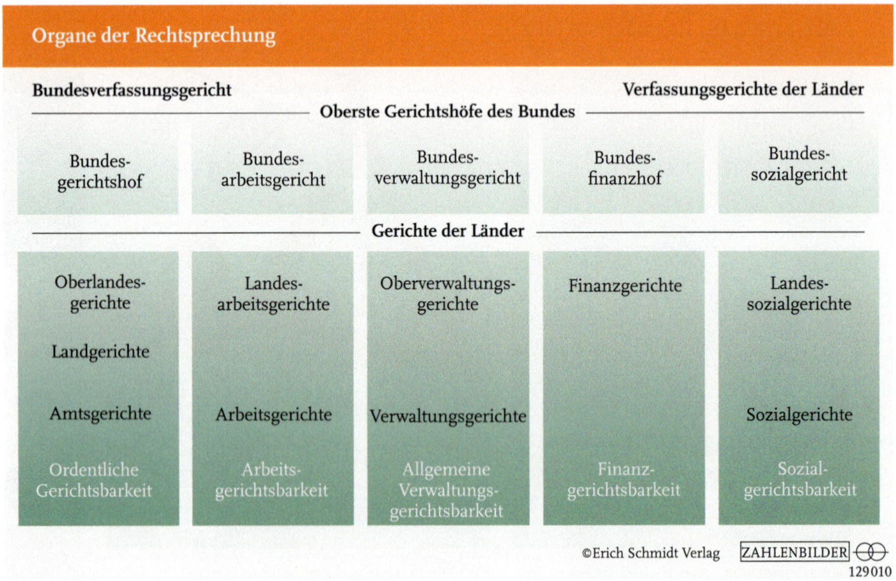

Organe der Rechtsprechung

Bundesverfassungsgericht				Verfassungsgerichte der Länder
		Oberste Gerichtshöfe des Bundes		
Bundes-gerichtshof	Bundes-arbeitsgericht	Bundes-verwaltungsgericht	Bundes-finanzhof	Bundes-sozialgericht
		Gerichte der Länder		
Oberlandes-gerichte	Landes-arbeitsgerichte	Oberverwaltungs-gerichte	Finanzgerichte	Landes-sozialgerichte
Landgerichte				
Amtsgerichte	Arbeitsgerichte	Verwaltungsgerichte		Sozialgerichte
Ordentliche Gerichtsbarkeit	Arbeits-gerichtsbarkeit	Allgemeine Verwaltungs-gerichtsbarkeit	Finanz-gerichtsbarkeit	Sozial-gerichtsbarkeit

©Erich Schmidt Verlag   ZAHLENBILDER
129010

Rechtliche Rahmenbedingungen

Das **Bundesverfassungsgericht** sitzt in Karlsruhe und hat innerhalb der Rechtsprechung eine eigene Funktion. Seine Entscheidungen haben Gesetzescharakter. Es entscheidet über:
- Auslegung des Grundgesetzes und Vereinbarkeit desselben mit Gesetzen und Verordnungen,
- Streitigkeiten zwischen Bund und Ländern und
- Verfassungsbeschwerden.

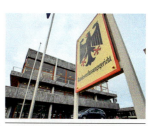

[1] Bundesverfassungsgericht

Die Gerichtsbarkeit gliedert sich jeweils in fünf selbstständige Zweige:
- Ordentliche Gerichtsbarkeit, zuständig für Zivil- und Strafsachen sowie Angelegenheiten der freiwilligen Gerichtsbarkeit,
- Arbeitsgerichtsbarkeit, zuständig für |Arbeitsrecht,
- allgemeine Verwaltungsgerichtsbarkeit, zuständig für öffentlich-rechtliche Streitigkeiten, die nicht das Finanz- oder Sozialwesen betreffen, z. B. Streitigkeiten beim Bau von Autobahnen,
- Finanzgerichtsbarkeit, zuständig für öffentlich-rechtliche Streitigkeiten, die das Finanzwesen betreffen und
- Sozialgerichtsbarkeit, zuständig für öffentlich-rechtliche Streitigkeiten, die das Sozialwesen betreffen, z. B. Kindergeld oder |Pflegestufen.

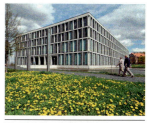

[2] Bundesarbeitsgericht

Arbeitsrecht | 290
Pflegestufen | 211

Freiwillige Gerichtsbarkeit

Freiwillige Gerichtsbarkeit

Amtsgerichte

Aufgaben im Bereich der freiwilligen Gerichtsbarkeit (Beispiele)

Staatlich geregelte Verfahren
- zur Feststellung
- zur Fortbildung
- zum Schutz privater Rechtsverhältnisse

Das Gericht wird von Amts wegen oder auf Antrag eines Beteiligten tätig

Ermittlung des Sachverhalts von Amts wegen

Entscheidung durch Beschluss oder Verfügung

Vormundschaftsgericht
- Bestellung eines Vormunds, einer Betreuerin oder einer Pflegeperson
- Adoptionsbeschluss

Familiengericht
- Regelung des Sorgerechts
- Zugewinn-, Versorgungsausgleich
- Vaterschaftsfeststellung

Nachlassgericht
- Verwahrung und Eröffnung von Testamenten oder Erbverträgen
- Erteilung eines Erbscheins

Grundbuchamt
- Erfassung der Eigentumsverhältnisse an Grundstücken
- Eintragungen ins Grundbuch

Registergericht
- Vereinsregister, Handelsregister, Genossenschaftsregister, Partnerschaftsregister, Güterrechtsregister

In Baden-Württemberg werden Aufgaben der Nachlassgerichte und der Grundbuchämter von staatlichen Notariaten wahrgenommen

©Erich Schmidt Verlag
ZAHLENBILDER
129020

Pflegende haben durch ihren Berufsalltag häufig mit Angelegenheiten der Freiwilligen Gerichtsbarkeit zu tun. Dazu gehören z. B. folgende Situationen:
- Eine alleinstehende alte Dame verstirbt. Sie hinterlässt ein Testament, das von Pflegekräften gefunden wird. Wem ist das Testament zu übergeben?
- Ein demenziell Erkrankter neigt zu Aggressionen. Er soll fixiert werden. Welche Richterin ist zuständig?
- Eine ältere Patientin in der Hauskrankenpflege macht einen zunehmend verwirrten Eindruck. An wen kann sich der Pflegedienst wenden, wenn eine Betreuung eingerichtet werden soll?
- Pflegekräfte wollen einen Verein zur Gesundheitsförderung gründen. Wo wird er registriert?

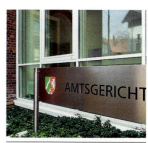

[3] Das Amtsgericht regelt die Angelegenheiten der Freiwilligen Gerichtsbarkeit.

In all diesen Angelegenheiten ist das Amtsgericht vor Ort zuständig. Unter dem Dach des Amtsgerichtes sind mehrere Gerichte zusammengefasst, z. B.:

- Vormundschaftsgericht, zuständig z. B. bei der Bestellung einer rechtlichen Betreuung,
- Familiengericht, zuständig z. B. bei Sorgerechtsfragen,
- Nachlassgericht, zuständig z. B. bei Testamentsfragen,
- Grundbuchamt, zuständig z. B. bei der Klärung von Eigentumsverhältnissen von Grundstücken und
- Registergericht, zuständig z. B. bei der Registrierung von Vereinen.

Rechtsstellung nach Altersstufen

Alle Bürgerinnen und Bürger in Deutschland genießen grundsätzlich den Schutz der Grundrechte. Dieser Schutz beginnt nach der Geburt, in bestimmten Ausnahmefällen auch bereits während der Schwangerschaft im Mutterleib. In der Rechtssprache heißt dies: Natürliche Personen sind von der Geburt bis zu ihrem Tod grundsätzlich rechtsfähig. Ein Mensch gilt ab der vollendeten Geburt bis zum Tod als **natürliche Person**. Im Gegenzug dazu gelten alle Vereine, Organisationen oder Firmen, die einen Rechtsstatus besitzen, als **juristische Personen**.

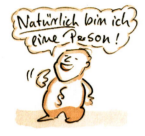

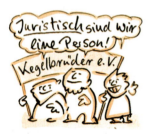

Die **Rechtsfähigkeit** beinhaltet die Fähigkeit zur Übernahme von Rechten und Pflichten und ist abhängig vom Lebensalter eines Menschen. Im Recht werden folgende Altersphasen eingeteilt:

- **Kind**: bis zum vollendeten 14. Lebensjahr,
- **Jugendliche**: bis zum vollendeten 18. Lebensjahr,
- **Heranwachsende**: bis zum vollendeten 21. Lebensjahr und
- **Erwachsene**: ab dem vollendeten 21. Lebensjahr.

Deliktsfähigkeit
Fähigkeit, das Unrecht einer Unerlaubten Handlung einzusehen, für die man privatrechtlich haftet.

Geschäftsfähigkeit
Fähigkeit, durch eigene Willenserklärung Rechte und Pflichte zu erwerben.

Strafmündigkeit
Fähigkeit, wissentlich eine unrechte Handlung zu begehen, für die man strafrechtlich haftet.

Mit dem Alter nehmen auch die Rechtsverantwortungen zu. Während die Rechte von Kindern in der Regel von den Eltern vertreten und ausgeübt werden, können Jugendliche bereits in bestimmten Bereichen eigene rechtliche Entscheidungen treffen. Die folgende Aufzählung gibt eine Übersicht über die Rechtsstellung nach Lebensaltern:

Geburt	Rechtsfähigkeit
6 Jahre	- Schulpflicht
7 Jahre	- beschränkte | Deliktsfähigkeit - beschränkte | Geschäftsfähigkeit
14 Jahre	- beschränkte | Strafmündigkeit, Religionsmündigkeit - Ende des Beschäftigungsverbots
15 Jahre	- eigenständige Antragsstellung auf Sozialleistungen möglich
16 Jahre	- Ehefähigkeit, Eidesfähigkeit, Besuch von Gaststätten ohne Aufsicht
18 Jahre	- Volljährigkeit - volle Deliktsfähigkeit, volle Geschäftsfähigkeit - Strafmündigkeit - Ehemündigkeit - aktives und passives Wahlrecht - Beginn der Wehrpflicht, Pkw-Führerschein
21 Jahre	- volle Strafmündigkeit
25 Jahre	- Befähigung zum Schöffen
40 Jahre	- Wahl zum Bundespräsidenten möglich

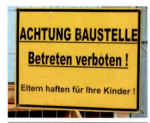

[1] Hier weist der Bauherr auf die Haftungspflicht von Eltern hin.

Rechtliche Rahmenbedingungen

Schweigepflicht

3.1.2

Jeder Mensch hat ein Recht auf Informelle Selbstbestimmung. Das heißt, er bestimmt selbst, welche Informationen über ihn an Dritte weitergehen sollen und welche nicht. Ausnahmen bilden bestimmte Berufsgruppen oder Institutionen, die das Recht und die Pflicht dazu haben, auch private Informationen eines Menschen zu erfassen. Dazu gehören z. B. Rechtsanwälte, Behörden, Bankangestellte oder Angehörige des Gesundheitswesens. Alle Angehörigen der Gesundheitsberufe erhalten in ihrem Berufsalltag sehr viele Informationen, die die Privatsphäre anderer Menschen betreffen. Neben den persönlichen Daten, wie z. B. Geburtsdatum oder Familienstand, werden in Dokumenten der Gesundheitsstatus, aber auch Angaben zum Privatleben (z. B. Alkoholkonsum) festgehalten.

Der Gesetzgeber regelt den im Grundgesetz festgehaltenen Anspruch auf Informelle Selbstbestimmung durch die **Schweigepflicht**, die besagt, dass Privatgeheimnisse nicht an Dritte weitergegeben werden dürfen.

Im Strafgesetzbuch wird die Verletzung von Privatgeheimnissen unter Strafe gestellt:

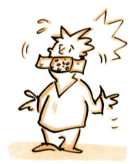

„Wer unbefugt ein fremdes Geheimnis, namentlich ein zum persönlichen Lebensbereich gehörendes Geheimnis oder ein Betriebs- oder Geschäftsgeheimnis, offenbart, das ihm als Arzt oder [...] Angehöriger eines anderen Heilberufes [...] anvertraut worden oder sonst bekannt geworden ist, wird mit Freiheitsstrafe bis zu einem Jahr oder mit Geldstrafe auf Antrag bestraft." (§ 203 StGB)

Die Strafandrohung schützt das Grundrecht auf Informelle Selbstbestimmung. Gleichzeitig unterstützt der Schutz der Privatsphäre auch den Aufbau eines Vertrauensverhältnisses zwischen Pflegenden und Pflegebedürftigen.

Beispiel Seit gestern liegt der Filmstar Peter Neumann auf der Station, auf der Nadja gerade ihren Psychiatrieeinsatz hat. Nadja und die Kolleginnen sind richtig aufgeregt. Kurz vor Dienstende weist Nadjas Praxisanleiterin sie noch einmal ausdrücklich auf ihre Schweigepflicht hin: „Ich weiß ja, dass man so was am liebsten gleich der besten Freundin erzählen möchte, aber alles, was Herrn Neumann betrifft, unterliegt der Schweigepflicht – genauso wie bei allen anderen Patienten auch."

Neben der offensichtlichen Weitergabe von Informationen in einem Gespräch dürfen auch anderweitig keine vertraulichen Informationen öffentlich gemacht werden. So ist es z. B. nach § 203 StGB strafbar, wenn
- Fieberkurven, Diät- oder Medikamentenpläne sichtbar im Zimmer liegen,
- auf Station ein Belegungsplan mit den Namen aller Patientinnen öffentlich aushängt oder
- die Verwaltung zur Abrechnung Befunde über Patientinnen erhält (die Informationen müssen codiert sein).

> **Patientinnendaten dürfen grundsätzlich nur nach vorheriger Einwilligung der betroffenen Person oder in anonymisierter Form an Dritte weitergegeben werden.**

Pflegende besitzen kein eigenständiges **Zeugnisverweigerungsrecht**. Das heißt, im Falle eines Gerichtsprozesses sind sie von der Entscheidung der zuständigen Ärztin abhängig, ob eine unter die Schweigepflicht fallende Information ausgesagt wird.

Außerhalb von Gerichtsverhandlungen müssen in Ausnahmefällen Informationen über Patientinnen weitergegeben werden. Dies trifft dann zu, wenn
- jemand eine Straftat plant (§ 138 StGB): Diese Information muss an die Polizei, die bedrohte Person oder eine entsprechende Stelle weitergeleitet werden oder
- eine Person an einer meldepflichtigen Krankheit leidet (Infektionsschutzgesetz): Diese Information muss an das Gesundheitsamt weitergeleitet werden. Dort wird entschieden, wer zusätzlich informiert werden muss.

Infektionsschutzgesetz 2 | 460

3.1.3 Freiheitsentzug

Die Freiheit und Unversehrtheit des einzelnen Menschen sind mit die höchsten Güter, die wir haben. Recht und Gesetz haben die Aufgabe, dies zu schützen. Eine **Freiheitsbeschränkung** ist jeder Eingriff in die Freiheit einer Person. Sie darf nur auf Basis eines Gesetzes oder bei Einwilligung der betroffenen Person erfolgen. Freiheitsbeschränkungen sind z. B. das Festhalten bei einer Verkehrskontrolle oder ein vorübergehender Gewahrsam. **Freiheitsentzug** liegt dann vor, wenn jemand *dauerhaft* an einem bestimmten, beschränkten Raum festgehalten wird. Richterinnen setzen freiheitsentziehende Maßnahmen (z. B. Jugendarrest) als Strafe gegen Personen ein, die eine Straftat begangen haben. Von **Freiheitsberaubung** wird hingegen bei einem unrechtmäßigen Freiheitsentzug gesprochen, das heißt, wenn weder ein förmliches Gesetz noch ein richterlicher Beschluss vorliegt.

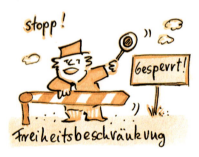 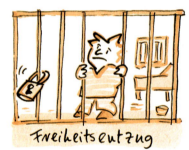 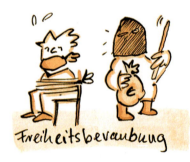

Artikel 104 des Grundgesetzes garantiert die Freiheit der Person:

„(1) Die Freiheit der Person kann nur auf Grund eines förmlichen Gesetzes und nur unter Beachtung der darin vorgeschriebenen Formen beschränkt werden. Festgehaltene Personen dürfen weder seelisch noch körperlich misshandelt werden.

(2) Über die Zulässigkeit und Fortdauer einer Freiheitsentziehung hat nur der Richter zu entscheiden. Bei jeder nicht auf richterlicher Anordnung beruhenden Freiheitsentziehung ist unverzüglich eine richterliche Entscheidung herbeizuführen. [...]"

Die meisten Menschen entschließen sich mehr oder weniger freiwillig, in ein Krankenhaus oder in eine andere Einrichtung des Gesundheitswesens zu gehen. Es gibt jedoch Ausnahmen, in denen Menschen zum Aufenthalt gezwungen werden. Dies geschieht z. B. durch eine Zwangseinweisung oder auch durch eine Fixierung (freiheitsentziehende Maßnahmen 2 | 117, 402).

Beispiel Frau Jahnke ist alleinige Pflegekraft in der Nachtschicht auf einer gerontopsychiatrischen Station. Sie erfährt vom Spätdienst, dass Herr Alsund mehrmals während des Tages Mitpatientinnen und Pflegenden gegenüber aggressiv und teilweise handgreiflich geworden ist. Die zuständige Ärztin hat eine Fixierung sowie ein Medikament zur Sedierung angesetzt und einen richterlichen Beschluss beantragt. Frau Jahnke soll während des Nachtdiensts in regelmäßigen Abständen die Vitalparameter von Herrn Alsund überprüfen.

⚠ **Grundsätzlich erfüllt jede Fixierung, die nicht richterlich genehmigt ist, den Straftatbestand einer Freiheitsberaubung (§ 239 StGB) und eventuell einer Nötigung (§ 240 StGB).** (Rechtfertigungsgründe | 283)

Folgende Maßnahmen entsprechen einer Freiheitsberaubung:
- Einschließen und Angurten,
- Wegnehmen von Gehhilfen oder Kleidern,
- Festklemmen eines Rollstuhles unter dem Tisch,
- Einschüchterung mit Drohungen und
- Sedieren durch Medikamente.

Eine Freiheitsberaubung ist immer dann straffrei, wenn ein Rechtfertigungsgrund wie Notwehr oder Notstand vorliegt. Ein rechtfertigender Notstand liegt z. B. bei (drohender) Selbst- oder Fremdgefährdung vor (z. B. Suizidandrohung). Liegt ein solcher Grund vor, so kann die betroffene Person erst einmal fixiert werden. Im Krankenhaus muss jede Fixierung ärztlich angeordnet sein.

Jede Fixierungsmaßnahme muss begründet und dokumentiert werden. Die Sicherheit der fixierten Person darf dabei nicht gefährdet sein.

Ist ärztlicherseits absehbar, dass die freiheitsentziehende Maßname länger als 24 Stunden andauern oder immer wiederkehrend angewendet werden wird, muss eine richterliche Genehmigung beim örtlich zuständigen Vormundschaftsgericht eingeholt werden.

Elterliche Sorge

3.1.4

Die elterliche Sorge umfasst die Vertretung des Kindes und soll sich am Kindeswohl orientieren. Sie ist im |Bürgerlichen Gesetzbuch (BGB) geregelt und umfasst die Sorge um die Person (Personensorge) sowie das Vermögen des Kindes (Vermögenssorge), die Unterhaltspflicht und die Gesetzliche Vertretung. Mit der Volljährigkeit im Alter von 18 Jahren endet die elterliche Sorge. Heranwachsende können ab diesem Alter in allen Fragen selbst entscheiden. Zur Personensorge gehört das Recht der sorgerechtberechtigten Person, in eine ärztliche oder pflegerische Behandlung einzuwilligen oder auch nicht.

Bürgerliches Gesetzbuch | 274

In der Regel haben die Eltern die elterliche Sorge (umgangssprachlich Sorgerecht) für ihr Kind inne. Zu unterscheiden ist, ob ein gemeinsames Sorgerecht der Eltern oder ein alleiniges Sorgerecht eines Elternteils vorliegt. Dies muss bei der Aufnahme eines Kindes oder Jugendlichen erfragt und dokumentiert werden.

Liegt die alleinige Sorge bei einem Elternteil/einer Bezugsperson, so hat diese Person das Entscheidungsrecht für oder gegen eine Behandlung/Maßnahme. Besitzen Eltern ein gemeinsames Sorgerecht, kann ein Elternteil nur dann allein entscheiden, wenn der Eingriff alltäglich ist und keine großen Risiken birgt (z. B. Blutabnahme). Steht dagegen eine schwer wiegende Behandlung an (z. B. Operation, Gabe von Psychopharmaka oder eine Bluttransfusion), so ist die Einwilligung beider Eltern notwendig.

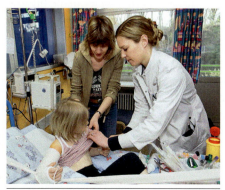

[1] Bei alltäglichen risikoarmen Eingriffen reicht die Einwilligung eines sorgeberechtigten Elternteils aus.

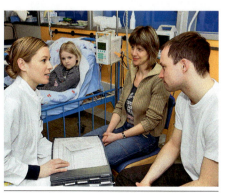

[2] Bei schwer wiegenden Eingriffen müssen beide Sorgeberechtigten einwilligen.

Minderjährige Jugendliche können selbstständig in eine Behandlung einwilligen. Dies hängt von der Art und Schwere der geplanten ärztlichen oder pflegerischen Maßnahme ab. In der Regel geht man davon aus, dass Jugendliche ab 14 Jahren in eine Behandlung selbstständig einwilligen können. Die Einschätzung darüber, ob sie dazu in der Lage sind, trifft die behandelnde Ärztin.

Schwierig wird es, wenn Minderjährige gegen den Willen ihrer Eltern/Sorgeberechtigten handeln wollen. So können Eltern/Sorgeberechtigte durchaus gegen die Verschreibung der Pille an ihre minderjährige Tochter sein oder das geplante Lippenpiercing beim 15jährigen Sohn ablehnen. Daher müssen Ärztinnen bei minderjährigen Jugendlichen prüfen, ob diese einsichtsfähig sind. Kommen sie zu diesem Schluss, so können die Jugendlichen unabhängig vom Willen der Eltern/Sorgeberechtigtern rechtswirksam einwilligen.

> **Einsichtsfähigkeit**
> Eine Person gilt als einsichtsfähig, wenn sie Art und Umfang einer Maßnahme verstehen kann.

Aber auch bei Kindern muss die Entscheidung der sorgerechtspflichtigen Person nicht immer rechtswirksam sein. Da das Kindeswohl im Fokus der elterlichen Sorge steht, muss auch in diesem Sinne entschieden werden. Geschieht dies nicht, kann die Entscheidung durch das Familiengericht überprüft und ggf. ersetzt werden. In Notfällen kann die Entscheidung des Gerichtes nicht abgewartet werden. So gibt es Ausnahmefälle, in denen auch ohne richterlichen Beschluss gegen den Willen der Eltern / Sorgeberechtigten gehandelt werden muss, wie der folgende Fall zeigt:

Beispiel Ein Kind erleidet bei einem Sturz eine stark blutende Wunde. Die beiden Notärzte erfahren, dass das Kind nicht gegen Tetanus geimpft ist. Daraufhin schlagen die Ärzte eine Impfung vor, die die Mutter, eine erklärte Impfgegnerin, ablehnt. Die Ärzte spritzen dem Kind dennoch die Impfstoffe Tetanol und Tetagam. Die Mutter zeigt die Ärzte wegen vorsätzlicher Körperverletzung an. (Amtsgericht Nordenham, Urteil vom 13.7.2007). Die Ärzte haben das Kind zwar ohne Einwilligung der Mutter behandelt, sie wurden jedoch vom Vorwurf der Körperverletzung freigesprochen, da sie im Notfall und im Sinne des Kindeswohls gehandelt haben.

Lehnen sorgeberechtigte Personen grundsätzlich bestimmte Operationen ab, ist es auch denkbar, dass für das Kind vom Familiengericht eine Pflegschaft eingerichtet wird. Eine **Pflegschaft** ist ein Instrument des Rechtssystems, das die Bestellung eines gesetzlichen Vertreters einer Person in bestimmten Fällen und für einen bestimmten Aufgabenkreis erlaubt. So kann das Gericht z. B. eine Pflegschaft für den Bereich „Einwilligung in eine Operation" anordnen.

Bei Pflegekindern haben die **Pflegeeltern** die tatsächliche Sorge übernommen. Das elterliche Sorgerecht liegt aber formal bei den leiblichen Eltern. Erst wenn die Pflegeeltern das Kind adoptieren, tragen sie auch die elterliche Sorge. Eine weitere Ausnahme liegt bei einer **Vormundschaft** vor. In diesem Fall hat der Vormund die elterliche Sorge über die Minderjährige, z. B. wenn beide Eltern gestorben sind oder den Eltern das elterliche Sorgerecht entzogen wurde, da sie es missbräuchlich ausgeübt haben.

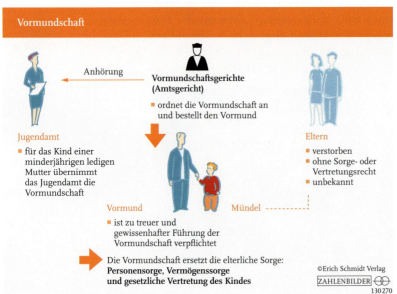

Haftungsrechtliche Grundlagen 3.2

Pflegende können für das, was sie tun, rechtlich zur Verantwortung gezogen werden. Dabei gliedert sich das Haftungsrecht u. a. in folgende Bereiche (Rechtsgebiete |266):
- Zivilrecht, Strafrecht,
- Arbeitsrecht und
- Berufsrecht.

Das Zivilrecht wird angewendet, wenn eine betroffene Person gegen eine Einrichtung des Gesundheitswesens oder gegen deren Angestellte klagt. Kommt es zu einer Verurteilung, hat die betroffene Person Anspruch auf **Schadensersatz** und **Schmerzensgeld**.
Klagt die Staatsanwaltschaft gegen Angestellte einer Einrichtung des Gesundheitswesens, liegt das Strafrecht zu Grunde. Im Fall einer Verurteilung hat die angeklagte Person mit einer **Strafe** (z. B. Geld- und/oder Haftstrafe) zu rechnen.
Arbeitsrechtliche Konsequenzen, die sich aus einem begangenen Fehler ergeben können, sind z. B. **Abmahnung** oder **Kündigung**. Haben Pflegende einen gravierenden Fehler begangen, können sie die Erlaubnis zur Führung der Berufsbezeichnung verlieren („Berufsverbot").
Alle Menschen machen Fehler. Trotz einer fundierten Ausbildung und sorgfältiger Arbeit können auch beim pflegerischen Handeln Fehler entstehen. Doch stehen Pflegende nicht – wie oft behauptet – immer „mit einem Fuß im Gefängnis". Denn nicht jeder Fehler führt automatisch zu einer Haftung. Ob eine Haftung z. B. nach Zivil- oder Strafrecht überhaupt vorliegt, muss immer erst überprüft werden. Dies geschieht anhand
- des objektiven Tatbestands,
- des subjektiven Tatbestands,
- der Rechtswidrigkeit und
- der Schuld.

Der **Tatbestand** umfasst alle Umstände des menschlichen Handelns. Bei der Prüfung des Tatbestands wird geklärt, ob durch diese Handlung eine andere Person geschädigt oder gegen geltendes Recht verstoßen wurde. Es wird unterschieden zwischen
- **objektivem Tatbestand**: Erfüllt die Handlung die Merkmale eines im Gesetz beschriebenen Verhaltens? und
- **subjektivem Tatbestand**: Handelt die Person vorsätzlich oder fahrlässig (Verschulden)?

Vorsatz liegt dann vor, wenn die Person einen Fehler „bewusst" begeht, das heißt mit Wissen und Wollen die Schädigung in Kauf nimmt [Abb. 1]. **Fahrlässigkeit** hingegen besteht, wenn die Fehler begehende Person nicht sorgfältig vorgegangen ist und damit die Schädigung billigend in Kauf nimmt [Abb. 2].
Damit ein Fehler zu einer Haftung im rechtlichen Sinne führt, muss er **rechtswidrig** sein. Dies bedeutet nicht nur, dass die Tat gegen geltendes Recht verstößt, sondern auch, dass kein |Rechtfertigungsgrund vorliegt (z. B. Einwilligung nach erfolgter Aufklärung).
Zuletzt wird geprüft, ob die Fehler begehende Person **schuldfähig** ist. Das ist dann der Fall, wenn sie in der Lage ist, das Unrecht der Tat zum Tatzeitpunkt einzusehen. Die Schuldfähigkeit kann z. B. unter Alkoholeinfluss gemindert sein.

> Die Einstellung, in der Pflege würde man „immer mit einem Bein im Gefängnis stehen", wird von der Praxis der Haftungsfälle nicht bestätigt. So wurden im Jahr 2005 etwa 40.000 Klagen auf Schadensersatz gegen Ärztinnen wegen Behandlungsfehlern erhoben, davon 12.000 zum Teil erfolgreich, aber nur etwa 700 gegen Pflegekräfte. Verurteilungen von Pflegekräften zu einer Geldstrafe oder gar Haft kommen äußerst selten vor.

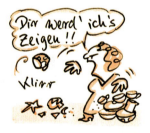

[1] Vorsatz

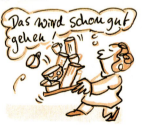

[2] Fahrlässigkeit

Rechtfertigungsgrund | 283

> Rahmenbedingungen von Pflege kennen und in ihnen handeln

3.2.1 Zivilrechtliche Haftung

Zivilrecht

Der Großteil der zivilrechtlichen Rechtsnormen (Gesetze) ist im **Bürgerlichen Gesetzbuch** (BGB) verankert. Es trat bereits am 1.1.1900 in Kraft und war eine Neufassung der vielen Gesetzbücher der Einzelstaaten des Deutschen Reichs.

Das BGB wird in fünf Bereiche aufgeteilt [s. Abb. unten]. Für das Haftungsrecht ist besonders das **Schuldrecht** von Bedeutung.

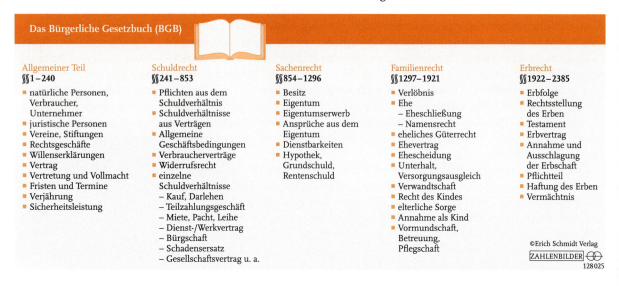

Vertragliche und deliktische Haftung

Im Zivilrecht wird zwischen einer vertraglichen und einer deliktischen Haftung unterschieden:

- Haftung aus Vertragsverletzung oder
- Haftung wegen Unerlaubter Handlung (Delikt).

Haftung aus Vertragsverletzung

Es können sowohl Arbeitgeber als auch Arbeitnehmerin in Haftung genommen werden.

Bei der **Vertragsverletzung** im Zivilrecht wird der Arbeitgeber haftbar gemacht, da der Vertrag (z. B. Behandlungsvertrag) in der Regel zwischen Patientin und Einrichtung des Gesundheitswesens geschlossen wird. Dabei wird nicht davon ausgegangen, dass der Arbeitgeber vor Ort ist oder ein eigenes Verschulden hat.

Wenn eine Pflegende bei der Arbeit einen Fehler macht, wird ihr Fehler dem Arbeitgeber per Gesetz zugerechnet

- bei einer Verletzung des Pflegevertrages nach § 278 BGB oder
- bei der Unerlaubten Handlung nach § 831 BGB.

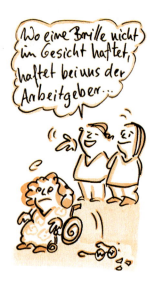

Beispiel Pfleger Harald setzt nach einer Operation der noch benommenen Patientin Frau Rivers ihre Brille auf, als sie vom OP-Saal zu ihrem Zimmer gefahren werden soll. Frau Rievers lässt die Brille fallen und sie zerbricht. Harald verletzt damit eine Nebenpflicht aus dem Vertrag zwischen Patientin und Haus, mit ihrem Eigentum pfleglich umzugehen. Dazu gehört auch, die Patientin bei Benommenheit zu unterstützen und damit ihr Eigentum zu schützen. Der Fehler von Harald wird nach § 278 BGB dem Arbeitgeber zugerechnet.

Rechtliche Rahmenbedingungen

Haftung wegen Unerlaubter Handlung

Viel häufiger als die Haftung aus Vertragsverletzung ist die Haftung wegen einer **Unerlaubten Handlung**. Hierbei können Pflegende direkt haftbar gemacht werden. Eine Unerlaubte Handlung wird dabei im Zivilrecht definiert als Schädigung eines anderen, wenn diese Schädigung schuldhaft und / oder unberechtigt ist.

Das Recht der „Unerlaubten Handlung" ist im BGB u. a. in folgenden drei Haftungsnormen festgeschrieben:

- Allgemeines Recht der Unerlaubten Handlung in § 823 I BGB,
- Verletzung eines Schutzgesetzes in § 823 II BGB und
- Verletzung der Aufsichtspflicht in § 832 BGB.

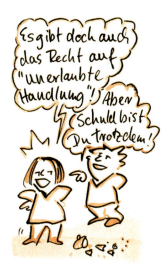

Das **Allgemeine Recht der Unerlaubten Handlung** nach § 823 I BGB gibt den meisten Geschädigten einen Anspruch auf Schadensersatz und Schmerzensgeld. Es lautet:

> „Wer vorsätzlich oder fahrlässig das Leben, den Körper, die Gesundheit, die Freiheit, das Eigentum oder ein sonstiges Recht eines anderen widerrechtlich verletzt, ist dem anderen zum Ersatz des daraus entstehenden Schadens verpflichtet."

Beispiel Frau Lehnertz hat Nachtdienst auf einer gerontopsychiatrischen Station. Sie vergisst bei der sturzgefährdeten Patientin Frau Appelt, das Nachtlicht anzuschalten. Frau Appelt stürzt bei dem Versuch, die Toilette zu erreichen und bricht sich den Oberschenkelhals. Frau Appelt klagt gegen Frau Lehnertz auf Schmerzensgeld.

Bei der Gerichtsverhandlung wird die Anspruchsgrundlage nach § 823 I BGB in folgenden vier Schritten geprüft:

- **Objektiver Tatbestand**: Oberschenkelhalsbruch entspricht einer Verletzung des Rechtsguts auf Körper und Gesundheit.
- **Subjektiver Tatbestand**: Fahrlässigkeit liegt vor, da Frau Lehnertz das Anschalten des Nachtlichts trotz Sturzgefährdung vergessen hat.
- **Rechtswidrigkeit**: Es sind keine Rechtfertigungsgründe ersichtlich.
- **Schuld**: Es liegen keine Schuldausschließungsgründe vor.

Schutzgesetz
Gesetze zum Schutz der Grundrechte

Ergebnis: Frau Appelt hat gegenüber Frau Lehnertz einen Anspruch auf Schmerzensgeld aus § 823 I BGB.

▶ Das Allgemeine Recht der Unerlaubten Handlung schließt die Persönlichkeitsrechte der Patientinnen ein und damit auch ihre Rechte auf Privat- und Intimsphäre, die durch Geheimnisverrat oder nicht genehmigte Bild- und Tonaufnahmen gestört werden können.

Eine Schadensersatzpflicht tritt auch ein, wenn nach § 823 II BGB jemand ein **Schutzgesetz** verletzt, in der Regel bei Begehen einer Straftat nach dem Strafgesetzbuch (z. B. bei Körperverletzung oder Freiheitsberaubung). Das heißt, immer dann, wenn eine Person eine Straftat nach dem Strafgesetzbuch begangen hat, macht sie sich gleichzeitig schadensersatzpflichtig nach dem Zivilrecht.

▶ Die geschädigte Person muss Schadensersatz und Schmerzensgeld beim Zivilgericht selbst einklagen, während die Anklage nach dem Strafgesetzbuch von der Staatsanwaltschaft erhoben wird. Dies kann z. B. dazu führen, dass es im Strafprozess zu einem Freispruch, im Zivilprozess jedoch zu einer Verurteilung zu einer Schmerzensgeldzahlung kommt.

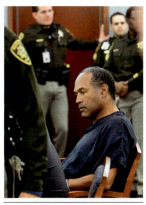

[1] In den USA wurde der bekannte Footballspieler O. J. Simpson 1999 im Strafprozess von dem Vorwurf des Mordes an seiner Frau freigesprochen, während das Zivilgericht ihn im Anschluss wegen der gleichen Tat zu einer Schadensersatzzahlung von mehreren Millionen US-Dollar verurteilte.

Die **Verletzung der Aufsichtspflicht** nach §832 BGB führt zu einer Schadensersatzpflicht, wenn die zu beaufsichtigende Person eine dritte Person schädigt.

Beispiel Herr Meister ist stark verwirrt. Er schlägt seinen Bettnachbarn Herrn Wiedemann. Den Pflegenden wird von Herrn Wiedemann unterstellt, dass sie ihre Aufsichtspflicht über Herrn Meister verletzt haben. Herr Wiedemann ist in diesem Fall ein Dritter im Sinne des §832 BGB. In einem Zivilprozess wird ihm Schadensersatz vom Krankenhaus zugesprochen.

Hat das Haus oder haben Pflegende die Aufsichtspflicht über eine Patientin, können sie sich von der Haftung entlasten, wenn sie
- nachweisen, dass sie die Aufsichtspflicht ausreichend wahrgenommen haben oder
- der Schaden auch bei angemessener Aufsicht entstanden wäre.

> Der angemessene Umfang der Aufsichtspflicht ist immer im Einzelfall zu entscheiden und daher Gegenstand zahlreicher Gerichtsverfahren, hauptsächlich zur Aufsichtspflicht über Kinder. Die Aufsicht über eine verwirrte Person ist immer abzuwägen mit ihren Persönlichkeitsrechten. In dem Spannungsfeld zwischen Freiheit und Sicherheit darf es zu keinen ungerechtfertigten Freiheitsberaubungen kommen.

Eine Verletzung der Aufsichtspflicht nach §832 BGB liegt nur dann vor, wenn eine dritte Person geschädigt wird. Stürzt z. B. eine verwirrte Patientin nachts aus dem Bett, so hat diese Patientin keinen Schadensersatzanspruch aus §832 BGB wegen der Verletzung einer Aufsichtspflicht über sie.

Verschuldensformen

Schuld wird im Zivilrecht an zwei Stellen geprüft:
- im subjektiven Tatbestand: Die Frage lautet, wie wurde die schädigende Handlung begangen – mit |Vorsatz oder |Fahrlässigkeit – und
- bei der Deliktsfähigkeit: Hier wird die Frage nach den persönlichen Eigenschaften der schädigenden Person gestellt – deren persönliche Reife, psychische Einsichtsfähigkeit oder Beeinflussung von berauschenden Substanzen.

*Der Begriff der **Schuld** sowie der **Fahrlässigkeit** ist im Strafrecht anders definiert als im Zivilrecht (Verschulden | 282).*

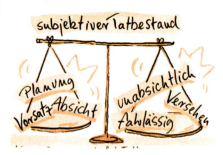
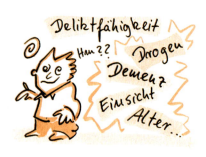

Strafrecht | 281

Während der Begriff des **Vorsatzes** sowohl im Zivil- als auch im |Strafrecht im Wesentlichen eine bewusste Schädigung des Opfers bezeichnet, gibt es bei der Definition der Fahrlässigkeit Unterschiede. Im Zivilrecht bedeutet Fahrlässigkeit eine Sorgfaltspflichtverletzung. Das BGB definiert in §276 II Fahrlässigkeit als die Nichtbeachtung der „im Verkehr erforderlichen Sorgfalt".

Diese Sorgfaltspflichtverletzung wird anhand eines „objektiven Maßstabes" festgestellt: Die Sorgfalt einer Handlung wird mit der Sorgfalt verglichen, wie sie eine durchschnittliche Person mit dem gleichen Beruf hätte anwenden müssen, oder – einfacher formuliert – die Tat wird aus dem Blickwinkel der geschädigten Person betrachtet.

Der **objektive Maßstab** in der Pflege wird anhand der Frage festgestellt, wie eine fachlich korrekt durchgeführte Maßnahme in dieser Situation ausgesehen hätte. Der objektive Maßstab für pflegerische Handlungen ist z. B.:
- der allgemein anerkannte Ausbildungsstand,
- Pflegestandards (Hausstandards und |nationale Expertenstandards),
- die von der Rechtsprechung erlaubte Abwägung zwischen Freiheit und Sicherheit von Patientinnen (z. B. bei der |Sturzprophylaxe), dies wird auch „erlaubtes Risiko" genannt oder
- der Umfang der Verantwortungsbereiche bei einer |Delegation.

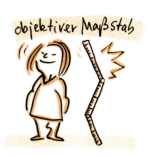

nationale
Expertenstandards 1 | 626
Sturzprophylaxe 1 | 139
Delegation 1 | 720, 3 | 289
Vertragsverletzung | 274
Unerlaubte Handlung | 274

Schadensersatz und Schmerzensgeld

Schadensersatz und Schmerzensgeld können aus einer |Vertragsverletzung und einer |Unerlaubten Handlung verlangt werden.

Schadensersatz umfasst materielle Schäden nach ihrem Geldwert (Vermögensschäden), wie z. B. Heilungskosten, Fahrtkosten oder Umbaumaßnahmen nach einem Unfall. Die Höhe des Schadens wird aus einem Vergleich ermittelt. Dabei wird das mögliche Vermögen ohne Schaden dem tatsächlichen Vermögen nach dem Schaden gegenübergestellt. So soll z. B. eine Frührente die Gehaltsverluste ausgleichen, die das Opfer nach seiner Verletzung erleidet.

Schmerzensgeld soll die körperlichen Schmerzen sowie die psychischen Belastungen ausgleichen, die das Opfer erleidet oder erlitten hat. Die Höhe des Schmerzensgeldes kann nicht durch einen Vergleich ermittelt werden. Sie dient hauptsächlich dem Opfer als Ausgleich und Genugtuung und wird vom Zivilgericht in Einzelentscheidungen festgelegt.

Beispiel Eine Patientin sollte in eine Rehabilitationsklinik verlegt werden. Da sie in der Nacht sehr unruhig war, wurde sie angekleidet, in einen Rollstuhl gesetzt und mit einem Bauchtuch angebunden. Sie wurde mit dem Rollstuhl im Flur vor dem Schwesternzimmer abgestellt. Eine Dreiviertelstunde später wollte die Patientin aufstehen und fiel mit dem Rollstuhl um. Sie schlug so unglücklich auf, dass sie eine Gehirnkompression erlitt und in der Folge unter einem apallischen Syndrom litt. Das Krankenhaus wurde vom Kammergericht Berlin im Januar 2005 verurteilt, 50.000 Euro Schmerzensgeld und 214.000 Euro Behandlungskosten zu zahlen (Urteil vom 20. 1. 2005). Die Behandlungskosten, die auf Grund eines Fehlers in der Pflege entstanden, wurden von der Krankenkasse als Schadensersatz eingeklagt. Das Schmerzensgeld wurde der Patientin zugesprochen.

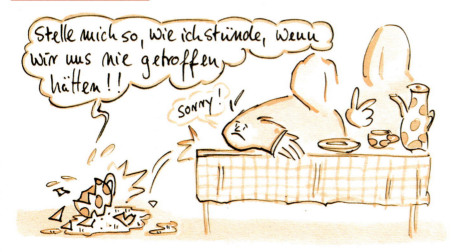

Haftungspflicht der Einrichtung

Die Einrichtung kann genauso für Fehler haftbar gemacht werden wie Pflegende. Diese Fehler können in folgenden Bereichen liegen:
- Organisation, z. B. Hygiene,
- Verkehrssicherung, z. B. Sicherung von Zugangswegen oder
- Obhut, das heißt Schadensvermeidung für Patientinnen.

Organisationsverschulden des Trägers einer Einrichtung liegt dann vor, wenn er die Arbeit schlecht organisiert, kontrolliert oder ungenügendes Arbeitsmaterial zur Verfügung stellt. In der Folge führt dies dazu, dass der Träger Schadensersatz und Schmerzensgeld an die geschädigte Person zahlen muss.

Beispiele für Organisationsverschulden sind:
- fehlende Dienstanweisungen für Berufsanfängerinnen und Schülerinnen,
- fehlende Vorsorge für Notfälle,
- fehlender Schutz suizidgefährdeter Personen,
- Nichteinhaltung von Hygienestandards,
- Personalmangel,
- fehlende Qualifizierung für die Nutzung von Medizinprodukten (|Medizinproduktegesetz) und
- fehlerhafte Lagerung von Transfusionsmaterial (|Transfusionsgesetz).

Medizinproduktegesetz | 564
Transfusionsgesetz [1] | 804

Die Verantwortung für die richtige Organisation in der Pflege hat zunächst die Betriebsleitung der Einrichtung (z. B. Geschäftsführung, Eigentümer). Für den Pflegebereich trägt die Pflegedienstleitung die Verantwortung, für die Station die Stationsleitung und für die jeweilige Schicht die Schichtleitung.

Eine Verletzung der **Verkehrssicherungspflicht** durch den Träger einer Einrichtung liegt dann vor, wenn die Räumlichkeiten der Einrichtung unvorhersehbare Gefahren bergen, z. B. ungesicherte Automatiktüren, zu glatte Bodenbeläge, schlechte Lichtverhältnisse.

Arbeitsschutzgesetz | 555
Unerlaubte Handlung | 274
Vertragsverletzung | 274

Beispiel Frau Reczik möchte ihre Mutter im Krankenhaus besuchen. Im Flur rutscht sie am Getränkewagen in einer Pfütze aus, die aus einer tropfenden Teekanne stammt, und bricht sich einen Arm.

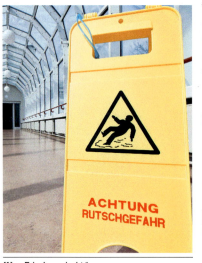

[1] „Frisch gewischt."

In diesem Fall haftet der Träger des Krankenhauses Frau Reczik gegenüber aus der Verletzung seiner Verkehrssicherungspflicht. Jedoch ist auch jede Angestellte, die eine Gefahr bemerkt, zur schnellen Abhilfe verpflichtet. So hätte eine Pflegende, die die Pfütze bemerkt, diese zuerst für alle kenntlich machen müssen, um dann im Anschluss dafür zu sorgen, dass die Gefahr beseitigt wird. In diesem Fall beinhaltet das, die Reinigungskräfte zu informieren oder ggf. die Pfütze selbst wegzuwischen.

> Die gesamte Belegschaft eines Betriebs hat nach dem |Arbeitsschutzgesetz eine Rechtspflicht, den Arbeitgeber auf eine mögliche erhebliche Gefahr hinzuweisen.

Organisationsverschulden und Verletzung der Verkehrssicherungspflicht gelten als |Unerlaubte Handlung. Die Verletzung der **Obhutspflicht** ist eine |Vertragsverletzung. Sie unterscheidet sich inhaltlich nicht von den anderen beiden Haftungspflichten.

Rechtliche Rahmenbedingungen

Regressansprüche gegen Pflegepersonal

Verklagt eine geschädigte Person eine Einrichtung des Gesundheitswesens erfolgreich auf Zahlung von Schadensersatz und Schmerzensgeld, so kann die Einrichtung ggf. die Kosten von den beteiligten Pflegenden zurückverlangen. Dies wird |**Regressanspruch** oder Rückgriffshaftung genannt.

In der Praxis bedeutet das, dass die geschädigte Person gegen alle Beteiligten (z. B. Träger, ärztliches und pflegerisches Personal) klagt. Gewinnt die Person den Prozess, so sind alle Beteiligten verpflichtet, den Schaden zu bezahlen.
Für die Prozessführung hat dies zwei Vorteile:
- Alle haften als Gesamtschuldner, es kann nur in Ausnahmefällen zur Zahlungsunfähigkeit kommen.
- Alle Beteiligten sind durch den Prozess betroffen (Parteistatus) und können sich als Zeugen nicht automatisch gegenseitig entlasten.

Regress
Rückgriff
regredi, lat. = zurückgreifen

▶ Auch wenn häufig der Träger der Einrichtung den Schaden bezahlt (Haftungspflicht der Einrichtung |278), kann es passieren, dass Pflegende sich als Beklagte in einem Zivilprozess wiederfinden.

Abwehr der Haftung

Pflegende können einen Anspruch auf Zahlung von Schadensersatz, Schmerzensgeld oder einen Regressanspruch unter Umständen abwehren. Dies geschieht bei Vorliegen einer:
- Berufshaftpflichtversicherung,
- lückenlosen Dokumentation,
- Überlastungsanzeige oder
- Arbeitnehmerhaftung.

Generell übernimmt eine **Berufshaftpflichtversicherung** die Folgekosten einer Schädigung sowohl von Pflegenden gegenüber Patientinnen als auch im Fall von Sachschäden (z. B. zerschlagene Brille) gegenüber Kolleginnen.

In den meisten Fällen schließt der Arbeitgeber für seine Angestellten die Berufshaftpflichtversicherung ab. Die Versicherungsbedingungen sind frei verhandelbar, aber zum Schutz der Pflegenden sollten sie in jedem Fall folgende Situationen abdecken:
- Schäden auch auf Grund grober |Fahrlässigkeit, da der Grad der Fahrlässigkeit eine Einzelfallentscheidung ist und unter den Juristinnen umstritten sein kann.
- Schäden unter Kolleginnen, die den Sachschaden am Eigentum der Kolleginnen wie Brille und Hose einschließt. Körperverletzungen unter den Kolleginnen werden von der |Unfallversicherung des Arbeitgebers übernommen.
- Beschädigungen von Patienteneigentum, wenn sie nicht von der Betriebshaftpflichtversicherung des Arbeitgebers übernommen werden.

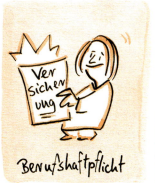
Berufshaftpflicht

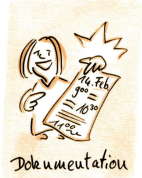
Dokumentation

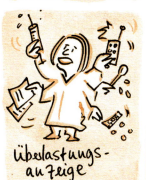
Überlastungsanzeige

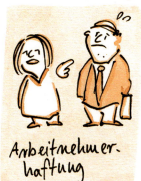
Arbeitnehmerhaftung

Fahrlässigkeit | 273
Unfallversicherung | 212
Berufsverbände | 503
Gewerkschaften | 502

▶ Pflegende sollten immer dann eine eigene Versicherung abschließen, wenn der Arbeitgeber keine Berufshaftpflichtversicherung abgeschlossen hat oder sie keine Absicherung bei grober Fahrlässigkeit enthält. Die |Berufsverbände und |Gewerkschaften bieten sowohl Beratung als auch günstige Versicherungskonditionen an.

Rahmenbedingungen von Pflege kennen und in ihnen handeln

Pflegedokumentation **1** | 579

Um eine Haftung abzuwehren, ist eine **lückenlose Dokumentation** von großer Bedeutung. |Pflegedokumentationen werden als Beweismittel in Verfahren vor einem Straf- oder Zivilgericht herangezogen. Speziell bei Schadensersatzprozessen vor Zivilgerichten wird eine fehlerhafte oder unvollständige Pflegedokumentation meistens zu Gunsten der geschädigten Patientin ausgelegt.

Wer vor dem Zivilgericht eine andere Person auf Schadensersatz und /oder Schmerzensgeld verklagt, muss immer seinen Anspruch beweisen können (Beweislast). Die geschädigte Person kann in einem solchen Prozess die Pflegedokumentation als Beweismittel heranziehen. Ist eine Pflegeleistung nicht dokumentiert, kann sie nach der Rechtsprechung als nicht fachgerecht angesehen werden und es kann somit zu einer |Beweislastumkehr kommen: Das heißt, Pflegende und der Träger müssen beweisen, dass die Pflege trotz fehlender Dokumentation fachgerecht war.

Beweislastumkehr
Die Beklagte muss beweisen, dass sie richtig gehandelt hat.

In einer **Überlastungsanzeige** wird bei akutem Personalmangel der Personalbestand im Verhältnis zum Pflegebedarf genau dokumentiert sowie aufgezeigt, dass eigene Versuche Abhilfe zu schaffen erfolglos waren. Damit macht eine Schichtbesetzung den Arbeitgeber darauf aufmerksam, dass auf Grund des Personalmangels eine gefährliche Pflege zu erwarten ist. Wird die Überlastungsanzeige der Arbeitgeberin vor Arbeitsbeginn übergeben, so haftet sie für die Fehler, die trotz der noch möglichen Sorgfalt in der Arbeit entstehen (Organisationsverschulden | 278).

Arbeitsschutzgesetz | 555

⚡ **Nur bei einer rechtzeitigen Abgabe der Überlastungsanzeige ist die Haftung für Pflegende ausgeschlossen. Die Übergabe der Überlastungsanzeige sollte unbedingt unter Zeuginnen erfolgen und durch eine Kopie abgesichert sein. Eine Überlastungsanzeige ist eine Rechtspflicht, die sich aus dem |Arbeitsschutzgesetz ergibt. Sie ist keine Schädigung des Arbeitgebers, sondern eine notwendige Warnung vor einer unmittelbaren, erheblichen Gefahr (§ 16 Arbeitsschutzgesetz).**

Die Haftung von Arbeitnehmerinnen kann nach der Rechtsprechung beschränkt sein. **Die Grundzüge der Arbeitnehmerhaftung** beschränken die Haftung dann, wenn die Arbeitnehmerin den Schaden fahrlässig verursacht hat. Führt eine Arbeitnehmerin einen Schaden vorsätzlich herbei (z. B. absichtlich falsche Medikamentengabe), so gibt es keine Beschränkung der Arbeitnehmerhaftung. Die Arbeitnehmerin muss die Kosten für den entstandenen Schaden vollständig übernehmen.

Für die Haftungsbeschränkung kommt es entscheidend auf den Grad der Fahrlässigkeit bei der Entstehung eines Schadens an. Die Rechtsprechung im Arbeitsrecht unterscheidet drei Grade der Fahrlässigkeit:
- **leichte Fahrlässigkeit**,
  z. B. Umstoßen eines Glases mit Gebiss vom Nachttisch,
- **mittlere Fahrlässigkeit**,
  z. B. Vertauschen eines Medikamentes oder
- **schwere Fahrlässigkeit**,
  z. B. Dienstbeginn unter Drogeneinfluss.

Abhängig vom Grad der Fahrlässigkeit bemisst sich die Haftung. Daraus folgt bei:
- leichter Fahrlässigkeit keine Haftung der Arbeitnehmerin,
- mittlerer Fahrlässigkeit eine Teilung der Haftung zwischen Arbeitgeber und Arbeitnehmerin (so zahlt die Arbeitnehmerin für den entstandenen Schaden häufig den Betrag eines Brutto-Monatsgehalts) sowie bei
- schwerer Fahrlässigkeit die Übernahme einer Schadenssumme in Höhe von drei Brutto-Monatsgehältern bis zu einem Jahresgehalt. In seltenen Fällen muss die Arbeitnehmerin sogar den ganzen Schadensersatz tragen.

Rechtliche Rahmenbedingungen

Strafrechtliche Haftung

3.2.2

Strafrecht

Das **Strafrecht** umfasst neben dem Strafgesetzbuch (StGB) das Nebenstrafrecht und das Recht der Ordnungswidrigkeiten. Das Nebenstrafrecht enthält z. B. das |Betäubungsmittelgesetz (BtmG), das |Arzneimittelgesetz (AMG) und das |Infektionsschutzgesetz (IfSG). Eine Ordnungswidrigkeit ist z. B. eine Geschwindigkeitsübertretung im Straßenverkehr.

Eine **Straftat** ist eine rechtswidrige und schuldhafte Handlung, die den Tatbestand eines Gesetzes erfüllt, das als Rechtsfolge eine Strafe vorsieht. Eine Handlung ist nur dann strafbar, wenn das Strafgesetz vor dem Tatzeitpunkt bereits existiert. Der Grundsatz „Keine Strafe ohne Gesetz" schützt die Bürgerinnen und Bürger vor einer willkürlichen Bestrafung. Strafgesetze sollen uns mit ihrer Strafandrohung vor der Verletzung unserer |Grundrechte schützen. Straftaten können sein: Mord, Körperverletzung, Freiheitsberaubung oder Diebstahl.

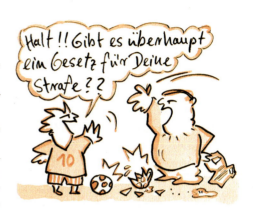

Kurz gesagt spiegelt das Strafrecht die Grundrechte. Ob eine Handlung eine Straftat ist, ist immer von den Umständen abhängig. So erfüllt das Setzen einer Spritze den Tatbestand der Körperverletzung. Hat die Patientin hingegen eingewilligt, ist dies keine Straftat.

Betäubungsmittelgesetz **2** | 166
Arzneimittelgesetz **1** | 717
Infektionsschutzgesetz **2** | 460
Grundrechte | 314

Pflegerelevante Straftatbestände

Folgende Straftatbestände können nach dem Strafgesetzbuch (StGB) eintreten:

Straftatbestand	Paragraf	Beispiel für Tathandlung
Totschlag	§ 212 StGB	Patientinnentötung
Tötung auf Verlangen	§ 216 StGB	|aktive Sterbehilfe
fahrlässige Tötung	§ 222 StGB	Tötung durch falsche Medikamentengabe
Körperverletzung	§ 223 StGB	Injektion eines Medikaments gegen den Willen einer Person
fahrlässige Körperverletzung	§ 229 StGB	Fallenlassen einer pflegebedürftigen Person beim Umlagern
Freiheitsberaubung	§ 239 StGB	Fixierung ans Bett
Misshandlung Schutzbefohlener	§ 223 b StGB	boshaftes Schlagen einer Patientin
Verletzung von Privatgeheimnissen	§ 203 StGB	Unbefugte Herausgabe von Patientendaten
Recht am eigenen Bild	§ 201 a StGB	Veröffentlichung von Patientenfotos im Internet ohne Einwilligung
Urkundenfälschung u. Ä.	§ 267 StGB	Nachträgliche Änderung der Pflegedokumentation
Unterlassene Hilfeleistung	§ 323 c StGB	Nicht geleistete Erste Hilfe

aktive Sterbehilfe **2** | 100

281

Verschulden

Im Strafrecht wird wie im Zivilrecht auch das Verschulden untersucht, das heißt, ob die Täterin eine andere Person vorsätzlich oder fahrlässig geschädigt hat. Es gibt zwei entscheidende Unterschiede zum Zivilrecht:
- Die Fahrlässigkeit im Strafrecht wird mit einem persönlichen Maßstab gemessen.
- Im Strafrecht haftet jede für sich selbst.

Im Strafrecht kommt es für die Beurteilung der Fahrlässigkeit auf die persönlichen Fähigkeiten an („persönlicher Maßstab"). Die Sorgfalt der Handlung wird an den persönlichen Fähigkeiten der Täterin gemessen sowie daran, ob sie zur Handlung verpflichtet war – einfacher formuliert: Die Tat wird mit Blick auf die Täterin betrachtet. Zusammengefasst sind die Elemente der Fahrlässigkeit:
- **Pflichtwidrigkeit**: War die Täterin zur sorgfältigen Durchführung befähigt und verpflichtet?
- **Vorhersehbarkeit**: War der Schaden für die Täterin vorhersehbar?
- **Vermeidbarkeit**: War der Schaden für das Opfer durch das Handeln der Täterin vermeidbar?

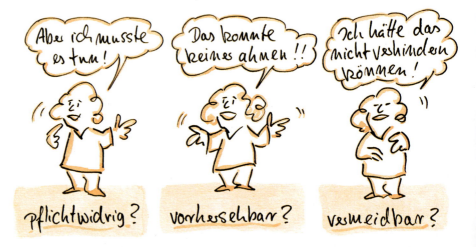

Vorsätzlich handelt, wer eine andere Person bewusst schädigt. **Fahrlässig** handelt im Strafrecht, wer den Schaden nach den eigenen persönlichen Fähigkeiten hätte vorhersehen und verhindern müssen. Dabei kommt es nicht auf die üblichen Fähigkeiten in dem Moment der Schadensentstehung an, sondern auf das, was man von der Täterin auf Grund ihrer Ausbildung und persönlichen Kenntnis hat erwarten können. Fahrlässig handelt eine Person auch dann, wenn sie den Schaden vorhersehen konnte, aber hofft, dass er nicht eintritt.

Beispiel Herr Nietmeyer soll eine Infusion aus Kochsalzlösung und Vitamin-B-Komplex erhalten. Pfleger Oliver soll die Infusionslösung herstellen. Dabei bemerkt er, dass das Verfallsdatum der Ampulle Vitamin-B-Komplex abgelaufen ist. Da es die letzte Packung auf Station ist, ignoriert er diesen Sachverhalt und verabreicht die Infusion dennoch. Er hofft, dass dies keine Konsequenzen für Herrn Nietmeyer haben wird. Olivers Verhalten ist strafbar.

Juristinnen unterscheiden im Strafrecht verschiedene Formen des Vorsatzes und der Fahrlässigkeit. Dies spielt u. a. für die Ermittlung des Strafmaßes eine Rolle.

Rechtswidrigkeit und Rechtfertigung

Grundsätzlich gilt eine Tat als rechtswidrig, sobald der objektive und subjektive Tatbestand erfüllt sind (Rechtswidrigkeit). Eine Tat ist jedoch erlaubt, wenn sie durch bestimmte Gründe gerechtfertigt wird. Diese Rechtfertigungsgründe sind:

- Einwilligung der einsichtsfähigen Person,
- mutmaßliche Einwilligung,
- Notwehr und Nothilfe,
- Notstand,
- Vorliegen einer richterlichen Genehmigung oder
- Pflichtenkollision bei zwei gleichwertigen Rechtsgütern.

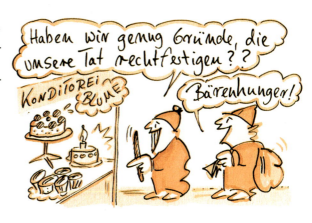

Übertragen auf die Situation im Gesundheitswesen heißt das: Jeder Eingriff in die körperliche Unversehrtheit einer Patientin erfüllt grundsätzlich den objektiven und subjektiven Tatbestand der Körperverletzung (§ 223 StGB). Willigt die Patientin nach korrekter |Aufklärung in den Eingriff ein, so ist diese **Einwilligung** ein Rechtfertigungsgrund. Ist die Aufklärung vor einer Operation oder einem anderen Eingriff im Sinne einer Therapie fehlerhaft (z. B. unvollständig), so ist die daraufhin gegebene Einwilligung rechtsunwirksam. Damit ist der Eingriff nicht mehr gerechtfertigt und strafbar.

Eine Einwilligung kann schriftlich erfolgen, wird in der Praxis jedoch häufig durch „schlüssiges Handeln" gegeben. Schlüssiges Handeln bezeichnet das Kooperieren der Patientin vor und während einer Handlung. Dies beinhaltet auch alle pflegerischen Handlungen. Voraussetzung ist jedoch immer, dass die Patientin im Vorfeld über die Maßnahme informiert wurde. Ist z. B. bei einer Patientin eine Injektion angeordnet, die durch eine Pflegende verabreicht wird, so ist es ärztliche Aufgabe, über das Medikament und die Applikationsform aufzuklären, aber auch pflegerische Aufgabe, die Durchführung vorher anzukündigen und auf eventuelle Spontanreaktionen (z. B. Wegziehen des Arms) zu achten.

Die Patientin muss für die Einwilligung einsichtsfähig sein. Zur **Einsichtsfähigkeit** gehört, dass die Patientin selbst in der Lage ist, den ungefähren Therapieverlauf zu verstehen bzw. die Therapie abzulehnen oder anzunehmen.

Aufklärung [1] | 498, 835

> Auch Patientinnen, die unter Betreuung stehen, können einsichtsfähig sein. Die Einrichtung einer Betreuung mit dem Aufgabenkreis Gesundheitsfürsorge bedeutet nicht automatisch, dass nur noch die Betreuerin über die Betreute entscheiden kann.

Ist eine Patientin z. B. durch eine Erkrankung nicht mehr in der Lage, eine Einwilligung zu erteilen, muss diese gemutmaßt werden (**mutmaßliche Einwilligung**). Zur Ermittlung ihres mutmaßlichen Willens werden die Aussagen von Angehörigen / Bezugspersonen oder Pflegenden als |Indizien herangezogen.
Der Willen einer Person muss nicht gemutmaßt werden bei:

- Vorliegen einer schriftlichen Vollmacht, z. B. für den Ehepartner,
- elterlicher Sorge bei Minderjährigen oder
- Vorliegen einer gültigen |Patientenverfügung.

Indiz
Tatsache, die auf einen bestimmten Sachverhalt schließen lässt.
indicare, lat. = anzeigen

Patientenverfügung [2] | 80, 102

In diesen Fällen können andere für die Patientin eine Entscheidung fällen, sie sind dabei nicht auf Indizien angewiesen.

Exzess
Ausschweifung, Maßlosigkeit oder Übertreibung
excedere, lat. = heraustreten, über etwas hinausgehen

Notwehr ist die Abwehr eines akuten Angriffs auf sich selbst; **Nothilfe** ist die Abwehr eines Angriffs auf eine andere Person. Bei der Abwehr des Angriffs ist immer nur die Anwendung der mildesten geeigneten Mittel erlaubt. Werden die Grenzen überschritten, so gilt dies als |Notwehrexzess und ist als Körperverletzung strafbar. Lediglich wenn die verteidigende Person in Verwirrung, Furcht oder Schrecken gehandelt hat, ist der Notwehrexzess nicht strafbar. Handelt sie dagegen in Wut oder Zorn, bleibt der Notwehrexzess weiterhin strafbar.

Beispiel Im Nachtdienst bricht ein Mann mit einem Messer auf die Intensivstation ein und fordert unter Androhung von Gewalt die Herausgabe von Opiaten. Während Schwester Mandy versucht, beruhigend auf den Mann einzuwirken, nutzt Pfleger Sven einen unaufmerksamen Moment, um den Mann zu Fall zu bringen und festzuhalten. Schwester Mandy ruft den Sicherheitsdienst. Der herbeieilende Sicherheitsdienst dreht den Arm des Mannes so grob auf den Rücken, dass es zu einer Schulterverrenkung kommt. Während Pfleger Sven in Nothilfe gehandelt hat und damit straffrei bleibt, ist die Reaktion des Sicherheitsdienstes als Notwehrexzess strafbar.

Rechtsgut
Das Rechtsgut ist das rechtlich geschützte Interesse einer Person.
Rechtsgüter sind z. B. in der Verfassung durch die Grundrechte definiert. Sie werden durch das Straf- und Zivilrecht geschützt.

Fixierung **2** | 117, 402

Im **Notstand** schützt eine Person ein bedrohtes |Rechtsgut bei gleichzeitiger Verletzung eines anderen Rechtsguts. Damit Notstand ein Rechtfertigungsgrund sein kann, muss das geschützte Rechtsgut höherwertig sein als das verletzte. Rechtsgüter stehen in einer bestimmten Hierarchie zueinander: Dabei steht das Leben an erster Stelle, gefolgt von Körper und Gesundheit, Freiheit, Eigentum oder einem anderen Rechtsgut (z. B. Datenschutz). Anders als bei der Notwehr ist beim Notstand noch nicht klar, ob das Rechtsgut akut gefährdet ist, die Verletzung könnte jedoch jederzeit möglich sein.

Beispiel Herr Wenzel liegt mit einem Alkoholentzugssyndrom auf der Intensivstation. Er wird zunehmend unruhiger und droht, sich selbst zu verletzen. Daraufhin ordnet die Dienst habende Ärztin eine |Fixierung an. Sie schützt damit das Rechtsgut Gesundheit bei gleichzeitiger Verletzung des Rechtsguts Freiheit. Da die Gesundheit höherwertig ist, gilt die Fixierung nicht als Straftat; sie wird durch Notstand gerechtfertigt.

Bestimmte Maßnahmen sind dann straffrei, wenn eine **richterliche Genehmigung** vorliegt. Dies kann z. B. der Fall sein bei Fixierungen, Heilbehandlungen von Kindern oder gesetzlich betreuten Personen sowie Sterilisation von gesetzlich betreuten Personen.

Beispiel Frau Woiczek hat einen gesetzlich bestellten Betreuer, da sie an einer fortgeschrittenen Demenz leidet. Als sie auf Grund einer akuten Gastritis ins Krankenhaus eingeliefert wird, sind die behandelnden Ärztinnen der Meinung, dass sie fixiert werden muss. Nach 24 Stunden muss ein richterlicher Fixierungsbeschluss eingeholt werden. In diesem Fall reicht die Einwilligung des Betreuers nicht aus. Ohne richterliche Genehmigung würden sich die Ärztinnen der Freiheitsberaubung strafbar machen.

In seltenen Fällen kann es zu einer **Pflichtenkollision** zwischen gleichwertigen Rechtsgütern kommen. Wer in einer Akutsituation nur ein Menschenleben von mehreren retten kann, macht sich nicht strafbar. Die Rechtsprechung gesteht der Entscheidungsträgerin dabei zu, sich in der Abwägung der Konsequenzen zu irren.

Beispiel Während der Nachtwache erleidet eine Patientin einen Herzanfall und eine an Demenz leidende Frau kippt mit dem Nachttisch um. Die Nachtdienst habende Pflegekraft entscheidet sekundenschnell und läuft zu der Patientin mit den Herzproblemen. Obwohl die an Demenz leidende Frau kurze Zeit später an den Folgen des Sturzes stirbt, bleibt die Pflegekraft straffrei.

Schuld, Strafmündigkeit und Schuldunfähigkeit

Im Strafrecht ist **Schuld** die persönliche Vorwerfbarkeit des Fehlverhaltens. Die Täterin haftet für die vorsätzliche oder fahrlässige Begehung der Straftat nur, wenn sie ihr Unrecht zum Zeitpunkt der Tat einsehen konnte. Ihre Schuld ist ausgeschlossen,
- wenn sie unter 14 Jahre alt ist (fehlende **Strafmündigkeit**) oder
- wenn sie unter Drogen stand oder psychisch verändert war (**Schuldunfähigkeit**).

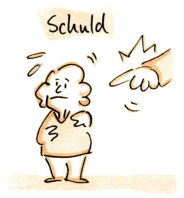
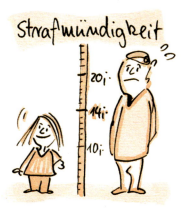
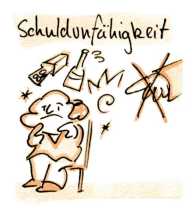

Steht eine Person beim Begehen einer Straftat unter Drogen, wird sie zwar für die eigentliche Tat nicht strafbar gemacht, kann jedoch für die Tatbegehung unter Drogen zur Verantwortung gezogen werden. Wer z. B. im Vollrausch einen Mord begeht, wird zwar nicht wegen Mordes mit lebenslänglicher Haft bestraft, kann jedoch wegen Vollrauschs (§ 323 a StGB) zu maximal fünf Jahren Haft verurteilt werden.

Begeht eine suchtkranke Person eine Straftat und es besteht die Gefahr, dass weitere Straftaten auf Grund der Erkrankung erfolgen („Beschaffungskriminalität"), so kann die Unterbringung in einer psychiatrischen Klinik des Maßregelvollzugs angeordnet werden (§ 64 StGB).

Strafverfahren

Ein Strafverfahren kann auf vier Wegen eingeleitet werden:
- Die Staatsanwaltschaft erfährt von einer Straftat und beginnt mit den Ermittlungen.
- Das Opfer oder eine dritte Person stellt Strafanzeige, daraufhin leitet die Staatsanwaltschaft das Verfahren ein.
- Das Opfer stellt einen Strafantrag. Dies geschieht bei bestimmten Delikten, wie z. B. Körperverletzung, Verletzung von Privatgeheimnissen.
- Lehnt die Staatsanwaltschaft die Einleitung eines Strafverfahrens ab, kann das Opfer eine Privatklage erheben. Daraufhin prüft das Gericht, ob das Verfahren weitergeführt wird.

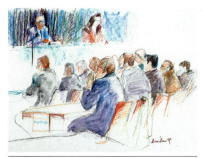

[1] Strafverfahren

Die Staatsanwaltschaft ist verpflichtet, sowohl be- als auch entlastende Umstände zu ermitteln. Kommt die Staatsanwaltschaft zum Schluss, dass der Tatverdacht sich erhärtet, beantragt sie bei Gericht die Eröffnung des Hauptverfahrens.

Das Gericht prüft, ob es die Anklage zulässt und das Gerichtsverfahren eröffnet, setzt dann den Termin fest und lädt die Zeuginnen. In der Hauptverhandlung wird zunächst die Anklage verlesen und dann das tatsächliche Geschehen durch Beweise ermittelt. Schließlich hält die Staatsanwaltschaft ihr Plädoyer, indem sie den Tathergang aus ihrer Sicht noch einmal zusammenfasst und gegebenenfalls die Verurteilung zu einer bestimmten Strafe fordert. Abschließend erhält die Angeklagte das letzte Wort und die Hauptverhandlung wird geschlossen. Nach einer Beratung verkünden schließlich die Richterinnen das Urteil.

Rechtsfolgen einer Straftat

Für eine Straftat haftet jede Person höchstpersönlich. Eine Strafe kann niemandem abgenommen werden – weder von einer Versicherung, noch von einer Vorgesetzten. Es gibt keine Zurechnung der Haftung auf andere wie im Zivilrecht.

Das Urteil eines Strafgerichts kann ein Freispruch, einer Maßregelung oder eine Strafe sein:

- Freiheitsstrafe,
- Geldstrafe,
- Verwarnung,
- Maßregeln zur Besserung und Sicherung,
- Unterbringung in einem psychiatrischen Krankenhaus,
- Führungsaufsicht,
- Entziehung der Fahrerlaubnis,
- Berufsverbot oder
- Einziehung von PKW und Gewinnen aus der Straftat.

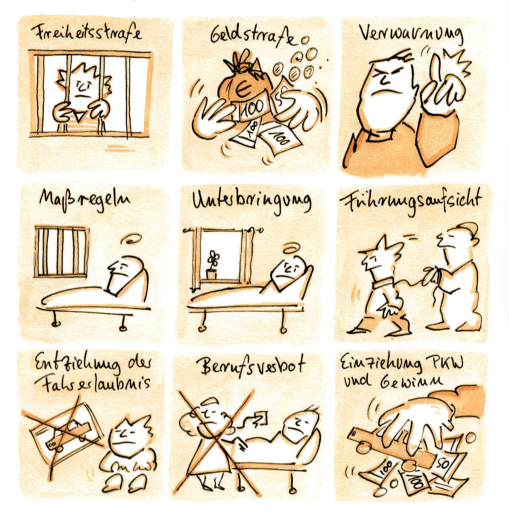

Kommt es zur Verurteilung einer Straftäterin in einem Strafprozess, so hat die geschädigte Person keinen Nutzen davon. Die Geldstrafe z. B. kommt gemeinnützigen Organisationen oder dem Staat zu Gute. Verlangt die Geschädigte für sich Schadensersatz und/oder Schmerzensgeld, muss sie dies selbst vor den Zivilgerichten nach dem Zivilrecht durchsetzen.

Rechtliche Rahmenbedingungen

Unterschiede zwischen Zivil- und Strafrecht

Wie die vorausgegangenen Kapitel gezeigt haben, hat die Schädigung einer Person im Zivil- und Strafrecht unterschiedliche Folgen. Die folgende Tabelle soll einen Überblick geben.

Strafrecht	Zivilrecht
Verfolgung einer Straftat erfolgt durch den Staat.	Verfolgung erfolgt durch eine Privatperson, die Geschädigte.
Verfolgung erfolgt automatisch.	Verfolgung erfolgt nur, wenn die Geschädigte aktiv wird.
Verfolgung dient dem Strafanspruch des Staates, damit soll Selbstjustiz verhindert werden.	Rechtsverfahren soll zu einem Ausgleich zwischen den Parteien führen.
Geldstrafe fließt an den Staat.	Keine Bestrafung, Ausgleich für erlittenen Schaden
Rechtsfolge: Geldstrafe, Haft, Unterbringung, Berufsverbot u. a.	**Rechtsfolge**: Schadensersatz und Schmerzensgeld
Die Strafe soll: die Täterin abschrecken, andere mögliche Täterinnen abschrecken, die Allgemeinheit schützen, persönliche Reue fördern und die Resozialisation fördern (§§ 2 – 4 StrafvollzugsG).	**Schmerzensgeld soll:** dem Opfer Ausgleich und Genugtuung geben bzw. als Anerkennung dienen (geringe Summen).
Im Verfahren: Wahrheit ist naturwissenschaftlich-objektiv nachzuweisen.	Wahrheit ist das, worauf sich die Parteien geeinigt haben, oder das, was unwidersprochen geblieben ist.
Zweifel führen zur Unschuldsvermutung. „In dubio pro reo" (Im Zweifel für den Angklagten)	**Zweifel** sind für die Urteilsfindung erlaubt, überwiegende Gewissheit der Richterin reicht aus.
Bestraft wird das persönliche Fehlverhalten.	Haftungszurechnung auf andere Personen ist möglich.
Eine Organisation wird nicht bestraft, sondern jede Person nach ihrer Tat (z. B. Mauerschützen).	Organisationsverschulden ist möglich, wenn Abläufe schlecht geplant, ausgeführt und kontrolliert wurden (§ 823).
Es gilt ein **persönlicher Maßstab** der Fahrlässigkeit: – Augen der Täterin	Es gilt ein **objektiver Maßstab** für die Fahrlässigkeit: – Augen des Opfers
Fahrlässigkeit: „Hat die Täterin außer Acht gelassen, zu was sie nach den Umständen und ihren persönlichen Fähigkeiten verpflichtet und fähig gewesen wäre?"	**Fahrlässigkeit**: „Was kann man von einem durchschnittlichen Menschen an Sorgfalt erwarten, damit Dritte nicht unnötig geschädigt werden?"
Fahrlässigkeit wird nur bestraft, wenn es ausdrücklich im Gesetz steht, wie z. B. bei fahrlässiger Tötung oder Körperverletzung.	**Fahrlässigkeit** reicht aus, um eine Haftung auszulösen.
Rechtfertigungsgründe sind bei Straf- und Zivilrecht ähnlich, sind jedoch durch unterschiedliche Gesetze festgehalten.	
Schuld ist der Vorwurf an die Person der Täterin, die Schuldfähigkeit kann ausgeschlossen sein bei: ▪ Strafunmündigkeit bis 14 Jahre, ▪ 14 – 18-jährigen als Jugendliche (JGG), ▪ 18 – 21-jährigen evtl. als Heranwachsende, ▪ fehlender Einsicht in das Unrecht wegen einer psychischen Krankheit oder ▪ fehlender Einsicht in das Unrecht unter Drogeneinfluss.	**Schuld** wird bei Deliktsfähigkeit angenommen. Es ist keine persönliche Schuld. Die Deliktsfähigkeit ist ausgeschlossen bei: ▪ Deliktsunfähigen: bis 7 Jahren vollständig und ▪ 7 – 18-Jährigen je nach Reife und Tat. Deliktsunfähig sind u. U. psychisch Erkrankte. Drogeneinfluss hebt die Verantwortung nicht auf, sondern gilt als Fahrlässigkeit (§ 827 BGB).
keine **Haftungsübernahme**	**Haftungsübernahme**, ist möglich durch: ▪ Überlastungsanzeige, ▪ lückenlose Dokumentation, ▪ Haftpflichtversicherung oder ▪ Grundzüge der Arbeitnehmerhaftung.

3.2.3 Haftungs- und arbeitsrechtliche Zusammenhänge

Werden Pflegende zivil- oder strafrechtlich für einen Fehler in der Pflege zur Verantwortung gezogen, kann dies Folgen für den Beruf haben, :
- Maßnahmen der Arbeitgeberin (z. B. Abmahnung und Kündigung des Arbeitsvertrags),
- Entzug der Erlaubnis zur Führung der Berufsbezeichnung,
- Berufsverbot nach dem Strafrecht oder
- Beschäftigungsverbot für Pflegekräfte, die in einem Heim arbeiten.

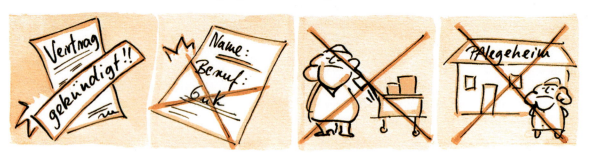

Arbeits- oder Ausbildungsvertrag | 292
Abmahnung | 295
Kündigung | 295

Verletzt eine Pflegende vorsätzlich oder fahrlässig eine Patientin, so widerspricht das ihrer Sorgfaltspflicht aus dem |Arbeits- oder Ausbildungsvertrag. Der Arbeitgeber kann in diesem Zusammenhang
- der Pflegenden künftig bestimmte Tätigkeiten verbieten,
- eine Versetzung vornehmen,
- eine |Abmahnung aussprechen oder
- eine rechtswirksame |Kündigung aussprechen.

Erhebliche Pflichtverstöße können zur Folge haben, dass die Erlaubnis zum Führen der **Berufsbezeichnung** „Gesundheits- und Krankenpflegerin" entzogen wird (§ 2 II Satz 2 KrPflG). Die Pflegende muss sich dafür „eines Verhaltens schuldig gemacht" haben, „aus dem sich die Unzuverlässigkeit zur Ausübung des Berufes ergibt" (§ 2 I Nr. 2 KrPflG). Die Erlaubnis entzieht die Behörde, die dem für das KrPflG zuständigen Ministerium des jeweiligen Bundeslandes unterstellt ist.

> Da die *Berufsausübung* nicht gesetzlich geschützt ist, kann eine Person als „Pflegerin" weiter im Krankenhaus arbeiten. Geschützt ist lediglich die *Berufsbezeichnung*. Das heißt, sie darf sich nicht mehr „Gesundheits- und Krankenpflegerin" nennen, wenn ihr die Erlaubnis zum Führen der Berufsbezeichnung entzogen wurde.

Kommt ein Strafgericht zu einer Verurteilung wegen einer Straftat, die im Zusammenhang mit der Berufsausübung steht, kann es als Strafe auch ein **Berufsverbot** von bis zu fünf Jahren anordnen (§ 70 StGB).
Bei schwer wiegenden und/oder wiederholten Pflichtverletzungen kann die Heimaufsicht im Rahmen des Heimgesetzes ein **Beschäftigungsverbot** für eine Pflegekraft oder die Leitung eines Heimes aussprechen (§ 18 HeimG). Würde diese Person trotz Beschäftigungsverbot weiterbeschäftigt, kann die Heimaufsicht den Weiterbetrieb des Heimes untersagen (§ 19 HeimG). Ein Heim im Sinne des Gesetzes sind auch Einrichtungen der Kurzzeitpflege, Tagespflege, Hospize und viele Einrichtungen des betreuten Wohnens. Wohngemeinschaften für Ältere können ebenso ein Heim im Sinne des Gesetzes sein, wenn die Verantwortung nicht allein bei den Bewohnerinnen, sondern bei einem Verein oder einem anderen Träger liegt.

Rechtliche Rahmenbedingungen

Delegation und Haftung

3.2.4

Bestimmte ärztliche Tätigkeiten können an das Pflegepersonal delegiert werden. Haftungsrechtlich dürfen grundsätzlich alle ärztlichen Tätigkeiten delegiert werden, die vom Risiko und Krisenmanagement her von Pflegenden noch beherrschbar sind. Arbeitsrechtlich werden die Delegationsmöglichkeiten über |Tarifvertrag und Stellenbeschreibung geregelt und sind enger gefasst. Das Gleiche gilt für die Delegation von pflegerischen Tätigkeiten auf Schülerinnen.

Tarifvertrag | 296

Kommt es bei der delegierten Handlung zu einem Fehler, richtet sich die zivilrechtliche Haftung danach, wer seiner Verantwortung nicht nachgekommen ist. Die delegierende Person hat die Anordnungsverantwortung und Kontrollverantwortung. Die ausführende Person trägt die Übernahmeverantwortung und Ausführungsverantwortung.

Die jeweiligen Verantwortungsbereiche lassen sich durch bestimmte Fragen kennzeichnen. Erst wenn alle Fragen mit ‚Ja' beantwortet werden können, ist die Delegation rechtlich zulässig:

Anordnungsverantwortung:
- Ist die ausführende Person fachlich geeignet (ggf. Überprüfung der Fertigkeit)?
- Ist das Risiko der Aufgabe delegierbar?
- Haben Patientin, delegierende und ausführende Person zugestimmt?
- Ist die Anordnung genau genug (möglichst schriftlich)?
- Ist die Delegation der Aufgabe zumutbar?

Kontrollverantwortung: Wird die Durchführung der Aufgabe angemessen kontrolliert?

Übernahmeverantwortung:
- Bin ich fachlich geeignet?
- Traue ich mir die Aufgabe zu?
- Ist die Aufgabe nicht strafbar?
- Stehe ich nicht mit meinem Gewissen in Konflikt?

Ausführungsverantwortung: Führe ich die Aufgabe sorgfältig nach bestem Wissen und Können durch?

> Kann eine Person die Verantwortung nicht übernehmen, so hat sie dies sofort anzuzeigen. Versteht sie eine Anordnung nicht, hat sie die Pflicht zur Nachfrage.

> Das Krankenpflegegesetz weist ausdrücklich auf die Ausführungsverantwortung von Schülerinnen und Schülern hin: „Den Schülerinnen und Schülern dürfen nur Verrichtungen übertragen werden, die dem Ausbildungszweck und dem Ausbildungsstand entsprechen; sie sollen ihren physischen und psychischen Kräften angemessen sein." (§ 10 KrPflG)

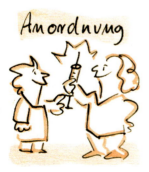
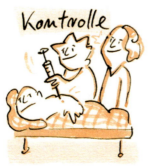
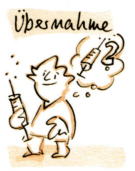
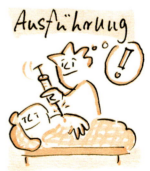

3.3 Arbeitsrechtliche Grundlagen

3.3.1 Arbeitsrecht

Ein Arbeitsverhältnis wird durch einen Arbeitsvertrag begründet, den Arbeitnehmerin und Arbeitgeber persönlich schließen. Der Arbeitsvertrag ist eingebunden in zahlreiche Schutzvorschriften. Arbeitsvertrag und Schutzvorschriften regeln das persönliche Arbeitsverhältnis, das so genannte **Individualarbeitsrecht**. Daneben steht das **Kollektive Arbeitsrecht**, das die Rechte der Mitbestimmung und der Betriebsräte, Gewerkschaften sowie der Arbeitgeberverbände regelt.

Ein einheitliches Arbeitsrechtsbuch gibt es in Deutschland nicht. Das Arbeitsrecht besteht aus vielen Einzelgesetzen sowie der Rechtsprechung der Arbeitsgerichte, die in jedem Einzelfall und Gerichtsbezirk unterschiedlich ausfallen kann.

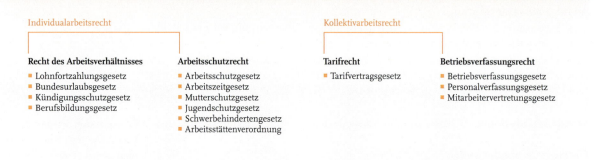

nach: THOMAS KLIE: Rechtskunde. *Das Recht der Pflege alter Menschen*, 7. Auflage, Vincentz Verlag, Hannover 2001, S. 499

Individualarbeitsrecht

Wer einen Arbeitsvertrag mit einem Arbeitgeber schließt, tut dies auf der Rechtsgrundlage des BGB. Im Rahmen des „Dienstvertrages" werden in den §§ 611 ff die Grundregeln zur Vergütung und Kündigung geregelt. Weitere Rechte für das Arbeitsverhältnis regeln folgende Gesetze:

- Bundesurlaubsgesetz,
- Lohnfortzahlungsgesetz,
- Kündigungsschutzgesetz und
- Bildungsurlaubsgesetz.

Die Arbeitnehmerin als Person wird im Arbeitsschutzrecht geschützt mit den Gesetzen

- zum Mutterschutz,
- zum Jugendarbeitsschutz,
- zum allgemeinen Arbeitsschutz,
- zur Arbeitszeit,
- zur Arbeitsstättenverordnung und
- als Schwerbehinderte durch die Regelungen des SGB IX.

Grundsätzlich können Arbeitnehmerinnen alle Bedingungen des Arbeitsvertrages frei aushandeln, solange sie nicht gegen feste gesetzliche Regelungen verstoßen. Verstößt der Arbeitsvertrag gegen die gesetzlichen Bestimmungen, so gilt die für die Arbeitnehmerin günstigere Bestimmung (Günstigkeitsprinzip).

Kollektives Arbeitsrecht

Das Arbeitsrecht für Zusammenschlüsse (Kollektive) von Arbeitnehmerinnen und Arbeitgebern wird geregelt im
- Tarifvertragsgesetz,
- im Arbeitskampfrecht nach der Verfassung und Rechtsprechung und
- im Betrieb für die Mitbestimmung durch die Vertretungsgesetze für den Betriebsrat, den Personalrat oder die Mitarbeitervertretung.

Am Beispiel des Arbeitskampfes wird deutlich, wie Arbeitnehmerinnen ihre Rechte auf Urlaub, Vergütung, Arbeitszeit und Überstundenregelungen im Rahmen des kollektiven Arbeitsrechtes durchsetzen können.

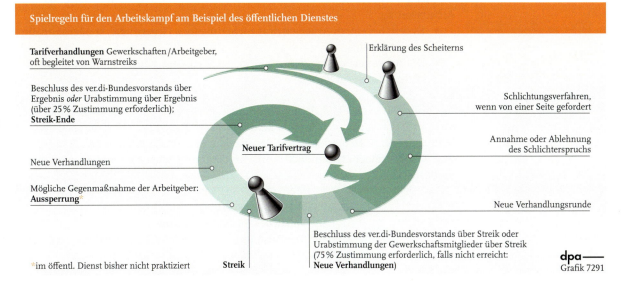

Spielregeln für den Arbeitskampf am Beispiel des öffentlichen Dienstes

Es gibt drei Arten der |Mitarbeitervertretungen, die je nach Betriebsart möglich sind: Mitarbeitervertretungen | 301
- in der Privatwirtschaft der Betriebsrat,
- in der öffentlichen Verwaltung der Personalrat oder
- in kirchlichen Häusern die Mitarbeitervertretung (MAV).

Die Rechte und Pflichten der unterschiedlichen Mitarbeitervertretungen sind geregelt für
- den Betriebsrat im Betriebsverfassungsgesetz,
- den Personalrat in den Personalvertretungsgesetzen der Länder oder des Bundes und
- die Mitarbeitervertretung in den kircheneigenen Ordnungen, die von den jeweiligen Landeskirchen erlassen worden sind. Streitigkeiten zur Mitarbeitervertretung werden von den nichtstaatlichen Kirchengerichten entschieden.

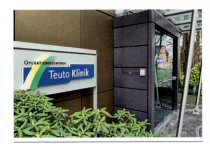

[1] Einrichtungen in privater Trägerschaft können über einen Betriebsrat verfügen.

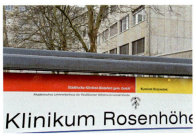

[2] In öffentlichen Häusern ist der Personalrat Ansprechpartner für Arbeitnehmerinteressen.

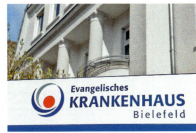

[3] In kirchlichen Einrichtungen vertritt die Mitarbeitervertretung die Interessen der Beschäftigten.

3.3.2	## Ausbildungs- und Arbeitsvertrag

Verträge sind eine Einigung zwischen zwei Parteien. Sie können schriftlich oder mündlich abgeschlossen werden. Inhaltlich müssen sich die Parteien bei Vertragsabschluss einig sein über die Art der Leistung und die Höhe der Bezahlung. Ein Kaufvertrag z. B. wird zwischen Käuferin und Verkäuferin geschlossen, wenn sie sich über den Preis und den Kaufgegenstand einig sind. So ist jeder Kauf eines Schokoriegels an der Kasse des Supermarkts ein Vertrag zwischen Kundin und Eigentümerin des Supermarktes, der von der jeweiligen Kassiererin vertreten wird.

Nach dem gleichen Prinzip funktionieren auch Arbeits- und Ausbildungsverträge. Doch es gibt zwei entscheidende Unterschiede zwischen einem Kaufvertrag und einem Arbeitsvertrag:

- Es geht bei einem Arbeitsvertrag nicht um einen Gegenstand, sondern um die eigene Arbeit.
- Der Arbeitgeber oder die Ausbilderin ist geschäftserfahrener und damit als Vertragspartei im Vorteil.

Aus beiden Gründen folgt, dass Ausbildungsverträge zum Schutz der Auszubildenden nicht so frei ausgehandelt werden können wie ein Kaufvertrag. Für die meisten Ausbildungen gilt in Deutschland das Berufsbildungsgesetz (BBiG), in der Gesundheits- und Krankenpflege / Gesundheits- und Kinderkrankenpflege gilt das Krankenpflegegesetz (KrPflG).

Ausbildungsvertrag
Inhalt des Ausbildungsvertrages
Der Ausbildungsvertrag muss folgende Punkte enthalten (§ 9 II KrPflG):

- die Berufsbezeichnung, zu der die Ausbildung führt,
- Beginn und Dauer der Ausbildung,
- die inhaltliche und zeitliche Gliederung der praktischen Ausbildung,
- die Dauer der regelmäßigen täglichen oder wöchentlichen Arbeitszeit,
- die Probezeitdauer,
- die Höhe der Vergütung,
- die Anzahl der Urlaubstage und
- die Voraussetzungen, unter denen ein Ausbildungsvertrag gekündigt werden kann.

[1] Auszug Ausbildungsvertrag

Rechtliche Rahmenbedingungen

Ausbildungsvergütung

Die Ausbildungsvergütung muss „angemessen" sein (§ 12 KrPflG). Angemessen ist nach der Rechtsprechung des Bundesarbeitsgerichtes (BAG) eine Ausbildungsvergütung dann, wenn sie tariflich vereinbart wurde (Urteil vom 8. 5. 2003 – 6 AZR 191/02 –, bestätigt am 19.2.08 – 9 AZR 1091/06 –). Ist ein Ausbildungsbetrieb nicht in einem Tarifverband, so gilt die Ausbildungsvergütung in diesem Haus als angemessen, wenn sie nicht weniger als 80 % einer in einem Tarifvertrag vereinbarten Ausbildungsvergütung entspricht. Wird die Ausbildung mit staatlichen Zuschüssen gefördert, kann nach diesem Urteil die Vergütung auch weit unter den geforderten 80 % liegen. Das Urteil nennt keine genauen Zahlen. Doch gelten noch etwa 50 % der tariflichen Vergütung als angemessen, solange keine finanziellen Vorteile für den Ausbildungsbetrieb entstehen oder das Existenzminimum nicht unterschritten wird.

In der Gesundheits- und Krankenpflege sowie Gesundheits- und Kinderkrankenpflege sind für die Schülerinnen und Schüler in landeseigenen Einrichtungen folgende Ausbildungsvergütungen tariflich vereinbart:

Ausbildungsjahr	West	Ost
1.	729,06 €	674,38 €
2.	788,57 €	729,43 €
3.	884,44 €	818,11 €

§ 8 TVA-L Pflege seit dem 1. 11. 2006 bis mindestens 31. 12. 2009 gültig.

Beispiel Cindy, Markus und Julia sind im 2. Ausbildungsjahr. Sie sind Schülerinnen und Schüler im Schulverbund für Gesundheitsberufe. Cindy wird im Landeskrankenhaus ausgebildet. Sie erhält 788,57 €. Markus' Einrichtung ist in privater Trägerschaft, er erhält 630,85 € monatlich. Julia, die von der Agentur für Arbeit zusätzlich Unterhalt bezieht, erhält von ihrem Arbeitgeber, in privater Trägerschaft, 400 € im Monat.

Ausbildung, Probezeit und Kündigung

Die **Probezeit** für die Ausbildung dauert sechs Monate und kann nicht verlängert werden. Während der Probezeit kann die Schülerin genauso wie die Arbeitgeberin von einem Tag auf den anderen **kündigen** (§ 15 I KrPflG). Gründe müssen für die Kündigung nicht genannt werden, ein formloser Brief genügt.

Beispiel Enriko hat in allen Klausuren der ersten beiden Unterrichtsblöcke sehr schlecht abgeschnitten. Nachdem auch aus der Praxis schlechte Beurteilungen kommen, wird ihm noch vor Ablauf der Probezeit gekündigt.
Lisa ist auch in Enrikos Klasse. Sie hatte mit der Ausbildung begonnen, da sie nicht wusste, ob sie einen Studienplatz erhält. Nach drei Monaten bekommt sie eine Zusage der Universität. Sie kündigt den Ausbildungsvertrag während der Probezeit.

Nach der Probezeit kann die Arbeitgeberin nur wegen eines wichtigen Grundes kündigen. Wichtige Gründe sind schwer wiegende Verstöße wie z. B.
- Diebstahl,
- Tätlichkeiten,
- schwere Beleidigungen oder
- Veröffentlichen von Betriebsgeheimnissen.

Die Schülerin kann nach der Probezeit mit einer Kündigungsfrist von vier Wochen kündigen.

Tarifverband
Zusammenschluss von Arbeitgeberinnen, der mit den Gewerkschaften Tarifverträge vereinbart.

Existenzminimum
Ein monatlicher Geldbetrag, der einem Menschen mindestens zur Verfügung stehen soll. Sozialrechtlich wird das Existenzminimum durch die Regelsätze des ALG II definiert (2008: ca. 660 €). In der Zivilprozessordnung werden nach § 850 c ZPO Pfändungsuntergrenzen festgelegt, die auch als Existenzminimum bezeichnet werden (2008: bei einer kinderlosen ledigen Person ca. 990 €).

ALG II | 190

www.tarifunion.dbb.de/aktuell/tvl/tva_pflege_laender.pdf
Hier finden Sie den TVA-L Pflege.

Schülerinnen, die während der Probezeit schwanger werden, kann nach § 9 Mutterschutzgesetz grundsätzlich nicht gekündigt werden. Sie genießen einen Kündigungsschutz während der Schwangerschaft vom Tag der Bekanntmachung bis zum Ablauf von vier Monaten nach der Entbindung.

Fehlzeiten

Die Ausbildung für Gesundheits- und Kinderkrankenpflegerinnen dauert – unabhängig vom Zeitpunkt der staatlichen Prüfung – in Vollzeitform drei Jahre, in Teilzeitform höchstens fünf Jahre (§ 4 I KrPflG). In diesem Zeitraum dürfen die Auszubildenden die Ausbildung nicht zu oft unterbrechen. Maximal zehn Prozent der Ausbildungszeit dürfen wegen Krankheit oder besonderer Ereignisse wie Hochzeit oder Beerdigung von Angehörigen verpasst werden. Das Zehntel bezieht sich auf die 2 100 Stunden für den Unterricht (210 Stunden entsprechen in der Regel 26 Fehltagen) und die 2 500 Stunden für die Praxis (250 Stunden entsprechen in der Regel 31 Fehltagen). Urlaubs- und Ferienzeiten werden unabhängig von der 10-Prozent-Regel gewährt.

Schülerinnen, die während der Ausbildung schwanger werden und ein Kind gebären, können für diesen Zeitraum insgesamt 14 Wochen fehlen (§ 7 KrPflG). Diese 14 Wochen entsprechen dem im Mutterschutzgesetz festgelegten Zeitraum von sechs Wochen vor der Geburt und acht Wochen nach der Geburt. Falls Schwangere die zulässigen Fehlzeiten während der Ausbildung überschreiten, können sie Folgendes tun, damit sie dennoch zur Prüfung zugelassen werden:

- Überschreitet die junge Mutter die erlaubten Fehlzeiten nur geringfügig, kann sie auf Antrag dennoch zur Prüfung zugelassen werden, wenn ihre Leistungen so gut sind, dass sie wahrscheinlich die Prüfung bestehen wird. Diesen Härtefallantrag kann die Schulleitung auch für Schülerinnen stellen, die aus anderen Gründen ihre Fehlzeiten überschritten haben. Einen Rechtsanspruch auf die Stellung eines Härtefallantrags haben die Schülerinnen nicht.
- Lehnt die Prüfungskommission die Zulassung ab, kann auf Antrag die Ausbildung verlängert werden. Den Zeitraum legt die Kommission je nach Einzelfall fest.
- Vor und nach der Entbindung kann die (werdende) Mutter auch während der im Mutterschutz vorgesehenen Schonfrist oder den Unterricht besuchen, solange sie sich gut fühlt.

Der Arbeitgeber kann wegen einer Überschreitung der Fehlzeiten den Ausbildungsvertrag nicht kündigen.

Urlaub während der Ausbildung

Der Urlaub muss für Volljährige mindestens vier Wochen im Jahr dauern (§ 3 Bundesurlaubsgesetz). Minderjährige haben je nach Alter einen Anspruch auf mindestens 25 – 30 Werktage Urlaub im Jahr (§ 19 Jugendarbeitsschutzgesetz). Der Urlaub muss zusammenhängend für mindestens zwölf Tage genommen und gewährt werden (§ 7 Bundesurlaubsgesetz). Eine besondere Form des Urlaubs ist der |Bildungsurlaub. Er dient der beruflichen und /oder politischen Weiterbildung. Die Regelungen hierzu variieren je nach Bundesland.

Auszubildende haben oft einen Anspruch auf einen längeren Jahresurlaub als die übrigen Arbeitnehmerinnen, da für sie die günstigeren Regeln aus einem Tarif- oder dem persönlichen Arbeitsvertrag gelten. Der Tarifvertrag Öffentlicher Dienst sieht z. B. je nach Alter einen Jahresurlaub von 26 bis 30 Tagen vor. Während des Urlaubs darf nicht gearbeitet werden. Wer im Urlaub erkrankt und sich krankschreiben lässt, verliert keine Urlaubstage an die Krankheit, der Urlaubsanspruch bleibt während der Genesung erhalten.

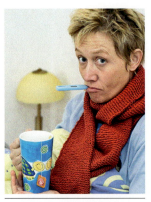

[1] Schülerinnen in der Pflegeausbildung dürfen maximal 10% der Ausbildungszeit fehlen, um zur Prüfung zugelassen zu werden.

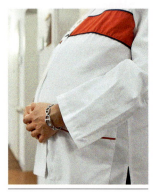

[2] Für schwangere Schülerinnen gilt auch während der Ausbildung das Mutterschutzgesetz. Die schwangerschaftsbedingten Fehlzeiten dürfen zusammen mit den allgemeinen Fehlzeiten (z. B. wegen Krankheit) 14 Wochen nicht überschreiten.

Bildungsurlaub | 530

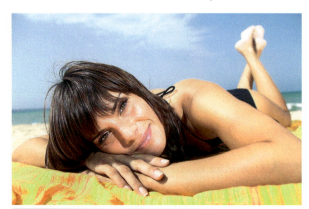

[3] Urlaub ist Erholungszeit.

Rechtliche Rahmenbedingungen

Arbeitsvertrag
Kündigung
Ein Arbeitsvertrag kann gekündigt werden mit einer

- ordentlichen Kündigung innerhalb einer Frist von mindestens vier Wochen,
- außerordentlichen Kündigung zu sofort oder
- sofortigen Kündigung bei schweren Verstößen ohne Abmahnung.

Vor einer Kündigung, die wegen eines Fehlverhaltens ausgesprochen werden soll, muss in der Regel eine |Abmahnung erfolgen. Dies gilt auch für die fristlose Kündigung. Erst bei besonders schweren Verstößen kann auf die Abmahnung verzichtet werden, und der Arbeitgeber darf eine sofortige Kündigung aussprechen. Dies gilt nur, wenn die Arbeitnehmerin von vornherein wusste, dass ihr Verstoß in keinem Fall zu dulden ist (z. B. bei Diebstahl oder Tätlichkeiten gegen Kolleginnen).

Eine Abmahnung nennt die genaue Arbeitspflicht, den Pflichtverstoß und droht die Kündigung an. Fehlt die Kündigungsandrohung, so hat der Arbeitgeber nur eine Ermahnung ausgesprochen, die keine Kündigung rechtfertigt. Für eine Kündigung reicht das Vorliegen einer einzelnen Abmahnung aus. Folgt nach einer Abmahnung ein weiterer Verstoß auch gegen eine andere Arbeitspflicht, so kann die Kündigung wegen eines Fehlverhaltens ausgesprochen werden. Die Wirksamkeit einer Abmahnung bleibt grundsätzlich bestehen. Einige Arbeitsgerichte sowie Tarifverträge sehen vor, dass eine Abmahnung nach zwei Jahren ihre Wirkung verliert.

Im Fall einer Abmahnung hat die Arbeitnehmerin das Recht, eine Stellungnahme zur Personalakte zu geben. Weiterhin kann sie vor dem Arbeitsgericht auf Entfernung der Abmahnung aus der Personalakte klagen, falls sie die Abmahnung für unberechtigt hält. Wird einer Arbeitnehmerin gekündigt, muss der Arbeitgeber auch im Kündigungsverfahren noch die Berechtigung der Abmahnung nachweisen.

> **Abmahnungen und Kündigungen werden vor dem Arbeitsgericht immer abhängig vom Einzelfall beurteilt.**

Die Mahnfunktion einer Abmahnung kann sich verbrauchen. Mahnt der Arbeitgeber in wenigen Monaten mehrmals das Zuspätkommen einer Kollegin an, ohne weitere Maßnahmen zu ergreifen, wie z. B. Gehaltskürzungen, so verlieren alle Abmahnungen ihre Wirksamkeit. Im Ergebnis liegt keine wirksame Abmahnung vor, und die Kündigung wegen eines erneuten Zuspätkommens wäre nicht rechtens.
Eine Kündigung muss in folgenden Fällen begründet werden:

- bei einer fristlosen Kündigung, wenn die Arbeitnehmerin es verlangt (§ 626 II BGB),
- bei der Geltung des Kündigungsschutzgesetzes (KSchG) in einem Betrieb mit mehr als zehn Mitarbeiterinnen, wenn die Kündigung vor dem Arbeitsgericht angefochten wird; die Kündigung ist nach dem KSchG zulässig bei Fehlverhalten, Krankheiten oder Betriebsumstrukturierungen,
- bei der Kündigung einer |Schwerbehinderten gegenüber dem Amt für Integration (§ 85 SGB IX),
- bei der Kündigung einer Schwangeren in einem Kleinbetrieb bei der zuständigen Landesbehörde und
- beim Bestehen einer Personalvertretung. Betriebsrat, Personalrat oder MAV müssen umfassend informiert werden und haben bei einer ordentlichen Kündigung eine Woche Zeit zur Stellungnahme, bei einer fristlosen Kündigung drei Tage. Verstreicht die Frist, so gilt die Kündigung als genehmigt.

> **Möchte eine Arbeitnehmerin gegen eine Kündigung vorgehen, so muss sie innerhalb von drei Wochen vor dem Arbeitsgericht klagen.**

Abmahnung
Eine Abmahnung ist eine formale Aufforderung des Arbeitgebers an eine Arbeitnehmerin, ein bestimmtes Verhalten künftig zu unterlassen, da sie sonst bei einem weiteren Verstoß gekündigt wird.

Schwerbehinderte | 141

295

Die gesetzlichen Kündigungsfristen bei einer ordentlichen Kündigung der Arbeitgeberin ergeben sich aus der Dauer der Betriebszugehörigkeit der Arbeitnehmerin. Kündigt die Arbeitnehmerin, ist die Kündigungsfrist unabhängig von der Dauer der Betriebszugehörigkeit vier Wochen.

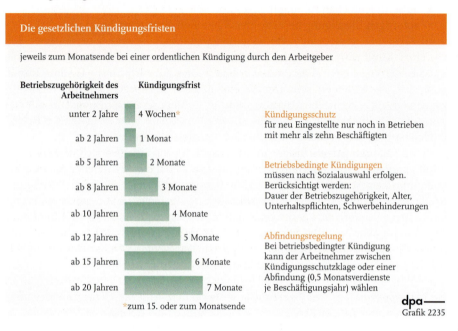

Tarifvertrag und Dienstvereinbarung

Der Arbeitsvertrag mit dem Arbeitgeber ist nicht die einzige Grundlage für das Arbeitsverhältnis. Der Arbeitgeber kann sich auch auf eine Dienstvereinbarung oder einen Tarifvertrag beziehen, in der Folgendes geregelt wird:
- die Höhe der Gehälter,
- die Länge des Urlaubs,
- die Länge der Arbeitszeit,
- Abschluss und Kündigung von Arbeitsverträgen,
- weitere Bedingungen der Arbeit sowie die
- Mitbestimmung.

Eine **Dienstvereinbarung** schließt die Personalvertretung eines Betriebes mit dem Arbeitgeber. Sie gilt nur für einen Betrieb. Ein **Tarifvertrag** wird zwischen den Gewerkschaften und den Arbeitgeberverbänden geschlossen. Er gilt zunächst nur für die gewerkschaftlich organisierten Arbeitnehmerinnen. In der Praxis schließen die Unternehmen aber auch die nicht gewerkschaftlich organisierten Arbeitnehmerinnen mit ein.

Für die Pflege galt bis 2005 maßgeblich der Bundesangestelltentarif (BAT) für Beschäftigte im öffentlichen Dienst. Viele private Einrichtungen haben die Gehälter und Arbeitsbedingungen in den Arbeitsverträgen an den BAT angelehnt, der 2005 von dem Tarifvertrag für den öffentlichen Dienst (TVöD) abgelöst wurde. Der TVöD gilt für die Beschäftigten des Bundes und der Kommunen.

In Einrichtungen der |Freien Wohlfahrtspflege gelten die Arbeitsvertragsrichtlinien (AVR). Diese entsprechen inhaltlich im Wesentlichen dem TVöD. Sie werden in arbeitsrechtlichen Kommissionen beschlossen, die |paritätisch von Vertreterinnen der Arbeitgeber und der Arbeitnehmerinnen besetzt sind.

Freie Wohlfahrtspflege | 223

paritätisch
gleichberechtigt

Der TVöD umfasst 15 Entgeltgruppen. Die Eingruppierung richtet sich danach, welche Tätigkeit tatsächlich und wie lange ausgeübt wird und kann in Eck-Eingruppierungen wie folgt unterteilt werden:
- EG 1: einfachste Tätigkeiten
- EG 2 – EG 4: un- und angelernte Tätigkeiten, Ausbildung unter 3 Jahren
- ab EG 5: dreijährige Berufsausbildung
- ab EG 9: Fachhochschulabschluss/Bachelor
- ab EG 13: wissenschaftlicher Hochschulabschluss/Master

Neben den Eingruppierungen spielen für den Tariflohn die Erfahrungs- bzw. Entwicklungsstufen eine Rolle. Dabei gilt bei ununterbrochener Tätigkeit folgende Einstufung:
- Stufe 1: ohne Berufserfahrung
- Stufe 2: ein Jahr Berufserfahrung oder ein Jahr in Stufe 1
- Stufe 3: nach weiteren 2 Jahren
- Stufe 4: nach weiteren 3 Jahren
- Stufe 5: nach weiteren 4 Jahren
- Stufe 6: nach weiteren 5 Jahren

www.verdi.de
▶ Branchen
▶ Gesundheits- und Sozialwesen
▶ Berufspolitik
▶ Pflegeberufe
▶ Krankenpflege
Hier finden Sie die Broschüre „Das Recht der Ausbildung in der Gesundheits- und Krankenpflege 2006/2007" mit Ausführungen zum Tarifvertrag.

Aus der Entgeltgruppe und der Erfahrungs- bzw. Entwicklungsstufe setzt sich das Grundentgelt zusammen. Dieses wird für den am Ende des Monats stehenden Lohn noch um folgende weitere Bestandteile ergänzt:
- Zeitzuschläge: Hierzu gehören Überstunden (30 % in den Entgeltgruppen 1 bis 9, 15 % in den Entgeltgruppen 10 bis 15), Nachtarbeit (20 %), Wochenende (samstags zwischen 13 und 21 Uhr 20 %, sonntags 25 %) sowie Feiertagsarbeit (125 % ohne Freizeitausgleich, 35 % mit Freizeitausgleich, am 24. und 31.12 jeweils ab 6 Uhr 35 %).
- Erschwerniszuschläge, z. B. für gelähmte und/oder beatmete Patientinnen
- Jahressonderzahlungen: Urlaubsgeld und Weihnachtsgeld sind zu einer Jahressonderzahlung zusammengefasst. Sie beträgt im Tarifgebiet West für EG 1 bis EG 8 90 %, für EG 9 bis EG 12 80 % und ab EG 13 60 %, im Tarifgebiet Ost 75 % der genannten Prozentsätze.

Laut TVöD haben die Beschäftigten einen Anspruch auf Erholungsurlaub wie folgt:
- bis zum 30. Lebensjahr 26 Arbeitstage,
- bis zum 40. Lebensjahr 29 Arbeitstage und
- nach dem 40. Lebensjahr 30 Arbeitstage.

Leisten Beschäftigte ständige Schicht- oder Wechselschichtarbeit, haben sie Anspruch auf Zusatzurlaub. Bei Schichtdienst beträgt er für je vier zusammenhängende Monate und bei Wechselschichtdienst für je zwei zusammenhängende Monate einen Arbeitstag. Abhängig von der Zahl der geleisteten Nachtarbeitsstunden können zusätzlich ein bis vier Tage Urlaub pro Jahr vereinbart werden. Der Zusatzurlaub darf zusammen mit dem Erholungsurlaub 35 bzw. 36 Tage nicht überschreiten.

▶ **Für Auszubildende im öffentlichen Dienst gibt es einen eigenen Tarifvertrag.**

3.3.3 Tägliche Arbeitszeit

Die Dauer der täglichen Arbeitszeit wird festgelegt durch:
- den Arbeitsvertrag,
- das Arbeitszeitgesetz (ArbZG),
- das Mutterschutzgesetz,
- das Jugendarbeitsschutzgesetz,
- die Tarifverträge für Schülerinnen und
- die Ausbildungs- und Prüfungsverordnung für die Berufe in der Krankenpflege (KrPflAPrV).

Die zulässige Höchstdauer legt das Arbeitszeitgesetz oder das Jugendarbeitsschutzgesetz fest. Sind die Bedingungen in dem Arbeits- oder Ausbildungsvertrag sowie einem einschlägigen Tarifvertrag günstiger für die Arbeitnehmerinnen, so gelten die günstigeren Bestimmungen.

Arbeitszeitgesetz

Volljährige Arbeitnehmerinnen und Schülerinnen haben nach dem Arbeitszeitgesetz (ArbZG) einen Anspruch darauf, dass die Arbeitszeit grundsätzlich acht Stunden nicht überschreitet. Die Arbeitszeit kann auf maximal zehn Stunden am Werktag verlängert werden, wenn im Schnitt innerhalb von sechs Monaten nicht mehr als acht Stunden gearbeitet werden muss. In Notfällen darf die Arbeitszeit überschritten werden.

Als **Arbeitszeit** gilt die Zeit vom Beginn bis zum Ende der Arbeit ohne die Ruhepausen. Ruhepausen sind die schon vor Beginn der Arbeit feststehenden Unterbrechungen der Arbeit. In dieser Pause darf nicht gearbeitet werden, die Rechtsprechung hält auch die Rufbereitschaft im Stationszimmer für Arbeitszeit. Während der Pause darf die Arbeitnehmerin die Arbeitsstelle verlassen, aber nicht das Betriebsgelände. Länger als sechs Stunden hintereinander dürfen Arbeitnehmerinnen nicht ohne Ruhepause beschäftigt werden. Dauert die Arbeitszeit zwischen sechs und neun Stunden, so sind Ruhepausen von mindestens 30 Minuten einzulegen. Beträgt die Arbeitszeit mehr als neun Stunden, so sind mindestens 45 Minuten Ruhepause zu gewähren. Nach der Arbeit sollen die Arbeitnehmerinnen eine Ruhezeit von elf Stunden bis zur nächsten Schicht haben. In Krankenhäusern und Pflegeeinrichtungen kann die Ruhezeit auf zehn Stunden verkürzt werden, wenn jede Verkürzung durch eine Verlängerung einer anderen Ruhezeit auf mindestens zwölf Stunden innerhalb eines Kalendermonats ausgeglichen wird.

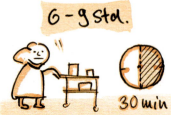 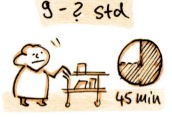 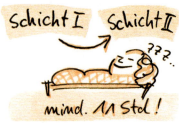

Nachtarbeit **1** | 663

Die **Nachtzeit** ist die Zeit zwischen 23 Uhr und 6 Uhr. Als |Nachtarbeit gilt es, wenn eine Arbeitnehmerin mindestens zwei Stunden während der Nachtzeit arbeitet.

Sonn- und Feiertage sind eigentlich arbeitsfrei, doch gelten für Krankenhäuser und Pflegeeinrichtungen Ausnahmen. Für jeden gearbeiteten Sonn- oder Feiertag muss innerhalb von zwei Wochen ein Ersatzruhetag gewährt werden, der möglichst unmittelbar mit einer Ruhezeit (z. B. freier Tag) verbunden werden soll. Pro Jahr müssen 15 Sonntage beschäftigungsfrei bleiben.

Besonderheiten in der Ausbildung

Überstunden sollen in der Ausbildung möglichst vermieden werden. Fallen dennoch Überstunden an, so sind sie besonders zu vergüten (§ 12 III KrPflG). Die Höhe der Vergütung wird im Gesetz nicht genannt, üblich ist ein Zuschlag von etwa einem Viertel auf den üblichen Stundenlohn.

Schülerinnen dürfen Nachtdienste erst ab der zweiten Hälfte der Ausbildung unter der Aufsicht einer examinierten Gesundheits- und (Kinder-)Krankenpflegerin leisten. Während der gesamten Ausbildung sollen mindestens 80 und maximal 120 Stunden im Nachtdienst gearbeitet werden (§ 1 III KrPflAPrV).

Änderungen des Dienstplanes sind zulässig, wenn die Änderungen rechtzeitig und während der Arbeitszeit mitgeteilt werden. Ist zuvor ein Dienstplan verbindlich angeordnet gewesen, so darf der Arbeitgeber vom Dienstplan nur dann abweichen, wenn sich ein unvorhersehbarer Mehrbedarf ergibt. Andernfalls ist die Schülerin berechtigt, eine Änderung abzulehnen. Dies gilt auch für Anrufe in der Freizeit oder das unvorhergesehene Streichen von freien Tagen.

Besonderheiten für Minderjährige in der Ausbildung

Das Jugendarbeitsschutzgesetz untersagt Schülerinnen unter 18 Jahren (Jugendlichen):
- mehr als acht Stunden am Tag zu arbeiten,
- mehr als fünf Tage in der Woche zu arbeiten,
- mehr als 40 Stunden in der Woche zu arbeiten (Überstundenverbot) sowie
- nach 20 Uhr und vor 6 Uhr zu arbeiten; Ausnahme: in mehrschichtigen Betrieben dürfen Jugendliche über 16 Jahren bis 23 Uhr beschäftigt werden.

Jugendliche haben einen Anspruch auf längere Ruhepausen. Nach spätestens viereinhalb Stunden muss eine Ruhepause gewährt werden. Dauert die Arbeitszeit insgesamt bis zu sechs Stunden, beträgt die Ruhepause 30 Minuten, bei einer längeren Arbeitszeit von sechs bis acht Stunden soll die Ruhepause eine Stunde dauern. Aus Arbeits- und Ruhezeit ergibt sich die Schichtzeit. Sie darf am Tag nicht länger als zehn Stunden dauern. Die Freizeit soll ununterbrochen mindestens zwölf Stunden dauern. Mindestens zwei Samstage und zwei Sonntage im Monat sollen arbeitsfrei bleiben.

Jugendliche, die in das Berufsleben eintreten, dürfen nur beschäftigt werden, wenn sie innerhalb der letzten 14 Monate ärztlich untersucht worden sind und dem Arbeitgeber hierüber eine Bescheinigung vorliegt. Für die kostenfreien Untersuchungen sind Jugendliche von der Arbeit ohne Verdienstausfall freizustellen.

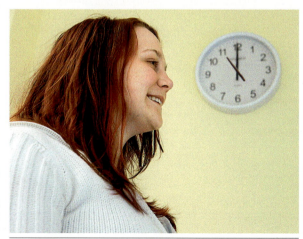

[1] Jugendliche unter 18 Jahren dürfen maximal bis 20 Uhr, in mehrschichtigen Betrieben bis 23 Uhr arbeiten.

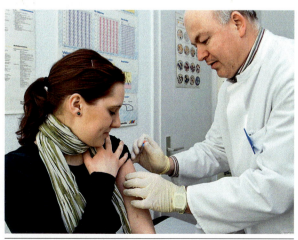

[2] Jugendliche bedürfen vor ihrer Einstellung einer betriebsärztlichen Untersuchung

3.3.4 Diskriminierung am Arbeitsplatz

Das Allgemeine Gleichbehandlungsgesetz (AGG) soll u. a. verhindern, dass Arbeitnehmerinnen und Arbeitnehmer benachteiligt werden.

Das Gesetz bezeichnet folgende Arten der Benachteiligung:

	Beispiel
Unmittelbare Diskriminierung	Ältere werden in einer Stellenanzeige aufgefordert, sich nicht zu bewerben.
Mittelbare Diskriminierung	Ein Unternehmen schließt Teilzeitbeschäftigte (der überwiegende Teil sind Frauen) von Weiterbildungsmaßnahmen aus.
Belästigung	In Anwesenheit eines homosexuellen Mitarbeiters werden wiederholt Schwulenwitze erzählt.
Sexuelle Belästigung	Eine Arbeitnehmerin erfährt ungewollte sexuelle Berührungen.
Anweisung zur Diskriminierung	Eine Pflegekraft wird angewiesen, keine Patienten einer bestimmten Nationalität als Klienten in der ambulanten Pflege zu akzeptieren.

Sexuelle Belästigung | 667

▶ Für die Benachteiligung im Sinne des AGG gelten besondere Beweislastregeln. Zunächst muss die betroffene Person beweisen, dass die Indizien vorliegen, die eine Benachteiligung vermuten lassen. Gelingt dieser Nachweis, so muss der Arbeitgeber darlegen und beweisen, dass keine Benachteiligung vorliegt oder die Benachteiligung gerechtfertigt ist. Kann der Arbeitgeber dies nicht, haftet er.

Eine Benachteiligung liegt dann vor, wenn eine Person in einer vergleichbaren Situation ohne sachlich gerechtfertigten Grund aufgrund eines der im Gesetz genannten Merkmale (z. B. Geschlecht oder Alter) ungünstiger als eine andere Person behandelt wird. So kann z. B. bei einer Nichteinstellung die abgelehnte Bewerberin bis zu drei Monatsgehälter als Entschädigung erhalten. Einen Einstellungsanspruch erwirbt sie dadurch jedoch nicht.

Wird eine Mitarbeiterin von Kolleginnen benachteiligt, so hat sie einen Anspruch darauf, dass der Arbeitgeber die Benachteiligung unterbindet und – falls keine Besserung eintritt - die Kolleginnen abmahnt, umsetzt, versetzt oder kündigt.

Jede Benachteiligung durch Arbeitgeber, Kollegen, Vorgesetzten oder Dritten kann bei einer Beschwerdestelle des Betriebes oder den Antidiskriminierungsstellen der Bundesländer angezeigt werden. Die zuständige Stelle sowie das AGG selbst sind im Betrieb öffentlich zu machen.

Das AGG im Arbeitsrecht

Verbot der Benachteiligung von Beschäftigten

aus Gründen der Rasse, wegen der ethnischen Herkunft, des Geschlechts, der Religion oder Weltanschauung, einer Behinderung, des Alters oder der sexuellen Identität

- beim Zugang zu einem Arbeitsplatz
  (z. B. in Stellenanzeigen, Vorstellungsgesprächen)
- bei den Beschäftigungs- und Arbeitsbedingungen
  (z. B. beim Lohn oder Gehalt, in Teilzeitregelungen, bei Festlegung von Altersgrenzen)
- beim beruflichen Aufstieg
  (z. B. bei Beförderungen, Leistungsbeurteilungen, Prämienzahlungen)

Rechte der Beschäftigten

- Beschwerde wegen einer Benachteiligung
- Verweigerung der Arbeitsleistung, wenn eine Belästigung oder sexuelle Belästigung am Arbeitsplatz nicht abgestellt wird
- Wegen eines Verstoßes gegen das Benachteiligungsverbot kann innerhalb von 2 Monaten Anspruch auf eine Entschädigung bzw. auf Schadensersatz erhoben werden

AGG: Allgemeines Gleichbehandlungsgesetz

*Unter bestimmten Bedingungen kann jedoch eine unterschiedliche Behandlung **erlaubt** sein: wegen wesentlicher beruflicher Anforderungen, wegen des Alters oder der Religion*

Was der Arbeitgeber tun muss

- die Mitarbeiter informieren bzw. schulen
- Benachteiligungen unterbinden
  (Überprüfung der betrieblichen Abläufe und Strukturen, von Betriebsvereinbarungen, Arbeits- und Tarifverträgen, Stellenausschreibungen usw.)
- Mitarbeiter auch vor Benachteiligung durch Kollegen, Kunden, Lieferanten schützen
- eine Beschwerdestelle einrichten

©Erich Schmidt Verlag

243815

Betriebliche Arbeitnehmervertretung

3.3.5

Arbeitnehmerinnen haben andere Interessen als Arbeitgeber. Dies liegt in der Natur der Sache. Die Interessen von Arbeitnehmerinnen gegenüber dem Arbeitgeber zu vertreten, ist eine Errungenschaft des 20. Jahrhunderts. Durch die zunehmende Mobilisierung der Arbeiterbewegung gegen Ende des 19. Jh. konnten nach und nach Möglichkeiten der Mitbestimmung geschaffen werden. 1920 wurde das Betriebsrätegesetz verabschiedet. Arbeitnehmerinnen erhielten Mitbestimmungsrechte in personellen, sozialen und wirtschaftlichen Angelegenheiten ihrer Unternehmen. Diese Privilegien wurden im Dritten Reich durch das Gesetz zur Ordnung der nationalen Arbeit außer Kraft gesetzt. Erst 1952 wurde das **Betriebsverfassungsgesetz** (BetrVG) verabschiedet, das die Arbeitnehmerrechte in der Bundesrepublik stärkte. Es regelt heute in der Neufassung von 2001 die Interessenvertretung der Arbeitnehmerinnen in privatwirtschaftlich geführten Betrieben. Um die Rechte auf Grund dieses Gesetzes durchsetzen zu können, ist die Errichtung von Betriebsräten sinnvoll, aber nicht verpflichtend. In öffentlichen Einrichtungen übernehmen die |Personalräte, in kirchlichen die |Mitarbeitervertretungen die Aufgaben der Arbeitnehmervertretung. Die Rechte und Pflichten von Personalräten und Mitarbeitervertretungen ähneln sich, müssen im konkreten Fall jedoch genau hinterfragt werden.

Personalrat | 291
Mitarbeitervertretung | 291

> Durch die zunehmende Privatisierung von Einrichtungen des Gesundheitswesens gewinnt das Betriebsverfassungsgesetz an Bedeutung.

Rechte und Aufgaben des Betriebsrats

Die Rechte des Betriebsrats werden in Mitbestimmungs- und Mitwirkungsrechte unterschieden. Die **Mitbestimmungsrechte** umfassen im Wesentlichen Fragen
- der Arbeitszeit, inkl. Pausenregelungen und Überstunden,
- des Entgelts,
- der Einstellung oder Versetzung,
- der Entwicklung von Beurteilungsgrundsätzen und
- der Weiterbildung bei Qualifikationsverlust.

In diesen Fällen sind Maßnahmen des Arbeitgebers nur dann rechtsgültig, wenn der Betriebsrat zugestimmt hat. Lehnt der Betriebsrat eine Zustimmung ab, muss eine **Einigungsstelle** vermitteln.

Das **Mitwirkungsrecht** umfasst alle Fragen, bei denen der Arbeitgeber den Betriebsrat informieren bzw. sich mit ihm beraten muss. Hierzu gehören u. a.:
- Personalplanung sowie
- Arbeits- und Umweltschutz.

In Betrieben mit mehr als 100 Beschäftigten kann ein Wirtschaftsausschuss gebildet werden, der bei wirtschaftlichen Fragen zur Beratung herangezogen werden muss.

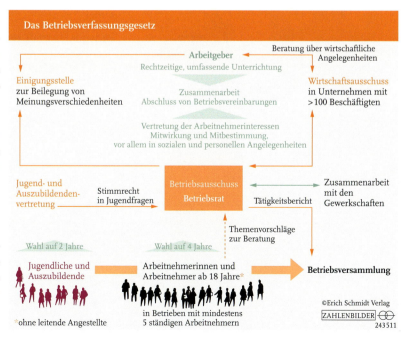

Wahl des Betriebsrats

Betriebsräte werden alle vier Jahre im Rhythmus der Winterolympiade gewählt. Die Anzahl der Betriebsräte pro Betrieb ist dabei abhängig von dessen Größe gestaffelt. Bei einem Kleinbetrieb mit bis zu 20 Wahlberechtigten wird z. B. nur eine Person Betriebsrat, bei Großbetrieben mit 4000 Wahlberechtigten werden 25 Mitglieder gewählt. Der Anteil von Männern und Frauen soll den Geschlechteranteil aller Beschäftigten widerspiegeln. Wahlberechtigt sind alle Beschäftigten des Betriebs, die das 18. Lebensjahr vollendet haben (§ 7 BetrVG). Dies gilt auch für Arbeitnehmerinnen eines anderen Betriebs, die zur Arbeitsleistung überlassen wurden (z. B. „Leasingkräfte"), insofern sie länger als drei Monate im Betrieb eingesetzt wurden. Wählbar sind alle Wahlberechtigten, die sechs Monate dem Betrieb angehören oder als in Heimarbeit Beschäftigte in der Hauptsache für den Betrieb gearbeitet haben (§ 8 BetrVG).

Wahlvorbereitungen und die Betriebsratswahl selbst werden während der Arbeitszeit durchgeführt. Das gilt auch für die Tätigkeiten der Betriebsräte. Bei 200 und mehr Arbeitnehmerinnen wird eine steigende Anzahl von Betriebsräten zur Wahrnehmung der Interessenvertretung von ihren betrieblichen Aufgaben freigestellt. Die Mitglieder des Betriebsrats wählen die **Betriebsratsvorsitzende** sowie deren Stellvertretung aus ihren Reihen. Entspricht die Unternehmensgröße mehr als acht Betriebsräten, so wird ein Betriebsausschuss gewählt, der die laufenden Geschäfte des Betriebsrats abwickelt.

Jugend- und Auszubildendenvertretung

In Betrieben, in denen ein Betriebsrat besteht und mindestens fünf Auszubildende unter 25 Jahren oder jugendliche Arbeitnehmerinnen unter 18 Jahren beschäftigt sind, kann eine Jugend- und Auszubildendenvertretung gewählt werden. Sie wird jeweils im Oktober oder November für eine Amtszeit von zwei Jahren gewählt. Die Größe der JAV richtet sich nach der Anzahl der beschäftigten Auszubildenden und jugendlichen Arbeitnehmerinnen. Die Aufgaben ergeben sich aus unten stehender Abbildung.

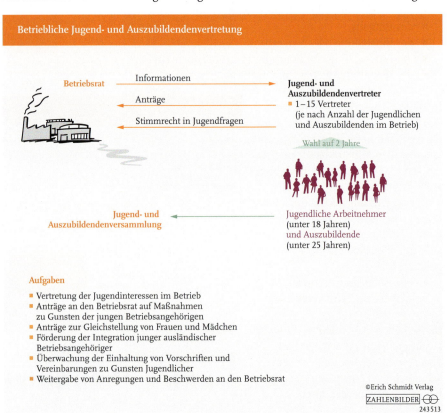

Rahmenbedingungen von Pflege kennen und in ihnen handeln

Staatliche Rahmenbedingungen

4 Staatliche Rahmenbedingungen

4.1	Der Staat	306
4.1.1	Merkmale eines Staates	306
	Staatsvolk	306
	Staatsgebiet	307
	Staatsgewalt	307
4.1.2	Staats- und Regierungsformen	308
4.1.3	Staatlicher Föderalismus	309
4.1.4	Grundsätze der bundesstaatlichen Ordnung	310
4.1.5	Horizontale und vertikale Gewaltenteilung	312

4.2	Das Grundgesetz der Bundesrepublik Deutschland	313
4.2.1	Entstehungsgeschichte	313
4.2.2	Aufbau	314
	Präambel	314
	Grundrechte	314
	Grundrechtsgleiche Rechte	315
	Staatsorganisationsrecht	315

4.3	Gesetzgebung der Bundesrepublik Deutschland	316
4.3.1	Einleitungsverfahren	316
4.3.2	Beschlussverfahren	317
4.3.3	Abschlussverfahren	317

4.4	Die obersten Bundesorgane	318
4.4.1	Bundestag	318
4.4.2	Bundesrat	320
4.4.3	Bundespräsident	320
	Bundeskanzlerin	321
	Bundesminister	322
	Aufgaben und Rechte der Bundesregierung	322
4.4.5	Bundesverfassungsgericht	323
4.4.6	Bundesversammlung	323

4.5	Wahlrecht und Wahlsysteme	324

4.6	Wirtschaftsordnung der Bundesrepublik Deutschland	326

4.7	Die Europäische Union	327
4.7.1	Geschichtliche Entwicklung	327
4.7.2	Aufgaben und Organe der EU	328
	Europäisches Parlament	329
	Europäischer Rat	329
	Europäische Kommission	330
	EU-Ministerrat	330
	Europäischer Gerichtshof	330

303

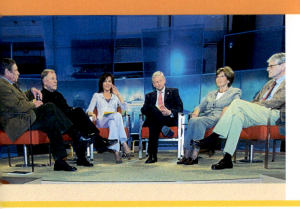

Staatliche Rahmenbedingungen

Mit Politik ist es ein bisschen wie mit Fußball. Erst wenn man sich ein wenig auskennt, wird es interessant. Spaß macht es erst, wenn man neben den Spielregeln auch noch die einzelnen Spieler und deren Funktion in der Mannschaft kennt und nebenbei die Zeit investiert, diese Kenntnisse auf dem Laufenden zu halten.

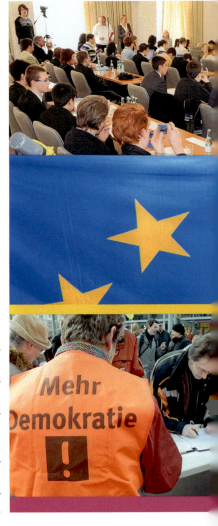

Ein Zyniker würde an dieser Stelle sagen: „Ja, das ist prinzipiell richtig. Nur gibt es mehr Fußballfans als Politikinteressierte in Deutschland." Das mag zu Hochzeiten der Fußballeuphorie, wie z. B. während der Weltmeisterschaft in Deutschland, zutreffen, mit Sicherheit jedoch nicht für den Alltag. Denn viele unterschätzen, in welch zahlreiche Bereiche unseres Lebens Politik und politische Entscheidungen hineinragen. Ein immer mal wieder aufkeimender Politikverdruss mit Ansichten wie „Wahlen ändern doch eh nichts – wenn sie was ändern würden, wären sie verboten" ist daher eher Ausdruck fehlender Kenntnisse über das politische System, in dem wir leben.

Dabei ist es durchaus die Entscheidung jeder einzelnen Person, ob sie sich mit politischen Themen auseinandersetzen möchte oder nicht. Es ist eine Frage der politischen Meinung, ob man eine Regierungsentscheidung gutheißt oder nicht. Und wir dürfen in Deutschland durch Wahlen die „Politikmacher" bestimmen, aber keiner kann uns dazu zwingen. Wir haben die Freiheit, unsere Meinung öffentlich darzustellen, ggf. auch durch Bürgerinitiativen und Volksentscheide auf eine höhere politische Ebene zu bringen.

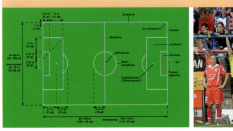

4

Staatliche Rahmenbedingungen

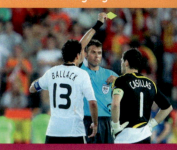

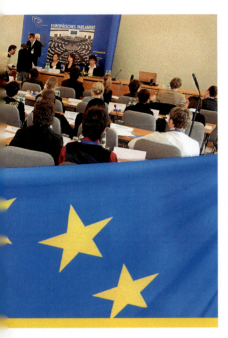

Demokratie ist anstrengend. Sie setzt mündige Bürgerinnen und Bürger voraus, die sich ihrerseits über das politische Geschehen informieren und sich eine Meinung bilden. Und die Erhaltung der Demokratie ist ein fortwährender Prozess. Ein Grundverständnis über das politische System, in welchem wir leben, ist daher unabdingbar. Es gehört sozusagen zur Allgemeinbildung. Dabei ist es illusorisch, immer die Namen aller Bundesminister parat zu haben oder das Grundgesetz mit all seinen Artikeln auswendig zu können. Es geht darum, bestimmte politische Prinzipien zu verstehen, deren Kenntnis einen davor schützt, allzu leicht Opfer populistischer Reden zu werden. Wie oft hört man z. B.: das Argument „Unsere Abgeordneten sind doch alle faul! Schau Dir mal eine Plenarsitzung im Bundestag an, da sind die meisten Stühle leer – wahrscheinlich schlafen die alle aus oder sitzen in ihrem Wochenendhaus." Kennt man die Aufgaben der Abgeordneten, kann man dieses Argument widerlegen – die Abgeordneten verfolgen die Sitzungen in ihren Büros. Dort arbeiten sie an den Inhalten, die sie für ihren nächsten Redebeitrag bei einer Ausschusssitzung oder für eine neue Gesetzesinitiative benötigen.

Das Gleiche gilt für extremistisches Gedankengut, das sich gegen die Verfassung eines Staates und damit gegen demokratische Strukturen richtet. Die Argumente der Extremisten klingen häufig sehr plausibel. Dies ist auch nicht verwunderlich – ist es schließlich erklärtes Ziel der Extremisten, die Bevölkerung auf ihre Seite zu ziehen. Sie nutzen die Ängste der Bürgerinnen und Bürger, um ihre Thesen für einen besseren, auf die „Bedürfnisse des Volkes" ausgerichteten Staat zu untermauern. Schaut man mit einer gewissen politischen Kenntnis hinter extremistische Argumente, kann man diese häufig recht schnell entkräften – und damit das Unwohlsein, das einen überkommt, rational untermauern.

Das folgende Kapitel soll die grundlegenden Prinzipien des Staates, seine Aufgaben und Funktionen klären und damit deutlich machen, welchen Stellenwert die Demokratie in unserer Gesellschaft hat.

All dies kennzeichnet einen modernen, demokratischen Staat. Was diese Privilegien eigentlich bedeuten, welchen Wert diese Freiheiten darstellen, können Menschen beurteilen, die in anderen Staatssystemen gelebt haben, die diktatorisch ausgerichtet waren (z. B. die ehemalige DDR). Auch in diktatorischen Staatssystemen kann es durchaus passieren, dass die Bürgerinnen und Bürger die Politik der Regierung gutheißen. Nicht selten arrangieren sich die dort lebenden Menschen mit dem System und stören sich nicht daran – schließlich geben sich viele autoritäre Staatsführer „volksnah". Doch der Preis dafür ist sehr hoch: Meinungen, die nicht der Partei- bzw. Staatslinie entsprechen, sind nicht erwünscht. Schlimmstenfalls werden Menschen für ihre Meinungsäußerung bestraft, entweder auf Basis politischer Urteile in formalen Gerichtsprozessen oder durch eigenmächtig handelnde Polizei- und Sicherheitsapparate.

Alle Staatsgewalt geht vom Volke aus.

Art. 20 Abs. II S. 1 GG

4.1 Der Staat

Ein Staat ist ein politisches Gebilde, das das Zusammenleben von Menschen in einer Gesellschaft organisiert. Staaten und Staatsgebilde existieren fast genauso lang wie die Menschheit. Antike Staatsgebilde sind uns aus dem alten Ägypten, Griechenland oder Rom genauso wie aus China bekannt. Sie besaßen bereits die wesentlichen Elemente unseres heutigen Staatswesens. Feste Regeln (Gesetze) dienten dem Zusammenleben der Menschen, es gab Herrscher, die diese Gesetze formten, und Gruppen von Menschen, die die Einhaltung der Gesetze überwachten.

4.1.1 Merkmale eines Staates

Nach dem heutigen Völkerrecht ist ein Staat ein Zusammenschluss von Menschen (Staatsvolk), die in einem abgegrenzten Territorium (Staatsgebiet) unter einer bestimmten Herrschaftsform (Staatsgewalt) organisiert sind. Weiterhin gehören zum Staat die politische Instanz, die Recht und öffentliche Ordnung in einer Gesellschaft schaffen und wahren kann, sowie eine Verwaltung, die Recht und öffentliche Ordnung durchsetzt.

UN | 493
Wahlrecht | 324

Insgesamt gibt es weltweit 193 von der |UN anerkannte Staaten. Darunter fällt neben den UN-Mitgliedsstaaten auch der Vatikan. Einige weitere Staaten sind nicht vollständig von der UN anerkannt, z. B. der Kosovo.

Staatsvolk

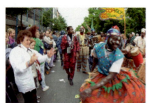

[1] Die deutsche Staatsangehörigkeit ist ein rechtlicher Status. Sie definiert sich nicht über „völkische" Aspekte des Deutschseins. Unter bestimmten Bedingungen können Menschen aus anderen Ländern die deutsche Staatsbürgerschaft erwerben (Einbürgerung). Sie sind damit von Rechts wegen allen anderen deutschen Staatsangehörigen gleichgestellt.

Rechte	Pflichten
Aktives und passives |Wahlrecht	Wehrpflicht männlicher Staatsbürger
Recht auf Zugang zu öffentlichen Ämtern	Pflicht zur Übernahme öffentlicher Ämter (z. B. Schöffentätigkeit)
Stimmrecht bei Gebietsänderung	Treue- und Gehorsamspflicht gegenüber dem Staat
Leistungsansprüche gegen den Staat (z. B. Anspruch auf Sozialleistungen)	

[Tab. 1] Rechte und Pflichten des Staatsvolkes

Die Gesamtheit aller Staatsangehörigen wird **Staatsvolk** genannt. Sie stehen zum Staat in einer wechselseitigen Rechtsbeziehung, das heißt sowohl der Staat hat dem Staatsvolk gegenüber festgesetzte Rechte und Pflichten, wie auch das Staatsvolk gegenüber dem Staat [Tab. 1]. Das Staatsvolk ist nicht gleichzusetzen mit der Bevölkerung eines Staates, denn auch Nicht-Staatsangehörige können in einem Staat leben (Ausländer). Für sie gelten jedoch in der Regel andere Rechtsgrundlagen.

Im Grundgesetz der Bundesrepublik Deutschland wird nicht vom Staatsvolk, sondern vom Deutschen Volk gesprochen. Diese Gruppe umfasst alle **deutschen Staatsangehörigen** sowie Personen, die „als Flüchtling oder Vertriebener deutscher Volkszugehörigkeit oder als dessen Ehegatte oder Abkömmling in dem Gebiete des Deutschen Reiches nach dem Stande vom 31. Dezember 1937 Aufnahme gefunden hat" (Art. 116 Abs. 1 GG). Damit wird jedoch auch deutlich, dass die Zugehörigkeit zum deutschen Volk ein rechtlicher Status ist und nicht im Sinne einer ethnischen Sichtweise interpretiert werden kann.

Staatliche Rahmenbedingungen

Zwei Prinzipien können den Erwerb einer Staatsangehörigkeit bestimmen:

Das **Territorialprinzip** (*ius soli*) besagt, dass die Person Staatsangehörige wird, die im Staatsgebiet geboren wurde. Nach diesem Prinzip wird die Staatsangehörigkeit z. B. in Frankreich oder den USA erworben. Wird also ein Kind in den USA geboren, kann es die US-amerikanische Staatsangehörigkeit erwerben.

Nach dem **Abstammungsprinzip** (*ius sanguini*) ist für die Staatsangehörigkeit einer Person die der Eltern maßgeblich. In der Bundesrepublik Deutschland wird nach dem Abstammungsprinzip verfahren. Daraus resultiert, dass die deutsche Staatsangehörigkeit erworben wird durch die

- **Geburt**: bei ehelichen Kindern auf Grund der deutschen Staatsangehörigkeit eines Elternteils, bei nicht ehelichen Kindern auf Grund der deutschen Staatsangehörigkeit der Mutter des Vaters,
- **Adoption**: wenn ein oder beide Adoptivelternteile die deutsche Staatsangehörigkeit besitzen oder
- **Einbürgerung** (Naturalisation): auf Wunsch der einzubürgernden Person bei gleichzeitiger Erfüllung der gesetzlichen Grundlagen.

Im deutschen Grundgesetz ist festgehalten, dass niemandem die deutsche Staatsangehörigkeit entzogen werden darf (Art. 16 I 2 GG). Damit soll vermieden werden, dass eine Person aus willkürlichen Gründen (z. B. politisch, rassisch oder religiös) staatenlos wird. Möchte jedoch eine Person die deutsche Staatsangehörigkeit abgeben (z. B., um eine andere Staatsangehörigkeit anzunehmen), ist dies auf Antrag möglich.

Staatsgebiet

Der räumliche Lebensbereich des Staatsvolks wird Staatsgebiet genannt. In ihm hat der Staat Gebiets- und Lufthoheit. Alle Personen, die sich im Staatsgebiet aufhalten, unterstehen dem Gewaltmonopol des Staates. Das Staatsgebiet umfasst

- die **Erdoberfläche** innerhalb der Staatsgrenzen,
- das **Erdinnere** unter der Erdoberfläche (theoretisch bis zum Erdmittelpunkt),
- den **Luftraum** über dem Staatsgebiet (bis zu einer Höhe von 100 km) und
- an den **Meeresküsten** ein Streifen von 3 Seemeilen.

Das bundesdeutsche Staatsgebiet besteht seit dem 3. Oktober 1990 aus 16 Bundesländern (Föderalismus|309).

Staatsgewalt

Die Ausübung hoheitlicher Macht innerhalb eines Staatsgebiets wird Staatsgewalt genannt. Sie erfolgt durch die Organe und Institutionen eines Staates. Dazu gehören

- Staatsoberhaupt und -regierung,
- Parlament und
- Gerichte.

Die Staatsgewalt ist also die |souveräne Machtausübung des Staates – einerseits nach Außen durch Unabhängigkeit gegenüber anderen Staaten und andererseits nach Innen durch Gestaltung und Aufrechterhaltung einer öffentlichen Ordnung (Recht).

Die deutschen Länder

Hamburg
Schleswig-Holstein
Bremen
Mecklenburg-Vorpommern
Niedersachsen
Kiel
Hamburg
Schwerin
Berlin
Nordrhein-Westfalen
Bremen
Hannover
Berlin
Brandenburg
Potsdam
Magdeburg
Düsseldorf
Hessen
Dresden
Sachsen-Anhalt
Erfurt
Sachsen
Wiesbaden
Rheinland-Pfalz
Mainz
Saarbrücken
Stuttgart
Thüringen
Saarland
München
Bayern
Baden-Württemberg

© Globus 1330

souverän
über rechtliche Selbstbestimmung verfügend

307

4.1.2 Staats- und Regierungsformen

Die Staatsform beschreibt die äußere politische Organisationsform eines Staates. Sie richtet sich nach der Stellung des Staatsoberhaupts. Die Regierungsform beschreibt die formelle Ausgestaltung des politischen Systems eines Staats. Eine Regierungsform wird als demokratisch bezeichnet, wenn das Staatsoberhaupt direkt oder indirekt vom Volk gewählt wird und die Staatsgewalt geteilt ist (Gewaltenteilung |312).

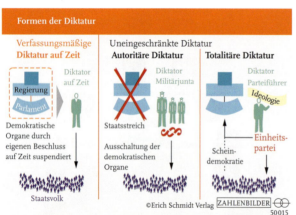

In einer **Monarchie** ist das Staatsoberhaupt ein Monarch. In einer absoluten Monarchie besitzt der Monarch die uneingeschränkte Macht. Sie ist heute nur noch in wenigen Staaten (z. B. Saudi-Arabien) zu finden. Es überwiegen konstitutionelle Monarchien, in der die Verfassung die Rechte des Monarchen einschränken (z. B. Jordanien), parlamentarische Monarchien, in denen die Staatsmacht in den Händen eines frei gewählten Parlaments und der Regierung liegt (z. B. Dänemark) sowie Mischformen (z. B. Großbritannien).

In einer **Diktatur** ist das Staatsoberhaupt eine Person oder Gruppe, die über die gesamte Staatsmacht verfügt. Man unterscheidet verfassungsgemäße Diktaturen, die auf Zeit bestehen (z. B. während eines Bürgerkriegs) und nicht verfassungsgemäße, uneingeschränkte Diktaturen, in denen die Macht habende Person oder Gruppe alle verfassungsgemäßen Organe der |Gewaltenteilung ausschaltet und über die alleinige Macht verfügt. In einer autoritären Diktatur existieren keine verfassungsgemäßen Organe (z. B. Parlament), während in totalitären Diktaturen eine Scheindemokratie durch stark manipulierte Wahlen aufrechterhalten wird.

Eine **Republik** basiert auf einem demokratischen Grundprinzip: Das Staatsoberhaupt sowie die Regierung werden gewählt. In den meisten Republiken besteht eine repräsentative Demokratie. Das bedeutet, dass das Volk Repräsentanten wählt und sie damit befugt, die Macht auszuüben. Eine direkte Demokratie (Basisdemokratie), in der das Volk unmittelbar an Staatsentscheidungen teilnimmt, gibt es auf Bundesebene nicht. Allerdings gibt es in einigen Ländern (z. B. Schweiz) einzelne Bereiche der Staatspolitik, die basisdemokratisch entschieden werden.

Weiterhin unterscheidet man demokratische Regierungsformen nach dem Ausmaß der Abhängigkeit der Regierung von der Volksvertretung. In präsidentiellen Systemen (z. B. USA) ist der Regierungschef gleichzeitig Staatsoberhaupt und dem Parlament gegenüber nicht verantwortlich (Präsidialrepublik). In parlamentarischen Systemen (z. B. Deutschland) muss sich die Regierung gegenüber dem Parlament verantworten. Regierungschef und Staatsoberhaupt werden von zwei verschiedenen Personen gestellt.

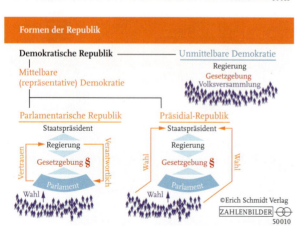

Gewaltenteilung | 312
Verfassung | 313

▶ Die Bundesrepublik Deutschland ist qua |Verfassung eine parlamentarische Demokratie.

Staatliche Rahmenbedingungen

Staatlicher Föderalismus

4.1.3

Der Föderalismus ist ein Organisationsprinzip für ein gegliedertes Gemeinwesen. Als Staatsprinzip verbindet es nicht souveräne Gliedstaaten zu einem Gesamtstaat. Hierbei ist die politische Macht zwischen dem Gesamtstaat (der Bund) und den kleineren eigenständigen Einheiten (Bundesländern und Kommunen) aufgeteilt.
Besondere Aspekte eines Bundesstaats sind:

- Die Gliedstaaten verfügen über einen eigenen Herrschaftsbereich.
- Die Gliedstaaten besitzen finanzielle Eigenständigkeit.
- Politische Willensbildung kann auf mehreren Ebenen erfolgen.

In Deutschland haben alle Bundesländer eine eigene Verfassung sowie Staatsorgane (z. B. Landesparlament, Landesregierung, Landesgerichte). Sie haben in bestimmten Bereichen (z. B. Kultur, Bildung) eigene Entscheidungskompetenz. In anderen Bereichen (z. B. Außen- und Verteidigungspolitik) liegt die Entscheidungsverantwortung in der Hand des Bundes. In bestimmten Fragen müssen Bund und Länder gemeinsam entscheiden. Das Föderalismusprinzip ist in Deutschland im Grundgesetz verankert. Das |Bundesverfassungsgericht dient dabei in Rechtsfragen als Vermittler zwischen dem Bund und den Ländern.

Bundesverfassungs-
gericht | **323**, **267**

Das Gegenstück zum Föderalismus ist der **Einheitsstaat**. In ihm werden für alle Regionen einheitlich gesetzliche Rahmenbedingungen geschaffen. Beispiele für Einheitsstaaten sind Frankreich oder die ehemalige DDR.

Auch wenn der Föderalismus in der Bundesrepublik häufig wegen der aufwändigen Entscheidungsprozesse und der Uneinheitlichkeit v. a. im Bildungssektor kritisiert wird, dient er doch primär dem Erhalt einer lebendigen und vielfältigen Demokratie. Gleichzeitig wird die politische Teilhabe (*Partizipation*) der einzelnen Bürgerinnen und Bürger in föderalen Strukturen erleichtert („Prinzip der kurzen Wege").

Mit der 2006 verabschiedeten **Föderalismusreform** sollte einigen der Kritikpunkte am föderalen System der Bundesrepublik entgegengetreten werden. Derzeit sind die Gesetzgebungskompetenzen von Bund und Ländern wie folgt geregelt:

Gesetzgebungskompetenzen von Bund und Ländern		
Art. 70 GG — Grundregel: Soweit das Grundgesetz nicht dem Bund die Befugnis erteilt, haben die Länder das Recht der Gesetzgebung.		
Art. 71, 73 GG Ausschließliche Gesetzgebung des Bundes	**Art. 72, 74 GG** Konkurrierende Gesetzgebung — Vorrangige Zuständigkeit des Bundes; solange und soweit er davon keinen Gebrauch macht, haben jedoch die Länder die Gesetzgebungsbefugnis.	
<ul><li>auswärtige Angelegenheiten</li><li>Verteidigung, Zivilschutz</li><li>Staatsangehörigkeit</li><li>Pass- und Meldewesen</li><li>Freizügigkeit, Ein-/Auswanderung</li><li>Währung, Außenwirtschaft</li><li>Zoll und Grenzschutz</li><li>Schutz des deutschen Kulturguts gegen Abwanderung ins Ausland</li><li>Luftverkehr, Bundeseisenbahnen</li><li>Post und Telekommunikation</li><li>Recht der Bundesbeamten</li><li>Gewerblicher Rechtsschutz</li><li>Terrorismusabwehr durch BKA</li><li>Polizeiliche Zusammenarbeit von Bund und Ländern</li><li>Waffen- und Sprengstoffrecht</li><li>Nutzung der Kernenergie</li></ul>	<ul><li>Bürgerliches Recht, Strafrecht</li><li>Personenstandswesen</li><li>Vereinsrecht</li><li>Kriegsfolgen, Wiedergutmachung</li><li>Sozialversicherung, Arbeitsrecht</li><li>Wettbewerbsrecht</li><li>Agrarförderung, Ernährung</li><li>Bodenrecht, Wohngeldrecht</li><li>Gesundheitswesen</li><li>Schifffahrt</li><li>Umweltrecht (Abfall, Luft, Lärm)</li><li>Statusrechte der Länderbeamten</li><li>Jagdwesen*</li><li>Naturschutz, Landschaftspflege*</li><li>Raumordnung*</li><li>Wasserhaushalt*</li><li>Hochschulzulassung, -abschluss*</li></ul> * Von bundesgesetzlichen Regelungen auf diesen Gebieten können die Länder abweichen.	<ul><li>Aufenthaltsrecht</li><li>öffentliche Fürsorge</li><li>Recht der Wirtschaft (u. a. ohne Ladenschluss, Gaststätten, Messen)</li><li>Ausbildungsförderung</li><li>Forschungsförderung</li><li>Überführung in Gemeineigentum</li><li>Krankenhauswirtschaft</li><li>Lebensmittel-, Produktsicherheit</li><li>Straßenverkehr, Kraftfahrwesen</li><li>Gentechnik</li></ul> <ul><li>In diesen Bereichen ist der Bund nur zuständig, wenn und soweit zur Herstellung gleichwertiger Lebensverhältnisse oder zur Wahrung der Rechts- und Wirtschaftseinheit eine bundesrechtliche Regelung erforderlich ist.</li></ul>

©Erich Schmidt Verlag
ZAHLENBILDER
66001

309

4.1.4 Grundsätze der bundesstaatlichen Ordnung

Grundgesetz | 313

Die Grundsätze zur bundesstaatlichen Ordnung sind in verschiedenen Artikeln des Grundgesetzes festgeschrieben.

Artikel 20
(1) Die Bundesrepublik Deutschland ist ein demokratischer und sozialer Bundesstaat.
(2) Die Gesetzgebung ist an die verfassungsmäßige Ordnung, die vollziehende Gewalt und die Rechtsprechung sind an Gesetz und Recht gebunden.

Artikel 79
(3) Eine Änderung dieses Grundgesetzes, durch welches die Gliederung des Bundes in Länder, die grundsätzliche Mitwirkung der Länder bei der Gesetzgebung oder die in den Artikeln 1 und 20 niedergelegten Grundsätze berührt werden, ist unzulässig.

Hiermit sind folgende Staatsprinzipien festgelegt:
- Demokratieprinzip (|308)
- Sozialstaatsprinzip (|200)
- Rechtsstaatsprinzip (|264)
- Föderalismusprinzip (|309)

Die bundesstaatliche Ordnung darf nicht geändert werden. Zulässig sind laut Grundgesetz jedoch eine Neugliederung sowie eine Verringerung der Zahl der Länder. Außerdem muss die wichtigste Kompetenz der Länder, die Mitwirkung an der Gesetzgebung, erhalten bleiben.

Artikel 28
(1) Die verfassungsmäßige Ordnung in den Ländern muss den Grundsätzen des republikanischen, demokratischen und sozialen Rechtsstaates im Sinne dieses Grundgesetzes entsprechen. (...)

Artikel 30
Die Ausübung der staatlichen Befugnisse und die Erfüllung der staatlichen Aufgaben ist Sache der Länder, soweit dieses Grundgesetz keine andere Regelung trifft oder zulässt.

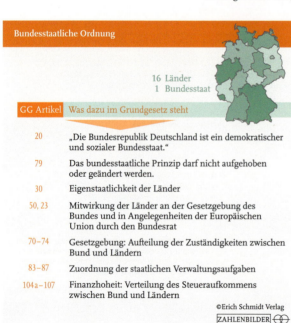

Die Bundesländer verfügen dem Föderalismusprinzip entsprechend über eigene Verfassungen sowie über Institutionen des parlamentarisch-demokratischen Regierungssystems wie Parlament, Regierung, Verwaltung und Gerichtsbarkeit. Diese dürfen jedoch nicht im Widerspruch zur Verfassung und Staatsordnung des Bundes stehen. Ein Bundesland dürfte sich also nicht dazu entschließen, eine monarchische Staatsform anzunehmen.

Die Eigenstaatlichkeit der Bundesländer macht deutlich, dass auch in Bereichen, in denen der Bund Gesetzgebungskompetenz besitzt, die Bundesländer die Umsetzung und Überwachung dieser Gesetze in eigener Hand halten.

Staatliche Rahmenbedingungen

4.1

Artikel 31
Bundesrecht bricht Landesrecht.

Mit diesem Grundsatz wird festgelegt, dass im Fall eines Widerspruchs zwischen einer Norm des Landesrechts und einer Norm des Bundesrechts, die Regelung des Bundesrechts Vorrang hat.

Beispiel In der sächsischen Landesverfassung ist die Todesstrafe als Höchststrafe festgeschrieben. Laut Grundgesetz des Bundes ist die Todesstrafe in Deutschland abgeschafft. Daher darf auch in Sachsen keine Todesstrafe vollzogen werden. Bundesrat | 320

Artikel 50
Durch den Bundesrat wirken die Länder bei der Gesetzgebung und Verwaltung des Bundes und in Angelegenheiten der Europäischen Union mit.

Der |Bundesrat dient hier als Medium für die Mitbeteiligung in Bundes- und Europafragen. Artikel 23 legt Form und Ausmaß fest, in dem der Bundesrat an Entscheidungen mitwirken kann, die die EU betreffen. Hoheitsrechte des Bundes dürfen nur mit Zustimmung des Bundesrats an die Europäische Union abgeben werden.

Die **Artikel 70–74** regeln die Aufteilung der Zuständigkeiten für die Gesetzgebung zwischen Bund und Ländern. Mit Inkrafttreten der Föderalismusreform I wurden diese Gesetzgebungsbefugnisse 2006 neu abgegrenzt. Ziel der Grundgesetzänderung war es, klare Zuständigkeiten zu schaffen und beide Seiten in ihrer Eigenverantwortung zu stärken. Zu den Neuerungen der Reform gehört das Recht der Länder, auf bestimmten Gebieten von bundesrechtlichen Regelungen abzuweichen (staatlicher Föderalismus | 309).

In den **Artikeln 83–87** ist die Zuordnung der staatlichen Verwaltungsaufgaben geregelt. Danach führen die Länder die Bundesgesetze als eigene Angelegenheit aus, soweit das Grundgesetz keine anderen Regelungen beinhaltet.

Die **Artikel 104a–107** regeln die Finanzhoheit zwischen Bund und Ländern. Im Vordergrund steht dabei die Verteilung des Steueraufkommens (bundesstaatlicher Finanzausgleich). Im Sinne des Länderfinanzausgleichs müssen reichere Bundesländer Ausgleichszahlungen an ärmere Bundesländer leisten.

Neben den genannten Artikeln erklärt ein ungeschriebener Verfassungsgrundsatz die Verpflichtung von Bund und Ländern zur Bundestreue. Das bedeutet, dass die Länder sich bundesfreundlich verhalten müssen und der Bund länderfreundlich handeln muss. Beispielsweise darf die Bundesregierung ein Bundesland nicht benachteiligen, weil die Landesregierung durch eine Partei der Opposition gestellt wird.

Mitwirkung der Länder in der Europapolitik

Beteiligung des Bundesrats gemäß Art. 23 GG
- Umfassende und frühzeitige Unterrichtung über EU-Vorhaben durch die Bundesregierung
- Abgestufte Mitwirkung – je nach der innerstaatlichen Interessen und Kompetenzverteilung:
  - Stellungnahme zu EU-Vorhaben; von der Bundesregierung maßgeblich zu berücksichtigen, wenn Interessen der Länder berührt sind
  - Teilnahme von Ländervertretern an den Beratungen zur Festlegung der deutschen Verhandlungsposition
  - Teilnahme von Ländervertretern an den Beratungen auf EU-Ebene
  - Landesminister/-ministerin als Verhandlungsführer in den EU-Gremien, wenn ausschließliche Gesetzgebungsbefugnisse der Länder im Bereich schulische Bildung, Kultur oder Rundfunk betroffen sind

Ausschuss der Region
- Beratendes Gremium der Europäischen Union (344 Mitglieder, davon 21 Vertreter der deutschen Länder)
- Stellungnahmen zu EU-Vorhaben mit regionalem Bezug
- Anhörung durch den Ministerrat, die Kommission und das Europäische Parlament

Ländervertretungen in Brüssel
- Interessenvertretung des jeweiligen Bundeslandes
- Drehscheibe für Informationen, Herstellung von Kontakten zur EU und ihren Behörden
- Anlaufstelle für Unternehmen, Verbände, Behörden, Kommunen und Regionen eines Bundeslandes

©Erich Schmidt Verlag
ZAHLENBILDER
64 560

Der bundesstaatliche Finanzausgleich — Neuregelung ab 2005

1 Umsatzsteuerverteilung

Umschichtung eines Viertels der den Ländern zustehenden Umsatzsteuer zu Gunsten der Länder mit unterdurchschnittlichen Steuereinnahmen

Der Rest wird nach Einwohnerzahl auf alle Länder verteilt

2 Länderfinanzausgleich

Ausgleichszahlung der finanzstarken an die finanzschwachen Länder, aber: keine vollständige Nivellierung der Finanzkraftunterschiede

Berücksichtigung des Mehrbedarfs der Stadtstaaten und der dünn besiedelten ostdeutschen Länder

3 Zuweisungen des Bundes

Bundesergänzungszuweisung an finanzschwache Länder

Sonderbedarfszuweisung wegen teilungsbedingter Lasten und schwacher Gemeindefinanzen in Ostdeutschland

Beitrag zu den Kosten politischer Führung in den kleineren Bundesländern

©Erich Schmidt Verlag
ZAHLENBILDER
185 300

Rahmenbedingungen von Pflege kennen und in ihnen handeln

4.1.5 Horizontale und vertikale Gewaltenteilung

Im Artikel 20 des Grundgesetzes heißt es: „Alle Staatsgewalt geht vom Volke aus." Dieses wichtige demokratische Staatsprinzip ist durch die Gewaltenteilung ergänzt, die eine Machtbegrenzung sowie die Sicherung von Freiheit und Gleichheit zum Ziel hat. Dabei werden die drei Gewalten unterschieden in

- Gesetzgebung (*Legislative*), das Parlament,
- Vollziehung (*Exekutive*), die Regierung, und
- Rechtsprechung (*Judikative*), die Gerichtsbarkeit.

Das Prinzip der Gewaltenteilung geht auf die Überlegungen der Staatsphilosophen John Locke [Abb. 1] und Charles de Montesquieu [Abb. 2] zurück. Vor allem de Montesquieu sah in der Dreiteilung der Gewalt ein Mittel, die absolute Herrschaft der regierenden Monarchen einschränken zu können und damit die Freiheit der Einzelnen gegen staatliche Willkür zu schützen. Er verfasste 1748 seine Schrift „Vom Geist der Gesetze", in der er die Gewaltenteilung forderte. Erst 1776 wurde erstmals in den Vereinigten Staaten das Prinzip der Gewaltenteilung als politisches Programm aufgenommen. Heute gilt das Prinzip der Gewaltenteilung als Bestandteil jeder demokratischen Staatsform.

In der **horizontalen Ebene** ist die Staatsgewalt in die drei genannten Gewalten gegliedert. Es wird auch von einer Gewaltengliederung gesprochen. Die drei Institutionen sind dabei stark ineinander verschränkt. Um funktionieren zu können, haben sie ein Eingriffsrecht in die jeweiligen anderen Gewalten (z. B. |konstruktives Misstrauensvotum).

In der **vertikalen Ebene** ist die Staatsgewalt aufgeteilt zwischen Behörden, die für das gesamte Land (Bundesrepublik) und Behörden, die für ein kleineres Teilgebiet (Bundesländer) zuständig sind. Diese Form der Gewaltenteilung wird daher auch föderative Ebene genannt.

Da in Deutschland die Regierung nicht direkt, sondern vom Parlament gewählt wird, steht das Parlament mit seiner Mehrheit i. d. R. hinter den Regierungsbeschlüssen. Von einer Kontrollfunktion der Legislative kann also eigentlich keine Rede sein. Bei genauerer Betrachtung sind es die |Opposition sowie die Bundesländer durch ihre Sitze im Bundesrat, die die Regierung kontrollieren: Stellt die Opposition die Mehrheit der Sitze, kann der Bundesrat Regierungsentscheidungen kippen. Es wird also deutlich, dass die vertikale Gewaltenteilung eine starke Bedeutung hat. Kritiker bemängeln an diesem System, dass Entscheidungsprozesse sehr langwierig sind.

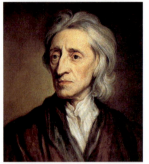

[1] John Locke
englischer Philosoph
(1632–1704)

konstruktives Misstrauensvotum | 321

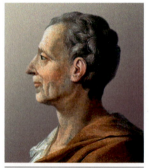

[2] Charles de Montesquieu
französischer Staatstheoretiker
(1689–1755)

Opposition
Gesamtheit der zur Regierung in Gegensatz stehenden Parteien

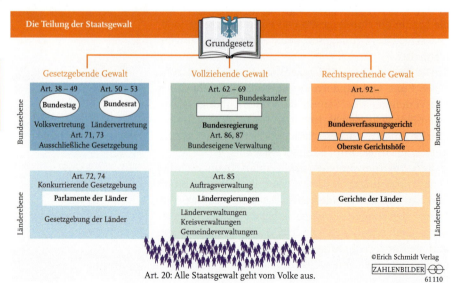

312

Staatliche Rahmenbedingungen

Das Grundgesetz der Bundesrepublik Deutschland

4.2

Das zentrale Rechtsdokument eines jeden demokratischen Staats ist seine **Verfassung**. Bestandteile einer Verfassung sind Regelungen über

- Staatsaufbau und Staatsgliederung,
- Staatsbeziehungen, Staatsaufgaben und Staatsziele sowie über
- das Verhältnis zwischen Staat und Bürgerinnen sowie ihre Rechte und Pflichten.

In Deutschland heißt die Verfassung Grundgesetz. Die Gründerväter und -mütter wollten mit diesem Namen den vorübergehenden Charakter des Dokuments deutlich machen. Bereits bei der Entstehung des Grundgesetzes wurde festgelegt, dass es im Falle der Wiedervereinigung durch eine überarbeitete Fassung ersetzt werden sollte. Diese Verfassung würden sich die Bürgerinnen und Bürger selbst geben. Als 40 Jahre später die Mauer fiel, war das deutsche Grundgesetz bereits ein Erfolgsmodell. Es garantierte eine stabile Verfassungspraxis nach modernen rechts- und sozialstaatlichen Prinzipien und wurde für das wiedervereinigte Deutschland übernommen.

Entstehungsgeschichte

4.2.1

Nach dem Ende der nationalsozialistischen Herrschaft und des zweiten Weltkriegs lag Deutschland in Trümmern. Auf der Potsdamer Konferenz (17. Juli bis 2. August 1945) beschlossen die drei |Siegermächte die Aufteilung der deutschen Gebiete sowie den Besatzungsstatus Deutschlands mit der Aufteilung in vier Besatzungszonen.

Nachdem auf der **Londoner Außenministerkonferenz** der vier Siegermächte (15. Dezember 1947) keine Einigung über die Zukunft Deutschlands erreicht werden konnte, wurden auf der |**Sechsmächte-Konferenz** (20. April bis 2. Juni 1948) ohne die Beteiligung der Sowjetunion die Weichen für die Gründung eines westdeutschen Teilstaats gestellt. Erst bei einem weiteren Treffen am 1. Juli 1948 übergaben die Militärgouverneure der West-Alliierten die „Frankfurter Dokumente", die zur Einberufung einer verfassungsgebenden Versammlung aufforderten. Das Ziel dieser verfassungsgebenden Versammlung sollte die Gründung eines demokratischen, föderativen westdeutschen Teilstaats werden.

Auf Herrenchiemsee fand vom 10. bis zum 23. August 1948 ein **vorbereitender Verfassungskonvent** statt. Die hier geleisteten Vorarbeiten hatten einen großen Einfluss auf den Grundgesetzentwurf des Parlamentarischen Rats, der vom 1. September 1948 bis zum 8. Mai 1949 in Bonn tagte.

Der **Parlamentarische Rat** setzte sich aus insgesamt 70 Personen zusammen, davon waren 65 von den Landtagen gewählte stimmberechtigte Mitglieder und 5 Vertreter West-Berlins ohne Stimmrecht. Sie werden die Gründerväter und -mütter des Grundgesetzes genannt und waren überwiegend Verwaltungsbeamte; parteipolitische Interessen sollten damit aus der Arbeit herausgehalten werden.

Am 23. Mai 1949 wurde nach der |Ratifizierung durch die Landtage das Grundgesetz feierlich verkündet. Um 24 Uhr trat es in Kraft. Dieses Datum, der 23. Mai 1949, gilt als der Gründungstag der Bundesrepublik Deutschland.

Siegermächte
Hiermit wurden direkt nach dem Zweiten Weltkrieg die Alliierten USA, Großbritannien und die Sowjetunion verstanden. Später kam Frankreich mit hinzu.

Sechsmächte-Konferenz
Durch die zunehmenden Spannungen im Rahmen des „Kalten Krieges" wurde die Sowjetunion nicht mehr eingeladen. Stattdessen nahmen die durch die Zerstörungen der deutschen Truppen stark betroffenen Beneluxstaaten Belgien, Niederlande und Luxemburg teil.

Ratifizierung
völkerrechtlich verbindliche Erklärung eines Vertragsabschlusses

Rahmenbedingungen von Pflege kennen und in ihnen handeln

| 4.2.2 | **Aufbau** |

Das Grundgesetz ist in Artikel unterteilt und besteht aus
- Präambel,
- Grundrechten,
- grundrechtsgleichen Rechten und
- Staatsorganisationsrechten.

Präambel

Die Präambel ist der Vorspruch des Grundgesetzes der Bundesrepublik Deutschland. Sie betont die Gleichstellung Deutschlands im vereinten Europa und benennt als einzige Stelle in der deutschen Verfassung die Bundesländer. Forderte die Präambel vor 1990 noch die Wiedervereinigung Deutschlands, wurde dieser Wortlaut nach der Deutschen Einheit am 3. Oktober 1990 durch eine Grundgesetzänderung neu gefasst.

Grundrechte

natürliche oder juristische Person | **268**

Im ersten Abschnitt des Grundgesetzes sind in den Artikeln 1 – 19 die Grundrechte genannt. Sie schützen den Freiheitsraum des Einzelnen (natürliche oder juristische Person) vor Übergriffen des Staates. Artikel 1 legt fest: „Die Würde des Menschen ist unantastbar." Demnach steht die Würde des Menschen vor den staatlichen Interessen.

Die Grundrechte teilen sich in Menschenrechte, auch Jedermannsrechte genannt, und in die Bürgerrechte, auch Deutschenrechte genannt. Die **Menschenrechte** gelten für alle Menschen. Sie beginnen mit dem Wortlaut „Jeder hat das Recht ...", während die **Bürgerrechte** für alle deutschen Staatsbürger gelten und mit dem Wortlaut beginnen „Alle Deutschen haben das Recht ...". Die Menschenrechte sind angeborene und nicht antastbare Rechte und Freiheiten. Sie knüpfen an die Menschenrechtserklärungen der Aufklärungsbewegung des 18. Jahrhunderts an. Im zweiten Abschnitt des ersten Artikels bekennt sich das deutsche Volk zu den Menschenrechten. Damit reagiert das Grundgesetz auf die Verletzung der Menschenwürde und die Missachtung der Menschenrechte im Nationalsozialismus. Gleichzeitig sind die Grundrechte nach dem Grundgesetz unmittelbar geltendes Recht. Auch damit reagierten die Gründerväter und -mütter auf die Verfassung der Weimarer Republik, in der die Grundrechte lediglich Staatsziel und nicht Staatsrecht waren.

Zu den Menschenrechten gehören die Freiheitsrechte wie Freiheit der Person, Meinungsfreiheit und Glaubensfreiheit. Zu den Bürgerrechten gehören beispielsweise das Recht auf Versammlungsfreiheit, das Recht, Vereine zu gründen, das Recht, sich frei im gesamten Bundesgebiet zu bewegen, und das Recht darauf, sich einen Beruf auszuwählen, den man möchte (Berufsfreiheit).

Unter bestimmten Umständen können die Grundrechte eingeschränkt werden, beispielsweise bei der Gefährdung Einzelner oder des Staates.

Jede Person, die sich in ihren Grundrechten durch eine staatliche Behörde verletzt fühlt, kann sich mit einer Beschwerde an das Bundesverfassungsgericht wenden.

Die Grundrechte

Grundgesetz für die Bundesrepublik Deutschland, Artikel 1 bis 19

Schutz der **1** Menschenwürde
Freiheit der Person **2** **3** Gleichheit vor dem Gesetz
Glaubens- und Gewissensfreiheit **4** **5** Freie Meinungsäußerung
Schutz der Ehe und Familie **6** **7** Elternrechte, staatliche Schulaufsicht
Versammlungsfreiheit **8** **9** Vereinigungsfreiheit
Brief- und Telefongeheimnis **10** **11** Recht der Freizügigkeit
Freie Berufswahl **12** **12a** Wehrdienst/Zivildienst
Unverletzlichkeit der Wohnung **13** **14** Eigentumsgarantie
Überführung in Gemeineigentum **15** **16** Staatsangehörigkeit, Auslieferung
Asylrecht **16a** **17** Petitionsrecht
Aberkennung von Grundrechten **18** **19** Rechtsweggarantie

Grundrechtsgleiche Rechte

Volkssouveränität, Widerstandsrecht **20** **101** Anspruch auf den gesetzlichen Richter
Gleicher Zugang zu öffentlichen Ämtern **33** **103** Anspruch auf rechtliches Gehör vor Gericht
Wahlrecht **38** **104** Schutz vor willkürlicher Verhaftung

©Erich Schmidt Verlag
ZAHLENBILDER
60110

Staatliche Rahmenbedingungen

4.2

§

Grundrechtsgleiche Rechte

Unter grundrechtsgleichen Rechten werden die Abschnitte des Grundgesetzes verstanden, die zwar nicht im ersten Abschnitt des Grundgesetzes enthalten sind, gegen deren Verletzung jedoch genauso mit einer Verfassungsbeschwerde vor dem Bundesverfassungsgericht vorgegangen werden kann. Es handelt sich hierbei um folgende Rechte:

- Volkssouveränität und Widerstandsrecht (Artikel 20 Abs. 4)
- Staatsbürgerliche Gleichheitsrechte (Artikel 33)
- Wahlrecht (Artikel 38)
- Anspruch auf den gesetzlichen Richter (Artikel 101)
- Anspruch auf rechtliches Gehör vor Gericht (Artikel 103)
- Schutz vor willkürlicher Verhaftung und Folter (Artikel 104)

Staatsorganisationsrecht

Das Staatsorganisationsrecht regelt den Aufbau und die Funktionsweise der obersten Staatsorgane. Es ist in folgende Abschnitte unterteilt:

- Der Bund und die Länder (Artikel 20 – 37)
- Der Bundestag (Artikel 38 – 49)
- Der Bundesrat (Artikel 50 – 53)
- Gemeinsamer Ausschuss (Artikel 53 a)
- Der Bundespräsident (Artikel 54 – 61)
- Die Bundesregierung (Artikel 62 – 69)
- Die Gesetzgebung des Bundes (Artikel 70 – 82)
- Die Ausführung der Bundesgesetze und die Bundesverwaltung (Artikel 83 – 91)
- Gemeinschaftsaufgaben (Artikel 91 a und b)
- Die Rechtssprechung (Artikel 92 – 104)
- Das Finanzwesen (Artikel 104 a – 115)
- Verteidigungsfall (Artikel 115 a – l)
- Übergangs- und Schlussbestimmungen (Artikel 116 – 146)

Entwicklung des Grundgesetzes seit 1949

4.2.3

Seit seiner Ratifizierung wurde das Grundgesetz ungefähr 60 Mal geändert. Bestand es 1949 noch aus 146 Artikeln, so sind es heute 184.

Die erste wichtige Änderung war die Wehrverfassung 1956. Damit wurde die Wehrpflicht wieder eingeführt und die Bundeswehr verfassungsrechtlich verankert. Auch die Einführung der so genannten Notstandsparagrafen 1968 (Artikel 115 a – l) war ein bedeutender Eingriff in das Grundgesetz, der auf große Kritik aus allen Schichten der Bevölkerung traf. Fühlten sich doch viele an die Notstandsgesetzgebung der Weimarer Verfassung erinnert, die den Aufstieg der Nationalsozialisten erst ermöglichte.

Als 1989 die Mauer fiel und 1990 mit dem Einigungsvertrag der Beitritt der DDR zur Bundesrepublik Deutschland beschlossen wurde, wäre es eigentlich an der Zeit und im Sinne der Gründungsväter und -mütter gewesen, eine neue gemeinsame Verfassung zu erarbeiten und durch das Volk absegnen zu lassen. Doch wurde dies in einer Parlamentsabstimmung abgelehnt.

Heute steht das Grundgesetz immer wieder v. a. in Bezug auf seine föderalen Elemente in der Diskussion (|Föderalismusreform). Andere umstrittene Änderungen des Grundgesetzes waren z. B. die Einschränkung des Asyls 1993 sowie die Einschränkung der Unverletzlichkeit der eigenen Wohnung 1998 („großer Lauschangriff").

Föderalismusreform | 309

4.3 Gesetzgebung der Bundesrepublik Deutschland

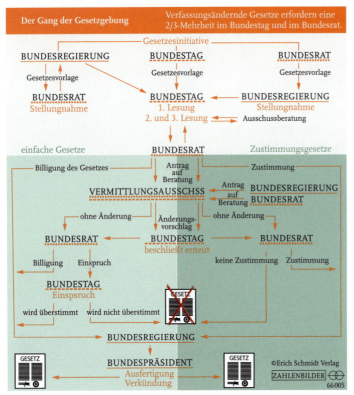

Gesetze sind in einem Staat notwendig, um ein geordnetes und geregeltes Zusammenleben zu ermöglichen. In Deutschland ist die Gesetzgebung zentrale Aufgabe des Parlamentes, also bei Bundesgesetzen der Bundestag, bei Landesgesetzen der Landtag usw. Dabei ist das Gesetzgebungsverfahren eine recht komplexe Angelegenheit. Im Folgenden wird es am Beispiel der Bundesgesetze erläutert.

An der Gesetzgebung sind verschiedene Gesetzgebungsorgane beteiligt:
- Bundestag (|318)
- Bundesrat (|320)
- Bundesregierung (|321)
- Bundespräsident (|320)

Prinzipiell beginnt die Entstehung eines Gesetzes mit einer Gesetzesinitiative und endet mit der Unterzeichnung des Bundespräsidenten sowie der Veröffentlichung im Bundesgesetzblatt. Das Gesetzgebungsverfahren im Einzelnen ist im Grundgesetz festgelegt und besteht aus drei Stufen.

4.3.1 Einleitungsverfahren

Gesetzesinitiativen können von drei verschiedenen Instanzen ausgehen (Initiativrecht):
- Bundesregierung
- Bundesrat
- Mitglieder des Bundestags (entweder eine |Fraktion oder 5 % aller Bundestagsabgeordneten)

Fraktion |319

Je nach Initiator gestaltet sich das Einleitungsverfahren unterschiedlich [Tab. 1]. In jedem Fall ist der Bundestag das erste Beschlussorgan, das einen Gesetzesentwurf annehmen oder ablehnen kann:

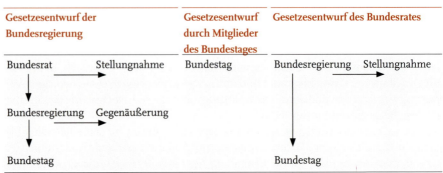

[Tab. 1] Unterschiedliche Einleitungsverfahren

Staatliche Rahmenbedingungen

4.3

Beschlussverfahren

4.3.2

Das Beschlussverfahren beinhaltet eine Abstimmung über das Gesetz im Bundestag und Bundesrat.

Ist das Gesetz in den Bundestag eingebracht (Gesetzesentwurf), wird der Entwurf gedruckt (Bundestagsdrucksache) und an alle Bundestagsmitglieder verteilt sowie den Bundesministern zur Kenntnis zugeleitet. Nun finden im Bundestag drei Beratungen zu dem Gesetzesentwurf statt, die als „Lesungen" bezeichnet werden. In der ersten Lesung wird der Gesetzesentwurf begründet und debattiert. Anschließend wird ein Fachausschuss gebildet, der sich inhaltlich mit dem Gesetz auseinandersetzt. Die Ergebnisse des Fachausschusses werden in der zweiten Lesung vorgestellt. Gegebenenfalls können Änderungsvorschläge eingebracht werden. In der dritten Lesung kommt es zu einer weiteren Aussprache zu dem Gesetzesentwurf sowie einer Schlussabstimmung. Mit einer einfachen |Mehrheit kann der Gesetzesentwurf verabschiedet werden und wird dem Bundesrat zugeleitet.

Das Vorgehen des Bundesrats ist abhängig von der Art des Gesetzes. Es wird zwischen Zustimmungsgesetzen und einfachen Gesetzen (Einspruchsgesetzen) unterschieden. Zustimmungsgesetze bedürfen im Gegensatz zu einfachen Gesetzen der Zustimmung des Bundesrats. Zu ihnen zählen alle Gesetze, die das Grundgesetz ändern oder die Bundesländer betreffen.

Hat der Bundesrat Einwände gegen ein Zustimmungsgesetz, kann er, der Bundestag oder die Bundesregierung den Vermittlungsausschuss anrufen. Schlägt der Vermittlungssausschuss Änderungen vor, geht der Gesetzesentwurf zurück in den Bundestag zur erneuten Abstimmung. Zur Zustimmung ist eine einfache Mehrheit notwendig, bevor der geänderte Entwurf wieder an den Bundesrat geht. Schlägt der Vermittlungsausschuss keine Änderung vor, so geht der Entwurf direkt zurück an den Bundesrat. In beiden Fällen wird erneut über das Gesetz abgestimmt. Stimmt der Bundesrat zu, kommt das Gesetz zu Stande, stimmt er nicht zu, ist das Gesetz endgültig gescheitert.

Hat der Bundesrat Einwände gegen ein einfaches Gesetz, kann nur er den Vermittlungsausschuss anrufen. Ist der Bundesrat mit den Änderungen des Vermittlungsausschusses nicht einverstanden, kann er wiederholt Einspruch einlegen. Dieser Einspruch kann nun vom Bundestag überstimmt werden: Ist der Einspruch des Bundesrats mit einfacher Mehrheit zu Stande gekommen, genügt zur Überstimmung im Bundestag ebenfalls eine einfache Mehrheit. Legt der Bundesrat den Einspruch jedoch mit einer Zwei-Drittel-Mehrheit ein, muss im Bundestag mit einer „doppelt qualifizierten Mehrheit" gestimmt werden. Überstimmt der Bundestag den Bundesrat nicht, so ist das Gesetz endgültig gescheitert. Legt der Bundesrat keinen Einspruch ein, so kommt es zu Stande.

Mehrheiten werden wie folgt unterschieden: **Einfache Mehrheit** ist mehr als die Häfte der abgegebenen Stimmen. **Absolute Mehrheit** ist mehr als die Hälfte der möglichen Stimmen. **Qualifizierte Mehrheit** ist eine größere Mehrheit, als die bislang genannten (z. B. Zwei-Drittel-Mehrheit). **Doppelt qualifizierte Mehrheit** ist die Mehrheit nach zwei unterschiedlichen Kriterien (z. B. Mehrheit der Abgeordneten und Mehrheit der Anzahl der Bundesländer).

Abschlussverfahren

4.3.3

Ist der Gesetzesentwurf von Bundestag und Bundesrat angenommen, wird es im Abschlussverfahren vom Bundespräsidenten unterzeichnet. Dies geschieht nur, wenn der Bundespräsident vorher die Richtigkeit des Gesetzgebungsverfahrens überprüft hat. Wie bei allen Verfügungen des Bundespräsidenten muss vor seiner Unterzeichnung die Bundeskanzlerin oder der jeweilige Bundesminister das Gesetz gegenzeichnen. Abschließend beauftragt der Bundespräsident das Bundesministerium für Justiz mit der Veröffentlichung des neuen Gesetzes im Bundesgesetzblatt, womit es in Kraft tritt.

☑ **Die anderen Gesetzgebungsorgane können gegen die Ausfertigung des Gesetzes vor dem |Bundesverfassungsgericht klagen.**

Bundesverfassungsgericht |323

4.4 Die obersten Bundesorgane

Die obersten Verfassungsorgane der Bundesrepublik sind in Artikel 20 GG festgeschrieben und setzen sich wie folgt zusammen.

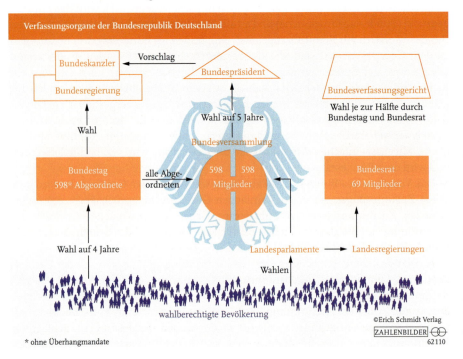

* ohne Überhangmandate

4.4.1 Bundestag

Überhangmandate | 325

Der deutsche Bundestag ist das **Parlament** der Bundesrepublik Deutschland und wird als einziges Verfassungsorgan direkt vom Volk gewählt (Bundestagswahlen | 325). Er besteht aus 598 Parlamentariern, die Abgeordnete genannt werden, sowie den |Überhangmandaten. Der aktuelle 16. Bundestag besteht aus 612 Abgeordneten.

Eine Amtszeit, **Legislaturperiode** genannt, dauert in der Regel vier Jahre. Um als Bundestagsabgeordneter zu kandidieren, muss die Person volljährig sein und die deutsche Staatsbürgerschaft besitzen. Der Präsident des Deutschen Bundestags (auch Bundestagspräsident genannt) hält den Vorsitz über alle Mitglieder des Bundestags (MdB). Seine Aufgabe ist die Leitung der Bundestagssitzungen. Er wird von allen Abgeordneten des Bundestages in der ersten Sitzung einer Wahlperiode gewählt und hat hinter dem Bundespräsidenten das zweithöchste Staatsamt der Bundesrepublik Deutschland inne.

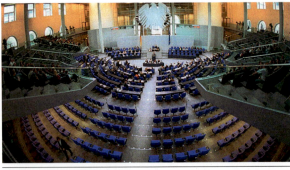

[1] Plenarsaal des Bundestags

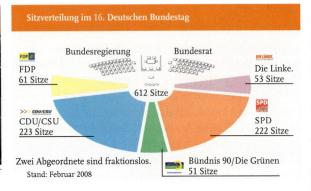

Staatliche Rahmenbedingungen

4.4

Die MdB können sich im Bundestag zu Fraktionen oder Gruppen zusammenschließen. Eine **Fraktion** ist ein Zusammenschluss von mindestens 5 % der Abgeordneten, die entweder einer Partei oder mehreren nicht miteinander konkurrierenden Parteien angehören (z. B. CDU/CSU: Die CSU tritt nur in Bayern zur Wahl an, die CDU in der restlichen Republik). Fraktionen haben das Recht, einen Bundestagsvizepräsidenten zu stellen. Eine **Gruppe** ist ein Zusammenschluss von mindestens drei Abgeordneten einer Partei [Abb. 2]. Sie hat weniger Rechte als Fraktionen, aber mehr Vorteile als gruppen- und fraktionslose Abgeordnete (z. B. Redezeiten in Ausschüssen).
Der Bundestag bildet in Deutschland die Legislative und besitzt folgende **Funktionen**:
- Budgetrecht (entscheidet über die Verteilung der Haushaltsgelder)
- Gesetzgebungsfunktion (Gesetzgebungsverfahren | 316)
- Kreationsfunktion (wählt den Bundeskanzler und wirkt bei der Wahl von Bundespräsidenten, Bundesrichtern und anderen Bundesorganen mit)
- parlamentarische Kontrollfunktion gegenüber der Exekutive (Regierung) sowie dem Militär (Bundeswehr)
- Öffentlichkeitsfunktion (Sprachrohr und Informationsquelle der Bevölkerung)

Die Aufgaben der einzelnen MdB umfassen neben der Teilnahme an den Plenarsitzungen
- die Arbeit in den verschiedenen Ausschüssen und Arbeitsgruppen,
- Öffentlichkeitsarbeit in Berlin sowie in dem Heimatwahlkreis,
- Vorbereiten von Reden und Diskussionsbeiträgen,
- Sichtung von Post und Zeitungen und
- Ausarbeitung und Überprüfung von Gesetzesentwürfen.

Die Abgeordneten sind durch besondere **Rechte** geschützt, die garantieren sollen, dass der Staat oder einzelne Bürgerinnen oder Bürger sie nicht durch Strafverfolgung unter Druck setzen können. Diese Rechte sind
- Immunität, die Abgeordneten dürfen während der Zeit ihres Mandats nicht strafrechtlich verfolgt werden (sehr wohl jedoch danach),
- Indemnität, die Abgeordneten sind für Aussagen im Parlament strafrechtlich freigestellt (Redefreiheit), können also auch nach ihrer Amtszeit nicht belangt werden (Ausnahme: verleumderische Beleidigung) und
- Zeugnisverweigerungsrecht, die Abgeordneten müssen nicht über Gespräche aussagen, die sie im Rahmen ihrer Tätigkeit geführt haben.

Die **Auflösung** der deutschen Bundestages kann nur durch den Bundespräsidenten in zwei Fällen erfolgen:
- Der Bundeskanzler stellt die |Vertrauensfrage an das Parlament und erhält keine absolute Mehrheit [Abb. 3].   Vertrauensfrage | 321
- Bei der Wahl des Bundeskanzlers kommt keine absolute Mehrheit des Bundestages zu Stande.

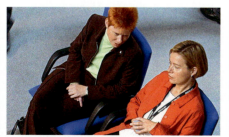

[2] Petra Pau und Gesine Lötzsch (damals PDS) erhielten als direkt gewählte, aber fraktionslose Abgeordnete 2002 den Gruppenstatus nicht, da eine Gruppe aus mindestens drei Abgeordneten bestehen muss.

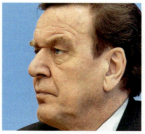

[3] Gerhard Schröder stellte 2005 die Vertrauensfrage und erhielt keine Mehrheit. In der Folge kam es zu Neuwahlen.

319

4.4.2 Bundesrat

www.bundesrat.de
Hier finden Sie die offizielle Internetseite des Bundesrats.

Der Bundesrat besteht aus Mitgliedern der Regierungen der Bundesländer. Über den Bundesrat kann jedes Bundesland seine politischen Interessen einbringen.

Die Mitglieder des deutschen Bundesrates werden nicht gewählt, sondern von den jeweiligen Landesregierungen entsandt. Dabei können die Mitglieder jederzeit ausgetauscht werden. Es gibt keine Legislaturperiode. Derzeit gibt es 69 Mitglieder im deutschen Bundesrat. Die Anzahl der von der jeweiligen Landesregierung entsandten Mitglieder richtet sich nach der Einwohnerzahl des Bundeslandes. Im Grundgesetz steht hierzu:

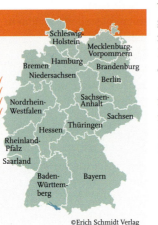

„Jedes Land hat mindestens 3 Stimmen, Länder mit mehr als 2 Millionen Einwohnern haben 4, Länder mit mehr als 6 Millionen Einwohnern 5, Länder mit mehr als 7 Millionen Einwohnern 6 Stimmen" (Art. 51 II GG).

Der Bundesrat hat folgende Aufgaben und Funktionen:

- Gesetzgebungsfunktion
  (Gesetzgebungsverfahren | 316),
- Verwaltungsfunktion, Zustimmungspflicht bei allgemeinen Verwaltungsvorschriften, sowie
- Wahlfunktion, wählt eine Hälfte der Bundesverfassungsrichter.

4.4.3 Bundespräsident

www.bundespraesident.de
Dies ist die offizielle Seite des Bundespräsidenten.

Bundesversammlung | 323

Der Bundespräsident ist das Staatsoberhaupt der Bundesrepublik Deutschland und somit der erste Mann im Staat, der Deutschland nach innen und nach außen repräsentiert. Völkerrechtlich stellt er die Vertretung Deutschlands dar.

Der Bundespräsident wird für eine Amtszeit von fünf Jahren durch die Bundesversammlung gewählt. Es kann jeder deutsche Staatsbürger gewählt werden, der mindestens 40 Jahre alt ist. Eine direkte Wiederwahl ist nur einmal möglich. Sein Amtssitz ist Schloss Bellevue in Berlin sowie Schloss Hardenberg in Bonn.

Die vorrangige Aufgabe des Bundespräsidenten besteht in der Repräsentation Deutschlands. Er ist nicht direkt in das politische System eingebunden und zu politischer Neutralität verpflichtet. Seine politische Wirkung erzielt er primär durch Reden, die auf die jeweils aktuellen Diskussionen in der Gesellschaft Bezug nehmen sollen.

Zu den weiteren Aufgaben des Bundespräsidenten gehören:

- Prüfung, Unterzeichnung und Verkündigung der Bundesgesetze,
- Vorschlag, Ernennung und Entlassung des Bundeskanzlers,
- Unterzeichnung von Gesetzen,
- Ernennung und Entlassung von Bundesrichtern, Bundesbeamten und Offizieren und
- Erklärung des Gesetzgebungsnotstands.

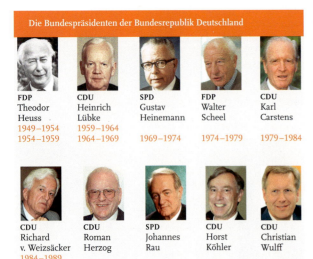

Staatliche Rahmenbedingungen

Bundesregierung

4.4.4

Die Bundesregierung der Bundesrepublik Deutschland besteht aus den **Bundesministern** und der **Bundeskanzlerin**. Sie bilden zusammen das **Bundeskabinett**, dessen Vorsitz die Bundeskanzlerin hat.

Die Bundesregierung arbeitet nach drei Prinzipien:
- **Kanzlerprinzip**: Die Richtlinie der Politik wird vom Bundeskanzler bestimmt.
- **Ressortprinzip**: Jeder Minister leitet sein Ressort (Ministerium) selbstständig.
- **Kollegialprinzip**: Bei Meinungsverschiedenheiten entscheidet die Regierung nach dem Mehrheitsprinzip.

Bundeskanzlerin

Die Bundeskanzlerin ist die Regierungschefin Deutschlands. Ihre Hauptaufgabe liegt in der Leitung und Lenkung der Bundesregierung. Sie bestimmt die Richtlinien der Politik und trägt auch dafür die Verantwortung.

Die Bundeskanzlerin wird nach jeder Bundestagswahl vom Bundespräsidenten vorgeschlagen und in einem zweiten Schritt vom Bundestag gewählt. Bei der |Bundestagswahl treten die Parteien in der Regel bereits mit einem Kanzlerkandidaten an; dies ist jedoch kein offizielles Amt, sondern ein Instrument des Wahlkampfs. Eine Amtszeit dauert wie die Legislaturperiode der Abgeordneten 4 Jahre. Der Dienstsitz der Bundeskanzlerin ist das Bundeskanzleramt in Berlin sowie das Palais Schaumburg in Bonn.

Die Amtszeit der Bundeskanzlerin kann vorzeitig beendet werden, wenn sie entweder freiwillig zurücktritt oder ihr vom Bundestag ein **konstruktives Misstrauensvotum** nach Artikel 67 GG ausgesprochen wird. Hierbei muss sich die Mehrheit des Bundestags nicht nur auf die Abwahl der alten sondern auch auf die Wahl einer neuen Bundeskanzlerin einigen. In einem zweiten Schritt ersucht der Bundestag den Bundespräsident um Entlassung der alten Kanzlerin. In einem dritten Schritt entlässt der Bundespräsident die alte und ernennt die neue Bundeskanzlerin. Es ist in der Geschichte der Bundesrepublik bislang zweimal zu einem konstruktiven Misstrauensvotum gekommen: 1972 erfolglos gegen Willy Brandt und 1982 erfolgreich gegen Helmut Schmidt.

Eine dritte Variante der vorzeitigen Beendigung der Amtszeit der Kanzlerin ist die **Vertrauensfrage**. Ist die Kanzlerin der Meinung, dass die Mehrheit des Bundestags nicht mehr hinter ihr steht, kann sie nach Artikel 68 GG die Vertrauensfrage stellen. Damit stellt sie einen Antrag an den Bundestag, ihr das Vertrauen auszusprechen. Findet der Antrag im Bundestag keine absolute Mehrheit, schlägt die Bundeskanzlerin dem Bundespräsidenten die Auflösung des Bundestags vor.

Die Aufgaben der Bundeskanzlerin umfassen im Einzelnen:
- Vorschlag zur Ernennung sowie Abwahl der Bundesminister,
- Bestimmung ihres Vertreters (i. d. R. der Außenminister) und
- oberste Befehls- und Kommandogewalt über die Streitkräfte im Verteidigungsfall.

www.bundesregierung.de
Hier finden Sie die offizielle Internetseite der deutschen Bundesregierung.

Bundestagswahl | 325

Die Kanzler und die Kanzlerin
Die Regierungschefs der Bundesrepublik Deutschland

Angela Merkel
seit 2005
CDU

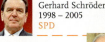
Gerhard Schröder
1998 – 2005
SPD

Helmut Kohl
1982 – 1998
CDU

Helmut Schmidt
1974 – 1982
SPD

Willy Brandt
1969 – 1974
SPD

Kurt Georg Kiesinger
1966 – 1969
CDU

Ludwig Erhard
1963 – 1966
CDU

Konrad Adenauer
1949 – 1963
CDU

© Globus 0330

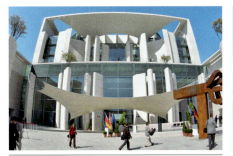

[1] Bundeskanzleramt in Berlin

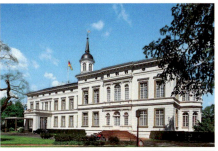

[2] Palais Schaumburg in Bonn

Bundesminister

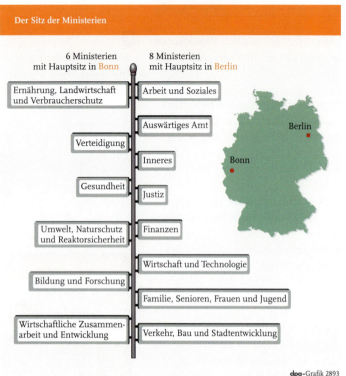

Die Bundesminister leiten ein Fachressort in eigener Verantwortung (Ressortprinzip), die politische Richtlinie wird durch die Bundeskanzlerin vorgegeben (Kanzlerprinzip). Eine Ausnahme bilden der Bundesverteidigungsminister, der in Friedenszeiten die Befehlsgewalt über die Streitkräfte ausübt, und der Bundesfinanzminister, der eine Kontrollfunktion über die Haushalte aller anderen Ministerien innehat. Derzeit gibt es 14 Bundesministerien, deren Sitze zwischen Bonn und Berlin aufgeteilt sind.

Die Bundesminister werden von der Bundeskanzlerin vorgeschlagen und vom Bundespräsidenten ernannt. Ihr Amt endet

- entweder mit der Entlassung auf Vorschlag der Bundeskanzlerin durch den Präsidenten,
- mit der Amtszeit der Bundeskanzlerin oder
- durch Rücktritt.

Die Minister können aus der Reihe der Abgeordneten berufen werden, müssen aber nicht verpflichtend ein Bundestagsmandat besitzen. Sie werden auf das Grundgesetz vereidigt. Die Bundesminister unterstehen der Bundeskanzlerin.

Aufgaben und Rechte der Bundesregierung

Die Bundesregierung bildet die Exekutive mit einem zusätzlichen Anteil an der Legislative (durch ihr Initiativrecht beim |Gesetzgebungsverfahren). Ihre Aufgaben und Pflichten ergeben sich durch die Vorgaben des Grundgesetzes und umfassen im Einzelnen:

- Leitung und Kontrolle der Ausführung der Bundesgesetze,
- Mitwirkung bei der Gesetzgebung im Bund (Gesetzgebungsverfahren),
- Pflege der auswärtigen Beziehungen,
- haushaltsrechtliche Kompetenzen,
- Notstandsmaßnahmen
  – bei überregionalem Katastrophennotstand (z. B. durch Unwetterfolgen),
  – bei Gefahr für Bestand der freiheitlich-demokratischen Grundordnung (z. B. Bürgerkrieg),
  – im Verteidigungsfall,
- Selbstverwaltung durch
  – Errichtung, Auflösung und Organisation der Bundesministerien,
  – Gestaltung und Bestimmung der Geschäftsordnung.

Gesetzgebungsverfahren | 316

Staatliche Rahmenbedingungen

Bundesverfassungsgericht 4.4.5

Das |Bundesverfassungsgericht überwacht die Einhaltung des Grundgesetzes der Bundesrepublik Deutschland. Es ist somit „oberster Hüter der Verfassung" und unabhängig von allen anderen Verfassungsorganen. Das Bundesverfassungsgericht setzt sich aus jeweils acht Richtern in zwei Senaten zusammen [Abb. 1] sowie zusätzlich zwei Kammern als Spruchorgane des Gerichts. Die Richter werden je zur Hälfte von Bundesrat und Bundestag für eine Amtszeit von 12 Jahren gewählt. Eine Wiederwahl ist ausgeschlossen. Ab dem Alter von 68 Jahren scheiden die Richter automatisch aus. Wählbar ist jede Person, die das 40. Lebensjahr vollendet hat und die Befähigung zum Richteramt besitzt. Sie muss zum Bundestag wählbar sein und darf nicht dem Bundestag, Bundesrat und den Bundes- oder Landesregierungen angehören. Der Amtssitz des Bundesverfassungsgerichts ist in Karlsruhe.

www.bundesverfassungs-gericht.de
Hier finden Sie die offizielle Internetseite des Bundesverfassungsgerichts.

Bundesverfassungs-gericht | 367

Als Hüter der Verfassung obliegt dem Bundesverfassungsgericht die Überprüfung folgender Bereiche:
- Verfassungsbeschwerden einzelner Bürgerinnen oder Bürger,
- Gesetze auf ihre Vereinbarkeit mit dem Grundgesetz sowie
- verfassungsrechtliche Streitigkeiten zwischen Bundesorganen oder zwischen Bund und Ländern.

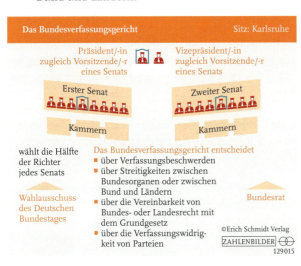

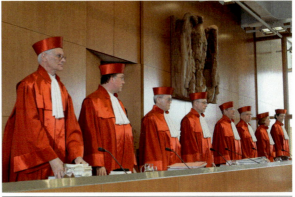

[1] Bundesverfassungsrichter erkennt man an ihren scharlachroten Roben mit dem weißen Jabot, die der Amtstracht der Richter im Florenz des 15. Jh. nachempfunden sind.

Bundesversammlung 4.4.6

Ein weiteres oberstes Bundesorgan ist die Bundesversammlung. Sie kommt zur Wahl des Bundespräsidenten i. d. R. alle fünf Jahre zusammen. Aktuell umfasst die Bundesversammlung in der 16. Periode 1228 (2×614) Mitglieder. Aufbau und Funktion der Bundesversammlung gehen aus nebenstehender Abbildung hervor.

4.5 Wahlrecht und Wahlsysteme

▶ Im Zeitraum vor den Wahlen findet i. d. R. ein (erbitterter) Wahlkampf zwischen den Parteien um die Wählergunst statt. Um verantwortungsvoll mit seiner Stimme umzugehen, können sich Bürgerinnen und Bürger bei den Parteien, aber auch durch andere, vielleicht unabhängigere Medien umfangreich über die jeweiligen Parteiprogramme informieren.

Das Wahlrecht der Bürgerinnen und Bürger ist eine wichtige Grundlage der Demokratie, denn dadurch hat das Volk Mitbestimmung an der Verteilung der Macht. In Deutschland werden vom Volk Repräsentanten gewählt, deren Machtausübung durch ihre Wahl legitimiert wird (repräsentative Demokratie |308).

Alle Staatsbürgerinnen und -bürger sind grundsätzlich unabhängig von Geschlecht, Religion oder Gesinnung wahlberechtigt. Politische Wahlen fordern dabei die Bürgerinnen und Bürger auf, ihre politischen Standpunkte durch ihre Wahlentscheidung kundzutun.

Das Wahlrecht wird unterschieden in aktives und passives Wahlrecht. Das **aktive Wahlrecht** ist das Recht, eine Person zu wählen. Die Voraussetzung hierfür ist bei Bundes- und Landeswahlen die Vollendung des 18. Lebensjahres sowie die deutsche Staatsangehörigkeit seit mindestens einem Jahr. Bei Europa- und Kommunalwahlen sind auch nicht deutsche EU-Angehörige wahlberechtigt, bei Kommunalwahlen einiger Länder darf bereits ab dem vollendeten 16. Lebensjahr gewählt werden. Die Wähler müssen ihren Wohnsitz seit mindestens drei Monaten im Wahlgebiet haben und im Wählerverzeichnis eingetragen sein. Das aktive Wahlrecht kann entzogen werden bei unter Betreuung stehenden Personen (insoweit die Betreuung für alle Angelegenheiten gilt) sowie als Teil eines strafrechtlichen Urteils in besonders schwer wiegenden Fällen.

Das **passive Wahlrecht** ist das Recht einer Person gewählt zu werden. Die Voraussetzung, sich als Volksvertreter zur Wahl zu stellen, umfasst die Vollendung des 18. Lebensjahres sowie die deutsche Staatsangehörigkeit. Wählbar ist nur, wer nicht vom aktiven Wahlrecht ausgeschlossen ist.

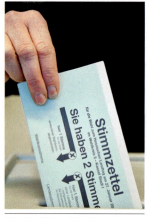

[1] Das Wahlrecht stellt eine Verpflichtung für alle mündigen Bürgerinnen und Bürger dar.

▶ Bei Krankheit, Abwesenheit am Wahltag oder Wohnsitz im Ausland, ist eine Briefwahl möglich. Diese kann mit den i. d. R. ca. 6 Wochen vor dem Wahltermin versandten Wahlunterlagen beantragt werden.

Das Wahlrecht ist in der Bundesrepublik Deutschland im Grundgesetz verankert und beinhaltet **Wahlgrundsätze** wie in unten stehender Abbildung. Von der Einhaltung der Wahlgrundsätze versichern sich unabhängige Wahlbeobachter; jede Einzelne hat im Sinne einer öffentlichen und transparenten Auszählung das Recht, den Auszählungen der Wählerstimmen beizuwohnen.

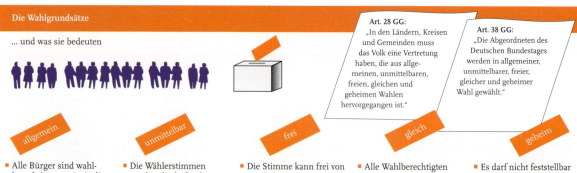

Staatliche Rahmenbedingungen

4.5

Vor jeder Wahl erhalten die Bürgerinnen und Bürger, die im Wählerverzeichnis registriert sind, eine Wahlbenachrichtigung. Auf dieser Wahlbenachrichtigung sind die für die Wahl wichtigen Personalien (z. B. Geburtsname, Geburtsdatum, Meldeadresse) sowie der Anlass der Wahl und das zuständige Wahllokal verzeichnet.

Auf dem im Wahllokal ausgehändigten Wahlzettel können die Wählerinnen am Wahltag ihre Stimme abgeben.

Die Auszählung und Gewichtung der Stimmen ist im jeweils zuständigen Wahlgesetz festgehalten (z. B. für die Bundestagswahl im Bundeswahlgesetz). Sie erfolgt nach bestimmten Wahlsystemen, nach denen dann die Sitzverteilung der Abgeordneten erfolgt. Prinzipiell wird zwischen der **Mehrheits- und der Verhältniswahl** unterschieden. Bei der Bundestagswahl, aber auch bei anderen Wahlen in Deutschland kommen beide Wahlsysteme wie in unten stehender Abbildung zur Anwendung.

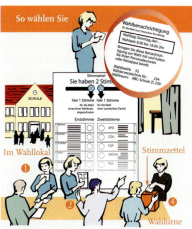

Die Bürgerinnen und Bürger, die im Verzeichnis der Wahlberechtigten ihres Wahlbezirks aufgeführt sind, erhalten rechtzeitig vor dem Wahltermin eine Wahlbenachrichtigung. Darin werden sie auch auf die Möglichkeit der Briefwahl hingewiesen.
(Wer aus wichtigem Grund, z. B. wegen Krankheit, Abwesenheit, beruflichen Verpflichtungen am Wahltag, per Briefwahl wählen möchte, muss einen Wahlschein beantragen.)

1. Der Schriftführer nimmt die Wahlbenachrichtigung entgegen und überprüft, ob der Wähler/die Wählerin wahlberechtigt ist.
2. Der Wähler/die Wählerin bekommt einen leeren Stimmzettel ausgehändigt, geht in die Wahlkabine ...
3. ... kreuzt den Stimmzettel an und faltet ihn so, dass die Stimmabgabe nicht erkennbar ist.
4. Dann wird die Wahlurne zur Stimmabgabe freigegeben. Der Wähler/die Wählerin wirft den Stimmzettel ein.

©Erich Schmidt Verlag
ZAHLENBILDER
86050

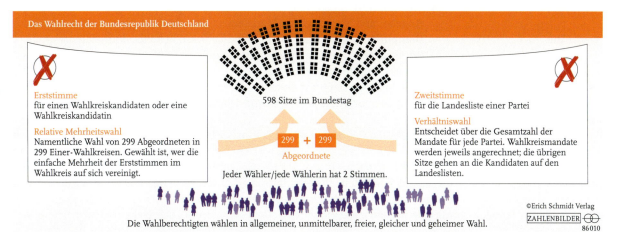

Durch das zweigliedrige Wahlverfahren kann es passieren, dass eine Partei mehr Direktmandate über die Erststimme erhält als durch die Zweitstimme berechnete Bundestagssitze. Ist dies der Fall, spricht man von Überhangmandaten.

Beispiel Im aktuellen 16. Bundestag gab es 16 Überhangmandate. Die SPD erhielt 9, die CDU 7.

▶ Die Aufteilung von Überhangmandaten bietet Wählerinnen und Wählern Spielraum für „strategisches Wählen". Möchte eine Wählerin z. B. eine rot-grüne Koalition stützen, kann sie ihre Erststimme der SPD geben. Damit unterstützt sie das Direktmandat in ihrem Wahlkreis. Die Zweitstimme sollte sie der Liste der Grünen geben. Handeln viele Wählerinnen so, dann führt dies zu einer höheren Anzahl an Direktmandaten für die SPD, gleichzeitig ergeben sich Prozentpunkte für die Grünen, die der SPD verloren gehen. Damit hätte die SPD bei insgesamt weniger „offiziellen" Sitzen die Möglichkeit, Überhangmandate zu erwerben. Ein solches Verhalten kann bestimmte Mehrheitsbildungen ermöglichen.

▶ Wollen Parteien durch ihre Kandidaten im Bundestag vertreten sein, müssen sie die Fünf-Prozent-Hürde überwinden oder die Kandidaten müssen über Direktmandate gewählt werden.

| 4.6 | # Wirtschaftsordnung der Bundesrepublik Deutschland |

Die **Wirtschaftsordnung** eines Staates bezeichnet die politische und rechtliche Form, die den Rahmen für wirtschaftliche Tätigkeiten vorgibt. Die Wirtschaftsordnung der Bundesrepublik Deutschland orientiert sich dabei an dem Prinzip der **freien Marktwirtschaft**. Nach diesem Prinzip treffen die so genannten Wirtschaftssubjekte (z. B. Unternehmer oder Kunden) frei und unabhängig voneinander ihre Entscheidungen am Markt. Das bedeutet, dass der Wirtschaftsprozess über Märkte und Preise gelenkt wird, die sich nach Angebot und Nachfrage regeln. Privateigentum ist in der freien Marktwirtschaft staatlich geschützt.

Die Wirtschaftsordnung der Bundesrepublik Deutschland wird **soziale Marktwirtschaft** genannt. Dabei werden die Prinzipien der freien Marktwirtschaft mit sozial erstrebenswerten Zielen verknüpft. Der Staat hat dabei den Auftrag, wirtschaftsbedingte Nachteile einzelner Bürgerinnen und Bürger durch bestimmte Interventionen zu mindern. Zu diesen Interventionen zählen die Instrumente der |sozialen Sicherung, aber auch arbeitsrechtliche Regelungen und wirtschaftspolitische Maßnahmen.

soziale Sicherung | 198

Die soziale Marktwirtschaft wird von vier Grundprinzipien bestimmt:

- **Wettbewerbsprinzip**: Der Staat schützt den Wettbewerb z. B. durch Verbot von Preisabsprachen oder Verhinderung von Marktbeherrschenden Unternehmen (Monopolen).
- **Marktkonformitätsprinzip**: Der Staat greift möglichst wenig in das Prinzip von Angebot und Nachfrage am Markt ein.
- |**Konjunkturpolitisches Prinzip**: Der Staat kann in konjunkturbedingte Wirtschaftsschwankungen eingreifen, um eine beständige wirtschaftliche Entwicklung zu unterstützen.
- **Sozialprinzip**: Der Staat gestaltet die Marktwirtschaft sozial aus, um Armut zu vermeiden und eine soziale Grundsicherung zu ermöglichen.

Konjunktur
wirtschaftliche Lage
Agenda 2010
Zwischen 2003 und 2005 weitgehend umgesetztes Reformkonzept der Regierung Schröder, das zum Ziel hatte, die politischen Rahmenbedingungen für mehr Wachstum und Beschäftigung zu verbessern sowie den Sozialstaat umzubauen und zu erneuern.

Die soziale Marktwirtschaft wurde erstmals 1948 von Alfred Müller-Armack skizziert und 1949 vom damaligen Bundeswirtschaftsminister Ludwig Erhard als Leitprinzip der Wirtschaftspolitik in den Nachkriegsjahren aufgenommen. Insbesondere durch die darauf folgenden „Wirtschaftswunderjahre", in denen die Bundesrepublik sich rapide von den wirtschaftlichen Kriegsschäden erholte, ist das Modell der sozialen Marktwirtschaft bis heute sehr positiv besetzt. In der Folge baute der Staat die sozialen Leistungen zunehmend aus. Erst Mitte der 1990er Jahre wurde deutlich, dass die sozialen Leistungen ihren Preis haben. Die öffentlichen Haushalte von Staat und Kommunen verschuldeten sich zunehmend, um die hohen Kosten der Sozialleistungen tragen zu können. Zusätzlich führte die weltweite Konjunkturschwäche dazu, dass immer weniger Einnahmen in den Staatshaushalten landeten. Verantwortliche sahen sich durch diesen Negativtrend dazu gezwungen, die sozialen Errungenschaften zu überprüfen. Expertinnen gehen davon aus, dass die Arbeitsmarkt- und Gesundheitsreformen der |„Agenda 2010" erst der Beginn einer weit reichenden Umstrukturierung des Sozialwesens sind.

Staatliche Rahmenbedingungen

Die Europäische Union

Die Europäische Union (EU) ist ein |supranationaler Zusammenschluss von 27 europäischen Staaten mit rund einer halben Milliarde Einwohnern. Ziele dieses Staatenbundes sind die Wahrung des Friedens, wirtschaftlicher und sozialer Fortschritt sowie die Achtung der Menschwürde und der Rechtsstaatlichkeit.

supranational
über der nationalen Ebene stehend

Geschichtliche Entwicklung

Die Idee eines gemeinsamen und friedlichen Europas keimte nach dem Zweiten Weltkrieg auf, der den grausamen Höhepunkt der über Jahrhunderte andauernden Zwistigkeiten zwischen den europäischen Nationen darstellte. Nie wieder sollten sich die europäischen Staaten als Feinde in einem Krieg gegenüberstehen.

Der erste Schritt in Richtung Vereinigung war von der wirtschaftlichen Notwendigkeit geprägt, in der Kohle- und Stahlindustrie länderübergreifend zu kooperieren. Die Europäische Gemeinschaft für Kohle und Stahl (EGKS, auch |Montanunion genannt) wurde 1951 von sechs Mitgliedstaaten (Deutschland, Frankreich, Italien, Luxemburg, Belgien, Niederlande) gegründet. Auf Basis der positiven Erfahrungen wollten die Montanstaaten die wirtschaftliche Zusammenarbeit weiter ausbauen und unterzeichneten 1957 die **Römischen Verträge** zur Gründung der Europäischen Wirtschaftsgemeinschaft (EWG) und der Europäischen Atomgemeinschaft (EAG). Ziel dieser Zusammenschlüsse war unter anderem die Errichtung eines gemeinsamen europäischen Wirtschaftsraums, in denen Waren ohne Zölle gehandelt werden konnten. Aus dieser Wirtschaftsunion entstand zehn Jahre später die Europäische Gemeinschaft (EG) mit weiteren Beitrittsländern.

Montanunion
abgeleitet von der Montanindustrie, einem alten Begriff für den Stahl- und Kohlebergbau

Mit der Unterzeichnung der **Maastrichter Verträge** 1992 wurde aus der wirtschaftlich orientierten Europäischen Gemeinschaft das supranationale Staatengebilde der Europäischen Union (EU). Nun standen wirtschaftliche Interessen mit einer gemeinsamen Währung, eine gemeinsame Außen- und Sicherheitspolitik und gemeinsame politische Interessen im Vordergrund.

Bereits 1985 vereinbarten Deutschland, Belgien, Frankreich, Luxemburg und die Niederlande im Rahmen des **Schengener Übereinkommens** (auch Schengener Abkommen genannt) den Verzicht auf Grenzkontrollen an den Binnengrenzen. 1990 wurde von denselben Ländern das Schengener Durchführungsübereinkommen unterzeichnet, das die konkreten Verfahrensabläufe in gesetzlicher und technischer Hinsicht klärt. Im **Vertrag von Amsterdam** wurde 1997 beschlossen, das Übereinkommen von Schengen in EU-Recht zu integrieren. Damit müssen alle Neumitglieder bei EU-Beitritt das Schengener Abkommen unterzeichnen. Durch den Wegfall der europäischen Binnengrenzen werden nun verstärkt die Außengrenzen kontrolliert. Kritiker des Abkommens sprechen von einer „Festung Europa", an deren Außengrenzen sich jedes Jahr Hunderte von Menschen unter Lebensgefahr in die Hände von Schleusern begeben, um auf EU-Territorium zu gelangen.

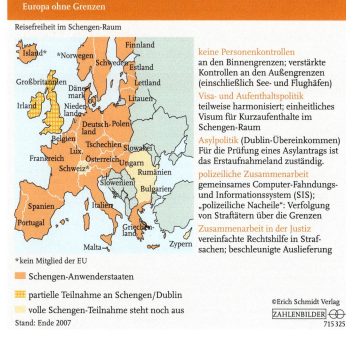

327

4.7.2 Aufgaben und Organe der EU

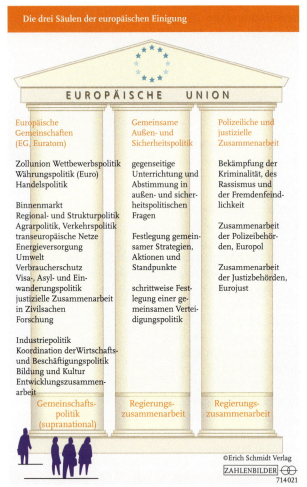

Die drei Säulen der europäischen Einigung

In den Maastrichter Verträgen sind die primären Strukturen der EU geschaffen worden. Sie basieren sowohl auf supranationalen (staatenübergreifenden) als auch auf intergouvernementalen (zwischenstaatlichen) Prinzipien. **Supranationalität** bedeutet, dass die EU zwar über eine eigene und autonome Rechtsordnung, jedoch nicht wie Staaten über eine originäre Hoheitsgewalt verfügt (Staatsgewalt | 307). Die Mitgliedsstaaten übertragen bestimmte Souveränitätsrechte auf die EU, sodass diese in der Lage ist, Gesetze zu erlassen, die dann in den Mitgliedstaaten umgesetzt werden müssen. **Intergouvernementalität** bedeutet, dass in bestimmten Bereichen eine zwischenstaatliche Kooperation zwischen den Staatsregierungen vorgeschrieben ist, ohne dass sie inhaltlich und räumlich institutionalisiert ist. Dies gilt für die Außen- und Sicherheitspolitik sowie für die polizeiliche und justitielle Zusammenarbeit.

Diese Aufteilung der EU-Strukturen wird auch Drei-Säulen-Modell genannt.

Die EU basiert auf einem demokratischen Selbstverständnis. Daraus ergibt sich, dass die EU-Organe in ihrem Aufbau denen der Bundesorgane ähnlich sind und auch |Gesetzgebungsverfahren nach einem ähnlichen Schema funktionieren wie in Deutschland. Die EU verfügt über fünf Hauptorgane:

- Europäisches Parlament
- Europäische Kommission
- EU-Ministerrat (Rat der Europäischen Union)
- Europäischer Gerichtshof
- Europäischer Rat

Gesetzgebungsverfahren | 316   Ihre Arbeit wird durch den Europäischen Rechnungshof sowie verschiedene Ausschüsse und diverse andere Einrichtungen, die über ganz Europa verteilt sind, unterstützt.

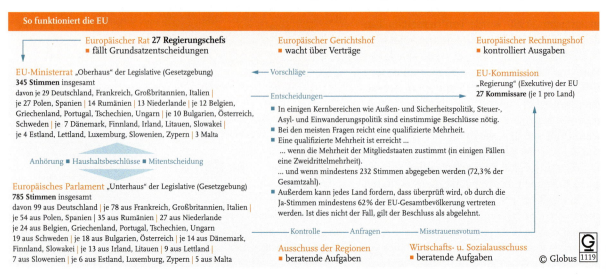

Staatliche Rahmenbedingungen

Europäisches Parlament

Das Europäische Parlament wird als einziges Organ der EU direkt von der europäischen Bevölkerung für fünf Jahre gewählt (Europawahlen). Die Verteilung der Sitze im europäischen Parlament richtet sich grundsätzlich nach den Einwohnerzahlen der Mitgliedstaaten, kleine Staaten erhalten überproportional mehr Sitze, um realistische Einflussmöglichkeit zu haben. Derzeit besteht das EU-Parlament aus 785 Mitgliedern, Deutschland entsendet 99 Abgeordnete.

Sitz des Europäischen Parlaments ist Straßburg. Dort finden zwölf Mal im Jahr viertägige Plenarsitzungen statt (Straßburgwochen). Die Ausschüsse und Fraktionen des Parlaments jedoch haben ihren Sitz in Brüssel, wo sechsmal im Jahr kurze Plenarsitzungen stattfinden. Das Generalsekretariat des Parlaments sitzt in Luxemburg.

Waren zu Beginn der EU die Kompetenzen des Europäischen Parlaments noch sehr begrenzt, bildet es heute gemeinsam mit dem Rat der Europäischen Union die Legislative und beschließt die Gesetze. Darüber hinaus setzt sich das Parlament für die Wahrung der Menschenrechte ein, engagiert sich für den sozialen Ausgleich in Europa, den Abbau der Arbeitslosigkeit, das wirtschaftliche Wachstum und den Umweltschutz.

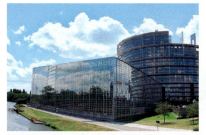
[1] Sitz des EU-Parlaments in Straßburg

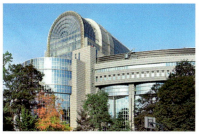
[2] In Brüssel tagen die Ausschüsse und Fraktionen des EU-Parlaments

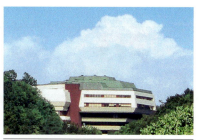
[3] Sitz des Generalsekretariats des EU-Parlaments in Luxemburg

Europäischer Rat

Der Europäische Rat besteht aus den Regierungschefs der Mitgliedstaaten sowie dem |Kommissionspräsidenten und tagt mindestens zweimal pro Jahr. Er legt die politischen Leitlinien und Ziele der EU-Politik fest. Dabei geht es beispielsweise um Änderungen der Verträge oder Zusammensetzung der EU-Organe sowie um Erklärungen im Rahmen der Außen- und Sicherheitspolitik. Außerdem ist er das Diskussionsforum bei Krisensituationen auf höchster politischer Ebene und bemüht sich um Lösungsfindungen bei Meinungsverschiedenheiten zwischen den Mitgliedstaaten.

Kommissionspräsidenten | 330

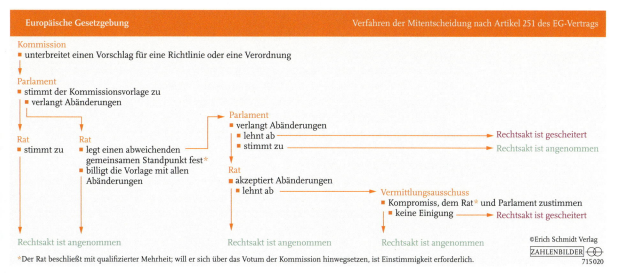

Europäische Kommission

Die Europäische Kommission ist im weitesten Sinne die Regierung und bildet damit die Exekutive der Europäischen Union. Sie ist die Hüterin der Verträge und hat somit weit reichende Aufsichts- und Kontrollbefugnis. Die EU-Kommission bringt Gesetzesvorschläge ein (Europäische Gesetzgebung |329) und ist zuständig für die Umsetzung der Beschlüsse von Ministerrat und Parlament. Darüber hinaus verwaltet sie den EU-Haushalt und ist Vertreterin der EU nach außen (z. B in Wirtschafts- und Handelsfragen).

Die Europäische Kommission besteht derzeit aus 27 Kommissaren, ihren Vorsitz leitet der Kommissionspräsident. Jeder Mitgliedstaat entsendet einen Kommissar. Diese sind, ähnlich den nationalen Bundesministern, einem Fachbereich (Generaldirektion) zugeteilt. Ihre Amtszeit beträgt fünf Jahre. Der Sitz der Europäischen Kommission ist Brüssel.

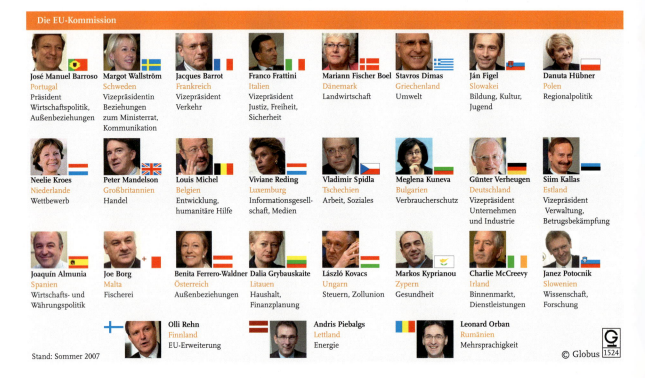

EU-Ministerrat

Europäisches Parlament |329

Der EU-Ministerrat (Rat der Europäischen Union) mit Sitz in Brüssel ist das wichtigste Entscheidungsorgan der EU. Zusammen mit dem |Europäischen Parlament beschließt er die Gesetze und ist damit der zweite Teil der europäischen Legislative. Außerdem verabschiedet er Verordnungen und Richtlinien. Mitglieder sind je nach Beratungsgegenstand die Minister der Mitgliedstaaten. Geht es beispielsweise um Umweltpolitik, kommen im Rat der Europäischen Union die Umweltminister der Mitgliedstaaten zusammen, bei Sicherheitsfragen die Innenminister.

Europäischer Gerichtshof

Der europäische Gerichtshof ist das Recht sprechende Organ der EU und ist zuständig für die Auslegung und Anwendung der europäischen Gesetze und Verträge. Er entscheidet über Streitigkeiten sowohl zwischen den EU-Bürgerinnen als auch den EU-Organen. Jeder Mitgliedstaat entsendet einen Richter für sechs Jahre an den Gerichtshof. Der Amtssitz des europäischen Gerichtshofs ist in Luxemburg.

Lernen lernen

1

Lernen und Lerntechniken

1 Lernen und Lerntechniken

1.1	**Grundsätzliches zum Thema „Lernen"**	**334**
1.1.1	Begriffsbestimmung „Lernen"	334
1.1.2	Lernen und Gedächtnis	335
1.1.3	Lernen und Denken	336
1.1.4	Lernen, Emotion, Motivation und Stress	337
Lernen und Emotion		337
Lernen und Motivation		337
Lernen und Stress		338

1.2	**Lerntheorien**	**339**
1.2.1	Klassische Konditionierung	339
1.2.2	Instrumentelle Konditionierung	340
1.2.3	Lernen am Modell	341

1.3	**Lerntechniken**	**342**
1.3.1	Zeitmanagement	342
1.3.2	Förderung der Konzentrationsfähigkeit	343
1.3.3	Gedächtnistechniken	344
Eselsbrücken		344
Wiederholung		344
Lernkartei		345
Chunking		345
Mindmapping		346
Lerntagebuch		346

1.3.4	Umgang mit Fachsprache	347
1.3.5	Lese- und Schreibtechniken	348
Lese- und Markierungstechniken		348
Mitschriften und Protokolle		349
1.3.6	Literaturrecherche	350
Grundbegriffe der Recherche		350
Recherche in der Bibliothek		351
Datenbankgestützte und internetbasierte Literaturrecherche		352
Suchmaschinen und Boole'sche Operatoren		352
Vorgehen bei der internetgestützten Recherche		353
Beurteilung von Internetartikeln		353

1.4	**Vortrags- und Präsentationstechniken**	**355**
1.4.1	Merkmale und Ziele einer Präsentation	355
1.4.2	Planung	355
1.4.3	Gestaltung und Einsatz unterstützender Medien	356
1.4.4	Vortragstechniken	358
1.4.5	Ablauf der Präsentation	359
1.4.6	Rückfragen	350
1.4.7	Argumentieren und Diskutieren	360

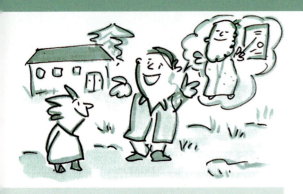

Lernen und Lerntechniken

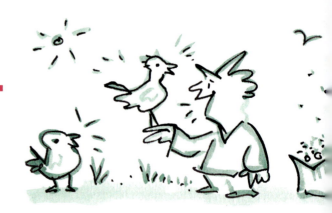

In der Welt der Märchen sind die Naturgesetze aufgehoben und Wunder gehören zum Alltag. In Märchen lernen Helden sich trotz ihrer Schwächen in ihrer Welt zurechtzufinden. Aufgrund einer besonderen Begabung behaupten sie sich auch unter schwierigen Bedingungen.

„Knowing is a process, not a product." (Jerome Bruner 1966)

Im Leben wie im Märchen ist Gelerntes nicht immer umgehend anwendbar und nicht immer entspricht der Wissensschatz den Erwartungen des Umfelds.

Menschen brauchen viel Wissen, das sie je nach Situation einsetzen und erweitern können. Auch in der Pflege werden Erfahrungswissen und theoretisches Wissen situativ angewandt. Neben Fachwissen brauchen Pflegende methodisches Wissen, aber auch die Fähigkeit, sich auf ihre Mitmenschen einzustellen und sich selbst weiterzuentwickeln. Gemeinsames Lernen in Theorie und Praxis ist eine stetige Herausforderung und Bewährung. Diese Erfahrung machte auch der Held in unserem Märchen.

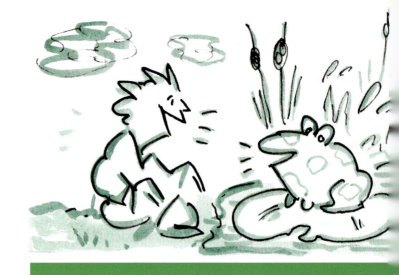

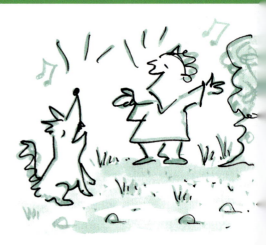

1 Lernen und Lerntechniken

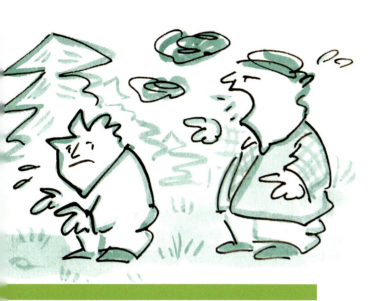
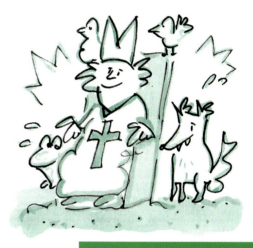

Die drei Sprachen

In der Schweiz lebte einmal ein alter Graf, der hatte nur einen einzigen Sohn, der aber war dumm und konnte nichts lernen. Da sprach der Vater „Höre, mein Sohn, ich bringe nichts in deinen Kopf, ich mag es anfangen, wie ich will. Du musst fort von hier, ich will dich einem berühmten Meister übergeben, der soll es mit dir versuchen." Der Junge ward in eine fremde Stadt geschickt, und blieb bei dem Meister ein ganzes Jahr. Nach Verlauf dieser Zeit kam er wieder heim, und der Vater fragte „Nun mein Sohn, was hast du gelernt?" „Vater, ich habe gelernt, was die Hunde bellen", antwortete er. „Dass Gott erbarm", rief der Vater aus, „ist das alles, was du gelernt hast? Ich will dich in eine andere Stadt zu einem andern Meister bringen." Der Junge ward hingebracht, und blieb bei diesem Meister auch ein Jahr. Als er zurückkam, fragte der Vater wiederum „Mein Sohn, was hast du gelernt?" Er antwortete „Vater, ich habe gelernt, was die Vögel sprechen." Da geriet der Vater in Zorn und sprach „Oh du verlorener Mensch, hast die kostbare Zeit hingebracht und nichts gelernt, und schämst dich nicht, mir unter die Augen zu treten? Ich will dich zu einem dritten Meister schicken, aber lernst du auch diesmal nichts, so will ich dein Vater nicht mehr sein." Der Sohn blieb bei dem dritten Meister ebenfalls ein ganzes Jahr, und als er wieder nach Haus kam und der Vater fragte „Mein Sohn, was hast du gelernt?", so antwortete er „Lieber Vater, ich habe dieses Jahr gelernt, was die Frösche quaken." Da geriet der Vater in den höchsten Zorn, sprang auf, rief seine Leute herbei und sprach „Dieser Mensch ist mein Sohn nicht mehr, ich stoße ihn aus und gebiete euch, dass ihr ihn hinaus in den Wald führt und ihm das Leben nehmt." Sie führten ihn hinaus, aber als sie ihn töten sollten, konnten sie nicht vor Mitleiden und ließen ihn gehen.

Der Jüngling wanderte durch die Welt. Es gelang ihm, eine Gemeinde von wilden Hunden zu befreien, da er die Not der Hunde verstand. Er entschloss sich, nach Rom zu fahren. Auf dem Weg hört er Frösche Dinge quaken, die ihn traurig stimmten. Endlich langte er in Rom an, da war gerade der Papst gestorben, und unter den Kardinälen großer Zweifel, wen sie zum Nachfolger bestimmen sollten. Sie wurden zuletzt einig, derjenige sollte zum Papst erwählt werden, an dem sich ein göttliches Wunderzeichen offenbaren würde. Und als das eben beschlossen war, trat der junge Graf in die Kirche, und plötzlich flogen zwei schneeweiße Tauben auf seine beiden Schultern und blieben da sitzen. Die Geistlichkeit erkannte darin das Zeichen Gottes und fragte ihn auf der Stelle, ob er Papst werden wolle. Er war unschlüssig und wusste nicht, ob er dessen würdig wäre, aber die Tauben redeten ihm zu, dass er es tun möchte, und endlich sagte er „Ja." (...) Darauf musste er eine Messe singen und wusste kein Wort davon, aber die zwei Tauben saßen stets auf seinen Schultern und sagten ihm alles ins Ohr.

Märchen nach den Gebrüdern Grimm

1.1 Grundsätzliches zum Thema „Lernen"

1.1.1 Begriffsbestimmung „Lernen"

Bereits den Philosophen der Antike war bewusst, dass Lernen die Quelle menschlichen Handelns und Wissens ist. Dabei hatten sie zwei Ideen, wie Lernen funktioniert bzw. Erkenntnis entsteht:
- Lernen durch Assoziation: Lernen erfolgt dann, wenn neue Eindrücke mit bereits vorhandenen „Ideen" verknüpft werden.
- Lernen durch |adaptiven Hedonismus: Lernen erfolgt dann, wenn Menschen ihre Handlungen nach dem Gewinn von Lust und nach der Vermeidung von Schmerz ausrichten.

adaptiv
sich anpassend
Hedonismus
Lehre, nach der der Genuss, Sinn und Ziel menschlichen Handelns ist

Beide Grundannahmen wurden Mitte des 19. Jahrhunderts von der neu entstandenen Wissenschaftsdisziplin Psychologie übernommen und durch moderne wissenschaftliche Methoden weiter erforscht. Heute gibt es ein eigenes Forschungsfeld, die Lernpsychologie, die gemeinsam mit verwandten Disziplinen wie z. B. der Neurobiologie und Hirnforschung sowie der pädagogischen Psychologie und Didaktik das komplexe Feld des Lernens untersucht.

Aus psychologischer Sicht ist Lernen ein Prozess, der auf Erfahrung aufbaut und zu relativ stabilen Veränderungen im Verhalten oder im Verhaltenspotenzial führt. Dabei kann man den Prozess des Lernens nicht direkt beobachten, sondern nur aus dem Ergebnis des Lernprozesses, also aus der Veränderung des beobachtbaren Verhaltens, Rückschlüsse auf den Lernprozess ziehen.

Beispiel Svenja und Marie bereiten sich auf einen Test vor. Beide lernen aus demselben Buch jeweils zwei Stunden pro Tag über eine Woche. Beim Test schneiden beide sehr unterschiedlich ab. Svenja hat eine 1 geschrieben und Marie eine 3. Man kann also anhand der Lernerfolgskontrolle, deren Aufgabe die Überprüfung des Lernergebnisses ist, feststellen, dass bei Svenja und Marie unterschiedliche Lernprozesse stattgefunden haben.

Motivation | 337

Unter Veränderung des Verhaltens wird in der Regel die Verbesserung einer bestimmten Leistung oder Fähigkeit verstanden (z. B. Autofahren, Fremdsprachenkenntnisse). Diese Verhaltensänderungen sind jedoch nicht immer sofort zu bemerken oder zu messen (z. B. in Prüfungen). Manch erlerntes Verhaltensmuster ist erst dann feststellbar, wenn die Umstände es erlauben und erfordern oder die richtige |Motivation vorliegt, das Gelernte umzusetzen (z. B. Erste-Hilfe-Kenntnisse). In diesem Fall wird von einer Veränderung des Verhaltenspotenzials gesprochen.

Lernen ist ein lebenslanger Prozess. Gelernt wird eigentlich immer und in jedem Alter. Was Lernende dabei aufnehmen und wie tief es sich einprägt, hängt wesentlich von Emotionen und Motivationen sowie vom Umfeld, in dem gelernt wird, ab – aber auch von der Struktur des Gedächtnisses. Es lassen sich zwei Formen des Gedächtnisses unterscheiden:
- das explizite Gedächtnis, das Sachwissen speichert, und
- das implizite Gedächtnis, das Verhalten und Handlungswissen speichert.

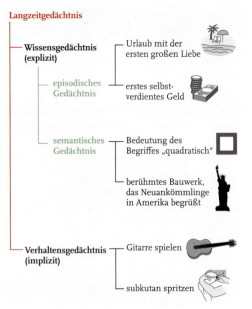

[1] Schematische Darstellung der „Gedächtnisinhalte"

Lernen und Gedächtnis 1.1.2

Der Prozess der Verarbeitung und Speicherung von Informationen kann mit Hilfe des Dreispeichermodells des Gedächtnisses beschrieben werden. Es unterscheidet
- sensorisches Gedächtnis (Ultrakurzzeitgedächtnis),
- Kurzzeit- oder Arbeitsgedächtnis und
- Langzeitgedächtnis.

Das **sensorische Gedächtnis** nimmt die Informationen und Reize der Sinne auf. Seine Speicherdauer ist sehr kurz, weshalb es auch Ultrakurzzeitgedächtnis genannt wird. Da nicht alle Informationen bewusst aufgenommen werden, verankert das sensorische Gedächtnis nur die Informationen, denen eine gezielte Aufmerksamkeit bzw. Emotion zugewandt wird. So wird eine Reizüberflutung vermieden.

Das **Kurzzeitgedächtnis** nimmt als Arbeitsspeicher einen begrenzten Anteil des bereits bearbeiteten Informationsmaterials auf, überprüft es auf seine Relevanz, sortiert es und speichert es einige Minuten ab. Dabei nimmt es vor allem visuelle und akustische Informationen auf. Um das Wissen nicht wieder zu verlieren, müssen die Informationen verankert werden. Dies geschieht durch wiederholtes Abrufen der Information sowie durch das aktive Bearbeiten und Einbinden in bestehende Zusammenhänge. Die Informationen werden also wie in einen Kleiderschrank „eingehängt". Werden zu schnell neue Informationen aufgenommen, wird der Kleiderschrank zu voll und „alte Klamotten" müssen raus, d. h., ältere, nicht verankerte Informationen werden durch neue ersetzt.

Fest gespeichertes Wissen befindet sich im **Langzeitgedächtnis**, das über eine große Speicherkapazität verfügt. Im Langzeitgedächtnis finden sich alle Erinnerungen und Erkenntnisse, vorwiegend in Form von Begriffen und Bedeutungen (semantisches Gedächtnis). Informationen werden erst dann abrufbar, wenn sie durch ähnliche Inhalte „angestoßen" werden. In diesem Moment rutschen sie in den so genannten aktiven Speicher, in welchem die Informationen unmittelbar zur Verfügung stehen. Dies erklärt, warum einmal gelerntes Wissen, auch wenn es scheinbar vergessen wurde, wieder erinnert werden kann. Lernprozesse, die sich auf vorhandenes Wissen beziehen, erfolgen schneller als bei völlig neuen Kontexten und Inhalten.

Die physiologische Grundlage des Gedächtnisses bildet das Gehirn. Dessen elektrodynamische und biochemische Mechanismen bewerkstelligen die Informationsverarbeitung und deren Speicherung. Das Gehirn besteht aus einer neuronalen Netzstruktur, die die Ablage von neuem Wissen in verschiedenen Arealen des Gehirns und Verknüpfungen mit bestehenden Inhalten ermöglicht.

Die hochspezialisierte Aufgabe der Verarbeitung zahlloser Sinneseindrücke aus der Umwelt erfolgt durch |Nervenzellen (Neurone). Ihre Effektivität bildet sich erst im Laufe der Entwicklung aus und ist im Grunde nie abgeschlossen. Insbesondere die Stimulation der Nervenzellen in den ersten Lebensjahren ist für die Ausprägung des neuronalen Netzwerkes von großer Bedeutung [Abb. 1]. Es werden Verknüpfungen der Nervenzellen hergestellt, die sich zu Gedächtnisspuren verfestigen.

Durch häufige Nutzung dieser Prozesse, d. h. durch Übung und Wiederholung von Lerninhalten, steigert sich die Geschwindigkeit der Informationsvermittlung über die Synapsen. Dadurch kommt es zu der erwähnten Gedächtnisspur. Die Gedächtnisspur bleibt auch dann erhalten, wenn die Verknüpfungsfähigkeit der Nervenzellen nachlässt oder eingeschränkt ist und neue Informationen nicht oder kaum noch aufgenommen und verarbeitet werden können. Dies erklärt, warum ältere Menschen zwar einerseits ein hervorragendes Gedächtnis, andererseits aber keine Erinnerung an aktuelle Vorgänge in der Gegenwart haben können.

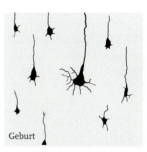

Geburt

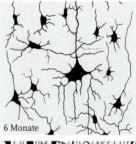

6 Monate

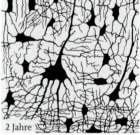

2 Jahre

[2] Ausschnitt aus der Großhirnrinde des Menschen: Bei der Geburt ist die Verbindung zwischen den Nervenzellen in der Großhirnrinde noch unvollständig. Erst wenn die Verknüpfungen ausgebildet sind, erreicht das Gehirn seine volle Leistungsfähigkeit.

Nervenzellen **1** | 432

Lernen lernen

1.1.3 Lernen und Denken

👁 Entwicklung und Anteile des zentralen Nervensystems
1 | 434 f.

Das Gehirn ist ein komplexes Netzwerk mit zwei symmetrischen Großhirnhälften (*Hemisphären*). Diese stehen durch den Balken (*Corpus callosum*) mit seinem massiven Netzwerk aus Nervenfasern miteinander in Verbindung und tauschen Informationen aus. Entscheidend sind ihre unterschiedlichen Schwerpunkte der Informationsverarbeitung. Die linke Gehirnhälfte ist bei der Mehrzahl der Menschen primär für begriffliches Denken und die rechte eher für das bildhaft-schöpferische Denken zuständig.

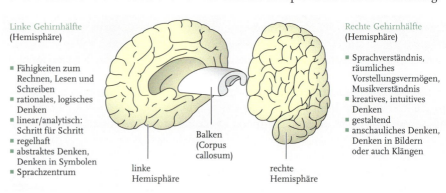

[1] Linke und rechte Hemisphäre mit ihren Schwerpunkten

Die Verknüpfung und Nutzung der komplementären (sich ergänzenden) Gehirnhälften ist bei jedem Menschen individuell verschieden und macht auch ein Stück weit seine Einzigartigkeit aus. Deutlich wird dies daran, dass jede Person eine unterschiedliche Wahrnehmung und einen individuellen Lernstil hat. Für alle Menschen aber gilt, dass beim Lernen beide Gehirnhälften aktiviert werden sollten, um die bearbeitete Thematik möglichst breit zu erfassen. Damit wird vermieden, nur die linke Hemisphäre anzusprechen und in ausschließlich logischen oder linearen Zusammenhängen zu denken. Wenn zusätzlich z. B. eine bildliche Vorstellung von den Inhalten entsteht, wird die Behaltensleistung erhöht.

Menschen mit einer Linkshirndominanz	Menschen mit einer Rechtshirndominanz
können sich sprachlich gut ausdrücken.	lassen sich eher von ihren Gefühlen leiten.
sind in der Sprache auf Exaktheit fixiert.	haben ihren Schwerpunkt im intuitiven, ganzheitlichen Denken.
können sehr gut mit Symbolen (Zahlen, Buchstaben, Rechenzeichen) umgehen.	haben eine große Fantasie.
ziehen Fachliteratur vor.	ziehen schöngeistige Literatur vor (innere Bilder entstehen aus den gelesen Texten).
sammeln alle ihnen verfügbaren Fakten, bevor sie eine Entscheidung fällen.	schweifen während eines Vortrages schnell mit den Gedanken vom Thema ab, besonders wenn der Vortragende sein Thema nicht visualisiert.
haben eine große Sachkenntnis.	werden von Mustern, Farben und Formen stark angesprochen.
gehen logisch und linear vor.	haben Schwierigkeiten, ihre Gedanken in eine logische Reihenfolge zu bringen.
können ihre Gedanken gut zu Papier bringen.	verstehen Körpersprache, erfühlen Gedanken.
beginnen eine Sache geradlinig von Anfang an und bleiben so lange dabei, bis sie ein logisches Ergebnis gefunden haben.	müssen Dinge anfassen bzw. eine Sache tun, damit sie sie verstehen.

[Tab.1] Mögliche Ausdrucksformen einer Linkshirn- bzw. Rechtshirndominanz

Lernen und Lerntechniken

Lernen, Emotion, Motivation und Stress

1.1.4

Lernen und Emotion

|Emotionen wirken sich auf das menschliche Lernen und Handeln aus, indem sie beeinflussen, was wahrgenommen und wie das Wahrgenommene interpretiert und erinnert wird. Ein Großteil der physiologischen Reaktionen findet im |limbischen System und hier speziell in den Mandelkernen statt, die die aus dem Cortex (Hirnrinde **1**|436) übermittelten Informationen „verarbeiten" und eine Kette von neuronalen, hormonellen und muskulären Veränderungen auslösen. Die Mandelkerne wirken dabei als Filter für das Gedächtnis. Sie reagieren besonders intensiv auf negative Erfahrungen, wie z.B. auf Furcht und Ärger. In diesem Fall wird die Aufnahme neuen Wissens blockiert und zu Gunsten lebenserhaltender Reaktionen zurückgestellt – Kreativität tritt in den Hintergrund. Im Falle von positiv besetzten Situationen wie z.B. Freude oder Begeisterung „öffnen" die Mandelkerne die Tore zum Hippocampus und fördern damit die Aufnahme neuen Wissens. Positives Denken verstärkt demnach die Aufnahme und Fixierung von Wissen, Ängste können dies hemmen.

Seit einigen Jahren wird der Begriff emotionale Intelligenz (EI) genutzt, um die Fähigkeit einer Person zu beschreiben,

- die eigenen Emotionen wahrzunehmen,
- mit den eigenen Emotionen umzugehen,
- Emotionen zur Unterstützung des Denkens zu nutzen,
- Emotionen zu verstehen (auch bei anderen).

Es wurden verschiedene Tests entwickelt, die, analog zum Intelligenzquotienten (IQ), den Emotionsquotienten (EQ) messbar machen sollten. Die |Gütekriterien der entwickelten Tests sind jedoch nicht zufrieden stellend. Weiterhin wird an dem Konzept der emotionalen Intelligenz kritisiert, dass sie auf subjektiven Werten basiere und damit für eine wissenschaftliche Betrachtung nicht geeignet sei. Unbestreitbar ist jedoch, dass Menschen, die mit ihren Emotionen angemessen umgehen können, in ihrem sozialen Handeln erfolgreicher sind als andere.

Lernen und Motivation

Emotionen und Motivation sind eng miteinander verbunden. Sie beide sind Antriebskräfte des menschlichen Handelns, wobei Emotionen schwerer gesteuert werden können. Die Motivationspsychologie beschäftigt sich mit der Frage nach dem Motiv bzw. dem Beweggrund für ein bestimmtes Verhalten. Menschliches Verhalten braucht demnach einen Antrieb. Diese von außen zumeist nicht erkennbaren Auslöser werden eingeteilt in primäre und sekundäre Motive:

- **Primäre Motive** sind angeboren und werden auch als biologische Triebe bezeichnet. Zu ihnen gehören Durst, Hunger, Sauerstoffaufnahme und Schlafbedürfnis.
- **Sekundäre Motive** hingegen werden erst im Laufe des Lebens auf Grund von Erfahrungen ausgeprägt. Ihre Wichtigkeit variiert von Mensch zu Mensch. Zu ihnen gehört das Bedürfnis nach Anerkennung, Sicherheit und sozialem Kontakt. Nicht alle Motive sind den Handelnden zu jeder Zeit bewusst. In gewissem Sinne können sie durch Reflexion gesteuert werden.

Als **Leistungsmotivation** wird das Streben bezeichnet, Tätigkeiten zu einem positiven Ergebnis zu bringen und Handlungen eine gewisse Zeit lang auszuführen. Von Kindesbeinen an streben wir danach, bestimmten Menschen in unserem Umfeld zu gefallen, Erfolge zu haben oder auch einfach Misserfolge zu verhindern. Das erhöht die Bereitschaft, Leistung zu erbringen. Ursache dafür ist u.a. die Erkenntnis, dass die Anerkennung eines Menschen von seiner Leistung abhängt.

Emotionen
durch innere und/oder äußere Reize ausgelöste psychophysische Zustandsveränderungen bzw. Befindlichkeiten, die den Körper, das Erleben und das Verhalten beeinflussen

limbisches System **2**|157

Gütekriterien|513, 515

Bei der Leistungsmotivation unterscheidet man zwei Typen:

- **Intrinsische Motivation** wirkt von innen heraus. Dabei befriedigt die Handlung selbst ein Bedürfnis. Die durchgeführte Tätigkeit – wie z. B. das Ausüben eines Sports oder Spielen eines Instruments – ist gleichzeitig der Lohn. Angeregt wird die intrinsische Motivation durch den Wunsch nach Selbstverwirklichung und Unabhängigkeit oder durch Neugier. Auch das Gewissen mit seinen verinnerlichten Normen und Werten ist hier anzusiedeln.
- **Extrinsische Motivation** wird durch äußere Faktoren hervorgerufen. Solche äußeren Anreize können materieller (z. B. Gehaltserhöhung, Geldgeschenke für eine gute Note) oder immaterieller (z. B. Lob, erhöhte soziale Anerkennung) Natur sein. Extrinsische Motivation liegt aber auch dann vor, wenn jemand auf Grund äußeren Drucks oder der Angst vor Bestrafung leistungsmotiviert ist.

Im Zusammenhang mit Lernen ist es wichtig zu wissen, dass eine Unterforderung ebenso zu Motivationsverlusten führen kann wie eine Überforderung. Optimale Voraussetzungen zum Lernen bilden persönliches Interesse und das Vertrauen darauf, dass die Situation mit entsprechendem Einsatz gelöst oder bestanden werden kann.

Zum Motivationsproblem kann eine unpassende Erwartungshaltung werden. Wenn der Selbstanspruch zu hoch ist, kann ein scheinbar zu langsam eintretender Lernerfolg zur Blockade führen. Nach einer kurzen Entspannungsphase ist dann ein Neuanfang mit herabgesetzten Lernerfolgserwartungen meist die richtige Lösung.

Eine Steigerung der **Selbstmotivation** kann wie folgt unterstützt werden:

- herausfinden, welches persönliche Motivatoren sind, was Spaß macht und leichter zum Ziel führt,
- herausfinden, welche Aspekte demotivierend wirken und diese reduzieren oder uminterpretieren (den Blick darauf ändern),
- Sinn und Zweck einer Aufgabe erschließen und vor Augen halten,
- erreichbare Ziele setzen,
- die Fortschritte erkennen und positiv bewerten sowie
- erreichte Ziele und damit Erfolge feiern und sich selbst belohnen.

Lernen und Stress

Nicht selten lernen wir unter starkem Druck. Viele Menschen finden es sogar angenehmer, unter Druck zu lernen – ja benötigen diesen sogar zur Motivation. Wenn aber der Prozess des Lernens unter Druck zu lange andauert, kommt es zu |Stressreaktionen, die sich in einer abfallenden Leistungskurve äußern.

Stress | 547

Bei Prüfungen kann länger verankertes Wissen besser abgerufen werden als neu aufgenommenes. Bei einem so genannten Blackout sind v. a. die frisch aufgenommenen Gedächtnisinhalte mit einem Mal nicht mehr abrufbar. Den physiologischen Hintergrund dafür bildet die verstärkte Ausschüttung von Stresshormonen. Durch sie kann die Wirkung der |Neurotransmitter an den Synapsen herabgesetzt werden, was zu einer Blockade der Informationsübertragung führt. Das erklärt, warum die Inhalte nach einer Entspannung der Situation wieder abgerufen werden können. Mit dem Bewusstsein, dass Leistungsüberprüfungen auch dazu dienen, den eigenen Kenntnisstand abzuschätzen – und einer ausreichenden Vorbereitung mit Entspannungsphasen – kann ein ganzer Teil der Ängste reduziert werden. Um mit einer gelasseneren Haltung in Prüfungen gehen zu können, gilt es, während der Ausbildung kontinuierlich das erworbene Wissen zu erweitern und zu wiederholen. Bei blockierenden Ängsten sollte der Rat einer vertrauten Lehrkraft eingeholt werden, damit diese entsprechende Begleitung und Unterstützung leisten kann oder an andere Stellen verweisen kann.

Transmitter 1 | 433

Lernen und Lerntechniken

Lerntheorien

Klassische Konditionierung

Ob die Angst des kleinen Kindes vor der Schwester im weißen Kittel oder die der alten Dame vor Ratten – beide Reaktionen gehen auf Phänomene des klassischen Konditionierens zurück. Das Kind erinnert sich wahrscheinlich an eine Situation, in der es von der Mutter allein im Krankenhaus zurückgelassen wurde und dort unangenehme Untersuchungen über sich ergehen lassen musste. Die alte Dame hingegen hat während des Krieges Ratten als Überträger von Krankheiten kennen gelernt. Beide wollen sie nur ungern an die zu Grunde liegende Situation erinnert werden.

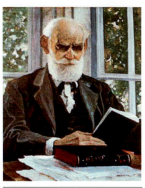

[1] Iwan Petrowitsch Pawlov (1849–1939)

Dieser Erinnerungseffekt kann auch positiv genutzt werden. Der russische Physiologe Iwan Petrowitsch Pawlow [Abb. 1] erforschte ursprünglich die Physiologie der Verdauungsdrüsen am Hund (eine Arbeit, für die er später den Nobelpreis erhielt). Durch Zufall beobachtete er, dass der Speichelfluss eines Hundes nicht erst mit dem Fressen beginnt, sondern bereits beim Anblick von Futter. Der Speichelfluss beim Anblick von Futter (Reiz) ist demnach eine natürliche Reaktion. Ein Glockenton für sich hingegen löste keine Reaktion aus. Pawlow kombinierte die beiden Reize miteinander, indem die Glocke immer dann ertönte, wenn das Futter gereicht wurde. Später kam es auch zum Speichelfluss, wenn nur die Glocke ertönte, ohne dass Futter gereicht wurde. Die Hunde waren auf den Glockenton „konditioniert". Konditionierung bedeutet dementsprechend, dass die natürliche Reaktion auf einen natürlichen Reiz an einen anderen Reiz gebunden werden kann. Das ist gemeint, wenn von „Pawlowschen Hunden" oder einem „Pawlowschen Reflex" die Rede ist.

Konditionierung erfolgt auch über Worte und Begriffe. Beispielsweise kann eine Pflegebedürftige als Abwehrreaktion bei einer unsensibel durchgeführten Mundpflege ihre Lippen aufeinanderpressen. Wenn dies eine häufige Erfahrung ist, reicht allein das Wort „Mundpflege" aus, damit die Pflegebedürftige als Reaktion die Lippen aufeinander presst.

Die vegetativen Reaktionen, die ausgelöst werden, treten automatisch auf, sie folgen dem Reiz. Da reicht so manches Mal der einfache Gedanke daran, dass die Situation angenehm oder auch unangenehm werden könnte, um bestimmte Stimmungen und Emotionen hervorzurufen. Allerdings führt die klassische Konditionierung nicht zum Erlernen neuer Verhaltensweisen, sondern bestehende, reflexhafte Verhaltensweisen (Reaktion) werden durch einen neuen Reiz ausgelöst. Der Reiz kann gelöscht bzw. überschrieben werden, wenn er mehrfach mit anderen Gegebenheiten in Verbindung gebracht wird.

Pawlows Theorie der klassischen Konditionierung als Reiz-Reaktions-Lernen ist auf den Menschen nur bedingt übertragbar, denn Menschen funktionieren längst nicht immer „auf Knopfdruck".

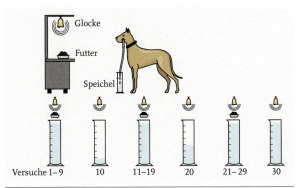

[2] Versuchsaufbau von Pawlow

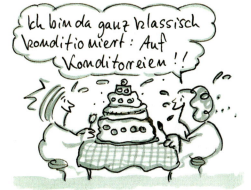

1.2.2 Instrumentelle Konditionierung

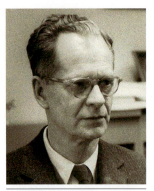

[1] Burrhus Frederik Skinner (1904–1990)

Der Begriff des **instrumentellen Konditionierens** verweist auf den bewussten Einsatz von Verhaltensweisen, um bestimmte Konsequenzen zu erreichen. Im Gegensatz zur klassischen Konditionierung, in der die zu lernende Beziehung zwischen zwei Reizen besteht, tritt die zu lernende Beziehung bei der instrumentellen Konditionierung zwischen einer Reaktion und deren Konsequenz auf.

Beispiel Kleine Kinder lernen sehr schnell, welches Verhalten welche Reaktion auslöst. Bemerkt ein Kind z. B., dass es mit gellendem Geschrei die Aufmerksamkeit der Mutter auf sich zieht, wird es schnell dieselbe Technik immer wieder einsetzen, sobald es mütterliche Zuwendung erreichen möchte.

Die im Beispiel genannte Reaktion der Mutter, ihre Zuwendung, wird in Bezug auf die instrumentelle Konditionierung Verstärker genannt, weshalb die instrumentelle Konditionierung auch Verstärkungslernen genannt wird. Gute oder schlechte Konsequenzen eines Handelns, z. B. Belohnung oder Bestrafung, führen dazu, dass dieses Handeln häufiger bzw. seltener auftritt. Man unterscheidet positive von negativen Verstärkern.
- Ein **positiver Verstärker** ist ein Reiz, der die Wahrscheinlichkeit erhöht, dass eine bestimmte Verhaltensweise eintritt, z. B. Nahrung, Zuwendung.
- Ein **negativer Verstärker** ist ein Reiz, der die Wahrscheinlichkeit des Auftretens eines bestimmten Verhaltens dann erhöht, wenn der Reiz entfernt wird, z. B. extreme Hitze, sehr lautes Piepen.

Grundsätzlich funktioniert positive Verstärkung besser, wenn man eine neue Reaktion hervorrufen oder eine bereits länger vorhandene Reaktion fördern und stabilisieren möchte (z. B. wenn eine übergewichtige Person nach jeweils zwei Kilo Gewichtsreduktion einen Kinogutschein erhält – insofern sie denn gerne ins Kino geht). Negative Verstärkung funktioniert hingegen eher, wenn man jemanden dazu bringen möchte, eine bestimmte Reaktion zu unterlassen (z. B. Alarmton ertönt nach Zünden des Automotors so lange, bis die Fahrerin sich angeschnallt hat).

Von der negativen Verstärkung muss man die **Bestrafung** unterscheiden. Bei der Bestrafung wird nach einer Reaktion ein Reiz gesetzt, der eine negative Bedeutung für die zu bestrafende Person hat, z. B. Schmerzen erzeugt. Hier wird also der Reiz *nach* der Reaktion gesetzt, bei der negativen Verstärkung ist der negative Reiz bereits *vor* der Reaktion vorhanden und kann durch das „richtige" Verhalten ausgeschaltet werden.

Lernen durch Bestrafung ist umstritten. Waren „harte Strafen" früher ein durchaus gängiges Erziehungsinstrument, weiß man heute, dass Bestrafung kontraproduktiv wirken kann, wenn sie z. B. zu Gegenaggression führt, das Selbstbild und -bewusstsein der bestraften Person zerstört oder die bestrafte Person lernt, dass Gewalt als Strafe funktioniert und damit gewalttätiges Handeln fördert.

Der amerikanische Psychologe Burrhus Frederik Skinner [Abb. 1] führte verschiedene Versuche durch, um Verstärkungslernen empirisch zu belegen. Besonders bekannt geworden ist seine „Skinner-Box". Dabei wird ein Tier (z. B. eine Ratte) in eine Box gesetzt, in die ein kleiner Hebel hineinragt. Dieser Hebel ist an ein Schreibgerät angeschlossen, das die Hebelbewegungen der Ratte dokumentiert. Lernt die Ratte z. B., dass sie bei Aufleuchten einer Lampe den Hebel zu drücken hat, indem sie jedes Mal, wenn sie dies durchführt mit Futter belohnt wird, wird dieses Verhalten mit Hilfe der Skinner-Box dokumentiert.

Skinner nutzte den Begriff des operanten Konditionierens, um seine empirischen Experimente zu beschreiben. Dieser Begriff wird häufig synonym zur instrumentellen Konditionierung genannt.

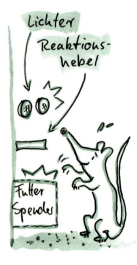

Lernen und Lerntechniken

Lernen am Modell

1.2.3

Das Lernen am Modell, auch Modell- oder Beobachtungslernen genannt, basiert u. a. auf der sozial-kognitiven Theorie von Albert Bandura. Es gilt neben der klassischen und instrumentellen Konditionierung als dritte „klassische" Theorie menschlichen Lernens und beruht darauf, dass nicht jeder Mensch alle Handlungsoptionen und deren Konsequenzen für sich selbst neu erschließen muss. Insbesondere kleine Kinder lernen, indem sie das Verhalten anderer Menschen beobachten, imitieren und erproben. Daher spricht man auch von Imitationslernen.

Die Auswahl der Vorbilder vollzieht sich wie auch im späteren Alter teils ganz gezielt. Den Hintergrund für die Auswahl eines Vorbildes bildet einerseits ein emotionaler und andererseits ein sozialer Aspekt: Es fällt leichter, ein Modell zu imitieren, zu dem ein positives Verhältnis (Zuneigung und Vertrauen) besteht und mit dem eine Ähnlichkeit empfunden wird. Verstärkt wird die Bereitschaft zur Nachahmung, wenn das Verhalten des Vorbildes durch Belohnungen Dritter gefördert wird oder zum gewünschten Erfolg führt. Hinsichtlich der sozialen Komponente fließt der Blick auf den entsprechenden sozialen |Status, die damit verbundene Anerkennung und |Macht mit ein. Selbstverständlich muss die nachahmende Person über die grundlegenden Fähigkeiten verfügen, um eine Handlung zu imitieren. Sehe ich z. B. einen Snowboardfahrer den Berghang mit Buckelpiste in elegantem Slalom herunterfahren, kann ich das bei noch so genauer Beobachtung nicht nachahmen, wenn ich nicht über die motorischen Fähigkeiten des Snowboardens verfüge.

Bandura belegte seine Lerntheorie u. a. mit einem Experiment, das auch Rocky-Experiment genannt wird. Dabei wurden Kinder in drei verschiedene Gruppen eingeteilt. Alle Gruppen sahen einen Film über einen Erwachsenen (Rocky), der eine Puppe (Bobo) beschimpft, schlägt und tritt. Bis zu diesem Punkt sahen alle Kinder den gleichen Film, ab hier jedoch jede Gruppe ein anderes Filmende:
- In Filmende 1 wird Rockys Verhalten belohnt (Gruppe 1),
- in Filmende 2 wird Rockys Verhalten bestraft (Gruppe 2) und
- in Filmende 3 hat Rockys Verhalten keine Konsequenzen (Gruppe 3).

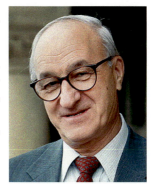

[2] Albert Bandura (*1925), kanadischer Psychologe

Status | 455
Macht | 614

Nachdem die Kinder den Film gesehen hatten, durften sie alle zusammen in einem Raum spielen, in dem es viele Puppen gab, die ausschauten wie Bobo. Bandura beobachtete, welches Verhalten die Kinder an den Tag legten. Im letzten Schritt des Experiments wurde den Kindern, die Rockys Verhalten nicht imitiert hatten, eine Belohnung (Süßigkeit) versprochen.
Das Experiment brachte drei wichtige Ergebnisse:
- Das Verhalten des aggressiven Rockys, welches belohnt wurde, wurde am häufigsten (Gruppe 1), das Verhalten des bestraften aggressiven Rockys am wenigsten (Gruppe 2) nachgeahmt.
- In allen drei Gruppen stellte sich die höchste Nachahmungsrate beim letzten Teil des Versuchs ein. Die Kinder imitierten das Modell dann am häufigsten, wenn sie selbst dafür belohnt wurden.
- Mädchen imitierten im Schnitt das aggressive Verhalten weniger als Jungen.

Insbesondere die praktische Berufsausbildung, auch in den Pflegeberufen, basiert auf dem Imitationslernen. Die Lernenden erleben den Stationsalltag mit und beobachten dabei bewusst oder unbewusst, wie erfahrene Pflegende mit bestimmten Situationen umgehen. Bei der gezielten Anleitung zeigt die Praxisanleiterin oder -begleiterin die Schritte einer bestimmten Pflegehandlung, die dann bewusst nachgemacht werden sollen (Anleitung nach dem Vier-Stufen-Modell 🔲 |537). Durch wiederholtes Üben dieser Handlung kommt es zur Festigung des Gelernten.

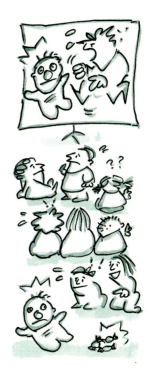

| | 1.3 | **Lerntechniken** |

| | 1.3.1 | **Zeitmanagement** |

Zeitmanagement ist die Kunst, seine Zeit optimal zu planen. Dies trifft sowohl auf die Arbeits- als auch auf die Freizeit zu. Während der Ausbildung besteht durch die doppelte Aufgabe „Lernen und Arbeiten" eine besondere Notwendigkeit, Lernzeiten im Vorfeld zu planen. Dazu kann ein Zeitplan angelegt werden, der wie ein Stundenplan im Zweistundenrhythmus untergliedert ist [Abb. 1].

In diesem Plan werden zunächst die Ausbildungszeiten (Theorie und Praxis) sowie weitere fixe Wochentermine (z. B. Sporttraining) eingetragen. In den Freiräumen werden dann die geplanten Lernzeiten farbig notiert.

Beim Planen der Lernzeiten ist es sinnvoll, sie gleich nach Themen zu strukturieren. Dabei sollte bedacht werden, dass nicht zu große Lernmengen auf einmal aufgenommen werden und dass vom Einfachen zum Schwierigen übergegangen wird. Auch bietet es sich an, zwischen Themen abzuwechseln, um so Ermüdung bzw. „Themenüberdruss" zu vermeiden.

Wichtig bei der Lernzeitenplanung ist die Berücksichtigung von Pausen. 10 % bis 30 % der Lernzeit sollten für Pausen verwendet werden. Hierbei lassen sich unterscheiden:

- Minipausen: Wenn die Gedanken in die Ferne schweifen, erholt sich das Gehirn für einen Moment und speichert die neuen Informationen ab,
- kleine Pausen von 3 – 5 Minuten nach ca. 30 Minuten,
- Entspannungspausen möglichst außerhalb des Arbeitszimmers von 15 – 20 Minuten nach 90 Minuten sowie
- ausführliche Erholungspausen mit einer völlig anderen Tätigkeit im Zeitrahmen von 1 – 3 Stunden nach ca. 4 Stunden Lernarbeit.

	Montag	Dienstag	Mittwoch	Donnerstag	Freitag	Samstag	Sonntag
8.00 – 10.00							
10.00 – 12.00							
12.00 – 14.00							
14.00 – 16.00							
16.00 – 18.00							
18.00 – 20.00							
20.00 – 22.00							
Σ möglicher Lernzeiten							

[1] Zeitplan zur Erfassung möglicher Lernzeiten (bei genauerer Konzeption einstündig anzulegen); Inhalte: feste Termine (wie Unterricht, Arbeitszeit), bevorzugte Pausenzeiten, Freitzeitbeschäftigung usw.

Um z. B. während der **Prüfungszeit** den anfallenden Lernaufwand effektiv zu planen, hat sich die ALPEN-Methode bewährt:

- **A** – Aufgaben notieren
- **L** – Länge des Zeitbedarfs für die einzelnen Schritte und die Gesamtvorbereitung abschätzen
- **P** – Pausen und Pufferzeiten für Unvorhergesehenes einplanen
- **E** – Entscheidungen über Prioritäten treffen
- **N** – Nachkontrolle, ob alle geplanten Aufgaben erledigt wurden; ggf. neue Planung für Unerledigtes

Förderung der Konzentrationsfähigkeit 1.3.2

Für die Informationsaufnahme ist die Konzentrationsfähigkeit entscheidend. Sie wird beeinflusst von
- Interesse,
- Bereitschaft und Notwendigkeit zu lernen,
- Stimmungslage und Gefühlen,
- gesundheitlichem Befinden und
- Lernumgebung mit ihren evtl. ablenkenden Reizen.

Getrennte Orte zur Freizeitgestaltung auf der einen Seite und zum Arbeiten auf der anderen Seite fördern die Konzentrationsfähigkeit. Der Arbeitsplatz sollte übersichtlich organisiert sein und das Lernmaterial sollte sich in Zugriffsnähe befinden. Lärm wirkt eher ablenkend, ausreichender Schlaf und frische Luft sowie eine ausgewogene und regelmäßige Ernährung der Konzentrationsfähigkeit zuträglich.

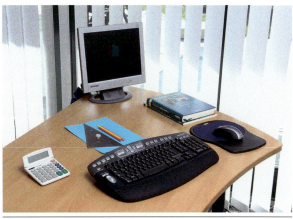

[1] Ein heller, aufgeräumter und möglichst lärmarmer Arbeitsplatz unterstützt die Konzentrationsfähigkeit.

Konzentrationsfähigkeit kann geübt werden. Nicht immer ist es leicht, alle Nebengedanken und Störfaktoren auszublenden und sich ganz und gar auf eine Sache zu konzentrieren. Da gilt es, für die Erarbeitung einer Lernaufgabe eine vergleichbare Spannung zu entwickeln wie bei der Lösung eines Falles in einem Krimi. Eine positive Haltung zum Lernprozess und zur eigenen Leistungsfähigkeit sowie die weitestmögliche Befreiung von Zeitdruck sind wichtige Helfer.

Ein klares Lernziel vor Augen hilft, die Aufgabenstellung und den Weg, es zu erreichen, zu erfassen. Dabei sollte das Lernziel nicht zu weit gesteckt sein, das wirkt eher frustrierend (z. B. gesamten Bewegungsapparat auswendig lernen). Realistische Lernziele motivieren da schon eher (z. B. heute die Schädelknochen, morgen den Schultergürtel). Sowohl im Blick auf die gesamte Ausbildung als auch bei der Bearbeitung einzelner Themenbereiche hilft daher eine Einteilung der angestrebten Hauptziele in Teilziele. Gerade das Lernen von trockenem Stoff wird dadurch erleichtert. Die Aufteilung des Lernstoffes in überschaubare Etappen verringert den Druck und ist daher effektiver als massives Lernen. So kann das Erreichen eines Teilziels einen konzentrationssteigernden Effekt haben. Dabei sollte man allerdings zeitliche Lerngrenzen beachten: Wenn über die eigene Lerngrenze (oft bei ca. 60 – 90 Minuten) hinaus gelernt wird, kann ein Teil des zuvor aufgenommenen Wissens wieder verloren gehen.

Auch die Abwechslung der Lernkanäle wirkt sich positiv auf unsere Konzentrationsfähigkeit aus. Lernkanäle sind dabei als Zuflüsse zu unserem Gehirn zu verstehen, durch die Informationen in unser Gedächtnis gelangen. Man geht davon aus, dass verschiedene Lernkanäle unterschiedlich stark geeignet sind, Wissen zu speichern:
- Über den Lernkanal „Hören" behalten wir ca. 10 % des dargebotenen Lernstoffs,
- über den Lernkanal „Lesen" ca. 20 %,
- über den Lernkanal „Sehen" ca. 30 %,
- über die Kombination der Lernkanäle „Sehen und Hören" ca. 50 %,
- über den Lernkanal „Selbersagen" ca. 80 % und
- über den Lernkanal „Handeln" (selber etwas tun) ca. 90 %.

Für die Aufrechterhaltung oder Steigerung der Konzentration ist es sinnvoll, unter mehreren Lernkanälen abzuwechseln. Dies kann man z. B. dadurch erreichen, dass man beim Lesen wichtige Passagen markiert (Kombination aus „Lesen" und „Handeln") oder beim Betrachten von Grafiken das Gesehene laut beschreibt (Kombination aus „Sehen" und „Selbersagen").

1.3.3 Gedächtnistechniken

Mnemo-
Mneme, griech. = Gedächtnis

Eine Verbesserung der Gedächtnisleistungen kann sowohl auf der Ebene der Informationsaufnahme, der Informationsspeicherung als auch des Informationsabrufs erfolgen. Hierzu können verschiedene Techniken genutzt werden, die unter dem Begriff Gedächtnis- oder |Mnemotechniken zusammengefasst werden.

Nachfolgend werden Möglichkeiten beschrieben, die der Organisation und damit Ordnung der Informationen dienen. Ziel ist es, den Lernstoff in eine logische Struktur zu bringen, mit deren Hilfe das Lernen oder die Wissensaufnahme auch komplexer Inhalte wesentlich erleichtert wird. Ein wichtiger Faktor hierbei ist die Verknüpfung neuen mit bereits vorhandenem Wissen.

Eselsbrücken

Schon die alten Griechen nutzten Mnemotechniken zur Vorbereitung ihrer Reden. Sie entwickelten ausgeklügelte Systeme zum Umgang mit dem Material, das sie präsentieren wollten. Dazu gehörte der Einsatz von Merksätzen, Merkworten, Reimen und sogar Rhythmen, um Inhalte besser zu erinnern. Heute werden solche Merkhilfen Eselsbrücken genannt, die den störrischen alten und wasserscheuen Esel (Lerninhalt) mit Hilfe einer „Eselsbrücke" über den Fluss ans andere Ufer (Gedächtnis) bringen.

Gerade wenn die Sprüche witzig oder auch irrsinnig sind, bleiben sie im Gedächtnis. Da die Anatomie zu den Fächern gehört, die ein großes Faktenwissen erfordern, helfen insbesondere hier Eselsbrücken beim Lernen. Mit am bekanntesten dürfte wohl die folgende Eselsbrücke für die Namen der |Hirnnerven sein: „Onkel Otto orgelt tagtäglich aber freitags verspeist er gerne viele alte Hamburger."

Hirnnerven **1** | 189

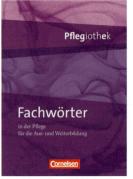

[1] „Fachwörter in der Pflege" der Reihe Pflegiothek

▶ In der Reihe Pflegiothek finden Sie im Band „Fachwörter in der Pflege" eine Vielzahl von Eselsbrücken, die Ihnen das Lernen erleichtern.

Wiederholung

Ein klassisches Lernsystem, das bei richtiger Anwendung sehr effektiv ist, ist die Wiederholung. Folgender Wiederholungsrhythmus ist besonders Erfolg versprechend:
1. Wiederholung schon kurz nach der ersten Aufnahme der neuen Informationen
2. Wiederholung am darauffolgenden Tag für wenige Minuten
3. Wiederholung nach etwa einer Woche
4. Wiederholung nach etwa einem Monat

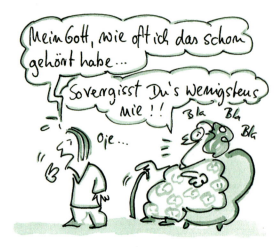

Nicht das langweilende und aufzehrende Herunterzählen der Fakten ist der Sinn dieser Wiederholungen, sondern dass sie in unterschiedliche Kontexte eingebettet werden. Hat man einmal das Prinzip der Pflegeplanung gelernt und verstanden, lässt es sich auf beliebige Pflegesituationen anwenden und damit im Gedächtnis verankern.

Wiederholung kann Spaß machen oder ungezielt geschehen, z. B. beim Frage-Antwort-Spiel mit der besten Freundin oder in Zusammenhang mit einer Folge „Emergency Room". Wichtig ist nur, dass die Fakten nicht tief im Archiv des Gedächtnisses verschwinden und bei Bedarf erst lange gesucht werden müssen.

Lernkartei

Dass Vokabelhefte beim Erlernen neuer Begriffe hilfreich sein können, dürfte den meisten Leserinnen noch aus ihrer Schulzeit bekannt sein. Vom Prinzip her ähnlich, aber in der Umsetzung differenzierter, ist das Lernen mit Karteikarten. Und das kann so funktionieren:

Man kauft sich DIN-A6-Karten in vier verschiedenen Farben sowie einen Karteikasten (alternativ lassen sich auch Geschenk- oder Fotoboxen nutzen). Die Farben stehen für die Wissensgebiete nach der Ausbildungs- und Prüfungsverordnung (Pflege, naturwissenschaftlich-medizinische Bezüge, sozialwissenschaftliche Bezüge, rechtliche Bezüge).

- Man nimmt die Karten wie ein Vokabelheft in den Unterricht mit.
- Taucht ein unbekannter/neuer Begriff auf, notiert man diesen, erfragt dessen Bedeutung und schreibt sie auf die Karteikarte.
- Zu Hause vervollständigt man dann die Karteikarte, indem man eine Kopfzeile anlegt und Verweise zur Fachliteratur einträgt. Dies geschieht ähnlich wie bei Spielquizkarten. Die Vorderseite versieht man mit einem Stichwort, auf der Rückseite hält man die Übersetzung, Zusammenhänge und Zusatzinformationen fest.
- Möchte man nun gezielt mit den Karteikarten lernen, steckt man die Karten mit neuen Informationen jeweils in das hinterste von vier Fächern (Fach 0). Hat man den Inhalt einer Karte gut verinnerlicht, kommt die Karte in das davor liegende Fach (Fach 1). Diejenigen, die nicht gewusst wurden, gehen zurück in das hinterste Fach. Bei einer weiteren Wiederholung kommen die gewussten Karten wieder ein Fach nach vorn (Fach 2) und die noch zu lernenden ein Fach zurück. Der Prozess ist mit Erfolg abgeschlossen, wenn alle Karten im vordersten Fach sind [Abb. 2].

▶ **Allein durch das Aufschreiben und systematische Erarbeiten der Lerninhalte erhöht sich der Lernerfolg.**

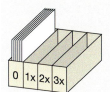 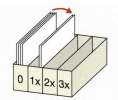 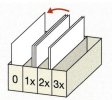 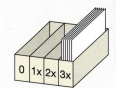

| Alle Karten mit neuen Informationen werden in das hinterste Fach (Fach 0) gesteckt. | Sobald der Inhalt der Karteikarte gewusst wird, kommt sie in das dahinter liegende Fach. | Wenn die Inhalte aus dem 2. Fach wiederholt werden, wandern diejenigen Karteikarten, deren Inhalt gewusst wurde, ein Fach weiter. Diejenigen Inhalte, die nicht gewusst wurden, kommen zurück in das Fach 0. | Dieser Vorgang wird so lange wiederholt, bis alle Karten im letzten Fach sind. |

[2] Lernen mit einer Lernkartei

Chunking

Chunking bedeutet Neuordnen und Klumpen bilden. Da es dem Gedächtnis nicht möglich ist, eine unüberschaubare Menge an neuen Informationen innerhalb einer kurzen Zeit aufzunehmen, können Informationen gebündelt werden, damit sich die Anzahl von Einzelinformationen reduziert.

Beispiel Es fällt meist schwer, eine Zahlenreihe wie die folgende auswendig zu lernen: 3 6 5 0 0 7 2 9 2 3. Mit der zusätzlichen Vorstellung, soeben 365 Millionen und 72.923 Euro im Lotto gewonnen zu haben, würde dies evtl. ganz leichtfallen.

Unabhängig von der emotionalen Reaktion auf eine solche Mitteilung hat das einfachere Merken an dieser Stelle auch damit zu tun, dass die Information neu geordnet und als ganze aufgenommen wird. Die Zahlen werden in Gruppen (engl. = *chunks*) zusammengefasst und erhalten so eine zusätzliche Bedeutung.

Mindmapping

Die Gedankenlandkarten (Mindmaps) ähneln in ihrer Netzstruktur den Verknüpfungen unseres Gehirns und helfen, schwierige Zusammenhänge übersichtlich darzustellen. Der Vorteil von Mindmaps ist, dass bei ihrer Entwicklung beide Gehirnhälften aktiviert werden. Diese Methode kann dazu verwandt werden, einströmende Ideen zu sortieren und so Lösungen zu finden. Sowohl zur Prüfungsvorbereitung als Themenaufriss oder für Präsentationen, aber auch um Unterrichtsinhalte zusammenzufassen, kann ein Mindmap genutzt werden. Zu Beginn steht eine zentrale Aussage oder ein bestimmtes Stichwort, das mittig auf einem Papier (möglichst im Querformat) festgehalten wird. Von dort gehen Äste mit wichtigen Stichpunkten aus. Wie bei einem Baum muss deutlich werden, welches tragende Äste sind und welche als Zweige (Einzelheiten oder spezielle Informationen) und Nebenzweige eher am Rand stehen. Vorgegangen wird vom Allgemeinen zum Speziellen und vom Abstrakten zum Konkreten. Querverbindungen von Informationen ergeben weitere Verzweigungen.

Wie viele Stichpunkte ein Mindmap verträgt und wann es noch als übersichtlich angesehen werden kann, ist von der eigenen Wahrnehmung abhängig. Grundsätzlich ist im Sinne der Lesbarkeit die Reduktion auf das Wesentliche notwendig. In einem ersten Durchlauf kann es sinnvoll sein, alle einströmenden Ideen zu notieren, um sie dann in einem weiteren Durchlauf auf ihre Stichhaltigkeit zu überprüfen. Damit reduzieren sich die Stichworte evtl. von selbst.

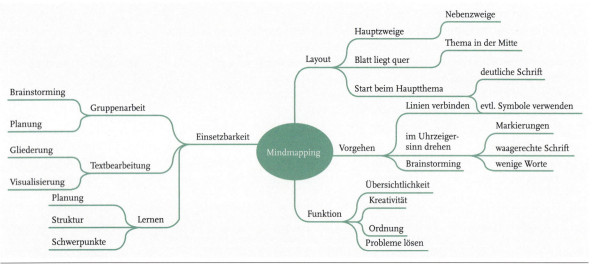

[1] Mindmap zum Mindmapping

Lerntagebuch

Das Lerntagebuch kann zu einem treuen Ausbildungsbegleiter werden. In ihm wird der Lernstand möglichst täglich, mindestens aber wöchentlich aufgezeichnet. In Kürze wird der gelernte Stoff dargestellt, außerdem offenstehende Fragen und Unklarheiten. Die Einträge können kurz gehalten und aufs Wesentliche beschränkt werden. Ein Zeitrahmen von fünf bis zehn Minuten reicht für die Eintragungen zumeist aus. Ein Heft oder ein fester Ordner garantieren, dass die Notizen wieder gefunden werden können.

Wie das Tagebuch formal angelegt wird, entscheidet sich nach den eigenen Bedürfnissen und Ideen. Fragen wie die folgenden werden als Mittel der Strukturierung genutzt:

- „Was habe ich heute getan und was habe ich dabei gelernt?"
- „Was werde ich wie weiterhin umsetzen?"
- „Welche Fragen stehen noch offen, was muss ich nachschlagen?"

Umgang mit Fachsprache

1.2.4

Fachsprache ist geprägt durch eine Vielzahl an Fremdwörtern. Um Informationen sinnvoll und schneller aufnehmen zu können, sollten die Fremdwörter verstanden werden. Deshalb ist es wichtig, die Bedeutung fraglicher Begriffe sofort zu recherchieren. Mit der Zeit werden sie vertraut und behindern damit den Denkfluss nicht mehr. In der interdisziplinären Zusammenarbeit und im Patientenkontakt sollte die Sprache klar, eindeutig und verständlich sein. Klarheit bedeutet Öffnung nach außen und ermöglicht damit außerdem Anerkennung.

Pflegerische Fachsprache | 408

Die Pflege und ihre akademische Disziplin, die Pflegewissenschaft, haben eine eigene Fachsprache ausgebildet, die im Laufe der Ausbildung gelernt und im Studium der Pflegewissenschaft vertieft werden kann. Die Pflegefachsprache umfasst nicht nur disziplinspezifische Inhalte, sondern auch Konzepte, Modelle und Theorien anderer Wissenschaften. Die Sprache zu kennen, sichert ein innerberufliches und interdisziplinäres Verständnis. Sie entwickelt sich mit den Konzeptionen der Pflege weiter und nimmt Einflüsse aus den Bezugswissenschaften wie z. B. Soziologie, Psychologie und Medizin mit auf.

Für ein Verständnis der medizinischen Fachsprache ist die Auseinandersetzung mit einer Menge an Fremdwörtern notwendig. Hilfreich ist es, sich einige Grundprinzipien der Sprache anzuschauen, um über den sicheren Umgang mit ihrer Bildung bzw. Ableitung ein leichteres Verständnis zu erreichen. Entscheidende Wortbildungselemente (*Affixe*) sind dabei eine Reihe an Vorsilben (*Präfixe*) und Nachsilben (*Suffixe*), die immer wieder vorkommen. Sie stammen vorwiegend aus dem Griechischen und dem Lateinischen.

Beispiele für Fremdwörter aus unterschiedlichen Sprachen:

Mandrin, frz. = Einlegedraht; Tetanus, griech. = Wundstarrkrampf; Motor, von lat. movere = bewegen: Beweger; coping, engl. = Bewältigung; caring, engl. = Fürsorge

Um zusammengesetzte Fremdwörter leichter verstehen zu können, können sie in ihre einzelnen Bestandteile zerlegt und so die Bedeutung erschlossen werden:

Präfix (Vorsilbe)	Suffix (Nachsilbe)
ana- (griech.) = auf, auseinander, wieder **Anatomie**: eigtl.: Auseinanderschneidung	-algie, -algesie (griech. Algos) = Schmerz **Neuralgie**: Nervenschmerz
contra- (lat.) = gegen, gegenüber **Kontraindikation**: Gegenanzeige	-gen (griech.) = 1. verursachend, 2. verursacht **pathogen**: krankheitserregend
dys- (griech.) = schlecht, fehlerhaft, miss- **Dyspnoe**: erschwerte Atmung	-iase, -iasis (griech.) = Krankheit **Psoriasis**: Schuppenflechte
en- (griech.) = in, hinein **Enuresis**: Einnässen	-iater (griech.) = Arzt **Pädiater**: Kinderarzt
hyp(o)- (griech.) = unter, unterhalb **Hypotonie**: erniedrigter Blutdruck	-itis (griech.) = Entzündung **Appendizitis**: Entzündung des Wurmfortsatzes
intra- (lat.) = innerhalb, in … hinein **intravenös**: in der Vene, in die Vene (i. v.)	-lyse (griech.) = Lösung **Analyse**: Auflösung, Zerlegung
leuk(o)- (griech.) = weiß **Leukozyt**: „weiße" Blutzelle	-mnese, -mnesie (griech.) = Erinnerung, Gedächtnis **Anamnese**: Vorgeschichte der Kranken
peri- (griech.) = um … herum **Perikard**: Herzbeutel	-penie (griech.) = Mangel, Abnahme **Leuko(zyto)penie**: Verminderung der Leukozyten
tachy- (griech.) = schnell **Tachykardie**: schnelle Herzschlagfolge	-zid (lat.) = tötend **bakterizid**: bakterientötend

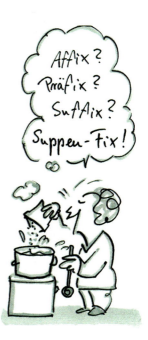

1.3.5 Lese- und Schreibtechniken

Lese- und Markierungstechniken

Beim Lesen von Texten unterschiedlicher Art ist die selektive Aufmerksamkeit von großer Bedeutung. Die zentralen Aspekte des Stoffs müssen identifiziert und die im aktuellen Zusammenhang relevanten Informationen erkannt werden. Eine kritische Haltung und der Abgleich der eigenen Zielsetzungen mit denen der Autorinnen der Texte regen die Aufmerksamkeit an.

Dabei hilft die Fünf-Schritt-Lese- und Erarbeitungstechnik:

1 **Überblick verschaffen**:
Der Text wird zur Orientierung mit Blick auf Kapitelüberschriften, Untertitel, Zusammenfassungen oder Hervorhebungen im Fließtext überflogen.

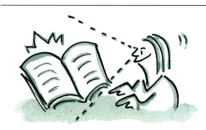

2 **Fragen stellen**:
Es wird gesammelt, was speziell an dem Text interessiert, z. B. die zentralen Aussagen und Positionen der Verfasserin, was sie Neues beschreibt. So wird das Interesse am Text vertieft, was ein oberflächliches Lesen verhindert.

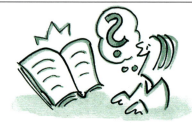

3 **Detailinformationen aufnehmen – den Text mit Zielsetzung lesen**:
Immer wieder wird reflektiert, ob der Sinn verstanden wurde, Markierungen werden gesetzt und die Beantwortung der in Schritt 2 gestellten Fragen überprüft. Kernaussagen werden evtl. markiert oder notiert und Fachwörter nachgeschlagen, um das Textverständnis zu gewährleisten.

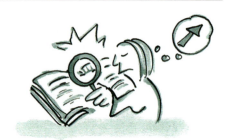

4 **Wichtiges rekapitulieren und zusammenfassen**:
In Stichworten und mit Hilfe geeigneter Schlagwörter wird das Wesentliche wiederholt und aufgezeichnet, um so Informationen auf den Kernpunkt zu reduzieren.

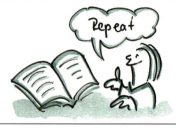

5 **Nachbearbeiten und reflektieren unter Fragestellungen wie**:
„Was wurde Neues erarbeitet?", „Welche Zusammenhänge können erschlossen werden?"

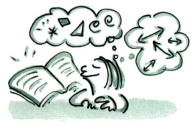

Mitschriften und Protokolle

Mitschriften im Unterricht, bei einer Gruppenarbeit oder einer Vorlesung halten wesentliche Inhalte der Veranstaltung fest. Sie sind ein erster Schritt der Informationsverarbeitung. Daher ist es sinnvoll, dass sie nach bestimmten Kriterien erfolgen. Ziel ist es nicht, jedes Wort der Sicherheit halber zu Papier zu bringen, sondern aktiv zu entscheiden, welche Information relevant und von Dauer ist. So wird das Gedächtnis entlastet, die Konzentration erhöht und das Verständnis erleichtert. Je übersichtlicher und strukturierter eine Mitschrift ist, desto hilfreicher ist sie.

Mitgeschrieben werden Informationen,
- die evtl. nur an dieser Stelle in dieser Form vermittelt werden,
- auf die die Vortragenden ihre Betonung legen,
- die für den eigenen Lernprozess oder Themengebiete, mit denen man sich auseinandersetzt, relevant sind und

weiterhin:
- Grundaussagen, Schwerpunkte, Fachbegriffe und Definitionen,
- wesentliche Argumente, die die Sprechenden zu ihrer Sicht auf die dargestellten Dinge veranlassten und
- Daten, die das Dargestellte unterstreichen und untermauern.

Es müssen keine vollständigen Sätze formuliert werden, Stichworte reichen oft aus. Häufig auftretende Begriffe können abgekürzt werden. Um sich nicht verwirren zu lassen, ist es sinnvoll, von Anfang an die in der Fachsprache gängigen Abkürzungen zu nutzen und keine eigenen zu entwickeln.

Zur besseren Übersicht, und damit man zur Prüfungsvorbereitung nicht vor einem Rätselberg steht, hilft die stringente Beschriftung von Mitschriften und ausgeteilten Kopien mit Datum, Themenbereich und/oder Lerneinheit, Thema und Namen der Lehrerin. Ein erster Schritt zum Lernerfolg ist die Aufarbeitung der Mitschrift zu Hause. Dabei werden die Inhalte der Mitschrift abgeglichen und evtl. in eine lesbarere Form gebracht.

Protokolle fixieren Ergebnisse einer Sitzung oder einer Gruppenarbeit und stehen im Gegensatz zur Mitschrift der „Öffentlichkeit" (i. d. R. die Teilnehmenden) zur Verfügung. Schon aus diesem Grund müssen sie einer gewissen Form folgen. In Protokollen wird neben den Namen der Anwesenden und den wesentlichen Inhalten (Tagesordnungspunkte = TOPs) festgehalten, wer in der Sitzung/Gruppenarbeit welche Aufgaben übernommen hat und bis wann diese zu erledigen sind. Außerdem werden Beschlüsse notiert. Ein Ergebnisprotokoll enthält nicht jeden einzelnen Schritt der Sitzung, sondern die wesentlichen Beiträge, Erkenntnisse und Pläne in Stichpunkten oder Sätzen. Die Inhalte müssen im Gegensatz zum Verlaufsprotokoll nicht streng chronologisch angeordnet sein. Das Protokoll wird häufig als Einstieg in die nächste Sitzung gemeinsam besprochen. Dabei aufgedeckte Fehler oder Missverständnisse werden umgehend verbessert.

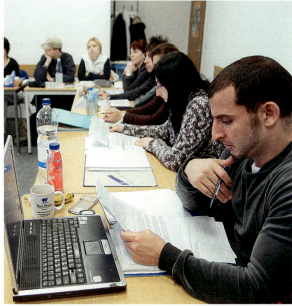

[1] Notebooks ermöglichen heute, Mitschriften und Protokolle bereits während der Veranstaltung / des Unterrichts direkt in eine Datei einzugeben. Dies sollte jedoch nur dann erfolgen, wenn die Nutzerin sicher im Umgang mit der Technik und idealerweise sehr schnell im Tippen ist, um sich nicht von den wesentlichen Inhalten ablenken zu lassen.

Lernen lernen

1.3.6 Literaturrecherche

Als Arbeitsgrundlage im Unterricht dient i. d. R. ein bestimmtes Lehrbuch. Es hilft bei der Orientierung in neuen Wissensgebieten und beim Verstehen und Lernen komplexer Zusammenhänge. Im Idealfall ist es auf den jeweiligen Unterrichtsinhalt zugeschnitten. Dies ist jedoch nicht immer so. In unserer schnelllebigen Zeit wächst bzw. verändert sich das Wissen so rasant, dass selbst gute Lehrbücher damit nicht immer standhalten können. Hinzu kommt, dass es zu bestimmten Lerninhalten verschiedene Lehrmeinungen gibt. In solchen Situationen ist es hilfreich, zusätzliche Quellen zu Rate zu ziehen. Diese können entweder von der Lehrerin oder Dozentin empfohlen werden oder selbstständig recherchiert werden.

Grundbegriffe der Recherche

Um Beiträge zu bestimmten Themen zu finden, stehen eine Vielzahl von Publikationsformen zur Verfügung:

- Bücher, z. B. Lexika, Enzyklopädien, Fachbücher, Monografien
- Zeitschriftenartikel
- Manuskripte
- Tagungsbeiträge

Für eine einfache Recherche reicht es i. d. R. aus, sich auf Bücher und Zeitschriftenartikel zu beschränken. Um Publikationen zu bestimmten Themen zu finden, ist eine Suchstrategie vonnöten. Am Beginn jeder Suche werden die **Suchbegriffe**, auch Stich- oder Schlagworte genannt, festgelegt. Diese können sich auf verschiedenen Abstraktionsebenen befinden. Möchte ich z. B. etwas über die parenterale Ernährung bei onkologischen Patientinnen erfahren, ist das Schlüsselwort „Onkologie" weiter gefasst als das Schlüsselwort „parenterale Ernährung".

Hinzu kommt, dass dasselbe Thema aus Sicht der verschiedenen Disziplinen (z. B. Pflege, Medizin, Ernährungswissenschaft) unterschiedlich behandelt und/oder auch zugeordnet sein kann. Abhängig davon suche ich nur in Publikationen der entsprechenden Fachdisziplin (Einschlusskriterium) oder schließe bestimmte Fachpublikationen aus einzelnen Disziplinen aus (Ausschlusskriterium).

Wenn ich mich für das Thema nur in Bezug auf eine bestimmte Zielgruppe interessiere, ist es sinnvoll, diese mit in die Recherche aufzunehmen. Geht es mir z. B. um onkologische Erkrankungen bei Kindern, gebe ich neben „onkologischen Erkrankungen" auch die Zielgruppe „Kinder" in die Suchmaske ein.

Habe ich eine Publikation gefunden, deren Titel mein Interesse weckt, kann ich im |Klappentext oder |Abstract erfahren, welche genauen Inhalte behandelt werden.

> ☑ **Ein Großteil (pflege-)wissenschaftlicher Literatur wird in englischer Sprache publiziert. Dies muss auch bei der Auswahl der Suchbegriffe berücksichtigt werden.**

Klappentext
Text auf der inneren Rückenklappe des Schutzumschlags eines Buches. Enthält i. d. R. eine Zusammenfassung des Buchinhalts sowie eine Autorennotiz.

Abstract
objektive, kurze und verständliche Inhaltsangabe einer wissenschaftlichen Arbeit

Deutsch	Englisch
(erweiterte) Suche	(advanced) search
Literaturrecherche	literature search
Suchbegriff	(search) term
Stichwort	key word
Einschlusskriterien	limits
(Fach-)Zeitschrift	journal
Veröffentlichungszeitraum	publication date
(Zeitschriften-)Ausgabe	issue

[Tab. 1] Wichtige deutsche und englische Fachbegriffe für die Literaturrecherche

Recherche in der Bibliothek

Der Besuch einer Bibliothek kann eine wertvolle Erfahrung sein. Neben Büchern bieten Bibliotheken eine Vielzahl von Medien. Für die Suche nach wissenschaftlicher Literatur sollte eine Hochschulbibliothek vorgezogen werden. Jedoch können über die |Fernleihe auch andere Bibliotheken wissenschaftliche Medien zur Verfügung stellen.

Bibliotheken sind komplexe Gebilde mit einer eigenen Systematik. Möchte man regelmäßig die Dienste einer Bibliothek nutzen, empfiehlt sich die Teilnahme an einer Bibliotheksführung, um wirklich alle Ressourcen ausschöpfen zu können.

Fernleihe
Dienstleistung von Bibliotheken, mit deren Hilfe auch Bücher oder weitere Medien aus anderen Bibliotheken entliehen werden können.

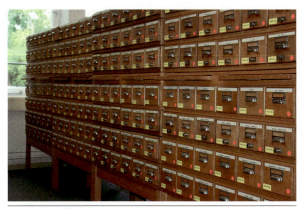

[1] Viele Bibliotheken verfügen noch über so genannte Hand- oder Zettelkataloge

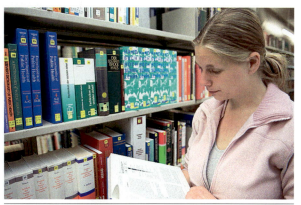

[2] Enzyklopädien und andere Nachschlagewerke erleichtern den Einstieg in die Recherche.

Die Bibliotheksrecherche bietet den Vorteil, dass Fachlexika und Enzyklopädien genutzt werden können, um den Einstieg in eine Thematik zu bekommen. Die in diesen großen Nachschlagewerken veröffentlichten Beiträge liefern zudem häufig erste Literaturhinweise. Möchte man auf den gesamten Bestand einer Bibliothek zugreifen, erfolgt die Recherche entweder mit Hilfe eines Handkatalogs (Sachkataloge nach Themen und Schlagworten sortiert sowie Autorenkataloge nach Namen der Autorinnen sortiert) oder dem bibliotheksinternen EDV-gestützten Suchkatalog. Heute haben die meisten großen Bibliotheken ihre Bestände digitalisiert, sodass sie online abgerufen werden können. Dies hat den Vorteil, dass schon vom eigenen Computer mit Internetanschluss aus zu erschließen ist, wo ein bestimmtes Medium auszuleihen oder einzusehen ist.

Wenn bestimmte Bücher ausgewählt wurden, können diese in Ausleihbibliotheken nach den Bedingungen des Hauses mitgenommen werden. In Präsenzbibliotheken hingegen können sie nur im Lesesaal eingesehen werden.

www.subito-doc.de
Auf dieser Seite können Sie recherchieren, in welcher Bibliothek das gesuchte Buch bzw. die gesuchte Zeitschrift vorhanden ist und es/sie ggf. auch bestellen.

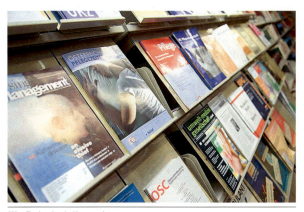

[3] Fachzeitschriftenauslage

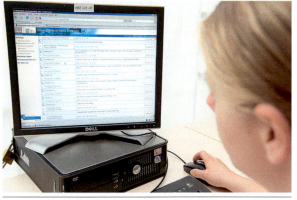

[4] Online-Katalog

Lernen lernen

Datenbankgestützte und internetbasierte Literaturrecherche
Suchmaschinen und Boole'sche Operatoren

Um auf (neue) wissenschaftliche Ergebnisse zurückgreifen zu können, ist ein unbefangener Umgang mit dem Computer sehr hilfreich. Der Computer dient als Medium, um auf Netzwerke und Datenbanken zugreifen zu können. **Suchmaschinen** helfen dabei, gezielt Informationen zu finden. Sie basieren auf einem Schlüsselwort-Index und erstellen bei einer Suchanfrage eine nach Relevanz geordnete Trefferliste. Diese Trefferliste liefert Verweise auf mögliche relevante Dokumente. Man kann folgende Suchmaschinen unterscheiden:

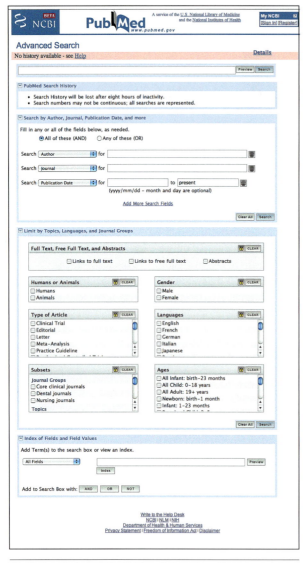

[1] Suchmaske der Datenbank Pubmed (*advanced search*)

Boole'sche Operatoren
benannt nach George Boole (1815–1864), dem Begründer der modernen mathematischen Logik.

- Allgemeine Suchmaschinen, auch Metasuchmaschinen genannt, greifen auf das gesamte World Wide Web zu. Hierzu gehören z. B. Google®, Yahoo® oder Metager®.
- Suchmaschinen in Datenbanken greifen ausschließlich auf die in den Datenbanken hinterlegten Dokumente zu. Für den wissenschaftlichen Bereich sind Datenbanken von Bedeutung, die z. B. Artikel aus Fachzeitschriften archivieren. Für den medizinisch-pflegerischen Bereich sind folgende Datenbanken besonders relevant: Dimdi und Pubmed mit Zugriff auf viele kleinere Datenbanken sowie CINAHL und Carelit mit speziell auf die Pflege ausgerichteten Publikationen.
- Suchmaschinen einzelner Internetseiten oder Intranets greifen nur auf die Inhalte der jeweiligen Seiten oder des jeweiligen Intranets zu. Hierzu gehören z. B. die Suchmaschinen von Wikipedia oder anderen im Internet zugängigen Enzyklopädien, Suchmaschinen einzelner Fachzeitschriften (z. B. Pflege) oder Onlinebuchhandlungen (z. B. Buchkatalog) sowie die Suchfunktion z. B. klinik- oder bibiliotheksinterner Netzwerke.

Einfache Suchmaschinen bieten die Möglichkeit, mit Hilfe so genannter **Boole'scher Operatoren** Suchbegriffe logisch miteinander zu verknüpfen und damit die Suche entweder zu erweitern oder einzugrenzen. Der Operator ODER (engl. OR) erweitert die Suche, indem er sowohl den Suchbegriff vor dem OR als auch den Suchbegriff nach dem OR mit einbezieht. Die Operatoren UND sowie NICHT (engl. AND, NOT) grenzen die Suche ein. Verbindet man zwei oder mehr Suchbegriffe mit UND, so liefert die Suche nur Dokumente, in denen beide Suchbegriffe enthalten sind. Verbindet man zwei Suchbegriffe mit NOT, so erhält man Dokumente, die den ersten Suchbegriff enthalten, nicht aber den zweiten.

Lernen und Lerntechniken

Vorgehen bei der internetgestützten Recherche

Um sich einen Überblick über ein Thema zu verschaffen und Suchbegriffe zu einem Thema zu sammeln, bietet es sich an, erst einmal die allgemeinen Suchmaschinen zu nutzen. Sie verweisen z. B. auf Verbände oder Initiativen sowie wissenschaftliche Einrichtungen, die sich mit dem Suchthema befassen. Häufig findet man auf deren Internetseiten bereits einschlägige Artikel oder Internetverweise (Links) zu anderen relevanten Seiten. Diese Form der Suche bietet jedoch wirklich nur einen ersten Überblick, da die Informationen tendenziös oder gar falsch sein können. Mit Hilfe technischer Tricks oder teilweise sogar gegen Bezahlung können Personen(gruppen) dafür sorgen, dass ihre Internetseite an der Spitze der Trefferliste landet. Die Platzierung sagt also nichts über die Richtigkeit bzw. Seriosität eines Internetauftritts aus.

Das gleiche gilt für die Internetenzyklopädie Wikipedia. Auch wenn es inzwischen viele hervorragend recherchierte Artikel in „Wiki" gibt, können und dürfen diese Artikel nicht als wissenschaftliche Quellen dienen. Dennoch können sie einen guten Einstieg zum Verständnis in ein neues Thema bieten, insbesondere durch ihre teilweise sehr gelungene Systematik.

Hat man sich einen ersten Überblick geschafft und Suchbegriffe gesammelt, ist es hilfreich, diese Suchbegriffe ins Englische zu übersetzen, da viele Datenbanken mit englischen Schlüsselwörtern arbeiten. Im nächsten Schritt entwickelt man eine Suchstrategie. Sie dient der Planung der Suche und umfasst die zu nutzenden Datenbanken, die Schlüsselbegriffe nach Priorität und logischer Verknüpfung sortiert sowie den Zeitraum, in dem die Dokumente veröffentlicht worden sind (als Faustregel kann man festhalten: Zeitschriftenartikel sollten nicht älter als fünf bzw. maximal zehn Jahre alt sein).

Während des gesamten Prozesses werden Suche und Suchergebnisse inklusive der Internetseiten (URL) dokumentiert. Dies dient sowohl der eigenen Arbeitserleichterung (bei einer nächsten Suche muss man nicht wieder bei „Null" anfangen) als auch dem Nachweis von Ein- bzw. Ausschlusskriterien sowie der Quellenangaben.

Ziel der Suche ist es, eine übersichtliche Anzahl von relevant erscheinenden Artikeln oder Büchern zum Thema zu finden. Ist dieses Ziel erreicht, können die ermittelten Bücher oder Artikel mittels Klappentext oder Abstract gesichtet werden. Entscheidet man sich dafür, dass ein Buch oder Artikel für die eigene Arbeit interessant ist, kann man sie entweder in der Bibliothek einsehen oder bestellen bzw. im Idealfall über einen direkten Link zum |Volltext speichern und/oder ausdrucken.

Volltext
Ein Text, der vollständig in digitalisierter Form vorliegt.

Beurteilung von Internetartikeln

Im Internet finden sich Milliarden von Texten. Diese sind von sehr unterschiedlicher Qualität. Es gibt keine Kontrollinstanz, die die Qualität von Dokumenten automatisch überprüft. Expertinnen gehen davon aus, dass ca. 90 % der Informationen im Internet als Datenmüll bezeichnet werden können. Deshalb reicht ein oberflächliches Surfen nicht aus. Um zu verhindern, dass Dinge gelernt werden, die falsch oder veraltet sind, gilt es, zuverlässige Daten zu finden. Durch die richtigen Suchbegriffe und deren Verknüpfung kann die Menge an Treffern bereits gesteuert und reduziert werden. Doch um die gefundenen Dateien verwenden zu können, müssen sie kritisch beurteilt werden. Dieser Prozess kann deutlich länger dauern als die Suche selbst, ist jedoch in jedem Falle notwendig und kann trainiert werden.

353

Lernen lernen

Formale Kriterien wie die Frage nach der Herkunft der Texte, den Autorinnen und deren Zielen können helfen, die Menge an zu lesenden Texten zu reduzieren: Sie wirken als Filter im Blick auf die Brauchbarkeit und Qualität.

Kriterien zur Überprüfung	Erläuterung der Kriterien als Hilfsmittel zur kritischen Beurteilung und Auswertung der gefundenen Texte
Erster Eindruck	**Wie brauchbar und interessant erscheint die Seite, der Text?** Struktur: Aufbau und Übersichtlichkeit, Überschriften
Zielgruppe	**Für wen ist der Text geschrieben oder die Seite eingerichtet?** Laien oder Fachpersonen, Verbindung mit Produktangeboten (eine Trennung von Werbung und Inhalt bzw. thematischen Beiträgen ist notwendig und vertrauensfördernd)
Inhalt	**Sind die beschriebenen Informationen für die Fragestellung wichtig?** Thematischer Bezug (Relevanz), Informationsgehalt, Neuigkeitswert, Glaubwürdigkeit, Freiheit von Fehlern
Verständlichkeit	**Wie verständlich und damit einsetzbar ist der Text?** Klarheit in der Formulierung, Umgang mit Fachsprachen, ergänzendes Glossar
Aktualität	**Wie aktuell sind die Daten?** Vergleich mit vorhandenem Wissen (z. B. mit aktuellen Studien), medizinische und pflegerische Informationen veralten schnell. Die letzte Überarbeitung der Homepage sollte nicht länger als ein Jahr zurückliegen. Die Texte selbst können auch nach mehreren Jahren noch relevant sein.
Fachkenntnis (Authentizität)	**Wer ist für den Inhalt der Seite verantwortlich?** Benennung von Informationsquellen, der Ausbildung und Erfahrung der Verfasserinnen auf dem Themengebiet (z. B. Expertenwissen oder persönliche Betroffenheit), ihrer Motivation sowie Zielsetzung, Benennung der Institution, der die Autorinnen angehören
Glaubwürdigkeit Transparenz	**Wie glaubwürdig sind die Inhalte und Zusammenhänge?** Herkunft der Daten, Verzicht auf großartige Versprechungen, Zusammenarbeit mit pflegerischem und medizinischem Fachpersonal, Vorhandenseins eines Impressums
Verlinkung	**Mit welchen Internetseiten sind die Inhalte verknüpft und was sagt das über die Inhalte aus?** Welche weiteren Suchmöglichkeiten ergeben sich daraus?
Visuelle Darstellung	**Wie sind die Inhalte bearbeitet und ergänzt?** Mittel zur Illustration wie Fotos oder Grafiken
Herkunft des Textes	**Kann durch die Herkunft erschlossen werden, wie gut der Text ist?** Texte aus Bibliotheken oder Zeitschriften sind bereits überprüft. Texte auf Homepages von Universitäten und wissenschaftlichen Instituten lassen auf eine hohe Qualität schließen.
Objektivität	**Wie klar und fundiert ist die Meinungsbildung der Verfasser?** Einbeziehung unterschiedlicher Aspekte, Ansichten und Informationsquellen, Literaturangaben und Verweise

Es sollten der Vollständigkeit halber immer mehrere Quellen miteinander verglichen werden. Sie können zudem durch Erfahrungen ergänzt und untereinander diskutiert werden.

Lernen und Lerntechniken

Vortrags- und Präsentationstechniken | 1.4

Merkmale und Ziele einer Präsentation | 1.4.1

Ein Referat ist ein (i. d. R. mündlicher) Vortrag über ein Thema. Wird dieses Thema zusätzlich visualisiert, spricht man von einer Präsentation. Präsentationen bieten die Möglichkeit, das eigene Wissen mit anderen zu teilen und zur Diskussion zu stellen. Eine gelungene Präsentation fördert den Lern- und Kommunikationsprozess und regt zum Weiterdenken an. Auch aus diesem Grund sollte eine Präsentation einen Zeitumfang von 15 – 20 Minuten nicht überschreiten und ausreichend Zeit zum Diskutieren des Themas lassen.

Eine Präsentation hat zum Ziel, das Interesse der Zuhörenden zu wecken und zu halten. Dabei kann das AIDA-Modell hilfreich sein:

1. Attention (*Aufmerksamkeit*) – Aufmerksamkeit der Zuhörenden anregen
2. Interest (*Interesse*) – Interesse der Zuhörenden wecken
3. Desire (*Verlangen*) – Wunsch nach kritischer Auseinandersetzung mit dem Thema forcieren
4. Action (*Handeln*) – Zuhörende in die Diskussion aktiv mit einbeziehen

Planung | 1.4.2

Die Planung der Präsentation erfolgt, sobald Inhalt und Zuordnung des Themas sowie der Termin und evtl. Mitreferentinnen feststehen. Die folgende Tabelle kann die Planung unterstützen:

Thema **Stoffsammlung**	▪ Was sind Hauptaussage und Ziel der Präsentation? (Information, Überzeugung, Anleitung, Selbstpräsentation etc.) ▪ Wie können Bezüge zum bisherigen Unterricht und zu anderen Präsentationen hergestellt werden? ▪ Welcher Schwierigkeitsgrad ist angemessen? ▪ Wie können die Inhalte am besten dargestellt werden? ▪ Was ist mir/uns besonders wichtig? ▪ Wie viel Zeit steht für die Präsentation zur Verfügung?
Zuhöreranalyse **Zielgruppe**	▪ Welches Vorwissen haben die Zuhörenden? ▪ Welche Erwartungen haben sie an den Vortrag, welche Interessen? ▪ Welche Haltung haben sie zu dem Thema und wie können wir das konstruktiv aufnehmen bzw. darauf eingehen? ▪ Mit welchen Fragen und Meinungen ist zu rechnen? ▪ Wie kann das Publikum mit einbezogen werden?
Untergliederung	▪ Hervorheben der Schwerpunkte und/oder Argumente ▪ Bei Gruppenreferaten: – Wie werden die Aufgaben geteilt? – Wie wird zwischen den Vortragenden übergeleitet?
Medieneinsatz/ **Handout**	▪ Welche Hilfsmittel eignen sich besonders für die Darstellung? ▪ Wie wird das Informationsmaterial übersichtlich gestaltet? ▪ Was sollen die Zuhörenden mitschreiben und was bekommen sie ausgehändigt? ▪ Wann werden Informationsmaterialien ausgehändigt? ▪ Sind alle mit der eingesetzten Technik vertraut?

Lernen lernen

1.4.3 Gestaltung und Einsatz unterstützender Medien

Die Visualisierung von Präsentationen erfolgt durch Einsatz eines oder mehrerer der folgenden Medien (Auswahl):
- Folien für den Overheadprojektor (OHP, auch Polylux genannt),
- Flipchart-Bögen,
- Tafelbilder,
- Plakate und/oder
- Power-Point-Dateien.

Unabhängig vom Medium ist es wichtig, dass das Dargebotene übersichtlich und ansprechend gestaltet ist. Die vortragende Person sollte sich im Vorfeld Gedanken machen, ob das Medium lediglich den Vortrag gliedert oder als direktes Anschauungsobjekt dient. Direkte Anschauungsobjekte (i. d. R. Bilder oder Grafiken) müssen für alle gut erkennbar sein. Manchmal ist eine eigene Zeichnung übersichtlicher als ein dreimal kopiertes und eingescanntes Bild. Ein an der Tafel während des Vortrags Stück für Stück entwickeltes Schema kann hilfreicher sein als ein aufwändig im Grafikprogramm erstelltes dreidimensionales Gebilde.

Entscheidet man sich für den Einsatz mehrerer Folien, erleichtert eine einheitliche Gestaltung und Struktur die Orientierung. Dabei sollte man sich von folgenden Prinzipien leiten lassen:
- Folie klar gliedern und mit einer Überschrift versehen.
- Stichworte Sätzen vorziehen.
- Farben im Sinne der Konzentration und der Lesbarkeit zurückhaltend einsetzen:
  – Helle Schriftfarben eignen sich für dunkle Hintergründe, dunkle Farben für helle Hintergründe.
  – Angenehme Farben fördern die Wahrnehmung; blau und rot sind in Kombination schwer zu erkennen.
- Von weitem lesbare Schriftgröße wählen, nicht mehr als drei Schriftgrößen auf einer Folie (Schriftgröße 14 – 16 für OHP-Folien, mindestens 18 für Power-Point-Präsentationen, Überschriften größer).
- Folien nicht überladen – „weniger ist mehr":
  – nicht mehr als 10 Zeilen pro Seite und
  – ausreichenden Abstand zwischen den Zeilen.
- Großbuchstaben sind schwer lesbar. Zurückhaltend einsetzen!
- Technische Spielereien lenken vom Wesentlichen ab.
- Zu viele Folien überfordern – als Faustregel gilt: nicht mehr als maximal eine Folie pro Minute.
- Bei Zitaten und Bildern die Quellen benennen.

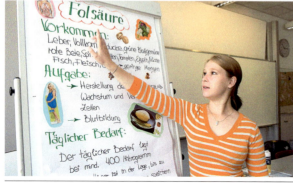

[1] Flipchart

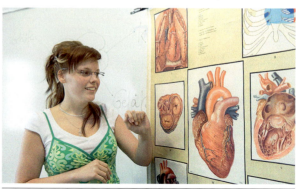

[2] Anatomische Tafeln

Für den **Einsatz** der Medien gelten folgende Prinzipien:
- Allen Teilnehmenden (TN) ist eine freie Sicht auf das Medium zu ermöglichen, sodass die Inhalte gut lesbar sind.
- Die TN brauchen Zeit, um die Inhalte zu erfassen. Die Referentin achtet bewusst darauf, „Gedankenpausen" einzubauen.
- In ihren ergänzenden Erklärungen stellt die Referentin immer wieder einen Bezug zu den visualisierten Inhalten her und weist durch Zeigestock/Laserpointer/Finger darauf hin.
- Auch während des Medieneinsatzes wird der Blickkontakt zum Publikum aufrechterhalten. So wird nicht zur Wand oder Tafel gesprochen, sondern zum Publikum hin.
- Der Raum, die Materialien und ggf. die Sitzordnung werden frühzeitig vorbereitet. Folien nummeriert, Stifte gezielt ausgewählt und überprüft.
- Medien werden gezielt eingesetzt. Eine Medienschlacht wird so vermieden. Wenn ein Medium nicht mehr genutzt wird, wird es abgeschaltet bzw. abgedeckt.

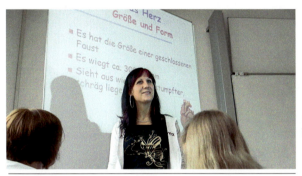
[3] Bei Power-Point-Präsentationen erscheinen die Folien hinter der Referentin.

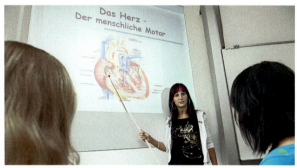
[4] Dennoch hält die Referentin Blickkontakt mit dem Publikum.

Das **Thesenpapier** (engl. *Handout*) unterstützt den Vortrag, indem es die wesentlichen Inhalte des Vortrags kurz und bündig zu Papier bringt. Als Faustregel gilt, dass es nicht länger als 1 – 2 Seiten sein sollte und ausreichend Platz für Notizen der TN bietet. Es kann entweder in derselben Form wie der Vortrag gegliedert sein oder als „echtes" Thesenpapier nur die zentralen Aussagen festhalten. Zusätzlich wird i. d. R. im Thesenpapier die dem Vortrag zu Grunde liegende Literatur zitiert.

Arbeitet man mit Power-Point-Folien, kann der „Handzettel"-Druckmodus genutzt werden, um den Zuhörenden die eingesetzten Folien, mit zusätzlichen Schreibzeilen versehen, zur Verfügung zu stellen [Abb. 5].

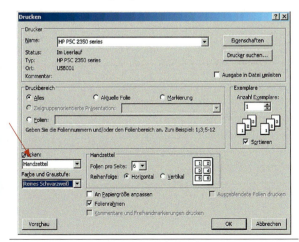
[5] Handzettel-Druckmodus in Power-Point-Druckmenü

1.4.4 Vortragstechniken

Der vormalige britische Premierminister Winston Churchill sagte einmal: „Eine gute Rede soll das Thema erschöpfen, nicht die Zuhörer." Um dieses Ziel zu erreichen, ist der Auftritt der vortragenden/präsentierenden Person von großer Bedeutung. Aus der folgenden Übersicht wird deutlich, wie wichtig Körpersprache, Stimme und Sprechtechnik sind:

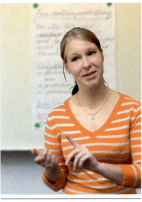
[1] Mimik

Körper/Körpersprache 55 %	Stimme und Sprechtechnik 38 %	Inhalt 7 %
Mimik	Betonung	Inhaltliche Sicherheit
Gestik	Stimmmodulation	Klare Struktur
Haltung	Sprechtempo	Angemessene Wortwahl
Blickkontakt	Atmung	Klarer Ausdruck
Stand	Pausen	
Kleidung		

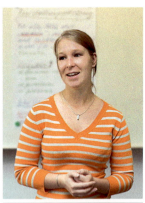
[2] Haltung

Zusammengefasst heißt dies: Körpersprache und Aussprache der vortragenden Person bestimmen maßgeblich die Wirkung einer Präsentation. Die Beachtung folgender Aspekte kann dabei hilfreich sein:

- Blick zum Publikum (nicht auf eine Person fixiert)
- positive Mimik [Abb. 1], bei Rückfragen beispielsweise das aufmerksame Zuhören auch nonverbal signalisieren
- offene, nicht zu ausladende Gestik [Abb. 3]
- stehend, nicht zu steif und nicht zu lässig [Abb. 2]
- variierende Betonung
- der Situation angemessene Kleidung

Eine lebendige Präsentation wird frei vorgetragen – wesentliche Inhalte können auf Kärtchen notiert werden und dienen als Gedankenstütze. Im Gegensatz zu einer Rede, die wortwörtlich vorbereitet wird, ist es bei einer Präsentation wichtiger, „im Thema zu stehen", das Vorgetragene selbst verinnerlicht zu haben. Bereits bei der Vorbereitung sollte daher der systematischen Erarbeitung des Stoffes Vorrang vor der Formulierung fertiger Sätze gegeben werden.

Um die Inhalte der Präsentation verständlich zu vermitteln, muss der Einsatz der Sprache wohlüberlegt sein. Folgende Punkte dienen der Verständlichkeit des Themas:

1. Einfachheit
   - kurze, einfache Sätze
   - einfache bzw. vertraute Wörter
   - ggf. Fachwörter und Fremdwörter erklären
   - aufs Wesentliche beschränken
2. Ordnung (Gliederung)
   - Einleitung nutzen, um einen Überblick zu geben
   - sinnvolles Verknüpfen von Informationen und Abläufen
   - Zusammenfassung
3. Zusätzliche Anregungen/Anschaulichkeit
   - Beispiele
   - Vergleiche
   - Bilder, Grafiken
   - Rollenspiele

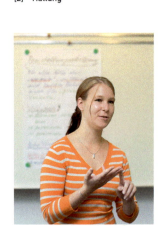
[3] Gestik

Ablauf der Präsentation

1.4.5

Am Tag der Präsentation kann es sinnvoll sein, die wesentlichen Inhalte noch einmal kurz zu wiederholen, um sie sich ins Gedächtnis zu rufen. Gerade beim Einsatz von Medientechnik ist es wichtig, die Geräte bereits einige Zeit vor Beginn der Präsentation aufzubauen und deren Funktionstüchtigkeit zu überprüfen. Gegebenenfalls muss die Sitzordnung im Raum so angepasst werden, dass alle Zuhörenden gute Sicht auf die vortragende Person haben. Kurz gesagt: Fünf Minuten vor der Zeit reichen bei einer Präsentation nicht aus – und abgehetzt mit Schweißflecken unter dem Arm im Vortragsraum zu erscheinen, irritiert Zuhörende genauso, wie es die Konzentrationsfähigkeit der Rednerin behindert.

Die eigentliche Präsentation läuft i. d. R. immer nach demselben Schema ab:

Struktur	Ziel	Inhalte	Zeitanteil
Einleitung	▪ Kontaktaufbau ▪ Ansprechen und Öffnen des Publikums ▪ Interesse wecken ▪ Orientierung geben	▪ Begrüßung, Eröffnung ▪ Ggf. Vorstellung der Person oder Gruppe ▪ Thematik ▪ Einbindung in den Gesamtzusammenhang ▪ Grobgliederung	15 %
Hauptteil	▪ Inhalte überzeugend und sinnvoll vermitteln ▪ Argumente klar darstellen und vertreten ▪ Die richtige Auswahl treffen	▪ Informationen ▪ Schwerpunkte ▪ Argumente	75 %
Schluss	▪ Positiv abschließen ▪ Zur Reflexion und Handlung auffordern ▪ Transferleistungen anregen ▪ Kernelemente verdeutlichen	▪ Zusammenfassung der Kernaussage ▪ Ausblick oder Handlungshinweis ▪ Möglichkeit für Rückfragen ▪ Abschluss	10 %

Aus Respekt vor dem Publikum und evtl. folgenden Nachrednerinnen wird die vorgegebene Zeit immer eingehalten. Bereits bei der Vorbereitung sollte bedacht werden, dass ein Vortrag immer länger dauert als angelegt. Daher empfiehlt es sich, einen Zeitpuffer einzuplanen: Stehen einem z. B. 20 Minuten für eine Präsentation zur Verfügung, sollte das Einüben zu Hause nicht länger als 15 Minuten dauern.

Viele Menschen leiden unter Lampenfieber und sind extrem aufgeregt. Mitunter hilft das Üben von Präsentationen im vertrauten Personenkreis. Referate in der Schule bieten die Chance, die notwendigen Kompetenzen für den Berufsalltag zu trainieren. Es gibt jedoch auch Menschen, bei denen alleine der Gedanke an einen öffentlichen Auftritt Panikattacken auslöst. In solchen Fällen sollte der Rat von Lerncoachs hinzugezogen werden.

Fast jeder kennt jedoch das Gefühl von Lampenfieber – je unerfahrener und (fachlich) unsicherer man ist, desto mulmiger ist es einem im Magen. Generell können bestimmte „Rituale" helfen, die Unsicherheit vor dem Vortrag abzulegen: Tief durchatmen, sich an etwas „festhalten" (z. B. Karteikärtchen oder Sprechpult) und einen festen Blickpunkt im Raum suchen. Beginnt man den eigentlichen Vortrag, verschwindet nicht selten die Unsicherheit und der Rest funktioniert wie von selbst. Trotz bester Vorbereitung kann es passieren, dass der Faden mitten im Thema reißt – in diesem Fall sollte man kurz innehalten, wenn möglich einen Schluck Wasser zu sich nehmen und versuchen den Faden wieder aufzunehmen oder zum nächsten Stichwort übergehen.

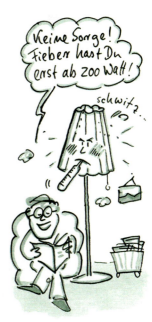

1.4.6 Rückfragen

▶ Hat eine Referentin bei Spezialfragen mal nicht das notwendige Wissen parat, kann sie die Frage entweder ans Publikum zurückgeben („Kann jemand aus dem Publikum die Frage beantworten?") oder anbieten, zu Hause zu recherchieren und die Antwort bei der nächsten Sitzung / dem nächsten gemeinsamen Unterricht oder per E-Mail zu beantworten.

Zu Beginn des Vortrags kündigt die Referentin an, wann sie auf Fragen aus dem Publikum eingehen oder auf Verständnisprobleme reagieren möchte. Dabei gibt es zwei Möglichkeiten:
- Rückfragen werden am Ende des Vortrags beantwortet (bietet sich bei unerfahrenen Referentinnen an).
- Rückfragen können während des Vortrags gestellt werden (verlangt eine gewisse Sicherheit der Referentin).

Rückfragen werden freundlich und offen entgegengenommen, von den Gruppenmitgliedern beantwortet und gegebenenfalls im Plenum diskutiert. Dies geschieht wie folgt:
- genau zuhören,
- positive Rückmeldung geben,
- Kern der Frage wiederholen, um das Verständnis abzusichern sowie
- sachbezogene und knappe Reaktion auf Rückfragen.

1.4.7 Argumentieren und Diskutieren

Argument
Aussage zur Begründung oder Widerlegung einer Aussage

Diskussion
Erörterung, Zwiegespräch

Ein |Argument ist ein Beweismittel in Form einer Aussage oder einer Folge von Aussagen. Ein Zusammenhang von Argumenten wird als Argumentation bezeichnet. Argumentieren zu können ermöglicht ein Vertreten der eigenen Position. Dies geschieht in einer Art und Weise, die das Verständnis der Zuhörenden verbessert und das Konfliktpotenzial reduziert. Dabei wird eine Behauptung (These) möglichst sachlich und überzeugend begründet oder widerlegt. Eine gelungene, d.h. verständliche und sachlich richtige Argumentation verbessert die Akzeptanz der Argumentationspartnerinnen und wird im Idealfall gut vorbereitet. Sie dient nicht nur den Argumentierenden, sondern lässt auch den Respekt den Gesprächspartnerinnen gegenüber deutlich werden.

Die |Diskussion ist eine Sonderform des Gesprächs zwischen zwei oder mehr Diskutantinnen. Die Anlässe können verschiedener Art sein. So kann eine Diskussion im privaten Bereich per Zufall geschehen, oder auch – v. a. im öffentlichen Bereich – geplant und entsprechend geleitet sein, wie dies beispielsweise bei Talkshows geschieht. Entscheidend ist der gegenseitige Respekt der Diskutantinnen. Das bedeutet, dass Argumentationen und Meinungen zugelassen und überdacht werden. Fairness steht vor Aggression. Zuhören ist eine entscheidende Fähigkeit, die es ermöglicht, konkret auf Aussagen zu reagieren. Die Sprechenden sind auf Sachlichkeit bedacht und beziehen möglichst die Grundlagen ihrer Aussagen (wie Erfahrung oder Literatur) mit ein. Das Ziel der Diskussion kann z. B. eine gemeinsam getragene Entscheidung sein, eine veränderte Haltung oder ein Kompromiss.

Für eine gelingende Diskussion ist es wichtig:
- klare Aussagen zu treffen,
- die Diskussionsteilnehmerinnen zu kennen bzw. vorzustellen,
- eine Moderatorin zu bestimmen, die die Redebeiträge koordiniert und wesentliche Inhalte immer wieder zusammenfasst,
- einen zeitlichen Rahmen festzulegen und einzuhalten,
- sich auf die wesentlichen Inhalte zu konzentrieren sowie
- fair zu diskutieren.

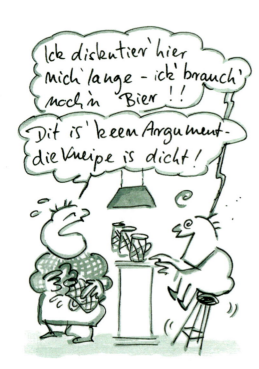

Lernen lernen

Soziales Lernen

2 Soziales Lernen

2.1 Soziales Lernen im Klassenverband — 364

2.1.1 Begriffsbestimmung — 364

2.1.2 Besondere Bedeutung sozialen Lernens für die Pflegeausbildung — 365

2.1.3 Soziales Lernen im Sinne von TZI — 366

2.1.4 Soziales Lernen im Rahmen von „Gruppenarbeit" — 367

Vor- und Nachteile — 367

Planung — 367

Rollen- und Aufgabenverteilung — 368

Rahmenbedingungen — 368

Eine besondere Form der Gruppenarbeit: problemorientiertes Lernen (poL) — 368

Moderatorin/Gesprächsleiterin — 370

Protokollantin — 370

Zeitwächterin — 370

Tutorin — 370

2.2 Lernen in der Gruppe — 371

2.2.1 Begriffsbestimmung — 371

2.2.2 Phasen der Gruppenentwicklung — 372

2.2.3 Gruppenentscheidungen — 373

2.2.4 Gruppenerhalt bei Problemstellungen — 374

2.2.5 Gruppenmeinung und Gruppenkonformität — 374

2.2.6 Leitung von Gruppen — 375

Leitung und Führung einer Gruppe — 375

Aufgaben der Gruppenleitung — 375

Führungsstile — 376

2.3 Lernen in und aus Konflikten — 377

2.3.1 Begriffsbestimmung — 377

2.3.2 Konfliktanalyse — 380

Konfliktsymptome — 380

Konfliktmuster — 382

2.3.3 Konfliktbearbeitung — 383

Konfliktverschärfende Verhaltensmuster — 383

Konstruktive Konfliktlösungsstrategien — 384

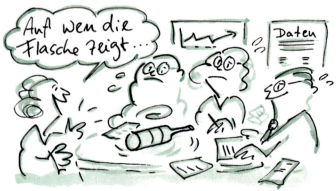

Soziales Lernen

Der Mensch ist Individuum und Gruppenwesen zugleich. Ob in der Familie, im Kindergarten, der Schule, im Verein, der Ausbildung oder in einer Band: immer lernen wir uns in Gruppen zu behaupten, uns einzugliedern und gleichzeitig wir selbst zu bleiben.

Gerade im Jugendarbeitsbereich werden vielfältige Formen des Gruppenarbeitens und -erlebens genutzt, um Jugendliche in ihrer Persönlichkeit zu stärken. Und – wer kennt sie nicht, die typischen „Kennenlernspielchen". Die meisten sind inzwischen ziemlich ausgenudelt, spätestens beim zweiten oder dritten Anlauf wird es langweilig oder peinlich. Dennoch bieten diese Methoden einen guten Einstieg in die Gruppenarbeit, gerade wenn man sich noch nicht so gut kennt. Im Folgenden sollen ein paar Methoden vorgestellt werden, die vielleicht noch nicht diesen Bekanntheitsgrad erreicht haben. Vielleicht motivieren sie die ein oder andere Arbeitsgruppe, einmal andere Wege zu beschreiten.

Die Team-Torte

Die Team-Torte bietet die Möglichkeit, die Zusammenarbeit in einer Gruppe zu reflektieren und sich die Verantwortung der einzelnen Teilnehmer bewusst zu machen.

Dauer: ca. 45 Minuten

Die Torte kann unter verschiedenen Fragestellungen gemalt werden, wie „Wie verteilen sich die Aufgaben in unserer Kleingruppe?" oder „Wie wichtig sind die besprochenen Themenbereiche für das Pflegehandeln?"

Jede Teilnehmerin hat ein Blatt Papier vor sich liegen. Darauf ist ein großer Kreis gemalt. Dieser Kreis symbolisiert eine Torte, die wiederum das Team oder das Gesamt-Themengebiet symbolisiert.

Jede Teilnehmerin malt in den Kreis Tortenstücke, d. h. sie teilt Kreissegmente ab. Jedes Stück bezeichnet dabei beispielsweise die Arbeit der einzelnen Teilnehmenden. Eines der Stücke symbolisiert die gemeinsame Arbeit in der Gruppe. In die Tortenstücke werden Namen und Tätigkeiten eingemalt. Danach werden die Ergebnisse vorgestellt und diskutiert.

Variante: Es werden zwei Torten gemalt. Eine zur IST-Situation der Gruppe und eine zur SOLL- (oder auch Wunsch-) Situation.

Soziales Lernen

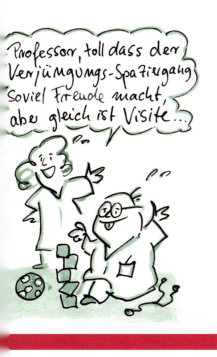
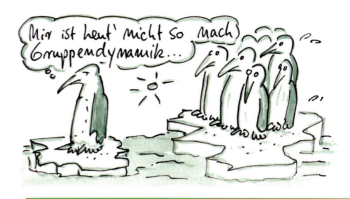

Pfeifenreiniger-Bilder

Die Pfeifenreiniger-Bilder ermöglichen die Auseinandersetzung mit beruflichen oder schulischen Situationen.

Dauer: ca. 30 Minuten

Die Bilder können zu unterschiedlichen Themengebieten erstellt werden.

Jede Gruppe erstellt eine oder mehrere typische Situationen aus gebogenen Pfeifenputzer-Männchen. Die Fragestellung dazu ergibt sich aus dem Unterricht oder wird von einer Moderatorin formuliert. Die erstellten Situationen werden in einem kleinen Museum ausgestellt. Vor jeder Situation wird ein Schild mit einer kurzen Beschreibung angebracht.

Das Museum wird von allen Gruppen besucht. Die Erbauer stellen ihr Ergebnis vor und beantworten gegebenenfalls Fragen.

Variante: Als Material kann auch Ton o. Ä. genutzt werden.

Verjüngungsspaziergang

Der Verjüngungsspaziergang schult das empathische Einfühlen in das Erleben und Fühlen von Menschen unterschiedlicher Altersgruppen.

Dauer: ca. 20 Minuten

Die Teilnehmenden werden durch die Moderatorin zum Einfühlen in eine angekündigte Altersgruppe angeregt.

Dazu gehen sie locker durch den Raum. Nach einer Ansage der Moderatorin fühlen sie sich beispielsweise in einen 80jährigen Mann mit einer Gangstörung ein. Sie überlegen während des Gehens, was sie in dieser Rolle bewegt oder beschäftigt, welche Bedürfnisse und Wünsche sie haben.

In ihrer Rolle unterhalten sie sich mit den anderen Teilnehmenden. Die Gesprächspartner werden schon nach wenigen Sätzen wieder getauscht, sodass sich beispielsweise viele ältere Männer begegnen können.

Auf ein Zeichen der Moderierenden werden alle Teilnehmenden beispielsweise 40 Jahre jünger. Am Schluss landen alle im Kindergarten und spielen miteinander.

Variante: Statt der Entwicklung kann auch der Umgang mit Einschränkungen o. Ä. im Mittelpunkt stehen und variiert werden

Eisscholle

Das gemeinsame Stehen auf der Eisscholle fordert die Teilnehmenden dazu auf, mit zunehmender Nähe und Körperkontakt umzugehen.

Dauer: ca. 15 Minuten

Alle Teilnehmenden stehen in der Rolle von Pinguinen auf einer Eisscholle. Diese Eisscholle besteht aus zusammengeklebtem Zeitungspapier. Die Moderatorin steht neben der Eisscholle und erzählt von der Treibfahrt der Scholle. Je wärmer das Gebiet wird, in das die Eisscholle treibt, desto mehr schmilzt diese ab. Um die Eisscholle zu verkleinern, reißt die Moderatorin immer mehr von der Zeitung ab. Auf der immer kleiner werdenden Eisscholle stellen sich die Pinguine immer näher zusammen. Sie müssen sich dann gegenseitig halten und stützen. Wenn die Gruppe droht „unterzugehen" wird das Spiel beendet.

Weitere Formen der Zusammenarbeit, theoretische Grundlagen und Möglichkeiten des Umgangs mit Konflikten werden im folgenden Kapitel vorgestellt.

2.1 Soziales Lernen im Klassenverband

2.1.1 Begriffsbestimmung

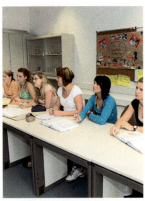

[1] Soziales Lernen im Klassenverband

Wenn Lernen als Verhaltensänderung definiert ist (Lerntheorien |324), dann ist unter „sozialem Lernen" die Veränderung unseres sozialen Verhaltens zu verstehen. Dabei wird unter sozialem Verhalten nicht nur, wie es umgangssprachlich der Fall ist, helfendes, gemeinnütziges Verhalten verstanden, sondern alle Verhaltensweisen, die das Miteinander von Menschen positiv beeinflussen. Soziales Verhalten bezieht sich auf Fähigkeiten wie:

- mit anderen zu kooperieren,
- eigene Gefühle und Interessen wahrzunehmen, auszudrücken und – unter der Berücksichtigung der Gefühle und Interessen anderer Menschen – zu befriedigen,
- Gefühle, Interessen und Bedürfnisse anderer Menschen wahrzunehmen,
- Situationen auszuhalten, in denen man seine Bedürfnisse nicht sofort befriedigen kann,
- Kritik konstruktiv auszuüben und anzunehmen,
- Konflikte auszutragen, ohne dabei sich selbst oder andere zu erniedrigen,
- sich selbst zu reflektieren und
- sich selbst als diejenige annehmen und zeigen zu können, die man ist.

Ziel sozialen Lernens im Unterricht bzw. in der Schule ist es, diese Fähigkeiten weiterzuentwickeln. Dies geschieht im Rahmen unterschiedlicher Lehr- und Lernverfahren:

Gruppenarbeit | 367
problemorientiertes
Lernen | 368

- Gruppenaktivitäten stärken das Zusammengehörigkeitsgefühl sowie das Mit- und Voneinanderlernen. Gruppenaktivitäten sind z. B. |Gruppenarbeit – auch im Sinne |problemorientierten Lernens – Projektunterricht oder Spiele.
- Szenisches Lernen ermöglicht durch das Einnehmen verschiedener Rollen einen Perspektivwechsel und damit verbunden das Einfühlen in andere Personen. Ziel ist die Förderung von Empathie und Selbstreflexion.
- Entspannungs- und Bewegungsübungen sowie Körperarbeit können die Lernatmosphäre, die Konzentration und das eigene Körpergefühl verbessern.
- Kommunikationsübungen, z. B. zum aktiven Zuhören oder zum Formulieren von Ich-Botschaften, fördern die kommunikative Kompetenz.
- Skillstraining dient dem Einüben neuer Verhaltensweisen oder auch dem Training bestehender sozialer Fähigkeiten. Mit Hilfe speziell geschulter Personen, die die Rolle von Patientinnen (Simulationspatientinnen) übernehmen, wird im Unterricht pflegerisches Handeln erprobt. Lernende versuchen die notwendige Unterstützung zu bieten und reflektieren im Anschluss ihr Vorgehen sowie evtl. notwendige Änderungen.

▶ Soziales Lernen ist im Krankenpflegegesetz § 3, Abs. 1 explizit vorgesehen: „Die Ausbildung für Personen nach § 1 Abs. 1 Nr. 1 und 2 soll entsprechend dem allgemein anerkannten Stand pflegewissenschaftlicher, medizinischer und weiterer bezugswissenschaftlicher Erkenntnisse fachliche, personale, soziale und methodische Kompetenzen zur verantwortlichen Mitwirkung insbesondere bei der Heilung, Erkennung und Verhütung von Krankheiten vermitteln (…)".

Soziales Lernen ist nur dann möglich, wenn alle Beteiligten die Möglichkeit zum echten Austausch von Erfahrungen, Einstellungen, Gefühlen und Kenntnissen erhalten. Moderne Unterrichtsformen haben genau dies zum Ziel. Nicht selten jedoch ziehen Schülerinnen den alten „Vortragsstil" von Lehrenden vor. Sie ziehen das reine „Konsumieren" von Informationen einer aktiven Beteiligung vor. Dies ist ja auch nicht verwunderlich, ist die aktive Mitarbeit meist viel anstrengender als die „rein physische" Anwesenheit im Unterricht. Häufig empfinden sie soziale Lernformen wie z. B. Gruppenarbeit gar als unnütz, sie meinen, gar nichts gelernt zu haben. Doch genau an dieser Stelle liegt der Knackpunkt: Lernen ist weit mehr als nur Erwerb von Kenntnissen. Über den fachlichen Aspekt hinaus bezieht es sich immer auch auf den Auf- und Ausbau sozial-kommunikativer, personaler und methodischer Kompetenzen.

Soziales Lernen

Besondere Bedeutung sozialen Lernens für die Pflegeausbildung

2.1.2

Soziales Lernen ist für die persönliche Entwicklung eines jeden Menschen nötig und wichtig, egal ob er sich in der Ausbildung, im Berufsleben oder in Rente befindet. Davon abgesehen gibt es jedoch zwei wichtige Aspekte, die auf die besondere Bedeutung sozialen Lernens für die Pflegeausbildung hinweisen: Erstens sind Lernende während der Pflegeausbildung permanent mit dem „sozialen Miteinander" konfrontiert – sowohl in der praktischen Ausbildung im Stationsteam, im Umgang mit Patientinnen, den Ärztinnen oder Angehörigen anderer Berufsgruppen als auch in der theoretischen Ausbildung mit Klassenkameradinnen und Lehrkräften. Zweitens ergreifen sie mit dem Pflegeberuf einen Beruf, der sehr viele soziale Elemente aufweist, seien es Problemgespräche mit Patientinnen, seien es Konflikte im Stationsteam, sei es die Auseinandersetzung mit sich selbst in Anbetracht von Leiden, Sterben, Tod oder Ekel erregenden Situationen.

In diesem Zusammenhang ist es besonders wichtig, dass Lernende in den Pflegeberufen einen „gesunden" Umgang mit eigenen Gefühlen und Bedürfnissen wie auch mit denen ihrer Mitmenschen erlernen. Ein zentrales Lerngebiet hierfür ist die |Gesprächsführung, ein weiterer wichtiger Punkt ist der Umgang mit der eigenen sozialen Angst. Soziale Angst ist die Angst, die sich auf andere Menschen oder auf die eigene Person bezieht. Jeder Mensch kennt diese Angst. Sie kann sich auf verschiedenen Ebenen abspielen:

Gesprächsführung **1** | 473

- Angst vor verschiedenen Menschen und Situationen („Angst, vor der Klasse zu sprechen"),
- Angst vor dem Verhalten anderer Menschen („Angst, die Patientin könnte mich ablehnen"),
- Angst vor dem eigenen Verhalten („Angst, ich könnte aggressiv werden") sowie
- Angst vor den eigenen Gefühlen und Gedanken („Angst, sich vor sich selbst die eigene Wut einzugestehen").

Diese Ängste basieren häufig auf Erfahrungen, die Menschen im Laufe ihres Lebens gemacht haben. Sie sorgen dafür, dass Menschen und Situationen vermieden werden, die der eigenen Person schaden könnten. Häufig sind die sozialen Ängste auf eine aktuelle Situation übertragen nicht realistisch. In diesen Fällen nehmen sich die Menschen die Möglichkeit, neue positive Erfahrungen zu sammeln. Wie Lernende dennoch durch soziales Lernen ihre Ängste abbauen können, zeigen die folgenden Beispiele:

Beispiel Ein Schüler wird sich seiner Angst, vor der Klasse zu sprechen, bewusst. Er versucht daraufhin, ab und zu – immer dann, wenn es ihm besonders wichtig ist – einen Redebeitrag einzubringen. Dabei erfährt er, dass ihn die Mitschülerinnen nicht, wie er befürchtete, ablehnen, sondern seine Meinung akzeptieren. Mit der Zeit lernt er, mehr und mehr seine Meinung zu äußern und zu sagen, was er denkt – und freut sich über diesen Fortschritt.

Beispiel Eine Schülerin ärgert sich darüber, dass sie von einer Patientin behandelt wird wie ihr „Dienstmädchen". Die Schülerin sagt jedoch nichts, weil sie Angst hat, die Patientin könne sie als unfreundlich ansehen, sie ablehnen oder kritisieren. Irgendwann jedoch hält es die Schülerin nicht mehr aus und erzählt der Patientin, welche Gefühle deren Verhalten bei ihr auslöst. Wider Erwarten versteht die Patientin die Schülerin: Ihr war gar nicht klar, dass ihr Verhalten Ärger hervorrufen könne – die Schülerin war doch immer so freundlich zu ihr. Das Verhältnis zwischen beiden ändert sich – die Schülerin hat ihre „immerfreundliche Maske" abgelegt, ist ehrlich – es entwickelt sich eine partnerschaftliche Beziehung.

Lernen lernen

2.1.3 Soziales Lernen im Sinne von TZI

Die Psychologin Ruth Cohn (1912 geboren) entwickelte in den 1970er Jahren ein Modell über die Verständigung in Gruppen: **die Themenzentrierte Interaktion (TZI)**. Sie erschloss Formen des Umgangs, die das Individuum schätzen und fördern und so eine effektive themenbezogene Zusammenarbeit in Gruppen ermöglichen. Sowohl der Gruppenprozess als auch das Individuum sollen ihren Raum erhalten, um gemeinsam an einem Thema zu arbeiten.

Postulat
Forderung
Chairman
engl. = Vorsitzender,
Obmann, Präsident

Die grundlegenden |Postulate für eine themenzentrierte Interaktion sind „Sei Dein eigener |Chairman" und „Störungen haben Vorrang". Jede Einzelne ist damit aufgefordert, die Verantwortung für ihr Handeln selbst zu übernehmen. Um Konzentration und Arbeitsprozess zu fördern, werden Störungen wenn möglich verbalisiert und beseitigt oder so kanalisiert, dass sie von Nutzen sind: Ist z. B. jemand unruhig, kann das darauf schließen lassen, dass er einen besseren Lösungsansatz vor Augen hat und sich nicht traut, diesen offen zu äußern.

Die auf diese beiden Postulate aufbauenden Regeln werden kurz TZI-Regeln genannt und können beliebig an Gruppenbedürfnisse angepasst werden.

Vertrete dich selbst in deinen Aussagen; sprich per „Ich" und nicht per „Wir" oder „Man"!	*ich! Wir... man...*
Wenn du eine Frage stellst, sage, warum du fragst und was deine Frage für dich bedeutet! Sage dich selbst aus und vermeide das Interview!	*...ich brauche die Information, weil...*
Sei authentisch und selektiv in deiner Kommunikation. Mache dir bewusst, was du denkst und fühlst und wähle, was du sagst und tust!	*... meines Erachtens nach ...*
Halte dich mit Interpretationen über andere so lange wie möglich zurück. Sprich stattdessen deine persönlichen Reaktionen aus!	*...ich empfinde das als ...*
Sei zurückhaltend mit Verallgemeinerungen!	*Alle Patienten sind...*
Wenn du etwas über die Charakteristika einer anderen Teilnehmerin aussagst, sage auch, was es dir bedeutet, dass sie so ist, wie sie ist!	*Ich mag deinen Humor, weil...*
Seitengespräche haben Vorrang. Sie stören und sind meist wichtig. Sie würden nicht geschehen, wenn sie nicht wichtig wären. Auch wenn Seitengespräche vordergründig stören, sind sie aber meist wichtig für die tieferen Ebenen der Kommunikation. Sie können neue Anregungen bringen, Unklarheiten herausstellen, Missverständnisse verdeutlichen oder auf eine gestörte Interaktion (Beziehung) hinweisen.	*Pss... Pss... Pss...*
Nur ein Redebeitrag zur gleichen Zeit bitte.	
Wenn mehr als eine Person sprechen will, verständigt euch in Stichworten über das, was ihr zu sagen beabsichtigt.	*Pro... Contra...*

Soziales Lernen im Rahmen von „Gruppenarbeit" 2.1.4

Vor- und Nachteile

Gruppenarbeit ermöglicht soziales Lernen. Voraussetzung für ein gutes Arbeitsergebnis ist ein gutes Lernklima, eine klare Aufgabenstellung, eine arbeitsbereite, arbeitsfähige Gruppe und gutes Informationsmaterial.

Die Vorteile der Gruppenarbeit bestehen u. a. darin, dass durch die geringere Anzahl der Teilnehmerinnen mehr Raum für die einzelne Meinung bleibt und am Ende der selbstgesteuerten Erarbeitung eine gemeinsame Verantwortung für das Ergebnis steht. Die Arbeit kann geteilt werden, Lernformen variieren und ein produktiver Austausch wird möglich. Zusammengefasst: Gruppenarbeit bietet den idealen Nährboden für soziales Lernen.

Nachteile entstehen vor allem dann, wenn Gruppenarbeit beliebig eingesetzt wird, nicht gut vorbereitet ist und keine abschließende Ergebnissicherung erfolgt. Problematisch wird die Gruppenarbeit, wenn durch mangelnde Beteiligung und Kommunikation Einzelner sowie Konflikte innerhalb der Gruppe der Arbeitsprozess gestört wird.

Gegenseitige Akzeptanz, Offenheit und Kooperation, auch in Krisensituationen, sowie Arbeitsdisziplin ermöglichen einen Entwicklungsprozess sowohl für die Gruppe als auch für die einzelnen Gruppenmitglieder. Durch die Verständigung auf gemeinsame Grundregeln kann Gruppenarbeit zum Erfolg führen.

Planung

Bei einer Gruppenarbeit ist die Arbeit aller Mitglieder entscheidend für das Gesamtergebnis. Deshalb sind die abgesprochenen Arbeitsaufträge zuverlässig zu erledigen. Sie werden der Gruppe vorgestellt, um dann gemeinsam zu entscheiden, welche Aspekte in welcher Form in die Präsentation einbezogen werden. Es ist sinnvoll, immer wieder Rücksprache mit den Lehrenden zu halten, um den eigenen Lernstandpunkt reflektieren zu können.
Eine Gruppenarbeit kann wie folgt geplant werden:

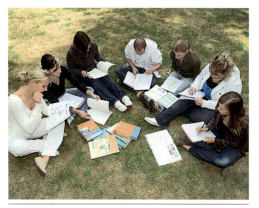

[1] Gruppenarbeit kann bei entsprechenden Rahmenbedingungen durchaus auch mal „im Grünen" stattfinden.

1 **Vorbereitung: Was ist konkret zu tun?**
   - Ankommen (z. B. Sitzordnung mit Blickkontakt)
   - Lesen der Arbeitsaufgabe, des Fallbeispiels o. Ä.
   - Klärung möglicher Fragen oder Verständnisschwierigkeiten
2 **Wie soll vorgegangen werden? Was ist das Ziel?**
   - Erarbeitung der Fragestellungen und Zielsetzungen
3 **Durchführung: Wie werden welche Aspekte in welcher Aufgabenverteilung bearbeitet?**
   - Wissensinput (z. B. Sammlung von Texten, Informationen)
   - Systematisierung und Auswahl der gesammelten Beiträge
   - Sichtung der Beiträge bzgl. der Fragestellungen
   - Konkretisierung und eventuelle Neubewertung der Fragen und Ziele
   - Erarbeitung der Lernziele
   - Vorstellung und Diskussion der Arbeitsergebnisse
4 **Abschluss: Wie soll das Ergebnis aussehen und präsentiert werden?**
   - Zusammenstellung und Verdichtung des Arbeitsergebnisses
   - Vorbereitung und endgültige Absprache der Präsentation
5 **Evaluation/Feedback: Reflexion des Gesamtablaufes und des Gruppenprozesses**

Rollen- und Aufgabenverteilung

Zu Beginn der Gruppenarbeit sind folgende Rollen und Aufgaben zu verteilen:

- **Moderatorin**
  Sie gliedert den Sitzungsverlauf und achtet darauf, dass alle Gruppenmitglieder gleichberechtigt zu Wort kommen und beim Thema bleiben. Auch achtet sie auf Pausen.
- **Protokollantin**
  Sie sichert die Arbeitsergebnisse und gibt sie für die anderen Mitglieder frei.
- **Zeitwächterin**
  Sie achtet darauf, dass die Arbeitsaufgaben in der zur Verfügung stehenden Zeit fertiggestellt werden.
- **Präsentierende**
  Sie stellt/stellen das Arbeitsergebnis vor.

Eine wichtige Basis für eine erfolgreiche Gruppenarbeit ist eine klare Zielsetzung, Gleichberechtigung in der Gruppe und eine Rotation in der Rollenverteilung (so kann jedes Gruppenmitglied alle Rollen einüben). Ziel ist nicht, eine Rolle am Ende der Ausbildung bis ins Kleinste erfahren zu haben und ausfüllen zu können, sondern die persönliche Flexibilität und Entwicklung der notwendigen Kompetenzen. Je erfahrener die Gruppen oder Teams in der Zusammenarbeit sind, desto leichter fällt es ihnen, selbst ihre Vorgehensweise zu bestimmen und kritisch zu reflektieren.

Rahmenbedingungen

Um ein gleichberechtigtes und zielgerichtetes soziales Lernen zu ermöglichen, sind bestimmte Rahmenbedingungen und Umgangsformen notwendig.

- Alle bringen ihr Wissen ein und akzeptieren Wissenslücken bzw. helfen, sie zu reduzieren.
- Gruppen stören einander nicht, sondern unterstützen sich.
- Abgesprochene Zeiten werden eingehalten, damit die Gruppen nicht aufeinander warten müssen.
- Abgesprochene Abläufe und Zeiten für Präsentationen werden eingehalten, damit alle die gleiche Chance haben.
- Probleme und Fragen werden offen und frühzeitig angesprochen, damit sie geklärt werden können und so die Arbeitsprozesse nicht stören.
- Sitzungen und Ergebnisse werden reflektiert und die Ergebnisse zur Weiterentwicklung genutzt.

Eine besondere Form der Gruppenarbeit: problemorientiertes Lernen (poL)

Problemorientiertes Lernen ist eine besondere Form der Gruppenarbeit, in der die Lernenden selbstorganisiert in Kleingruppen vorgegebene Themen nach einem bestimmten Ablaufschema erarbeiten. In verschiedenen Ausbildungen des Gesundheitswesens ist diese Lernform inzwischen etabliert. Sie bietet den Vorteil, dass sie ein Denken schult, das auf die Lösung von Problemen ausgerichtet ist. Weitere Merkmale sind, dass das Vorwissen der Lernenden mit einbezogen wird und dass sie dann das für die Lösung der Aufgabe erforderliche neue Wissen selbstverantwortlich recherchieren müssen. Grundlage des poL ist ein Fall, der ein der (Berufs-)Praxis entspringendes Problem schildert. Das weitere Vorgehen erfolgt nach dem so genannten **Siebensprung** wie folgt:

Soziales Lernen

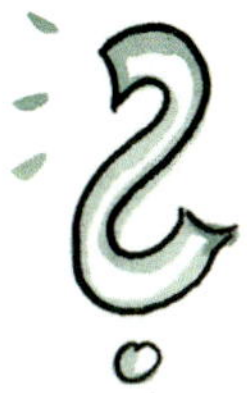	1 **Vorstellung des Problems und Klärung von Verständnisfragen**	Die Teilnehmerinnen (TN) lesen den Text. Begriffsklärungen erfolgen in offener Diskussion. Damit erreichen alle TN eine gemeinsame Ausgangsbasis.
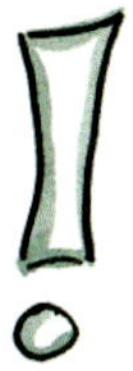	2 **Definition des Problems**	Die TN sammeln Teilprobleme in der Kleingruppe. Dabei berücksichtigen sie alle Meinungen und Perspektiven und fixieren herausgearbeitete Problemaspekte schriftlich.
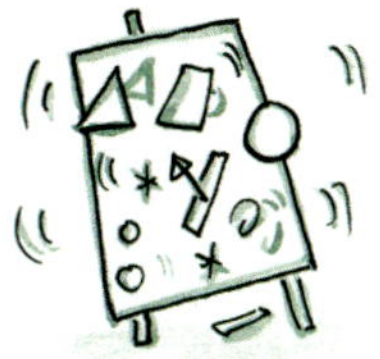	3 **Sammlung von Hypothesen und Ideen**	Die TN sammeln Vorkenntnisse, Vermutungen und Ideen z. B. mittels Brainstorming und notieren sie für alle sichtbar (z. B. auf einem Flipchart oder einer Tafel). Die TN diskutieren oder bewerten die Beiträge nicht.
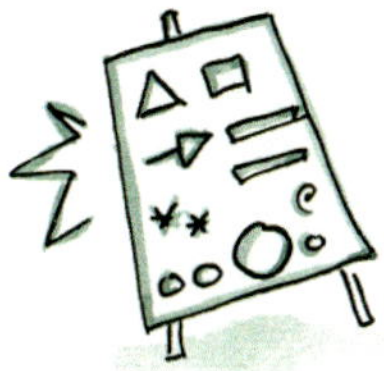	4 **Ordnung von Hypothesen und Ideen**	Die TN ordnen die eingebrachten Ideen und Inhalte nach einem vorher festgelegten Prinzip (z. B. durch Clustern). Sie überprüfen die Ideen und Hypothesen und entscheiden, was beibehalten und was verworfen wird.
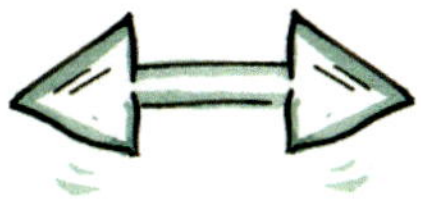	5 **Formulierung der Lernziele**	Die TN klären, welche Sachverhalte bereits bekannt sind und was noch erarbeitet werden muss. Sie formulieren die zu erarbeitenden Sachverhalte als Lernziele und halten sie schriftlich fest.
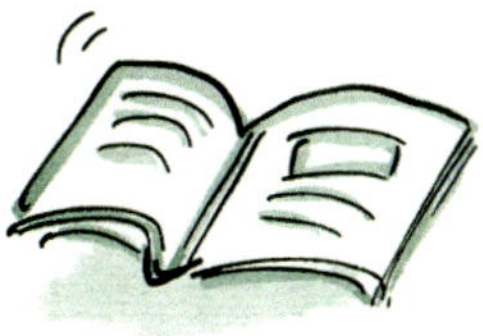	6 **Erarbeitung der Lerninhalte**	Die TN erarbeiten mit Hilfe von Literatur und/oder Expertinnen die Lernziele. Dies erfolgt entweder einzeln oder in Gruppen. Für diesen Schritt ist ausreichend Zeit nötig. Daher sollte der nächste Schritt frühestens am folgenden Tag erfolgen.
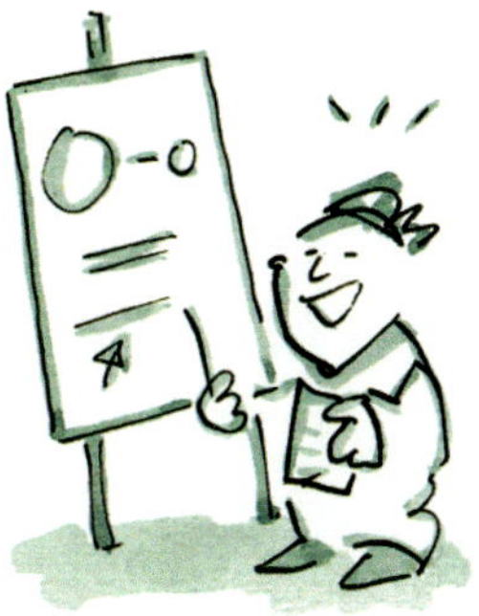	7 **Synthese und Diskussion der Inhalte**	Präsentation des erarbeiteten Wissens vor der Kleingruppe. Erneute Diskussion des Problems unter dem neuen Wissensstand. Die TN halten wesentliche Informationen schriftlich fest. Meist sind mehrere Lösungen möglich. Sollen die Ergebnisse im Plenum vorgestellt werden, muss eine Präsentation geplant und vorbereitet werden. Den Abschluss bildet eine Feedbackrunde.

Feedback **1** | 481

Ein zentrales Moment problemorientierten Lernens ist die Selbststeuerung der Gruppe. Dafür nehmen die Gruppenmitglieder i. d. R. im Rotationsverfahren verschiedene **Rollen** mit damit verbundenen Aufgaben ein:

Moderatorin/Gesprächsleiterin

Als wichtigste Aufgabe trägt die Moderatorin die Verantwortung über die Einhaltung der Gruppenregeln. Sie koordiniert die Diskussion, indem sie bei Wortmeldungen die Reihenfolge der Redebeiträge festlegt. Gleichzeitig übernimmt sie die Verantwortung dafür, dass nicht nur ein oder zwei Gruppenmitglieder die gesamte Arbeit übernehmen, während andere sich langweilen und im Nachhinein über den geringen Lernerfolg wundern.

Die Moderatorin hält sich aus der inhaltlichen Arbeit heraus und verhält sich möglichst neutral. Ist die poL-Gruppe sehr klein, kann die Moderatorin sich in Ausnahmefällen auch an der inhaltlichen Diskussion beteiligen. Dafür kündigt sie jedes Mal an, wenn sie ihre Moderationsrolle verlässt: „Ich verlasse jetzt meine Moderationsrolle und möchte zum Beitrag von Sofia etwas aus meiner Sicht beitragen."

Protokollantin

Die Protokollantin notiert die Erkenntnisse und Ergebnisse (Zwischen- und Endergebnisse) in einem |Protokoll, das allen Gruppenmitgliedern zur Verfügung gestellt werden kann. Für die Visualisierung an der Tafel oder dem Flipchart wird ggf. eine weitere Person gewählt. Die Protokolle sollten schnellstmöglich fertig gestellt werden. Sie enthalten Beschlüsse, Vorhaben und wesentliche Punkte des Feedbacks. Es bietet sich an, dass die Protokollantinnen in der folgenden Sitzung die Moderation übernehmen, da sie bei der Protokollierung inhaltlich bereits einen guten Überblick erhalten haben.

Zeitwächterin

Sie achtet in Kooperation mit der Moderatorin darauf, dass das Feedback mit ausreichend Zeit und in der notwendigen Ernsthaftigkeit erfolgt. Sind Zeiten für einzelne Schritte festgelegt, gibt sie rechtzeitig den noch bestehenden Zeitrahmen bekannt, um Stress zu vermeiden.

Tutorin

Tutorinnen gehören nicht zur Gruppe der Lernenden, sondern sind i. d. R. Lehrkräfte. Sie halten sich während des Arbeitsprozesses der Gruppe weitgehend zurück, unterstützen die Gruppe aber bei Rückfragen und wenn Probleme auftreten.

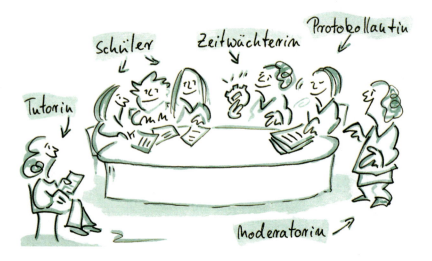

Lernen in der Gruppe

Begriffsbestimmung

Eine **Gruppe** ist eine Ansammlung von mehr als zwei Menschen, die sich dadurch auszeichnen, dass sie über einen längeren Zeitraum miteinander interagieren und sich dadurch gegenseitig beeinflussen. Sie verfolgen ein gemeinsames Ziel und entwickeln dadurch eine Wir-Identität. Darüber hinaus zeichnen sich Gruppen durch bestimmte Strukturen, Werte und Verhaltensnormen aus. Deshalb ist eine zufällige Ansammlung einer Anzahl von Menschen beispielsweise in einem Stau keine Gruppe, eine Fangemeinde auf einem Konzert hingegen schon.

Jedes Gruppenmitglied hat innerhalb jeder Gruppe eine **Funktion** inne. Diese wird entweder (aktiv) eingenommen oder (passiv) durch die Gruppe zugewiesen. Aus dieser Verteilung von Funktionen ergibt sich die Struktur einer Gruppe. Sie ist geprägt durch Führung und kommunikatives Netzwerk. Abhängig davon, welchen Status die einzelnen Gruppenmitglieder einnehmen, entsteht so ein Gefälle von Macht, Einfluss, Kompetenz und Autorität, aus dem sich verschiedene Gruppentypen ableiten lassen [Abb.].

Gruppen werden in verschiedene **Formen** unterteilt. Naheliegend ist die Unterscheidung anhand der Größe einer Gruppe. Dabei ist die Unterteilung relativ beliebig. Im schulischen Kontext beispielsweise spricht man von einer Kleingruppe bei einer Mitgliederzahl von drei bis zu zehn Personen. Eine Großgruppe umfasst bis zu 35 Mitglieder (Klassenverband).

Neben der Größe unterscheidet man nach der Organisationsform in informelle und formelle Gruppen. In **informellen Gruppen** geschieht die Zuordnung durch soziale Kontakte. Die Mitgliedschaft ist eher lose, die Ziele sind (noch) nicht festgelegt. Ein Beispiel für eine informelle Gruppe ist die Clique. **Formelle Gruppen** sind zweckmäßig und von außen organisiert. Die Aufnahme in die Gruppe geschieht häufig durch einen formalen Akt (z. B. Eintritt in einen Verein). Regeln und Ziele sind festgelegt. Ein typisches Beispiel für eine formelle Gruppe ist die Klasse, aber auch Sportmannschaften oder Orchester stellen formelle Gruppen dar.

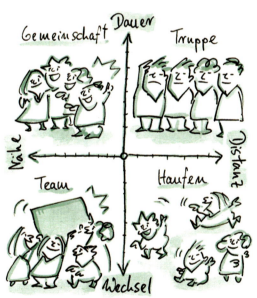

Man kann Gruppen aber auch nach der Wichtigkeit für ihre Gruppenmitglieder in primäre (sehr wichtig) und sekundäre (weniger wichtig) Gruppen unterscheiden. **Primärgruppen** sind durch eine lang andauernde Beziehung gekennzeichnet, die regelmäßig, intensiv und direkt erfolgt. Sie verfügen über eine überschaubare Anzahl von Mitgliedern und grenzen sich nach außen hin ab („Wir" und die anderen). Ein klassisches Beispiel für eine Primärgruppe ist die eigene Familie. **Sekundärgruppen** hingegen sind durch eher lose Bekanntschaften gekennzeichnet. Die Mitglieder verbindet ein gemeinsames Interesse an einer Sache oder Aufgabe ohne regelmäßige und intime Kontakte. Die Anzahl der Mitglieder ist groß, wie z. B. in Vereinen oder Parteien.

Immer häufiger wird in der Sozialforschung von **Peergroups** gesprochen, Gruppen von Gleichaltrigen. Sie gewinnen eine zunehmende Bedeutung für die |Sozialisation von Menschen. Dies resultiert aus einer stark arbeitsteilig ausgerichteten und konsumorientierten Gesellschaft, in der Angebote und Anforderungen immer stärker auf altershomogene Gruppen abgestellt sind.

Als **Bezugsgruppen** werden Gruppen bezeichnet, die einen Maßstab für die Orientierung an eigenen und fremden Ansichten und Aktivitäten setzen. Die Bezugsgruppe vermittelt Werte und Normen, Beurteilungs- und Bewertungsmuster.

2.2.2 Phasen der Gruppenentwicklung

Um eine Menschenansammlung sich in eine Gruppe verwandeln zu lassen, ist ein mehrstufiger Prozess vonnöten, der sich auch in verschiedenen Zusammenhängen immer in ähnlicher Form vollzieht. Es existiert eine Vielzahl von Gruppenentwicklungsmodellen. Am bekanntesten – v. a. auch wegen der sprachlich eingängigen Phasenbenennung – ist das des US-amerikanischen pädagogischen Psychologen Bruce Tuckmann:

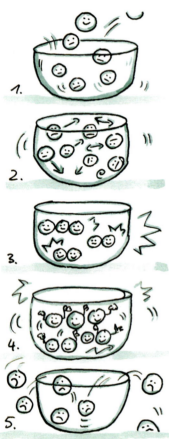

- **Forming**: In der Formierungsphase kommen die Gruppenmitglieder an und lernen sich gegenseitig kennen. Dabei werden Gemeinsamkeiten erschlossen und gemeinsame Ziele ausgearbeitet. Die Stimmung ist meist offen und interessiert, jede möchte anerkannt sein.
- **Storming**: In der Konfliktphase müssen bestehende Uneinigkeiten geklärt werden. Dies erfolgt durch das Ausloten von Grenzen. Die Gruppenmitglieder befinden sich auf der Suche nach Funktionen und Rollen. Es bilden sich Untergruppen, beispielsweise nach Geschlecht, Alter, Interessen oder Erfahrungen. Aufgabenstellungen mit den damit verbunden Regeln und Normen werden als belastend erlebt und teilweise offen abgelehnt.
- **Norming**: In der Normierungsphase sind Funktionen und Rollen endgültig verteilt. Die Gruppenmitglieder haben sich auf gemeinsame Regeln und Normen geeinigt sowie Sanktionen festgelegt, die auf mögliche Regelverstöße folgen. Das Regelwerk dient der gemeinsamen Aufgabenbewältigung, welche sich die Gruppe als gemeinsames Ziel gesteckt hat.
- **Performing**: Die Leistungsphase ist die produktivste Phase. Sie ist durch ein starkes Wir-Gefühl bestimmt. Dieses fördert die Übernahme gegenseitiger Verantwortung und wirkt damit produktivitätssteigernd. Die Zielerreichung steht im Vordergrund. Die Stimmung ist relativ stabil und Konflikte können gut bearbeitet werden.
- **Mourning**: Die Abschiedsphase erfolgt, wenn der Gruppenzusammenhalt porös und löslich wird. Dies zeigt sich bei den Mitgliedern durch Gefühle von Verlassenheit, Unsicherheit, Angst und Zwiespältigkeit. Damit reagieren sie darauf, dass gemeinsame Ziele erreicht oder unattraktiv wurden. Die Produktivität der Gruppe lässt nach, einzelne Mitglieder verlassen die Gruppe, sie löst sich evtl. auf oder kommt wieder in die Konfliktphase.

Das 1963 veröffentlichte Modell enthielt ursprünglich nur die ersten vier Phasen. Tuckman ergänzte die Abschiedsphase erst 1977 und nannte sie Adjourning. Damit fokussierte er nun auch den Auflösungsprozess von Gruppen, nachdem es ihm zu Beginn seiner Forschung primär um die Gruppenentwicklung ging. Diese Phase hat jedoch auf Grund der mehr oder weniger offensichtlich zu leistenden Trauerarbeit (Trauern heißt im Englischen *mourning*) durchaus eine Bedeutung vor allem für |Gruppensupervisionen oder |Coachings.

Tuckmanns Modell ist zwar linear angelegt, vollzieht sich in der Realität jedoch häufig als spiralförmiger Prozess. Der Vorgang der Gruppenbildung unterliegt ständigen Veränderungen, z. B. wenn neue Mitglieder in die Gruppe kommen und/oder neue Aufgaben gestellt werden.

Gruppensupervision | 606
Coaching | 606

Soziales Lernen

Gruppenentscheidungen

2.2.3

Entscheidungsfindung ist nötig, damit Personen oder Gruppen handlungsfähig bleiben. Viele Entscheidungen werden unbewusst gefällt, z. B. bei der Frage, mit welchem Fuß ich beginne loszulaufen oder mit welcher Hand ich mich am Kopf kratze. Komplexere Entscheidungsfindungen verlaufen jedoch nach einem teilweise bewusst vollzogenen, mehr oder weniger festen Schema:

1. Feststellen des Entscheidungsbedarfs,
2. Analyse des Entscheidungsumfeldes,
3. Ermittlung der Entscheidungsalternativen,
4. Beurteilung der möglichen Konsequenzen jeder Alternative,
5. Entscheidung und Umsetzung einer Alternative und
6. Beobachtung des weiteren Verlaufs und Evaluation, evtl. beginnt bei Misserfolg die Suche nach einer anderen Lösung.

Da Gruppen sich darüber definieren, gemeinsame Ziele zu verfolgen, um ein Arbeitsergebnis zu erreichen, müssen viele Entscheidungen gemeinsam gefällt werden. Dabei gilt das gleiche wie für Einzelentscheidungen – viele Entscheidungsprozesse finden unbewusst statt, andere hingegen bewusst im Sinne des obigen Schemas.

Gruppenentscheidungen lassen sich nach der Art der Entscheidungsfindung unterscheiden in:

- **Konsensentscheidung**: Alle Gruppenmitglieder sind mit der Lösung einverstanden.
- **Kompromisslösung**: Alle Gruppenmitglieder stehen hinter einer Lösung, die gemeinsam aus verschiedenen Lösungsansätzen erarbeitet wurde.
- **Mehrheitsentscheidung**: Die Gruppenmitglieder stimmen über eine Lösung ab, es wird der Lösungsansatz der Mehrheit übernommen.

Gruppenentscheidungen bieten gegenüber Einzelentscheidungen folgende Vorteile:

- Es besteht ein größerer Ideenpool,
- es ist mehr Wissen vorhanden,
- fehlerhafte Abwägungen einzelner Mitglieder können ergänzt oder verändert werden,
- im Rahmen eines Austauschs von Argumenten können alle Urteile überprüft und ggf. revidiert werden,
- gemeinsam getroffene Entscheidungen sind für Mitglieder eher verpflichtend und
- auch informelle Gruppenmeinungen werden einbezogen.

Als nachteilig werden folgende Aspekte empfunden:

- höherer Zeitaufwand,
- Grüppchenbildung und Abgrenzung von der Umwelt,
- unklare Vorgehensweisen,
- Rivalität in der Gruppe, Machtkämpfe, parteiische Gruppenführung, Gruppendruck gegen einzelne Mitglieder,
- persönliche Interessen einzelner Mitglieder sowie
- Minderleistungen einzelner Mitglieder.

2.2.4 Gruppenerhalt bei Problemstellungen

Nach Tuckmans Phasenmodell dienen Problemstellungen der Gruppenfindung. Oder anders gesagt: Die Gruppe wächst mit ihren Aufgaben. Daher ist es nicht unbedingt sinnvoll, Probleme innerhalb einer Gruppe immer zu umgehen. Eher sollte versucht werden, das Problem innerhalb der Gruppe zu benennen und zu lösen. Hat die Gruppe das Problem gelöst, geht sie gestärkt aus dieser Konfliktphase heraus.

Überträgt man dies nun auf die praktische Arbeit, resultiert daraus, dass Probleme eigentlich immer sofort auf den Tisch kommen sollten. Geschieht dies nicht, staut sich der Frust in einer oder mehreren Personen auf. Es besteht die Gefahr, dass sich eine Untergruppe bildet und/oder ein oder mehrere Mitglieder die Gruppe verlassen.

Im Idealfall spricht die Person, die ein Problem hat oder erkannt hat, dies offen an. Tut sie es nicht, kann es auch von anderen Personen benannt werden. Hierbei ist es sinnvoll, „Ich-Botschaften" zu senden: „Ich habe das Gefühl, dass unsere Arbeitsweise ein Problem für Dich darstellt." Damit bekommt die angesprochene Person die Chance, sich zu äußern und ihr Problem der Gruppe darzulegen. Gemeinsam kann nun nach einer Lösung gesucht werden. Gelingt die Problemlösung innerhalb der Gruppe nicht, kann Unterstützung von außen hinzugezogen werden (Supervision | 604).

Ich-Botschaften **1** | 477

2.2.5 Gruppenmeinung und Gruppenkonformität

Gruppen zeichnen sich nicht selten dadurch aus, dass die Gruppenmitglieder zu bestimmten Themen ähnliche Meinungen beziehen. Man spricht von Gruppenmeinung. Diese entsteht aus dem so genannten Gruppendenken (auch „Groupthink" genannt), bei dem die Einzelne ihr kritisches Denken der Mehrheitsmeinung der Gruppe unterordnet. Groupthink tritt besonders häufig in Gruppen auf, die von konträren Meinungen weitgehend isoliert sind und/oder über eine sehr starke, meinungsführende Persönlichkeit verfügen.

Untersuchungen haben belegt, dass die Bereitschaft zum Groupthink steigt, wenn eine Entscheidung in Anwesenheit anderer Personen gefällt werden muss. Man passt sich der Mehrheitsmeinung an, auch wenn diese ganz offensichtlich falsch ist. Dieses Phänomen wird damit begründet, dass Gruppenmitglieder häufig ein Bedürfnis nach Harmonie haben. Das birgt jedoch die Gefahr, dass die Gruppe träge wird, Entscheidungen nicht mehr frei ausgehandelt werden und ein Konformitätszwang entsteht. Entscheidungsfindungen werden dann letztlich vorrangig Meinungsführenden oder Vorgesetzten überlassen – mit einer damit verbundenen hohen Fehlerquote.

Um diesen Konformitätsprozess zu umgehen, kann es sinnvoll sein, zur Entscheidungsfindung Kleingruppen zu bilden. In einem zweiten Schritt werden dann die Kleingruppenlösungen zur Diskussion gestellt. Eine weitere, zugegebenermaßen fortgeschrittene Technik ist der Einsatz eines *devil's advocate*. Dieser „Anwalt des Teufels" hat bei Gruppendiskussionen die Aufgabe, ganz gezielt provokante und/oder unbeliebte Lösungsvorschläge mit einzubringen. Weitere Möglichkeiten zur Vermeidung oder Verminderung des Groupthinks sind:

- die Gruppe öffnen, neue Mitglieder aufnehmen und für „frischen Wind" sorgen,
- die meinungsführende Person bitten, sich in Diskussionen zuletzt zu äußern sowie
- bei Entscheidungsfindungen die Meinungen der Mitglieder anonym einholen.

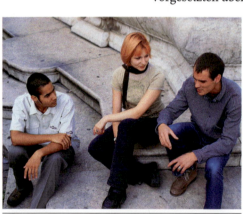

[1] Um Groupthink zu steuern, ist die Bildung von Kleingruppen für eine erste Meinungsfindung ein gutes Instrument.

Soziales Lernen

Leitung von Gruppen

2.2.6

Leitung und Führung einer Gruppe

Die Rolle einer Gruppenleitung ist eine Doppelrolle. Sie ist einerseits Mitglied der Gruppe und wird insofern von dem Befinden der Gruppe mit beeinflusst. Andererseits wird sie hervorgehoben, trägt eine besondere Verantwortung und steht unter Beobachtung der Mitglieder. Besondere persönliche Merkmale der Gruppenleitung unterstützen sie in der Führungsaufgabe:

- Fachkompetenz
- Initiative und Entschlussfähigkeit
- Überzeugungskraft
- Verantwortungsbewusstsein
- Kontaktfähigkeit
- Verständnis für menschliche Probleme
- Vorbildlichkeit
- Sachlichkeit und Gerechtigkeit

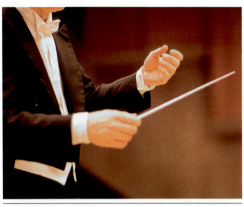

[2] Der Dirigent eines Orchesters gibt in vielerlei Hinsicht „den Takt vor".

Aufgaben der Gruppenleitung

In einer funktionierenden Gruppe ist der direkte und persönliche Austausch aller Mitglieder möglich. Er führt zu einer Arbeitsweise, mit der sich alle identifizieren bzw. in die sie sich einarbeiten können. Diesen Prozess zu steuern und zu koordinieren, ist Aufgabe der Gruppenleitung. Sie achtet gemeinsam mit allen anderen Gruppenmitglieder darauf, dass die Grundwerte der Zusammenarbeit eingehalten werden:

- Achtung und Respekt (Menschenwürde)
- Meinungsfreiheit
- Gleichberechtigung
- Akzeptanz
- Ehrlichkeit

Die Aufgaben der Gruppenleitung variieren mit ihrem Status sowie der Aufgaben- und Zielstellung der Gruppe. Grundsätzlich kann man festhalten, dass sie sowohl auf die Einhaltung der genannten Grundwerte und Gruppenregeln achtet, als auch folgende weitere Aufgaben übernimmt:

- Gesprächsleitung
- Integration von neuen Gruppenmitgliedern
- Steuerung des Informationsflusses / Information aller Gruppenmitglieder
- Motivation zur Mitarbeit
- Steuerung des Groupthinks

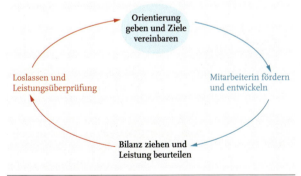

[3] Regelkreis der Führungsaufgaben

In der Personalführung wird häufig ein Regelkreis zur besseren Darstellung der Führungsaufgaben eingesetzt [Abb. 3]. Damit die Aufgaben des Regelkreises erfüllt werden können, werden verschiedene Instrumente (z. B. Mitarbeitergespräche) eingesetzt. Diese ermöglichen, dass den Mitarbeiterinnen die Führung transparent ist und gleichzeitig die Leitung weiß, wo die jeweilige Mitarbeiterin steht bzw. wo sie ihre vorrangigen Kompetenzen sieht.

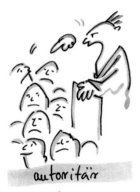
autoritär

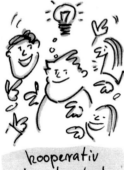
kooperativ demokratisch

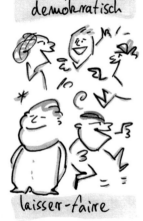
laisser-faire

Führungsstile

Ein Führungsstil beschreibt eine grundsätzliche Handlungsart von Vorgesetzten. Er ist im Gegensatz zum Führungsverhalten über einen längeren Zeitraum konstant. Es gibt unterschiedliche Modelle, Führungsstile zu kategorisieren. Sehr verbreitet ist das Modell des deutsch-amerikanischen Psychologen Kurt Lewin (1890–1947), das ursprünglich der Beschreibung verschiedener Erziehungsstile diente. Lewin, der aus einer jüdischen Familie stammte, emigrierte 1933 in die USA und beschäftigte sich nach dem Ende der nationalsozialistischen Herrschaft mit der Frage, wie Deutschland zu einem demokratischen Staat „umerzogen" werden kann. Er sah das größte Problem in dem autoritären Erziehungsstil und dem traditionellen Aufbau des Schulsystems.

Autoritärer Führungsstil – „Mein Wort ist Programm!": Entscheidungen und Kontrolle obliegen der Führungsperson. Alle anderen Gruppenmitglieder haben zu gehorchen und die Anordnungen auszuführen. Widerspruch, Ungehorsam oder Kritik werden sanktioniert. Bei Fehlern wird bestraft und nicht geholfen. Die Führungsperson sieht ihre Rolle auf der Sachebene („Erfolg ist alles!"). Klare Zielvorgaben und Strukturen sowie die Vorgabe einer Strategie sind die Vorteile dieses Stils, die Nachteile bestehen darin, dass die Kompetenzen der anderen Gruppenmitglieder brach liegen, was zu einem mittel- und langfristigen Motivationsverlust führt. Einzelgängertum und Cliquenbildung werden gefördert. Der autoritäre Führungsstil hat sich in Notfallsituationen bewährt, in denen eine Person „den Hut auf hat" und alle notwendigen Handlungen koordiniert.

Eine Variante des autoritären Führungsstils ist der **patriarchale Führungsstil**. Die Führungsperson fühlt sich gleich einem „Vater" für die anderen Gruppenmitglieder („Kinder") verantwortlich. Sie entscheidet alleine, was gut oder schlecht für sie ist und „meint es immer nur gut".

Kooperativer oder demokratischer Führungsstil – „Was denken die anderen Gruppenmitglieder?": Entscheidungen werden in der Gruppe gemeinsam gefällt. Die Einhaltung der Regeln und Normen kontrollieren alle Gruppenmitglieder gemeinsam. Passieren Fehler, wird die betroffene Person unterstützt. Die Führungsperson sieht sich gleichberechtigt auf einer Stufe mit den anderen Gruppenmitgliedern sowohl in einem Sach- als auch in einem Beziehungsprozess. Ihr Ziel ist die bestmögliche Erledigung der Aufgaben bei gleichzeitig größtmöglicher Zufriedenheit der anderen Gruppenmitglieder.

Aus diesem Führungsstil resultiert eine hohe Mitarbeitermotivation mit einer geringen Fehleranfälligkeit (Eigenkontrolle statt Fremdkontrolle). Nachteilig können sich die längeren Entscheidungsprozesse auswirken, ebenso kann die Gruppe bei fehlenden Regeln und Normen schnell „führungslos" werden. Der demokratische Führungsstil eignet sich für die meisten Arbeitsprozesse in Gruppen.

Laisser-faire-Führungsstil – „Es wird schon alles gut gehen ...": Entscheidungen werden ohne Einfluss der Führungsperson gefällt. Das Gleiche trifft auf die Einhaltung der Regeln und Normen zu. Probleme und Fehler werden nicht systematisch angegangen. Die Selbstentfaltung der Einzelnen steht im Vordergrund, woraus sich der gravierende Nachteil dieses Führungsstils ergibt: Die Gruppe hat keinen Halt mehr, die Leistungsmotivation sinkt, es kommt zur Gruppenauflösung. Der Laisser-faire-Führungsstil kann in Bereichen sinnvoll eingesetzt werden, in denen ein großes Maß an Kreativität gefordert ist.

Moderne Ansätze gehen davon aus, dass ein **situativer Führungsstil** am ehesten zu langfristig befriedigenden Arbeitsergebnissen und Gruppenprozessen führt. Situativer Führungsstil bedeutet, dass der Situation und den Fähigkeiten der Gruppenmitglieder entsprechend ein Führungsstil gewählt wird.

Soziales Lernen

Lernen in und aus Konflikten 2.3

Begriffsbestimmung 2.3.1

Wir erleben tagtäglich |Konflikte auf allen Ebenen: Die abendlichen Nachrichten im Fernsehen berichten uns von den Kriegen in der Welt, am Arbeitsplatz kommt es regelmäßig zu Auseinandersetzungen, in der Familie wird gestritten. Da Konflikte für alle Menschen innerhalb einer sozialen Gemeinschaft alltäglich zu sein scheinen, wird von vielen Menschen behauptet, dass Konflikte zum Menschsein dazugehören. Doch sie führen häufig zu Opfern. Im schlimmsten Fall sind Gewalt und Tod zu beklagen, in anderen Fällen kommt es zu Verletzungen der Persönlichkeit oder zu einer sinkenden Arbeitsmoral.

Der Philosoph und Religionsforscher Martin Buber (1878 – 1965) sagte einmal: „Der Ursprung aller Konflikte zwischen mir und meinen Mitmenschen ist, dass ich nicht sage, was ich meine, und dass ich nicht tue, was ich sage." Damit dürfte er ziemlich genau das Erleben der meisten Menschen beschreiben. Denn: Konflikte sind Bestandteile des menschlichen Lebens. Sie entstehen, wenn der Wunsch nach etwas nicht umsetzbar ist. Man spricht immer dann von einem Konflikt, wenn zwei Parteien zur selben Zeit gegensätzlich oder unvereinbar sind. Konflikte sind also gegensätzliche oder unvereinbare Interessen. Exakt definiert, entstehen Konflikte immer dann, wenn zwei Elemente oder Parteien unterschiedliche Interessen oder Standpunkte gleichzeitig durchsetzen wollen und eng miteinander verbunden sind. Elemente oder Parteien können hierbei sowohl Personen, Gruppen oder Organisationen sein als auch zwei Bereiche der eigenen Persönlichkeit (so genannte intrapersonale Konflikte).

Es gibt verschiedene **Formen** von Konflikten. Sie werden anhand der beteiligten Personen oder Gruppen unterschieden in

- Konflikte innerhalb einer Person (intrapersonaler oder individueller Konflikt), z. B. wenn der persönliche Wunsch nach mehr Freizeit dem Pflichtbewusstsein gegenüber dem Arbeitgeber widerspricht,
- Konflikte zwischen zwei oder mehr Personen (interpersonaler oder sozialer Konflikt), z. B. wenn eine Pflegende gerne nur im Frühdienst arbeiten möchte, die Kolleginnen dieses Arbeitszeitmodells aber nicht mittragen möchten,
- Konflikte innerhalb einer Gruppe, eines Unternehmens oder einer Organisation, z. B. wenn eine Station eines Krankenhauses die gemeinsamen Pflegestandards nicht umsetzen möchte,
- Konflikte zwischen zwei oder mehreren Gruppen, Unternehmen oder Organisationen, z. B. wenn ein Berufsverband sich für eine gewisse Pflegephilosophie entscheidet und andere Berufsverbände diese ablehnen,
- Konflikte innerhalb einer Gesellschaft oder eines Staates, z. B. wenn ein Teil der Bevölkerung sich gegen die Erhöhung von Pflegeversicherungsbeiträgen ausspricht, während ein anderer Teil der Bevölkerung dieses befürwortet, und
- Konflikte zwischen zwei oder mehr Gesellschaften oder Staaten, z. B. wenn zwei Staaten oder Staatengemeinschaften unterschiedliche Auffassungen von Menschenrechten haben.

Konflikt
gegensätzliche oder unvereinbare Interessen
configere, lat. = kämpfen, aneinandergeraten

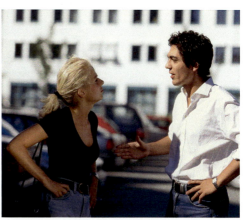

[1] Der Streit zwischen Partnern in einer Beziehung ist ein typischer Fall interpersonaler Konflikte.

Konflikte können sowohl negative als auch positive **Auswirkungen** auf das soziale Miteinander haben:

- **Konflikte stabilisieren das Bestehende**: Ist sich eine Gruppe einig geworden, können alle Personen oder Gruppen ausgeschlossen werden, die diese Einigkeit stören. Dieses Schicksal erfahren viele Menschen, die Neuerungen durchsetzen wollen. Möchte z. B. eine Lernende ihr frisches „Schulwissen" im Praxiseinsatz umsetzen, kann es passieren, dass sich alteingesessene Kolleginnen dagegen wehren.
- **Konflikte erzeugen Komplexität**: Auseinandersetzungen bringen verschiedene Interessen und Kenntnisse zu Tage und führen so zu Aushandlungsprozessen. Dadurch kann eine Gruppe beim Fällen von Entscheidungen immer mehrere Lösungsmöglichkeiten berücksichtigen. Hat z. B. eine Patientin eine schlecht heilende Wunde, so können Pflegende und Ärztinnen theoretisches und Erfahrungswissen in die Diskussion einbringen, um eine geeignete Intervention im Rahmen des |Wundmanagements zu finden.

Wundmanagement 1 | 754

- **Konflikte sorgen für Gemeinsamkeiten im Zusammenleben**: Durch das Austragen von Konflikten sind Menschen gezwungen, miteinander zu kommunizieren.
- **Konflikte sorgen für Veränderungen**: Konflikte sind für die Entwicklung von Fortschritt unerlässlich. Neues Pflegewissen wird bei der |Implementierung in die Praxis häufig auf Widerstand stoßen. Können aber die Vorteile, z. B. einer neuen Pflegemaßnahme, deutlich gemacht und Kritikerinnen überzeugt werden, kann die Einführung dieser Pflegemaßname den pflegerischen Alltag für alle positiv verändern.

Implementierung | 520

Friedrich Glasl, ein österreichischer Wirtschaftswissenschaftler, beschreibt drei verschiedene Ebenen des **Konfliktausgangs**:

- **Ebene I**: „win-win", beide Parteien gehen als Gewinner aus dem Konflikt hervor.
- **Ebene II**: „win-lose", eine Partei steht als Gewinner, eine Partei als Verlierer da.
- **Ebene III**: „lose-lose", beide Parteien gehen als Verlierer aus dem Konflikt hervor.

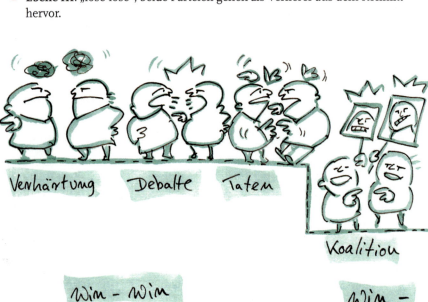

Glasl unterscheidet des Weiteren neun Stufen der **Konflikteskalation**:
- **Stufe 1   Verhärtung**: Die Standpunkte der Konfliktparteien verhärten sich, es gibt allerdings noch keine starren Parteien oder Lagerbildung.
- **Stufe 2   Debatte**: Der Konflikt wird in Streitgesprächen offen ausgetragen. In den Argumentationsstrukturen findet sich ein Denken in Schwarz-Weiß-Schablonen (alles ist entweder gut oder schlecht, es gibt nichts dazwischen).
- **Stufe 3   Taten statt Worte**: In dieser Phase kommen die Parteien zu dem Schluss, dass Diskussionen nicht mehr weiterhelfen und lassen Taten folgen. Es kommt zu aggressivem Verhalten und daraus resultierenden persönlichen Kränkungen.
- **Stufe 4   Koalitionen**: Es kommt zu einer Ausweitung des Konflikts. Beide Parteien versuchen, in der Öffentlichkeit gut dazustehen. Sie tun dies, indem sie sich gegenseitig in stereotype Rollenmuster drängen und versuchen, Anhänger in Koalitionen an sich zu binden.
- **Stufe 5   Gesichtsverlust**: Hierbei versucht eine Partei, die Gegnerin öffentlichkeitswirksam bloßzustellen. Der gegnerischen Partei werden Moral und Werte abgesprochen.
- **Stufe 6   Drohstrategien**: Das Gewaltpotenzial der Parteien erhöht sich. Mindestens eine Partei versucht, durch Drohgebärden die jeweilige Gegenpartei einzuschüchtern. Handlungs- und Entscheidungsspielräume nehmen immer weiter ab.
- **Stufe 7   Begrenzte Vernichtung**: Hierbei setzt mindestens eine Partei gezielte Gewaltaktionen, so genannte begrenzte Vernichtungsschläge, ein. Dadurch wird das Sicherheitsgefühl der Gegenpartei erschüttert. Die Konfliktparteien beziehen ihr Selbstwertgefühl nur noch aus bewusster Zerstörungslust.
- **Stufe 8   Zersplitterung**: Hierbei steigern sich die Dimensionen der gegenseitigen Vernichtungsaktionen. Ziel dieser Vernichtungsaktionen ist die Zersplitterung des gegnerischen Systems. Es wird versucht, die Hauptakteure des Konflikts von ihren Unterstützerinnen zu trennen.
- **Stufe 9   Gemeinsam in den Abgrund**: Auf dieser letzten Stufe sehen die Konfliktparteien nur noch die totale Konfrontation als Ausweg. Der Preis der Vernichtung der Gegnerin beinhaltet jetzt auch die Selbstvernichtung.

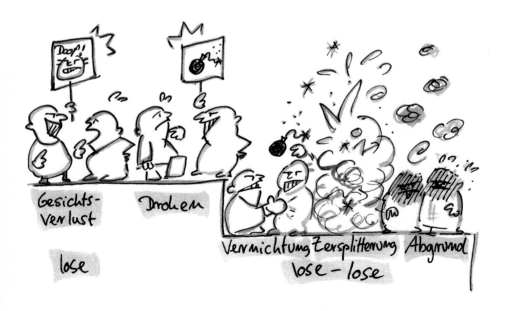

2.3.2 Konfliktanalyse

Um herauszufinden, welche Rolle ein Konflikt spielt, muss er erst einmal analysiert werden. Zur Konfliktanalyse gehören folgende Leitfragen:
- Wer nimmt an dem Konflikt teil?
- Wie äußert sich der Konflikt?
- Warum findet ein Konflikt statt?

Konfliktsymptome

Ein Konflikt kann an verschiedenen Symptomen erkannt werden. Diese Symptome werden eingeteilt in die Dimensionen
- offen oder verdeckt,
- aktiv oder passiv,
- verbal oder nonverbal sowie
- bewusst oder nicht bewusst.

Eine Schwierigkeit im Erkennen von Konflikten besteht darin, die eigentliche Konfliktursache aufzudecken. Diese ist nämlich selten der offensichtliche Streitgegenstand (**offenes Symptom**). So sind gerade im Anfangsstadium eines Konfliktes die Anzeichen eher unterschwellig erkennbar (**verdecktes Symptom**) und können daher auch fehlgedeutet werden.

Beispiel Gesundheits- und Krankenpflegerin Frau Meister arbeitet seit zwei Jahren auf der Station. Sie ist als zuverlässig und einfühlsam bekannt. Doch seit einigen Tagen erscheint sie zunehmend unpünktlich zu den Diensten, ist unfreundlich zu Kolleginnen und Patientinnen und erledigt ihre Aufgaben nur halbherzig. Die Kolleginnen tuscheln schon: Frau Meister hat wohl keine Lust mehr zu arbeiten. Ist ja auch kein Wunder, bei den Zuständen. Aber so jemand ist nicht tragbar. Schon jetzt weigern sich einige Kolleginnen, mit Frau Meister in einer Schicht zusammenzuarbeiten.

Erst durch Zufall erfahren die Kolleginnen, dass die Tochter von Frau Meister schwer erkrankt ist. Frau Meister hatte Angst davor, sich krankschreiben zu lassen und ihr ganzer Jahresurlaub war bereits verbraucht. Sie befürchtete eine Kündigung, wenn sie sich frei nehmen würde.

Die Kolleginnen von Frau Meister sehen in ihrem Verhalten eine generelle Unlust am Arbeiten. Der offensichtliche Konfliktgegenstand ist die schlechte Arbeitsmoral von Frau Meister. Doch die eigentliche Ursache liegt in ihrer privaten Belastung.

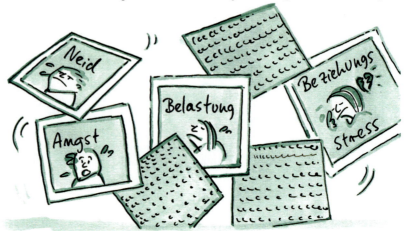

Menschen unterscheiden sich darin, wie sie mit Konflikten umgehen. Während einige Menschen die offene Konfrontation suchen (**aktives Symptom** für einen Konflikt), so hüllen sich andere Menschen lieber in Schweigen und ziehen sich zurück (**passives Symptom** für einen Konflikt).

Neben den **verbalen Symptomen** eines Konfliktes, die für jeden hörbar sind, sind es oft die kleinen **nonverbalen Zeichen**, die auf die Anbahnung eines Konfliktes hinweisen, wie beispielsweise abschätzige Handbewegungen oder ein bestimmter Blick. Auch spielt der Tonfall eine Rolle. Der Ton macht eben die Musik.

Ob ein Konflikt **bewusst oder nicht bewusst** im Raum steht, ist abhängig davon, ob die beteiligten Parteien offen zu dem Konfliktthema Position beziehen. Gerade in der Auseinandersetzung mit Vorgesetzten tendieren Beschäftigte dazu, mit ihrer Meinung „hinterm Berg zu halten".

Beispiel In der Klinik Waldblick ist im Rahmen einer Zertifizierung ein Qualitätshandbuch erarbeitet worden. Hierin sind einige neue Pflegestandards mit aufgenommen worden. Die Mitarbeiterinnen sind empört. Keiner hat dies mit ihnen besprochen. Die Stimmung im Haus ist geladen. Schließlich beschließen die Mitarbeiterinnen der Inneren, die neuen Standards zu ignorieren.
Während der im Rahmen der Zertifizierung durchgeführten |Audits kommt zu Tage, dass die Pflegestandards nicht umgesetzt wurden. Die Pflegedienstleitung ist entsetzt. Warum hat ihr keiner etwas davon gesagt?

Audit **1** | 618

Die Symptome eines Konflikts sind häufig erst im Nachhinein richtig zu deuten. Doch kann die Einteilung der Symptome in die oben genannten Dimensionen hilfreich sein, um entstehende Konflikte bereits im Vorfeld zu analysieren oder im Nachhinein aus den begangenen Fehlern zu lernen. Es muss immer zwischen dem offensichtlichen Anlass und dem Grund des Konfliktes unterschieden werden. Das Ziel jeder Konfliktanalyse muss die Suche nach dem Grund des Konfliktes sein.

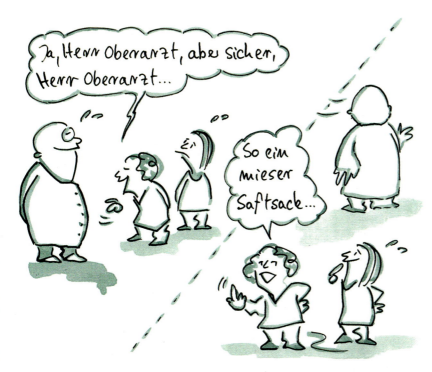

Konfliktmuster

Um einen Konflikt eingehender analysieren zu können, ist es sinnvoll, sich genauer mit verschiedenen Konfliktmustern auseinanderzusetzen. Folgende häufig vorkommende Konfliktmuster lassen sich unterscheiden:

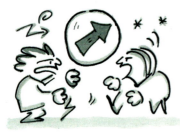

Ein **Ziel- oder Interessenkonflikt** liegt dann vor, wenn zwei oder mehr Elemente oder Parteien unterschiedliche Ziele oder Interessen verfolgen.

Beispiel Die Angehörigen der pflegebedürftigen Frau Hansroth möchten, dass der ambulante Pflegedienst dreimal täglich kommt. Auf Grund der zugeteilten Pflegestufe kommt die Pflegeversicherung jedoch nur für zwei Besuche täglich auf. Weder Frau Hansroth noch die Angehörigen können die zusätzliche Dienstleistung aus eigener Tasche zahlen.

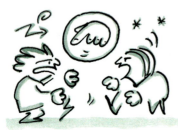

Ein **Bewertungskonflikt** liegt dann vor, wenn die am Konflikt beteiligten Elemente oder Parteien zwar die gleichen Ziele verfolgen, diese jedoch auf unterschiedliche Art und Weise erreichen wollen.

Beispiel Sowohl die Pflegedienstleitung als auch die Pflegenden möchten, dass die Patientinnen optimal versorgt sind. Während die Pflegenden der Meinung sind, dass hierzu unbedingt mehr Personal eingestellt werden muss, vertritt die Pflegedienstleitung die Meinung, dass sich an Arbeitsorganisation und -abläufen etwas ändern muss.

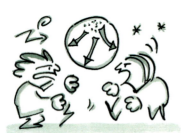

Ein **Verteilungskonflikt** liegt dann vor, wenn sich die am Konflikt beteiligten Elemente oder Parteien nicht einigen können, wie persönliche, finanzielle oder technische Ressourcen verteilt werden.

Beispiel In der bundesdeutschen Öffentlichkeit wird immer wieder diskutiert, wie die Rentengelder verteilt werden. So gibt es Parteien, die die Höhe der Rentenzuteilung davon abhängig machen wollen, ob die Rentenempfängerin eigene Kinder hat.

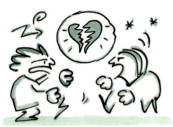

Ein **Beziehungskonflikt** liegt dann vor, wenn es in einer Beziehung zu unterschwelligen oder offenen Störungen kommt.

Beispiel In einer Pflegebeziehung kommt es zu Kommunikationsstörungen. Die pflegebedürftige Person reagiert hierauf mit aggressivem Verhalten.

Ein **Rollenkonflikt** liegt dann vor, wenn Menschen entweder widersprüchliche |Rollenerwartungen an sich selbst haben oder widersprüchlichen Rollenerwartungen von außen ausgesetzt sind.

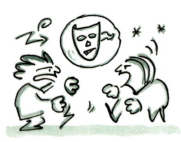

Beispiel Frau Wehler soll immer wieder am Wochenende arbeiten (berufliche Rolle), aber auf der anderen Seite muss sie ihre Kinder betreuen (Elternrolle).

Rolle | 13

Soziales Lernen

Konfliktbearbeitung

2.3.3

„Streite dich nie mit einem Dummkopf; es könnte sein, dass die Zuschauer den Unterschied nicht bemerken." (Mark Twain, 1835–1910, amerikanischer Schriftsteller)

Menschen nutzen unterschiedliche Mechanismen und Strategien, um bewusst oder unbewusst auf Konflikte zu reagieren. Einige Menschen denken lösungsorientiert, während andere mit Abwehr, Aggression oder Resignation auf konfliktbeladene Situationen reagieren. Es lassen sich konfliktverschärfende Verhaltensmuster von konstruktiven Konfliktlösungsstrategien unterscheiden.

Konfliktverschärfende Verhaltensmuster

Folgende Verhaltensmuster, Strategien und/oder Persönlichkeitsmerkmale können dazu führen, dass Frust aufgestaut und Konflikte verschärft werden:

Bei der **Idealisierung** der eigenen Person hat die Betroffene stets Recht und kann alles.

Beispiel Schüler Anton ist im heutigen Frühdienst mit Frau Markow eingeteilt. Während der Frühstückspause klingelt Herr Katzler in Zimmer 21. Frau Markow bittet Anton, zu ihm zu gehen. Herr Katzler weist Anton darauf hin, dass er seine Morgenmedikamente noch nicht erhalten hat. Als Anton dies Frau Markow mitteilt, wird sie richtig wütend: „Das ist einfach nicht meine Aufgabe! Das sollte doch Frau Henzig machen! Wenn die mal so arbeiten würde wie ich, dann käme sie endlich mal voran!"

Bei der **Verallgemeinerung und Projektion** versucht die Betroffene, anderen die Schuld zuzuweisen oder eigene Fehler auf andere zu projizieren.

Beispiel Schülerin Susanne arbeitet seit einigen Wochen mit ihrer Praxisanleiterin Frau Mauerstein zusammen. Sie hat schon häufiger beobachtet, dass Frau Mauerstein die Dokumentation vernachlässigt. Nachdem bei einer Teambesprechung das Thema angesprochen wurde, schimpft Frau Mauerstein auf die Kolleginnen: „Na toll, immer wieder dasselbe. Die anderen schlampen bei der Doku rum und wir bekommen alle eins auf den Deckel!"

Mit Hilfe der **Ersatzbefriedigung** werden unbefriedigte Bedürfnisse umgewandelt und durch Eratzhandlungen ausgetauscht.

Beispiel Kaffeepause: Eine Angehörige hat eine Sahnetorte mitgebracht. Pfleger Jörn langt ordentlich zu. Als er sich das dritte Stück Torte auf den Teller lädt, schauen seine Kolleginnen schon etwas verwundert. Entrüstet ruft er: „Na was denn, wenn einen hier schon keiner lobt, muss man sich ja wenigstens selbst was Gutes tun!"

Abhängig von der Persönlichkeit können manche Menschen auch mit **Resignation** auf Konflikte reagieren. Hierbei richten die Betroffenen die aufgestaute Energie nicht nach außen (z. B. aggressives Verhalten), sondern gegen sich selbst. Dieses Verhalten zeigen besonders häufig Menschen mit einem geringen Selbstwertgefühl. Die Betroffenen setzen sich in Konfliktsituationen nicht zur Wehr, sondern ertragen die empfundene Frustration.

383

Die Verwendung von **Killerphrasen** gehört auch zu den konfliktverschärfenden Verhaltensmustern. Hierunter versteht man Aussagen, die der gegnerischen Konfliktpartei signalisieren „SO GEHT ES NICHT!" Killerphrasen blockieren jede Form von Kompromissen oder kreativem Denken. Sie wirken demotivierend und verschlechtern häufig das Betriebsklima. Gebräuchliche Killerphrasen sind z. B.:

- „Alles Theorie, in der Praxis sieht es ganz anders aus!"
- „Sie denken wohl, Sie haben die Weisheit mit Löffeln gefressen?"
- „Sie wissen ja gar nicht, was hier los ist!"
- „Das funktioniert eh nicht!"
- „Das versuchen Sie mal unseren Patientinnen klarzumachen!"

Konstruktive Konfliktlösungsstrategien

Im Gegensatz zu den konfliktverschärfenden Verhaltensmustern stehen konstruktive Formen der Konfliktbearbeitung. Hierbei folgen auf die empfundene Frustration

- das Erkennen des Konflikts,
- die Suche nach einer Aussprache und
- die Aussprache selbst, die zu einem möglichen Kompromiss oder Konsens führt.

Gezielte **Konfliktgespräche** im Team gehören zu den konstruktiven Strategien. Ziel eines solchen Gesprächs ist die gemeinsame Verarbeitung eines Konfliktes sowie eine Kompromisslösung oder Konsensfindung. Voraussetzung ist hierbei, dass

- der Konflikt erkannt ist,
- die Beteiligten zu einem Gespräch bereit sind,
- die Beteiligten Einfluss auf die Problemlösung haben und
- eine eventuelle Mittlerperson von allen Beteiligten anerkannt ist und akzeptiert wird.

Man unterscheidet Konfliktgespräche im Team umgangssprachlich in „4-Augen-Gespräche" und „6-Augen-Gespräche". Während das „4-Augen-Gespräch" von den beiden beteiligten Personen alleine geführt wird, ist beim „6-Augen-Gespräch" eine weitere (neutrale) Person anwesend, die eine Mittlerrolle einnimmt.

Mediation
professionelles konfliktdämmendes Verfahren

Eine solche Mittlerperson hat – ähnlich wie eine |Mediatorin – folgende Aufgaben:

- Sie soll die eigenen Wahrnehmungen schildern, ohne Partei zu ergreifen, z. B.: „Ich stelle fest, dass dieser Aspekt für Partei A von großer Bedeutung ist."
- Sie soll methodische Hilfestellungen geben, z. B.: „Welche Reaktion hätten Sie von Ihrem Gegenüber erwartet?"
- Sie darf und soll den Konflikt der beteiligten Parteien nicht lösen. Die Konfliktparteien müssen selber einen Lösungsweg finden.

Generell sind folgende Techniken besonders für Konfliktgespräche geeignet (**Gesprächstechniken** **1** |476): Spiegeln, Doppeln oder Senden von „Ich-Botschaften" sowie weitere den gemeinsamen Austausch besonders fördernde Techniken.

Berufliches Selbstverständnis entwickeln

1 Grundfragen und Modelle beruflichen Handelns

1.1	Definitionen beruflicher Pflege	388
1.2	Beruf oder Profession?	393
1.3	(Pflege-)Leitbild	394
1.3.1	Begriffsbestimmung	394
1.3.2	Funktion von Leitbildern	395
1.3.3	Leitbildhierarchie	395
1.3.4	Inhalte von Leitbildern	395
1.3.5	Umsetzung von Leitbildern: Möglichkeiten und Grenzen	396

1.4	Pflegemodelle bzw. -theorien	397
1.4.1	Begriffsbestimmung	397
1.4.2	Pflegetheorien und ihre Einordnung	397
Metatheorie		398
Globale Theorien		398
Das Selbstpflegedefizitmodell von Dorothea E. Orem		399
„Die Elemente der Pflege" von Nancy Roper, Winifred W. Logan und Alison J. Thierney		400
Martha Rogers Theorie des einheitlichen Feldes		401
Theorien mittlerer Reichweite		402
Hildegard E. Peplaus Theorie der zwischenmenschlichen Beziehung		402
Marie-Luise Friedemanns Theorie der familien- und umweltbezogenen Pflege		403
Praxisnahe Theorien		404
1.4.3	Auswahl der geeigneten Pflegetheorie	404

1.5	Grundprinzipien pflegerischen Handelns	405
Subjektorientierung		405
Biografieorientierung		405
Lebensweltorientierung		406
Ressourcen- und Defizitorientierung		406
Aktivierung und Schonung		407
Transparenz (Erkennbarkeit) der Pflege		407
Kontinuität		407

1.6	Pflegerische Fachsprache	408

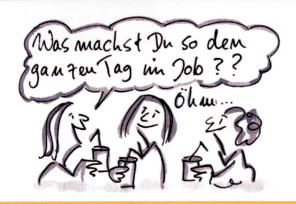

Grundfragen und Modelle beruflichen Handelns

„Mütter, die Kinder großgezogen haben, können auch alte Menschen pflegen", „Um Kranke und Alte zu waschen, braucht man keine Ausbildung". Solche und ähnliche Aussagen kursieren immer wieder in den Diskussionen über den Pflegeberuf. Und diese Diskussionen sind alt, wie dem folgenden Zitat zu entnehmen ist:

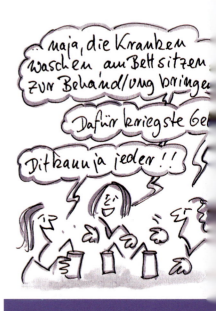

„Einen Gesunden abzuwarten ist leicht, aber einem Kranken alles recht zu machen sehr schwer. Viele glauben, das Ganze der Krankenwartung bestehe darin, dass man ein altes Weib an das Krankenbett setze. Woher mag das wohl kommen? (...) Es ist ein wahrer Jammer anzusehen, welche Menschen man als Krankenwärter und Wärterinnen anstellt. Jeder Alte, Versoffene, Triefäugige, blinde Taube, Lahme, Krumme, Abgelebte, jeder der zu nichts in der Welt mehr taugt, ist dennoch nach der Meinung der Leute zum Wärter gut genug. Menschen, die ein unehrliches Gewerbe getrieben haben, Faulenzer, Taugenichtse, alle die scheinen vielen noch außerordentlich brauchbar als Krankenwärter. So ist denn dieser schöne edle Beruf in Verruf gekommen."

J. F. Dieffenbach (Arzt),
Anleitung zur Krankenwartung, 1832

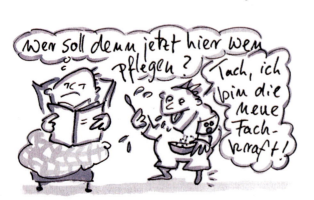

Die Diskussion hat ihre Ursache u. a. auch darin, dass es Pflegenden bis heute schwerfällt, das originär Pflegerische an ihrer Tätigkeit zu beschreiben. Viel zu häufig stehen nach wie vor die medizinischen Assistenztätigkeiten wie z. B. Injektionen im Vordergrund. Fragt man jemanden auf der Straße, was Pflegende für Aufgaben haben, werden wahlweise die Tätigkeiten „Medikamente geben", „Essen reichen" oder „waschen" genannt.

1 Grundfragen und Modelle beruflichen Handelns

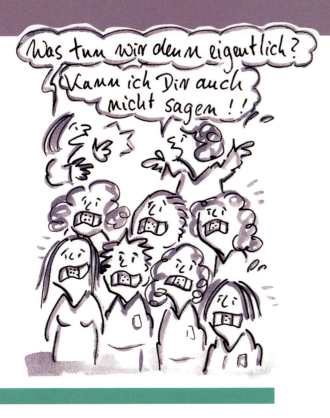

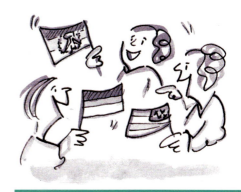

Trotz der zahlenmäßigen Dominanz der in der Pflege tätigen Menschen, fehlt bis heute ein eindeutig definierter Tätigkeitsrahmen für die Pflege. Die daraus resultierende Sprachlosigkeit unserer Berufsgruppe hat dabei weit reichende Konsequenzen. Denn, wie die amerikanische Pflegewissenschaftlerin Norma Lang so treffend formuliert hat: *„If we cannot name it, we cannot control it, finance it, research it, teach it or put it into public policy."* (Wenn wir sie [die Pflege] nicht benennen können, können wir sie nicht kontrollieren, finanzieren, erforschen, lehren oder in die Öffentlichkeit bringen).

Um bestimmte Tätigkeiten in einem Zusammenhang zu sehen und/oder zu erforschen, bedarf es eines theoretischen Überbaus. Eigenständige Pflegetheorien existierten jedoch auf Grund der langjährigen Einordnung der Pflege als „Assistenzberuf" im deutschsprachigen Raum kaum.

Ein echter Durchbruch im Hinblick auf Entwicklung und Forschung der eigenen Grundlagen aus der Pflege für die Pflege gelang mit Einführung erster Studiengänge in Deutschland. Als besonders hilfreich erwiesen sich dabei zwei Faktoren: 1. der Austausch mit dem angloamerikanischen Ausland und 2. die Wiedervereinigung von Deutschland Ost und West. Denn die Ansätze einer wissenschaftlichen Pflege, wie sie z. B. Agnes Karll (Mitbegründerin des ICN) schon zu Beginn des 20. Jahrhunderts propagierte, wurden durch die nationalsozialistische Diktatur zunichtegemacht, die Entwicklung des Pflegeberufs in der BRD um Jahrzehnte zurückgeworfen. Dieses Schicksal blieb der Pflege in den USA erspart, dort kann seit etwa 1920 Pflege studiert werden mit einem entsprechenden Forschungsvorsprung. Zwar können viele Erkenntnisse der US-amerikanischen Kolleginnen nicht direkt übertragen werden, da sich die gesellschaftlichen, kulturellen und ökonomischen Rahmenbedingungen teilweise erheblich unterscheiden. Doch konnten deutsche Krankenschwestern, die zusätzlich in den USA oder Großbritannien ein Studium absolvierten, eine wissenschaftliche Auseinandersetzung mit der Pflege anstoßen. Dazu kam dank der Wiedervereinigung die Verstärkung durch Medizinpädagoginnen aus der DDR. Deutschland Ost war andere Wege gegangen, es gab selbstständige Gemeinde- und Betriebskrankenschwestern und Studiengänge für die Lehrerbildung im Pflege- und Gesundheitsbereich (Medizinpädagogik). Entsprechend herrschte ein anderes Selbstverständnis zumindest auf der Ebene der Lehrenden vor.

Berufliche Selbstbestimmung ist eine der Grundvoraussetzungen für die Entwicklung pflegerischer Konzepte, Grundlagen und Theorien. Konzeptionelle Arbeit wiederum ist die Grundvoraussetzung für professionelles Handeln. Die Basisfrage lautet immer wieder: Was ist Pflege?

| 1.1 | **Definitionen beruflicher Pflege** |

Berufung

der Ruf (Gottes) an einen Menschen, der einen Auftrag zur Verkündigung oder zur Erfüllung bestimmter Aufgaben einschließt

Pflegemodell | **397**

Für die Pflege gibt es vielfältige historische und moderne Beschreibungen. Tatsächlich hat sich das Bild von Pflege im Laufe der Zeit stark verändert. Während der Pflegeberuf vor allem im deutschsprachigen Raum lange Zeit mit |Berufung gleichgesetzt wurde, begannen im angloamerikanischen Raum sehr früh Bestrebungen, Pflege als eigenständigen Beruf mit klarer Aufgabenbeschreibung und wissenschaftlicher Forschung zu entwickeln. Entsprechend entstanden dort die ersten |Pflegemodelle und -theorien; Deutschland hatte diese in den 1990er Jahren anfangs nur übersetzt und relativ unkritisch übernommen. Inzwischen hat auch hier eine zunehmend konstruktive Auseinandersetzung auf wissenschaftlicher Basis begonnen.

Was ist (berufliche) Pflege? Die Antwort darauf unterliegt immer auch dem jeweiligen Zeitgeist. Die Pflege als Beruf hat verschiedene Stadien durchlaufen mit jeweils neuen Dimensionen. Die folgenden Beispiele sollen den Wandel im Pflegeberuf verdeutlichen. Dabei ist vielen Pflegenden kaum bewusst, dass sie in einem Beruf arbeiten, der weltweit ähnliche Aufgaben erfüllt. Auch wenn es länderspezifische Unterschiede gibt, die primär einer unterschiedlichen historischen Berufsentwicklung sowie |divergierenden finanziellen Ressourcen geschuldet sind, ist der international gemeinsame Auftrag doch gegeben. Daher sind die Definitionen international zusammengestellt.

divergieren

auseinander driften, sich unterscheiden; Gegenteil von konvergieren

Florence Nightingale | **494**

|Florence Nightingale gilt für viele als erste Pflegewissenschaftlerin oder -theoretikerin, da sie versuchte, systematisch das zu erfassen, was Pflegende tun. Dem Zeitgeist entsprechend stellte sie die Körperpflege und Nahrungsaufnahme in den Mittelpunkt:

> „Pflege unterstützt die Genesung des Patienten, indem sie ihm seine Umwelt (Nahrung, Interaktion, Körperpflege) nutzbar macht."
> *Florence Nightingale, 1860*

In Deutschland wurde zur gleichen Zeit immer noch großer Wert auf das Seelenheil der Patientinnen und Pflegenden gelegt, was der starken christlichen Tradition geschuldet ist. Der Missionar und Schriftsteller Johannes Goßner beschreibt dies sehr eindrücklich:

> „Der gute Wille zur Krankenpflege ist zwar gut, aber nicht hinreichend; es muss wahre Liebe zum Beruf und zum liebevollsten Dienst, unverdrossene Bereitwilligkeit um Christi willen vorhanden sein."
> *Johnnes Goßner, 1837*

Neben der christlichen Nächstenliebe stand aber vor allem der Gehorsam gegenüber den Ärzten im Mittelpunkt der Pflege:

> „Wünschenswerte, zum Teil unabweisbare Eigenschaften einer guten Krankenpflegerin sind Selbstlosigkeit, Pflichttreue, Folgsamkeit, Ordnungs- und Wahrheitsliebe, Taktgefühl ... Sie ist die unentbehrliche Hilfskraft des behandelnden Arztes und seiner Stellvertreter ... Er muss von der Pflegerin verlangen, dass sie seine Verfügungen kritiklos und unbedenklich nach den Regeln der Wissenschaft präzis durchführt und sich durch nichts in der Durchführung beirren lässt."
> *Handbuch der Krankenpflege, 1917*

Diese Vorstellung hielt sich sehr lange. Bis in die 1970er Jahre hinein ging es bei der Auswahl geeigneter Kandidatinnen für den Pflegeberuf oft mehr um bestimmte persönliche Eigenschaften als um professionelle Pflegefähigkeiten.

1953 wurde vom |International Council of Nurses (ICN) erstmals ein Ethikkodex für Pflegende erstellt und seither mehrfach (zuletzt 2005) überarbeitet. In der Präambel sind die vier grundlegenden Aufgaben beruflicher Pflege sowie deren moralische Grundlagen formuliert:

International Council of Nurses | 501

> „Gesundheit zu fördern, Krankheit zu verhüten, Gesundheit wiederherzustellen, Leiden zu lindern. Es besteht ein universeller Bedarf an Pflege. Untrennbar von Pflege ist die Achtung der Menschenrechte, einschließlich des Rechts auf Leben, auf Würde und auf respektvolle Behandlung."
>
> ICN, 1953

Über den |Deutschen Berufsverband für Pflegeberufe (DBfK) wurde diese Auffassung beruflicher Pflege zunehmend auch in Deutschland übernommen.

Deutscher Berufsverband für Pflegeberufe | 503

Virginia Henderson formulierte 1960 eine der eingängigsten und für den Bereich der direkten Pflege bis heute gültige Definition. In anderen Bereichen wird sie heute als nicht mehr hinreichend bewertet, da sie zu einseitig auf die körperliche Dimension reduziert ist.

> „Die besondere Funktion der Pflege besteht in der Hilfeleistung für den Einzelnen, ob er krank oder gesund ist, in der Durchführung jener Handreichungen, die zur Gesundheit oder Genesung beitragen (oder zu einem friedlichen Tod), welche der Kranke selbst ohne Unterstützung vornehmen würde, wenn er über die nötige Kraft, den Willen und das Wissen verfügt. Die Hilfeleistung hat in der Weise zu bestehen, dass der Kranke so rasch wie möglich seine Unabhängigkeit wiedererlangt."
>
> Virginia Henderson, 1960

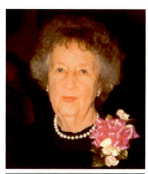

[1] Virginia Avernal Henderson (1897–1996), US-amerikanische Pflegetheoretikerin

Liliane Juchli, deren Pflegelehrbücher zwischen 1970 und 2000 den deutschsprachigen Raum maßgeblich beeinflussten, sagt zur Pflege:

> „Die grundlegende Motivation zur Pflege ist der Mitmensch, je nach dem Maß und der Art der notwendigen Hilfe sind die Bereiche Gesundheitsbildung, Gesundheitsförderung bzw. -erhaltung, Kranksein und Krankbleiben (Sterben) oder Wiedergesundwerden betroffen."
>
> Liliane Juchli, 1970

Die Formulierung Mitmensch lässt erahnen, dass für Juchli die Berufung möglicherweise bis zuletzt eine größere Rolle spielte als der professionelle Aspekt.

1980 beschreibt die American Nursing Association (ANA), der Berufsverband der Pflegenden in den USA, Pflege folgendermaßen:

> „Pflege ist das Erkennen und Behandeln menschlicher Reaktionen auf gesundheitliche Probleme."
>
> ANA, 1980

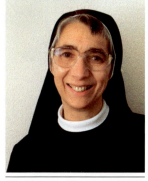

[2] Schwester Liliane Juchli (*1933), schweizer Krankenschwester und Lehrerin für Krankenpflege

Diese Definition ist in Deutschland kaum verständlich. Dies hat damit zu tun, dass das pflegerische Tätigkeitsspektrum der USA viel weiter gefasst ist. Es umfasst Aufgaben, die in Deutschland ärztlichen, psychologischen und sozialtherapeutischen Berufen zugeordnet werden (z. B. therapeutische Gesprächsführung, eigenständige Diagnostik). Bereits an dieser Stelle wird deutlich, dass es abhängig vom Gesundheitssystem zwar gleiche Ansichten über die Pflege gibt, diese jedoch unterschiedlich gewichtet und umgesetzt werden. Daher ist die ANA-Definition auch nicht „eins zu eins" auf Deutschland übertragbar.

In Deutschland wurde immer auch über die Gesetze zur Krankenpflege (KrPflG) ein Bild davon vermittelt, was unter Pflege zu verstehen sei. Das Krankenpflegegesetz (hier in der Fassung von 1985) sagt, worauf die Ausbildung zu richten sei:

> „Die sach- und fachkundige umfassende, geplante Pflege des Patienten, die gewissenhafte Vorbereitung, Assistenz und Nachbereitung bei Maßnahmen der Diagnostik und Therapie, die Anregung und Anleitung zu gesundheitsförderndem Verhalten, die Beobachtung des körperlichen und seelischen Zustandes des Patienten und der Umstände, die seine Gesundheit beeinflussen, sowie die Weitergabe dieser Beobachtungen an die an der Diagnostik, Therapie und Pflege Beteiligten, die Einleitung lebensnotwendiger Sofortmaßnahmen, die Erledigung von Verwaltungsaufgaben und die mit der Versorgung der Kranken verbundenen hauswirtschaftlichen und sonstigen Assistenzaufgaben."
>
> *KrPflG, 1980*

Neu im Gegensatz zu vorhergehenden Fassungen war, dass erstmalig nach dem Gesetz die Pflegeplanung zur (selbstständigen) Aufgabe der Pflege zählt. Ärztliche Assistenztätigkeit spielte weiterhin eine große Rolle. Die Erfüllung hauswirtschaftlicher Aufgaben durch die Pflege ist international nicht zu finden. Umgekehrt findet sich im Gesetz kein Hinweis auf den gesellschaftspolitischen Auftrag der Pflege, wie ihn zuvor der ICN und wenige Jahre später die |WHO formuliert hat:

WHO | 229

> „Der gesellschaftliche Auftrag der Pflege ist es, dem einzelnen Menschen, der Familie und ganzen Gruppen dabei zu helfen, ihr physisches, psychisches und soziales Potenzial zu bestimmen und zu verwirklichen, und zwar in dem für die Arbeit anspruchsvollen Kontext ihrer Lebens- und Arbeitsumwelt. Deshalb müssen die Pflegenden Funktionen aufbauen und erfüllen, welche die Gesundheit fördern, erhalten und Krankheit verhindern. Zur Pflege gehört auch die Planung und Betreuung bei Krankheit und während der Rehabilitation und sie umfasst zudem die physischen, psychischen und sozialen Aspekte des Lebens in ihrer Auswirkung auf Gesundheit, Krankheit, Behinderung und Sterben. Pflegende gewährleisten, dass der einzelne und die Familie, seine Freunde, die soziale Bezugsgruppe und die Gemeinschaft gegebenenfalls in alle Aspekte der Gesundheitsversorgung einbezogen werden und unterstützen damit Selbstvertrauen und Selbstbestimmung. Pflegende arbeiten auch partnerschaftlich mit Angehörigen anderer, an der Erbringung gesundheitlicher und ähnlicher Dienstleistungen beteiligten Gruppen zusammen."
>
> *WHO, Nursing in Action 1993, S. 15*

Erst im Krankenpflegegesetz von 2003 wird auch in Deutschland einem veränderten Pflegeverständnis Rechnung getragen. Die hauswirtschaftliche Versorgung wurde aus dem Ausbildungsziel gestrichen, statt dessen wird mehr Wert auf professionelle Grundlagen gelegt. Die Ausbildung soll nun „entsprechend dem allgemein anerkannten Stand pflegewissenschaftlicher, medizinischer und weiterer bezugswissenschaftlicher Erkenntnisse fachliche, personale, soziale und methodische Kompetenzen zur verantwortlichen Mitwirkung insbesondere bei der Heilung, Erkennung und Verhütung von Krankheiten vermitteln."

Zu den **eigenverantwortlichen Aufgaben** der Pflege gehören

- Erhebung und Feststellung des Pflegebedarfs, Planung, Organisation, Durchführung und Dokumentation der Pflege,
- Evaluation, Sicherung und Entwicklung der Qualität der Pflege,
- Beratung, Anleitung und Unterstützung von zu pflegenden Menschen und ihren Bezugspersonen in der individuellen Auseinandersetzung mit Gesundheit und Krankheit sowie
- Einleitung von Sofortmaßnahmen bis zum Eintreffen der Ärztin.

Grundfragen und Modelle beruflichen Handelns

Des weiteren gibt es Aufgaben im Bereich der **Mitwirkung** (nicht mehr der Vorbereitung, Assistenz und Nachsorge):

- Eigenständige Durchführung ärztlich veranlasster Maßnahmen,
- Maßnahmen der medizinischen Diagnostik, Therapie oder Rehabilitation, und Maßnahmen in Krisen- und Katastrophensituationen ergreifen bzw. durchführen.

Der dritte Teil begreift die Pflege neu als eigenständige **Berufsgruppe im multidisziplinären Team**: „Interdisziplinär mit anderen Berufsgruppen zusammen zu arbeiten und dabei multidisziplinäre und berufsübergreifende Lösungen von Gesundheitsproblemen zu entwickeln."

Berufliche Pflege wird weltweit immer wichtiger; die |Pflegewissenschaft als eigenständiger Teilbereich der Humanwissenschaften fasst zunehmend auch außerhalb des angloamerikanischen Bereichs Fuß. Entsprechend nimmt die Zahl und Komplexität von Pflegedefinitionen zu. Inzwischen wird von den Berufsverbänden kontrovers diskutiert, ob die (fast nur im deutschsprachigen Raum bestehende) Trennung zwischen Kranken-, Kinderkranken- und Altenpflege sowie psychiatrischer Pflege nicht eher künstlicher Natur sei und einer professionell entwickelten Pflege hinderlich sein könnte.

> Pflegewissenschaft | 509

Übereinstimmung herrscht darüber, dass Pflege sich grundsätzlich auf Menschen aller Altersstufen bezieht und das Kontinuum von Gesundheit über Krankheit, Behinderung und Sterben umfasst. Der Begriff der |„ganzheitlichen" Pflege, ist aus der Diskussion weitgehend wieder verschwunden. Stattdessen wird verstärkt darauf hingewiesen, dass Pflege neben der unbestreitbaren und elementaren körperlichen Dimension einen ebenso elementaren Beziehungsaspekt enthält. |Gefühlsarbeit – also der hilfreiche Umgang von Pflegenden mit den manchmal sehr schweren Gefühlen der Pflegebedürftigen (z. B. Angst oder Trauer) – wird endlich auch als Teil professioneller Pflege aufgegriffen. Die gesellschaftspolitische Komponente ist in Deutschland noch deutlich unterrepräsentiert, ebenso das Bewusstsein, als eigenständige Berufsgruppe gleichberechtigt mit anderen Berufsgruppen des Gesundheitswesens zum Wohle der unterstützungsbedürftigen Menschen zu arbeiten. Die Theorie geht hier der Praxis voran, die gewachsene Bedeutung der Pflege mit ihrem integrativen Aufgabenspektrum findet sich entsprechend in allen neueren Definitionen.

> Der Begriff „**Ganzheitlichkeit**" ist als Wort so umfassend, dass er nicht mehr definiert, also begrenzt werden kann. Insofern ist er für eine plan- und begründbare Pflege völlig ungeeignet.

> Gefühlsarbeit | 698

Der ICN definiert Pflege folgendermaßen:

> „Pflege umfasst die eigenverantwortliche Versorgung und Betreuung, allein oder in Kooperation mit anderen Berufsangehörigen, von **Menschen aller Altersgruppen**, von Familien oder Lebensgemeinschaften sowie von Gruppen und sozialen Gemeinschaften, **ob krank oder gesund, in allen Lebenssituationen** (*Settings*). Pflege schließt die Förderung der Gesundheit, Verhütung von Krankheiten und die Versorgung und Betreuung kranker, behinderter und sterbender Menschen ein. Weitere Schlüsselaufgaben der Pflege sind Wahrnehmung der Interessen und Bedürfnisse (*Advocacy*), Förderung einer sicheren Umgebung, Forschung, Mitwirkung in der Gestaltung der Gesundheitspolitik sowie im Management des Gesundheitswesens und in der Bildung."
>
> *ICN, 2005*

Fazit: Das Spektrum der aufgeführten Definitionen ist sehr weit, manche sind so allgemein gehalten, dass sie wenig konkrete Aussagekraft haben. Andere wieder sind reduziert auf die körperliche und/oder individuelle Dimension und damit zu einseitig. Es lohnt sich, noch einen Blick auf die Schweiz zu richten:

Um die Jahrtausendwende wurde von der Schweizer Akademie der Medizinischen Wissenschaften (SAMW) das Projekt „Zukunft Medizin Schweiz" initiiert. Ein Aspekt bestand darin, den Begriff „Pflege" zu definieren. Das Institut für Pflegewissenschaft an der Universität Basel wurde damit beauftragt und veröffentlichte 2006 ihre entwickelte Definition mit Zielen, Aufgabenspektrum und Grundlagen. Diese Definition ist deshalb für Deutschland so interessant, weil die beiden Länder gemeinsame traditionelle Linien haben und sprachlich wie kulturell nahe beieinanderliegen.

„Professionelle Pflege fördert und erhält Gesundheit, beugt gesundheitlichen Schäden vor und unterstützt Menschen in der Behandlung und im Umgang mit Auswirkungen von Krankheiten und deren Therapien. Dies mit dem Ziel, für betreute Menschen die bestmöglichen Behandlungs- und Betreuungsergebnisse sowie die bestmögliche Lebensqualität in allen Phasen des Lebens bis zum Tod zu erreichen.

Professionelle Pflege ...

... richtet sich an **Menschen in allen Lebensphasen**, an Einzelpersonen, Familien, Gruppen und Gemeinden, an Kranke und deren Angehörige sowie an Behinderte und Gesunde.

... **umfasst, auf einem Kontinuum**, Aufgaben zur Gesundheitserhaltung und -förderung, zur Prävention, in der Geburtsvorbereitung und Geburtshilfe, bei akuten Erkrankungen, während der Rekonvaleszenz und Rehabilitation, in der Langzeitpflege sowie in der palliativen Betreuung.

... **beruht auf einer Beziehung zwischen betreuten Menschen und Pflegenden**, welche von Letzteren geprägt ist durch sorgende Zuwendung, Einfühlsamkeit und Anteilnahme. Die Beziehung erlaubt die Entfaltung von Ressourcen der Beteiligten, die Offenheit für die zur Pflege nötigen Nähe und das Festlegen gemeinsamer Ziele.

... erfasst die Ressourcen und den Pflegebedarf der betreuten Menschen, **setzt Ziele, plant Pflegeinterventionen**, führt diese durch (unter Einsatz der nötigen zwischenmenschlichen und technischen Fähigkeiten) und evaluiert die Ergebnisse.

... basiert auf Evidenz, reflektierter Erfahrung und Präferenzen der Betreuten, **bezieht physische, psychische, spirituelle, lebensweltliche sowie soziokulturelle, alters- und geschlechtsbezogene Aspekte ein und berücksichtigt ethische Richtlinien.**

... **umfasst klinische, pädagogische, wissenschaftliche sowie Führungsaufgaben**, die ergänzend von Pflegenden mit einer Grundausbildung und solchen mit unterschiedlichen Weiterbildungen, von Generalisten/Generalistinnen und Spezialisten/Spezialistinnen wahrgenommen werden.

... **erfolgt in Zusammenarbeit mit den betreuten Menschen**, pflegenden Angehörigen und Mitgliedern von Assistenzberufen **im multiprofessionellen Team** mit Ärzten und Ärztinnen (verantwortlich für medizinische Diagnostik und Therapie) und Mitgliedern anderer Berufe im Gesundheitswesen. Dabei übernehmen Pflegende Leitungsfunktionen oder arbeiten unter der Leitung anderer. Sie sind jedoch immer für ihre eigenen Entscheide, ihr Handeln und Verhalten verantwortlich.

... wird sowohl in Institutionen des Gesundheitswesens als auch außerhalb, überall wo Menschen leben, lernen und arbeiten, ausgeübt."

—

Entwickelt für das Projekt „*Zukunft Medizin Schweiz*" der Schweizerischen Akademie der Medizinischen Wissenschaften, Spichiger, E., Kesselring, A., Spirig, R., De Geest, S. „Professionelle Pflege – Entwicklung und Inhalte einer Definition" In: *Pflege* (19) 2006, S. 45 – 51

Diese Definition beschreibt **Aufgabe und Vision professioneller Pflege** gleichermaßen, sie enthält alle wesentlichen Faktoren und gibt eine klare Richtung vor. Wie die berufliche Pflege sich insbesondere in Deutschland weiterentwickeln wird, hängt maßgeblich davon ab, an welcher Definition, und das heißt an welchem Berufsbild sich Pflegende vorrangig orientieren.

Grundfragen und Modelle beruflichen Handelns

Beruf oder Profession?

Seit den 1990er Jahren gibt es heftige Bestrebungen, die Pflege zu „professionalisieren", sie als „Profession" zu etablieren. Dies war und ist Teil eines Machtkampfes. Zunächst wollte man weg von einem Beruf, der gerne als Berufung hingestellt wurde, um erstens neue Bewerberinnen zu finden und zweitens Geld zu sparen. Denn wer sich zur Pflege berufen fühlt, dem ist die Höhe des Entgelts nicht so wichtig. Was aber unterscheidet einen Beruf von einer Profession?

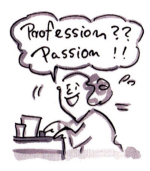

Ein **Beruf** ist eine über Ausbildung erlernte Tätigkeit, um sich den eigenen Lebensunterhalt zu verdienen. Im Bewusstsein der Menschen ist die Berufsarbeit nach wie vor auf Dauer angelegt und mit (im Gegensatz zum **Job**) vergleichsweise hoher persönlicher Identifikation verbunden. Sie kann Lebenssinn vermitteln.

Unter |**Profession** verstehen die Soziologen dagegen einen für die Gesellschaft relevanten Dienstleistungsberuf, zu dessen Ausübung operationalisiertes und systematisiertes Wissen gehört. Die Angehörigen der Profession können ihr Wissen sowie ihre Fähigkeiten relativ autonom ausüben und genießen dafür hohes Ansehen und Einkommen. Sie sind in berufsständischen Kammern organisiert und bestimmen über ihre Studieninhalte und Spezialisierungsbereiche selbst. Sie haben klar definierte Vorbehaltsaufgaben (Ärztinnen etwa sind ausschließlich für medizinische Diagnostik und Therapie zuständig), die niemand sonst durchführen darf (außer im |Delegationsverfahren) und sie geben sich ein gemeinsames |Berufsethos. Zu den klassischen Professionen zählen in Deutschland z. B. Ärztinnen und Juristinnen. In den USA dagegen bedeutet *profession* schlicht Beruf.

Profession | 455

Delegationsverfahren | 289
Berufsethos | 436

Mittlerweile wird die Debatte über „Pflege als Profession" nicht mehr ganz so vehement geführt, was auch daran liegt, dass es – mit Ausnahme vielleicht der Pflegeplanung – keine konkreten Vorbehaltsaufgaben gibt. In Zentrum der Diskussion steht heute vielmehr die interdisziplinäre, multiprofessionelle Zusammenarbeit aller Berufsgruppen im Gesundheitssektor (**Zusammenarbeit mit anderen Berufsgruppen** | 445). Dies fordert ganz explizit auch der Sachverständigenrat zur Begutachtung der Entwicklung im Gesundheitswesen, der im Bundesgesundheitsministerium angesiedelt ist. Er bemängelt die bisherigen Abgrenzungsversuche der verschiedenen Berufsgruppen und plädiert nachdrücklich für übergreifende Zusammenarbeit im Interesse der Patientinnen.

www.dg-pflegewissenschaft.de/SVR2007_kurz.pdf

Hier finden Sie das Gutachten des Sachverständigenrates (SVR) zur Begutachtung der Entwicklung im Gesundheitswesen.

An Erfolgen hat die Professionalisierungsdebatte bislang einiges gebracht: z. B. die Etablierung von Pflegestudiengängen an den Hochschulen oder die Systematisierung und Erweiterung pflegerischen Wissens und Handelns. Geblieben ist die Forderung an die Pflegenden nach professionellem Handeln. Professionell arbeiten bedeutet:

- wissenschaftlich fundierte Kenntnisse in konkreten Situationen anwenden zu können (hermeneutisches Fallverstehen),
- sich permanent (und nicht nur in der Ausbildung) das erforderliche bzw. bereitgestellte Wissen sowie die technischen und sozialen Fähigkeiten für die Pflege anzueignen,
- die eigenen Wertvorstellungen zur reflektieren,
- die Autonomie und Würde der Pflegebedürftigen immer im Blick zu behalten,
- sich der eigenen Verantwortlichkeit für das berufliche Handeln bewusst zu sein,
- sich der beruflich bedingten |Gefühls- und |Emotionsarbeit zu stellen und einen verantwortlichen Umgang damit zu finden sowie
- einem überzeugenden pflegerischen Leitbild zu folgen (z. B. ICN-Ethikkodex).

Gefühlsarbeit | 698
Emotionsarbeit | 698, 720

Berufliches Selbstverständnis entwickeln

| 1.3 | **(Pflege-)Leitbild** |

Die meisten Menschen haben eine mehr oder weniger bewusste Vorstellung davon, wer sie sein möchten und wonach sie streben (inneres Leitbild). Dieses Bild wollen sie auch von sich nach außen vermitteln. Nicht immer stimmt das Selbstbild (wie sehe ich mich) mit dem Fremdbild (wie sehen die anderen mich) überein, doch das Bestreben danach, dass die Außensicht mit der Innensicht übereinstimmt, ist allgemein sehr groß. Die eigene „|Imago" dient also sowohl der Außendarstellung als auch der Unterscheidbarkeit von anderen.

Imago
lat. = Bild

Beispiel Eine 16-jährige Schülerin will unbedingt Model werden. Sie versucht, ihr Äußeres so weit wie möglich dem gängigen Schönheitsideal anzupassen, studiert Modezeitschriften, investiert in Schminkutensilien und Kleidung, lässt sich möglicherweise Nase, Brüste etc. operativ „korrigieren". Zusätzlich werden Körperbewegungen einstudiert, wird Diät gehalten und Tanzunterricht genommen, alles, um bei einem Casting „entdeckt" zu werden.

Beispiel Ein 16-jähriger Schüler will Fußballprofi werden. Dafür trainiert er im Verein fünfmal die Woche auf dem Fußballplatz. Der ganze Ehrgeiz geht dahin, möglichst von einem Profiverein entdeckt zu werden. Dafür nimmt er die Vernachlässigung der Schule in Kauf, passt sein Ernährungsverhalten den sportlichen Notwendigkeiten an und verzichtet auf Zeit zum Abhängen mit Freunden.

Leitbilder haben eine identitätsstiftende Funktion innerhalb einer bestimmten Weltsicht. Sie sollen das individuelle Handeln in Richtung auf das vorgesehene Ziel leiten, Orientierung geben und die Innen- und Außensicht bestimmen.

Corporate Identity (CI)
Unternehmensidentität, Selbstdarstellung eines Unternehmens nach außen, z. B. durch Firmenlogo, ähnliche Gestaltung der Form- und Farbgebung von Produktlinien
corporate, engl. = gemeinsam
identity, engl. = Identität

Ähnlich wie Einzelpersonen haben Unternehmen und Organisationen eine bestimmte Vorstellung über ihr wirtschaftliches, soziales, kulturelles oder wissenschaftliches Handeln, das zugleich ihr Auftrag ist. Der Unterschied zur individuellen Identität besteht darin, dass in einem Unternehmen viele Menschen arbeiten, die möglichst das gleiche Ziel anvisieren sollen. Das heißt, ein Leitbild wird so ausformuliert, dass sich die Mitarbeiterinnen, aber auch die Kundinnen und Kooperationspartnerinnen daran orientieren können. Im wachsenden Wettbewerb, in dem viele Organisationen um die gleichen Ressourcen kämpfen, wird eine unterscheidbare Identität nach außen und innen immer wichtiger. Eine solche Identität wird |*Corporate Identity* genannt.

| 1.3.1 | **Begriffsbestimmung** |

Ein **Leitbild** ist eine klar gegliederte, langfristige Zielvorstellung eines Unternehmens oder einer Institution und beinhaltet die Strategien, mit der die Unternehmensziele erreicht werden sollen. Im Gesundheitswesen geht es speziell um die Arbeit von Menschen mit Menschen. Insofern findet sich bei Leitbildern im Gesundheitssektor in der Regel am Anfang eine Aussage zum jeweiligen |Menschenbild. Als nächstes folgt die Hauptaufgabe, die dem Unternehmen seine Daseinsberechtigung verleiht. Davon abgeleitet werden die Ziele, die sich aus dieser Aufgabe ergeben und dem „Sinn bzw. Zweck" des Unternehmens dienen sollen. Zusätzlich dienen Leitbilder der Qualitätssicherung, weil sie bestimmte |Standards vorgeben.

Menschenbild | 419
Standards **1** | 624

Grundfragen und Modelle beruflichen Handelns

Funktion von Leitbildern   1.3.2

Leitbilder haben verschiedene Funktionen zu erfüllen:
- **Orientierungsfunktion**: gemeinsame (bzw. gewünschte) Werte, Normen, Regelungen und Paradigmen offenzulegen und verbindlich zu machen
- **Integrationsfunktion**: das Wir-Gefühl, also die Corporate Identity zu fördern und den Kommunikationsstil entsprechend aufzubauen
- **Entscheidungsfunktion**: Regeln für das Krisenmanagement, Transparenz in den Entscheidungsabläufen herzustellen
- **Koordinierungsfunktion**: Führungskräfte, Mitarbeiterinnen in den verschiedenen Bereichen sowie Zulieferer um die grundlegende Ausrichtung und ihr damit verbundenes Aufgaben- und Kooperationsspektrum zu informieren
- **Qualifizierungsfunktion**: Unzulänglichkeiten in den Arbeitsgebieten und -abläufen sowie Fehlerquellen aufzudecken und zu beseitigen
- **Darstellungsfunktion**: Öffentlichkeit, Werbung, Kundenakquisition, um sich mit einem einheitlichen Bild nach außen darzustellen

Leitbildhierarchie   1.3.3

Ein originäres **Pflegeleitbild** ist nur in einer kleinen selbstständigen Pflegeeinheit wie etwa einem ambulanten Pflegedienst sinnvoll. Sobald ein Träger mehrere Einrichtungen bzw. verschiedene Fachrichtungen vertritt, bestimmen Träger- und Unternehmensleitbild die Wertvorstellungen, Aufgaben und Ziele. Das Pflegeleitbild kann dementsprechend nur vom Trägerleitbild abgeleitet werden; insofern ist es kontraproduktiv, wenn sich z. B. in einem Großklinikum die Pflege in mühsamer Arbeit ein Leitbild erstellt, das vom Rest des Unternehmens ignoriert wird. Es gibt dafür keine Umsetzungsmöglichkeit, die eingesetzte Zeit und Energie verpuffen und ein primär positives Instrument wird künftig negativ verstanden werden.

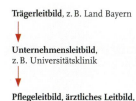

[1] Leitbildhierarchie

Inhalte von Leitbildern   1.3.4

Leitbilder haben in der Regel eine Art |**Präambel**, die die Erstellung des Leitbildes begründet und auch zeigen soll, wie und warum es entstanden ist. Die Präambel gibt wichtige Hinweise auf die so genannte Unternehmensphilosophie. Im Folgenden soll anhand zweier fiktiver Leitbilder deutlich gemacht werden, worin die Gemeinsamkeiten und Unterschiede von Leitbildern liegen können.

Präambel
gewichtiges Vorwort

Präambel eines **kirchlichen Unternehmens**:

„Ein permanenter Wandel bestimmt unsere Zeit. So müssen wir uns immer wieder vor Augen führen, auf welcher Basis unsere tägliche Arbeit geschieht. Deshalb haben wir dieses Leitbild formuliert. Wir beschreiben darin unser Selbstverständnis, unsere Aufgaben und unsere Ziele. Das Leitbild ist aus einem Prozess gemeinsamen Reflektierens entstanden. An ihm waren Mitarbeiterinnen und Mitarbeiter aus allen Arbeitsfeldern und Berufsgruppen beteiligt. Das Leitbild eröffnet uns neue Sichtweisen. Es beschreibt unsere Arbeit in der heutigen Situation und auf unserem Weg in die Zukunft. Dabei werden wir uns verändern, und so verändert sich das Leitbild mit. Auf der einen Seite stellt es Selbstverständnis, Aufgaben und Ziele für uns als Mitarbeiterinnen und Mitarbeiter dar. Auf der anderen Seite macht es uns für unsere Partner und die Öffentlichkeit erkennbar."

Präambel eines **börsennotierten Unternehmens**:

„Das Unternehmensleitbild wurde 2002 von der Geschäftsführung freigegeben. Es beschreibt die grundlegende Ausrichtung unseres Unternehmens. Es kennzeichnet unser Selbstverständnis, unsere Haltung gegenüber den betreuten Menschen, gegenüber unserem Unternehmen, gegenüber Mitarbeitern und Kollegen sowie gegenüber der Öffentlichkeit. Dieses Unternehmensleitbild bildet gleichzeitig die Grundlage unserer Qualitätsziele."

Im Leitbild selbst folgt dann entweder ein ausdrücklicher Hinweis auf das zu Grunde liegende Menschenbild „Jeder Mensch ist nach dem Bild Gottes geschaffen und hat ein uneingeschränktes Recht auf menschenwürdiges Leben" oder es wird implizit ausgedrückt: „Im Mittelpunkt unseres Handelns steht die Bewohnerin in ihrer Würde und Einzigartigkeit."

Danach folgt die **Hauptaufgabe** des Unternehmens: „Unsere Arbeit ist geprägt von der Wertschätzung für den Menschen. Wir wollen unsere fachliche Kompetenz mit persönlicher Zuwendung verbinden. Die Zufriedenheit der Menschen, für die wir uns einsetzen, ist uns ein wichtiger Maßstab." Oder: „Wir bieten unseren Bewohnerinnen ein Zuhause, das geprägt ist von Normalität, Menschlichkeit, Verständnis, Respekt und Höflichkeit, unabhängig von Kulturzugehörigkeit, Religion, Konfession und politischen Einstellungen. Wir berücksichtigen die Individualität und die Bedürfnisse unserer Bewohnerinnen und fördern ihre Souveränität durch Betreuung und Begleitung. Wir leisten Hilfe zur Selbsthilfe und unterstützen die Integration in den Alltag. Wir lassen die bei uns lebenden Bewohnerinnen im Sterben nicht allein und gewährleisten eine menschliche und würdevolle Begleitung bis zu einem friedvollen Tod."

Weitere Elemente eines Leitbildes sind: Führungsstil, Umgang mit und zwischen Mitarbeiterinnen, Aussagen zur Qualitätsentwicklung, Fort- und Weiterbildung, die Verbindung von Wirtschaftlichkeit und humaner Ausrichtung, Förderung von Kreativität sowie Transparenz unternehmerischen Handelns.

1.3.5 Umsetzung von Leitbildern: Möglichkeiten und Grenzen

Leitbilder können „bottom up" entwickelt und diskutiert oder „top down" vorgegeben werden (**Methoden des Qualitätsmanagements** 1 | 613).

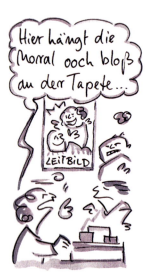

Gut ausgearbeitete Leitbilder, die permanent in die tägliche Arbeit einfließen, systematisch auf ihre praktischen Umsetzungsmöglichkeiten reflektiert und in denen alle Führungskräfte und Mitarbeiterinnen gleichermaßen geschult werden, haben eine sehr hohe Bindungskraft und bedeuten einen klaren Vorteil für alle Beteiligten. Sie setzen aber eine auf Dauer angelegte Auseinandersetzung mit den eigenen Zielen, Strategien und deren Umsetzung voraus. Dagegen entfalten schlecht ausgearbeitete Leitbilder oft nur eine sehr begrenzte Wirkung (und manchmal auch das Gegenteil des erwünschten Zieles), weil

- im „Top-down-Verfahren" gearbeitet wurde unter Ausschluss der Mitarbeiterinnen,
- die Führungskräfte auf den verschiedenen Leitungsebenen sich nicht daran gebunden fühlen und es daher auch nicht vorleben,
- die Notwendigkeit der permanenten Schulung, Reflexion und Weiterentwicklung völlig unterschätzt wird,
- ein „Leitbild" nur als Verkaufs-, nicht aber als Qualitätselement verstanden wird oder
- keine systematische Aufbereitung für die tägliche Praxis erfolgt.

Grundfragen und Modelle beruflichen Handelns

Pflegemodelle bzw. -theorien 1.4

Begriffsbestimmung 1.4.1

Generell beschreiben Pflegetheorien Ideen über die Pflege und deren Phänomene. Wie alle anderen Theorien auch, dienen sie als Werkzeug, um Zusammenhänge in der Praxis darzustellen. Theorien bilden einen Gegenstandsbereich einer wissenschaftlichen Disziplin ab (z. B. Evulotionstheorie nach Darwin in der Biologie). Sie bestehen aus Konzepten bzw. Phänomenen. Dies sind Begriffe, die etwas Sicht- oder Wahrnehmbares beschreiben. Sie können konkret (z. B. der Baum) oder abstrakt (z. B. die Liebe) sein. Typische Pflegephänomene oder -konzepte sind Angst, Hilflosigkeit oder Selbstpflegefähigkeit.

Häufig werden Pflegetheorien auch als Pflegemodelle bezeichnet. Die Abgrenzung der Begriffe Theorie und Modell ist schwierig und uneinheitlich. Grundsätzlich ist ein Modell eine grafische oder symbolische Darstellung von bestimmten Phänomenen (z. B. in der Physik das Atommodell). Gleichzeitig wird in US-amerikanischen Veröffentlichungen häufig von *conceptual models* (Übersetzung „konzeptuelle Modelle") gesprochen. Sie fassen abstraktere Theorien zusammen, die keinen direkten Praxisbezug haben und werden in der Pflege auch |globale Theorien genannt.

globale Theorien | 398

Im Folgenden wird der Begriff Theorie für alle theoriegeleiteten Komponenten der Pflege verwendet.

Pflegetheorien und ihre Einordnung 1.4.2

Pflegetheorien können nach verschiedenen Aspekten eingeordnet werden. Die größte Verbreitung haben die Einteilung nach der Denkschule bzw. nach der Reichweite.

Die Pflegewissenschaftlerin Aleif Meleis hat in ihrem Grundlagenwerk „Pflegetheorien" diese in drei Kategorien nach ihrer zu Grunde liegenden Denkschule eingeteilt:

- **Bedürfnistheorien** definieren Pflege als Hilfe bei der Behebung von Defiziten, der Lösung von Problemen und der Erfüllung von Bedürfnissen. Kurz zusammengefasst beschreiben sie, *was* Pflegende tun. Zu den Bedürfnistheorien gehören nach Meleis die Theorien von Faye Abdellah (1960), Virginia Henderson (1955 und 1966) sowie |Dorothea Orem (1971).
- **Interaktionstheorien** betrachten Pflege unter dem Aspekt der Beziehung zwischen Pflegenden und Pflegebedürftigen. Sie beschreiben, *wie* Pflegende handeln. Zu den Interaktionstheorien gehören zahlreiche Theorien, u. a. die von |Hildegard Peplau (1952), Ida Orlando (1961) und Imogene King (1971).
- **Pflegeergebnistheorien** betrachten Pflege aus der Sicht der gewünschten Ergebnisse. Sie beschreiben, *warum* Pflegende handeln. Zu den Pflegeergebnistheorien gehören u. a. die von |Martha Rogers (1979), Schwester Callista Roy (1976) und Dorothy Johnson (1980).

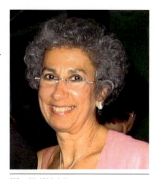

[1] Aleif Meleis

Dorothea Orem | 399
Hildegard Peplau | 402
Martha Rogers | 401

Pflegetheorien lassen sich nach ihrer Reichweite unterscheiden in [Abb.2]:
- Metatheorien
- globale Theorien
- Theorien mittlerer Reichweite
- praxisnahe Theorien

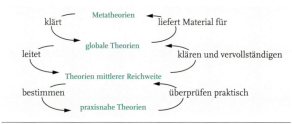

[2] Die Verknüpfung zwischen den Ebenen (Reichweiten) der Theoriebildung (nach Walker & Avant, 1998, S. 16)

Berufliches Selbstverständnis entwickeln

Metatheorie

Eine Metatheorie beschäftigt sich mit generellen theoretischen Problemen. Sie führt gemeinhin nicht zu einer speziellen Theorie, sondern fragt nach den Zusammenhängen verschiedener Theorien und/oder ihrer Entstehung.

Metatheoretikerinnen haben die bestehenden Pflegetheorien untersucht und die gemeinsamen Bestandteile der Pflegetheorien herauskristallisiert. Hieraus wurde das |Metaparadigma der Pflege abgeleitet, nach welchem eine Pflegetheorie folgende Phänomene beschreiben und in einen Zusammenhang bringen soll:

- Person,
- Umwelt,
- Gesundheit und
- Pflege.

Metaparadigma
kleinster gemeinsamer Nenner einer Disziplin
meta-, griech. = über
paradigma, griech. = Denkmuster

Metaparadigma der Pflege	
Person • alle Empfängerinnen von Pflege	**Umwelt** • Bezugspersonen • Lebensumstände • Gesellschaft
Theorien mittlerer Reichweite • Kontinuum zwischen Krankheit und Gesundheit sowie dessen Wahrnehmung	**Pflege** • Aktivitäten von Pflegenden

Globale Theorien

Globale Theorien werden auch große Theorien (*grand theories*) genannt. Die meisten globalen Theorien der Pflege wurden in den 1960er und 1970er Jahren von Pflegewissenschaftlerinnen in den USA formuliert. Sie sollten der Pflege einen theoretischen Unterbau geben. Globale Theorien versuchen in *einer* Theorie das gesamte Pflegehandeln zu beschreiben.

Viele Theoretikerinnen hatten einen pädagogischen Hintergrund. Sie setzten die Theorien zur Curriculumsentwicklung der Pflegeausbildung ein. Drei Theorien, die als Übersetzung große Bedeutung in Deutschland haben, sollen im Folgenden dargestellt werden. Es sind die von Dorothea E. Orem und Nancy Roper et al. Sie wurden häufig zur Pflegeleitbildentwicklung herangezogen sowie als Strukturierungshilfe bei der |Pflegeanamnese genutzt. Die dritte Theorie, die vorgestellt werden soll, ist die von Martha Rogers. Es wird jeweils ein Überblick über die Herkunft und die zentralen Begriffe der jeweiligen Theorie sowie deren Einordnung im Metaparadigma gegeben.

Pflegeanamnese **1** | 587

Das Selbstpflegedefizitmodell von Dorothea E. Orem

Orem veröffentlichte ihre Theorie *Nursing: Concepts of Practice* bereits in den frühen 1960er Jahren, überarbeitete sie aber kontinuierlich. Die letzte Fassung liegt von 1995 vor. Im Gegensatz zu manchen anderen Theoretikerinnen entwickelte sie ihre Theorie |induktiv aus Beobachtungen im Pflegealltag.

Ihre Theorie kreist um drei zentrale Begriffe: Selbstpflege, Selbstpflegedefizit und Pflegesystem. Ziele der Selbstpflege sind Erhaltung des Lebens, Förderung der persönlichen Entwicklung, Förderung und Erhaltung gesunder Lebensweisen und Förderung und Erhaltung von Wohlbefinden.

- **Person**: Der Mensch ist ein ganzheitliches Wesen, dessen Motivation es ist, soweit wie möglich die Selbstpflege selbstständig durchzuführen.
- **Umwelt**: Umwelt und Person werden als Einheit angesehen. Dies ist die Voraussetzung, um Selbstpflege zu ermöglichen.
- **Gesundheit**: Gesundheit ist der Zustand der Unversehrtheit und Integrität der Person, ihrer Körperteile und -systeme.
- **Pflege**: Ein sozialer Dienst, welcher sowohl auf die Bedürfnisse des Pflegebedürftigen, wie auch auf dessen Fähigkeit zur Selbstpflege ausgerichtet ist. Hierzu gehört, Gesundheit zu erhalten und wiederherzustellen sowie Krankheiten zu lindern und mit den Folgen von Krankheit umzugehen.

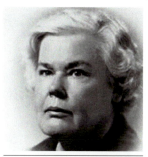

[1] Dorothea E. Orem (1914–2007), amerikanische Pflegetheoretikerin

induktiv | 512

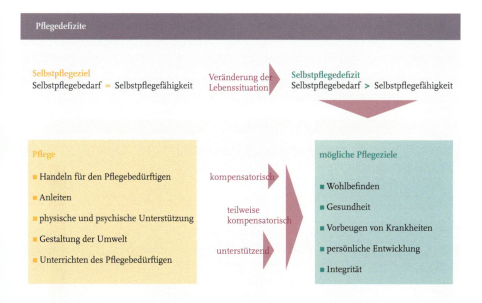

Nutzt man Orems Theorie im |Pflegeprozess, beginnt das |Assessment mit der Einschätzung der Hilfebedürftigkeit. Dazu werden die individuellen Selbstpflegebedürfnisse mit der Selbstpflegefähigkeit der Patientin abgeglichen. In einem weiteren Schritt werden Informationen über die Ursachen der Defizite gesammelt (Informationsdefizit, nicht vorhandene Fähigkeiten, Motivationsmangel, soziale und kulturelle Normen).

Die Pflegeplanung geht von den Defiziten in der Selbstfürsorge aus und hat die Wiederherstellung der Balance zwischen Selbstpflegebedarf und Selbstpflegefähigkeit zum Ziel. Maßnahmen erfolgen (teilweise) kompensatorisch oder unterstützend.

Pflegeprozess 1 | 576
Assessment 1 | 587

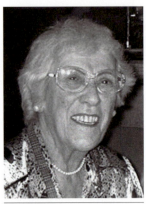

[1] Nancy Roper (1919–2004), englische Pflegetheoretikerin

aktivierende Pflege | 407
Profession | 393

„Die Elemente der Pflege" von Nancy Roper, Winifred W. Logan und Alison J. Thierney

Roper, Logan und Tierney entwickelten ihre Theorie des Lebens aus der Theorie von Virginia Henderson. Zentraler Begriff ihrer Theorie sind die Lebensaktivitäten (LA), die im englischen Original *activities of daily living* (ADL) genannt werden. Im deutschsprachigen Raum sind die LA vor allem in der Rezeption von Schwester Liliane Juchli als Aktivitäten des täglichen Lebens (ATL) bekannt geworden. Monika Krohwinkel erweiterte das Modell um den Bereich „Mit existenziellen Erfahrungen des Lebens umgehen können" und nannte die Teilbereiche Aktivitäten und existenzielle Erfahrungen des Lebens (AEDL).

Hervorstechendes Merkmal der Theorie ist die Einbindung der |aktivierenden Pflege. Weitere zentrale Begriffe sind die Lebensspanne, Abhängigkeit und Unabhängigkeit sowie Individualität.

- **Person**: Der Mensch, der zur Erfüllung seiner Bedürfnisse eine größtmögliche Unabhängigkeit erlangen möchte, wird in seiner Ganzheitlichkeit wahrgenommen. Das Leben wird als Lebensspanne dargestellt, welche durch die LA gekennzeichnet ist.
- **Umwelt**: Die Umwelt wird durch Einflussfaktoren beschrieben, welche im Laufe der Lebensspanne auf die Abhängigkeit oder Unabhängigkeit der Person einwirken.
- **Gesundheit**: Der optimale Zustand, in welchem die Person die größtmögliche Unabhängigkeit erlangt, um die LA wahrzunehmen.
- **Pflege**: Pflege ist eine |Profession, deren Aufgaben die Vermeidung, der Ausgleich sowie das Erlernen des Umgangs mit Defiziten in Bezug auf die LA sind.

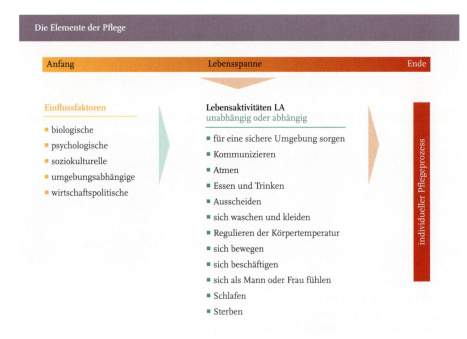

Nutzt man die Theorie von Roper, Logan und Tierney im **Pflegeprozess**, werden beim Assessment die Einschränkungen innerhalb jeder LA erfasst. Dabei finden frühere Gewohnheiten sowie Bewältigungsstrategien der Patientin genauso Beachtung wie aktuelle und potenzielle Pflegeprobleme.

Die Pflegeplanung und -zielsetzung erfolgt gemeinsam mit der Patientin und berücksichtigt ihre Ressourcen. Zur Erreichung der gemeinsam vereinbarten Ziele setzt die Pflegende vorbeugende, erleichternde und unterstützende Maßnahmen ein.

Martha Rogers Theorie des einheitlichen Feldes

Die Pflegewissenschaftlerin Martha Rogers galt zeitlebens als originelle Denkerin, die sich immer für die Vielfalt in der Pflege einsetzte. Sie veröffentlichte ihre von |Systemtheorie und Naturwissenschaften beeinflusste Theorie erstmals 1952. In ihrer Theorie beschreibt sie das Leben als Prozess, der durch Muster und Organisation gekennzeichnet ist und sich unumkehrbar in einer Richtung entlang des Raum-Zeit-Kontinuums entwickelt. Das Energiefeld als grundlegende Einheit von Lebewesen und Umwelt ordnet seine Teile in Muster und Organisation. Das Muster jedes Menschen ist einzigartig und gibt dem Feld seine Identität. Es ist mit dem einzigartigen Muster seiner Umwelt verknüpft. Mensch und Umwelt sind als Energiefelder durch ständigen Austausch miteinander verbunden, beeinflussen sich gegenseitig und können nicht unabhängig voneinander gedacht werden. Jeder Mensch in seiner Einheit sowie die Umwelt in ihrer Einheit (zu der auch alle anderen Menschen auf der Welt gehören) machen gemeinsam das gesamte denk- und erfahrbare Universum aus. Ist das menschliche Feld zerstört, tritt der Tod ein.

Rogers hat ihre Theorie als „Ganzes" angelegt. Sie lehnte es strikt ab, sich mit einzelnen Konzepten auseinanderzusetzen sowie Handlungsanweisungen für die Praxis zu geben. Dennoch hat ihre Theorie bis heute zahlreiche Anhängerinnen, die sich selbst „Rogerianer" nennen.

- **Person**: ein |unitäres Wesen, ein von Mustern, Offenheit und |Pandimensionalität geprägtes Energiefeld
- **Umwelt**: ein von Mustern, Offenheit und Pandimensionalität geprägtes Energiefeld
- **Gesundheit**: ein Ausdruck des Lebensprozesses
- **Pflege**: Pflege ist Profession, Wissenschaft und Kunst. Ihr Ziel ist die Förderung von Gesundheit und Wohlbefinden. Dies erreicht sie durch bewusste gemeinsame Musterbildung zur Förderung von |Resonanz, |Helizität, |Synchronizität und |Integrität und damit der |Homöodynamik.

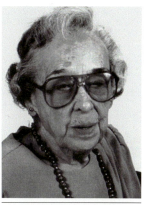

[2] Martha Rogers (1914–1994), amerikanische Pflegetheoretikerin

Systemtheorie 1 | 514

unitär
Einheit erstrebend

Pandimensionalität
nicht linear strukturierter Funktionsbereich, der keinerlei räumliche oder zeitliche Merkmale besitzt

Resonanz
Wellenförmigkeit

Helizität
Spiralförmigkeit

Synchronizität
Gleichzeitigkeit

Integrität
nach Rogers der kontinuierliche Interaktionsprozess der Felder „Mensch" und „Umwelt"

Homöodynamik
nach Rogers die rhythmische und zyklische Kontinuität des Lebens

therapeutic touch
komplementäre (ergänzende) Pflegemethode, die die Harmonisierung des menschlichen Energiefelds zum Ziel hat

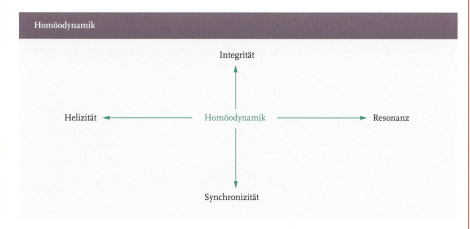

Nutzt man Rogers Theorie im **Pflegeprozess**, so verlangt dies, alle beteiligten Menschen als homogenes Ganzes zu betrachten. Das Assessment basiert auf Informationen, die Aufschluss über den Zustand des „Energiefeldes Patientin" oder dessen Beziehung zum „Energiefeld Umwelt" geben. Mit speziellen Techniken nehmen Pflegende Unterschiede zwischen den Energiefeldern einzelner Körperpartien wahr.

Die Pflegeziele werden kontinuierlich und gemeinsam mit der Patientin geplant. Sie dienen der Entwicklung größtmöglichen Wohlbefindens. Diese Ziele erreichen Pflegende sowohl durch traditionelle Pflegemaßnahmen als auch durch einfallsreiche und kreative, also eher unkonventionelle Pflege (z. B. |*therapeutic touch*).

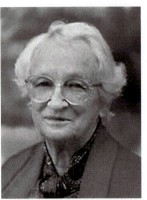

[1] Hildegard E. Peplau (*1909), amerikanische Pflegetheoretikerin

Theorien mittlerer Reichweite

Theorien mittlerer Reichweite (*mid(dle)-range theories*) haben einen eingeschränkteren Blickwinkel auf die Pflege als die globalen Theorien und betrachten eine begrenzte Anzahl von Phänomenen und Konzepten. Dadurch sind sie weniger abstrakt, haben aber auch einen begrenzten Geltungsbereich, der sich i. d. R. direkt auf die Praxis bezieht. Die beschriebenen Phänomene können aus verschiedenen Bereichen der Pflege kommen oder diese miteinander verknüpfen. Theorien mittlerer Reichweite sind als Grundlage für Pflegeforschung und -praxis gut geeignet.

Hildegard E. Peplaus Theorie der zwischenmenschlichen Beziehung

Hildegard Peplau veröffentlichte ihre Theorie das erste Mal 1952 in ihrem Werk *Interpersonal Relations In Nursing*. Im Vordergrund ihrer Theorie steht der Aufbau einer Beziehung zwischen Pflegender und Pflegebedürftiger (psychodynamische Pflege). Neben der Idee der pädagogischen Tätigkeit der Pflegenden, sind die Entwicklung und Bedeutung von Angst in der Pflegebeziehung zentrale Elemente ihrer Arbeit. Danach können Pflegende zur Entwicklung des pflegerischen Beziehungsprozesses durch die Annahme verschiedener Rollen (z. B. der Beratenden, der Lehrenden, aber auch der mütterlichen Rolle) beitragen. Ihre Theorie wird häufig in der psychiatrischen Pflege eingesetzt

- **Person**: Der Mensch wird als einzigartiges Wesen wahrgenommen, dessen zwischenmenschliche Beziehungen durch biochemische, physiologische und interpersonale Mechanismen gesteuert werden.
- **Umwelt**: Mikrokosmos (unmittelbares Umfeld) aus Bezugspersonen und interpersonalen Situationen, innerhalb dessen die Person sich bewegt
- **Gesundheit**: kontinuierlicher Prozess der Persönlichkeit, der auf ein kreatives, nutzbringendes und leistungsfähiges persönliches sowie gemeinschaftliches Leben ausgerichtet ist
- **Pflege**: ein therapeutischer interpersonaler Prozess, welcher sowohl die Kraft zur Entwicklung der Person gibt als auch als pädagogisches Instrument (Beratung) funktionieren kann

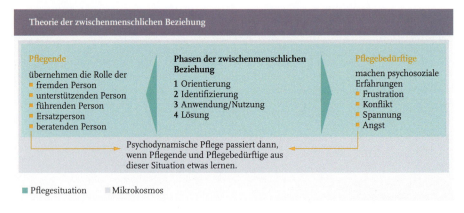

Nutzt man Peplaus Theorie im **Pflegeprozess**, nimmt die Pflegende während des Assessments und des gesamten Pflegeprozesses eine teilnehmende und erkundende Haltung ein. Sie richtet die Aufmerksamkeit ganz auf die Patientin und ist sich ihrer eigenen Rollen bewusst. Der Schwerpunkt der pflegerischen Arbeit liegt auf der gewissenhaften und vielfältigen Datensammlung, aus der nach Möglichkeit verallgemeinernde Schlüsse gezogen werden, die auf neu auftretende Pflegephänomene immer wieder angewendet werden können. Die pflegerische Arbeit ist im Sinne der psychodynamischen Pflege dann erfolgreich, wenn Pflegende und Pflegebedürftige daraus lernen.

Grundfragen und Modelle beruflichen Handelns

Marie-Luise Friedemanns Theorie der familien- und umweltbezogenen Pflege

Friedemann entwickelte ihre Theorie, die auch Theorie des systemischen Gleichgewichts genannt wird, unter Einbezug der Erkenntnisse aus der Systemtheorie, der Geistes- und Gesundheitswissenschaften sowie ihrer Erfahrungen in der Gemeindepflege. Im Zentrum ihrer Arbeit steht die Familie als Mittelpunkt der menschlichen Lebenserfahrung. Damit schafft sie einen konzeptionellen Zugang zur Familie und zur familienorientierten Pflege, der v. a. in der Kinderkrankenpflege eine zunehmende Rolle spielt.

Die Familie wird als zentrales System betrachtet, das es einzelnen Familienmitgliedern ermöglicht, innerhalb und außerhalb der Familie lebendige und tragfähige Rollen einzunehmen. Von den Familien wird eine Kongruenz angestrebt, ein dynamischer Prozess, der Harmonie und Einklang der Familienmitglieder, aber auch der Aufrechterhaltung bestehender Rollen zum Ziel hat. Gesundheit erreichen die Familienmitglieder dann, wenn sie im Einklang mit sich und ihrer Umwelt stehen. Kongruenz kann durch vier Dimensionen erreicht werden (**systemische Unterstützung** 1|545): Stabilität, Kontrolle, Wachstum und Spiritualität. Um diese Zieldimensionen zu erreichen, müssen folgende Prozesse angestoßen werden: Systemerhaltung, Kohärenz, Individuation und Systemänderung. Störungen innerhalb der Prozesse können von außen (z. B. Verlust des Arbeitsprozesses) oder von innen (z. B. Tod eines Familienmitglieds) erfolgen und beeinflussen die Gesundheit der Familienmitglieder negativ.

- **Person**: Der Mensch identifiziert seine Identität über seine Beziehungen zur Umwelt. Er wird durch die Zivilisation mit ihren Systemen abgesichert und ist bestrebt, ein sinnvolles und angstfreies Leben zu führen.
- **Umwelt**: Alle Systeme, die Mensch und Familie umgeben (z. B. politische Systeme, Städte, Universum), sind vernetzt und streben untereinander nach Übereinstimmung.
- **Gesundheit**: Ein System gilt als gesund, wenn sich alle Dimensionen in Kongruenz (Balance) befinden.
- **Pflege**: Dienstleistung auf allen Systemebenen, die die jeweiligen Systeme mit einschließt und zum Ziel hat, das Streben nach Kongruenz zu erleichtern oder zu ermöglichen

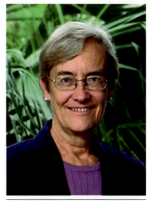

[2] Marie-Louise Friedemann (*1942), US-amerikanische Pflegetheoretikerin

Systemtheorie 1|514

Kohärenz
(lat.) = Zusammenhang zeigen

Die Theorie Friedemanns kann sowohl im **Pflegeprozess** bei akuter körperlicher und psychischer Krankheit als auch im Langzeitpflegebereich angewendet werden. Hierbei schließt der Pflegeprozess immer auch die Arbeit mit den Angehörigen ein. Dabei steht insbesondere beim Assessment, aber auch während aller weiteren Schritte, die Suche nach gesunden Prozessen sowie deren Einbezug im Vordergrund. Ziel der Pflege ist, die Nutzung vorhandener Ressourcen sowie die Selbstregulation des Systems zu unterstützen. Diese Ziele werden mit Pflegemaßnahmen erreicht, die sich aus dem Akronym KONGRUENZ ableiten lassen (**systemische Unterstützung** 1|545).

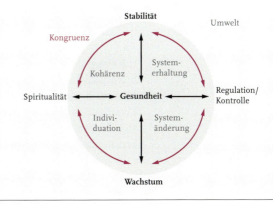

[3] Modell des systemischen Gleichgewichts

Praxisnahe Theorien

Praxistheorien werden auch Theorien geringer Reichweite oder *narrow-range theories* genannt. Sie beschränken sich auf einzelne Pflegephänomene (z. B. Schmerz) und betrachten lediglich einen eingeschränkten Bereich.

Praxistheorien werden entwickelt, um greifbare Probleme in der Pflegepraxis zu lösen und zeichnen sich dadurch aus, dass sie sich auf bestimmte Situationen beziehen (z. B. |Pflegediagnosen oder Modelle für Forschungsarbeiten).

Pflegediagnosen  | 590

Die Pflegeforscher Osterbrink & Evers haben die Auswirkung der Technik der tiefen Atementspannung auf die Schmerzwahrnehmung von Patientinnen nach einem operativen Eingriff untersucht (Osterbrink, J. & Evers, G. C. M.: „Der Einfluss pflegerischer Maßnahmen auf Inzisionsschmerz und Opioidverbrauch in der Pflege" In: Pflege, 2000, 13(5), S. 306–314). Sie entwickelten als Grundlage für ihre Forschungsarbeit das folgende Modell, in welchem das |Metaparadigma der Pflege nur noch im Ansatz erkennbar ist. Es wird deutlich, dass der Aktionsradius dieser Theorie begrenzt ist.

Metaparadigma | 398

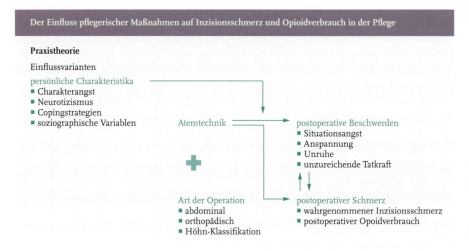

1.4.3 Auswahl der geeigneten Pflegetheorie

Die Frage nach der richtigen Theorie ist genauso müßig wie die Frage nach der absoluten Wahrheit. Jahrhundertelang wurde in der Wissenschaft darum gestritten, welche Theorie die richtige ist. In vielen Fällen hat die Geschichte bewiesen, dass lange gültige Theorien falsch waren. Diese Theorien wurden durch neue ersetzt (z. B. die Frage, ob sich die Sonne um die Erde dreht oder andersherum). Viele Forscherinnen, die bahnbrechende Erfolge zu verzeichnen hatten, wurden erst nach ihrem Tod geehrt.

Während bis Anfang des 20. Jahrhunderts Forschung innerhalb enger theoretischer Grenzen erfolgte, entwickelte sich im letzten Jahrhundert eine Wissenschaftskultur, die verschiedene Theorien zulässt. Häufig ergibt sich die richtige Theorie erst durch die richtige Fragestellung. In diesem Zusammenhang wird davon gesprochen, dass ein |Paradigmenwechsel vom Theorienmonismus (nur eine Theorie ist gültig) hin zum Theorienpluralismus (viele Theorien können parallel nebeneinander existieren) stattgefunden hat.

Paradigma | 398
Setting | 514
Pflegeleitbild | 394

In der Pflege existieren viele verschiedene Theorien, die in unterschiedlichen |Settings eingesetzt werden. Während die eine Theorie dafür geeignet ist, ein |Pflegeleitbild zu entwickeln, hilft die andere Theorie, ein konkretes Praxisproblem zu lösen oder ein Curriculum für die Pflegeausbildung zu entwickeln.

Grundfragen und Modelle beruflichen Handelns

Grundprinzipien pflegerischen Handelns 1.5

Wie an den verschiedenen Definitionen, Theorien und Modellen erkennbar, ist Pflege, die Art und Weise ihrer Durchführung immer auch abhängig davon, was wir jeweils darunter verstehen, welche „Philosophie", welches |Menschen- und Weltbild dahintersteckt. An dieser Stelle sollen nun einige Prinzipien pflegerischen Handelns dargelegt werden, die generell zu berücksichtigen sind.

Menschenbild | 419

Subjektorientierung

Mit Subjekt ist der Mensch in seiner leiblichen Ganzheit gemeint, in der Einheit von Körper, Geist und Seele, die seine Identität auszeichnet. Das „Objekt" pflegerischer Tätigkeit ist primär der Körper, doch dieses Objekt ist untrennbar an das „Subjekt" gebunden, weshalb pflegerische Arbeit immer an der subjektiven Identität der Pflegebedürftigen orientiert sein muss. Dazu gehört die Einbeziehung der individuellen Erfahrungen, Gedanken und Gefühle.

Gerade bei ökonomischen Betrachtungen der Dienstleistung Pflege wird häufig in der Kategorie „Objekt pflegebedürftige Person" gedacht. So gab es Mitte der 1990er Jahre die ernsthafte Überlegung, so genannte „Waschstraßen" (ähnlich der Autowaschstraßen) für Patientinnen einzuführen. Die Befürworterinnen argumentierten, dass dies eine effektive Entlastung der Pflegenden sei. Die Gegnerinnen argumentierten mit der Subjektorientierung. Diese Idee wurde mangels Realisierbarkeit wieder verworfen, die Frage, welches Menschenbild hinter einer solchen Ökonomisierung der Arbeit steht, bleibt erhalten.

Biografieorientierung

Menschen gewinnen ihre Identität wesentlich aus ihrer Lebensgeschichte mit all den verschiedenen Erfahrungen auf körperlicher, geistiger, emotionaler und sinnlicher Ebene. Diese Erfahrungen prägen unser Leben, sie machen uns zu dem, wer oder was wir sind. Die |„Lebenszeichnung" hinterlässt ihre Spuren ganz konkret in der Art, wie wir das Leben interpretieren sowie mit uns und anderen umgehen. Ebenso ist die Art und Weise unserer Entscheidungsfindung von der Biografie geprägt (|biografische Aspekte des Alterns). Die |Autonomie bekommt unter diesem Aspekt eine besondere Gewichtung. Die grundsätzliche Bereitschaft, sich auf biografische Orientierungen eines Menschen einzulassen, ist Voraussetzung für eine subjektorientierte Pflege. Das Prinzip der Biografieorientierung wird im Pflegekonzept der |biografischen Pflege aufgenommen und weitergeführt.

Biografie
„Lebenszeichnung"
bios, griech. = Leben,
grafein, griech. = Zeichnen

biografische Aspekte des Alterns | 99
Autonomie | 428
biografische Pflege **2** | 114, 374

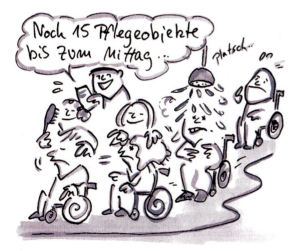
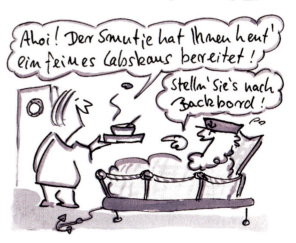

Lebensweltorientierung

„Lebenswelt" ist ein sehr umfassender Begriff. Er beinhaltet die aktuelle konkrete Lebensgestaltung eines Menschen ebenso wie dessen kulturelle, religiöse oder politische Überzeugung. Auch krankheitsbezogene Erfahrungen (insbesondere bei chronischen Krankheiten), deren Interpretation (z. B. Krankheit als Strafe zu sehen) sowie etwa die Bereitschaft, „alternativen" Methoden mehr zu vertrauen als der „Schulmedizin" sind Teil der individuellen Lebenswelt. Von Außenstehenden kann sie kaum verstanden, aber sehr wohl geachtet werden, wie ein indianisches Sprichwort auf den Punkt bringt: „Urteile nie über einen Menschen, solange du nicht wenigstens drei Monde in seinen Mokassins gewandelt bist." Lebensweltorientierung in der Pflege heißt also die persönliche Lebenswelt von Patientinnen und deren Angehörigen „mitzudenken".

Ressourcen- und Defizitorientierung

Ressourcen sind die Fähigkeiten, die ein Mensch besitzt, um bestimmte Tätigkeiten auszuführen. Sie sind unsere Quellen, unsere Möglichkeiten. Sie müssen nicht immer offen sichtbar sein, sondern können im Verborgenen liegen. Ausführliche Assessments sowie eine kontinuierliche Beobachtung haben zum Ziel, die Ressourcen von Patientinnen zu erkennen und in die pflegerische Arbeit mit einzubeziehen. Geschieht dies, spricht man von **Ressourcenorientierung**. Damit ist dieses pflegerische Prinzip das Gegenteil der lange (und teilweise immer noch) vorherrschenden **Defizitorientierung**, die sich an dem ausrichtet, was Patientinnen *nicht* können. Dabei basieren Defizit- und Ressourcenorientierung auf der grundlegenden Haltung, die eine Pflegende zur Patientin hat. Zielt ihre Beobachtung darauf ab, zu erkennen, was die Patientin nicht kann (z. B. sie kann sich nicht selbst waschen, hört schlecht und stolpert leicht), wird auch die Pflege überwiegend darauf ausgerichtet sein, diese Defizite zu kompensieren. Orientiert sich die Pflegende hingegen an den Ressourcen, hält sie Ausschau nach dem, was noch geht (z. B. die Patientin kann mit Unterstützung den Oberkörper selbst pflegen, sie liest oft Worte von den Lippen ab und ist sicher im Umgang mit einem Gehstock). Insbesondere in der Pflege chronisch kranker und älterer Menschen ist die Ressourcenorientierung ein wichtiges Handlungsprinzip, um die Selbstständigkeit zu fördern und möglichst lange aufrechtzuerhalten.

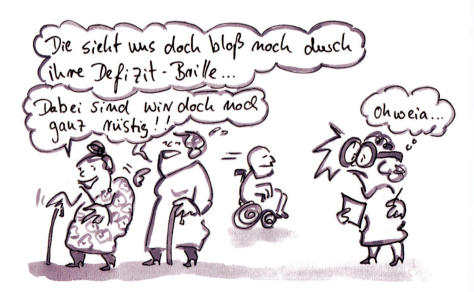

Grundfragen und Modelle beruflichen Handelns

Aktivierung und Schonung

Viele kennen noch von früher die „absolute Bettruhe". War man krank (egal wie), hatte man das Bett zu hüten. Schonung war das oberste Gebot der Krankenpflege. Heute weiß man, dass der Körper darauf ausgerichtet ist, sich zu bewegen, aktiv zu sein. Zu lange „Schonfristen" schaden eher. Daher gilt heute eher das Prinzip der |aktivierenden Pflege, nach welchem Pflegende vornehmlich anleitend und unterstützend tätig sein sollen und Pflegebedürftige selbstständig handeln sollen, auch wenn bestimmte Handlungen länger dauern. Heute ist aktivierende Pflege im präventiven, gerontologischen und geriatrischen wie auch im rehabilitativen Bereich sehr bedeutsam. Dennoch muss sie immer den individuellen Gegebenheiten und der Situation angepasst werden. Ein Mensch in einer akuten Krankheitsphase braucht in der Regel erst Schonung (im Sinne von Behutsamkeit, nicht von Vernachlässigung!). Auch sterbende Menschen bedürfen anderer Pflegeprinzipien als die der aktivierenden Pflege (Pflege von sterbenden Menschen **2** | 71). Es ist also unabdingbar, im Einzelfall genau zu prüfen, wann Aktivierung und wann Schonung angemessen sind.

aktivierende Pflege
Das Konzept der aktivierenden Pflege geht auf den Gerontologen Robert J. Havighurst zurück, der feststellte, dass insbesondere bei älteren Menschen eine fortlaufende Aktivität zu Wohlbefinden und Zufriedenheit im Alterungsprozess führt.

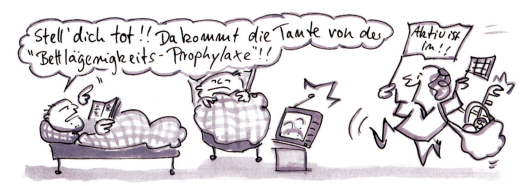

Transparenz (Erkennbarkeit) der Pflege

Pflegemaßnahmen müssen sich am individuell erstellten Pflegeziel orientieren sowie für Patientin und Angehörige verständlich und nachvollziehbar gemacht werden. Die einzelnen Handlungen sollen in einem sinnvollen und für alle erkennbaren Zusammenhang stehen. Entsprechend bedarf es einer am Pflegeprozess orientierten, in verständlicher Sprache abgefassten Dokumentation, die eine kontinuierliche und geplante Pflege nicht nur nach innen absichert, sondern auch nach außen öffentlich transparent macht. Transparenz und Nachvollziehbarkeit der Pflege bzw. der einzelnen Pflegeprozesse sind die Grundlagen jeder Finanzierung und letztlich auch für politische Entscheidungen darüber, welchen Stellenwert Pflege in der Gesellschaft haben soll.

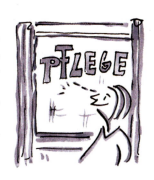

Kontinuität

Kontinuität bedeutet, dass ein steter Zusammenhang ohne Brüche vorhanden ist oder kurz: „Das Ziel entscheidet über den Weg!" Kontinuität in der Pflege wird gewährleistet, indem sie an klaren, definierten Pflegezielen festgemacht wird, die allen an der Pflege beteiligten Personen als Grundlage dienen. Kontinuität kann durch die Anwendung von |Pflegestandards unterstützt werden. Hierbei ist wiederum darauf zu achten, dass diese an die individuellen Bedürfnisse der Patientin sowie an die gegebenen Rahmenbedingungen angepasst werden.

Kontinuität gibt pflegebedürftigen Menschen und ihren Angehörigen Sicherheit. Eine geregelte, fachlich ausgereifte mündliche und schriftliche Kommunikation ist dafür Voraussetzung. Kontinuität sollte auch über die Versorgungsbereiche hinweg bestehen, was durch Instrumente wie die |Überleitungspflege gewährt werden kann.

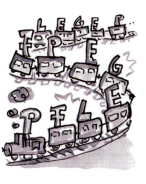

Pflegestandards **1** | 624
Überleitungspflege **1** | 642

1.6 Pflegerische Fachsprache

Jede Tätigkeit, jeder Gedanke, jede Idee, die von mehr als einer Person wahrgenommen werden soll, bedarf einer Sprache, um die Inhalte zu kommunizieren und mit Anderen teilen zu können. Sprache umfasst grundsätzlich mehr als Worte (z. B. Körpersprache), aber auch diese bedarf der Worte, um interpretiert werden zu können. Denn: Wofür wir keine Worte haben, das können wir nicht benennen, nicht kontrollieren, nicht untersuchen, nicht lehren, noch nicht einmal diskutieren, geschweige denn durchsetzen oder argumentativ begründen. Und: In der Art, wie wir sprechen, welche Worte wir benutzen, bringen wir auch unsere Sicht der Wirklichkeit (individuelle Interpretation) zum Ausdruck.

Eine eigene Fachsprache bietet daher die folgenden Vorteile:
- Vermittlung von Fachinhalten (z. B. in Aus- und Fortbildung),
- Kommunikation innerhalb der Berufsgruppe (z. B. im Rahmen von Expertenstandards),
- einheitliche Benennung von Phänomenen und damit die Möglichkeit, einheitliche Daten für die |Forschung zu sammeln sowie
- Darstellung des Fachbereichs nach außen (z. B. im Rahmen gesundheitspolitischer Entscheidungen).

Forschung | 510

In der Pflege fällt es vielen Berufsangehörigen schwer, genau zu beschreiben, was sie eigentlich tun. Pflegen – ja natürlich – aber was heißt das konkret? Während die Medizin ein ausgefeiltes Sprachsystem hat, das auch vielen Pflegenden vertraut ist und oft selbstverständlich benutzt wird, fällt in der Pflegedokumentation immer wieder auf, wie schwer die präzise Darstellung der eigenen Arbeit ist. Entsprechend hilflos wirken manche Pflegende, wenn sie ihre Tätigkeit beschreiben sollen. Im Ergebnis – und weil die Außendarstellung damit nicht gelingen kann – neigen Pflegende leicht dazu, die originär pflegerische Arbeit im Verhältnis zu scheinbar klar benennbaren ärztlichen Delegationsaufgaben gering zu achten. Dabei prägt die Sprache auch die Art, wie wir unseren Beruf verstehen und ausüben. Zum Vergleich zwei Varianten der Dokumentation ein und derselben Pflegemaßnahme:
- Herrn Wager gewaschen
- Herrn Wager bei der Körperpflege unterstützt: Heute konnte er schon Zähne, Gesicht und Hände weitgehend selbstständig reinigen.

Im ersten Fall wird Herr Wager als Objekt dargestellt, den die Pflegende wäscht – der Patient scheint passiv. Im zweiten Fall wird Herr Wager zum Subjekt der Handlung. Die Pflegende unterstützt ihn, er gewinnt ein Stück Selbstständigkeit zurück, seine Ressourcen werden gestärkt. In der nächsten Schicht können Pflegende auf dieser Information aufbauen.

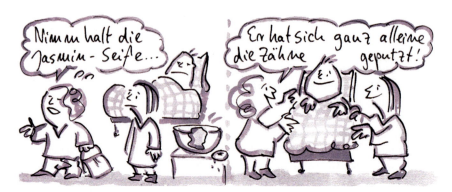

Grundfragen und Modelle beruflichen Handelns 1.6

Beispiel Krankenpflegerin Frau Koller merkt im Team an, dass sie heute gern etwas mehr Zeit für Herrn Blasig haben möchte, weil ihrer Wahrnehmung nach der Sterbeprozess eingesetzt habe. Die anderen bestätigen Letzteres, lehnen aber ihre Bitte ab, weil: „Das geht nicht, dass du dich einfach zu ihm reinsetzt und wir müssen die ganze Arbeit tun, schließlich haben wir heute sechs Leute zu waschen, Spritzen müssen gegeben, Infusionen vorbereitet werden usw."

Die Sprache verrät, was die Pflegenden hier selbst(!) unter Pflegearbeit verstehen: handeln, körperliches Tun, Anordnungen ausführen. |Gefühls- und Emotionsarbeit dagegen, die Begleitung eines Sterbenden in seiner letzten Lebensphase, das Aushalten seiner Trauer, der Beistand im Abschiednehmen scheint keine Arbeit zu sein, nur ein „einfaches Reinsetzen". Damit qualifiziert sich Pflege schon rein sprachlich massiv ab, entwertet ihre emotionale Arbeit und verfestigt das Bild „dass Pflegende sowieso nur Töpfe schwingen." Dies hat auch damit zu tun, dass Bereiche der Gefühls- und Emotionsarbeit nur schwer zu verbalisieren sind und in der pflegerischen Fachsprache immer noch keinen eigenen Raum gefunden haben.

Gefühls- und Emotionsarbeit | 698

Jede Fachsprache lässt sich in verschiedene Sprachebenen einteilen, so auch die Pflegesprache. Die Sprachebenen umfassen:

- **Theoriesprache/Wissenschaftssprache**, die Reinform der Fachsprache, die dazu dient, sich fachintern auszutauschen; sie hat einen hohen Anteil an Fachtermini, formuliert abstrakt und wird in der Regel für schriftliche Fachbeiträge (wissenschaftliche Aufsätze) verwendet. „Eine angemessene Pflegedokumentation, in der notwendige Informationen einerseits und knappe zeitliche Ressourcen andererseits in ausgewogenem Maße berücksichtigt werden, ist derzeit noch nicht in ausgereifter Form vorhanden."
- **fachliche Umgangssprache/Jargon**, wird tagtäglich auf den Stationen, im Team gesprochen. Es ist eine auf Kürzel und Floskeln reduzierte, handlungsorientierte Sprache. Für den Außenstehenden wirkt sie oft unverständlich, für die Anwendenden ist sie aber eindeutig und effektiv. Der OP ruft auf Station an: „Die TEP nicht bringen, wir müssen noch einen Unfall machen."
- **Verteilersprache/Patientensprache**, wird in der Kommunikation mit Patientinnen und Angehörigen genutzt. Die Fachsprache wird für Laien verständlich übersetzt, in dem so weit wie möglich auf die Alltagssprache zurückgegriffen wird. „An diesen stehenden Hautfalten (zeigen) kann man erkennen, dass der Körper zu wenig Flüssigkeit hat. Darum wäre es gut, wenn Sie mehr trinken würden."

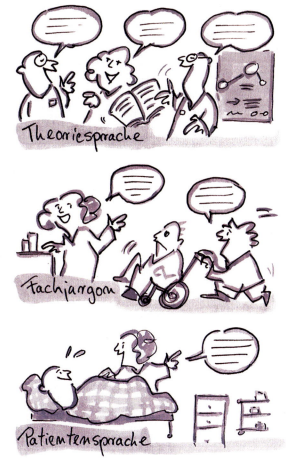

Pflegediagnosen haben zum Ziel, die Pflegesprache zu vereinheitlichen. Sie bieten damit die genannten Vorteile einer professionellen Fachsprache. Die Möglichkeit reicht von der einheitlichen Codierung von Pflegeleistungen für die Abrechnung bis hin zu einer besseren Transparenz des Leistungsspektrums der Pflege. Gleichzeitig bieten sie Pflegenden ein Instrument, ihre Beobachtungen konkret zu verbalisieren.

Kritisiert wird an den Pflegediagnosen, wie auch an anderen Diagnosesprachen, dass sie eine Stigmatisierung von Menschen vornehmen. Patientinnen wird eine Pflegediagnose „aufgedrückt", mit Hilfe derer sie bestimmten „Schubladen" zuzuordnen sind.

Aus der Forschung

Der Autor untersucht in seinem Beitrag den Stand der pflegerischen Fachsprache in Deutschland. Er konstatiert ihre mangelhafte Entwicklung und ist der Überzeugung, dass die Entwicklung von Pflegediagnosen und Pflegeklassifikationen wie NANDA hilfreiche Instrumente zur Förderung einer eigenen Fachsprache sein dürften. Allerdings reflektiert er zu wenig, dass viele bisherige Pflegediagnosen nicht über eine ausreichende empirische Basis verfügen oder in einem kulturfremden Kontext erstellt wurden. Ein Fachsprache bedarf aber fachlich präziser Datengrundlagen, sonst werden nur die Begriffe ausgetauscht und nicht das zugehörige Wissen.

BEUSE, HOLGER: *„Pflegefachsprache. Eine Analyse der Entwicklung."* In: intensiv – Fachzeitschrift für Intensivpflege und Anästhesie, 9/2004, S.151–158

Berufliches Selbstverständnis entwickeln

2 Ethische Herausforderungen für Pflegende

2.1 Grundbegriffe und Richtungen der Ethik   414

2.2 Grundfragen des Menschseins: Ethik und Anthropologie   419

2.2.1 Menschenbilder   419
Naturwissenschaftlich-rationalistisches Menschenbild   420
Humanistisches Menschenbild   420
Christliches Menschenbild   421

2.2.2 Grundbedingungen des Menschseins   422
Leiblichkeit   422
Sprache   424
Abhängigkeit von Gemeinschaft   424
Zeitlichkeit – Endlichkeit   425

2.3 Ethische Prinzipien   426
2.3.1 Würde   427
2.3.2 Autonomie   428
2.3.3 Fürsorge   429
2.3.4 Gerechtigkeit   430
2.3.5 Verantwortung   431
2.3.6 Dialog   432

2.4 Rechte und Pflichten   433

2.5 Berufsethische Kodizes   436

2.6 Ethische Reflexion und Entscheidungsfindung   438
2.6.1 Modell für die ethische Reflexion nach Rabe   438
Situationsanalyse   439
Ethische Reflexion   439
Ergebnisse   439

2.6.2 Nijmegener Fallbesprechung   440

2.6.3 Die sokratische Methode oder das sokratische Gespräch   441

2.7 Ethik in Institutionen   442

2.8 Forschungsethik   444

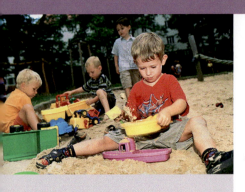

Ethische Herausforderungen für Pflegende

Das Lied von der Unzulänglichkeit menschlichen Strebens

Der Mensch lebt durch den Kopf
Der Kopf reicht ihm nicht aus
Versuch es nur, von deinem Kopf
Lebt höchstens eine Laus.
    Denn für dieses Leben
    Ist der Mensch nicht schlau genug.
    Niemals merkt er eben
    Allen Lug und Trug.

Ja, mach nur einen Plan
Sei nur ein großes Licht!
Und mach dann noch 'nen zweiten Plan
Gehen tun sie beide nicht.
    Denn für dieses Leben
    Ist der Mensch nicht schlecht genug.
    Doch sein höh'res Streben
    Ist ein schöner Zug.

Ja, renn nur nach dem Glück
Doch renne nicht zu sehr!
Denn alle rennen nach dem Glück
Das Glück rennt hinterher.
    Denn für dieses Leben
    Ist der Mensch nicht anspruchslos genug
    Drum ist all sein Streben
    Nur ein Selbstbetrug.

Der Mensch ist gar nicht gut
Drum hau ihn auf den Hut.
Hast du ihn auf den Hut gehaut
Dann wird er vielleicht gut.
    Denn für dieses Leben
    Ist der Mensch nicht gut genut
    Darum haut ihn eben
    Ruhig auf den Hut.

                        Bertolt Brecht

„Der Mensch ist gar nicht gut ..." schreibt Bertolt Brecht in seinem „Lied von der Unzulänglichkeit menschlichen Strebens" in der Dreigroschenoper. Und diesen Eindruck finden wir täglich bestätigt, wenn wir Zeitung lesen oder Nachrichten sehen. Da scheint doch, wer ehrlich ist, der Dumme zu sein.

Die Frage, ob der Mensch von Grund auf gut oder böse ist, ist eine Grundfrage der Ethik und der Anthropologie, deren Zusammenhang in diesem Kapitel mit Bezug auf die Pflege dargestellt wird.

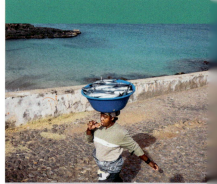

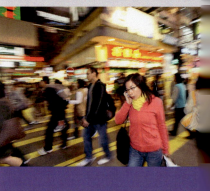

2

Ethische Herausforderungen für Pflegende

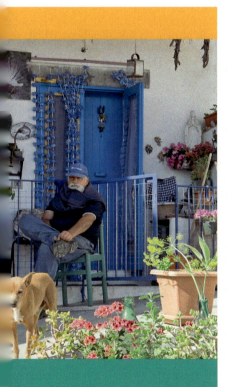

Edel sei der Mensch, hilfreich und gut!

Johann Wolfgang v. Goethe

Warum eigentlich? Warum werden wir dauernd aufgefordert, gut zu sein, moralisch zu handeln? Alles, was Spaß macht, ist illegal, unmoralisch oder macht dick.

Warum soll man nicht der besten Freundin den Freund ausspannen, wenn man den nun mal süß findet, und das auf Gegenseitigkeit beruht?

Warum soll man den gefundenen Geldbeutel im Fundbüro abgeben, wo man doch selbst gerade echt knapp bei Kasse ist?

Genau genommen wissen wir die Antwort selbst. Moral wird nicht nur von außen an uns herangetragen, wir alle haben moralische Grundsätze verinnerlicht. Unser Gewissen erinnert uns an unsere Werte und ist oft strenger als mancher Moralapostel. Und doch handeln wir nicht immer unseren eigenen Überzeugungen gemäß. Die Erfahrung des Scheiterns, die Erfahrung von Gleichgültigkeit und Ignoranz gegenüber dem Guten kann zu einer Krise des Moralempfindens führen.

Es ist nicht so üblich, über die eigene Moral nachzudenken und das, was einem selbst wichtig und heilig ist, in Worte zu fassen. Doch gerade das ist Aufgabe ethischer Reflexion, von der dieses Kapitel handelt. Denn erst wenn uns unsere eigenen Wertvorstellungen bewusst sind, können wir den Überzeugungen anderer mit Respekt begegnen.

Die persönliche Meinung, persönliche Wertvorstellungen, das ist ja eigentlich Privatsache. Aber in einem helfenden Beruf, in dem andere Menschen von uns abhängig sind, kommt es sehr darauf an, dass wir uns unserer Werthaltungen bewusst sind, damit wir kompetent mit anderen umgehen können und uns an ethischen Debatten und Entscheidungen selbstbewusst beteiligen können. Zur personalen Kompetenz gehört es, sich ethischen Fragen zu stellen und mit eigenen und fremden Wertvorstellungen respektvoll umzugehen.

Dazu liefert dieses Kapitel einige Hintergrundinformationen.

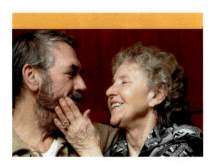

2.1 Grundbegriffe und Richtungen der Ethik

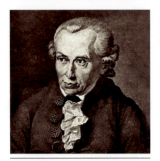

[1] Immanuel Kant (1724 - 1804), bedeutender deutscher Philosoph

Philosophie
Lehre vom Sein, Ursprung und Wesen der Dinge
philos, griech. = Freund
sophia, griech. = Weisheit

Ethik
Theorie bzw. Wissenschaft der Moral. Sie reflektiert, prüft und kritisiert die herrschende Moral und untersucht ihre Grundlagen.
ethos, griech. = Sitte, Gewohnheit, Charakter

Moral
bezeichnet die Normen und Ideale, die in verschiedenen Kulturen, Gesellschaften, Gruppen oder Teams anerkannt sind.
mores, lat. = Sitten, Charakter

Nationalsozialismus | 491

Die |Ethik ist ein Teilgebiet der |Philosophie, und diese beschäftigt sich mit grundsätzlichen Fragen. Immanuel Kant formulierte die Grundfragen der Philosophie so:
- „Was kann ich wissen?" – ist die Grundfrage der Erkenntnistheorie, die sich mit den Möglichkeiten und Grenzen menschlichen Erkennens befasst.
- „Was soll ich tun?" – ist die Frage nach dem richtigen Handeln und damit die Grundfrage der Ethik.
- „Was darf ich hoffen?" ist die Frage, die das Wissen überschreitet und Fragen des Glaubens und der Religion umfasst.
- Die letzte Frage **„Was ist der Mensch?"** schließlich umfasst alle anderen Fragen.

Im täglichen Leben ist die |Moral vielerorts präsent, ohne dass uns dies bewusst ist, denn das menschliche Denken und Handeln ist grundsätzlich mit moralischen Bewertungen verbunden.

Moral umfasst alle Normen, die in einer Gruppe oder Gesellschaft wirksam sind und unterliegt daher auch Veränderungen. Ein gutes Beispiel dafür ist die Sexualmoral. Während Sex vor der Ehe oder Homosexualität noch vor 50 Jahren als unmoralisch galten und sogar strafrechtlich verfolgt wurden, sind die Grenzen heute viel weiter geworden. Gerade die allzu strenge Sexualmoral hat zu einem schlechten Ansehen der Moral überhaupt geführt. Sie wurde als „moralinsaure" Einmischung in Privatangelegenheiten abgelehnt.

Auch in der Pflege haben sich die moralischen Orientierungen gewandelt. Während noch bis in die 1960er Jahre Gehorsam, Nächstenliebe und Selbstaufopferung als wichtige Tugenden guter Krankenpflegerinnen galten, verbindet man heute mit guter Pflege Empathie und Professionalität. Die moralische Orientierung von Berufsgruppen wird auch als „Berufsethos" bezeichnet. Das Ethos der Pflege war lange durch die christlichen Wurzeln des Pflegeberufes geprägt. Vor allem das Gehorsamsideal ist jedoch durch das moralische Versagen vieler Pflegender im |Nationalsozialismus in Misskredit geraten.

Im Nationalsozialismus halfen Pflegende bei der Tötung von Kranken und Behinderten, die in der herrschenden Ideologie als „Ballastexistenzen" oder als „lebensunwertes Leben" galten. Die Tötungen wurden von Ärzten angeordnet. Nur wenige Pflegende weigerten sich, daran teilzunehmen. Nach dem Ende der nationalsozialistischen Herrschaft wurden neben den Medizinern auch Pflegende für ihre Taten vor Gericht gestellt. Darüber waren viele sehr erstaunt; sie hatten kaum Unrechtsbewusstsein, weil sie gewöhnt waren, den Anordnungen der Ärzte stets Folge zu leisten. Dass man auch durch Mangel an Selbstverantwortung und Urteilskraft schuldig werden kann, war für sie schwer einzusehen.

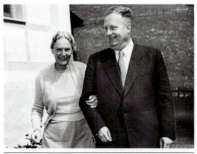

[2] Die Sexualmoral der 1950er Jahre orientierte sich an den bürgerlichen Werten von Ehe und Treue.

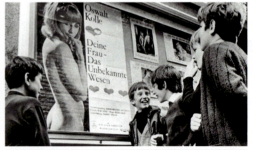

[3] Oswald Kolle schockierte in den 1960er Jahren die bürgerliche Gesellschaft mit seinen Aufklärungsfilmen, in denen er der Frau eigenes Lustempfinden zusprach.

Ethische Herausforderungen für Pflegende

Die Pflege musste sich von dem Gehorsamsideal emanzipieren und sich auf ihren eigentlichen Auftrag und ihre Verantwortung als Berufsgruppe besinnen. So entstanden die Ideale der Patientenorientierung, der patientenzentrierten Pflege und der beruflichen Eigenständigkeit der Pflege. Dieser kleine Rückblick auf ein Stück Pflegegeschichte zeigt, dass die Berufsmoral (das Berufsethos) ebenso wie die allgemeine Moral Veränderungen unterliegt.

Das Berufsethos spiegelt sich in den |Ethik-Kodizes der verschiedenen Pflegeverbände und -organisationen. Zwei Zitate illustrieren die geschilderte Entwicklung der beruflichen Moral:

Geschichte und Gegenwart der Pflegeberufe |469

Kodex
Regelwerk oder Gesetz
codex, lat. = Gesetz
Plural: Kodizes

„Ich gelobe feierlich vor Gott ... dass ich ein reines Leben führen will. In Treue will ich danach streben, dem Arzte in seiner Arbeit zu helfen ..." Florence-Nightingale-Gelübde Ende 19. Jahrhundert	„Die grundlegende berufliche Verantwortung der Pflegenden gilt dem pflegebedürftigen Menschen." — ICN *Ethikkodex für Pflegende*, 2000

Während die Moral die faktisch vorhandenen moralischen Regeln und Normen umfasst, reflektiert und kritisiert die Ethik ebendiese moralischen Normen. Sie prüft ihre Berechtigung, gibt Begründungen oder Anstöße zur Veränderung. Als Teildisziplin der Philosophie hat die Ethik Berührungspunkte mit mehreren anderen Disziplinen, z. B. der Psychologie, Soziologie und der Theologie.

Obgleich die Worte „Moral" und „Ethik" ursprünglich dieselbe Bedeutung hatten, hat sich im Laufe der Entwicklung der Philosophie ein Sprachgebrauch eingebürgert, der zwischen beiden einen Unterschied macht. Kurz gefasst: Moral urteilt, Ethik reflektiert und begründet.

In der philosophischen Ethik wird üblicherweise zwischen „allgemeiner" oder „theoretischer Ethik" und „angewandter" oder „praktischer" Ethik unterschieden. Die **allgemeine Ethik** befasst sich mit grundlegenden Begriffen der Moral (Prinzipien), die als Maßstab für die Begründung und Kritik herrschender Normen dienen. Sie fragt auch nach den Voraussetzungen für moralisches Denken und ethisches Reflektieren.

Die **angewandte Ethik** beschäftigt sich mit praktischen Fragen und Problemen in verschiedenen Lebens- und Wissensbereichen.

deskriptiv
beschreibend
normativ
normgebend, Regeln aufstellend
Meta-
Die Vorsilbe „Meta" kommt aus dem Griechischen und bedeutet „nach" oder „hinter". In der Wissenschaftssprache wird sie immer dann verwendet, wenn über die wissenschaftlichen Aktivitäten oder Ergebnisse selbst nachgedacht wird.
Utilitarismus
Nützlichkeitsethik
utilis, lat. = nützlich
Teleologie
Lehre, dass die Entwicklung der Natur zweckmäßig und zielgerichtet sei
teleios, griech. = zum Ziel gehörig, vollendet
Deontologie
Pflichtenlehre
deon, griech. = Pflicht
Maxime
persönlicher Grundsatz des Handelns

Es ist nicht ganz einfach, einen Überblick über das Feld der Ethik zu gewinnen, da es neben den oben genannten Unterscheidungen je nach Anwendungsbereich noch zahlreiche andere Einteilungen gibt.

Im Hinblick auf die Methoden und Ziele der Ethik wird zwischen |**deskriptiver Ethik**, |**normativer Ethik** und |**Metaethik** unterschieden. Wenn etwa ein Historiker beschreibt, welche Sitten im Römischen Reich galten, ohne diese zu beurteilen, so handelt es sich um eine rein deskriptive Ethik. Der normativen Ethik dagegen geht es darum, die in einer Gesellschaft herrschende Moral zu rechtfertigen, sie kritisch zu beurteilen und die dafür maßgeblichen Prinzipien zu klären. Hierfür bedient sie sich der Metaethik, d. h. der begrifflichen Feinanalyse der moralischen Sprache und Argumentation.

Eine häufig gemachte Unterscheidung verschiedener Ethik-Richtungen richtet sich an den Begründungen aus, mit denen die Gültigkeit und Verbindlichkeit ethischer Prinzipien erwiesen wird. Hier wird zwischen |Teleologie und |Deontologie unterschieden.

Teleologischen Ansätzen zufolge ist es für die moralische Beurteilung von Handlungen entscheidend, welche **Folgen** sie haben. Ein wichtiges Beispiel für einen teleologischen Ansatz ist der in der Ethik im Gesundheitswesen kontrovers diskutierte |Utilitarismus. Er beurteilt Handlungen danach, ob sie für möglichst viele Menschen Vorteile bringt. Das Ziel, an dem sich diese Ethik ausrichtet, ist „das größte Glück der größten Zahl", wie es der Begründer des Utilitarismus, Jeremy Bentham (1748–1832), formulierte. Für die heutigen medizinethischen Diskussionen einflussreicher ist aber der Utilitarist John Stuart Mill (1806–1873), der sich besonders gegen die Bevormundung der Bürger durch „Vater Staat" (Paternalismus |428) einsetzte.

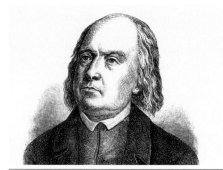

[1] Jeremy Bentham

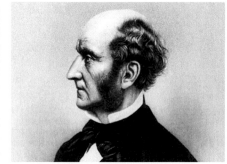

[2] John Stuart Mill

Die **deontologische Ethik** beurteilt den moralischen Wert einer Handlung dagegen nach der **Motivation** oder Einstellung, aus der heraus sie geschieht. Die Bezeichnung „Pflichtenethik" ist etwas irreführend, weil sie bei vielen das Missverständnis erzeugt, dass diese Ethik-Ansätze starre Pflichterfüllung über die Freude am Leben stellen. Der wichtigste Vertreter der deontologischen Ethik ist Kant. Sein Verständnis von Pflicht ist nicht das einer von außen, etwa durch die Kirche oder andere Autoritäten auferlegten Pflicht, sondern der vernünftige, moralisch handelnde Mensch folgt seinem inneren Moralgesetz. Dies tut er freiwillig aus eigener Einsicht. Dieses Moralgesetz hat Kant in den berühmten kategorischen Imperativ gefasst: „Handle nur nach denjenigen |Maximen, durch die du zugleich wollen kannst, dass sie ein allgemeines Gesetz werde."

Das freiwillige Befolgen der durch vernünftige Einsicht erkannten Pflicht ist der ursprüngliche Sinn dessen, was heute Pflichtenethik genannt wird. Für den Utilitarismus ist das höchste Gut das Glück, für Kant dagegen die Freiheit und Würde der Person. Demnach ist es eine unbedingte Pflicht, die Freiheit und Würde des Anderen zu achten. Glück wird auch von Kant als wichtig angesehen, jedoch nicht zum obersten Ziel erhoben.

Ethische Herausforderungen für Pflegende

2.1

Der Unterschied zwischen einer utilitaristischen (teleologischen) und einer kantischen (deontologischen) Argumentation kann an folgendem Beispiel verdeutlicht werden:

Beispiel Eine Komapatientin liegt seit Jahren unverändert tief im Koma, sie reagiert nicht auf Ansprache und braucht sehr viel Pflege und Versorgung. Es liegt keine Patientenverfügung von ihr vor und man weiß nichts Genaues über ihre Wünsche in einer solchen Situation. Pflegende und Angehörige fragen sich dann vielleicht manchmal, ob ihr Handeln hier noch Sinn hat, ob dieses Leben noch lebenswert ist oder ob es nicht humaner wäre, wenn man es beenden könnte.

- Utilitaristinnen würden argumentieren, dass eine tief Komatöse kein eigenes Interesse am Leben mehr habe, das Handeln an ihr ohne klare Willensäußerung also tatsächlich sinnlos sei, zumal es Leid über die Angehörigen bringen könne und die Solidargemeinschaft viel koste. Demnach könnte die Tötung einer Komapatientin gerechtfertigt werden.
- Deontologinnen dagegen gehen im Sinne der wechselseitigen Anerkennung aller Menschen als Person – unabhängig von ihren momentanen Fähigkeiten – von einer unverlierbaren Würde jedes Menschen aus und würden deshalb einer Tötung keinesfalls zustimmen, wohl aber einem Verzicht auf Therapie, z. B. bei hinzutretenden Komplikationen.

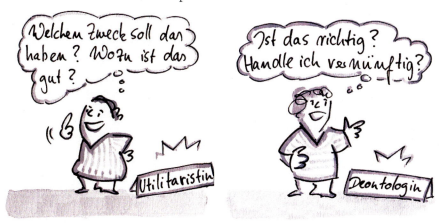

Die Orientierung an |ethischen Prinzipien ist in der Ethik ebenfalls verbreitet. Ein Prinzip ist ein übergeordneter und grundsätzlicher Gesichtspunkt der moralischen Orientierung, der bei der Beurteilung moralischer Fragen und Normen als Maßstab dient. Hier unterscheidet man Ethikkonzepte, die sich auf *ein* oberstes Moralprinzip konzentrieren – wie die Kantische Ethik oder den Utilitarismus – von anderen Ethik-Konzepten, die *mehrere* Prinzipien benennen.

ethische Prinzipien | 426

Ein in der Medizinethik sehr bekanntes Beispiel für einen Mehr-Prinzipien-Ansatz kommt von den amerikanischen Philosophen Tom Beauchamp und James Childress. Sie nennen folgende vier ethische Prinzipien für die Medizinethik:
- Autonomie (*respect for autonomy*),
- nicht schaden (*nonmaleficence*),
- Wohltätigkeit oder Fürsorge (*beneficence*) und
- Gerechtigkeit (*justice*).

Auch in der Pflegeethik gibt es viele Konzepte, die mit mehreren Prinzipien arbeiten.

kontextsensitive Ethik
auf die spezifischen Gegebenheiten einer Situation eingehend

Care-Ethik
„Fürsorge"-Ethik
care, engl. = sorgen für

Kommunitarismus
betont die Bedeutung der gemeinsamen Werte kleiner Gemeinschaften
communis, lat. = gemeinsam

anthropologische Ethik
Einbeziehung der Grundbedingungen des Menschseins
anthropos, griech. = Mensch

Neben der Orientierung an ethischen Prinzipien müssen bei der ethischen Beurteilung von Problemsituationen immer auch die konkreten Umstände des Einzelfalles einfließen. Dazu gehören
- die Beachtung des Umfelds (|kontextsensitive Ethik),
- die Beachtung der Beziehungen zwischen den Beteiligten (|Care-Ethik),
- die Betrachtung ethischer Fragen als Herausforderung an eine Gruppe oder das Gemeinwesen (|Kommunitarismus) und
- die Einbeziehung der menschlichen Grundsituation (|anthropologische Ethik).

▶ **Die Benennung dieser vielfältigen Theorieansätze kann zunächst verwirrend wirken.** Tatsächlich ist es ein Problem der modernen Ethik, dass die verschiedenen Theorieansätze allzu oft als unvereinbar und miteinander konkurrierend dargestellt werden. Die Theorieansätze sind jedoch nicht mehr als verschiedene Modelle, mit der komplexen Realität denkend umzugehen, sie zu systematisieren und zu formalisieren. Der gemeinsame Bezugspunkt der Ethiktheorie ist immer die menschliche Lebenspraxis, auch wenn sich die theoretischen Denkmodelle längst nicht immer bruchlos in die Praxis übertragen lassen.

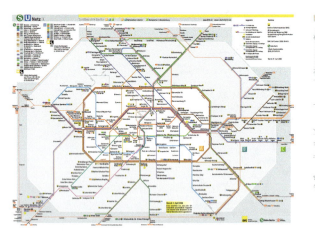 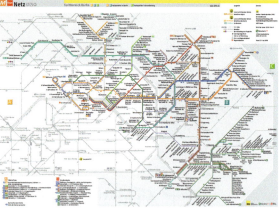

[1] Theorien beschreiben häufig das Gleiche, nutzen jedoch unterschiedliche Modelle, um verschiedene Aspekte aus derselben komplexen Wirklichkeit hervorzuheben. Damit helfen sie – wie ein Busfahrplan und ein U-Bahnplan derselben Stadt – bei der Orientierung.

Manche fragen sich, wozu ethische Prinzipien eigentlich gut sein sollen, wenn sie doch in der Alltagspraxis so wenig Beachtung finden. Ebenso wie die Pflege nicht nach einem festgelegten Schema durchgeführt werden kann, gibt es auch kein Patentrezept für das moralische Handeln und Urteilen. Gleichwohl ist es unerlässlich, sich über gute Pflege und moralische Grundsätze zu verständigen, sonst fehlen die Maßstäbe, an denen man sich ausrichten kann, und damit die Grundlage für eine kritische Reflexion der Berufspraxis.

Die Distanzierung von der konkreten Situation, die für die ethische Reflexion nötig ist, sollte nicht in dem Sinne missverstanden werden, dass man die Praxis quasi aus der Zuschauerinnenperspektive beurteilen könnte. Fundierte Urteile können wir nur aus der Teilnehmerinnenperspektive treffen – in dem Bewusstsein, dass auch wir von ähnlichen Problemen betroffen sein können. Sich als Mensch unter anderen Menschen zu sehen, der wie alle Menschen auf gegenseitige Anerkennung und Hilfe angewiesen ist, führt zu der Frage nach der Sicht des Menschen in der Ethik, zu den Verbindungen zwischen Ethik und Anthropologie.

Grundfragen des Menschseins: Ethik und Anthropologie 2.2

Oft ist im Zusammenhang mit Pflegeethik von Menschenbildern die Rede. Tatsächlich beeinflusst das Bild, das wir uns von Menschen und vom Menschsein machen, unser Verständnis von Gesundheit und Krankheit und damit auch von Pflege. Folgende Fragen können dabei leitend sein:

- Ist der Mensch von Natur aus gut oder schlecht?
- Sind Eigenschaften und Fähigkeiten durch die Gene vorab festgelegt oder bilden sie sich erst im Laufe der Entwicklung?
- Wo beginnt das schützenswerte menschliche Leben?
- Was geschieht mit der Seele, wenn wir sterben? Hört die Person nach dem Tod auf zu existieren?

Solche Grundfragen nach dem Wesen des Menschen sind Teil der philosophischen |Anthropologie, deren Fragen sich in der |kantischen Grundfrage „Was ist der Mensch?" zusammenfassen lassen. Fragen nach dem Wesen des Menschen sind Kernfragen der Philosophie und damit grundsätzlichere Fragen als die der anderen Wissenschaften, die jeweils nur begrenzte Aspekte des Menschseins erforschen.

So gibt es das wissenschaftliche Nachdenken über den Menschen als soziales Wesen (soziologische Anthropologie), über sein Seelenleben (psychologische Anthropologie), oder seine Möglichkeiten zu lernen und sich zu verändern (pädagogische Anthropologie).

Anthropologische Fragen, wie sie oben als Beispiele genannt werden, können ganz unterschiedlich beantwortet werden – je nachdem, welches Bild vom Menschen einem die eigene Weltanschauung und Erfahrung nahelegt.

Kant | 414

Anthropologie
Wissenschaft vom Menschen
anthropos, griech. = der Mensch

➤ Während in Deutschland unter „Anthropologie" vor allem die biologische Anthropologie verstanden wird, bedeutet „anthropology" im angelsächsischen Raum meist Kulturanthropologie oder Ethnologie (Völkerkunde). Sie erforscht die Sitten und Lebensformen verschiedener menschlicher Kulturen. Im 20. Jahrhundert hat sich infolge einer Auseinandersetzung mit den Humanwissenschaften die philosophische Anthropologie als Zweig der Philosophie herausgebildet.

Menschenbilder 7.4.2

Die Charakterisierung verschiedener Auffassungen vom Menschen als „Menschenbild" ist sinnvoll, um deutlich zu machen, wie weit sie auseinanderliegen können. Man darf jedoch nicht erwarten, Menschen und Gruppen (etwa „die Pflege" und „die Medizin") hätten einheitliche und festgeschriebene Menschenbilder, aus denen sich Handlungsgrundsätze ableiten ließen. Es ist eher so, dass Menschen je nach ihrem Hintergrund, ihren Erfahrungen und ihrer Weltanschauung sehr unterschiedlich zusammengesetzte Menschenbilder haben, die sich im Laufe des Lebens immer wieder ändern. Hier können Teile verschiedener Grundverständnisse vom Menschen, wie sie unten beschrieben sind, durchaus miteinander kombiniert sein.
Die Auffassung vom Menschen änderte sich auch im Lauf der Geschichte, es gab z. B.

- in der Antike das Ideal des freien Bürgers, der Mitverantwortung für das Gemeinwesen übernimmt,
- im Mittelalter die Idee des von Erbsünde belasteten Menschen, der sein Heil mehr im Jenseits als im realen Leben sah und
- zur Zeit der Aufklärung (18. Jahrhundert) die Vorstellung des unabhängigen, vernunftorientierten Menschen („Habe den Mut, dich deines eigenen Verstandes zu bedienen!", schrieb Kant, der selbst zu den Aufklärern gehörte).

Heute existieren entsprechend der Wertepluralität unserer Zeit viele verschiedene Auffassungen vom Menschen nebeneinander. Im Folgenden werden drei dieser „Menschenbilder" charakterisiert, um die Unterschiede bei der Beantwortung der oben genannten anthropologischen Fragen zu verdeutlichen.

Naturwissenschaftlich-rationalistisches Menschenbild

Bei einem naturwissenschaftlichen und vernunftorientierten Verständnis des Menschen stehen die Fähigkeiten des Menschen im Vordergrund, kraft seines Verstandes sich selbst und die Welt zu verstehen und zu verändern. Das Streben des Menschen nach immer größerem Wissen und der Erweiterung seiner Fähigkeiten gehört demnach zu seiner Natur, die an sich eher zum Guten neigt. Was Menschen „schlecht" macht, sind Dummheit und Unwissenheit. Menschliche Eigenschaften und Fähigkeiten werden zwar durch die Gene mitbestimmt, sind aber auch durch Erziehung zu beeinflussen (deshalb sind Aufklärung der Bevölkerung und Prävention wichtig). Die wichtigste moralische Forderung aus der Perspektive dieses Menschenbildes ist es, nach rationalen Begründungen und vernünftiger Verständigung zu streben.

Krankheit ist aus dieser Sicht eine Störung der normalen Körperfunktion, die durch Laborwerte und Apparate objektiviert werden kann und durch geeignete Maßnahmen der Medizin beseitigt wird.

Gebrechlichkeit ist ein großes Unglück, weil sie die Selbstbestimmung beeinträchtigt. Eventuell ist der Freitod einem langen Siechtum vorzuziehen.

Entsprechend wird auch Behinderung vor allem als Unglück für die betroffene Familie gesehen, das durch Prävention und medizinische Maßnahmen möglichst vermieden werden sollte.

Der Tod wird als Endpunkt des Lebens verstanden; ein Glauben an ein Weiterleben nach dem Tod gehört aus naturwissenschaftlich-rationalistischer Sicht in den Bereich der Mystik, der als irrational und spekulativ angesehen wird.

Humanistisches Menschenbild

Das humanistische Menschenbild hat viel mit dem naturwissenschaftlich-rationalistischen gemeinsam, betont aber stärker die gegenseitige Anerkennung aller Menschen, ihre Verwiesenheit auf Gemeinschaft und die Solidarität mit den Schwachen. Diese Solidarität und die grundsätzliche Gleichberechtigung aller Menschen sind die moralischen Grundsätze, die sich aus dieser Sicht des Menschen ergeben.

Die Grundauffassung vom Menschen ist positiv: Er ist von Natur aus gut, Schlechtigkeit entsteht vor allem durch ungünstige Umstände wie Armut oder Mangel an Bildung und Lebenschancen. Neben den sehr wichtigen Umfeldfaktoren wie soziale Verhältnisse, Bildung, Familie und Gemeinschaft wird der Einfluss genetischer Faktoren auf die Fähigkeiten und Eigenschaften des Menschen anerkannt.

Krankheit ist aus humanistischer Sicht nicht nur ein medizinisch-naturwissenschaftliches Phänomen, sondern betrifft den ganzen Menschen. Deshalb sollen in der Heilkunde die naturwissenschaftlichen Ansätze durch „ganzheitliche" Konzepte ergänzt werden. Gebrechliche und Behinderte werden durch die Solidarität ihrer Mitmenschen und der Gemeinschaft getragen und können ihrerseits der Gemeinschaft positive Impulse geben.

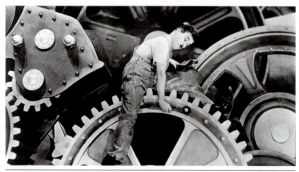

[1] Charly Chaplin ironisiert in seinem Film „Modern Times" (1936) die Gleichsetzung von Mensch und Maschine.

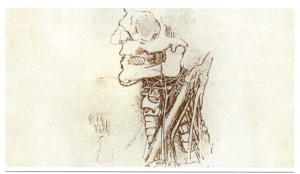

[2] Leonardo das Vinci (1452–1519) revolutionierte das mittelalterliche Menschenbild, indem er Sektionen durchführte und mit seinen anatomischen Zeichnungen das Innere des Menschen sichtbar machte.

Christliches Menschenbild

Während die naturwissenschaftliche und humanistische Sicht des Menschen eher |säkular sind, d.h. keine religiösen Auffassungen einbeziehen, verändert der christliche Glaube (ebenso wie der Glaube anderer Religionen) die Sicht auf den Menschen. Der Mensch ist nach christlicher Auffassung nicht nur von Gott geschaffen, sondern jeder ist in seiner Einzigartigkeit auch von Gott gewollt und angenommen.

Der Mensch ist von Natur aus gut, aber fehlbar. Gottes Geist hilft ihm, gut zu leben und zu handeln, und Gott vergibt ihm seine Fehler, wenn er sich um Glauben und gutes Handeln bemüht. Eigenheiten und Fähigkeiten sind dem Menschen von Gott gegeben. Sie gehören nicht der einzelnen Person, sondern alle sollen sie in den Dienst der Schwächeren stellen. Der Einfluss von Genen und Erziehung wird gleichwohl anerkannt.

Die wichtigste moralische Forderung ist das Gebot der Nächstenliebe: „Liebe deinen Nächsten wie dich selbst." Aus dem Gebot der Nächstenliebe ergibt sich der Auftrag, Kranken und Schwachen zu helfen. Der christliche Gott ist kein Gott der Starken, sondern vor allem der Schwachen und Benachteiligten.

Da aus christlicher Sicht alles menschliche Leben von Gott kommt, wird Behinderung als eine von vielen Formen menschlichen Lebens akzeptiert. Der Sinn des Lebens liegt nicht in den Fähigkeiten, die jemand hat, sondern in dem Geschaffensein durch Gott.

Nach christlicher Vorstellung ist der Tod nicht das Ende, sondern wird überwunden im Glauben an ein ewiges Leben.

Die Typisierung dieser drei Auffassungen vom Menschen zeigt die Begrenztheit |statischer Menschenbilder. Es gibt nicht das eine wissenschaftliche, humanistische oder christliche Menschenbild, sondern jeder Mensch hat sein eigenes Bild vom Menschsein mit vielen Facetten, das sich im Lauf des Lebens verändert. Deshalb sind derartige Definitionen nur sinnvoll, um Unterschiede und Einflussfaktoren auf die Sicht des Menschen deutlich zu machen.

säkular
weltlich, von der Religion losgelöst

statisch
starr, unbeweglich

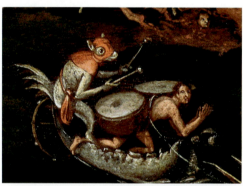

[3] Die Angst vor der Hölle als Bestrafung für Sünden wurde in der mittelalterlichen Kunst in vielen Formen dargestellt. Gemälde von Hieronymus Bosch (1450–1516)

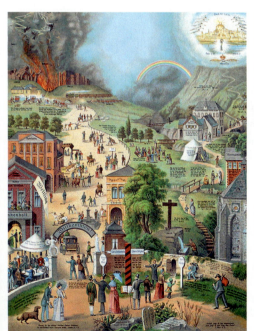

[4] Das Bild vom schmalen und breiten Pfad soll verdeutlichen, dass der mühevolle Weg eines gottgefälligen Lebens zur Erlösung und der bequeme Weg weltlichen Vergnügens in die Verdammnis führt. Gemälde von Charlotte Reihlen (1805–1868)

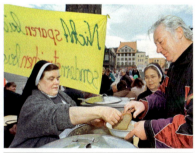

[5] Die Kirchen engagieren sich heute für sozial Schwache, z. B. für Obdachlose.

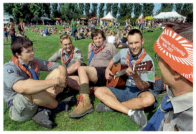

[6] Für junge Menschen kann Kirche ein attraktiver Ort der Begegnung sein, wie hier auf dem Kirchentag in Osnabrück.

> Berufliches Selbstverständnis entwickeln

2.2.2 Grundbedingungen des Menschseins

Conditio humana
Grundbedingungen des Menschseins

Ebenso wichtig wie die Unterschiede sind die gemeinsamen Grundbedingungen des Menschseins, welche die |Conditio humana ausmachen. Die philosophische Ethik richtet ihre Aufmerksamkeit weniger auf Menschenbilder, sondern auf diese anthropologischen Grundbedingungen, die das Menschsein immer schon bestimmen und überhaupt erst ermöglichen. Die folgenden Grundbedingungen stellen eine für die Pflege relevante Auswahl dar:

- Leiblichkeit,
- Sprache,
- Abhängigkeit von Gemeinschaft und
- Zeitlichkeit und Endlichkeit.

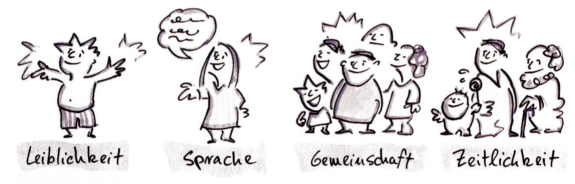

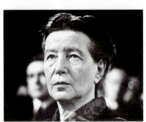

[1] Simone de Beauvoir (1908–1986), französische Philosophin

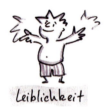

Ohne diese Bedingungen wäre unsere menschliche Existenz gar nicht möglich oder vorstellbar. Es lässt sich letztlich nicht vorstellen, was es bedeuten würde, als rein geistiges Wesen ohne Leib oder Körper zu existieren. Wie es sein könnte, wenn die Menschen unsterblich wären, hat Simone de Beauvoir in ihrem Roman „Alle Menschen sind sterblich" zu erfassen versucht. Ihr Fazit: Ohne Endlichkeit verliert das Leben seinen Sinn.

Die Grundbedingungen des Menschseins werden hier mit ihrer Bedeutung für die Aufgaben der Pflege und ihre Ethik kurz erläutert.

Leiblichkeit

Spricht man vom menschlichen Körper, so ist meist nur der physisch-biologische Organismus gemeint. Körper, Seele und Geist werden so als voneinander getrennt wahrgenommen. Der etwas altmodisch klingende Begriff des Leibes ist weiter gefasst und sollte schon deshalb nicht in Vergessenheit geraten. In der philosophischen Anthropologie wird zwischen dem Leib *als Leib* und dem Leib *als Körper* unterschieden. Der Leib als Körper kann zum Gegenstand wissenschaftlicher Untersuchung und medizinischer oder pflegerischer Behandlung werden.

Der Leib als Leib dagegen wird nur durch Selbsterfahrung (Empfindungen) oder in der Begegnung mit anderen (Berührung, Lachen) erfahren. Der philosophische Anthropologe Helmut Plessner hat diesen Unterschied folgendermaßen auf den Punkt gebracht: „Ich *habe* einen Körper, aber ich *bin* mein Leib."

Der Leib ist Teil der Identität; wir drücken uns leiblich aus (Stimme, Bewegung, Haltung). Gleichzeitig ist der Leib ein Medium der Wahrnehmung (durch die Sinne), des Handelns (Bewegen, Hantieren, Sprechen) und der Kommunikation (Gesten, Mimik, Stimme). Auch das Denken und Fühlen ist nicht von der Leiblichkeit zu trennen, besonders deutlich empfindet man diese Verbindung beim „Herzklopfen" bei Verliebtheit oder Vorfreude, bei Lampenfieber, „lähmender Angst", dem „flauen Gefühl im Bauch", oder wenn uns eine Erkenntnis „durchfährt".

Ethische Herausforderungen für Pflegende

Der Körper wurde in der europäischen Kultur lange Zeit als Gegensatz von Geist bzw. Seele angesehen und diesen beiden völlig untergeordnet. Eine solche Entgegensetzung wird **Dualismus** genannt. Der Dualismus von Körper und Geist führte zu einer Entwertung des Körperlichen und damit auch des Sinnlichen und der Sexualität. Als Gegenbewegung entstand ein Körperkult, der in der Freikörperkultur um 1900 seinen Anfang nahm und heute noch andauert – man denke nur an Fitness-Wahn und an Körperveränderungen durch kosmetische Chirurgie, Piercings und Tattoos. Der Körper wird hier wie ein Kunstwerk verstanden, das man nach den eigenen Wünschen gestalten und „stylen" kann [Abb. 2, Mitte].

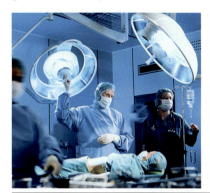 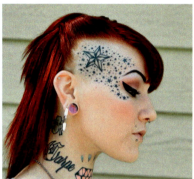 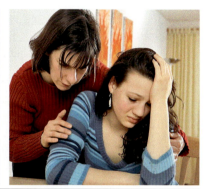

[2] Unterschiedliche Körperkonzepte von links nach rechts: als Gegenstand einer Behandlung, als Stylingobjekt, als empfindender Leib

Unabhängig von dieser Geringschätzung und Überschätzung des Leiblichen im Lauf der Geschichte ist die leibliche Dimension eine der wichtigsten Grundbedingungen des Menschseins. Jeder hat schon einmal erfahren, wie hilflos uns körperliche Einschränkungen und Krankheiten machen. Sie berühren uns existenziell, denn wir verlassen uns gewöhnlich einfach darauf, dass unser Körper funktioniert. Er ist die Grundlage unseres Lebens.

Das pflegerische Aufgabenfeld zeichnet sich durch eine große „Leibnähe" aus. Mehr als andere Gesundheitsberufe hat es die Pflege unmittelbar mit leiblichen Bedürfnissen und mit der Wahrnehmung körperlicher Anzeichen für Krankheiten zu tun: beim Essen und Trinken, Ausscheiden, Bewegen, bei der Beobachtung der Atmung, des Schlafens, der Körpertemperatur. Der größere Teil der Lebensaktivitäten, bei denen die Pflege Unterstützung leistet, gehört zur Dimension der Leiblichkeit.

Deshalb gehört es auch zu den besonderen professionellen Fähigkeiten von Pflegenden, eigene leibliche Wahrnehmungen einzuordnen und zu kommunizieren. Es geht um die leibliche Resonanz, die Schmerz und Erschütterung von Kranken bei Pflegenden hervorrufen können, jene „komische Verbindung", wie es einmal ein Intensivpfleger beschrieb. Dass man bei einer Bewusstlosen etwas von Lebenswillen oder aber das Nachlassen der Lebensenergie leiblich spüren kann, nennt Rainer Wettreck „Synästhesie". Damit ist eine Art leiblichen Mitfühlens gemeint, die von den Pflegenden neben den „objektiven" Beobachtungsparametern ebenfalls wichtig genommen werden sollten. Dazu gehört aber auch die professionelle Fähigkeit, mit eigenen Empfindungen und Wahrnehmungen umzugehen, sie einzuordnen und mitzuteilen.

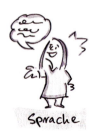

Sprache

Der Mensch hat immer schon verschieden ausdifferenzierte sprachliche Zeichen zur Verständigung benutzt. Sprache ist Voraussetzung für Denken, denn alles Denken findet in sprachlicher Form und in Begriffen statt.

Begriffe sind ähnlich wie Theorien Abstraktionen von der Wirklichkeit. Auch Krankheitsbezeichnungen und Laborparameter sind Begriffe. Sie stehen aber nicht für die ganze Lebensrealität der Betroffenen, sondern für den medizinischen Umgang damit.

Das Sprechen über Krankheit kennt auch andere als medizinische Ausdrücke. Umgangssprachliche und früher gebrauchte Bezeichnungen für Krankheiten spiegeln ein unmittelbares Verständnis: benannt wird, was auffällt (z. B. Schwindsucht = *Tuberkulose*; Fallsucht = *Epilepsie*). In der medizinischen und auch pflegerischen Realität besteht oft die Gefahr, dass die Darstellung und Erfahrung der Krankheit durch die Kranken selbst als „bloß subjektiv" entwertet und nicht genügend ernst genommen wird.

Der Wunsch und die Notwendigkeit zur Verständigung mit anderen verweist auf eine weitere Grundgegebenheit des Menschseins, das Angewiesensein auf Gemeinschaft. Das gilt unter Bedingungen der Krankheit, der Hilfsbedürftigkeit in ganz besonderem Maße. Die Kommunikation mit Patientinnen, der |Dialog – und zwar gerade in einer nicht medizinischen, sondern umgangssprachlichen Form – hat daher in ethischer Hinsicht eine hohe Bedeutung, die unter anderem in |ethischen Fallbesprechungen zum Ausdruck kommt.

Dialog | 432
ethische Fallbesprechung | 438

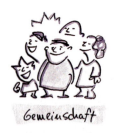

Abhängigkeit von Gemeinschaft

Der Mensch ist ein „Animal sociale", ein soziales Wesen, so beschrieb es schon Aristoteles. Die grundsätzliche Abhängigkeit von anderen Menschen zeigt sich besonders deutlich am Anfang und am Ende des Lebens. Ohne die Zuwendung der Eltern/Bezugspersonen kann ein Neugeborenes nicht überleben, es lernt die Sprache und alle menschlichen Tätigkeiten und Verhaltensweisen von ihnen. Aber auch für die Erwachsenen gilt: „Niemand ist eine Insel". Dieser Ausspruch ist den meisten zwar eher bekannt als Buchtitel von Johannes Mario Simmel oder Ernest Hemingway, stammt jedoch aus einem Zitat des englischen Schriftstellers John Donne:

> „Kein Mensch ist eine Insel, ein Ganzes in sich selbst; jeder Mensch ist ein Stück des Kontinents, ein Teil der weiten Erde; wenn ein Erdklumpen weggespült wird vom Meer, ist Europa geringer geworden (...); der Tod eines jeden Menschen vermindert mich, denn ich bin verflochten mit der Menschheit; und darum schick beim Totengeläut keinen aus, zu fragen, wem die Stunde schlägt; denn sie schlägt dir."
>
> JOHN DONNE (1623): *Devotions*

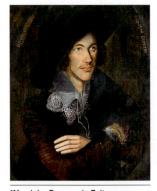

[1] John Donne, ein Zeitgenosse Shakespeares, schrieb 1623 während einer schweren Erkrankung das Andachtsbuch „Devotions". Er ist außerdem für seine erotischen Liebesgedichte bekannt.

Selbst wenn die Autonomie heute ein hohes Ideal ist und jeder Mensch das eigene Leben auf die je eigene Art gestalten will, bleibt die Abhängigkeit von der Gemeinschaft eine Grundtatsache.

Mit Gemeinschaft ist zum einen das persönliche soziale Umfeld gemeint, also Familie, Freundinnen, Bekannte und Kolleginnen. Gemeinschaft ist zum anderen auch als soziale Gemeinschaft zu verstehen: Wir sind angewiesen auf eine Gesellschaft und einen Staat. Der Staat organisiert das Zusammenleben, schafft Gesetze und Gerichte und sorgt für eine Infrastruktur (Wasser, Strom, Transportwege), die den unentbehrlichen Rahmen für das Leben der einzelnen Bürgerinnen sichert. Die Gesellschaft ist arbeitsteilig, deshalb gibt es verschiedene Berufe. Mit der Fürsorge für Krankheit und Behinderte hat die Gesellschaft die Gesundheitsberufe beauftragt. Damit schaffen Staat und Gesellschaft den Rahmen für das Handeln der einzelnen Pflegekräfte, der Ärztin oder der Physiotherapeutin.

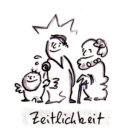

Zeitlichkeit – Endlichkeit

Wir leben und existieren in den drei Dimensionen der Vergangenheit (Erinnerung), der Gegenwart und der Zukunft (Erwartung, Hoffnung, Furcht). Diese Dimensionen der Zeiterfahrung bekommen unter Bedingungen der Krankheit eine besondere Bedeutung und ändern sich mit zunehmendem Alter: Wie geht es mir jetzt? Wie viel Zeit bleibt mir noch? Was ist zu hoffen, zu befürchten? Alles Leben ist von Rhythmen und Zeitabschnitten geprägt. Für den Menschen sind dies Tag und Nacht, die Jahreszeiten, die Lebensalter. In der modernen Gesellschaft ist das Leben zudem in besonderem Maße von Kalender und Uhr geprägt. Durch die kulturelle und industrielle Entwicklung wird die Zeitlichkeit des Lebens heute vor allem als Zeitdruck empfunden, die sich in Hektik, Terminen oder Zeitmangel äußert. Zeit wird oft nicht mehr wirklich als Vergangenheit, Gegenwart und Zukunft erfahren, sondern als etwas betrachtet, das man hat oder nicht hat oder worüber man verfügen, das man einteilen muss.

Wer von Zeitmangel spricht, hat für den Tag (oder für sein ganzes Leben) mehr vor, als in der gegebenen Zeit zu schaffen ist. Die allgemeine Betriebsamkeit überspielt die schlichte Tatsache, dass unser Leben endlich ist, dass wir nicht alles verwirklichen können, was uns vorschwebt, sondern dass wir auswählen, Schwerpunkte setzen, uns entscheiden müssen.

Das Wissen um die eigene Endlichkeit und Sterblichkeit wird von vielen als Last gesehen und verdrängt. Mit solchen Verdrängungsmechanismen hat es die Pflege oft zu tun. Die Tabuisierung des Todes und der Endlichkeit führt zu Sprachlosigkeit und zu Vereinsamung der Betroffenen. Sie führt auch zu der Vorstellung, Leiden und Sterben sei „sinnlos" und sollte am besten durch die Medizin überwunden werden. Auch wenn es im Einzelfall nachvollziehbar ist, dass jemand an Krankheit und Leiden verzweifeln kann, berichten doch viele Menschen, dass gerade die Konfrontation mit Leiden und Tod ihnen den Sinn ihres Lebens nachdrücklich deutlich gemacht hat.

„Lehre uns bedenken, dass wir sterben müssen, auf dass wir klug werden!"

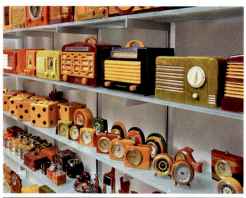
[2] Zeitlichkeit

Diese christliche Weisheit, formuliert im 90. Psalm (Vers 12), ist eine anthropologische Grundeinsicht. Eingedenk unserer Sterblichkeit werden wir tatsächlich klüger, denn mit der Anerkennung der Endlichkeit des Lebens verbindet sich auch die Einsicht der Begrenztheit unseres Wissens, unserer Beziehungen, Pläne und Ideen. Diese Einsicht macht uns bescheidener, gelassener – kurz: klüger.

Endlichkeit und Sterblichkeit gehören nicht nur zu den Grundbedingungen des Menschseins, sondern auch zu seinen Sinnbedingungen. Der Tod ist Teil des Lebens, ohne ihn ist menschliches Leben unvollständig.

Die Pflege ist eine sehr menschennahe Tätigkeit, die mit der Gebrechlichkeit und Hilfsbedürftigkeit der Kranken ebenso konfrontiert ist wie mit existenziellen Fragen nach dem Sinn des Lebens. Pflegende erleben mit, wie bei ihren Patientinnen durch Krankheit oder Leiden das ganze Lebenskonzept ins Wanken gerät und begleiten sie auf der Suche nach neuen Wegen. Voraussetzung dafür ist, dass sie sich selbst mit existenziellen und ethischen Fragen auseinandersetzen.

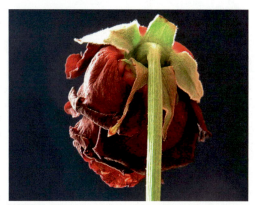
[3] Endlichkeit

2.3 Ethische Prinzipien

[1] Prinzipien

Prinzipien von Beauchamp und Childress | 417

Wenn wir versuchen die Prinzipien zu formulieren, auf die sich unser Moralverständnis gründet, fällt es zunächst schwer, dafür Begriffe zu finden. Die Menschenwürde als oberster Grundsatz der Verfassung liegt nahe. Dann aber wird es schwierig: Welche Prinzipien könnten konsensfähig sein? Was ist der allgemeingültige Kern der Moral?

Entsprechend dieser Unsicherheit gibt es eine große Bandbreite an Vorschlägen, wie ethische Prinzipien zu formulieren sind. Die vier |Prinzipien von Beauchamp und Childress sind dafür ein Beispiel. Bevor man sich in Auseinandersetzungen darüber verliert, welche Prinzipienliste nun die „richtige" ist und allgemeine Gültigkeit beanspruchen kann, sollte man sich klarmachen, dass Prinzipien nichts weiter sind als begriffliche Hilfskonstrukte. Sie sollen die ethische Reflexion erleichtern, indem sie dafür Bezugspunkte und Kriterien bieten. Prinzipien sind abstrakt. Ohne Bezug zu einer konkreten Fragestellung sind sie nichts als schöne Worte. Die Prinzipien sind auch nicht in dem Sinn „anwendbar", dass sich aus ihnen sozusagen von selbst die richtigen Handlungsgrundsätze ergeben. Um zu entscheiden, welche Grundsätze für eine konkrete Situation gelten sollen, muss eine sorgfältige Reflexion mit allen Beteiligten erfolgen, bei der die Bedeutung der ethischen Prinzipien für diese Situation erfasst wird.

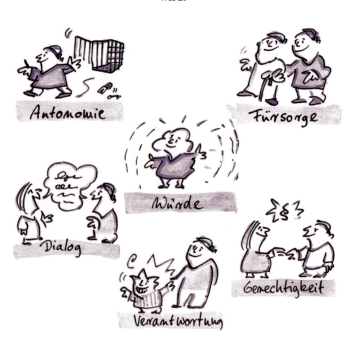

Im Folgenden werden sechs Prinzipien vorgestellt, die in ihrer Gesamtheit das erfassen, was im Gesundheitswesen und in der Pflege moralisch auf dem Spiel steht und für eine moralisch gute Praxis besonders wichtig ist. Diese Prinzipien sind insofern allgemeingültig, als sie die genannten Grundbedingungen des menschlichen Lebens aufnehmen, die zugleich den Rahmen für ethische Reflexion bilden müssen.

Die Prinzipien sind übergeordnete Moralgrundsätze, sie lassen sich nicht 1:1 auf Situationen übertragen, sondern müssen zunächst in ihrer Bedeutung für eine bestimmte Situation oder Fragestellung mit Inhalt gefüllt werden.

Wenn beispielsweise eine Patientin die Einnahme eines Medikaments ablehnt, das eine Pflegerin ihr bringt, so kann das im Licht der verschiedenen Prinzipien unterschiedliche Handlungsweisen nahelegen.

Die Ablehnung ist einerseits Ausdruck der Autonomie der Patientin. Wenn die Respektierung der Autonomie als wichtigster Handlungsgrundsatz gilt, könnte die Pflegerin die Ablehnung der Patientin zur Kenntnis nehmen und in der Dokumentation vermerken. Aber andererseits wird sie damit ihrer Verantwortung für das Wohl der Patientin und ihrer Pflicht zur Fürsorge nicht gerecht. Mit dem Dialogprinzip als Handlungsgrundsatz würde man sich mit der Ablehnung nicht einfach zufriedengeben, sondern die Ursache zu erkunden versuchen, sozusagen nach der „Botschaft hinter der Botschaft" suchen. Erst die Zusammenschau dieser Eindrücke und Prinzipien ermöglicht eine differenzierte Reflexion, die aber noch kein Patentrezept, sondern nur einen ersten Hinweis für das richtige Handeln liefert.

Würde

2.3.1

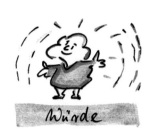

Die Würde des Menschen ist ein Grundbegriff der Ethik im abendländischen Denken. Geschichtlich hat sie ihren Ursprung in der spätantiken Ethik und in der christlichen Idee der Gottesebenbildlichkeit (Gott schuf den Menschen nach seinem Bilde; ein Zeichen der Nähe Gottes zum Menschen). Gemeinsam ist beiden Traditionen: Die Würde kommt dem Menschen allein auf Grund seines Menschseins zu, ohne jede Bedingung, also z. B. auch dem Straftäter, so sehr er auch seine Würde im Sinne sozialer Ehre verloren hat.

Der Grund der Würde wurde vor allem in der Vernunftfähigkeit des Menschen gesehen. Damit ist allerdings die Gefahr verbunden, den Menschen die Würde abzusprechen, die zu Vernunftleistungen nicht fähig sind. Wie steht es mit der Würde von Embryonen, ungeborenen Kindern, schwer geistig Behinderten, Menschen im Koma oder Verstorbenen? Diese Fragen sind in den gegenwärtigen medizinethischen Debatten sehr umstritten.

Kant beschrieb die umfassende Geltung der Würde so: „Handle so, dass du die Menschheit, sowohl in deiner Person, als in der Person eines jeden anderen, jederzeit zugleich als Zweck, niemals bloß als Mittel brauchst." Diese Abwandlung des kategorischen Imperativs wird „Selbstzweckformel" genannt. Kant betont darin, dass jeder Mensch für sich selbst einen Wert hat (d. h. ein „Zweck" ist), und formuliert die Grundlage für die gegenseitige Achtung aller Menschen als Person und damit die Pflicht, einander in seinen Eigenheiten zu respektieren und die Rechte der anderen zu achten.

Übrigens sagt Kant damit nicht, dass man einen Menschen *nie* „als Mittel brauchen" darf, z. B. indem man sich das zu Nutze macht, was jemand gut kann. Man soll aber die anderen nicht *ausschließlich* („bloß") als Mittel ansehen. Damit wendet sich Kant auch dagegen, Menschen zum Objekt zu machen oder wie ein Ding zu behandeln. Aus Kants Sicht gilt diese Forderung auch für den Umgang mit Kindern oder Verstorbenen. Wir missachten bzw. achten z. B. die Würde eines Verstorbenen, wenn wir wissentlich Unwahrheiten über ihn verbreiten bzw. ihn gegen „böse Nachrede" verteidigen.

Die dem Menschen eigene grundsätzliche Würde ist unverlierbar, sie ist „unantastbar", wie es in Artikel 1 des Grundgesetzes der Bundesrepublik Deutschland heißt, auch wenn die Würde in konkreten Lebenssituationen bedroht und verletzbar sein kann, vor allem bei Gebrechlichkeit und Krankheit. Die körperliche Schwäche macht abhängig von den Helfenden; auch der Verlust der Fähigkeit, über sich selbst zu bestimmen, wird als Würdeverlust erlebt. Umso mehr ist die Kranke darauf angewiesen, dass andere für sie stellvertretend in ihrem Interesse und gemäß ihrem Willen tätig werden und so ihre Würde achten. Auch wenn sie ihren Willen aktuell nicht mehr äußern kann, gibt es eine Reihe von Möglichkeiten, ihn zu ermitteln: Testament, Patientenverfügung, Organspendeausweis, Gespräch mit Angehörigen, nonverbales Verhalten (z. B. Ablehnung von Essen, Zeichen der Zufriedenheit) usw. Hier zeigt sich der enge Zusammenhang zwischen Würde und Autonomie.

Wenn Pflegende sich an der Würde als ethischem Prinzip orientieren, machen sie es sich zum Grundsatz, die Patientin als Person zu achten, sie nicht zur Nummer zu machen und sie nicht als Objekt zu behandeln. Das bedeutet konkret z. B.,

- den Menschen nicht auf seine Krankheit und Pflegebedürftigkeit reduziert zu betrachten, sondern seine Geschichte und sein Umfeld mit wahrzunehmen,
- gegen alle Formen der „Fließband-Pflege" einzutreten, durch die Patientinnen zur Nummer gemacht werden und
- auch in der Sprache den Respekt vor der Person zu wahren. Ein Mensch ist kein Fall, und er hat einen Namen. Deshalb sollte er nicht immer nur als „Patientin" bezeichnet werden.

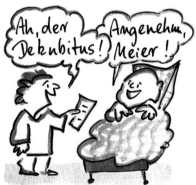

2.3.2 Autonomie

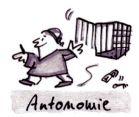

Autonomie wird oft auf das Recht auf Selbstbestimmung und Selbstverwirklichung reduziert. Bei diesem Verständnis steht das Individuum mit seinem individuellen Willen und seinen Bedürfnissen im Vordergrund. Die ursprüngliche Bedeutung von Autonomie ist jedoch umfassender. Autonomie (von griech. *autos* = Selbst und *nomos* = Gesetz) meint eigentlich Selbstgesetzlichkeit und bezieht sich auf den Menschen, der freiwillig moralische Grundsätze achtet. In diesem Sinn bedeutet Autonomie also nicht uneingeschränkte Selbstbestimmung, sondern die freiwillige Bindung an moralische Grundsätze und damit auch eine **Selbstbeschränkung**.

Für die Ethik im Gesundheitswesen ist der Aspekt der Selbstbestimmung jedoch sehr wichtig, weil diese in den Abläufen und Traditionen des Gesundheitswesens an vielen Stellen bedroht ist. Die „mündige Patientin" wird zwar oft gefordert, aber wenn eine Patientin wirklich einmal gut informiert und kritisch ist, wird sie sowohl von Pflegenden als auch von Ärztinnen schnell als „schwierige Patientin" abgestempelt. Dass kritische Patientinnen so unerwünscht sind, liegt an der paternalistischen Tradition der Gesundheitsberufe. Die Fachleute wissen es eben am besten, und so wird die Pflege nach Standard durchgeführt, auch wenn die Patientin das nicht will. Paternalismus hat auch viel mit Macht zu tun: Vielen Pflegenden und Ärztinnen fällt es schwer, die Eigenheiten und Wünsche einer Patientin ernst zu nehmen, vor allem dann, wenn sie den pflegerischen oder medizinischen „Regeln der Kunst" zuwiderlaufen.

Das Recht auf Selbstbestimmung ist jedoch gesetzlich verankert: Ohne Einverständnis der Patientinnen dürfen weder medizinische noch pflegerische Maßnahmen durchgeführt werden. Auch das Recht auf angemessene Information und Aufklärung ist gesetzlich festgeschrieben. In der Praxis kommen dennoch viele Verstöße gegen die Autonomie vor, und sie führen immer öfter zu gerichtlichen Auseinandersetzungen. Die Furcht, juristisch belangt zu werden, hat zu einer Verrechtlichung geführt: Statt eines ausführlichen Aufklärungsgespräches bekommt die Patientin einen umfangreichen Aufklärungsbogen, den sie unterschreiben soll. Dies dient aber eher der Absicherung der Ärztinnen als der Information der Patientinnen.

Viele Pflegende kritisieren die oft unzureichende Aufklärung der Patientinnen und die Missachtung deren Willens durch Ärztinnen. Wie aber steht es mit der Respektierung der Patientenautonomie in der Pflege? Dass auch Pflegemaßnahmen nur mit Einwilligung der Patientinnen zulässig sind, hat sich noch nicht überall herumgesprochen. So werden Patientinnen zwangsweise gewaschen, mobilisiert, „gefüttert" und „abgeführt".

Weil die Pflege die menschlichen Grundbedürfnisse sichert, wird oft stillschweigend davon ausgegangen, dass die Patientinnen mit der Grundversorgung einverstanden sind. Jeder Mensch hat aber das Recht, auch gegen die fachliche Überzeugung der Helfenden, sein eigenes Wohl festzulegen, er hat sogar das Recht auf Unvernunft! Natürlich kann hier eingewandt werden: „Aber das geht doch nicht, wenn einer das Waschen tagelang verweigert oder nicht mehr essen will!"

Es geht schon – die Betreffende handelt zu Hause eventuell ebenso. Aber wir können uns aus fachlichen und moralischen Gründen nicht ohne Weiteres damit zufriedengeben. Würden die Pflegenden bei einer Ablehnung von Pflegemaßnahmen in die Dokumentation schreiben: „Herr X. verweigert trotz Beratung die Körperpflege und Mobilisation", so hätten sie sich zwar rechtlich abgesichert – aber den Patienten mit seiner Autonomie alleingelassen. Hier zeigt sich die Wichtigkeit der anderen Prinzipien, in diesem Fall Fürsorge und Dialog. Fürsorglichkeit bedeutet hier nicht, die Patientin zu überreden, sondern ihren Widerstand zu respektieren und dialogisch zu erkunden, was vielleicht hinter dieser Weigerung steht: Angst, Ärger, Resignation oder Wunsch nach Zuwendung?

Paternalismus
Der Begriff nimmt die fürsorgliche Haltung von Eltern/Bezugspersonen, die ja anfangs oft für ihr Kind entscheiden müssen, als Beispiel für eine bevormundende Grundhaltung von Expertinnen. So meinen Ärztinnen und Pflegende oft, grundsätzlich besser als die Patientin zu wissen, was für diese gut ist. („*Doctor knows best*")
pater, lat. = Vater

Macht | 614

Rechtliche Rahmenbedingungen | 261

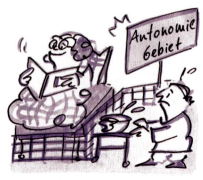

Fürsorge

2.3.3

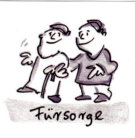

Die Fürsorge ist in Verruf gekommen, denn sie wird nicht selten mit Entmündigung und Bevormundung gleichgesetzt. Das ist aber wiederum ein verengtes Verständnis, denn Fürsorge ist eine anthropologische Grundtatsache. Wir wissen, dass wir alle verletzlich und aufeinander angewiesen sind, und wir empfinden Solidarität und Mitgefühl mit Kranken und Schwachen. Der Philosoph Wilhelm Kamlah formulierte in seiner philosophischen Anthropologie die Fürsorge als „praktische Grundnorm der Ethik": „Beachte, dass die Anderen bedürftige Menschen sind wie du selbst und handle demgemäß!"

Diese Sorge füreinander muss keineswegs bevormundend sein – im Gegenteil, denn Bevormundung ist keine gute Fürsorge, sondern eine Überbewertung des eigenen Standpunktes. Wohlverstandene Fürsorge muss Respekt vor der Hilfsbedürftigen beinhalten und damit auch Respekt vor ihrer Autonomie.

Autonomie und Fürsorge sind also keineswegs Gegensätze, wie so oft angenommen wird. Allerdings kann sich bei der Reflexion moralischer Probleme durchaus die Frage stellen, ob hier eher das Prinzip der Autonomie oder das der Fürsorge im Vordergrund steht, z. B. wenn ein psychisch kranker Mensch fixiert werden soll oder wenn ein verwirrter alter Mensch nicht mehr essen möchte. Ob man für jemanden entscheiden darf bzw. „fürsorglich" einen geäußerten Wunsch missachten darf, kann im Einzelfall nur durch gemeinsame Beratung aller, die die Patientin versorgen, und der Angehörigen geklärt werden. Fürsorge muss an der Autonomie der Patientin ausgerichtet sein, damit sie ethisch rechtfertigbar ist. Ob das der Fall ist, kann ein Gedankenexperiment klären: Man stelle sich die Frage, ob die Patientin, wenn sie wieder bei vollem Bewusstsein wäre, nachträglich dem zustimmen könnte, dass man ihren aktuellen Willen missachtet hat.

Fürsorge ist ein wichtiger Teil der pflegerischen Aufgabe, denn diese beinhaltet Solidarität, Teilnahme und Parteinahme für Kranke und Schwache.

Pflegende setzen sich gegenüber Ärztinnen oder Angehörigen für die Patientinnen ein, die dazu selbst nicht die Kraft haben. Durch die große Nähe der Pflegenden zu den Patientinnen können diese sich oft gut in die Befindlichkeit der Kranken einfühlen. Fürsorge ohne Respektierung der Autonomie ist jedoch übergriffig und moralisch zu kritisieren. Autonomie ohne Fürsorglichkeit dagegen rutscht leicht in Gleichgültigkeit ab.

Um mit „eigenwilligen" Patientinnen humorvoll und wertschätzend umzugehen und kreativ nach Lösungen suchen zu können, bedarf es persönlicher Fähigkeiten der Pflegenden, deren Grundlage die **Selbstsorge** ist.

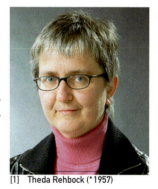

[1] Theda Rehbock (*1957)

Selbstsorge bedeutet, mit sich selbst freundlich umzugehen, auf das eigene Wohl und die eigenen Belastungsgrenzen zu achten, eigene Gefühle ernst zu nehmen und Ausgleich zu den Belastungen der Arbeit zu suchen.

Wie soll jemand, der sich selbst nicht achtet, andere achten; jemand, der die eigenen Grenzen nicht kennt, die Grenzen anderer anerkennen? Wie kann jemand, der sich selbst nicht mag, gut zu anderen sein? Wer sich selbst vergisst, der verfehlt vor lauter guten Absichten seine moralischen und fachlichen Ziele. Deshalb ist das traditionelle Pflege-Ideal der Selbstaufopferung und Selbstlosigkeit auch moralisch zu kritisieren. Wer sich selbst nichts gönnt und sich selbst nicht ernst nimmt, wird unfreundlich, verbittert und zynisch. So jemand ist ein schlechter Helfer.

Gerade weil die Fürsorge für die Pflege so wichtig ist, muss geklärt werden, was *gute* Fürsorge ist. Die Philosophin Theda Rehbock fordert eine Fürsorge ohne Paternalismus und ohne Selbstaufopferung, eine Fürsorge also, die die Autonomie respektiert und auf der Selbstsorge der Helfenden beruht [Abb. 1].

2.3.4 Gerechtigkeit

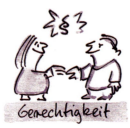

Gerechtigkeit gilt schon seit der Antike als wichtige Tugend. Aristoteles unterschied zwischen

- Gerechtigkeit im Sinne von Rechtmäßigkeit, d. h., gerecht ist es, den Gesetzen zu folgen,
- Verteilungsgerechtigkeit; hier geht es um die Verteilung knapper Güter (z. B. Geld, Zeit, Zuwendung). Bei der Verteilung dieser Güter gibt es verschiedene Gerechtigkeitsauffassungen:
  – allen das Gleiche
  – Verteilung nach Leistung
  – Verteilung nach Bedürftigkeit und
  – ausgleichender Gerechtigkeit (fairer Tausch, faire Strafen).

Diese Vorstellungen prägen noch heute das Verständnis von Gerechtigkeit. Hier geht es nicht nur um die Tugend einer Person, sondern um ein Prinzip des Zusammenlebens in der Gesellschaft. Gerechtigkeit ist also nicht nur ein individualethisches, sondern ebenso ein sozialethisches Prinzip.

Die Idee der Gerechtigkeit beruht auf der Überzeugung, dass alle Menschen gleichberechtigt sind. Sie hat also viel mit gegenseitiger Anerkennung zu tun. Gerecht handeln bedeutet, bei der Verwirklichung eigener Ziele immer auch darauf zu achten, dass nicht die Interessen und Rechte von anderen beschnitten werden. Das Prinzip Gerechtigkeit beantwortet in der Hauptsache zwei Fragen: die Frage, wie Güter verteilt werden können, und die Frage nach dem, was wir einander (auch moralisch) schulden. Von der zweiten Frage kommt auch die Redeweise „jemandem gerecht werden".

Im Gesundheitswesen spielt Gerechtigkeit auf mehreren Ebenen eine Rolle.

Auf der **persönlichen Ebene**, im direkten Umgang mit Patientinnen als Grundsatz, niemanden zu diskriminieren (etwa wegen des Geschlechts, Alters, sozialen Stands, der Religion, der politischen oder sexuellen Orientierung). Das bedeutet, dass wir als Helfende allen Menschen mit einer Art „Basis-Respekt" begegnen müssen, auch wenn sie uns unsympathisch sind.

> Die Verteilung knapper Güter wird auch **Allokation** genannt, allocare, lat. = platzieren, zuteilen
> Allokationsprobleme im Gesundheitswesen stellen sich z. B. bei der Verteilung der Finanzen, von Krankenhausbetten oder von Spenderorganen.

Auf der **institutionellen Ebene**, wenn sich bei großem Arbeitsdruck die Frage stellt, wo bei der Versorgung Abstriche gemacht werden können. Ist es besser, die pflegerischen Leistungen für alle zurückzuschrauben oder sollte man besonders gefährdeten Patientinnen mehr an pflegerischen Ressourcen zukommen lassen? Meist werden diese Fragen nicht bewusst gestellt, sondern in der Situation durch Handeln entschieden. So werden faktische Ungerechtigkeiten oft nur den Betroffenen bewusst und die Entscheidungskriterien sind nicht transparent.

Auch auf der **gesellschaftspolitischen Ebene** stellt sich die Frage nach der Verteilung von Ressourcen, weil angesichts der Finanzknappheit im Gesundheitswesen eine Prioritätensetzung unvermeidlich ist. Soll eher in den Ausbau der Hightech-Medizin investiert werden oder sollen ambulante Angebote, Hospize und neue Versorgungsformen gefördert werden? Die Folgen solcher Allokationsentscheidungen beeinflussen die Rahmenbedingungen und den Handlungsspielraum der Pflege.

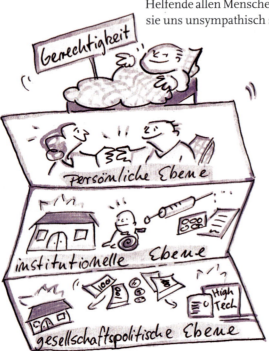

Ethische Herausforderungen für Pflegende

Verantwortung

2.3.5

Verantwortung ist eine Verpflichtung zur Rechenschaft für das eigene Handeln gegenüber den von der Handlung Betroffenen oder der ganzen Gesellschaft. In helfenden Beziehungen besteht Verantwortung gleichzeitig *für* eine anvertraute Person und ihr *gegenüber* (und zusätzlich gegenüber Angehörigen, der Institution und der Gesellschaft). Verantwortung ist also grundsätzlich nicht von Beziehungen zu trennen.

Der Grund für die besondere Verantwortung von Pflegenden und Ärztinnen gegenüber den Patientinnen liegt in der **Asymmetrie** der Beziehung. Pflegende und Patientinnen befinden sich in einer ungleichen Situation. Patientinnen sind durch ihre Krankheit eingeschränkt: Durch Schmerzen, Angst oder Behinderung sind sie in besonderer Weise abhängig. Die Helfenden, seien es nun Pflegende, Ärztinnen oder andere Professionelle, sind ihnen durch ihr Fachwissen und ihre Erfahrung mit Krankheits- und Genesungsprozessen überlegen. Außerdem kommen die Patientinnen in eine ihnen fremde Umgebung (die Gesundheitseinrichtung, sei es ein Krankenhaus, eine Praxis oder eine Reha-Klinik), in der die Professionellen sich auskennen und die Abläufe bestimmen. Die Asymmetrie gibt den Helfenden besonders viel Macht und deshalb auch eine besondere Verantwortung.

Für die Pflege und ihr Selbstverständnis hat Verantwortung eine ganz besondere Bedeutung, galt Pflege doch lange als reiner Assistenzberuf, der keinen eigenen Entscheidungsbereich hat, sondern lediglich die Anordnungen der Ärztinnen ausführt. Ein extremer Beweis dafür, dass niemand seine persönliche Verantwortung abgeben kann und dass es fatal ist, blinden Gehorsam zu fordern oder dazu zu erziehen, war die oft kritiklose Beteiligung von Pflegenden an der Ermordung von Patientinnen im Nationalsozialismus. Bei der gerichtlichen Aufarbeitung dieser Verbrechen wurde berücksichtigt, dass die Pflegenden es nicht gewohnt waren, Verantwortung zu übernehmen, sondern Gehorsam als wichtiges Grundprinzip der Berufsausübung gelernt hatten.

Es ist also nicht nur eine Forderung der Professionalität, dass Pflegende persönliche Verantwortung für ihr Handeln übernehmen sollen, sondern auch eine bittere Lehre aus der Geschichte. Noch immer zögern Pflegende, direkte Verantwortung zu übernehmen, so die Pflegewissenschaftlerin Sabine Bartholomeyczik, denn sie sehen sich nicht als Einzelakteurinnen, sondern als Teil eines Teams. Das macht Verantwortung schwer zuschreibbar, die Einzelne kann sich im Team „verstecken".

Pflegende müssen nicht selten Anordnungen ausführen, mit denen sie möglicherweise nicht einverstanden sind. Damit übernehmen sie Mitverantwortung für das, was mit den Patientinnen getan wird und müssen einen Umgang mit den Grenzen dessen finden, was sie mitverantworten können. **Mitverantwortung** hat jede Einzelne auch für das eigene Arbeitsumfeld. Dazu gehört es, Missstände aktiv anzugehen und nötigenfalls auch Kolleginnen auf Fehlverhalten anzusprechen.

Verantwortung als ethische Grundorientierung nimmt auch das wichtige Thema des Umgangs mit Fehlern auf. Dabei überschneiden sich der persönliche und der institutionelle Verantwortungsbereich. 1994 fand die Pflegeethikerin Marianne Arndt in einer Studie über Fehler bei Medikamentengaben heraus, dass die Pflegenden von sich selbst Fehlerlosigkeit erwarten. Sie sind daher emotional sehr betroffen und in ihrer Sicherheit erschüttert, wenn dennoch ein Fehler passiert. Es hängt aber auch von der Kultur und Atmosphäre ihres Umfeldes ab, ob Pflegende Fehler eingestehen können oder verschweigen.

Persönliche Verantwortung zeigt sich in einer professionellen Grundhaltung, die der grundsätzlichen Asymmetrie der helfenden Beziehung gerecht wird. Voraussetzung einer solchen Haltung sind vor allem personale und soziale Kompetenzen wie der angemessene Umgang mit eigenen Gefühlen, Empathie, Balance zwischen Nähe und Distanz, aber auch das Bewusstsein der eigenen Macht.

Nationalsozialismus | 491

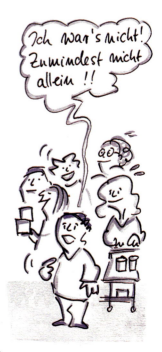

2.3.6 Dialog

Der Dialog ist eine sprachlich geführte Auseinandersetzung zwischen zwei oder mehreren gleichberechtigten Partnern über ein gemeinsames Thema oder Problem. Für die dialogische Philosophie des 20. Jahrhunderts (z. B. Martin Buber) ist der Dialog Ausdruck der für die Ethik anthropologisch grundlegenden Ich-Du-Beziehung. Heute werden für diese Grundform zwischenmenschlicher Beziehung auch die Begriffe Diskurs (so vor allem in der „Diskursethik" von Jürgen Habermas und Karl-Otto Apel) und Kommunikation verwendet.

Ein Blick auf den Alltag im Gesundheitswesen zeigt, dass eine Kultur des Dialogs vielerorts noch nicht entwickelt ist. Stattdessen prägen Rituale, Machtstrukturen und Zeitmangel den Umgang miteinander.

Zum dialogischen Umgang gehört es, auf Rechthaberei zu verzichten, ernsthaft nach Lösungen und Kompromissen zu suchen, das Gegenüber mit seinen Eigenheiten zu akzeptieren und sich selbst ehrlich und konstruktiv einzubringen.

Der Dialog ist in dreierlei Hinsicht wichtig für die Ethik im Gesundheitswesen:

- als Grundhaltung und Basis des Umgangs mit den Patientinnen: Hier ist vor allem der einfühlsame und taktvolle Umgang mit schwierigen Situationen gemeint. Das oft pauschal genannte „Gespräche anbieten" reicht nicht, wenn die Pflegekraft innerlich nicht gesprächsbereit ist oder Vorurteile hat.
- als Grundsatz und Basis des Umgangs mit Kolleginnen aus der eigenen Berufsgruppe, aber auch mit Ärztinnen und Angehörigen anderer Gesundheitsberufe: Die verbreitete Sprachlosigkeit zwischen den Helfenden verursacht immer wieder ethische Probleme, z. B. wenn Konflikte auf dem Rücken der Kranken ausgetragen werden. Der Mangel an Dialog beeinträchtigt auch die Arbeitszufriedenheit der Beteiligten und verunsichert die Patientinnen.
- als Grundsatz und Mittel der ethischen Reflexion, die regelmäßig und berufsübergreifend stattfinden sollte, damit sie im Konfliktfall eingeübt ist und zu ethisch vertretbaren Handlungen führt: Viele Pflegende sind sehr zurückhaltend damit, ihre eigenen Ideen und Positionen auch argumentativ zu vertreten. Das kann mit Erfahrungen der eigenen Machtlosigkeit in der Klinikhierarchie zusammenhängen und dazu führen, dass Pflegende Auseinandersetzungen vermeiden und stattdessen ihrem Ärger untereinander Luft machen – nach dem Motto: Wir reden nicht mit den Ärztinnen, aber über sie.

ethische Reflexion | 438

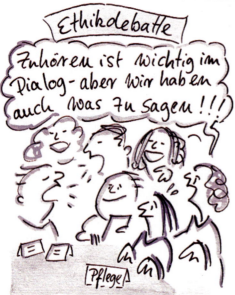

▶ Der Dialog ist die Grundform der Anerkennung eines anderen Menschen als Person. Eine dialogische Haltung besteht in einer unvoreingenommenen, interessierten Hinwendung zur Partnerin und in dem Bemühen, sie wirklich zu verstehen. Dialogisches Verhalten kann erlernt und muss geübt werden. Dabei ist das Zuhören wichtiger als das Sprechen. Dialogisch sprechen heißt, das Gegenüber im Blick zu haben, sich verständlich auszudrücken, auf Polemik und Unterstellungen zu verzichten und die eigenen Urteile zu begründen.

Die Pflege als größte Berufsgruppe im Gesundheitswesen muss sich als Dialogpartner in ethischen Debatten noch mehr Gehör verschaffen. Sie hat mit ihrer spezifischen Perspektive auf problematische Situationen etwas Wichtiges beizutragen. Sich zu äußern und nicht einfach zu schweigen (und zu schimpfen) ist mehr als nur Zivilcourage: Es ist Ausdruck von Mitverantwortung und Professionalität, also nicht nur ein moralisches Recht, sondern eine moralische Pflicht.

Ethische Herausforderungen für Pflegende

Rechte und Pflichten

2.4

Das Thema „Rechte und Pflichten" hat sowohl juristische als auch moralische Aspekte. Hier zeigt sich die enge Verknüpfung zwischen Ethik und Recht. Die Gesetze und die Rechtsprechung entstehen in demokratischen Gesellschaften aus der gesellschaftlichen Auseinandersetzung um Grundwerte und Fragen des Zusammenlebens. Das verfasste Recht ist sozusagen eine Art moralischer Minimalkonsens – das individuelle Moralempfinden ist oft genauer und weiter gehender. So widersprechen nicht selten Gerichtsurteile bzw. ihre Begründung dem Rechtsempfinden und der moralischen Intuition einzelner Bürgerinnen.

Rechtliche Rahmenbedingungen | 261

Dieser Widerspruch zwischen dem Rechtsempfinden einzelner Bürger und der Rechtsprechung durch ein Gericht macht die Unterschiede zwischen der juristischen und der moralischen Perspektive deutlich: Das Recht gilt für alle Bürgerinnen gleichermaßen „ohne Ansehen der Person", d. h. unabhängig von ihrem Alter, Geschlecht, sozialen Stand und Bildung und unabhängig von ihrer Weltanschauung. Die Moral dagegen kann innerhalb einer Gesellschaft durchaus verschiedene Akzente haben, sie ist abhängig von der persönlichen Weltanschauung und Wertorientierung, von Gruppenzugehörigkeit, Alter und Erfahrung.

Gerechtigkeit wurde als Prinzip beschrieben, welches das umfasst, was wir einander schulden. Übertragen auf die Beziehung zwischen Pflegenden und Patientinnen heißt das, es geht darum, wie wir Patientinnen gerecht werden können und wie Rechte und Pflichten in dieser Beziehung verteilt sind. Zwar stehen sich Patientinnen und Pflegende als gleichberechtigte Bürgerinnen gegenüber, aber die Macht liegt auf der Seite der Helfenden. Aus der asymmetrische Beziehung zwischen Pflegebedürftigen und professionell Pflegenden ergibt sich eine Ungleichverteilung von Rechten und Pflichten beider Seiten.

Pflegende – und besonders Auszubildende – erleben allerdings auch nicht selten beleidigendes oder herabwürdigendes Verhalten von Patientinnen. Manche haben sogar das Gefühl, es werde die Asymmetrie umgekehrt, wenn sie herumkommandiert oder von oben herab kritisiert werden. Sie fühlen sich machtlos, gekränkt oder haben Angst.

Der Umgang mit schwierigen Patientinnen ist eine große Herausforderung an die persönliche Integrität und |Professionalität.

Professionalität | 393

In schwierigen Situationen kann sich die Frage stellen, ob Pflegende nur Pflichten und keine Rechte haben. Deshalb wurden in der folgenden Aufstellung von *moralischen* Rechten und Pflichten bewusst auch moralische Pflichten von Patientinnen und moralische Rechte des Pflegepersonals aufgenommen. Allerdings ist jeweils für den Einzelfall zu prüfen, ob die genannten Pflichten im Hinblick auf den Zustand der Patientin überhaupt erwartbar und zumutbar sind. So entfallen für demente und bewusstseinsgetrübte Patientinnen die meisten der genannten Pflichten. Aber auch bei sehr schmerzgeplagten Menschen oder in der Verarbeitung einer schwierigen Diagnose ist eine größere Toleranz der Pflegenden erforderlich. Das heißt nicht, dass diese keine Grenzen setzen dürfen. Sie sollen es nur grundsätzlich respektvoll tun, im Bewusstsein der Schwäche des Gegenübers und der eigenen Macht.

Die folgende Zusammenstellung von Beispielen für moralische Rechte und moralische Pflichten orientiert sich an den zuvor vorgestellten Prinzipien, damit diese noch mehr Konturen und konkrete Bedeutung bekommen. Die juristische Perspektive wurde hier bewusst ausgeklammert.

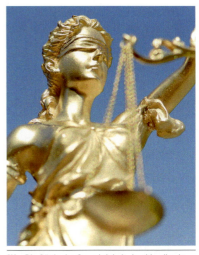

[1] Die Göttin der Gerechtigkeit, Justitia, die als Statue manches Gericht ziert, wird oft mit Augenbinde gezeigt, um zu verdeutlichen, dass das Recht „ohne Ansehen der Person" für alle gilt.

433

Berufliches Selbstverständnis entwickeln

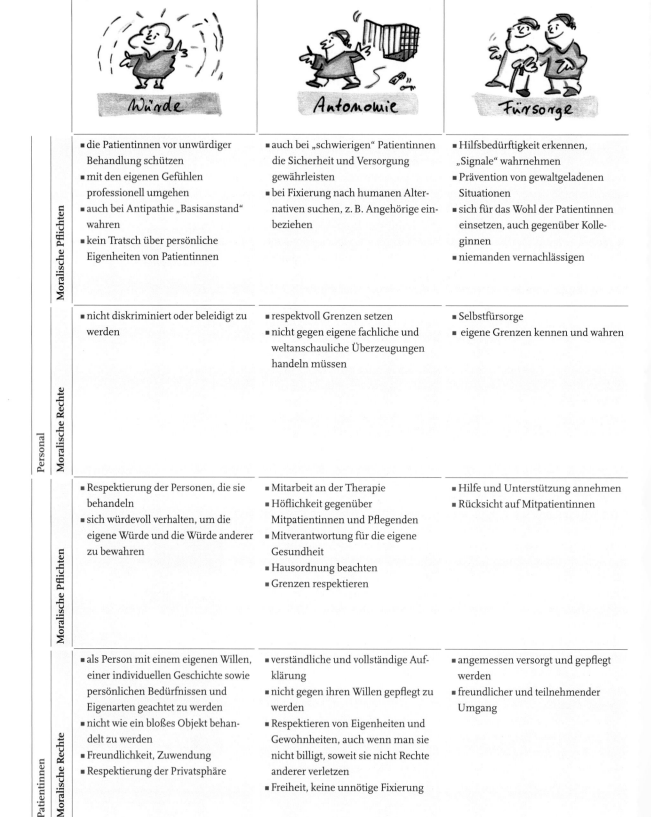

		Würde	Autonomie	Fürsorge
Personal	**Moralische Pflichten**	▪ die Patientinnen vor unwürdiger Behandlung schützen ▪ mit den eigenen Gefühlen professionell umgehen ▪ auch bei Antipathie „Basisanstand" wahren ▪ kein Tratsch über persönliche Eigenheiten von Patientinnen	▪ auch bei „schwierigen" Patientinnen die Sicherheit und Versorgung gewährleisten ▪ bei Fixierung nach humanen Alternativen suchen, z. B. Angehörige einbeziehen	▪ Hilfsbedürftigkeit erkennen, „Signale" wahrnehmen ▪ Prävention von gewaltgeladenen Situationen ▪ sich für das Wohl der Patientinnen einsetzen, auch gegenüber Kolleginnen ▪ niemanden vernachlässigen
	Moralische Rechte	▪ nicht diskriminiert oder beleidigt zu werden	▪ respektvoll Grenzen setzen ▪ nicht gegen eigene fachliche und weltanschauliche Überzeugungen handeln müssen	▪ Selbstfürsorge ▪ eigene Grenzen kennen und wahren
Patientinnen	**Moralische Pflichten**	▪ Respektierung der Personen, die sie behandeln ▪ sich würdevoll verhalten, um die eigene Würde und die Würde anderer zu bewahren	▪ Mitarbeit an der Therapie ▪ Höflichkeit gegenüber Mitpatientinnen und Pflegenden ▪ Mitverantwortung für die eigene Gesundheit ▪ Hausordnung beachten ▪ Grenzen respektieren	▪ Hilfe und Unterstützung annehmen ▪ Rücksicht auf Mitpatientinnen
	Moralische Rechte	▪ als Person mit einem eigenen Willen, einer individuellen Geschichte sowie persönlichen Bedürfnissen und Eigenarten geachtet zu werden ▪ nicht wie ein bloßes Objekt behandelt zu werden ▪ Freundlichkeit, Zuwendung ▪ Respektierung der Privatsphäre	▪ verständliche und vollständige Aufklärung ▪ nicht gegen ihren Willen gepflegt zu werden ▪ Respektieren von Eigenheiten und Gewohnheiten, auch wenn man sie nicht billigt, soweit sie nicht Rechte anderer verletzen ▪ Freiheit, keine unnötige Fixierung	▪ angemessen versorgt und gepflegt werden ▪ freundlicher und teilnehmender Umgang

Ethische Herausforderungen für Pflegende

		Gerechtigkeit	Verantwortung	Dialog
Personal	Moralische Pflichten	▪ eigene Werthaltungen kennen, z. B. wissen, wo könnte ich ungerecht werden	▪ nach bestem Wissen und Gewissen handeln ▪ sich der eigenen Macht bewusst sein ▪ sich eigene Vorurteile bewusst machen ▪ sich für die Patientinnen einsetzen ▪ Grenzen des eigenen Könnens deutlich machen, ggf. Handlungen ablehnen ▪ Fortbildungspflicht	▪ dialogische Grundhaltung, auch gegenüber anderen Berufsgruppen ▪ Loyalität: kein Streit vor den Patientinnen ▪ Kompromissbereitschaft ▪ auf die eigene Wortwahl achten ▪ Wahrhaftigkeit ▪ Absprachen bei der Arbeitseinteilung
Personal	Moralische Rechte	▪ Schutz vor Diskriminierung durch Patientinnen wegen Geschlecht, Hautfarbe, Nationalität, Aussehen etc.	▪ Einbeziehung der Pflegenden in Entscheidungen ▪ die eigene Arbeit einteilen, wie es sinnvoll erscheint ▪ Grenzen der persönlichen Verantwortung bei schwierigen institutionellen Rahmenbedingungen	▪ freie Meinungsäußerung ▪ angemessener Umgangston, vor allem von Seiten der Kolleginnen und Vorgesetzten, aber auch der Patientinnen
Patientinnen	Moralische Pflichten	▪ Wertschätzung der Arbeit, die für sie geleistet wird	▪ Mitverantwortung für das Heilungs- und Behandlungsgeschehen übernehmen ▪ Probleme nicht gewaltsam lösen	▪ Wahrhaftigkeit ▪ Kompromissbereitschaft
Patientinnen	Moralische Rechte	▪ Gleichbehandlung ▪ Schutz vor Diskriminierung auf Grund von Alter, Nationalität, Hautfarbe, Krankheit, sexueller Orientierung, Geisteszustand, Religionszugehörigkeit	▪ wahrhaftiger Umgang, wenn Fehler passiert sind ▪ angemessener und verständnisvoller Umgang auch bei emotionalen Reaktionen	▪ freie Meinungsäußerung ▪ Empathie, Verständnis für ihr Anderssein ▪ Aufklärung über Fehler und Komplikationen ▪ Aufklärung und Beratung

2.5 Berufsethische Kodizes

Berufliches Ethos von Pflegenden existiert in ungeschriebener und geschriebener Form. Das ungeschriebene Ethos ist die spezielle Moral von Einzelnen oder Teams. Wenn dieses Ethos diskutiert und in Worte gefasst wird, bekommt es die Form von Grundsätzen, Leitsätzen und Regeln und wird als berufsethischer Kodex bezeichnet.

Der erste pflegeethische Kodex wurde 1950 von der *American Nurses Association (ANA)* formuliert; 1953 folgte der erste international gültige Kodex des *International Council of Nurses* (ICN)

In einigen Ländern (Niederlande, Italien) gibt es national gültige Ethik-Kodizes für die Pflege; in Deutschland existieren auf Grund der uneinheitlichen Organisation der Pflegeberufe verschiedene berufsethische Kodizes.

Berufsethische Kodizes gelten als Professionalisierungsmerkmal. Deshalb haben die Berufsorganisationen in den 1990er Jahren solche Kodizes erarbeitet.

Ethik-Kodizes sind bei manchen Berufsorganisationen Teil einer so genannten Berufsordnung, d. h., neben den ethischen Grundsätzen und Aussagen über eine moralische Grundhaltung von Pflegenden finden sich auch Festlegungen zu den Aufgaben der Pflege, zu ihrer gesellschaftlichen Verantwortung und zur Weiterentwicklung des Berufes. Diese außermoralischen Aussagen sollten nicht mit den moralischen verwechselt werden, da sonst leicht die Berufspolitik moralisch aufgeladen wird.

Trotz aller Unterschiede in der weltanschaulichen Ausrichtung der Pflegeorganisationen lässt sich doch ein gemeinsamer Kern eines Pflegeethos aus den verschiedenen Kodizes herauskristallisieren.

Gemeinsame Inhalte der pflegeethischen Kodizes:
- Respektierung der Würde,
- Unantastbarkeit des menschlichen Lebens,
- Respektierung von Verschiedenheit (Verbot der Diskriminierung wegen Rasse, Alter, Religion, Geschlecht, sexueller Orientierung, sozialem Stand etc.),
- Achtung der Autonomie, Vertraulichkeit und
- Verantwortung.

Einige Kodizes enthalten auch spezifisch pflegebezogene Forderungen wie
- Anwaltsfunktion der Pflege: Pflegende setzen sich für Patientinnen ein, die das nicht mehr selbst können, z. B. gegenüber Ärztinnen oder Angehörigen und
- Wächterfunktion: Pflegende schützen Patientinnen vor Übergriffen oder schlechter Behandlung durch Kolleginnen und sorgen für die Einhaltung der Patientinnenrechte (s. u.).

Katholische Pflegeorganisationen

„Jede Form der Instrumentalisierung der Kranken für die Befriedigung der persönlichen Belange von Helfenden ist abzulehnen."

ICN / DBfK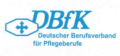

„Die Pflegende greift zum Schutz des Patienten ein, wenn sein Wohl durch Kollegen oder eine andere Person gefährdet ist."

Pflegende gewährleisten, „dass der Einsatz von Technologien und die Anwendung neuer wissenschaftlicher Erkenntnisse vereinbar sind mit der Sicherheit, der Würde und den Rechten des Menschen."

Deutsches Rotes Kreuz

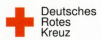

Grundlage der Berufsethik sind die sieben Grundsätze des Internationalen Roten Kreuzes: Menschlichkeit, Neutralität, Unparteilichkeit, Unabhängigkeit, Freiwilligkeit, Einheit, Universalität.

Erläuternd zum Prinzip der Unparteilichkeit wird gefordert, „dass wir uns unserer Gefühle wie z. B. Sympathie und Antipathie bewusst werden, um den Patienten möglichst vorurteilsfrei zu pflegen."

Die Arbeitsgemeinschaft Deutscher Schwesternverbände ADS

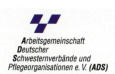

ist eine Dachorganisation, in der die christlichen Pflegeverbände und das Deutsche Rote Kreuz zusammengefasst sind. Zur Mitwirkung der Pflegenden bei medizinischer Diagnostik und Therapie heißt es: „Sie vergewissern sich, dass die Leistungsempfänger die notwendigen Informationen erhalten und in die Maßnahmen eingewilligt haben."

Unter der Überschrift „Verantwortung der professionell Pflegenden gegenüber den Interessen der Gesellschaft" wird gefordert: Pflegende „machen nachhaltig darauf aufmerksam, wenn auf Grund personeller und finanzieller Bedingungen eine sichere Gesundheitsversorgung nicht mehr gewährleistet ist."

Evangelischer Fachverband

„Jedes menschliche Leben verdanken wir Gott dem Schöpfer." Pflegende „respektieren den Wunsch von Schwerkranken und ihren Angehörigen, lebensverlängernde Maßnahmen zu beenden, soweit dies vor Gott verantwortbar und der Würde des Menschen gemäß ist."

Aus der Forschung

Eine Forscherinnengruppe des Instituts für Medizin-/Pflegepädagogik und Pflegewissenschaft der Charité befragte 236 Pflegende aus vier Krankenhäusern zu ihrem Wissen über berufsethische Grundsätze. Nur 25 % der Befragten konnten solche Grundsätze nennen. Vor allem wurden genannt: Leiden lindern, Gesundheit fördern, Krankheit verhindern, Gesundheit wiederherstellen (die Aufgaben der Pflege nach ICN) sowie Gleichbehandlung von Patientinnen.

Die Mehrheit der Befragten wünschte sich allerdings mehr Informationen zu diesem Thema.

Auf die Frage nach dem Nutzen berufsethischer Grundsätze wurden genannt (Mehrfachantworten waren möglich):
- Sie bieten Entscheidungshilfen in ethischen Konfliktsituationen (60 %).
- Sie verdeutlichen die Rechte und Pflichten der Pflegenden gegenüber Patientinnen und Angehörigen (58 %).
- Sie definieren die Position und Verantwortung der Pflege im Gesundheits- und Sozialsystem (48 %).
- Sie sind ein Beitrag zur Professionalisierung der Pflege (45 %).

Eilts-Köchling, Katrin; Heinze, Cornelia; Schattner, Petra; Voss, Martin; Dassen, Theo: „Der Bekanntheitsgrad berufsethischer Grundregeln innerhalb der Berufsgruppe der Pflegenden" in: *Pflege*, (13) 2000, S. 42–46

2.6 Ethische Reflexion und Entscheidungsfindung

Die ethische Reflexion konkreter Fälle und Probleme braucht Strukturierung, damit sie nicht in der Situationsanalyse hängen bleibt. Für Praktikerinnen ist es vertrauter und naheliegender, über Fakten und fachliche Fragen zu sprechen als über Wertfragen und ethische Prinzipien. Strukturierungshilfen sind z. B. die zahlreichen Entscheidungsmodelle, die die wichtigsten Fragen für die ethische Reflexion in systematischer Reihenfolge benennen und damit eine Art „Gebrauchsanweisung" für die ethische Entscheidungsfindung bieten.

Sie helfen, die zunächst unübersichtliche Problemlage zu klären. Das Reflexionsmodell nach Rabe gibt darüber hinaus auch Anregung und Anleitung zur ethischen Reflexion, d. h. zum Nachdenken über die Werte und Prinzipien, die das Handeln in einer bestimmten Problemsituation bestimmen (sollten). Obwohl es auch für Entscheidungssituationen eingesetzt werden kann, hat es seinen inhaltlichen Schwerpunkt bei der Anleitung zur Reflexion, weil diese für die Tätigkeit von Helfern unerlässlich ist. Weitere Methoden der ethischen Fallbesprechung, die in der (klinischen) Praxis eingesetzt werden, sind die Nijmegener Fallbesprechung und das Sokratische Gespräch.

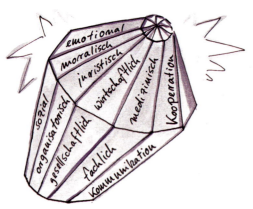

Ethische Fallbesprechungen sind für die Schulung der Urteilskraft wichtig, weil sie darin üben, ethische Prinzipien auf konkrete Situationen anzuwenden, und so eine Verbindung zwischen Theorie und Praxis schaffen. Jede Problemsituation hat verschiedene Dimensionen, die einander beeinflussen und deshalb nicht losgelöst voneinander diskutiert werden können. Trotzdem setzt die ethische Reflexion den Schwerpunkt bei den Fragen nach dem richtigen Handeln, nach den Werten, an denen sich die Beteiligten orientieren und nach dem Berufsethos.

Kontinuierliche Reflexion ist auf Grund der asymmetrischen Beziehung für alle wichtig, die mit Hilfsbedürftigen arbeiten. Selbstreflexion als Teil der personalen Kompetenz sollte dabei durch gemeinsame Reflexion ergänzt werden, etwa im Rahmen von Teamsitzungen, gemeinsamen Patientinnenbesprechungen mit Ärztinnen oder ethischen Falldiskussionen auf der Station.

2.6.1 Modell für die ethische Reflexion nach Rabe

Das Modell zur ethischen Reflexion besteht aus drei Grundschritten: Situationsanalyse, ethische Reflexion, Ergebnisse. Diese werden jeweils durch einige Fragen konkretisiert und vertieft.

1. Situationsanalyse	2. Ethische Reflexion	3. Ergebnisse
persönliche Reaktionen	Benennung des ethischen Problems	ethisch begründete Beurteilung
die Sicht der anderen: Perspektive aller am Fall beteiligten Personen	Formulierung der normativen Orientierungen und übergeordneten Prinzipien, die für diese Situation von Bedeutung sind, wie moralische Normen, Grundsätze und Werthaltungen	Konsens / Dissens
alternative Handlungsmöglichkeiten und ihre Folgen für die Betroffenen	Verantwortungsebenen: ▪ persönlich ▪ institutionell ▪ gesellschaftspolitisch	nötige praktische Konsequenzen und ihre Durchsetzung

Situationsanalyse

Zuerst wird die Situation geschildert, entweder durch eine Erzählung, einen schriftlichen Bericht oder einen Film(ausschnitt). Danach sollen alle die Möglichkeit haben, spontane Gefühle oder Einfälle zu äußern. So wird deutlich, wie die Diskussionsteilnehmerinnen die Geschichte spontan verstehen. Oft zeigt sich dabei, dass die Runde das Verhalten einer der beteiligten Personen besonders gut oder eben gar nicht nachvollziehen kann. Es werden nacheinander alle am Fall beteiligten Personen in den Blick genommen und der Versuch gemacht, sich jeweils in ihre Lage hineinzuversetzen und die Situation möglichst mit ihren Augen zu sehen. Das fördert die Fähigkeit zur Empathie und relativiert eigene Vorurteile. Dabei muss durchaus auch spekuliert werden „Was könnte die Ursache für dieses Verhalten sein?" Durch diese Betrachtung aller beteiligten Personen ergibt sich schon ein vertieftes Verständnis der Situation.

Anschließend wird danach gefragt, welche anderen Handlungsmöglichkeiten es in dieser Situation gegeben hätte. Im Pflegealltag sind Routinen und scheinbare Sachzwänge oft sehr stark. Deshalb ist es sinnvoll, sich klarzumachen, dass es immer mehrere Möglichkeiten gibt, mit einer Situation umzugehen und dabei auch einmal scheinbar Unmögliches durchzuspielen. Dabei können sich ganz neue Möglichkeiten eröffnen.

Ethische Reflexion

Nachdem durch die Situationsanalyse die Situation näher ausgeleuchtet wurde, wird jetzt versucht, sie unter ethischen Gesichtspunkten zu bewerten. Das ist zunächst etwas schwierig, weil die ethische Dimension vielen Diskussionsbeteiligten nicht so geläufig ist wie z. B. die fachliche Dimension und weil die Ebene der Werte und Prinzipien abstrakter ist als die Situationsanalyse. Man muss innerlich etwas von der Situation zurücktreten, um Bezüge zu Werten, Normen und Prinzipien herzustellen. Die Frage „Was ist hier das ethische Problem?" hilft dabei, das Wichtigste auf den Punkt zu bringen. Oft werden mehrere ethische Probleme benannt. Diese werden dann weiter hinterfragt, indem sie in Bezug zu ethischen Prinzipien und anderen übergeordneten Grundsätzen gebracht werden. Dabei genügt es nicht, ein Prinzip pauschal zu nennen, z. B. „Hier wurde die Autonomie verletzt", sondern es sollte zusätzlich die spezifische Bedeutung des Prinzips für die Situation erfasst werden, z. B. „Der Patientin wurde nicht nur keine Auskunft über die bevorstehende Untersuchung gegeben, es wurde ihr auch die Fähigkeit abgesprochen, die Entscheidung darüber selbst zu treffen." Für die meisten Problemlagen sind mehrere Prinzipien einschlägig, man braucht aber nicht alle sechs „durchzuspielen".

Zum Abschluss der ethischen Analyse wird nach den Verantwortungsebenen gefragt, die im Gesundheitswesen eine Rolle spielen. Ob ein Problem eher auf der persönlichen oder auf der institutionellen Ebene angesiedelt ist, hat eine Bedeutung für die folgende Frage nach den Konsequenzen der Reflexion.

Ergebnisse

Oft sind sich nicht alle an der Diskussion Beteiligten einig über die ethische Beurteilung, die sich aus der Bezugnahme auf ethische Grundsätze ergibt. Ziel einer ethischen Reflexion ist es nicht unbedingt, dass anschließend alle einer Meinung sind, obwohl für Entscheidungen ein Konsens anzustreben ist, z. B. durch Kompromisse.

Am Schluss der Diskussion sollte die Beurteilung noch einmal zusammengefasst und begründet werden.

Wenn ein Dissens bestehen bleibt, haben dennoch alle Diskussionsteilnehmerinnen die „gegnerischen" Argumente kennen gelernt. Das ist hilfreich gegen Verurteilungen und Unterstellungen, wie sie bei Meinungsverschiedenheiten auftreten können. Die Argumente zeigen, was den anderen besonders wichtig ist. Durch die gemeinsame Auseinandersetzung wird das gegenseitige Verständnis erhöht und die Kompromissfindung erleichtert.

Ethische Kompetenz als Bildungsziel beinhaltet die Fähigkeit zur Reflexion, Formulierung und Begründung der eigenen moralischen Orientierungen, die Fähigkeit zum Erkennen moralischer Probleme in der eigenen Praxis, Urteilsfähigkeit, Diskursfähigkeit, die Fähigkeit zum Perspektivenwechsel, Konflikt- und Kompromissfähigkeit und schließlich die Wachheit und den Mut, auch tatsächlich moralisch zu handeln und für die Rahmenbedingungen des eigenen Handelns Mitverantwortung zu übernehmen.

Wenn eine schon vergangene Situation reflektiert wurde, möchte man Schlussfolgerungen ziehen, z. B. was im Stationsablauf verändert werden muss, damit diese Problemsituation nicht wieder auftritt. Das kann das Verhalten Einzelner betreffen, die Kommunikation und Zusammenarbeit mit anderen, die Organisation und die Abläufe im Stationsbetrieb oder gar in der ganzen Einrichtung.

Die gemeinsame berufsübergreifende ethische Reflexion fördert das gegenseitige Verständnis zwischen den Berufsgruppen, verbessert die Arbeitsabläufe und Arbeitszufriedenheit und bewirkt damit auch eine bessere, gut koordinierte und einvernehmliche Behandlung der Patientinnen. Die Pflege sollte daran als wichtige und gleichberechtigte Partnerin mitwirken und diese Mitwirkung nötigenfalls einfordern.

Das Modell kann in vereinfachter Form auch eine Hilfe zur Selbstreflexion sein, sozusagen das Format für die Kitteltasche. Wenn Sie Unbehagen verspüren, ein schlechtes Gewissen, ein ungutes Gefühl – nehmen Sie sich einen Moment Zeit und beantworten Sie die drei Grundfragen in einer vereinfachten Form:

1 Was ist geschehen – was habe ich wahrgenommen? Wer ist beteiligt?
2 Welche Werte oder Prinzipien werden hier verletzt oder bedroht?
3 Was kann ich ändern bzw. was sollte ich tun?

Selbstreflexion ist ein wichtiges Element ethischer Kompetenz. Letztere wird durch ethische Reflexion eingeübt und entfaltet sich mit zunehmender Erfahrung. Sie ist das Ziel, das im Hintergrund des Ethikunterrichts steht.

2.6.2 Nijmegener Fallbesprechung

Die Nijmegener Fallbesprechung ist in Nijmegen, Niederlande, in den frühen 1990er Jahren entwickelt worden. Sie war ursprünglich für den Einsatz in Kliniken bestimmt, ist aber inzwischen mit Erfolg in mehreren Altenpflege- und psychiatrischen Einrichtungen in Deutschland und in den Niederlanden eingesetzt worden. Es ist eine Methode, durch welche in einer interdisziplinären Besprechung eine konkrete Fragestellung nach einem vorgegebenen Protokoll bearbeitet wird.

Die Nijmegener Methode bietet den Vorteil, dass sie nicht auf einer rein abstrakten Ebene vorgeht, sondern einen engen Praxisbezug hat. Weiterhin verschafft sie die Möglichkeit einer konkreten Entscheidungsfindung im Voraus, d. h. vor der eigentlichen Handlung (prospektiv). Hierin unterscheidet sie sich von den meisten anderen Methoden, welche im Nachhinein untersuchen, ob eine Entscheidung richtig oder falsch war (retrospektiv).

prospektiv, retrospektiv
pro-, lat. = vor, voraus
retro-, lat. = zurück
spectare, lat. = schauen

Die Nijmegener Methode geht von folgenden Vorannahmen aus:

- Ethische Fragestellungen im Gesundheitswesen haben einen engen Bezug zur täglichen Praxis. Die tägliche Praxis besteht aus der interdisziplinären Zusammenarbeit von verschiedenen Berufsgruppen, den Patientinnen selbst sowie deren Angehörigen.
- Um Probleme aus der Praxis auf einem ethischen Abstraktionsniveau bearbeiten zu können, muss eine konkrete Fragestellung formuliert werden.
- Moralische Probleme im Gesundheitswesen basieren in der Regel auf einem komplexen Geschehen. Daher müssen in einer Fallbesprechung auch verschiedene Herangehensweisen berücksichtigt werden.
- Eine Konsensfindung ist äußerst wichtig für die Teamarbeit. Eine gefällte Entscheidung sollte von allen Beteiligten getragen werden können.
- Wichtigste Grundlage einer Entscheidungsfindung nach der Nijmegener Methode ist eine gute Moderation der Besprechung ebenso wie ein angemessenes Verhalten aller Beteiligten.

Ethische Herausforderungen für Pflegende

Vorgehen nach der Nijmegener Methode
1 Was ist das ethisch-moralische Problem?
   Das Problem muss in einer klaren und eindeutigen Frage formuliert sein.
2 Sammeln von Fakten
   a pflegerische Dimension
   b medizinische Dimension
   c Dimensionen anderer beteiligter Berufsgruppen
      (z. B. Physiotherapeuten, Ergotherapeuten, aber auch von Angehörigen)
   d organisatorisch-institutionelle Dimension (Art der Einrichtung, ökonomische Hintergründe, Personalschlüssel und andere Ressourcen)
3 Einschätzen der Pflegebedürftigen
   a Gesundheitszustand
   b Selbstbestimmung, freier Wille, Wünsche und Bedürfnisse
   c Verantwortung der beteiligten Berufsgruppen den Pflegebedürftigen gegenüber
4 Eigentliche Entscheidungsfindung
   a Rekapitulation des moralischen Problems
   b Aufdecken unbekannter Details
   c Argumente pro und kontra sammeln
   d Entscheidung fällen
   e Evaluation (Beurteilung) vornehmen

Die sokratische Methode oder das sokratische Gespräch 2.6.3

Das sokratische Gespräch ist Anfang des 20. Jahrhunderts von dem Reformpädagogen Leonard Nelson in Deutschland entwickelt worden. Ursprünglich wollte Nelson den Philosophieunterricht an Schulen und Universitäten verbessern. Seine Methode ist von seinem Schüler Gustav Heckmann weiterentwickelt worden. Sie wird bis heute eingesetzt, wenn es darum geht, ein philosophisches oder ethisches Problem durch reine Denkarbeit zu lösen. Im Gegensatz zur Nijmegener Methode geht die sokratische Methode retrospektiv vor, d. h., sie betrachtet ein Problem im Nachhinein.

Weiterhin soll die Fragestellung allgemein gehalten sein. Erst in einem weiteren Schritt wird ein Beispiel des Alltags gewählt, um anhand dieses Beispiels auf eine allgemeingültige Antwort zu kommen.

Das sokratische Gespräch beruft sich auf die Tradition des altgriechischen Philosophen Sokrates, dessen Philosophie von seinem Schüler Platon als „sokratische Dialoge" festgehalten wurde [Abb. 1].

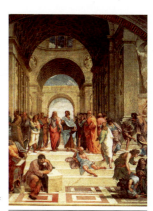

[1] Raffaels „Schule von Athen" in den Stanza della Segnatura des Vatikan. Im Zentrum des Bildes Sokrates und Platon.

Das Gelingen des sokratischen Gesprächs ist genauso wie die Nijmegener Fallbesprechung von der Moderation und vom Verhalten der Beteiligten abhängig.
Das sokratische Gespräch wird auch gerne als Uhrglas dargestellt [Abb. 2], da es vom Allgemeinen über das Spezielle hin zum Allgemeinen schließt:

Vorgehen beim Sokratischen Gespräch:
1 Allgemeines Problem als Frage formulieren.
2 Ein hierzu passendes konkretes Beispiel finden. Dieses Beispiel sollte aus dem Erfahrungsschatz einer der Teilnehmerinnen entnommen werden.
3 In einer nach strengen Regeln geführten Argumentation wird ein Urteil bezüglich des Fallbeispiels gefällt.
4 Aus diesem Urteil werden Regeln abgeleitet.
5 Aus den Regeln wird ein allgemeingültiges Prinzip formuliert.

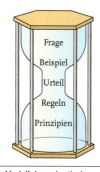

[2] Modell des sokratischen Gesprächs

| 2.7 | **Ethik in Institutionen** |

Institution
Einrichtung zur Wahrnehmung
bestimmter Aufgaben in
geregelter Form

Organsiation
Soziales Gebilde mit funktionsgemäßem und arbeitsteiligem Aufbau zur Gestaltung
von Vorgängen und Prozessen

Leitbild | 394

Wie weit sich die ethische Kompetenz der Mitarbeiterinnen entfalten kann, hängt auch vom Umfeld ab, wie etwa dem Team, den räumlichen Gegebenheiten, der Ausstattung, dem Führungsstil der Vorgesetzten. Ethik im Gesundheitswesen reflektiert deshalb nicht nur die Moral der Einzelnen oder die Moral einer Berufsgruppe, sie befasst sich auch mit der Moral von Institutionen. Ein Krankenhaus oder eine Pflegeeinrichtung ist als |Institution bzw. |Organisation ein Akteur im Gesundheitswesen. (Für den hier beschriebenen Zusammenhang haben die Begriffe Institution und Organisation die gleiche Bedeutung.) Eine Organisation hat eine eigene Kultur, setzt bestimmt Schwerpunkte, hat eventuell auch eine deutliche Wertorientierung in Form eines |Leitbildes.

Allerdings ist es oft schwer, die Verantwortung für die Moral einer Organisation Einzelnen zuzuschreiben. Natürlich sind die Leitungen in besonderer Weise für die Moral einer Institution verantwortlich, denn sie gestalten und entscheiden die Verteilung der Finanzen, die Personalausstattung und die Informationswege. Da aber die Mitarbeiterinnen die Kultur einer Einrichtung entscheidend prägen, kommt ihnen eine Mitverantwortung für die Moral der Institution zu. (Ethisch orientiertes Management in Gesundheitseinrichtungen **1** | 631)

Mit der Frage, wie man moralisches Handeln in Organisationen ermöglichen und reflektieren kann, beschäftigt sich ein relativ junger Zweig der Angewandten Ethik, die so genannte **Organisationsethik**. Sie geht von der Einsicht aus, dass Organisationen keine neutralen Gebilde sind und deshalb ethischer Reflexion bedürfen.

Organisationsethik untersucht, reflektiert und hinterfragt die moralischen Handlungsgrundsätze von Organisationen wie Behörden, Parteien, Schulen, Betrieben oder Hilfsorganisationen (z. B. Unicef, Rotes Kreuz, DLRG).

Für die Institution Krankenhaus hat die Organisationsethik folgende Bausteine:

Klinische Ethik	Qualitäts entwicklung	Kultur	Ökonomie
Ethische Falldiskussionen, Ethik-Komitee, Ethikberatung, Ethik-Visite, Ethik-Kommission, Empirische Forschung	Wertorientierung, nicht nur ZDF (Zahlen, Daten, Fakten) Konstruktiver Umgang mit Fehlern	Führungskultur, Hierarchien, Kommunikation, Gemeinsamkeitsgefühl	transparente Entscheidungen, z. B. Ressourcen, Personalausstattung Sparsamkeit

[1] Organisationsethik: Wertorientierung als verbindender Faktor

Klinische Ethik ist ein Zweig der Ethik im Gesundheitswesen und gleichzeitig Teil der Organisationsethik. Sie beschäftigt sich

- mit der Förderung ethischen Denkens und moralischen Handelns in der Praxis durch Bildung entsprechender Gremien oder Arbeitsformen,
- mit Möglichkeiten und Verfahren der ethischen |Entscheidungsfindung bei Grenzfragen sowie
- mit der Erforschung von Einstellungen von Pflegenden, Ärztinnen und anderen im Gesundheitswesen Beschäftigten sowie von Patientinnen und Angehörigen zu ethischen Grenzfragen.

Mitte der 1990er Jahre riefen die konfessionellen Krankenhausverbände dazu auf, in den Krankenhäusern so genannte Klinische Ethik-Komitees zu gründen, um ein Forum für die Besprechung ethischer Fragen und Probleme im Klinikalltag zu schaffen. Inzwischen gibt es in Deutschland mehr als 100 Ethik-Komitees, auch an kommunalen Krankenhäusern und Universitätskliniken. Die Zusammensetzung von Ethik-

Ethische Herausforderungen für Pflegende

Komitees ist grundsätzlich berufsübergreifend, auch externe Expertinnen wie Juristinnen, Philosophinnen oder Patientenfürsprecherinnen werden einbezogen. Den Vorsitz hat meist eine Ärztin oder Medizinethikerin. Wenn Beschäftige oder Patientinnen des Krankenhauses ein ethisches Problem einbringen wollen, wenden sie sich an die Vorsitzende, die in einem Vorgespräch klärt, ob das Problem für die Besprechung im Ethik-Komitee geeignet ist. Wenn ja, wird es schriftlich formuliert und in einer Sitzung ohne die Antragstellerin diskutiert. Als Ergebnis bekommen alle Beteiligten die Diskussionsergebnisse und Ratschläge des Ethik-Komitees. Diese Beurteilung ist jedoch nicht bindend.

Seit einigen Jahren versucht die Klinische Ethik, zunehmend auch |niederschwelligere Formen des Austauschs und der Beratung in Ethik-Fragen zu entwickeln. Besonders erfolgreich sind Falldiskussionen auf den Stationen bzw. Ethikberatung. Weitere Formen Klinischer Ethik sind Ethik-Visiten, an denen Medizin- oder Pflegeethikerinnen beratend teilnehmen, Ethik-Beratung als Konsiliardienst und so genannte Ethik-Cafés. Hier treffen sich Mitarbeiterinnen und Gäste einer Klinik informell, z. B. in der Cafeteria, und diskutieren über ein aktuelles Thema, wie z. B. Patientenverfügungen, Sterbehilfe, Therapiebegrenzung oder Rationierung im Gesundheitswesen. Die Leitung hat eine Philosophin, Medizin- oder Pflegeethikerin oder Ethik-Beraterin.

Entscheidungsfindung | 373
niederschwellig 1 | 526

> **Eine Gefahr von institutionalisierter Ethik ist das Entstehen einer „Expertokratie": dann hat man ja die Ethik-Spezialisten und braucht sich nicht selbst um schwierige ethische Fragen zu bemühen. Auf diese Weise wird ethische Reflexion in eine Nische abgeschoben, obwohl das Ziel von Klinischer Ethik gerade sein sollte, ethische Reflexion als festen Bestandteil der Praxis in Gesundheitseinrichtungen zu verankern und zu pflegen.**

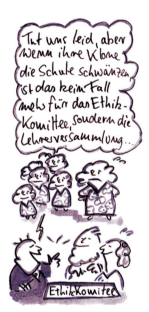

Ein weiteres Ethik-Gremium, vor allem an Universitätskliniken, ist die Ethik-Kommission. Hier berühren sich Klinische Ethik und Forschungsethik. Ethik-Kommissionen beurteilen Forschungsvorhaben, besonders solche an Patientinnen. Diese Beurteilung ist gesetzlich vorgeschrieben, um den Missbrauch von Patientinnen für die Forschung zu verhindern. Meist geht es um die Entwicklung von Arzneimitteln, es werden aber auch Projekte zur Erprobung von neuen Medizingeräten (OP-Computer, Trainigsgeräte) an Patientinnen begutachtet. Die Kommission achtet auf die wissenschaftliche Qualität der Forschungsvorhaben, denn schlechte Forschung ist Ressourcenverschwendung und damit moralisch zu kritisieren. Die wichtigste Aufgabe der Ethik-Kommission ist es jedoch, den Schutz und die vollständige Aufklärung der betroffenen Patientinnen oder Probandinnen (gesunde Menschen, die sich für die Grundlagenforschung bei der Erprobung von Arzneimitteln gegen Honorar zur Verfügung stellen) zu gewährleisten.

Die Zusammensetzung der Ethik-Kommissionen ist zurzeit nicht verbindlich geregelt. Ca. 70 % der Mitglieder sind Ärztinnen, dazu kommen Fachleute aus der Biometrie, dem Rechtswesen, der Theologie sowie Studierende und Laien. Pflegende sind nur in ca. 10 % aller Ethik-Kommissionen vertreten.

Für Pflegeforschungsprojekte gibt es seit 2000 eine eigene Ethik-Kommission der Deutschen Gesellschaft für Pflegewissenschaft mit Sitz in Witten-Herdecke. Die Pflege beteiligt sich bisher insgesamt noch zu wenig am ethischen Diskurs im Gesundheitswesen, obwohl sie die größte Berufsgruppe ist und aufgrund ihrer großen Nähe zu den Patientinnen eine wichtige Perspektive einzubringen hat. Es ist eine der Herausforderungen auf dem Weg der Professionalisierung: Die Pflege wird sich ihren Platz im Diskurs erkämpfen müssen, er wird ihr nicht einfach von anderen eingeräumt. Es geht dabei durchaus auch um Macht, aber auch um das Wahrnehmen professioneller Verantwortung. Deshalb ist die Übung der Argumentationsfähigkeit wichtig, aber auch die Förderung der Fähigkeit, Konflikte auszuhalten und konstruktiv mit ihnen umzugehen.

2.8 Forschungsethik

Nationalsozialismus | 491

Forschungsprozess | 510

Die moralisch einwandfreie Forschungspraxis ist in der international gültigen Deklaration von Helsinki geregelt, die regelmäßig überarbeitet wird. Die Deklaration entstand 1946 als Reaktion auf den Missbrauch von Menschen in der Medizin als „Versuchskaninchen" (nicht nur) im |Nationalsozialismus. Ihre wichtigsten Grundsätze sind der Schutz der Gesundheit, der Privatsphäre und der Würde der Versuchspersonen. Diese müssen ausführlich aufgeklärt werden und dem Vorhaben ausdrücklich und freiwillig zustimmen (*informed consent*).

Bei der Entwicklung von Arzneimitteln werden folgende Phasen unterschieden, in denen es jeweils spezifische ethische Probleme gibt:

Phase 1: Um nachzuweisen, dass ein Medikament überhaupt am Menschen die gewünschte Wirkung hat, wird es im Rahmen von „Humanexperimenten" an gesunden Probanden erprobt. Als ethische Problematik stehen hier die mögliche Gefährdung der Probanden und ihre Behandlung während der Versuche im Vordergrund. Oft müssen sich die Probanden mehrere Tage lang zur Beobachtung in einem Forschungsinstitut aufhalten und werden dabei stark reglementiert (z. B. kein Ausgang, kein Nikotin- oder Alkoholkonsum, geregelte Mahlzeiten). Oft stammen die Probanden aus sozial benachteiligen Gruppen und sehen das Honorar als eine Möglichkeit, etwas Geld zu verdienen.

Phase 2: Erste Anwendung des Medikaments an Kranken, meist als Pilotstudie an einer kleinen Zahl von Patientinnen, um zu zeigen, dass das Medikament tatsächlich wirkt und nicht zu viele Nebenwirkungen hat. Ethisch problematisch an dieser Phase ist, dass bei sehr schwer und unheilbar Kranken falsche Hoffnungen geweckt werden können und dass im Rahmen der Teilnahme an der Studie bei den ohnehin schon geschwächten Patientinnen Belastungen durch Nebenwirkungen auftreten.

Phase 3: Ist die Wirksamkeit erwiesen, werden als letzter Schritt vor der Zulassung des Medikaments große Studien durchgeführt, an denen oft mehrere Kliniken beteiligt sind (multizentrische Studien). Hier wird neben den Wirkungen und Nebenwirkungen auch die optimale Dosierung erforscht. Dafür ist die so genannte Placebokontrolle üblich, d. h. eine Patientengruppe erhält das Testmedikament (Verum), die andere dagegen ein Scheinmedikament (Placebo). Zusätzlich werden die Studien doppelblind und randomisiert angelegt: „Doppelblind" bedeutet, dass weder die Ärztin noch die Patientinnen wissen, wer das Verum bzw. Placebo bekommt, denn diese Auswahl geschieht nach dem Zufallsprinzip (randomisiert). Ethische Probleme ergeben sich manchmal bei der Plazebogruppe. Die nötige Behandlung mit der Standardmedikation muss in jedem Fall gewährleistet sein.

Phase 4: Nach der Zulassung des Medikaments werden „Therapieoptimierungsstudien" durchgeführt, um die Erfahrungen mit dem Medikament systematisch auszuwerten.

Berufliches Selbstverständnis entwickeln

3

Zusammenarbeit mit anderen Berufs- und Personengruppen

3 Zusammenarbeit mit anderen Berufs- und Personengruppen

3.1 Berufe des deutschen Gesundheitswesens — 448

3.1.1 Berufsdefinitionen — 448

3.1.2 Berufe im Gesundheitswesen — 448

3.2 Interdisziplinäre Zusammenarbeit — 450

3.2.1 Begriffsbestimmung — 450

3.2.2 Notwendigkeit interdisziplinärer Zusammenarbeit — 451

3.2.3 Nutzen interdisziplinärer Zusammenarbeit — 453

Nutzen für die Patientin — 453

Wirtschaftlicher Nutzen — 454

Nutzen für die Berufsangehörigen — 454

3.2.4 Einflussfaktoren auf interdisziplinäre Zusammenarbeit — 455

Berufliches Selbstverständnis und beruflicher Status — 455

Aufgaben- und Zuständigkeitsbereiche — 458

Arbeitsorganisation und Arbeitsabläufe — 459

3.3 Case Management — 460

3.3.1 Begriffsbestimmung — 460

3.3.2 Ursprung — 460

3.3.3 Case Management Regelkreis — 461

3.3.4 Formen des Case Management — 462

Klinische Behandlungspfade — 462

Überleitungsmanagement — 462

Kontinuierliches Unterstützungsmanagement — 463

3.3.5 Umsetzung des Case Management — 464

Die Rolle der Case Managerin — 464

Wer ist Case Managerin? — 465

3.4 Besonderheiten in der Zusammenarbeit mit Ehrenamtlichen und Hilfskräften — 466

3.4.1 Zusammenarbeit mit Hilfskräften — 466

3.4.2 Zusammenarbeit mit Ehrenamtlichen — 467

Ehrenamt und bürgerliches Engagement in Deutschland — 467

Zusammenarbeit mit ehrenamtlichen Helferinnen — 468

Zusammenarbeit mit anderen Berufs- und Personengruppen

Die Zusammenarbeit mit anderen Berufsgruppen, auch interdisziplinäre Zusammenarbeit genannt, ist ein wichtiger Bestandteil pflegerischen Handelns. Aber wer sind überhaupt die anderen und was machen sie so den ganzen Tag? Und wie sehen sie sich im Verhältnis zur Gesundheits- und Kranken- bzw. Kinderkrankenpflege? Vertreterinnen ausgewählter Berufe gewähren hier einen ersten Einblick.

Hallo, mein Name ist Gisela Gerosch, und ich bin Altenpflegerin. Ich arbeite in einer sogenannten Demenz-WG mit 7 altersverwirrten Bewohnerinnen. Ich würde sagen, Demenz ist derzeit das wichtigste Thema in der Altenpflege und eine große gesellschaftliche Herausforderung.

Bevor ich vom Pflegeheim in die WG gewechselt bin, habe ich eine gerontopsychiatrische Zusatzqualifikation absolviert, an der auch viele Gesundheits- und Krankenpflegerinnen teilgenommen haben. Bei uns in der Wohngemeinschaft arbeiten mehrere Kolleginnen aus der Gesundheits- und Krankenpflege. Beruflich sind wir ohnehin so eng verwandt, dass immer häufiger über Sinn und Unsinn der getrennten Ausbildung diskutiert wird. Wir hatten vielleicht etwas weniger medizinische Inhalte in unserer Ausbildung und dafür eine erweiterte Perspektive hinsichtlich der psychosozialen Betreuung. Aber in Anbetracht der ganzen Gemeinsamkeiten fällt das gar nicht so sehr ins Gewicht.

Die Mehrheit der Pflegewissenschaftlerinnen und auch viele aus der Praxis sind inzwischen dafür, dass Gesundheits- und Kranken-, Kinderkranken- und Altenpflege in einer gemeinsamen Ausbildung zusammengeführt werden. Versuchsweise wird das ja auch schon längst gemacht! Da gibt es diese ganzen Modellprojekte mit integrierter, integrativer oder generalistischer Ausbildung, das finde ich wirklich spannend. Ich denke, in 10 Jahren wird es in Deutschland nur noch eine gemeinsame Pflegeausbildung geben.

Wollen wir wetten?

Guten Tag, ich heiße Susanne Schnell und bin Physiotherapeutin. Ich würde sagen, ich bin die Spezialistin für Bewegung. Zum Beispiel bin ich zuständig für Menschen mit Lähmungen nach Schlaganfall oder Querschnitt, Leute mit Rückenschmerzen und für Kinder mit motorischen Entwicklungsstörungen. Wer sich beim Skifahren oder Fußballspielen das Knie lädiert, landet bei mir. Mit Physiotherapie kann man aber auch die Psyche und die inneren Organe beeinflussen.

Wir arbeiten hauptsächlich mit aktiver und passiver Bewegungstherapie, unterstützend mit physikalischer Therapie.

Wenn eine Patientin zu mir kommt, mache ich eine ausführliche Untersuchung und Anamnese. Dann vereinbaren wir gemein-sam die Therapieziele. Ich muss sehr flexibel mit den einzelnen Therapiemaßnahmen umgehen und den Therapieplan regelmäßig überprüfen. Insofern unterscheidet sich der therapeutische Prozess überhaupt nicht vom Pflegeprozess.

Wir haben aber noch mehr gemeinsam; auch wir beraten und schulen Patientinnen und Angehörige. Und manchmal gibt es sogar direkte Überschneidungen: Kontrakturprophylaxe oder postoperative Mobilisierung zum Beispiel. Das kann sowohl die Pflege als auch die Physiotherapie machen.

Am besten, wir treffen uns mal auf Station, dann können wir uns genauer austauschen!

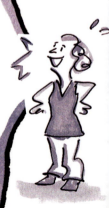

3

Zusammenarbeit mit anderen Berufs- und Personengruppen

Tag auch! Ich bin Volker Vitor und beende gerade meine Ausbildung zum Ergotherapeuten. Wir lernen auch 3 Jahre bis zum Examen. Zunächst möchte ich in einer Reha-Klinik oder einem ambulanten Therapiezentrum arbeiten. Später will ich mich auf jeden Fall mit einer eigenen Praxis selbstständig machen.

Ergotherapie ist sehr umfassend und daher gar nicht leicht zu erklären! „Ergon" heißt Arbeit oder auch Werk. Im Zentrum steht die menschliche Betätigung, d.h. wir arbeiten mit Menschen, deren Handlungsfähigkeit eingeschränkt ist. Dabei haben wir alle Lebensbereiche im Blick: Arbeit, Freizeit, häusliches Umfeld und Versorgungssituation. Die menschliche Betätigung ist auch unser therapeutisches Mittel. Das kann körperliche, geistige oder auch kreative Betätigung sein, also zum Beispiel Bewegungsübungen, Konzentrations- und Gedächtnistraining oder gestalterische Verfahren wie das berüchtigte Korbflechten. Wir arbeiten aber nicht nur mit der Klientin, sondern greifen auch direkt in ihre Umwelt ein, indem wir beispielsweise Wohnraum- oder Arbeitsplatzanpassungen vornehmen. Kleinere Hilfsmittel stellen wir sogar selber her.

Der ergotherapeutische Prozess umfasst ein umfangreiches Assessment mit anschließender Therapieplanung, Intervention und Bewertung.

Beratung und Anleitung ist etwas, was wir auf jeden Fall mit anderen Berufsgruppen gemeinsam haben. Schnittstellen mit der Pflege kann es bei der Unterstützung von Alltagsaktivitäten geben wie zum Beispiel beim Anziehtraining.

Wer sich näher für meinen Beruf interessiert, kann unseren Berufsverband im Internet besuchen unter www.dve.info.

Hallo allerseits! Ich heiße Elisabeth Englert und arbeite als Sozialarbeiterin für die onkologische Abteilung einer großen Klinik. Ich kümmere mich um den ganzen psychosozialen Bereich. Das kann zum Beispiel heißen, dass ich eine Klientin über eine Selbsthilfegruppe in der Nähe ihres Wohnorts informiere und ihr Broschüren und Kontaktadressen mitgebe. Oder ich berate sie über ihre Rechtsansprüche, die sie als Schwerbehinderte hat und helfe bei den entsprechenden Formalitäten. Falls nötig, organisiere ich schon von hier aus weiterführende Hilfen für die häusliche Versorgung wie zum Beispiel Essen auf Rädern. In vielen Fällen ist der Kontakt zu den Angehörigen ungeheuer wichtig. Die sind ja immer mit betroffen und haben oft immensen Unterstützungsbedarf.

Beratung ist ja zunehmend auch ein Thema in der Pflege. Ich finde das sehr begrüßenswert, gerade was das Entlassungsmanagement angeht. Man muss aber auch aufpassen, dass man sich nicht ins Gehege kommt und eventuell zu einem Thema doppelt und dreifach berät. Die Zuständigkeiten müssen klar geregelt sein.

Generell denke ich, dass die Pflege und die Sozialarbeit sich in letzter Zeit angenähert haben. Die Pflege ist von ihrer starken Medizinorientierung so ein bisschen weggekommen. Das finde ich aus der Perspektive der Sozialen Arbeit heraus ganz schön. Ich bin gespannt, wie sich unsere Aufgabenbereiche in Zukunft weiterentwickeln!

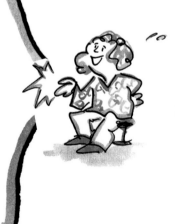

Berufliches Selbstverständnis entwickeln

3.1 Berufe des deutschen Gesundheitswesens

3.1.1 Berufsdefinitionen

Für die Berufe im Berufsfeld Gesundheit existiert eine Vielzahl von Oberbegriffen wie zum Beispiel nichtärztliche Gesundheits- oder Heilberufe, Heilhilfsberufe, medizinische Assistenz- oder Hilfsberufe, mittlere medizinische Fachberufe, Medizinalfachberufe, Gesundheitsfachberufe. An vielen dieser Bezeichnungen wird kritisiert, dass sie vor allem Hilfs- und Assistenztätigkeiten für die Medizin betonen, während das eigene berufliche Profil unberücksichtigt bleibt. Um die Eigenständigkeit dieser Berufe zu betonen, eignet sich die Bezeichnung „Gesundheitsberufe". Dieser Begriff wird im Folgenden beibehalten.

3.1.2 Berufe im Gesundheitswesen

Bundesinstitut für Berufsbildung (BIBB)
Zuständig für die Erforschung und Weiterentwicklung der beruflichen Aus-, Fort- und Weiterbildung in Deutschland. Es untersteht dem Bundesministerium für Bildung und Forschung und wird aus Bundesmitteln finanziert.

Die Anzahl der Gesundheitsberufe in Deutschland ist selbst für Fachleute nur noch schwer überschaubar. Die folgende Übersicht zeigt eine Auswahl zentraler Berufe im Berufsfeld Gesundheit. Die Einteilung ist an der Systematik des |Bundesinstituts für Berufsbildung orientiert.

Berufsbereiche/Berufe	Ausbildungsdauer	Berufliche Tätigkeiten und Arbeitsfelder
Berufsbereich Prävention		
Diätassistent/in	3 Jahre	▪ Erstellung von Diätplänen, Zubereitung von Diätkost, Beratung und Anleitung in Ernährungsfragen ▪ Krankenhäuser, Pflegeeinrichtungen, Rehabilitationskliniken, Beratungsstellen, Praxen
Podologe/in	2 Jahre	▪ Fußpflegerische Behandlung und Beratung ▪ Krankenhäuser, Rehabilitations- und Pflegeeinrichtungen, podologische und andere Praxen, Kosmetiksalons, Wellnesseinrichtungen
Berufsbereich Primärversorgung		
Medizinische/r Fachangestellte/r	3 Jahre	▪ Assistenz bei ärztlicher Diagnostik und Therapie, Beratung, Praxisorganisation und –verwaltung ▪ Ärztliche Praxen aller Fachgebiete, Medizinische Versorgungszentren, Klinikambulanzen
Rettungsassistent/in	2 Jahre	▪ Erste Hilfe am Notfallort, Durchführung lebensrettender Sofortmaßnahmen, Krankentransporte ▪ Rettungsdienste, Feuerwehren, Rettungswachen, Katastrophenhilfswerke
Zahnmedizinische/r Fachangestellte/r	3 Jahre	▪ Assistenz bei zahnärztlicher Diagnostik und Therapie, Durchführung von Prophylaxemaßnahmen, Beratung, Praxisorganisation und -verwaltung ▪ Zahnärztliche Praxis, Zahn- Mund- und Kieferklinik

Zusammenarbeit mit anderen Berufs- und Personengruppen

3.1

Berufsbereiche/Berufe	Ausbildungsdauer	Berufliche Tätigkeiten und Arbeitsfelder
Berufsbereich Pflege		
Gesundheits- und Krankenpfleger/in	3 Jahre	▪ Pflege, Betreuung und Beratung Erwachsener, Mitwirkung bei medizinischer Diagnostik und Therapie, Gesundheitsförderung ▪ Krankenhäuser, Rehabilitationskliniken, ambulante Dienste
Gesundheits- und Kinderkrankenpfleger/in	3 Jahre	▪ Pflege, Betreuung und Beratung von Kindern und Jugendlichen, Mitwirkung bei medizinischer Diagnostik und Therapie, Gesundheitsförderung ▪ Krankenhäuser, Rehabilitationskliniken, ambulante Dienste
Hebamme/ Entbindungspfleger	3 Jahre	▪ Geburtsvorbereitung, Geburtshilfe, geburtliche Nachsorge, Beratung ▪ Krankenhäuser, Geburtshäuser, Hebammenpraxis, häusliche Versorgung
Altenpfleger/in	3 Jahre	▪ Pflege, Betreuung und Beratung alter Menschen ▪ Krankenhäuser, Kurzzeitpflege, Pflegeheime, häusliche Versorgung
Berufsbereich Rehabilitation		
Ergotherapeut/in	3 Jahre	▪ Betätigungs- und alltagsorientierte Therapie, Umweltanpassung und Beratung ▪ Krankenhäuser, v. a. Rehabilitationskliniken, ergotherapeutische Praxen, Rehabilitationszentren, Behindertenwerkstätten, Förderschulen
Logopäde/in	3 Jahre	▪ Therapie und Beratung bei Stimm-, Sprech-, Sprach- und Schluckstörungen ▪ Krankenhäuser, v. a. Rehabilitationskliniken, logopädische Praxen, Kindergärten, Schulen
Masseur/in und medizinische/r Bademeister/in	2,5 Jahre	▪ Physikalische Therapie wie Massage, Elektro-, Hydro-, Balneo- und Thermotherapie ▪ Krankenhäuser, Rehabilitations-, Kur- und Wellnesseinrichtungen, Massage- und andere Praxen
Orthoptist/in	3 Jahre	▪ Prävention, Diagnose und Therapie von Sehstörungen/Sehbehinderungen ▪ Krankenhäuser, Rehabilitationskliniken, augenärztliche Praxen, Frühförderstellen, Sonderschulen
Physiotherapeut/in	3 Jahre	▪ Präventive, kurative und rehabilitative Bewegungstherapie, physikalische Therapie ▪ Krankenhäuser, Rehabilitationskliniken, physiotherapeutische Praxen, ambulante Rehabilitationszentren, häusliche Versorgung
Berufsbereich Medizintechnik		
MTA Funktionsdiagnostik	3 Jahre	▪ Technische Untersuchung und Messung körperlicher Funktionen, z. B. Gleichgewicht, Lungenfunktion, Hörvermögen, Herz-Kreislauffunktion ▪ Krankenhäuser, Facharztpraxen, medizinische Laboratorien
MTA Labor	3 Jahre	▪ Labormedizinische Untersuchungen in Hämatologie, Histologie/Zytologie, klinischer Chemie und Mikrobiologie ▪ Krankenhäuser, Facharztpraxen, medizinische und Forschungslaboratorien
MTA Radiologie	3 Jahre	▪ Diagnostischer und therapeutischer Einsatz von Strahlen in Röntgendiagnostik, Nuklearmedizin und Strahlentherapie ▪ Krankenhäuser, Facharztpraxen

---

Einteilung modifiziert nach BECKER, WOLFGANG/MEIFORT, BARBARA: „Die Systematik der Berufe – Trends und Veränderungen im Berufsfeld Gesundheit." In: Becker, Wolfgang (Hrsg.): *Ausbildung in den Pflegeberufen*. Bonn, 2006, S. 39 f.)

3.2 Interdisziplinäre Zusammenarbeit

3.2.1 Begriffsbestimmung

Interdisziplinäre Zusammenarbeit bedeutet, das eigene Arbeitsverhalten mit dem Arbeitsverhalten und den Arbeitsabläufen anderer Berufsgruppen unter einem gemeinsamen Ziel abzustimmen. Sowohl im alltäglichen als auch im wissenschaftlichen Sprachgebrauch finden sich weitere Begriffe mit gleicher oder ähnlicher Bedeutung. Oft ist die Rede von interprofessioneller Kooperation, von multi- oder transdisziplinärer Zusammenarbeit oder vom multiprofessionellen Team. Allerdings existieren diesbezüglich keine allgemein gültigen Definitionen. Die Grenzen sind fließend und viele Begriffe werden synonym gebraucht. Es gibt jedoch Interpretationen, die gerade im Hinblick auf die Zusammenarbeit von Gesundheitsberufen bedeutsam sind. Daher sollen im Folgenden die lateinischen Grundvokabeln vorgestellt werden, aus denen sich der Kontext der Begriffe ableiten lässt:

- multi- = viele
- trans- = hinüber, über etwas hinaus
- inter- = zwischen
- intra- = innerhalb
- disciplina = Wissenschaft, Disziplin, aber auch einzelner Beruf
- professio = Beruf, Gewerbe

Die interdisziplinäre Kooperation ist z. B. die Zusammenarbeit zwischen den Wissenschaften/Berufen.

Teamarbeit ist eine spezielle Form der Zusammenarbeit. Sie ist dadurch gekennzeichnet, dass die einzelnen Teammitglieder sehr intensiv miteinander in Beziehung treten (Phasen der Gruppenentwicklung | 372). Die Zusammenarbeit ist vergleichsweise zeitaufwändig und dauerhaft. Ein echtes |Team verträgt keine hohe |Fluktuation, sondern braucht zumindest einen stabilen Kern von Mitgliedern. Weitere Merkmale sind Partnerschaftlichkeit und Vertrauen. Die Zusammenarbeit wird von gegenseitiger Wertschätzung und Akzeptanz getragen. Bezüglich der Leistungsbewertung herrscht das Äquivalenzprinzip, d. h., dass die Beiträge jeder Berufsgruppe gleich viel wert sind. Voraussetzung für Teamarbeit ist also eine Arbeitsatmosphäre, in der Gleichberechtigung herrscht. Die strukturellen Bedingungen im Gesundheitssystem sind für Teamarbeit nicht immer förderlich. Vor allem die ärztliche Vormachtstellung gegenüber den anderen Gesundheitsberufen kann trotz individueller Bemühungen eine gleichberechtigte Kooperation erschweren.

Fluktuation | 596

Team
engl. = Arbeitsgruppe, Mannschaft

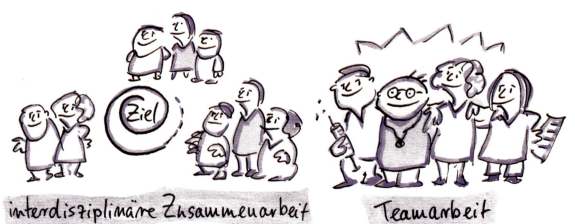

interdisziplinäre Zusammenarbeit — Teamarbeit

Zusammenarbeit mit anderen Berufs- und Personengruppen

Interdisziplinäre Zusammenarbeit kann also mit verschiedenen Begriffen belegt und von unterschiedlichen Erwartungen geprägt sein. Die hier vertretene Auffassung von interdisziplinärer Zusammenarbeit kommt in der folgenden Definition zum Ausdruck:

Interdisziplinäre Zusammenarbeit im Gesundheitssektor bedeutet,

> „dass Angehörige unterschiedlicher Berufsgruppen mit unterschiedlichen Spezialisierungen, beruflichen Selbst- und Fremdbildern, Kompetenzbereichen, Tätigkeitsfeldern und unterschiedlichem Status im Sinne einer sich ergänzenden, qualitativ hochwertigen, patientenorientierten Versorgung unmittelbar zusammenarbeiten, damit die spezifischen Kompetenzen jedes einzelnen Berufes für den Patienten nutzbar gemacht werden."
>
> —
>
> KÄLBLE, KARL (2004): Berufsgruppen- und fachübergreifende Zusammenarbeit – Terminologische Klärungen. In: Kaba-Schönstein, Lotte/Kälble, Karl (Hrsg.): *Interdisziplinäre Kooperation im Gesundheitswesen*. Frankfurt am Main, S. 40.

Aus dieser Definition geht hervor, dass interdisziplinäre Zusammenarbeit in erster Linie auf eine qualitativ hochwertige Versorgung zum Nutzen der Patientin abzielt und nicht vorrangig auf Kosteneinsparung. Die Erwähnung der Selbst- und Fremdbilder sowie der Statusunterschiede weisen darauf hin, dass diesen beruflichen Merkmalen eine wichtige Bedeutung zukommt.

Notwendigkeit interdisziplinärer Zusammenarbeit 3.2.2

Der US-amerikanische Schauspieler Jerry Lewis (*1926) sagte einmal: „Kleinlebewesen vermehren sich durch Zellteilung, Bürokraten durch Arbeitsteilung." Arbeitsteilung, d.h. die Aufteilung eines Arbeitsprozesses auf mehrere Personen(gruppen), führt jedoch nicht nur zu einer Vermehrung von Bürokraten, sondern auch zur Entstehung immer neuer Berufe. Alle modernen Gesellschaften sind hochgradig arbeitsteilig organisiert und durch berufliche Differenzierung und Spezialisierung geprägt. Dies wirkt sich auch auf das berufliche Handeln von Pflegenden aus.

Differenzierung bedeutet, dass die Zuständigkeiten in einem Arbeitsbereich wie dem Gesundheitssystem immer weiter zergliedert und auf immer mehr Berufe verteilt werden. Es gibt inzwischen eine schier unüberschaubare Anzahl von Gesundheitsberufen. Selbst innerhalb der Pflege herrscht eine starke berufliche Zersplitterung. In Deutschland hat sich die Pflege in die drei Hauptberufe Gesundheits- und Krankenpflege, Gesundheits- und Kinderkrankenpflege sowie Altenpflege ausdifferenziert. Daneben existieren noch weitere Pflegeberufe wie zum Beispiel die Heilerziehungspflege, Familienpflege, Kinderpflege sowie diverse Pflegehilfsberufe.

Spezialisierung bedeutet, dass auch die Arbeit innerhalb der einzelnen Berufe weiter aufgespalten wird. Einzelne Fachkräfte übernehmen ganz bestimmte Tätigkeiten, für die meist zusätzliche Qualifikationen erforderlich sind. So kann man nach erfolgreicher Pflegeausbildung unter einer Vielzahl von Weiterbildungen auswählen und sich zum Beipiel als Fachpflegerin für Schmerztherapie, Onkologie und Palliativmedizin, als Fachgesundheits- und Kinderkrankenpflegerin in der Psychiatrie oder als Fachaltenpflegerin für Rehabilitation und Langzeitpflege spezialisieren. Auch in anderen Gesundheitsberufen gibt es starke Spezialisierungstendenzen, zum Beispiel kann man sich in der Physiotherapie zur Schmerzphysiotherapeutin oder Bobath-Therapeutin für Kinder weiterbilden.

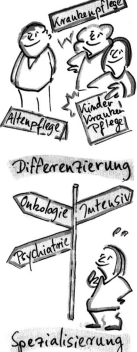

Differenzierungs- und Spezialisierungsprozesse entwickeln sich immer weiter, da wir permanent **neue Technologien und neues Wissen** produzieren. So war zum Beispiel die |Pflegewissenschaft in Deutschland noch vor zwanzig Jahren nahezu unbekannt, während heute an immer mehr Forschungseinrichtungen immer mehr Fachwissen erarbeitet wird.

Pflegewissenschaft | 500

Diese „Technik- und Wissensexplosion" hat zur Folge, dass ein einzelner Mensch sich nur noch kleine Bruchstücke aus dem immer unübersichtlicheren Gesamtbestand aneignen kann. Niemand kann montags bei einer Herz-Lungen-Transplantation assistieren, dienstags ein Frühgeborenes im Inkubator professionell überwachen und mittwochs die Angehörigen einer dementen Diabetikerin kompetent beraten. Um überhaupt handlungsfähig zu bleiben, müssen wir uns zwangsläufig für ein bestimmtes Arbeitsgebiet entscheiden und unsere berufliche Tätigkeit in sinnvoller Weise beschränken. Je weiter Wissenschaft und Technik voranschreiten, desto mehr müssen wir uns spezialisieren.

Auch der **Arbeitsmarkt** mit seinem stetigen Wechselspiel zwischen Angebot und Nachfrage spielt eine nicht zu unterschätzende Rolle im Prozess der beruflichen Differenzierung und Spezialisierung.

Beispiel Ende der 1980er Jahre verzeichneten viele Krankenhäuser einen dramatischen Mangel an Personal im Operationssaal. Es standen so wenig weitergebildete Fachkrankenschwestern und -pfleger für den Operationsdienst zur Verfügung, dass etliche Operationssäle von der Schließung bedroht waren. Daraufhin ergriffen einige Kliniken in Nordrhein-Westfalen die Initiative und brachten wenige Jahre später eine neue Ausbildung zur Operationstechnischen Assistentin (OTA) auf den Weg. Diese ist zwar bundesweit noch nicht staatlich anerkannt, dennoch sind die OTA in vielen Krankenhäusern sehr begehrt. Sie übernehmen zunehmend den bis dahin pflegerischen Aufgabenbereich. Daneben existiert noch eine Ausbildung zur staatlich anerkannten Operationstechnischen Angestellten. Auch in jüngster Zeit wird wieder über zunehmenden Personalmangel im OP geklagt, diesmal auf Seiten der Ärztinnen. Daher hat sich unter anderem die Deutsche Gesellschaft für Unfallchirurgie für die Einführung eines weiteren neuen Berufes ausgesprochen: die Chirurgisch-technische Assistentin (CTA). 2006 haben die ersten Anwärterinnen ihre dreijährige Ausbildung zur CTA begonnen und sollen anschließend kleinere operative Tätigkeiten nach ärztlicher Delegation übernehmen.

Solche Entwicklungen machen deutlich, dass auch in Zukunft mit weiterer Differenzierung und Spezialisierung zu rechnen ist. Dadurch wird es zunehmend schwerer, den Überblick über die anderen Berufsgruppen und deren Aufgabenbereiche zu behalten. Zudem besteht die Gefahr, dass es vermehrt zu Überschneidungen im Tätigkeitsspektrum einzelner Berufe kommt. Eine gute interdisziplinäre Zusammenarbeit wird damit zwingend erforderlich. Der |Deutsche Pflegerat (2004) formuliert in seiner Rahmen-Berufsordnung für professionell Pflegende: „Professionell Pflegende arbeiten interdisziplinär mit anderen Berufsgruppen zusammen. Sie entwickeln multidisziplinäre und berufsübergreifende Lösungen von Gesundheitsproblemen".

Deutscher Pflegerat | 503

Auch andere Berufsgruppen teilen die Auffassung, dass interdisziplinäre Kooperation ein wichtiger Aspekt des beruflichen Handelns ist. So haben sich beispielsweise die Physiotherapeutinnen in ihrer Berufsordnung darauf verpflichtet, im interdisziplinären Team mitzuarbeiten und den Austausch mit anderen an der Behandlung Beteiligten zu fördern (1999).

Nutzen interdisziplinärer Zusammenarbeit 3.2.3

Interdisziplinäre Zusammenarbeit ist eine unumgängliche Notwendigkeit, wenn eine qualitativ hochwertige und effiziente Gesundheitsversorgung gewährleistet werden soll. In diesem Punkt herrscht weitgehend Einigkeit. So werden in regelmäßigen Abständen Forderungen nach einer Verbesserung der interdisziplinären Zusammenarbeit erhoben. In diesem Chor mischen sich Stimmen aus Gesundheitspolitik, Wissenschaft, Berufsverbänden, Krankenkassen, Patientenvertretungen und anderen Akteuren. Bei näherer Betrachtung wird allerdings deutlich, dass hinter der gleichen Forderung nach guter Zusammenarbeit sehr unterschiedliche Interessen liegen können. Ein kranker Mensch erwartet von allen Beteiligten, dass sie ihre pflegerischen, medizinischen und therapeutischen Interventionen zu seinem Nutzen optimal aufeinander abstimmen. Für eine Pflegende kann gute Zusammenarbeit bedeuten, dass die anderen Berufsgruppen ihre spezielle fachliche Kompetenz anerkennen. Betrachtet man die Zusammenarbeit der einzelnen Berufsgruppen aus der Perspektive eines Krankenhausträgers, so ist damit in erster Linie die Hoffnung auf Kosteneinsparungen verbunden. Wenn also von der Notwendigkeit interdisziplinärer Zusammenarbeit die Rede ist, muss zunächst geklärt werden, worin deren Nutzen liegt und wer sich welche Vorteile davon verspricht. Dabei kann der Nutzen nie nur aus einer Sichtweise beschrieben werden, da i. d. R. mehrere Parteien von interdisziplinärer Zusammenarbeit profitieren.

Nutzen für die Patientin

Im Mittelpunkt professionellen Handelns steht die Patientin. Angehörige der Heil- und Gesundheitsberufe sind daher verpflichtet, durch interdisziplinäre Zusammenarbeit eine hohe Versorgungsqualität zum Nutzen der Patientin zu gewährleisten. Dies entspricht dem professionellen Selbstverständnis aller Berufsgruppen.

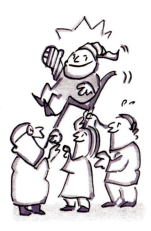

Beispiel Übergeordnete Pflege- und Behandlungsziele werden z. B. in der |Rehabilitation von Schlaganfallpatientinnen von allen beteiligten Berufsgruppen gemeinsam festgelegt oder sind zumindest allen bekannt. Unter Berücksichtigung der Prognose sollte frühzeitig zusammen überlegt werden, ob die Patientin nach der stationären Rehabilitation wieder zurück in ihren Beruf kann, für den Übergang noch ambulante Pflege und Therapie braucht oder vielleicht in eine Pflegeeinrichtung ziehen muss. Auch die einzelnen Maßnahmen und Interventionen werden aufeinander abgestimmt. So sollte etwa die Ergotherapeutin die Pflegenden von den Fortschritten beim Dusch- und Anziehtraining in Kenntnis setzen. Die Pflegenden können während der Unterstützung bei der Körperpflege entsprechende Techniken aufgreifen und mit der Patientin weiter üben. Auf diese Weise kann die Patientin erste Therapieerfolge weiter ausbauen und festigen. Ein durchdachtes, interdisziplinäres |Entlassungsmanagement sichert die weitere Versorgung ab und hilft dabei, die erzielten Fortschritte zu stabilisieren.

Rehabilitation | 160
Entlassungs-
management **1** | 640

In diesem Sinne zielt interdisziplinäre Zusammenarbeit auf möglichst hohe und lang anhaltende Wirksamkeit pflegerischer und therapeutischer Maßnahmen zum Wohle der Patientin. Der Nutzen interdisziplinärer Zusammenarbeit liegt also in einer höheren |**Effektivität**.

Effektivität
Grad der Zielerreichung
lat. effectus = Erfolg, Gedeihen, Wirksamkeit

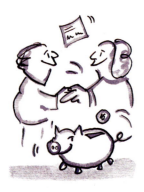

Wirtschaftlicher Nutzen

Gesundheitspolitische Entwicklungen sind derzeit stark von wirtschaftlichen Überlegungen geprägt. Vergangene und aktuelle Gesundheitsreformen zielen darauf ab, die wachsenden Gesundheits- bzw. Krankheitskosten im Zaum zu halten. Zum Zweck der Kosteneinsparung wird auch eine bessere Zusammenarbeit der einzelnen Berufsgruppen gefordert. So sollen Reibungsverluste vermieden und |Synergieeffekte erzielt werden. Wenn zum Beispiel eine Pflegende beobachtet, dass sich der Zustand einer Patientin verschlechtert, muss sie die Möglichkeiten und Grenzen ihrer pflegerischen |Expertise genau einschätzen. Im Bedarfsfall sollte sie möglichst schnell Kontakt zu anderen Berufsgruppen aufnehmen, so dass umgehend notwendige Maßnahmen eingeleitet werden können und dadurch Komplikationen vermieden sowie Kosten reduziert werden.

Synergieeffekt
positives Ergebnis, das aus dem Zusammenwirken verschiedener Bereiche entsteht
Expertise
Gutachten durch eine Expertin
Effizienz
Maß für die Wirtschaftlichkiet efficientia, lat. = Wirksamkeit

Beispiel Im Berliner Modellprojekt „Ärztliche, pflegerische und therapeutische Betreuung Schwerstkranker in stationären Pflegeeinrichtungen" wurde erprobt, ob sich die Versorgungskosten in Pflegeeinrichtungen mit Hilfe interdisziplinärer Zusammenarbeit verringern lassen. Die engere Verzahnung von Pflegenden und Ärztinnen führte zu einer starken Reduktion von Krankenhauseinweisungen und Fahrtkosten. Dadurch konnten die beiden beteiligten Krankenkassen Einsparungen erzielen.

Im Sinne der Kostendämpfung zielt interdisziplinäre Zusammenarbeit also darauf ab, den Aufwand an Gesundheitsleistungen möglichst niedrig zu halten. Der angestrebte Nutzen liegt in einer höheren |**Effizienz**.

Nutzen für die Berufsangehörigen

Wissenschaftliche Untersuchungen haben ergeben, dass eine gute Zusammenarbeit mit Angehörigen anderer Berufsgruppen für die Arbeitszufriedenheit sehr wichtig ist. Eine hohe Arbeitszufriedenheit steigert nicht nur die berufliche Leistungsfähigkeit, sondern wirkt sich auch positiv auf das allgemeine Wohlbefinden und damit die Lebensqualität aus. Arbeitszufriedenheit stellt damit ebenso einen Wert an sich dar. In diesem Sinne kann die interdisziplinäre Zusammenarbeit als Beitrag zur Humanisierung der Arbeitsbedingungen verstanden werden.

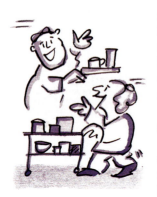

Aus der Forschung

In einer Untersuchung zur interdisziplinären Kooperation im Gesundheitswesen wurden Angehörige verschiedener Berufsgruppen zu ihrer Auffassung von Interdisziplinarität interviewt. Darin machten die befragten Ärztinnen deutlich, dass sie sich von einer guten interdisziplinären Zusammenarbeit nicht nur eine bessere Patientinnenversorgung erhoffen, sondern auch mehr Zufriedenheit in ihrer Arbeit. Auch die Pflegenden betonten, dass ein Teil ihrer beruflichen Unzufriedenheit auf mangelnde interdisziplinäre Kooperation zurückzuführen sei.

LÜTZENKIRCHEN, ANNE: „Interdisziplinäre Kooperation und Vernetzung im Gesundheitswesen – eine aktuelle Bestandsaufnahme" In: *Gruppendynamik und Organisationsberatung*, 3/2005, S. 311–324

Zusammenarbeit mit anderen Berufs- und Personengruppen

Einflussfaktoren auf interdisziplinäre Zusammenarbeit

3.2.4

Abhängig von der Perspektive der jeweiligen Akteure (z. B. Patientinnen, Pflegende, Leitung) können widersprüchliche Vorstellungen über interdisziplinäre Zusammenarbeit auftreten. Es fällt auf, dass die Angehörigen der einzelnen Gesundheitsberufe das Gelingen der Zusammenarbeit vor allem von den persönlichen Kontakten zueinander und den individuellen Fähigkeiten eines jeden Einzelnen abhängig machen. Nach dem Motto: „Es gibt gute Ärztinnen und schlechte Ärztinnen, erfahrene Schwestern und unerfahrene Schwestern." Wenn aber das Gelingen oder Scheitern der interdisziplinären Zusammenarbeit nur an den Fähigkeiten einzelner Personen festgemacht wird, entsteht der Eindruck, dass es nur eine Frage des Glücks ist, ob auf einer Station Menschen zusammentreffen, die sich verstehen oder nicht. Kommt es zu |Konflikten, wird schnell nach einem Sündenbock gesucht und nicht nach den zu Grunde liegenden Ursachen.

Konflikte | 377

Es ist aber keineswegs so, dass Probleme in der interdisziplinären Zusammenarbeit nur von den einzelnen Mitarbeiterinnen abhängig sind. Die Ursachen für Schwierigkeiten in der Zusammenarbeit sind vielfältig und liegen häufig in ungünstigen Arbeitsstrukturen. Sie werden geprägt von

- beruflichem Selbstverständnis und Statusunterschieden,
- Aufgaben- und Zuständigkeitsbereichen der einzelnen Berufsgruppen und /oder
- Arbeitsorganisation und Arbeitsabläufe.

Berufliches Selbstverständnis und beruflicher Status

Das Selbstbild und Selbstbewusstsein der Gesundheitsberufe ist eng mit dem beruflichen |Status verbunden. Der **berufliche Status** ergibt sich dabei aus

- althergebrachten Wertvorstellungen innerhalb der Berufsgruppen,
- gesellschaftlicher Anerkennung sowie
- formal-rechtlichen Aspekten.

Status

Position, die eine Person innerhalb einer Hierarchie einnimmt. Der Status bestimmt das Ausmaß an sozialer Anerkennung und Wertschätzung. status, lat. = Stand

In dem traditionell arztzentrierten deutschen Gesundheitswesen existiert ein Machtgefälle zwischen der Medizin und den anderen Gesundheitsberufen. Dies birgt Konfliktpotenzial, wie am Verhältnis zwischen Pflege und Medizin deutlich wird.

Ärztinnen gehören einer |**Profession** – einem gehobenen Berufsstand – an. Diese zeichnet sich aus durch

Profession | 393

- Hochschulausbildung,
- exklusives Wissen,
- eigene Fachsprache,
- Standesordnung und
- hohes gesellschaftliches Ansehen.

Daraus leitet sich eine Vormachtstellung der Ärztinnen gegenüber den anderen Gesundheitsberufen ab. Aufgrund von berufs-, leistungs- und haftungsrechtlichen Regelungen wird der Ärztin häufig eine federführende und koordinierende Funktion im Rahmen der Zusammenarbeit zugeschrieben. Folgt man diesem Selbstverständnis, ist es vor allem die Ärztin, die über die Art der Behandlung und die Ziele der Therapie entscheidet. Die anderen Gesundheitsberufe führen die ärztlichen Anordnungen lediglich aus. Aus dieser Sicht würde gelungene Kooperation bedeuten, den Ärztinnen zuzuarbeiten.

Professionalisierung der Pflege | 393
Hierarchie | 623

Dem ärztlichen Status steht die zunehmende |**Professionalisierung der Pflege** gegenüber. Das alte Selbstverständnis der Pflege, den Ärztinnen zuzuarbeiten, bzw. die einfache |Hierarchie „Ärztinnen oben, Pflegende unten" ist überholt. Im Zuge der Professionalisierung nimmt „eigenes" pflegerisches Wissen und Können kontinuierlich zu, welches sich nicht selten der Logik der Medizin entzieht. Dieser auch im Krankenpflegegesetz verankerte Aspekt führt zu einem neuen Selbstbewusstsein der Pflegenden und dem Wunsch nach mehr Handlungsautonomie. Pflegende erhalten dabei Unterstützung auch aus der Gesundheitspolitik. Der Sachverständigenrat zur Begutachtung der Entwicklung im Gesundheitswesen spricht 2008 beispielsweise von einer nicht immer effizienten Arztzentriertheit der Krankenversorgung. Pflegenden wird zunehmend eine Koordinierungsrolle innerhalb der Gesundheitsversorgung zugeschrieben.

Delegation | 289

Aufgrund ihrer höheren Professionalität besitzen Ärztinnen die Entscheidungsbefugnis über alle medizinischen Maßnahmen, die sie in bestimmten Fällen an andere Berufsgruppen |**delegieren** können. Aus diesem Grund und da Ärztinnen für diagnostische und therapeutische Maßnahmen haften, sind sie innerhalb dieses Bereiches den Gesundheits- und Krankenpflegerinnen gegenüber weisungsbefugt. Die Pflegenden können einer patientenbezogenen ärztlichen Anordnung nur wenig entgegensetzen, in der Regel müssen sie sie befolgen, auch wenn die Anordnung erheblichen Einfluss auf die pflegerischen Arbeitsabläufe hat. Der Mehraufwand, der aus einer Anordnung entstehen kann, ist den Ärztinnen dabei nicht immer bewusst. Welche Auswirkungen dies jedoch für die Arbeitsorganisation der Pflege hat, wird im folgenden Zitat deutlich:

„Je mehr Ärzte sie haben, um so mehr Arbeit, Anordnungen. Warum? Es ist ja nicht das Anordnen, es muss ausgearbeitet werden auf dem Papier, es muss der Patient bekommen, es muss alles gerichtet werden. Uns das alles macht ja kein Doktor."

— entnommen aus: LORENZ, ALFRED (2000): *Abgrenzen oder zusammenarbeiten? Krankenpflege und die ärztliche Profession.* Frankfurt am Main, S. 64.

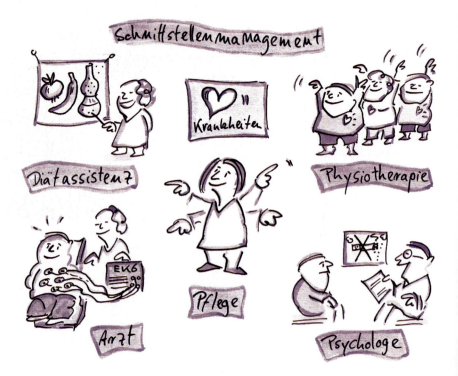

Machtinstrumente ergeben sich jedoch nicht nur aus dem „klassischen" beruflichen Status und der Delegation. Aus der notwendigen Präsenz einer Berufsgruppe kann sich ein „heimlicher" Berufsstatus ergeben, der als Machtinstrument eingesetzt werden kann. So ist ein Architekt z. B. nicht in der Lage, ein Haus ohne Maurer zu bauen. Genauso besitzen Pflegende in der Gesundheitsversorgung eine zentrale Stellung, die sich sowohl aus der Größe ihrer Berufsgruppe als auch aus den Arbeitsabläufen eines Krankenhauses ergibt. Hinzu kommt, dass Pflegende meist länger auf einer Station arbeiten als die häufig wechselnden Stationsärztinnen und damit über mehr Erfahrungswissen innerhalb des „Systems Station" verfügen. Pflegende verfügen also unabhängig von ihrem beruflichen Status über Macht.

Machtinstrumente | 618

Unterschiedliche Machtpositionen können für Machtspiele missbraucht werden. So können Ärztinnen Anordnungen nur noch schriftlich verfassen und sich darauf berufen, dass die Pflegenden regelmäßig in die Dokumentation zu schauen haben. Oder Pflegende „vergessen" bestimmte Informationen an Ärztinnen weiterzugeben und berufen sich darauf, dass diese Information dem Pflegebericht zu entnehmen ist. Alle Beteiligten sind, um kompetent handeln zu können, darauf angewiesen, dass Informationen fließen – und solche Machtspiele verhindern dies.

Unterschiede in Status und Grad der Professionalisierung der Gesundheitsberufe sowie das Denken in Hierarchien sind Ursache für Probleme in der interdisziplinären Zusammenarbeit. Lösungsansätze sind

- auf der strukturellen Ebene die Verflachung von Hierarchien
- auf der personalen Ebene Wertschätzung und patientenzentrierte Verständigung.

flache Hierarchien | 624

Wertschätzung gelingt dann, wenn jede Berufsgruppe die Chance erhält, sich professionell und selbstbewusst zu präsentieren. Dies erfolgt auf Basis der gegenseitigen Anerkennung und Akzeptanz beruflicher Kompetenzen. Hierfür sind grundlegende Kenntnisse über das Selbstverständnis und Aufgabenspektrum der jeweiligen Berufsgruppen dienlich.

Berufsübergreifende Fort- und Weiterbildungen bieten eine gute Möglichkeit, Wissen und Verständnis über die anderen Berufe zu erweitern. Hierbei können sich die Teilnehmerinnen fachlich austauschen und dabei die Perspektiven der anderen Berufsgruppen kennen lernen. So gibt es z. B. Fortbildungen zur palliativen Betreuung sowie zu ethischen Fragestellungen, die interdisziplinär angelegt sind.

Die optimale Betreuung der Patientinnen ist ein Ziel aller Gesundheitsberufe. Daher kann es hilfreich sein, Schwierigkeiten in der Zusammenarbeit aus der Patientinnenperspektive zu betrachten. Durch ein solches **patientenzentriertes Verständnis** können Konflikte, die aus unterschiedlichen beruflichen Selbstverständnissen herrühren, versachlicht und leichter Kompromisse gefunden werden.

Beispiel Auf der neurologischen Station der Rehabilitationsklinik „Waldschlösschen" gibt es seit jeher einen Konflikt zwischen Pflege und Ergotherapie, wann das Anziehtraining stattfinden soll. Eigentlich ist es sinnvoll, dies gleich früh morgens durchzuführen, allerdings sind die Ergotherapeutinnen zu diesem Zeitpunkt noch nicht anwesend. In einer daraufhin einberufenen gemeinsamen Besprechung lösen Pflegende und Ergotherapeutinnen das Problem im Sinne der Patientinnen wie folgt: Die Pflegenden unterstützen die Patientinnen morgens beim Ankleiden. Aufgabe der Ergotherapeutinnen bleibt es, in den Vormittagsstunden das Anziehen von Jacke und Schuhen zu trainieren.

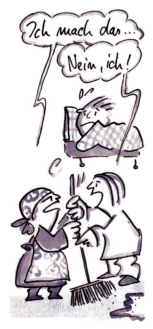

Aufgaben- und Zuständigkeitsbereiche

Es gibt eine Vielzahl von Aufgaben- und Zuständigkeitsüberschneidungen zwischen den Gesundheitsberufen. Dies gilt nicht nur für bestimmte Tätigkeiten, sondern auch für die Ziele der einzelnen Berufsgruppen. Zum Beispiel ist die Förderung der Selbstständigkeit von Patientinnen ein gemeinsames Ziel der Gesundheits- und Krankenpflege, der Physiotherapie und Ergotherapie. Gleiche Ziele zu haben, führt jedoch nicht immer zu einer guten Zusammenarbeit. Je unklarer die Zuständigkeiten der einzelnen Berufe sind, desto höher ist das Konfliktpotenzial. So muss immer wieder ausgehandelt werden, welche Berufsgruppe für welche Aufgaben zuständig ist.

Für Pflegende ist die Abgrenzung von anderen Berufsgruppen besonderes schwierig, da sie ein sehr breites Tätigkeitsspektrum haben. Es umfasst neben der pflegerischen Betreuung auch die Mitwirkung an der medizinischen Diagnostik und Therapie. Besonders unzufrieden sind Pflegende mit der interdisziplinären Zusammenarbeit, wenn sie sich als „Mädchen für alles" empfinden und es ihnen nicht gelingt, ihre eigene Professionalität gegenüber den anderen Berufsgruppen darzustellen.

Um gut miteinander arbeiten zu können, müssen die Bedingungen, unter denen die einzelnen Berufsgruppen arbeiten, allen transparent sein. Die Zusammenarbeit wird erleichtert, wenn die Berufsgruppen über einen klaren Aufgabenbezug und eigenständige Arbeitsbereiche verfügen. Hilfreich können Stellenbeschreibungen oder |Dienstanweisungen sein, in denen die Zusammenarbeit zwischen den Berufsgruppen klar geregelt ist. Für eine gelungene interdisziplinäre Kooperation muss nicht nur deutlich sein, welche Berufsgruppe welche Zuständigkeiten hat, sondern auch wie die Schnittstellen zwischen den Berufen gestaltet werden können.

Besonders wichtig sind solche Stellenbeschreibungen, wenn die Aufgaben der einzelnen Gesundheitsberufe neu zugeschnitten werden. Pflegende sollen in Zukunft vermehrt Tätigkeiten übernehmen, die bisher von Ärztinnen ausgeführt wurden. Dabei geht es unter anderem um Blutentnahmen, intravenöse Medikamentengabe, um das Recht, Pflegebedarfsartikel verordnen zu dürfen, aber auch um neue Aufgabenfelder wie z. B. die |Beratung von Patientinnen sowie die |Gesundheitsförderung.

Beratung [1] | 493
Gesundheitsförderung | 226

Beispiel Auf der onkologischen Station eines Versorgungskrankenhauses hat sich die Patientenstruktur in den letzten Jahren durch die Prämisse „ambulant vor stationär" stark verändert: Stand früher die körpernahe Unterstützung stark pflegeabhängiger Patientinnen im Vordergrund, kommen heute die meisten als Tagespatientinnen zur Zytostatikatherapie. Um die Personalstruktur aufrechterhalten zu können, wurden den Pflegenden per Stellenbeschreibung neue Aufgabenbereiche zugewiesen, die früher in ärztlicher Hand waren: Blutabnahme und Zytostatikumgabe.

Arbeitsrecht | 299

⬇ Eine Stellenbeschreibung muss die über das |Arbeitsrecht hinausgehenden Voraussetzungen der Übernahme von Tätigkeiten enthalten, z. B. unter welchen Umständen die Pflegenden die Tätigkeit ablehnen dürfen oder welche Fort- und Weiterbildungsmöglichkeiten der Arbeitgeber zur Verfügung stellen muss.

Nationaler
Expertenstandard [1] | 625
Schmerzmanagement [2] | 149

Im Gegensatz zu einrichtungsbezogenen Stellenbeschreibungen und Dienstanweisungen binden |Nationale Expertenstandards oder Leitlinien ganze Berufsgruppen an ein bestimmtes Vorgehen und haben damit eine wesentlich höhere Reichweite. Daher ist es wünschenswert, dass in Zukunft interdisziplinäre Leitlinien und Standards überregional entwickelt werden. Dies gilt auch vor dem Hintergrund, dass viele patientenbezogene Probleme nur durch das Zusammenwirken verschiedener Berufsgruppen gelöst werden können. So ist z. B. im |Schmerzmanagement eine enge Zusammenarbeit zwischen Gesundheits- und Krankenpflegerinnen, Psychologinnen, Ärztinnen und anderen beteiligten Berufsgruppen notwendig.

Zusammenarbeit mit anderen Berufs- und Personengruppen

Arbeitsorganisation und Arbeitsabläufe

Konflikte zwischen den Gesundheitsberufen entstehen auch durch die mangelhafte Abstimmung der unterschiedlichen Arbeitsbereiche - Stationen und Funktionsbereiche - im Krankenhaus. In folgendem Zitat wird das Problem deutlich.

> „Sie akzeptieren nicht, wenn man morgens sagt: 'Ich kann den Patienten zum EKG nicht bringen (...) weil er noch gewaschen werden muss!' Dann erwarten die einfach, dass man das Waschen unterbricht und der Patient gebracht wird. (...) Die stellen sich überhaupt nicht auf so einen Stationsrhythmus ein."

entnommen aus: WEIDNER, FRANK (2004): *Professionelle Pflegepraxis und Gesundheitsförderung – Eine empirische Untersuchung des beruflichen Handelns in der Krankenpflege.* Frankfurt am Main, S. 295

Pflegende arbeiten überwiegend auf den Stationen und sind darauf ausgerichtet, ihre Arbeitsabläufe an den Bedürfnissen der Patientinnen zu orientieren. Ärztinnen arbeiten sowohl auf den Stationen als auch im Funktionsbereich, z. B. in der Endoskopie oder im OP. Für eine Chirurgin ist es wichtig, dass die Visitenzeiten mit dem OP-Plan abgestimmt sind. Physio- und Ergotherapeutinnen arbeiten dagegen in eigenen Räumlichkeiten oder kommen nur zu einzelnen Patientinnen auf die Stationen. Aus ihrer Sicht kann es sinnvoll sein, wenn die Pflegenden dafür sorgen, dass die Patientinnen um 8:00 Uhr gefrühstückt haben und für die Therapie zur Verfügung stehen.

Die Arbeitsabläufe der Pflege hängen also eng mit denen der anderen Gesundheitsberufe zusammen.

Hinzu kommt die Notwendigkeit, die Versorgung möglichst wirtschaftlich zu organisieren, z. B. die Geräte auszulasten und für eine reibungslose Diagnostik und Therapie zu sorgen. Pflegende kommen daher schnell in die Situation, ihre Arbeitsabläufe nach den Erfordernissen der Funktionsbereiche anstatt nach den Bedürfnissen der Patientinnen auszurichten. Das Dilemma „Richte ich mich nach den Abläufen der Institution?" oder „Orientiere ich mich an den Bedürfnissen der Patientinnen?" gehört zu den alltäglichen (Rollen-)Konflikten von Pflegenden (Coolout|689).

Konflikte entstehen insbesondere dann, wenn den einzelnen Berufsgruppen die unterschiedlichen Arbeitsprozesse nicht transparent sind und es keine Möglichkeit gibt, auf die Arbeitsabläufe Einfluss zu nehmen.

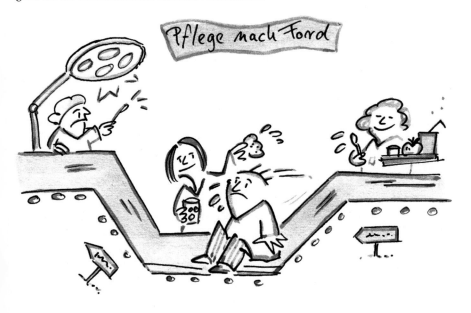

3.3 Case Management

3.3.1 Begriffsbestimmung

www.dgcc.de
Hier finden Sie die Seite der Deutschen Gesellschaft für Case Management.

Case Management kennzeichnet das Bemühen, die einzelnen Angebote der Gesundheits- und Sozialversorgung besser miteinander zu vernetzen und den Bürgerinnen bei der Inanspruchnahme dieser Leistungen Orientierungshilfen zu geben.

In Anlehnung an die Deutsche Gesellschaft für Care und Case Management lässt sich Case Management wie folgt definieren: Case Management soll Fachkräfte im Sozial- und Gesundheitswesen befähigen, Versorgungsleistungen abzustimmen und die vorhandenen institutionellen Ressourcen koordinierend heranzuziehen. Aufgabe ist es, eine zielgerichtete Zusammenarbeit zu organisieren, zu kontrollieren und auszuwerten, die sich am konkreten Unterstützungsbedarf der einzelnen Person orientiert. An diesem Prozess wird die betroffene Person mit beteiligt.

Der so genannten **Case Managerin** kommt dabei die Aufgabe zu, die einzelnen Versorgungsleistungen zu koordinieren und die Klientin durch das Dickicht der Angebote zu führen. Case Managerinnen schätzen die Bedürfnisse der Klientinnen ein. Sie planen, koordinieren und sichern die Bereitstellung medizinischer und sozialer Dienstleistungen. Ziel ist eine Gewährleistung von Qualität, die untrennbar mit der Sicherung von Konsumentenrechten verknüpft ist.

3.3.2 Ursprung

Der Begriff Case Management lässt sich mit „Fallmanagement" übersetzen und stammt aus den USA, wo er seit den 1960er Jahren etabliert ist. Erste Vorläufer finden sich dort bereits zu Beginn des 20. Jahrhunderts, zum Beispiel in Form des Konzepts *Social Casework*, welches aus dem Bereich der Sozialarbeit kommt.

Das US-amerikanische Gesundheitssystem ist anders aufgebaut als das deutsche und weist im Vergleich größere Versorgungslücken auf. Es gibt kein gesetzliches Krankenversicherungswesen und somit auch keine Versicherungspflicht. Zudem sind die einzelnen Bereiche der Gesundheits- und Sozialversorgung nicht ausreichend miteinander verzahnt. Bereits vor längerer Zeit erkannte man, dass sich viele Menschen in diesem System nicht zurechtfinden und dadurch von bestimmten medizinischen, therapeutischen, pflegerischen und Sozialleistungen ganz oder teilweise ausgeschlossen bleiben. Vor dem Hintergrund dieser Probleme wurde das Case Management entwickelt.

Auch hierzulande besteht Optimierungsbedarf: Einzelne Gesundheitsleistungen werden nicht ausreichend aufeinander abgestimmt und Patientinnen nicht umfassend beraten. Dadurch erhalten nur wenige Betroffene die für ihren individuellen Fall bestmögliche Versorgung. Zudem hat die so genannte Kostenexplosion im Gesundheitswesen dazu geführt, dass Fragen der Effizienz in den Vordergrund gerückt sind. Verbessertes Fallmanagement wird vielfach als Möglichkeit zur Kostendämpfung gesehen (wirtschaftlicher Nutzen | 454).

Inzwischen haben sich die Idee und der Begriff des Case Managements ausgebreitet und sind zu einem wichtigen Bestandteil der gesundheitspolitischen und gesundheitswissenschaftlichen Diskussion geworden. Es gibt aber derzeit kein einheitliches Konzept, so dass sich Zielstellung und konkrete Umsetzung im Einzelfall deutlich voneinander unterscheiden können. Auch fallen die Effekte des Case Management sehr unterschiedlich und keinesfalls immer zufrieden stellend aus.

Case Management Regelkreis

3.3.3

In der oben genannten Begriffsbestimmung wird deutlich, dass es sich beim Case Management um ein prozesshaftes Geschehen handelt. Dieses lässt sich idealtypisch als Regelkreis darstellen [Abb. 1].:

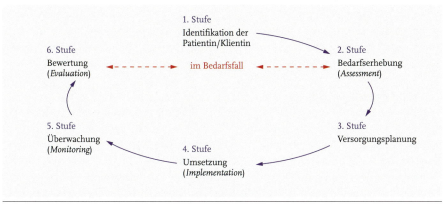

[1] Der Case Management – Regelkreis

In einem ersten Schritt erfolgt zunächst die **Identifikation** der Personen, die als „Case Management – Fall" in Frage kommen, da nicht alle Klientinnen ein komplexes Case Management benötigen. In der Regel handelt es sich dabei um Menschen mit hohem Versorgungsbedarf, beispielsweise aufgrund einer schwerwiegenden chronischen Erkrankung.

Im **Assessment** wird die Lebenssituation der Betroffenen in den Blick genommen und ihre konkrete Bedarfslage eingeschätzt. Dieser Schritt ist vergleichbar mit den ersten Phasen des |Pflegeprozesses. Allerdings geht es hier nicht nur um pflegerelevante Aspekte, sondern um den Gesamtbedarf, also auch um medizinische, therapeutische und ggf. weitere pädagogische Erfordernisse.

Pflegeprozess **1** | 576

Nach der Bedarfserhebung wird ein **Versorgungsplan** aufgestellt, in dem Ziele, einzelne Arbeitsschritte und die Verantwortungsbereiche aller Beteiligten festgelegt werden. Auch hier ist die Perspektive interdisziplinär. Die Klientin und ihr soziales Umfeld werden möglichst aktiv mit einbezogen.

Anhand des Versorgungsplans geschieht die **Umsetzung** der festgelegten Maßnahmen. Die einzelnen Berufsgruppen (z. B. Pflege, Sozialpädagogik und Medizin) erbringen ihre spezifischen Leistungen koordiniert unter einer gemeinsamen Zielperspektive.

Monitoring bedeutet, dass der Versorgungsprozess kontinuierlich überwacht wird. Dabei kann sowohl die Qualität einzelner Maßnahmen kontrolliert werden als auch deren Zusammenspiel. Die zielgerichtete Steuerung der Leistungserbringung steht im Vordergrund.

In der **Evaluationsphase** wird überprüft, ob die angestrebten Ziele erreicht worden sind. Eine solche zusammenfassende Bewertung kann an mehreren Stellen des Case Management–Prozesses stattfinden. Neben der eigentlichen Abschlussevaluation können bei längeren Verläufen ein oder mehrere Zwischenevaluationen sinnvoll sein. Sollte die Bewertung nicht zufrieden stellend ausfallen, muss eventuell das Assessment ergänzt und ein neuer Versorgungsplan aufgestellt werden.

3.3.4 Formen des Case Management

Der Regelkreis stellt lediglich ein allgemeines Modell dar, das zentrale Elemente des Case Management veranschaulicht. Die konkrete Ausgestaltung ist offen und lässt vielfältige Umsetzungsmöglichkeiten zu. In der Praxis finden sich zahlreiche, zum Teil höchst unterschiedliche Konzepte in Form von Modellversuchen, Projekten und mehr oder weniger etablierten Einzelmaßnahmen. Die einzelnen Ansätze sind bisher noch nicht ausreichend klassifiziert worden und unterscheiden sich in Bezug auf Anbieter, Zielgruppen, Dauer und Einsatzfelder. Im Folgenden werden drei mögliche Formen des Case Management dargestellt.

Klinische Behandlungspfade

Klinische Behandlungspfade (auch englisch *Clinical Pathways*) sind institutionsbezogene Leitlinien, die den Behandlungsablauf bei einer Patientin von der Aufnahme bis zur Entlassung beschreiben. Ein solcher Behandlungspfad legt für alle Patientinnen einer Gruppe mit der jeweils gleichen medizinischen Diagnose fest, welche Untersuchungen, Behandlungen oder sonstigen Maßnahmen wann und wie durchzuführen sind. Es handelt sich also um eine standardisierte Form des Case Managements, das auf die Dauer des Klinikaufenthalts beschränkt ist. Klinische Behandlungspfade sind interdisziplinär, denn sie berücksichtigen nicht nur pflegerische und ärztliche, sondern alle für den jeweiligen Fall relevanten Versorgungsleistungen.

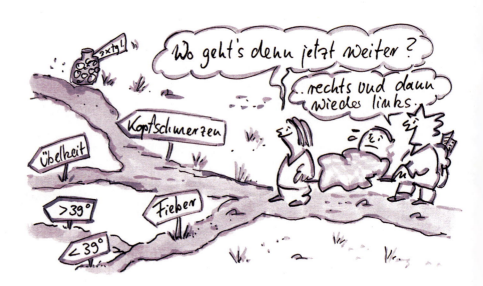

Überleitungsmanagement

Überleitungsmanagement zielt darauf ab, Versorgungsbrüche zu vermeiden, die beim Übergang von einem in den anderen Sektor des Gesundheitssystems drohen. So kann ein durchdachtes Entlassungsmanagement dazu beitragen, dass sich unmittelbar nach der Entlassung aus dem Krankenhaus eine adäquate ambulante Betreuung anschließt. Dies beschränkt sich nicht nur auf die Pflegeüberleitung im eigentlichen Sinn, also beispielsweise von der stationären in die ambulante Pflege. Vielmehr werden alle an der weiteren Versorgung beteiligten Berufsgruppen und Personen in den Blick genommen. Eine solche interdisziplinäre Perspektive findet sich auch im Expertenstandard zum |Entlassungsmanagement. Dort ist ausdrücklich von Abstimmungsprozessen mit anderen Berufsgruppen und Angehörigen die Rede.

Entlassungsmanagement [1] | 640

Zusammenarbeit mit anderen Berufs- und Personengruppen

Kontinuierliches Unterstützungsmanagement

Kontinuierliches Unterstützungsmanagement begleitet die Klientin und ihr soziales Umfeld über den gesamten Betreuungsprozess hinweg. Es endet erst, wenn kein Unterstützungsbedarf mehr notwendig ist, also nach vollständiger Rehabilitation oder wenn sich die Situation der Klientin dauerhaft stabilisiert hat. Diese hoch komplexe Form des Case Management ist individuell auf jeden Einzelfall ausgerichtet und verläuft über Sektorengrenzen hinweg. Ein Beispiel für das kontinuierliche Unterstützungsmanagement ist der „Bunte Kreis" Augsburg.

www.bunter-kreis.de
Hier finden Sie die Homepage des Bunten Kreises Augsburg e. V.

Beispiel 1994 gründeten Mitarbeiterinnen der Kinderklinik des Klinikums Augsburg den „Verein zur Familiennachsorge – Bunter Kreis e.V." mit dem Ziel, durch bessere Vernetzung der Betreuung die Nachsorge schwer chronisch kranker Kinder zu verbessern. Diese Initiative hat sich inzwischen zu einem umfassenden Case Management – Modell entwickelt, in dessen Mittelpunkt die einzelne Familie mit ihrer individuellen Bedarfslage steht. Den Eltern wird möglichst früh, d.h. im Idealfall bereits nach der Diagnosestellung, eine Case Managerin zur Seite gestellt [Abb. 1]. Diese Aufgabe wird meist von einer Gesundheits- und Kinderkrankenpflegerin übernommen. Je nach individueller Problemlage kommt aber auch eine Sozialpädagogin, Psychologin oder andere Expertin in Frage. Die Case Managerin organisiert und koordiniert alle Maßnahmen der Nachsorge, und zwar nicht nur im pflegerisch-medizinisch-therapeutischen, sondern auch im psychosozialen und sozialrechtlichen Bereich. Ihre Tätigkeit ist zwar auf die ambulante Nachsorge konzentriert [Abb. 2], jedoch nicht ausschließlich darauf beschränkt. Im Falle einer erneuten Einweisung in die Klinik gibt sie ihre Zuständigkeit nicht einfach ab, sondern bleibt als Ansprechpartnerin im Hintergrund. Damit ist ein dauerhaftes, sektorenübergreifendes Case Management gewährleistet.

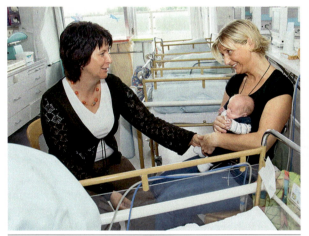

[1] Schon im Krankenhaus berät Nachsorgeschwester Rosi Vollhüter die Mutter und plant mit ihr die Entlassung.

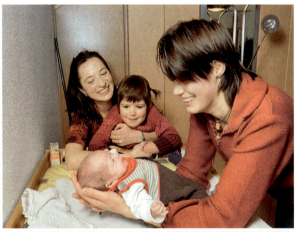

[2] Nachsorgeschwester Maritta Birnbaum unterstützt die Mutter bei der Pflege des Kindes zuhause.

Berufliches Selbstverständnis entwickeln

3.3.5   Umsetzung des Case Management

Die Rolle der Case Managerin

Die Rolle der Case Managerin lässt sich über mehrere Funktionen beschreiben, die im Einzelfall – je nach zu Grunde liegendem Modell – geringfügig voneinander abweichen können. Die Funktionen werden in der Regel in ihrer englischen Originalbezeichnung belassen und *Gatekeeper* (Pförtnerin, Torwächterin), *Broker* (Maklerin, Vermittlerin), *Advocate* (Anwältin) und *Supporter* (Unterstützerin) genannt. Nicht alle Funktionen sind unbedingt in jeder Phase des Case-Management–Prozesses gleich relevant. In Abhängigkeit von der konkreten Form des Case Managements und der aktuellen Problematik kann mal die eine, mal die andere Funktion im Vordergrund stehen.

- In der Funktion *Gatekeeper* steuert die Case Managerin den Zugang zu Gesundheits- und Sozialdienstleistungen. Nach individueller Bedarfslage sowie nach Art und Umfang der zur Verfügung stehenden Ressourcen entscheidet sie, zu welchen Versorgungsangeboten die Klientin Zutritt erhält.
- In der Funktion *Broker* informiert die Case Managerin sich über die in Frage kommenden Angebote. Nach eingehender Überprüfung unterbreitet sie der Klientin entsprechende Versorgungsvorschläge und vermittelt zwischen ihr und den Anbieterinnen.
- In der Rolle *Advocate* lenkt die Case Managerin den Blick auf die subjektiven Bedürfnisse der Klientin. Sie vertritt deren Interessen gegenüber anderen beteiligten Personen und Instanzen.
- In ihrer unterstützenden Funktion (*Supporter*) ist die Case Managerin bestrebt, die Klientin in ihren Autonomiebestrebungen zu bestärken. Im Vordergrund steht das so genannte |Empowerment. Dies bedeutet, die Klientin darin zu unterstützen, ihre Angelegenheiten selbstverantwortlich und selbstbestimmt in die Hand zu nehmen.

Empowerment **1** | 522

Beispiel Die elfjährige Klara befindet sich in einer Rehabilitationsklinik, nachdem sie bei einem Unfall ein schweres Schädel-Hirn-Trauma erlitten hat. Sie leidet unter Konzentrationsstörungen und einer |Hemiparese und vermisst ihre beste Freundin.

Hemiparese **2** | 439

In ihrer Funktion als Gatekeeperin muss die zuständige Case Managerin nun prüfen, welcher Versorgungsbedarf nach der Entlassung voraussichtlich bestehen wird. In Kenntnis der gesetzlichen Regelungen hat sie zu eruieren, welche Versorgungsansprüche Klara gegenüber ihrer Versicherung geltend machen kann (z. B. ambulante Ergo- und Physiotherapie).

Die Case Managerin als Brokerin muss einen Überblick über die regionalen ambulanten Einrichtungen haben und aus dem Gesamtspektrum die passenden Anbieter ermitteln. In Klaras Fall handelt es sich dabei um Praxen, die auf die Behandlung von Kindern und Jugendlichen mit |neurologischen Erkrankungen spezialisiert sind.

neurologische Erkrankungen **2** | 300, 403

Die Case Managerin als Advocate setzt sich für Klaras Bedürfnisse ein. Als das interdisziplinäre Team der Rehaklinik eine Verlängerung des Klinikaufenthalts empfiehlt, setzt sich die Case Managerin umgehend mit dem MDK (Medizinischer Dienst der Krankenkassen) in Verbindung und plädiert vehement für die Verlängerung

Die Case Managerin als Supporter unterstützt Klara in der Verwirklichung ihrer Pläne. Im Gegensatz zu ihren ängstlichen Eltern und der vorsichtigen Ärztin will Klara nach ihrer Entlassung sofort wieder in die Schule gehen, um mit ihren Freundinnen zusammen zu sein. Die Case Managerin macht einen Termin mit der Schulpsychologin, um einen gemeinsamen Eingliederungsplan zu entwickeln.

Zusammenarbeit mit anderen Berufs- und Personengruppen

Wer ist Case Managerin?

Wie die oben genannten Aufgaben und Funktionen zeigen, handelt es sich beim Case Management um ein sehr komplexes Geschehen. Dementsprechend anspruchsvoll sind die Kompetenzen, über die eine Case Managerin verfügen muss. Dazu gehört umfangreiches Wissen über gesetzliche Bestimmungen, Institutionen sowie Arbeits- und Organisationsprozesse im gesamten Gesundheitssystem. Case Management erfordert auch klinische Expertise wie zum Beispiel das Wissen über typische Krankheitsverläufe oder die Wirksamkeit von Präventionsmaßnahmen. Ferner sind Kooperationsbereitschaft, Kommunikationsfähigkeit und organisatorisches Geschick von Nöten. Damit stellt sich die Frage, wer das Case Management übernehmen soll:

Handelt es sich dabei eher um pflegerische, therapeutische, soziale oder ärztliche Aufgaben? Welcher Beruf weist eigentlich ein entsprechendes Qualifikationsspektrum auf? Soll überhaupt eine der vorhandenen Berufsgruppen aus dem Gesundheitssystem diese Aufgabe übernehmen? Oder brauchen wir dafür einen speziellen, neuen Beruf? Wie muss eine adäquate Aus- oder Weiterbildung gestaltet sein? An welcher Stelle im Gesundheitssystem soll die Case Managerin angesiedelt sein? Wem ist sie unterstellt und rechenschaftspflichtig?

In den USA haben diese Fragen zu heftigen Auseinandersetzungen geführt. Auch in Deutschland gibt es widerstreitende Meinungen. Die einzelnen Berufsgruppen konkurrieren um die Ressourcen im Gesundheitssystem und versuchen, ihr Kompetenzprofil beständig zu erweitern. Für das Case Management zuständig zu sein, kann mit einer machtvollen Position verbunden sein, wenn es darum geht, als Gatekeeper über die Verteilung der verfügbaren Mittel zu entscheiden. Allerdings bergen solche Kompetenzstreitigkeiten die Gefahr, dass dadurch die interdisziplinäre Kooperation zum Wohle der Patientin als ein Kerngedanke des Case Management verloren geht. Der Sachverständigenrat zur Begutachtung der Entwicklung im Gesundheitswesen empfiehlt deshalb, „jede Veränderung der Arbeitsteilung zwischen den Berufsgruppen im Gesundheitswesen an der Frage zu messen, ob sie zum Abbau derzeitiger Versorgungsdefizite und zu einer Verbesserung von Qualität und Wirtschaftlichkeit der Versorgung der Patienten beiträgt" (2007). In diesem Sinne sind je nach der konkreten Umsetzungsform Angehörige aus unterschiedlichen Berufen als Case Managerinnen denkbar.

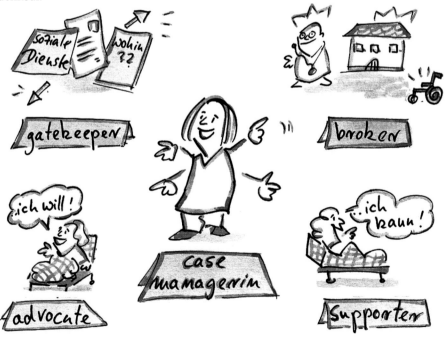

Berufliches Selbstverständnis entwickeln

| 3.4 | **Besonderheiten in der Zusammenarbeit mit Ehrenamtlichen und Hilfskräften** |

Wenn Pflegende mit Ehrenamtlichen Helferinnen und Hilfskräften zusammenarbeiten, handelt es sich nicht um interdisziplinäre Zusammenarbeit im eigentlichen Sinn, da nicht verschiedene Berufsgruppen miteinander im Kontakt treten. Vielmehr wird innerhalb des Tätigkeitsspektrum der Gesundheits- und Krankenpflege geschaut, welche Aufgaben an Dritte abgegeben werden können. Außerdem verfügen viele Hilfskräfte nur über eine geringe Qualifikation und Ehrenamtliche Helferinnen sind in der Regel Laien. Es handelt sich bei Hilfskräften und Ehrenamtlichen also nicht um Berufsangehörige im engeren Sinn.

Ähnlich wie bei der interdisziplinären Zusammenarbeit ist auch die Zusammenarbeit mit Ehrenamtlichen und Hilfskräften von verschiedenen gesellschaftlichen Interessen geprägt. Vorrangig wird die Zusammenarbeit mit Ehrenamtlichen und Hilfskräften aus einer ökonomischen Perspektive begründet: Man hofft, durch den Einsatz von Ehrenamtlichen und gering qualifizierten Hilfskräften Einsparungen zu erreichen. Eine weitere Perspektive ist die der Arbeitszufriedenheit der Gesundheits- und Krankenpflegerinnen. Hilfskräfte sollen „pflegefremde Tätigkeiten" übernehmen und so die Fachkräfte entlasten. Ehrenamtlichen wird noch eine weitere Bedeutung zugeschrieben: Sie sollen eine Verbindung zwischen der institutionalisierten Pflege und dem gesellschaftlichem Leben herstellen.

3.4.1 Zusammenarbeit mit Hilfskräften

Unter Hilfskräften werden i. d. R. drei Personengruppen verstanden:
- Kranken- oder Altenpflegehelferinnen, die auf Basis des Kranken- oder Altenpflegegesetztes eine 1-jährige Ausbildung absolviert haben, und deren Berufsbezeichnung dadurch geschützt ist
- Hilfskräfte, die über eine Basisqualifizierung verfügen, jedoch nicht über eine geschützte Berufsbezeichnung
- nicht ausgebildete Hilfskräfte, die über keine Ausbildung und damit auch über keine geschützte Berufsbezeichnung verfügen

Pflegethermometer 2007
Ergebnisse einer Studie des Deutschen Instituts für angewandte Pflegeforschung e. V. zur Situation und zum Leistungsspektrum des Pflegepersonals sowie zur Patientensicherheit im Krankenhaus.

Anders als im stationären Pflegebereich, wo Hilfskräfte in der Regel ca. 50 % des Personals ausmachen, sind Hilfskräfte im Krankenhaus bisher nur in geringer Zahl vertreten. Seit 1995 wurde die Anzahl der Krankenpflegehelferinnen von 32.000 auf 18.000 abgebaut. Die Hilfskräfte ohne ausgewiesene Qualifikationen wurden laut Pflegethermometer 2007 ebenfalls um 40 % reduziert, nämlich von 33.660 auf 19.500 Personen. Knapp die Hälfte der Leitungskräfte in der Pflege geht aber davon aus, dass in Zukunft wieder vermehrt Hilfskräfte im Krankenhaus eingesetzt werden.

Zurzeit arbeiten Hilfskräfte ohne Qualifikation im Krankenhaus vor allem im Servicebereich, zum Beispiel kümmern sie sich um die Wäsche- und Materialbestellung, sie übernehmen die Bettenreinigung oder sie begleiten Patientinnen zu Untersuchungen. Bei diesen Leistungen handelt es sich eindeutig um pflegefremde Tätigkeiten, so dass sich die Zuständigkeiten von Hilfskräften und Pflegenden gut abgrenzen lassen und sich die Zusammenarbeit einfach gestaltet.

Wenn Hilfskräfte in der direkten Betreuung von Patientinnen eingesetzt werden, zum Beispiel wenn sie Hilfestellung bei der Nahrungsaufnahme leisten oder Unterstützung bei der Körperpflege, bedarf es einer genauen Absprache und Kompetenzeinschätzung sowie -verteilung, um Unsicherheiten und Kompetenzstreitigkeiten vorzubeugen. Grundsätzlich sollten diese patientennahen Aufgabenbereiche von Hilfskräften mit einer pflegebezogenen Qualifikation (z. B. Pflegehelferausbildung) durchgeführt werden. In Deutschland fehlen hierfür eindeutige rechtliche Regelungen.

Ein wertschätzendes Verhalten ist Basis für die Zusammenarbeit mit Hilfskräften. Insbesondere die |Anleitung von Hilfskräften erfordert klare Konzepte und Vorgaben.

Im Auftrag der Robert Bosch Stiftung wurden 1999 in einer „Zukunftswerkstatt zur Verbesserung der Pflegeausbildung" neue Konzepte und Vorschläge für die zukünftige Pflegeausbildung erarbeitet. In ihrer Publikation „Pflege neu denken" gehen die Autorinnen davon aus, dass eine Unterteilung der Ausbildung nach Qualifikationsstufen sinnvoll ist. Dabei sollen diese Qualifikationsstufen sich an den unterschiedlichen Anforderungen im Pflegealltag und der damit verbundenen Fachkompetenz ausrichten. Abhängig davon sollen Aufgaben- und Verantwortungsbereiche zugeordnet werden sein. Die Qualifikationsstufen werden wie folgt unterteilt:
- Pflegefachperson I, berufsbildende Pflegeschule
- Pflegefachperson II, berufsbildende Pflegeschule
- Pflegefachperson II, Fachhochschule/Berufsakademie (Bachelor/FH-Diplom)
- Pflegefachperson III, Hochschule (Universitätsdiplom oder Master)

Eine der großen Fragen der Zukunft wird danach sein: „Wie wird die Pflegearbeit innerhalb, also intradisziplinär, zwischen den verschiedenen Qualifikationsstufen verteilt und abgestimmt werden?"

www.bosch-stiftung.de/content/language1/downloads/Sonderdruck_Pflege_neu_denken.pdf
Hier finden Sie die Schrift „Pflege neu denken" der Robert Bosch Stiftung.

Anleitung **1** | 555

Derzeit laufen in einigen Bundesländern bereits Modellversuche zu einer 2-jährigen Berufsfachschulausbildung mit der Qualifikation zur Pflegehelferin bzw. Pflegeassistentin.

Zusammenarbeit mit Ehrenamtlichen

3.4.2

Ehrenamt und bürgerliches Engagement in Deutschland

Ein **Ehrenamt** im ursprünglichen Sinne ist ein ehrenvolles öffentliches Amt, das nicht auf Entgelt ausgerichtet ist. Ihren Ursprung hat die Bezeichnung Ehrenamt im ersten Viertel des 19. Jahrhunderts, als im Rahmen der Preußischen Verwaltungsreformen der Staat zahlreiche Aufgaben der Verwaltungstätigkeit „Ehrenmännern" übertragen hat. Die Ehre bestand darin, dass eine öffentliche Aufgabe einem Bürger anvertraut wurde.

In einigen Fällen kann man auch heute noch zu einem Ehrenamt verpflichtet werden, z. B. als Helferin bei allgemeinen Wahlen oder als Schöffin. In dieser Tradition geht die Initiative für ein Ehrenamt vom Staat – also von oben – aus. Der Begriff **Bürgerschaftliches Engagement** soll im Gegensatz dazu betonen, dass die Initiative von den Bürgerinnen ausgeht. Das freiwillige Engagement kann sich dabei in vielen Bereichen zeigen, z. B. in Vereinen und Verbänden, Kirchen, in Freiwilligenagenturen, der Hospizbewegung sowie in Selbsthilfegruppen oder Nachbarschaftsinitiativen.

Nach dem Verständnis der Enquête-Kommission „Zukunft des bürgerschaftlichen Engagements" des Deutschen Bundestages wird bürgerliches Engagement durch folgende Eigenschaften ausgezeichnet:
- Es erfolgt freiwillig,
- ist nicht auf materiellen Gewinn ausgerichtet,
- orientiert sich am Gemeinwohl,
- ist öffentlich bzw. findet im öffentlichen Raum statt
- und wird in der Regel gemeinschaftlich also mit anderen ausgeübt.

Im Auftrag der Bundesregierung wurden in den Jahren 1999 und 2004 zwei umfangreiche Erhebungen zum freiwilligen Engagement in Deutschland durchgeführt (Freiwilligensurvey). Die Untersuchungen führten zu dem überraschenden Ergebnis, dass 70% der deutschen Bevölkerung ab dem 14. Lebensjahr freiwillig aktiv sind. 36% davon sind längerfristig in Verbänden, Initiativen, Projekten oder Kirchen eingebunden.

dip.bundestag.de/btd/14/089/1408900.pdf
Hier finden Sie den Bericht der Enquête-Kommission: Zukunft des Bürgerlichen Engagements.

www.bmfsfj.de
▶ Publikationen
▶ Forschungsnetz
▶ Forschungsberichte
▶ Freiwilliges Engagement in Deutschland 1999 – 2004
Hier finden Sie das "Freiwilligensurvey".

Damit sind in Deutschland weit mehr Menschen über ihre privaten und beruflichen Verpflichtungen hinaus tätig, als bisher angenommen wurde. Viele Bereiche des öffentlichen Lebens könnten ohne ehrenamtliche Helfer kaum existieren.

Gesundheitsbezogene Bereiche bieten viele Anlässe für Betroffene, Laien und Professionelle sich freiwillig zu engagieren. Dies zeigt sich beispielsweise in Aktivitäten des Deutschen Roten Kreuzes, des Malteser Hilfsdienstes oder der Johanniter Unfallhilfe.

Des Weiteren bieten mehr als 10.000 Menschen in deutschen Kliniken und Heimen Hilfe und Beistand an. Sie organisieren sich in über 700 Gruppen, bekannt geworden sind unter anderem die „grünen Engel" ((Laien-)Helferinnen **1** |506).

Hospizbewegung **2** |78

Eine besondere Art des bürgerschaftlichen Engagements stellt die |Hospizbewegung dar. Man vermutet, dass 2002 etwa 16.000 Menschen ehrenamtlich in den ambulanten und stationären Hospizen aktiv waren. Für die Finanzierung von ambulanten und stationären Hospizen ist gemäß § 39a SGB V ehrenamtliches Engagement sogar eine Voraussetzung.

Auch Selbsthilfegruppen sind eine Form des bürgerlichen Engagements, mit der Besonderheit, dass sich die Aktivitäten unmittelbar aus der eigenen Betroffenheit ableiten.

Die Hilfe und Pflege im Alter ist seit jeher durch eine Vielfalt sozialen Engagements gekennzeichnet, dies kann sich in Besuchsdiensten, Nachbarschaftshilfen oder Mehr-Generationen-Häusern zeigen. Unterstützungsbedarf besteht vor allem hinsichtlich der Vereinsamung alter Menschen, mangelnder Kommunikationsmöglichkeiten und fehlender Unterstützung im Haushalt.

Zusammenarbeit mit ehrenamtlichen Helferinnen

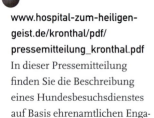

www.hospital-zum-heiligen-geist.de/kronthal/pdf/pressemitteilung_kronthal.pdf
In dieser Pressemitteilung finden Sie die Beschreibung eines Hundesbesuchsdienstes auf Basis ehrenamtlichen Engagements.

Ehrenamtliche Helferinnen können die Pflegenden in vielen Bereichen unterstützen. In Einrichtungen der Altenpflege oder in den ambulanten und stationären Hospizen sind ehrenamtliche Helfer eine große Bereicherung.

Ehrenamtliche verfügen über eine der knappsten Ressourcen in der Pflege: Zeit! Sie können sich den Pflegebedürftigen intensiv zuwenden. Aus Sicht der professionell Pflegenden können Ehrenamtliche also für die Fürsorge stehen, für die sie selbst keine Zeit mehr haben. Vor allem im stationären Pflegebereich übernehmen Ehrenamtliche häufig die angenehmen kommunikativen Tätigkeiten der Pflege, sie gehen mit Pflegebedürftigen spazieren, führen Gespräche oder lesen vor. Dies ist aus Sicht der Bewohnerinnen eine große Bereicherung ihres Alltags. Pflegende jedoch fühlen sich unter Umständen in ihrem Tätigkeitsspektrum beschnitten, was zu Vorbehalten und Ängsten gegenüber ehrenamtlich Tätigen führen kann. Sie befürchten, dass ehrenamtliches Engagement zu weiteren Einsparungen führt und damit die professionellen und bezahlten Leistungen reduziert werden.

Ehrenamtliches Engagement sollte das Pflegeangebot sinnvoll ergänzen und nicht ersetzen. Besonders bereichernd sind ehrenamtliche Angebote, wenn sie eine Verbindung zwischen der institutionalisierten Pflege und dem gesellschaftlichem Leben herstellen. Dazu können kulturelle Angebote von lokalen Vereinen, Mobilitätshilfen oder auch Hundebesuchsdienste gehören.

Schwierigkeiten in der Zusammenarbeit können sich aus der Abhängigkeit der Ehrenamtlichen von den Hauptamtlichen ergeben. Ehrenamtliche verfügen über keine formalen Rechte und nur über geringe Gestaltungsmöglichkeiten in den Einrichtungen. Um mit Ehrenamtlichen konstruktiv zusammenarbeiten zu können, müssen professionell Pflegende eine Kooperation auf Augenhöhe wollen und die besonderen Ressourcen der Ehrenamtlichen wertschätzen. Dafür sollten klare Strukturen und Mitspracherechte für die Ehrenamtlichen geschaffen werden. Verbindend kann die gemeinsame Motivation für die Arbeit sein, nämlich die Patientin oder Bewohnerin bestmöglich zu unterstützen und zu begleiten.

Berufliches Selbstverständnis entwickeln

4 Geschichte und Gegenwart der Pflegeberufe

4.1 Geschichtliche Entwicklung von Heilkunde und Pflege 472

4.1.1 Von den Anfängen bis zum Mittelalter 472
Vorgeschichte und frühe Hochkulturen 472
Griechische Medizin (1500 v. Chr. – 300 v. Chr.) 473
Römische Medizin (600 v. Chr. – ca. 500 n. Chr.) 475

4.1.2 Die Entwicklung der Heilkunde im Mittelalter 476
Die mittelalterliche Klostermedizin 476
Pest und Hexenverfolgungen 478

4.1.3 Pflege im 16. und 17. Jahrhundert 479
Lohnwartesystem 480
Katholische Pflegeorden 481
Mutterhaussystem 481

4.1.4 Pflege im 18. Jahrhundert 482

4.2 Neuorganisation beruflicher Pflege im 19. und zu Beginn des 20. Jahrhunderts 484

4.2.1 Pflege im 19. Jahrhundert 484
Freiberufliche Krankenpflege 487
Die Entstehung der Pädiatrie im 19. und frühen 20. Jahrhundert 488

4.2.2 Pflege im 20. Jahrhundert 490
Der Erste Weltkrieg (1914–1918) 490
Pflege im Nationalsozialismus 491
Pflege von der Mitte des 20. bis zum Beginn des 21. Jahrhunderts 493

4.3 Geschichtliche Entwicklung der Pflegeausbildung 494
Die Entwicklung der Pflegeausbildung vom 16. bis zum 19. Jahrhundert 494
Die Anerkennung der Pflegeberufe im 20. Jahrhundert 496
Die Pflegeausbildung in der ehemaligen DDR 496
Die Pflegeausbildung in der Bundesrepublik 497
Ausbildung in der Altenpflege 498
Die Entwicklung einer eigenständigen Erstausbildung in der Kinderkrankenpflege 498
Neuerungen in der Pflegeausbildung seit 2003 500
Bildungskonzept des deutschen Bildungsrates für Pflegeberufe 500

4.4 Geschichtliche Entwicklung organisierter pflegeberuflicher Interessenvertretungen 501
Beginn der pflegeberuflichen Interessenvertretung 501
Gewerkschaften 502
Berufsverbände 503
Pflegekammern 504

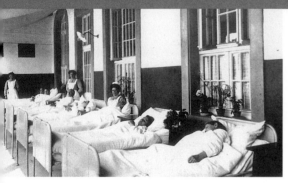
Psychiatrie-Krankensaal

Geschichte und Gegenwart der Pflegeberufe

Der Titel dieser Lerneinheit verweist auf die enge Verknüpfung zwischen Geschichte und Gegenwart und deutet damit bereits den Sinn und Zweck der Auseinandersetzung mit der Geschichte an: nämlich erstens zu verstehen, warum bestimmte Rahmenbedingungen in der Gegenwart so sind, wie sie sind. Der zweite Nutzen aus der Auseinandersetzung mit Geschichte lässt sich dann relativ leicht ableiten: die Vermeidung von Fehlern, die in der Vergangenheit bereits gemacht wurden.

Die kritische Auseinandersetzung mit der Geschichte der Pflege in Deutschland begann in den 1980er Jahren mit der Veröffentlichung des Buches „Krankenpflege im Nationalsozialismus" der Pflegewissenschaftlerin Hilde Steppe. Oft geschieht die Auseinandersetzung mit dem Nationalsozialismus mit großer Distanz, mit einem Blick auf „die anderen". Es scheint schwer vorstellbar, dass die eigene Berufsgruppe in die Verbrechen des NS-Regimes verwickelt gewesen sein könnte. Durch Steppes Forschung wurde jedoch deutlich, dass Tausende von Pflegenden nicht nur wie der Großteil der Bevölkerung den Alltagesterror des Dritten Reiches mit mehr oder weniger Unbehagen und Widerstand mittrugen, sondern auch aktiv an den unzähligen Morden an Menschen beteiligt waren, die der nationalsozialistischen Gesellschaft als „lebensunwert" galten. Das Thema ist umso brisanter, als nur wenige Krankenschwestern vor Gericht Verantwortung für ihr Handeln übernehmen mussten. In der Regel wurden sie nicht verurteilt, da sie sich auf ihre Pflicht zum absoluten Gehorsam gegenüber den Vorgesetzten beriefen.

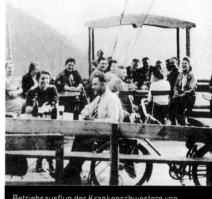
Betriebsausflug der Krankenschwestern von Grafeneck, einer T4-Vernichtungsanstalt (1941)

„... ich habe diese Anordnung zur Durchführung von Verlegungen, die ich in jedem einzelnen Falle von der Stationspflegerin W. bekam, als eine bindende dienstliche Handlung angesehen, die ich notgedrungen tun musste. Im Laufe der Zeit habe ich selbstverständlich gesehen, dass diese Verlegungen zum Zwecke von Tötungen durchgeführt wurden ... In keinem Fall hatte ich das Gefühl oder gar das Einsichtsvermögen, etwas Unrechtes getan zu haben oder mich gar strafbar gemacht zu haben. Ich bitte zu bedenken, dass ich damals doch immerhin schon zehn Jahre Pflegerin war und einem unbedingten Gehorsam gegenüber der Anordnungsbefugnis meiner Vorgesetzten unterworfen war."

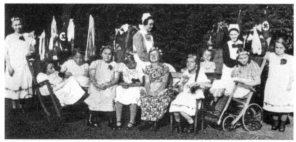
Die meisten dieser jungen Patientinnen wurden im "Spiegelgrund", in der Nähe von Wien ermordet.

4

Geschichte und Gegenwart der Pflegeberufe

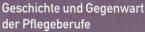
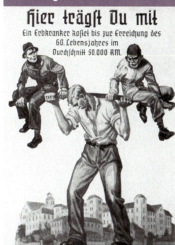

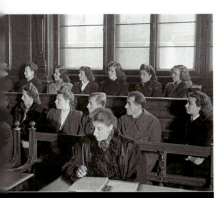

Euthanasie-Prozess gegen die Beschäftigten der Heilanstalt Hadamar 1947 in Frankfurt

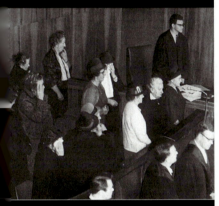

Euthanasie-Prozess gegen 14 Krankenschwestern der Heil- und Pflegeanstalt Oprawalde/Brandenburg 1965 in München

Neben der Schuldfrage wirft ein zweiter Aspekt Fragen auf: Wie kann es sein, dass Menschen, die sich in ihrem Beruf nicht selten über das Helfen und den Gedanken der Nächstenliebe definieren, die Menschen töten, denen sie eigentlich Schutz bieten sollen?

„Patienten, die kräftig genug waren, richteten sich selbst im Bett auf, den Schwächeren legten wir ein Kopfteil unter, um sie somit etwas aufzurichten. Bei dem Eingeben des aufgelösten Mittels ging ich mit großem Mitgefühl vor. Ich hatte den Patientinnen vorher erzählt, dass sie nur eine kleine Kur mitzumachen hätten. Selbstverständlich habe ich dieses Märchen nur solchen Patienten sagen können, die noch genügend klaren Verstand besaßen, um es begreifen zu können. Beim Eingeben nahm ich sie liebevoll in die Arme und streichelte sie dabei. Wenn sie beispielsweise den Becher nicht ganz austranken, weil er ihnen zu bitter war, so redete ich ihnen noch gut zu, sie hätten doch nun schon so viel getrunken und sollten den letzten Rest auch noch zu sich nehmen, weil sonst die Kur nicht zu Ende geführt werden könne. Einige ließen sich dann auf mein gutes Zureden hin so bewegen, dass sie doch den Trinkbecher vollends leerten. In anderen Fällen gaben wir das Mittel auch löffelweise ein. Wie ich schon sagte, wurde unser Vorgehen nach dem Verhalten und der Verfassung der Patienten bestimmt ..."

Die Geschichte der Pflegeberufe umfasst weit mehr als die Zeit des Nationalsozialismus. Doch kann man mit Hilfe der genannten Zitate Fragen diskutieren, die auch für unser heutiges Berufsverständnis von großer Bedeutung sind: Wie treffe ich Entscheidungen? Kann ich diese verantworten? Welche (ethischen) Maßstäbe setze ich für mein Tun? Wo ist „die Pflege" im Gesundheitswesen verortet? Wie werden Wertvorstellungen heute begründet und umgesetzt?

Das folgende Kapitel soll einen einführenden Überblick über die Geschichte der Pflege und ihre Gegenwart geben und dazu anregen, sich mit den genannten Fragen auseinanderzusetzen.

—

„... meine Auffassung war damals folgende: Wenn ein Arzt bei Unheilbaren eine solche Anordnung trifft und er hinter sich ein Gesetz hat, dann hielt ich diese Anordnung für gerechtfertigt, weil ich mir dachte, der Arzt ist ein studierter Mann und er muss wissen, was er tun darf. Ich persönlich war jedoch nicht der Auffassung, dass solche Menschen getötet werden sollten, ich hatte ja diese Schwerkranken vorher auch gepflegt und gehegt. Ich persönlich war der Auffassung, wenn der Arzt das anordnet und wenn die Regierung das angeordnet hat, dann muss das richtig sein ..."

—

Auszüge aus Vernehmungsprotokollen von Krankenschwestern im Prozess wegen Beihilfe zum Mord in der Heil- und Pflegeanstalt Meseritz-Obrawalde, 1965

—

Aussage der Schwester A. G. im Prozess wegen Beihilfe zum Mord 1964 in München (alle Texte zitiert nach Hilde Steppe et al.: *Krankenpflege im Nationalsozialismus* Frankfurt/M. 2001).

471

Berufliches Selbstverständnis entwickeln

4.1 Geschichtliche Entwicklung von Heilkunde und Pflege

4.1.1 Von den Anfängen bis zum Mittelalter

Trepanation
chirurgisches Verfahren zur Öffnung des Schädels

Das Phänomen Krankheit ist so alt wie das Leben selbst und schon immer haben sich die Menschen um Pflege und Heilung von Kranken bemüht. Kenntnisse und Zeugnisse aus vorgeschichtlicher Zeit darüber sind sehr gering, doch zahlreiche Knochenfunde zeigen, dass es vor Jahrtausenden sogar schon Trepanationen gab. Weshalb und von wem sie durchgeführt wurden, ist unklar, aber Verheilungen der Knochenränder zeigen, dass die operierten Menschen nach dem Eingriff noch weitergelebt haben.

Vorgeschichte und frühe Hochkulturen

Vermutlich bestimmten vor 35 000 Jahren – der Zeit, aus der die ersten Höhlenmalereien und Kunstwerke stammen – Geister und Dämonen die Vorstellungswelt unserer Vorfahren und wurden für die Entstehung von Krankheiten verantwortlich gemacht. In dieser Vorstellung bestraften übernatürliche Mächte soziale oder religiöse Regelverletzungen oder diese zogen eine Besessenheit durch einen beleidigten Dämon oder Totengeist nach sich. Aus diesem Bild leiteten sich die Therapieziele ab: die Versöhnung mit der sozialen Umwelt und die Besänftigung oder Vertreibung des Dämonen. Während die Dämonen und Geister von Heilern, Medizinmännern und Schamanen vertrieben wurden, waren die Angehörigen für die Pflege der Kranken zuständig.

In den frühen Hochkulturen Ägyptens, Indiens, Mesopotamiens und Chinas war die Heilkunst schon vor langer Zeit hoch entwickelt. Hunderte von Heilrezepten sind aus dieser Zeit überliefert, Kranke wurden in Familien und Tempeln betreut.

Das Wissen der **ägyptischen Medizin** (3000 bis ca. 300 v. Chr.) ist durch zahlreiche Schriften z. B. über Chirurgie, Frauenheilkunde und Kinderpflege sowie Medikamente belegt. Magische Riten und Traumdeutung nahmen einen breiten Raum ein. Auch hygienische Anweisungen zur Krankenversorgung bestanden bereits. Die Vertrautheit mit Verbandtechniken lässt sich noch immer anhand der Mumienfunde nachvollziehen.

Die **indische Medizin** (ab ca. 2000 v. Chr.) beruhte auf religiösen, magischen und empirischen Vorstellungen, die den Heiligen Schriften der altindischen Religion, den Veden, zu entnehmen sind, und war von großem Einfluss auf die abendländische Medizin. Der Umgang mit Kranken war stark durch die Lehren Buddhas (ca. 560 – 468 v. Chr.) geprägt und umfasste die Prinzipien der Gewaltlosigkeit, Duldsamkeit, Barmherzigkeit und Sittlichkeit.

Zeittafel

Die ersten schriftlich belegten **Trepanationen** erfolgten im Alten Ägypten.

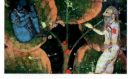

Die indische Heilkunst **Ayurveda** existiert seit ca. 5000 Jahren.

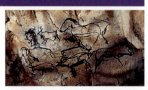

Dämonen und Geister gelten als **Krankheitsverursacher**.

35000 v. Chr.

2000 v. Chr.

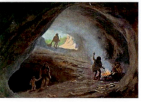

In der **Steinzeit** leben die Menschen in Höhlen. Sie ernähren sich durch Sammeln von Pflanzen und Jagen.

Der erste Pharao **Menes** erhält große Teile der Ernte und sammelt dadurch Reichtum an, der die kulturelle Entwicklung Ägyptens vorantreibt.

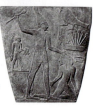

Frühe Hochkultur in **Indien**

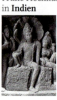

Frühe Hochkultur in **China**

472

Geschichte und Gegenwart der Pflegeberufe

4.1

Die **chinesische Medizin** (beginnend ca. 2000 v. Chr.) war wie die indische Medizin von religiösen, magischen und empirischen Vorstellungen geprägt und ist in ihren Traditionen bis heute erhalten, wie z. B. die Akupunktur und die Moxibustion (die Verbrennung von Heilkräutern auf bestimmten Akupunkturpunkten). Die chinesische Medizin geht aus von den gegensätzlichen und sich gleichzeitig ergänzenden Polaritäten aller Dinge und Kräfte (Yin und Yang). Gesundheit ist in diesem Verständnis ein harmonisches Gleichgewicht des Yin und Yang. Die im 5. Jh. v. Chr. schnelle Verbreitung findenden Lehren des Konfuzius [Abb. 2] enthielten bereits Pflegeverpflichtungen, wie die, dass Kinder ihre kranken Eltern pflegen müssen.

Griechische Medizin (1500 v. Chr. – 300 v. Chr.)

Die griechische Medizin hat die abendländische Medizin entscheidend geprägt, was sich bis heute in vielen griechischstämmigen medizinischen Fachbegriffen ausdrückt (z. B. Anatomie, Diagnose, Therapie).

In Griechenland entstand bereits früh eine hoch entwickelte Heilkunde. Gesundheit galt als hohes Ideal und Signal der Ausgewogenheit sowohl der Physis (dem Körper) als auch des sozialen Austauschs. Sie aufrechtzuerhalten oder wiederherzustellen war oberstes Ziel der Heilkunde. Krankheit verstanden die alten Griechen als Disharmonie. Die |Diätetik und mit ihr die Krankenbeobachtung spielten eine besondere Rolle. Heilkundige genossen ein hohes Ansehen.

Gleichzeitig war die Medizin stark geprägt durch den Glauben an die antiken Götter. Apollon, der Sohn des Göttervaters Zeus, war der Gott der Krankheit und Heilung. Er gilt auch als Vater des um 1260 v. Chr. geborenen **Asklepios** (Aeskulap). Das Symbol des Asklepios, eine um einen Stab gewundene Schlange [Abb. 3], gilt noch heute als Kennzeichen des ärztlichen und pharmakologischen Berufes. Er selbst wurde um 500 v. Chr. auf Grund seiner Heilungserfolge zum Gott der Heilkunst erhoben. Zu dieser Zeit entwickelte sich die Tempelmedizin, die durch Priester und Ärzte ausgeübt wurde. Die Tempel verfügten über Bäder und Unterkünfte, aber auch über Sportstätten und Theater sowie Personal für die Behandlung von Kranken.

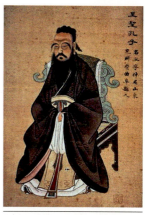

[2] Konfuzius (ca. 551 – 479 v. Chr.) war ein chinesischer Philosoph.

Diätetik
Lehre von der vernünftigen Lebensweise

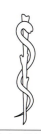

[3] Asklepios-Stab

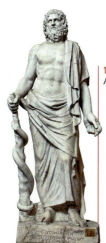

1260
Asklepios wird geboren.

Indische Ärzte beschreiben sehr exakt die **menschliche Anatomie**.

Epidauros wird als Kult- und Heilstätte des Asklepios verehrt.

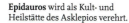
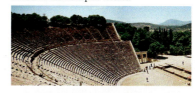
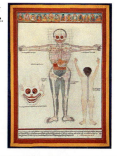

1500 v. Chr.　　　　　　　　　　　　　1000 v. Chr.　　　　　　　　　　　　　500 v. Chr.

1500 v. Ch.
Beginn der **mykenischen Kultur**, die als erste Hochkultur des europäischen Festlands gilt.

1200
Trojanischer Krieg

773
Beginn der antiken **Olympischen Spiele**

753
Sagenhafte **Gründung Roms** durch Romulus

794
Solon vereint Athen durch eine Verfassung, bekannt als Solons Gesetze.

473

Berufliches Selbstverständnis entwickeln

Im späteren Griechenland war die Welt vor allem die der Philosophen – nicht mehr vom Glauben an Götter geleitet, sondern von Prinzipien bestimmt. Philosophen waren auch die Wissenschaftler, die sich mit Gesundheitsfragen auseinandersetzen. Die **Elementenlehre des Empedokles** (ca. 495 – 435 v. Chr.) bildete in Abwandlungen für über zwei Jahrtausende die Basis für das Verständnis von Gesundheit und Krankheit in der europäischen Medizin. Sie besagt, dass die vier Elemente Feuer, Wasser, Luft und Erde als Grundbausteine der natürlichen Welt ihre Entsprechung im menschlichen Körper finden. Diese vier Entsprechungen der Elemente im menschlichen Körper sind:

- das Blut (*haima*),
- die gelbe Galle (*chole*),
- die schwarze Galle (*melan chole*) und
- der Schleim (*phlegma*).

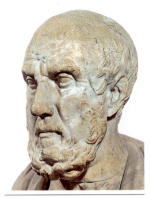

[1] Hippokrates

www.vox-graeca-gottingensis.de
▶ Texte
▶ Hippokrates
Hier finden Sie den Eid des Hippokrates auf deutsch und griechisch.

Anamnese 1 | 587

Humoralpathologie
Säftelehre
humores, lat. = die Säfte
Humor bedeutet danach ursprünglich das richtige Maß an Feuchtigkeit.

Nach der Elementenlehre ist der Mensch gesund, wenn Menge, Verteilung und Eigenschaften dieser Säfte in einem harmonischen Gleichgewicht stehen. Der Mensch ist dementsprechend bei einem Ungleichgewicht der Säfte krank. Beispielsweise führt ein Zuviel an schwarzer Galle (*melan chole*) zur Traurigkeit (*Melancholie*). Eine Krankheit hatte ihre Ursache in einer ungleichen oder falschen Mischung der Körpersäfte und ihrer Eigenschaften (warm, feucht, kalt, trocken). Das Ziel aller ärztlichen und pflegerischen Maßnahmen war die Wiederherstellung des Gleichgewichts.

Der griechische Arzt **Hippokrates von Kos** (ca. 460 – 377 v. Chr.) wird bis heute oft als „Vater der Medizin" bezeichnet. Er war der berühmteste Arzt der Antike. Sein Werk (*Corpus Hippocraticum*) enthält über 60 wissenschaftliche Einzelschriften, die von ihm selbst verfasst bzw. unter seinem Namen überliefert wurden. Hippokrates begründete die rational-empirische Medizin in der Antike. Er legte Wert auf eine |Anamnese und forderte eine genaue Beobachtung der Kranken, ihrer Krankengeschichte und Lebensumstände bis hin zu den klimatischen Bedingungen ihrer Umgebung. Seine |Humoralpathologie war eine deutliche Erweiterung der Elementenlehre des Empedokles. Die Humoralpathologie, auch Säftelehre genannt, betrachtete niemals einzelne Organe oder Symptome, sondern sah sie immer im Zusammenhang mit dem ganzen Menschen. Ganzheitlich war auch die Ausrichtung der Therapie, in deren Mittelpunkt die hippokratische Diätetik stand: Ein ausgewogenes Maß im Schlafen und im Wachsein (Licht und Luft), im Essen und im Trinken, in den Anregungen des Gemüts und Momenten der Muße wurde eingefordert.

Auf Hippokrates geht der **hippokratische Eid** zurück, dessen Text bis heute die ethische Grundlage des Arztberufes bildet, auch wenn er vermutlich nicht von Hippokrates selbst stammt.

495 – 435 v. Chr.
Elementenlehre des **Empedokles**

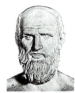

460 – 377 v. Chr.
Hippokrates von Kos gilt als „Vater der Medizin".

ca. 200 v. Chr.
erste schriftliche Aufzeichnungen zur **Akupunktur** in China

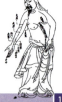

500 v. Chr.   100 v. C

431 – 404 v. Chr.
Der **Peloponnesische Krieg** beendet das klassische Zeitalter Athens.

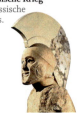

469 – 399 v. Chr.
Sokrates, griechischer Philosoph, der bis heute das abendländische Denken prägt.

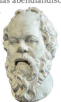

356 – 323 v. Chr.
Alexander der Große, makedonischer König und Feldherr

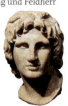

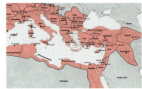

148/46 v. Chr.
Makedonien wird römische Provinz und damit das römische Reich auch im Ost-Mittelmeerraum führende Macht.

Römische Medizin (600 v. Chr. – ca. 500 n. Chr.)

Die Medizin der römischen Antike war zunächst geprägt von Magie, Religion und Erfahrungswissen. Als dann im 3. Jahrhundert v. Chr. viele Griechen als Sklaven nach Rom kamen, unter ihnen auch Ärzte, brachten sie die griechische Heilkunde mit und etablierten sie nach und nach.

Der bedeutendste Arzt der römischen Geschichte war **Galen von Pergamon** (129–199). Nachdem er in seiner Heimat, der heutigen Türkei, Gladiatorenarzt gewesen war, erlangte er alsbald in Rom großes Ansehen. Er wurde Leibarzt des römischen Kaisers Marc Aurel und verfasste zahlreiche Schriften. Er erweiterte die Säftelehre des Hippokrates und entwickelte ein Schema der Blut- und Nährstoffbewegung, das bis ins 17. Jahrhundert Bestand hatte. Sein Werk repräsentiert die Anfänge einer wissenschaftlichen Medizin.

Im Römischen Reich gab es eine sehr fortgeschrittene öffentliche Hygiene und Gesundheitspflege, was sich u. a. in einem weit verzweigten Netz von Wasser- und Abwasserleitungen zeigte. Nach dem Untergang des Römischen Reiches wurde dieser Stand der Technik erst im 19. Jahrhundert wieder erreicht. Die Römer pflegten eine hoch differenzierte Badekultur, der Ausbau öffentlicher Bäder im Sinne des herrschenden Körperkults war von großer Bedeutung. In jeder Stadt des Reiches gab es zahlreiche öffentliche Bäder. Noch heute sind Thermen, Kanalisation und Latrinen Zeugen der umfangreichen Körper- und Stadthygiene, die die Seuchengefahr minderten und die Kindersterblichkeit sinken ließen.

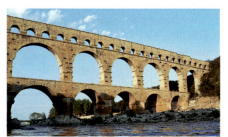

[2] römisches Aquädukt

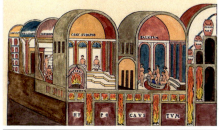

[3] römische Therme mit Fußbodenheizung

~ 25 v. Chr. – 50
Aulus Cornelius Celsus ist Autor einer medizinischen Enzyklopädie „De medicina", die im Mittelalter wichtigstes Grundlagenwerk der Medizin ist.

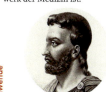

130
Hebammen werden in Rom den Ärzten gleichgestellt.

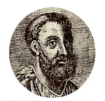

129–199
Galen von Pergamon

~ 5 v. Chr. – 31
Jesus von Nazareth ist der Begründer des christlichen Glaubens.

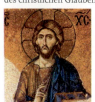

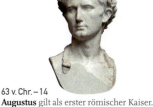

63 v. Chr. – 14
Augustus gilt als erster römischer Kaiser.

326
Unter **Kaiser Konstantin** wird Konstantinopel (heute Istanbul) römische Hauptstadt. Er beendet die Christenverfolgung im Römischen Reich.

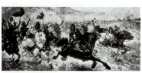

~ 380–560
Mit dem Einfall der Hunnen u. a. unter Attila († 453) zerbricht das Weströmische Reich. Die **Völkerwanderungszeit** beendet das Altertum und läutet das Mittelalter in Europa ein.

Berufliches Selbstverständnis entwickeln

4.1.2 Die Entwicklung der Heilkunde im Mittelalter

Die mittelalterliche Klostermedizin

Das gesamte Denken und die Kultur des Mittelalters waren vom Christentum geprägt. Das christliche Ideal der Caritas und der Barmherzigkeit bestimmte die Pflege. Der Dienst am Nächsten war zugleich ein Dienst an Gott. Zudem war die Haltung der Pflegenden durch die Hoffnung bestimmt, dass gute Taten in unserer Welt in einem Leben nach dem Tod entlohnt werden. Leiden und Krankheit wurden als göttliche Strafe oder als Weg in der Nachfolge Christi verstanden. Christus verkörperte idealtypisch den Weg zum Heil durch Krankheit und Leiden, aber auch den christlichen Arzt.

Caritas
lat. = Nächstenliebe

Im 5. Jahrhundert wurden die ersten **Klöster** gegründet. Die Klostergemeinschaften lebten unter der Leitung eines Abtes oder einer Äbtissin zusammen und halfen Kranken im Sinne der Barmherzigkeit. Sie entwickelten das bruchstückhaft überlieferte Wissen aus der Antike weiter und verfügten über große Erfahrung mit dem Einsatz von Heilpflanzen, die sie in den Klostergärten anpflanzten [Abb. 1]. In den Klosterbibliotheken wurden überlieferte medizinische Texte in Handschriftensammlungen zusammengetragen, teils auch aus dem Griechischen ins Lateinische übersetzt [Abb. 2].

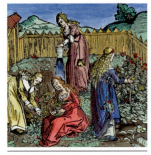

[1] Klostergarten

Die Ordensregeln des Klosters von **Benedikt von Nursia** (480 – ca. 547), d. h. des Benediktinerordens, waren bis ins 12. Jahrhundert hinein prägend für das Klosterwesen und die Ausübung der Heilkunde. Die Regeln verpflichteten zur Demut, Armut, Keuschheit und zum Gehorsam gegenüber dem Abt bzw. der Äbtissin. Sie standen unter dem Leitsatz *Ora et labora* („Bete und arbeite"). Die Klöster übernahmen die Verantwortung für alle Kranken in ihrem Umfeld. Nonnen und Mönche galten auch aus staatlicher Sicht als fachkundige Gelehrte der Heilkunde.

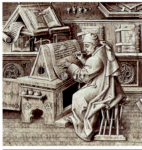

[2] In so genannten Skriptorien wurden Bücher zum Zwecke der Vervielfältigung abgeschrieben.

Den Bauplänen der Klöster um 800 lässt sich eine Abtrennung von Infektionskranken erkennen. Auch weitere hygienische Aspekte, wie z. B. Abwässerkanäle oder Belüftung, wurden einbezogen. Die Behandlung war stark auf geistliche Betreuung ausgerichtet, da die Hospitäler vorrangig Sozialasyle waren. Die Hauptverantwortung lag bei den Pflegenden, die auch Aufgaben wie den Aderlass oder die Therapie mit Heilkräutern übernahmen. Ärzte wurden als Berater hinzugezogen. Der Bevölkerung standen außerhalb der Klöster Hebammen, Wundärzte und Bader zur Verfügung.

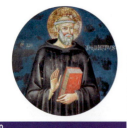

~ 480 – 547
Benedikt von Nursia legt in seinen Ordensregeln fest, dass die Krankenpflege die wichtigste Aufgabe der Mönche ist.

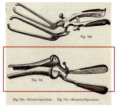

Paulos von Aigina, ein byzantinischer Arzt, beschreibt Ende des 7. Jh. gynäkologische Operationen mit dem Spekulum

| 400 | | 800 |

529
Auf **Monte Cassino** gründet Benedikt von Nursia das erste Benediktinerkloster.

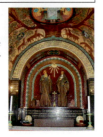

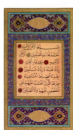

Araber erobern weite Teile des Mittelmeerraums. Der **Islam** verbreitet sich zunehmend.

747 – 841
Karl der Große wird in Aachen zum römischen Kaiser gekrönt.

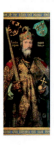

Geschichte und Gegenwart der Pflegeberufe

4.1

Im Mittelalter war Bildung ein männliches Privileg. Eine der ersten medizinisch-heilkundlerisch tätigen Frauen war die Äbtissin **Hildegard von Bingen** (1098–1179) [Abb. 3]. Aufgrund ihres umfangreichen schriftstellerischen Werkes und ihres heilkundlichen Wissens gelangte sie zu einem besonderen Ruf. In einer Zeit des Umbruchs war sie eine der letzten großen Vertreterinnen der mittelalterlichen Klostermedizin. Bis heute sind ihre heilkundlichen und pflegerischen Schriften bekannt. Sie arbeitete als Ärztin, die bald den Ruf einer Wunderheilerin hatte. Ihr Grundsatz lautete „Pflege das Leben, wo du es triffst." In der Pflege kommt der *discretio*, der hilfreichen Umsicht und Vorsorge, eine besondere Bedeutung zu.

Durch die |Konzilbeschlüsse von Clermont (1130) und von Tours (1163) wurde der Säkularisierungsprozess der Medizin eingeleitet, d. h., die Trennung von Medizin und Kirche begann: Es wurde ein medizinisches Ausbildungs- und Praxisverbot für Mönche ausgesprochen, der Ausbau der weltlichen Schulmedizin an den jungen Universitäten wurde begünstigt.

Gegen Ende des 12. Jahrhunderts gründeten die ersten **Beginen** ihre Gemeinschaften [Abb. 4]. Die Frauen dieses weltlichen Ordens entstammten allen Bevölkerungsschichten und widmeten sich vorrangig der Versorgung von Armen, die sich die ärztliche Versorgung nicht leisten konnten. Die Beginen lebten in einer Gemeinschaft, sie waren nicht an ein Ordensgelübde gebunden und konnten jederzeit wieder austreten.

Die hohe Anzahl der Frauen in der Pflege war dem hohen Frauenüberschuss durch Kriege und Kreuzzüge geschuldet.

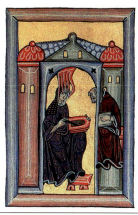

[3] Hildegard von Bingen

Konzil
Kirchenversammlung
concilium, lat. = Rat, Zusammenkunft

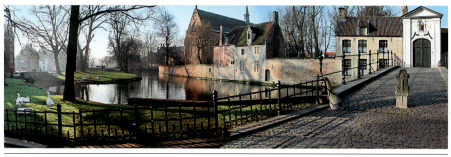

[4] Beginenhof in Brügge (Belgien)

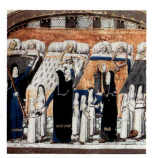

[5] Krankensaal im Mittelalter

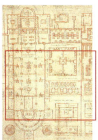

~850
Der **St. Galler Klosterplan** beschreibt die ideale Architektur von Klöstern unter Berücksichtigung heilkundlicher und hygienischer Aspekte.

980–1037
Avicenna (arab. Ibn Sina) gilt als berühmter islamischer Wissenschaftler der Zeit. Mit seinem „Kanon der Medizin"(Qanun al-Tipp) beschreibt er die Grundlagen der Medizin und Heilpflanzen.

1098–1179
Hildegard von Bingen

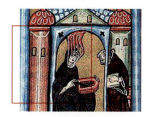

| 900 | | 1200 |

912
Die **Kaiserkrönung Ottos I.** gilt allgemein als Gründungsdatum des Heiligen Römischen Reiches.

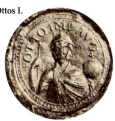

Um 1000 beginnen die ersten mittelalterlichen **Städtegründungen**. Sie finden ihren Höhepunkt zwischen 1250 und 1350.

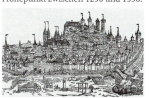

Entwicklung des **Ritterstands** ab dem 12. Jh.

477

Berufliches Selbstverständnis entwickeln

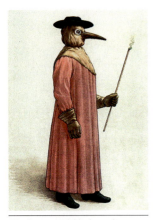

[1] Pestarzt mit Maske und Schutzkittel

Poliomyelitis **2** |473
Säftelehre |474

Denunziation
Beschuldigung oder Anzeige einer Person aus niederen Beweggründen
denuntiatio, lat. = Anzeige

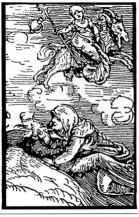

[2] Hexen in der mittelalterlichen Vorstellung

Pest und Hexenverfolgungen

Das 14. Jahrhundert war das Jahrhundert der **Pest**, des „Schwarzen Todes". Millionen von Menschen, etwa ein Drittel der europäischen Bevölkerung, fielen dieser Krankheit zum Opfer. Die Medizin stand der Seuche weitgehend machtlos gegenüber. Die Hospitäler konnten die Versorgung nicht mehr gewährleisten, sodass die Menschen in Kirchen, Klöstern und zu Hause verstarben. Der Pest folgten weitere Seuchen wie Pocken und |Poliomyelitis.

Vom 15. bis zum 17. Jahrhundert wüteten in Europa die **Hexenverfolgungen**. Vor allem Frauen, die über Heilkünste und Hebammenwissen verfügten, konnten jederzeit als Ketzerinnen und Kirchenfeindinnen verklagt, verhaftet, gefoltert und verbrannt werden. Man warf ihnen vor, im Dienste widergöttlicher Mächte, d. h. von Teufeln und Dämonen, zu stehen. Sie sollten über übermenschliche Fähigkeiten verfügen, die sie zur Gefahr für die Mitmenschen mache [Abb. 2]. Die Verfolgungen weiteten sich zu einem regelrechten Hexenwahn aus, dem Zehntausende zum Opfer fielen. Die kleinste |Denunziation reichte aus, um die Verfolgungsbehörden auf jemanden aufmerksam zu machen. Wer einmal in ihre Mühlen geriet, hatte kaum eine Chance, lebend oder gar unversehrt davonzukommen. Ungefähr 85 % der Opfer waren Frauen, oftmals so genannte „weise Frauen". Mit ihnen ging ein umfangreiches Wissen über Diagnostik, Therapie und Pflege verloren.

Der bedeutende Arzt Theophrast von Hohenheim (1493–1541), genannt **Paracelsus**, stand mit seinem Werk an der Wende vom Mittelalter zur Neuzeit. Er ging davon aus, dass man nur dann heilen kann, wenn man die Gesetze der Natur kennt, sie deuten kann und Erfahrung zur Grundlage seiner Arbeit macht. Er sah die wesentliche Befähigung des Arztes in den Erkenntnissen über die Natur. Die Erkenntnisse, die er sammelte und um das Wissen von Bauern, Badern und Handwerkern erweiterte, standen in Widerspruch zur |Säftelehre von Hippokrates und Galen und legten den Grundstein für ihre allmähliche Ablösung. Er teilte die Krankheiten nach ihren Ursachen ein, interessierte sich sehr für die Chemie und experimentierte auf der Suche nach neuen Arzneimitteln unter dem Leitsatz: „Allein die Dosis macht, dass ein Ding kein Gift sei." Pflege wurde für ihn dann relevant, wenn die Mittel des Arztes nicht ausreichten oder versagten.

▶ Im frühen Mittelalter sind zunächst die Klöster die Orte der Heilung und Pflege, bevor sie verweltlicht werden. Dort, wo sich die Pflege vom religiösen Dienst löst, wird sie häufig zum untergeordneten Mägdedienst. Sie trägt deutlich mütterliche Züge und ist eine helfende, heilende Kunst.

Im Übergang zur Neuzeit üben „weise Frauen" die Heil- und Hebammenkunde aus. Da viele von ihnen als Hexen verbrannt wurden, ging auch ihr Wissen verloren.

1348–1350
Die **Pest** wütet in ganz Europa und darüber hinaus. Die Juden werden als Schuldige angesehen und es kommt zu großflächigen Judenprogromen.

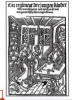

1473
Bartholomeus Metlinger verfasst die erste Kinderheilkunde: „Ein Regiment der jungen Kinder".

| 1200 | | | | | 1500 |

1199
Papst Innozenz III. verbietet dem einfachen Volk das Lesen der Bibel.

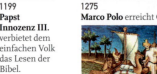

1275
Marco Polo erreicht China.

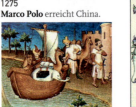

1356
Die **Goldene Bulle** gilt als erste „Verfassung" des Heiligen Römischen Reichs.

1440
Johannes Gutenberg erfindet den Buchdruck mit beweglichen Lettern.

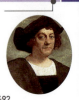

1492
Christoph Kolumbus „entdeckt" Amerika.

Geschichte und Gegenwart der Pflegeberufe

Pflege im 16. und 17. Jahrhundert 4.1.3

Mit dem Ende des Mittelalters und dem Beginn der **Neuzeit** um 1500 (Erfindung des Buchdrucks, Entdeckung Amerikas, Reformation) vollzogen sich im sozialen und wissenschaftlichen Bereich viele Veränderungen. Die Hospitäler wurden von Fürsorgeanstalten zunehmend zu Krankenhäusern, die nur noch Kranke aufnahmen. Die Medizin etablierte sich als Naturwissenschaft. Es kam zu bedeutenden Erkenntnissen und Fortschritten im Bereich der Anatomie (z. B. Entdeckung des Blutkreislaufs). Die Pflege konnte den aus den neuen Erkenntnissen resultierenden Anforderungen nur bedingt gerecht werden, da eine entsprechende Ausbildung fehlte. Pflegende waren bezahlte Wärterinnen und Wärter in einem Lohnwartesystem und Ordensangehörige in der Tradition der christlichen Caritas.

Im 16. Jahrhundert wurden im Zuge der |Reformation und |Gegenreformation viele Klöster zerstört oder geschlossen. In dieser Zeit fand die Pflege vorrangig in öffentlichen Siechenhäusern statt. Die Pflegerinnen, die dort tätig waren, genossen trotz ihrer Bemühungen einen zweifelhaften Ruf und die Krankenversorgung fand unter katastrophalen hygienischen Umständen statt.

Der **30-jährige Krieg** (1618–1648) kostete allein in Deutschland mindestens sechs Millionen Menschen das Leben. Er zog Hunger, Massenelend und Verwüstungen nach sich. Die Situation wurde durch die Pest und andere Seuchen verschärft. Das war für die Krankenpflege eine äußerst schwierige und gefährliche Situation. Eine allgemeine Verrohung der Sitten machte auch vor der Pflege nicht halt, was vermutlich der Anlass für die älteste Abhandlung zur Krankenwartung von Jacob Oetheus war. In dieser Abhandlung forderte er ein, dass den Kranken „fleißige und fürsichtige" Pflegerinnen zugeordnet werden.

Reformation
Reformbewegung gegen die römische Kirche durch Luther, Zwingli und Kalvin
Gegenreformation
Gegenbewegung der römischen Kirche

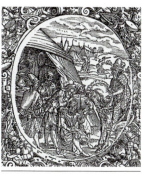

[4] 30-jähriger Krieg. Krankenversorgung

1493–1541
Paracelsus

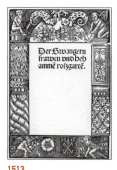

1513
E. Roesslin veröffentlicht das erste deutschsprachige Lehrbuch für Geburtshilfe.

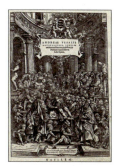

1543
Andreas Vesal veröffentlicht sein wegweisendes Anatomie-Lehrbuch.

~1510–1590
Ambroise Paré gilt als „Vater der Chirurgie". Neben neuen Operationstechniken entwickelt er metallene, bewegliche Prothesen, die den zahlreichen Kriegsinvaliden zu mehr Beweglichkeit verhelfen.

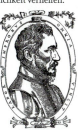

1510
Peter Henlein erfindet die mechanische Taschenuhr.

1543
Martin Luther schlägt seine 95 Thesen an die Schlosskirche zu Wittenberg und läutet damit die Reformation ein.

1555
Der **Augsburger Religionsfrieden** sichert als Reichsgesetz den Frieden in Europa bis zum Ausbruch des 30-jährigen Kriegs.

1600

Berufliches Selbstverständnis entwickeln

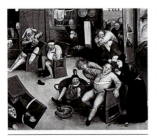

[1] Irrenhäuser, auch Tollhäuser genannt, waren reine Verwahranstalten für psychisch kranke Menschen.

Im 16. und 17. Jahrhundert kam es in den Bereichen Medizin und auch in der Pflege zu vielen neuen Erkenntnissen. 1697 veröffentlichte der Mediziner **Georg Detharding** in Kiel das erste deutsche Lehrbuch zur Krankenpflege. Darin benannte er Auswahlkriterien für die Eignung für die Berufsgruppe, zudem beschrieb er die Aufgaben der Krankenwärterin und formulierte Grundsätze der Krankenwartung. Detharding benannte Frauen, die nicht zu jung, aber auch nicht zu alt sein sollten – um die Kranken nicht zu „verdrießen" – als ideale Krankenpflegerinnen. Er ging noch weiter und beschrieb eine notwendige kräftige Statur, die es ihnen ermögliche, den Kranken zu helfen und ihnen Mut zuzusprechen. Damit formte er ein sehr mütterliches Bild. Aber er ging über Äußerlichkeiten hinaus und forderte erstmals eine gewisse Bildung bei den Pflegenden: Sie mussten lesen und schreiben können.

Bei **Johann Storch** finden sich ähnliche Anforderungen an die Eigenschaften von Krankenwärterinnen. Sein Lehrbuch „Die Wohl-unterrichtete Krancken-Wärterin" erschien 1746 in Gotha. Wie dem Titel schon zu entnehmen ist, favorisierte auch er Frauen für den Pflegeberuf.

Lohnwartesystem

Im Rahmen der Reformation wurden die Klöster vielfach aufgelöst und zu Armenhäusern, Gefängnissen oder „Irrenhäusern" umfunktioniert [Abb. 1]. Infolgedessen fehlten die Mönche und Nonnen, die sich bislang um die Kranken und Pflegebedürftigen gekümmert hatten. Um diesem Mangel entgegenzuwirken, wurde in den Städten das **Lohnwartesystem** eingeführt. Wärterinnen kümmerten sich um die Kranken und erhielten dafür einen Naturallohn. Sie kamen vorrangig aus den unteren Bevölkerungsschichten und erhielten freie Kost und Unterkunft. Die Unterkunft war häufig nur ein Bett im Krankensaal. Der Gedanke der christlichen Nächstenliebe verlor zunehmend an Bedeutung. Problematisch war die Situation, weil viele der Wärterinnen weder lesen noch schreiben konnten und häufig unzuverlässig und unehrlich in ihrer Arbeit und zu den Kranken waren.

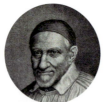

1622
Vinzenz von Paul gründet den Orden der barmherzigen Schwestern, später Vinzentinerinnen.

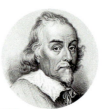

1628
William Harvey weist den Blutkreislauf nach.

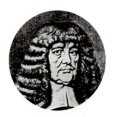

1596–1677
Francis Glisson gilt als Begründer der modernen Physiologie.

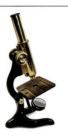

1600
Hans Janssen erfindet das Mikroskop.

1624
Die Niederländer gründen in Amerika „**Neu-Amsterdam**" am Hudson River, heute New York.

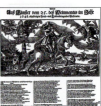

1618–1648
Der **Dreißigjährige Krieg** endet mit dem „Westfälischen Frieden".

Geschichte und Gegenwart der Pflegeberufe

Katholische Pflegeorden

Der Problematik, die das Lohnwartesystem mit sich brachte, begegnete die katholische Kirche effektiv durch die Gründung von Pflegeorden. Eine entscheidende Rolle nahmen hierbei der Orden der barmherzigen Brüder unter **Juan de Dios** und der Orden der barmherzigen Schwestern bzw. der Vinzentinerinnen unter **Vinzenz von Paul** (1581–1660) ein. In dem in Deutschland um 1622 gegründeten Orden der barmherzigen Brüder wurden bereits 1658 Krankenprotokolle für die Pflege und Medizin eingeführt. Bis heute gilt Juan de Dios als Schutzpatron katholischer Krankenhäuser.

Der französische Theologe Vinzenz von Paul gründete eine Ordensgemeinschaft für Frauen und sorgte erstmals für eine systematische Pflegeausbildung. Sie war auf die praktische Arbeit am Krankenbett zugeschnitten. Neben dem Pflegen, zur Ader lassen und Schröpfen lernten die Frauen auch Lesen, Schreiben und Rechnen, dazu die ethischen Grundsätze der Krankenpflege. An dieser Stelle kann erstmals von einer fachlichen Ausbildung der Pflegenden gesprochen werden. Um den Bedingungen der Pflege gerecht zu werden, wurde auf strenge Regeln kirchlicher Einrichtungen verzichtet.

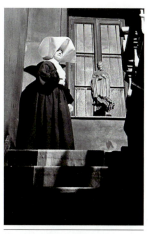

[3] Vinzentinerin in der ordenstypischen Tracht

Mutterhaussystem

Infolge des guten Rufes der Vinzentinerinnen kam es zu vielen Neugründungen von Pflegeorden. Neu etabliert wurde das Mutterhaussystem, in welchem die Schwestern einem Mutterhaus angehören, von welchem aus sie an andere Häuser entsandt werden konnten. Auch die Vinzentinerinnen statteten ganze Hospitäler mit Pflegenden aus. In einem Mutterhaus- oder **Gestellungsvertrag** wurde das Verhältnis zwischen Mutterhaus und Schwestern festgelegt. In diesem Vertrag war u. a. geregelt, dass die Schwestern der Leitung des jeweiligen Spitals unterstellt waren und den Anordnungen der Ärzte Folge zu leisten hatten. Dafür stellte das Spital ihnen Unterkunft und Verpflegung zur Verfügung. Es achtete die Würde und die Autorität der Schwestern, die nicht öffentlich getadelt werden durften. In disziplinarischen, administrativen und religiösen Fragen war weiterhin das Mutterhaus zuständig, das das Recht hatte, die Schwestern jederzeit abzurufen oder auszutauschen. Den Gestellungsvertrag kann man z. B. beim Roten Kreuz bis heute finden.

administrativ
verwaltungstechnisch

Die Vinzentinerinnen breiteten sich immer weiter aus. Die Schwestern wurden von Warschau bis Kanada angefordert. Sie leisteten Kriegsfürsorge, Armenfürsorge und gründeten Hospitäler. 1655 wurde der Orden vom Papst als Pflegeorden anerkannt.

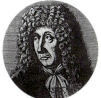

1668
Johann Daniel Major (1634–1693) führt in Kiel die erste Infusion durch.

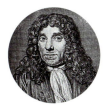

1675
Antoni van Leeuwenhoek beschreibt erstmals unter dem Mikroskop beobachtete Blutkörperchen und Bakterien.

1689
Walter Harris (1647–1712) veröffentlicht in London die erste größere Abhandlung über die „Beobachtung von akuten Kinderkrankheiten".

1660 — 1700

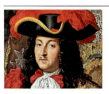

1661
Ludwig XIV., auch der **Sonnenkönig** genannt, übernimmt die Regierungsgeschäfte in Frankreich und läutet damit das Zeitalter des Absolutismus ein.

1685
Das „**Edikt von Potsdam**" ermöglicht den in Frankreich verfolgten Hugenotten nach Preußen zu fliehen.

1689
Die „**Bill of Rights**" garantiert dem englischen Parlament wegweisende Rechte gegenüber dem König und gilt als Vorbild für einen modernen Parlamentarismus.

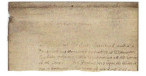

481

4.1.4 Pflege im 18. Jahrhundert

www.bmm.charite.de
Homepage des Berliner Medizinhistorischen Museums der Charité

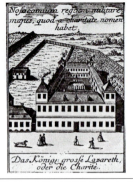
[1] Hospital im 18. Jahrhundert mit getrennten Gebäuden

Mortalität | 176

Im 18. Jahrhundert wandelte sich das Hospital endgültig zum Krankenhaus. In die Krankenhäuser wurden nicht mehr alle Hilfsbedürftigen aufgenommen, sondern nur noch Kranke. Das machte die Arbeit in der Pflege deutlich übersichtlicher, wenngleich eine permanente Überbelegung die Bedingungen der Pflege erschwerte. Ziel war jetzt die Erforschung der Ursachen von Krankheiten und ihre Heilung. Das veränderte die Rolle der Mediziner entscheidend, die von einer primär beratenden Funktion zu einer forschenden, lehrenden und praktizierenden überging.

Mit der Gründung der ersten Krankenwärterschule durch **Franz Anton Mai** (1742–1814) konnte der allgemeine Personalmangel etwas entschärft werden. Mai hatte festgestellt, welche Gefahr eine ungenügende Pflege für die Kranken bedeutete. Eine schlechte Pflege konnte nicht nur die Genesung behindern, sondern sogar zum Tode führen.

Auch in der Krankenhausarchitektur vollzogen sich bedeutende Änderungen. Um die hygienischen Bedingungen zu verbessern, wurden mehrere kleinere Krankenhäuser bzw. Abteilungen auf einem Areal gebaut [Abb. 1]. Damit sollten auch die Pflegenden geschützt werden. Allzu oft mussten sie die Unterstützung der Kranken auf Grund der hygienischen Bedingungen und mangelnden Wissens hinsichtlich Übertragungswegen mit dem Leben bezahlen. Durch die veränderte Krankenhausarchitektur verbesserten sich die Bedingungen der Pflege, die Mortalität konnte durch die Trennung der Krankensäle deutlich gesenkt werden.

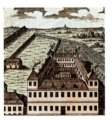

1710
Die **Charité** wird in Berlin als Pestkrankenhaus gegründet. Ungenutzt wird es ab 1727 als Militärkrankenhaus (Lazarett) mit Ausbildungsstätte ausgebaut.

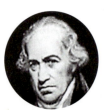

1714
Der Physiker **Daniel Gabriel Fahrenheit** erfindet das Quecksilberthermometer.

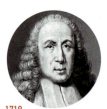

1719
Giovanni Battista Morgagni veröffentlicht „Adversaria Anatomica Omnia". Er gilt als Begründer der wissenschaftlichen Pathologie, wendet sich von Galens Säftelehre ab und belegt die organischen Ursachen von Krankheit.

1668–1738
„Aphorismen über das Erkennen und Heilen" von **Herman Boerhaave** wird zum Hauptlehrwerk der Medizin, das sich primär an der Krankenbeobachtung orientiert.

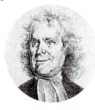

| 1700 | | | | | 1750 |

1701
Preußen wird Königreich durch die eigenhändige Krönung Friedrich I. in Königsberg (heute Kaliningrad).

1740
Friedrich II., genannt der Große, wird König von Preußen.

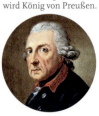

1749
Geburt **Johann Wolfgang von Goethe** in Frankfurt a. M. († 1832)

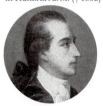

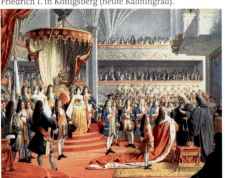

Geschichte und Gegenwart der Pflegeberufe

4.1

Anfang des 18. Jahrhunderts war die Säuglingssterblichkeit noch sehr hoch. Ein Viertel der Kinder verstarb innerhalb des ersten Lebensjahres, ein Drittel vor dem zweiten Geburtstag und noch nicht einmal die Hälfte der Kinder wurde mehr als drei Jahre alt. Das brachte eine große Aufgabe mit sich. Dem Kindesalter, dem Wissen, dass Kinder nicht nur kleine Erwachsene sind, wurde zunehmend Aufmerksamkeit geschenkt. Mit **Jean Jaques Rousseau** (1712 – 1778) wurde die |Erziehungsverantwortung zum Thema. Rousseau erkannte, wie stark Kinder durch Erziehung geprägt werden, wenn auch er sich dabei in seinem berühmten Roman „Emile" fast ausschließlich auf die männlichen Kinder bezog. Der Staat nahm sich infolgedessen auch der ausgesetzten, armen und kranken Kinder an, bemühte sich um ihr Überleben. Das zog Verantwortung und Forschungsinteresse der Mediziner nach sich. Die entstehenden Ambulatorien ermöglichten, dass die Kinder in ihrer Umgebung verbleiben konnten und dort betreut und gepflegt wurden.

Erziehung **1** | 499

▶ Im 17. und 18. Jahrhundert – der Zeit der Aufklärung und Gegenaufklärung – wird die Auswahl der Pflegeaufgaben und die Anforderungen an ihre Ausführung durch Ärzte angeordnet und bestimmt. Krankheit wird als ein Zustand angesehen, der durch therapeutische Behandlung verbesssert werden kann. Dies ist Aufgabe der Ärzte.

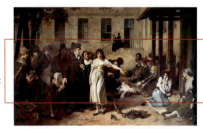

1794/95
Philippe Pinel (1745 – 1826) „befreit die Psychiatriepatienten von den Ketten" und prägt damit einen fortschrittlicheren Umgang mit den Kranken.

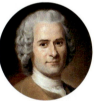

1762
Jean Jaques Rousseaus „Emile oder über die Erziehung" begründet modernes pädagogisches Denken.

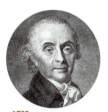

1783
Franz Anton Mai (1742 – 1814) gründet die erste Krankenwärterschule.

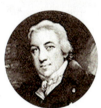

1796
Erste aktive Immunisierung (Impfung) durch den englischen Arzt **Edward Jenner** (1749 – 1823).

| 1760 | | | 1800 |

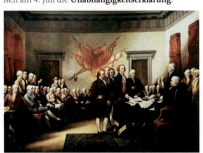

1776
Die 13 britischen Kolonien in Nordamerika beschließen am 4. Juli die **Unabhängigkeitserklärung**.

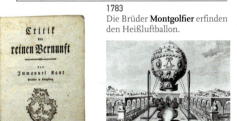

1783
Die Brüder **Montgolfier** erfinden den Heißluftballon.

1781
Immanuel Kant veröffentlicht seine „Kritik der reinen Vernunft", das bis heute wohl bedeutendste Werk der Philosophie.

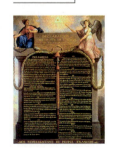

1789
Ausbruch der **Französischen Revolution** (1789 – 1799); am 26. August 1789 werden die allgemeinen Menschen- und Bürgerrechte erklärt.

483

4.2 Neuorganisation beruflicher Pflege im 19. und zu Beginn des 20. Jahrhunderts

4.2.1 Pflege im 19. Jahrhundert

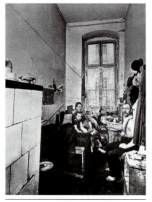

[1] Wohnverhältnisse einer Arbeiterfamilie im 19. Jahrhundert

freiberuflich Pflegende | 487
Mutterhausschwester | 481

Im 19. Jahrhundert war das Leben der Menschen stark durch die Industrialisierung beeinflusst. Die Bevölkerung nahm rasch zu. Insbesondere in der zweiten Hälfte des Jahrhunderts setzte eine zunehmende Verstädterung ein. Die Menschen suchten in der Stadt Arbeit. Sie mussten sich unter unmenschlichen Bedingungen den Anforderungen der Maschinen unterwerfen. Frauen und Kinder arbeiteten aufgrund der geringen Entlohnung mit und mussten häufig 16 Stunden am Tag und mehr arbeiten. Die gemeinsamen Einkünfte reichten knapp, um überleben zu können. Die Familien hausten auf engstem Raum zusammen. Mangelhafte Hygiene und Ernährung förderten das Auftreten von Seuchen und Krankheiten. Die Medizin war männlich dominiert und Pflege galt als Hilfsberuf für Frauen.

In dieser Zeit begann sich die moderne Medizin zu etablieren. Therapien basierten zunehmend auf Ursachenforschung. Hygiene und Gesundheitsversorgung verbesserten sich deutlich. In Amerika und England, wo die Krankenpflege kein religiös motivierter Beruf war, wurde sie schon im 19. Jahrhundert zum wirtschaftlich eigenständigen Frauenberuf, während dieser Prozess in Deutschland und Frankreich erst später einsetzte.

Im frühen 19. Jahrhundert – dem „Jahrhundert der Berufskrankenpflege" – veränderte sich das Krankenhauswesen grundsätzlich. Konnte auf Grund der hohen Krankenzahlen zu Beginn des Jahrhunderts noch jede in der Pflege arbeiten, die sich dafür geeignet hielt, so wurde die Pflege nun zunehmend professioneller. Noch gab es wesentliche Unterschiede zwischen den |freiberuflich Pflegenden und den |Mutterhausschwestern. Die freiberuflichen Schwestern verlangten im Gegensatz zu den Mutterhausschwestern eine der Arbeit entsprechende Entlohnung. Sie sahen die Arbeit nicht nur als Dienst am Nächsten, sondern als Möglichkeit, sich zu entfalten und den eigenen Lebensunterhalt zu verdienen. Diese differierenden Ansätze trugen dazu bei, dass sich kein einheitliches berufliches Selbstbild entwickelte. Es gab vier Strömungen der Pflege und der Pflegeausbildung:

- katholische Orden (v. a. Barmherzige Schwestern, Vinzentinerinnen, Borromäerinnen, Clemensschwestern),
- evangelische Diakonie (v. a. durch Theodor Fliedner),
- weltliche Mutterhausverbände (v. a. im Krieg vaterländische Frauenvereine) sowie
- freiberufliche Krankenpflege.

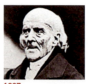

1802
Das erste **Kinderkrankenhaus** wird in Paris gegründet.

1805
Friedrich Sertürner (1783–1841) entdeckt das Morphin.

1807
Samuel Hahnemann (1755–1843) begründet die Homöopathie.

1819
René Laënnec (1781–1826) erfindet das Stethoskop zur Auskultation.

1800 — 1820

1806
Kaiser Franz II. legt seine Krone nieder; damit endet das Heilige Römische Reich.

1815
Der **Wiener Kongress** beendet die Befreiungskriege und läutet das Zeitalter der Restauration ein.

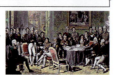

1816
Die 1792 gegründete **New Yorker Börse** erhält einen festen Handelsplatz und Handelszeiten.

Geschichte und Gegenwart der Pflegeberufe

4.2

In den ersten Jahrzehnten des 19. Jahrhunderts gründete die katholische Kirche weibliche Krankenpflegeorden nach dem Vorbild der Barmherzigen Schwestern. Erste protestantische Entwürfe orientierten sich am katholischen Vorbild. **Amalie Sieveking** (1794–1859) gründete 1831 unter dem Eindruck einer großen Choleraepidemie in Hamburg einen „Weiblichen Verein für Armen- und Krankenpflege". Damit wurde eine religiös motivierte Neubelebung der karitativen Orientierung der Pflege mit protestantischem Hintergrund vollzogen. Für viele Frauen ermöglicht die Arbeit in der Pflege eine sinnvolle Betätigung außerhalb des Elternhauses sowie die Befreiung aus beengenden Strukturen.

1836 wurden durch **Friederike Fliedner** (1800–1842) und ihrem Mann **Theodor Fliedner** (1800–1864) in Kaiserswerth der Rheinisch-Westfälische Diakonissenverein und die Diakonissenanstalt als Ausbildungsstätte für evangelische Pflegerinnen gegründet. Für Theodor Fliedner war die Krankenpflege eine religiöse Aufgabe, er monierte neben der unzulänglichen pflegerischen Versorgung, wie auch die katholischen Orden, eine fehlende Nähe der Pflegenden zur christlichen Nächstenliebe. Nach seinem Ansatz sollte die Hilfe vor allem den Armen gelten. Diese sollten zu Hause oder im Krankenhaus pflegerische Unterstützung erhalten.

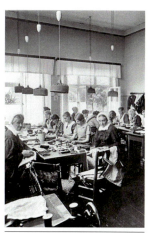

[3] Diakonissen

Die Diakonissen in Fliedners „Pflegerinnenanstalt" kamen primär aus ländlichen Gegenden, aus allen Schichten und waren unverheiratet. Sie lebten unter strengen Lebensregeln und verpflichteten sich nach einem Probehalbjahr für fünf Jahre. Sie wurden gezielt zu Helferinnen des Arztes ausgebildet und durch Ärzte unterrichtet. Zusätzlich wurden sie auf geistlicher Ebene ausgebildet. So erhielten sie Lesungen religiöser Schriften und führten mit den Kranken religiöse Gespräche. Hierbei kann angenommen werden, dass bereits viele Elemente der |Beratung ihren Raum fanden. Auch die |Ethik der Krankenpflege hat hier ihren Ursprung. Eine Kombination aus geistlicher und leiblicher Krankenpflege wurde als tragende Einheit betrachtet. Den Vorrang sollte jedoch immer die praktische Hilfe haben. Die Frauen erhielten Dienstkleidung, ein sehr bescheidenes Festgehalt sowie Kost und Logis, Medikamente, ärztliche Versorgung, Unterstützung bei Dienstunfähigkeit und im Alter. Wegen dieser Leistungen bedeutete der Eintritt in die Diakonissenanstalt für viele einen sozialen Aufstieg. Fliedner schuf die Voraussetzung für die Krankenpflege als bürgerlichen (Frauen-)Beruf. So kann die Gründung des Diakonissenmutterhauses als Beginn der neuzeitlichen Krankenpflege bezeichnet werden.

Beratung **1** | 493
Ethik | 411

Die Oberinnen achteten streng darauf, dass die Frauen und Mädchen, die als Diakonissen aufgenommen wurden, moralisch geeignet waren. Die religiöse Ausrichtung der Diakonissen war nicht überall unproblematisch. So konnten sich die liberalen Ärzte der Berliner Charité, die durch die naturwissenschaftliche Schule geprägt waren, kaum mit ihrer Weltanschauung arrangieren. 1856 setzte sich der Arzt und Leiter der Charité in Berlin **Rudolf Virchow** (1821–1902) stark dafür ein, dass eine Ausbildung für die Krankenpflege auch außerhalb kirchlicher Organisationen möglich wurde.

1832
Johann Friedrich Dieffenbach (1792–1847) veröffentlicht sein Lehrbuch „Anleitung zur Krankenwartung".

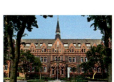

1836
Friederike und Theodor Fliedner gründen die Diakonissenanstalt in Kaiserswerth.

1837
Friedrich Fröbel (1782–1852) gründet den ersten Kindergarten.

1825 — 1840

1832
Das **Hambacher Fest** gilt als Höhepunkt des Vormärz, dessen Ziele neben Demokratie auch die deutsche Einheit sind.

1833
Samuel Morse baut den ersten Schreibtelegrafen.

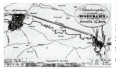

1835
Eröffnung der **ersten Eisenbahnstrecke** zwischen Nürnberg und Fürth (Ludwigsbahn)

485

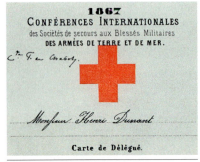

[1] Rot-Kreuz-Ausweis von Henry Dunant

www.drk.de/voelkerrecht/genfer_konventionen

Hier finden Sie den Originaltext der Genfer Konvention.

Für **Henry Dunant** (1828–1910) war die Schlacht bei Solferino im Krieg zwischen Österreich und der französich-sardinischen Koalition ein tief prägendes Erlebnis. Nach der Schlacht am 24. Juni 1859 blieben zehntausende verwundete Soldaten auf dem Schlachtfeld, hilflos und völlig ohne Versorgung zurück. Spontan organisierte er eine freiwillige Hilfsaktion durch die Bewohner der umliegenden Orte. Bedeutsam an dieser Hilfsaktion war, dass sie beiden Kriegsparteien galt. Unter dem Titel „Un souvenir de Solferino" (Eine Erinnerung an Solferino) fasste Dunant seine Erlebnisse in einer Broschüre zusammen. Darin formuliert er sein Anliegen: einen Zusammenschluss von Freiwilligen-Vereinen in allen Ländern. In den Vereinen sollten ausgebildete Helfer tätig sein, die in der Lage sind, in Kriegszeiten Verwundete zu versorgen. So wollte er solche Missstände, wie er sie erlebt hatte, vermeiden.

In der Folge initiierte er in Genf eine Konferenz mit internationaler Beteiligung, auf der im Oktober 1863 das **Internationale Rote Kreuz** gegründet wurde. Die Genfer Konvention wurde am 22. August 1864 von zwölf Mitgliedsstaaten unterzeichnet. Darin wurde die Neutralität der Feldlazarette beschlossen, damit die Kranken und Verwundeten behandelt werden konnten, ohne dass sie angegriffen oder sonst am Kriegsgeschehen beteiligt werden durften. Die Neutralität bezog sich auf alle Kriegsbeteiligten sowie die Zivilbevölkerung im Umfeld des Krieges. Als verbindliches Schutzzeichen gilt seither das rote Kreuz auf weißem Grund. Henry Dunant erhielt 1901 den Friedensnobelpreis. Die Rotkreuzbewegung wirkte sich auch auf die Friedenszeiten aus. Es traten deutlich mehr Männer der Pflege bei. Die internationle Bewegung wurde 1876 in IKRK (Internationales Kommitee vom Roten Kreuz) umbenannt.

In Deutschland wurden die Rotkreuzschwestern in ein Mutterhaussystem übernommen. Ende des 19. Jahrhunderts wurden von den Frauenvereinen des Roten Kreuzes 25 Ausbildungszentren für Pflegende eingerichtet. Die Ausbildung in diesen Häusern hatte einen starken Fokus auf ethischen Grundlagen der Pflege. Die praktischen Inhalte waren in den Anfängen vorrangig kriegschirurgischer Art. 1882 erfolgte die Gründung des Verbandes der Schwesternschaft vom Deutschen Roten Kreuz e. V. Der Verband vertritt heute als Dachorganisation bundesweit 34 DRK-Schwesternschaften.

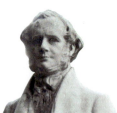

1844
Horace Wells (1815–1848) führt die Lachgasnarkose ein.

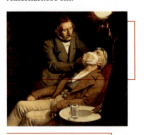

1846
William Morton (1819–1868) führt die Äthernarkose ein.

1847
Ignaz Semmelweis (1818–1865) entdeckt die Ursachen des Kindbettfiebers.

1840 — 1845 — 1850

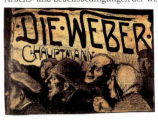

1844
Schlesischer Weberaufstand auf Grund der katastrophalen Arbeits- und Lebensbedingungen der Weber

1847
Karl Marx (1818–1883) und **Friedrich Engels** (1820–1895) sowie weitere Personen gründen den kommunistischen Bund in London.

1848
Märzrevolution in Deutschland, in der Folge beschließt 1849 die Frankfurter Nationalversammlung die Paulskirchenverfassung.

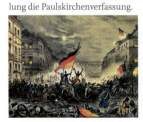

Geschichte und Gegenwart der Pflegeberufe 4.2

Ende des 19. Jahrhunderts wurden die |Sozialversicherungsgesetze verabschiedet, die unser Gesundheitssystem bis heute prägen: Durch sie änderte sich die Patientenstruktur, denn auch diejenigen, die sich einen Krankenhausaufenthalt bis dahin nicht leisten konnten, waren nun in den Krankenhäusern anzutreffen. Infolgedessen stieg die Anzahl der Krankenhausbetten nach 1883 rapide an. Bald darauf entstanden |Gewerkschaften und |Berufsorganisationen, die sich seither für die Regelung der Arbeitszeit und Bezahlung im Sinne der Pflegenden engagieren.

Sozialversicherungsgesetze | 198
Gewerkschaft | 502
Berufsorganisation | 503

Freiberufliche Krankenpflege

Zu Beginn des 20. Jahrhunderts entstanden nach einem erneuten Mangel an Pflegekräften zunehmend nichtreligiös gebundene Schwesternschaften. Die Anzahl der freiberuflich tätigen Schwestern und nicht sozial abgesicherten Pflegekräfte nahm zu.

Solche Schwestern, die nicht an ein Mutterhaus gebunden waren, wurden häufig als „wilde Schwestern" bezeichnet und mit Vorwürfen über unehrenhafte Motive ihrer Arbeit konfrontiert. Vor allem im Blick auf den Umgang mit Männern hielten sich Gerüchte über ihre Freizügigkeit. Man warnte Eltern, dass sie ihre Töchter von der Pflege fernhalten bzw. nur in Mutterhäuser geben sollten. Deren Gesinnung galt durch ihre Einbindung in die christliche Ethik als moralisch einwandfrei. Nach wie vor erhielten die Pflegenden mit |Gestellungsverträgen neben Kost und Logis bestenfalls ein Taschengeld.

Die freiberuflich tätigen Schwestern arbeiteten meist in der Privatpflege, wo sie häufig auf katastrophale Arbeitsbedingungen stießen. Sie hatten keine Absicherung für eine Kranken- oder Rentenzeit und arbeiteten bis zu 15 Stunden am Tag, 7 Tage die Woche. Die Bezahlung war trotz der übergroßen Arbeitsbelastung sehr niedrig. Sie verfügten größtenteils über eine nur geringe oder gar keine Ausbildung, was ihren Ruf nicht verbesserte. Erst durch berufsorganisatorische Aktivitäten wurde die Situation verbessert.

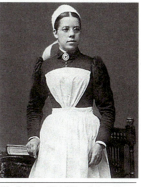

[3] Freiberuflich tätige Schwester mit dem Broschenabzeichen des Bundes freier Schwestern

Gestellungsverträgen | 481

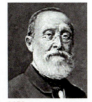

1858
Rudolf Virchow (1821–1902) veröffentlicht seine Theorie der Zellularpathologie, die besagt, dass Krankheiten auf Störungen der Körperzellen basieren.

1860
Florence Nightingale gründet in London die erste nicht konfessionelle krankenhausunabhängige Krankenpflegeschule.

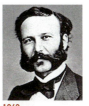

1862
Henry Dunant veröffentlicht sein Buch „Erinnerungen an Solferino".

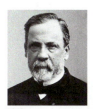

1863
Louis Pasteur (1822–1895) stellt in Paris erste Forschungen über ansteckende Krankheiten und deren Bekämpfung an.

|1855 |1860 |1865|

9
sbruch des **amerikanischen Bürgerkriegs**
1865), der mehr amerikanische Todesopfer
derte als jeder andere Krieg.

1861
In der **Schlacht von Solferino** (Lombardei, heute Italien) starben Tausende verwundeter Soldaten auf Grund mangelnder medizinischer Versorgung.

1864
Genfer Konvention

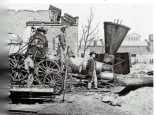
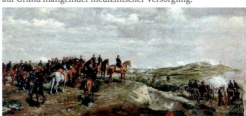
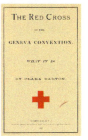

Infektionen 2 |451

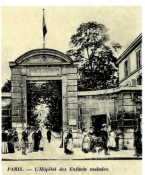

[1] Das „Hôspital des enfants malades" in Paris, kurz nach seiner Gründung

Die Entstehung der Pädiatrie im 19. und frühen 20. Jahrhundert

Bis zum frühen 19. Jahrhundert erkrankten viele Kinder an |Infektionen, wie Diphterie, Pocken oder Tuberkulose. Zudem litten viele Kinder unter Mangel- bzw. Fehlernährung, deren Folgen zu Wachstumsstörungen bis hin zur Rachitis, Dystrophie oder Atrophie reichten. Die Erkrankungs- und Sterbehäufigkeit war in Arbeiterfamilien, die in der Stadt in Großfamilien und unter miserablen materiellen und hygienischen Bedingungen lebten, besonders hoch. Es herrschte eine hohe Säuglingssterblichkeit, bedingt durch die ungünstigen Lebensbedingungen, mangelnde Hygiene, niedrige Löhne, aber auch durch eine mangelnde Kenntnis hinsichtlich der Säuglingspflege und -ernährung.

Die medizinische Versorgung von Kindern verbesserte sich im 19. Jahrhundert entscheidend. Es entstanden erste eigenständige stationäre Kindereinrichtungen. Diese waren überwiegend durch Spenden und Stiftungen finanziert. 1802 wurde in Paris das „Hôspital des enfants malades" gegründet – das erste Kinderkrankenhaus. In Deutschland wurde 1829 an der Berliner Charité die erste Kinderabteilung eröffnet. Schon 1843 gab es in Berlin zwei Kinderkrankenhäuser, weitere folgten. Eine notwendige Folge der Spezialisierung war die Entwicklung der eigenständigen Kinderheilkunde (Pädiatrie) im letzten Drittel des 19. Jahrhunderts und im frühen 20. Jahrhundert.

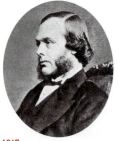

1867
Joseph Lister (182–1912) führt antiseptische Wundverbände mit Karbolsäure ein.

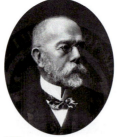

1876
Robert Koch (1843–1910) entdeckt Tuberkelbakterien, Cholera- und Milzbranderzeuger. Er gilt als Begründer der Infektionslehre und Bakteriologie.

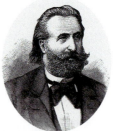

1886
Ernst von Bergmann (1836–1907) führt mit der Dampfsterilisation erstmals ein Verfahren der Asepsis ein.

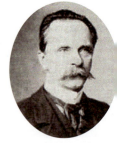

1890
Themistokles Gluck (1853–1942) implantiert erstmals eine Kniegelenksprothese aus Elfenbein.

| 1865 | | | | 1890 |

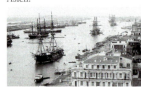

1869
Der **Suezkanal** wird eröffnet. Damit gibt es einen direkten Seeweg zwischen Europa und Asien.

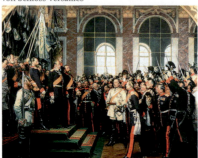

1871
Proklamation des Deutschen Reichs im Spiegelsaal von Schloss Versailles

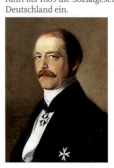

1881
Otto von Bismarck (1815–1898) führt bis 1889 die Sozialgesetze in Deutschland ein.

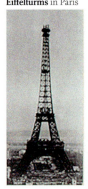

1889
Fertigstellung des **Eiffelturms** in Paris

Geschichte und Gegenwart der Pflegeberufe

4.2

Obgleich die stationäre Betreuung kranker Kinder in Kinderabteilungen und Kinderkrankenhäusern zunehmend ausgebaut wurde, war die Säuglingssterblichkeit weiterhin hoch. Ursachen hierfür finden sich in unzureichender Krankenhaushygiene, Mangelernährung und mangelhaften Kenntnissen hinsichtlich der Säuglings- und Kinderpflege. Damit die Kinderabteilungen nicht wegen der hohen Säuglingssterblichkeit schließen mussten, wurden Kinder erst ab dem 2. Lebensjahr stationär aufgenommen. Eine effizientere Pflege führte zur Verbesserung des kindlichen Gesundheitszustandes und infolgedessen zu einer Senkung der Erkrankungs- und Sterblichkeitsrate.

▶ Das 19. Jahrhundert ist das Jahrhundert der Berufskrankenpflege. Die britische Krankenschwester |Florence Nightingale setzt die öffentliche Anerkennung des Pflegeberufs als Lehrberuf durch. Krankenpflegeschulen werden gegründet, deren Lehre noch stark medizinorientiert ist. Auch die Pflege selbst ist medizin- und krankheitsorientiert. Eine Unterscheidung von Grund- und Behandlungspflege sowie spezieller Pflege beginnt sich herauszukristallisieren.

Florence Nightingale | 494

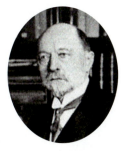

1893
Emil von Behring (1854 – 1917) entwickelt ein Serum gegen Diphtherie und erhält dafür den ersten Nobelpreis für Medizin.

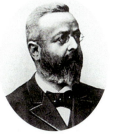

1894
Die Kinderheilkunde wird in Berlin zum eigenständigen Lehrfach. Otto Heubner (1843 – 1926) erhält die erste Professur.

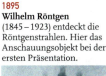

1895
Wilhelm Röntgen (1845 – 1923) entdeckt die Röntgenstrahlen. Hier das Anschauungsobjekt bei der ersten Präsentation.

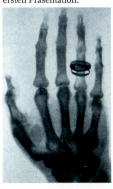

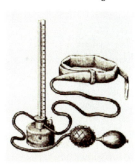

1896
Scipione Riva-Rocci (1863 – 1937) erfindet das **Blutdruckmessgerät**.

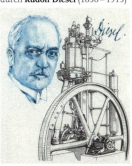

1893
Erfindung des Dieselmotors durch **Rudolf Diesel** (1858 – 1913)

1898
Beginn der **Wettrüstung** zwischen dem Deutschen Reich und Großbritannien

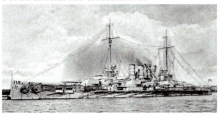

1899
Erstmals wurden im Deutschen Reich Frauen zu den **Staatsprüfungen** in Medizin, Zahnmedizin und Pharmazie zugelassen.

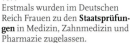

1899
Die Firma Bayer AG lässt sich **Aspirin** als Markenzeichen eintragen.

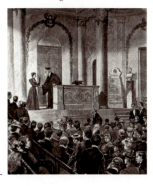

489

4.2.2 Pflege im 20. Jahrhundert

Der Erste Weltkrieg (1914–1918)

Der Erste Weltkrieg gilt als grausames Ventil der seit der Jahrhundertwende zunehmenden Konflikte durch nationale Strömungen und soziale Probleme. Es war der erste Krieg mit weltweiter Beteiligung (25 Staaten aller Kontinente) sowie massivem Einsatz moderner Transporttechnik (z. B. Flugzeuge, Panzer) und Massenvernichtungswaffen. Allein in den ersten Monaten verloren ca. eine Million Soldaten ihr Leben. Insgesamt forderte der Krieg fast 10 Millionen Todesopfer und 20 Millionen Verwundete. Zu Beginn war die Kriegseuphorie in der Bevölkerung so groß, dass sich Tausende von Frauen, insbesondere aus Frauenvereinen, für freiwillige Hilfeleistungen meldeten. Das Rote Kreuz hatte einen starken Zulauf. Aber auch die freiberuflichen und anderen Mutterhäusern zugehörigen Pflegenden stellten bereitwillig ihre Arbeitskraft an der Front zur Verfügung.

Freiberuflich Pflegende außerhalb der Kriegsschauplätze hingegen sahen ihre Existenz bedroht. Die Krankenhaus- und Hauskrankenpflege bot immer weniger Arbeitsmöglichkeiten und in die Kriegskrankenpflege wurden die freiberuflich Pflegenden nur aufgenommen, wenn sie auf eine Entlohnung verzichteten. Ein wenig besser war die Situation in österreichischen Lazaretten, wo sie neben Kost und Logis noch ein Taschengeld erhielten. Deshalb zogen viele freiberufliche Schwestern einen Einsatz dort vor.

Nach Kriegsende waren Tausende von Schwestern arbeitslos. Die Pflege und ihre Ausbildung waren noch immer nicht staatlich einheitlich geregelt.

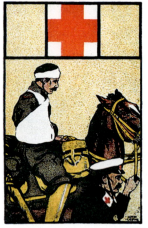

[1] Postkarte eines Kriegsinvaliden

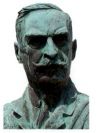

1901
Karl Landsteiner (1869–1943) entdeckt die Blutgruppen.

1903
Agnes Karll (1868–1927) gründet die „Berufsorganisation der Krankenpflegerinnen Deutschlands".

1904
Gründung des ICN (International Council of Nursing) in Berlin; die Idee des Weltbundes für Krankenschwestern war bereits 1899 geboren.

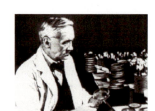

1928
Sir Alexander Fleming (1881–1955) entdeckt das Penicillin.

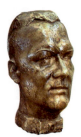

1929
Werner Forßmann (1904–1979) führte erstmals eine Herzkatheteruntersuchung durch – im Selbstversuch.

1900 — — — — — — — — — — — — — — — 1930

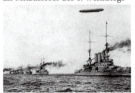

1900
Wettrüsten zwischen Großbritannien und Deutschland (v. a. der Seeflotte) erreicht seinen Höhepunkt; gilt heute als Mitauslöser des 1. Weltkriegs

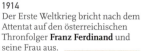

1908
Durch den **Zerfall des Osmanischen Reiches** kommt es ab 1908 zu ständigen Unruhen auf dem Balkan, den die europäischen Mächte als „Stellvertreterkulisse" nutzen.

1914
Der Erste Weltkrieg bricht nach dem Attentat auf den österreichischen Thronfolger **Franz Ferdinand** und seine Frau aus.

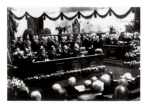

1919
Gründung der **Weimarer Republik**, der ersten Demokratie in Deutschland

Geschichte und Gegenwart der Pflegeberufe

4.2

Pflege im Nationalsozialismus

Auf die „goldenen Zwanziger" und die Weltwirtschaftskrise folgte der Nationalsozialismus (1933–1945). Mit großer Brutalität und mit der Unterstützung breiter Kreise der Bevölkerung sicherten sich die Nationalsozialisten die Macht über alle Lebensbereiche der Gesellschaft. Parteien, Gewerkschaften, fast alle gesellschaftlichen Organisationen wurden „gleichgeschaltet", d. h. in den Dienst der Partei und des „Führers" Adolf Hitler gestellt. Die Weltanschauung der Nationalsozialisten beruhte auf der Auffassung, dass es höher- und minderwertige Menschen-„rassen" und Individuen gebe. Diese Haltung gipfelte in den Ereignissen, die die ganze Welt verändern sollten. Am 1. September 1939 begann mit dem deutschen Überfall auf Polen der 2. Weltkrieg, der die Zerstörung halb Europas und den gewaltsamen Tod von 60 Millionen Menschen zur Folge hatte. Die planmäßige Vernichtung der Juden kostete geschätzten sechs Millionen Juden das Leben.

Im Interesse der eigenen Ideologie werteten die Nationalsozialisten den Pflegeberuf auf. Er wandelte sich vom gering geschätzten Frauenberuf zu einem wichtigen politischen Faktor in einer zunehmend auf Kriegsführung ausgerichteten Volkswirtschaft. Pflegende waren während des Krieges an der Front aktiv und sicherten die gesundheitliche Versorgung sowie die Geburtsbegleitung im Land ab. Das Bildungssystem sowie die Organisation der Pflege wurden schnell nach den Vorstellungen des nationalsozialistischen Staates umgestaltet, die Schwesternverbände wurden zusammengeschlossen und gleichgeschaltet. Andererseits wurde die Pflege dem ideologischen Rollenbild der Nationalsozialisten angepasst. Frauen waren in erster Linie dazu da, als Mütter neue „Arier" und Soldaten großzuziehen, daneben sollten sie, wenn sie Heim und Herd verlassen, als selbstlose, dienende, pflichterfüllende „Schwestern" für die Versorgung verletzter Soldaten eingesetzt werden.

Viele der freiberuflichen Schwestern (insofern sie „arischer" Herkunft waren) wurden in einer eigenen NS-Schwesternschaft des Amtes für Volkswohlfahrt vereinigt. Dort erfuhren sie bessere Arbeitsbedingungen und erhielten auch einen höheren Lohn. Sie sollten die Elite der deutschen Schwestern sein und wurden zur ideologischen Einflussnahme vorrangig in der Gemeindepflege eingesetzt. Da sie braune Berufskleidung trugen, wurden sie „braune Schwestern" genannt [Abb. 4]. Nach der Ausbildung legten die braunen Schwestern einen Eid auf Treue und Gehorsam dem Führer Adolf Hitler gegenüber ab. Ebenso verpflichteten sie sich, ihre Aufgaben als Pflegende an jedem Platz, der ihnen zugewiesen wurde, getreu auszuführen. Die verschiedenen Schwesternverbände (z. B. Caritasverband, DRK) wurden in einem „Fachausschuss für Schwesternwesen" zusammengefasst. Die nationalsozialistische Volkswohlfahrt (NSV) wurde zum führenden Spitzenverband der Krankenpflegeverbände.

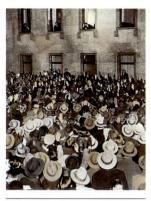

[3] Machtergreifung durch Adolf Hitler und seine Partei am 30. Januar 1933

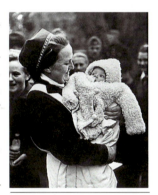

[4] „Braune Schwestern": Gemeindeschwester, die sich um die Betreuung „erbgesunder" Mütter und Kinder kümmert

---

1933
Gesetz zur Verhütung erbkranken Nachwuchses wird erlassen.

1938
Jüdischen Ärzten wird nach dem Reichsbürgergesetz die Approbation entzogen.

1938
Die Berufsorganisation der Krankenpflegerinnen in Deutschland wird verboten.

1932 — 1934 — 1936 — 1938

1933
Machtergreifung Adolf Hitlers und der Nationalsozialisten

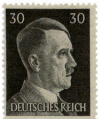

1936
Olympische Spiele in Berlin

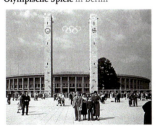

1938
Einmarsch deutscher Truppen in Österreich mit darauf folgender Annexion

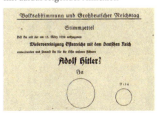

491

Berufliches Selbstverständnis entwickeln

In der Zeit des Nationalsozialismus wurden viele Pflegende einem humanitären Berufsethos nicht gerecht. So beteiligten sie sich vielfach an der systematischen Vernichtung von Menschen mit Behinderungen und psychischen bzw. so genannten Erbkrankheiten. Das Leben von Menschen mit bestimmten körperlichen oder geistigen Behinderungen galt als „unwert". Im Dienste der Erhaltung der Volksgesundheit durften „Erbkranke" keine Kinder bekommen und wurden zwangssterilisiert.

In der Zeit von 1939 bis 1941 wurden mehr als 70 000 Menschen mit „Erbkrankheiten" oder Behinderungen getötet, was mit dem schönfärbenden Begriff |Euthanasie verschleiert wurde. Diese Tötungsaktionen gingen auf einen Befehl Hitlers zurück und wurden unter dem Namen „T4" bekannt (Abkürzung der Berliner Adresse der Organisation: Tiergartenstr. 4). Während der „wilden Euthanasie" (1941 – 1943) übernahmen die Pflegekräfte die Tötungen auf Anordnung der Ärzte selbstständig. Dazu nutzten sie Medikamente, Spritzen mit Luft oder den Nahrungsentzug. Im 1947 stattfindenden Euthanasie-Prozess beriefen sie sich darauf, nur auf Anordnung der Ärzte gehandelt zu haben und lehnten jegliche Verantwortung für ihr Handeln ab.

Noch in den ersten Jahren der Nachkriegszeit verhungerten hunderte von Insassen psychiatrischer Anstalten. Essensrationen wurden von Pflegenden entweder gar nicht oder nur teilweise an hilflose und pflegebedürftige Menschen weitergereicht.

Pflegende spiegelten letztendlich die Haltung der Gesamtbevölkerung auch in anderen Bereichen wider, indem sie z. B. ab 1933 kritiklos hinnahmen, dass jüdischen Ärzten und Schwestern Berufsverbot erteilt wurde, oder indem sie sich an menschenverachtenden Versuchen an jüdischen KZ-Häftlingen beteiligten.

Natürlich gab es auch die andere Seite, einzelne Schwestern gingen in den Widerstand gegen das nationalsozialistische Regime und bezahlten dies nicht selten mit dem Leben. Auch das Verbot, jüdische Patientinnen in den Konzentrationslagern medizinisch zu versorgen, wurde von den zuständigen Pflegekräften nicht immer eingehalten.

Euthanasie
schöner Tod
eu-, griech. = gut, leicht;
thanatos, griech. = Tod

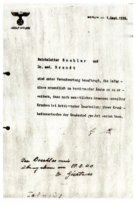

1939
Erlass zur Durchführung der **Euthanasie** wird ausgesprochen und von Ärzten und Pflegenden fast widerstandslos ausgeführt.

1942
Hungerkost-Erlass des Bayerischen Innenministeriums, mit der Folge, dass „unnutze Kranke und Insassen" nur noch ca. 50–100 g Steckrüben pro Tag als Nahrung erhalten.

1943
Oswald Avery (1877 – 1955) entdeckt die DNS als Träger der Erbsubstanz.

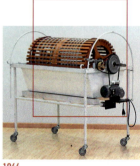

1944
Willem Johan Kolff (*1911) entwickelte den **ersten Dialyse-Apparat** („Trommelniere").

1939 ... **1945**

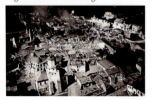

1939
Mit dem deutschen Angriff auf Polen beginnt der 2. Weltkrieg.

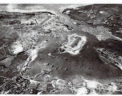

1941
Nach dem japanischen Angriff auf Pearl Harbor, Hawaii, treten die USA dem 2. Weltkrieg bei.

1945
Nach dem Kriegsende in Europa wollen die USA mit den Atombombenabwürfen auf Hiroshima und Nagasaki den letzten Kriegsgegner Japan zur Kapitulation zwingen.

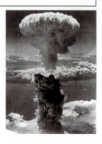

Geschichte und Gegenwart der Pflegeberufe

Pflege von der Mitte des 20. bis zum Beginn des 21. Jahrhunderts

Deutschland wurde nach dem Zweiten Weltkrieg unter den alliierten Siegermächten in vier Besatzungszonen aufgeteilt. Die Bundesrepublik Deutschland (BRD) entstand 1949 aus den drei westlichen Besatzungszonen und die Deutsche Demokratische Republik (DDR) aus der sowjetischen Besatzungszone. Diese Teilung Deutschlands sollte bis zum Fall der Mauer am 9. November 1989 und der Wiedervereinigung 1990 bestehen bleiben.

In der Nachkriegszeit musste die Pflege völlig neu organisiert werden, sie erfuhr eine Neudeutung, die von der Kriegsfürsorge unabhängig war. Die Emanzipation der Pflege schreitet voran. Gesundheit und das Verhüten von Krankheit treten in den Mittelpunkt pflegerischer Aufgaben. Es kommt zu weiteren vielzähligen Differenzierungen und Aufgabengebieten. Die **Akademisierung** der Pflege und die Basierung der Pflegehandlungen auf wissenschaftlichen Erkenntnissen wird zunehmend ausgebaut. Seit Mitte des 20. Jahrhunderts erhält die Pflege durch Pflegetheorien vielfältige theoretische und praktische Impulse, die wesentlich zur **Professionalisierung** der Pflege beitragen.

Mit der Einführung des Pflegeversicherungsgesetzes (1995) vollzieht sich eine Ausweitung der ambulanten Pflege.

Zu Beginn des 21. Jahrhunderts macht sich die demografische Wende bemerkbar. Die Menschen werden älter und die Geburtenraten bleiben niedrig. Damit verliert die Kinderkrankenpflege an Relevanz, während die ambulante Pflege und Angebote der Altenpflege ausgebaut werden.

> Im 20. Jahrhundert vollzieht sich, ausgehend von den angelsächsischen Ländern, die Professionalisierung der Pflegeberufe. Pflegende setzen sich zunehmend mit ihrem beruflichen Selbstverständnis und damit mit ihren Ziel- und Aufgabenstellungen sowie ihrem Selbstbild auseinander. Die theoretischen Grundlagen werden vertieft. Modelle und Theorien legen den Fokus auf eine zielgerichtete, plan- und reflektierbare Pflege.
>
> Durch Pflegeforschung verändert und vertieft sich das Pflegeverständnis.

Alliierte
„die Verbündeten" im Zweiten Weltkrieg: USA, Sowjetunion, Großbritannien, Frankreich

Pflegetheorie | 397
Pflegeversicherungsgesetz | 210

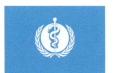

1948
Die Weltgesundheitsorganisation (WHO) wird gegründet.

1967
Erste Herztransplantation durch Christiaan Barnard (1922–2001) in Südafrika

1995
Mit der Einführung der Pflegeversicherung verändern sich die Rahmenbedingungen für die professionelle und Laienpflege.

| 1945 | | | | 1995 |

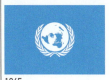

1945
Gründung der Vereinten Nationen (**UNO**) zur Sicherung des Weltfriedens, der Einhaltung des Völkerrechts und dem Schutz der Menschenrechte

1967
Beginn der Studentenproteste, nachdem Benno Ohnesorg am 2. Juni von einem Polizisten erschossen wird

1990
Deutsche **Wiedervereinigung** am 3. Oktober 1990

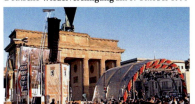

493

Berufliches Selbstverständnis entwickeln

4.3 Geschichtliche Entwicklung der Pflegeausbildung

Die Entwicklung der Pflegeausbildung vom 16. bis zum 19. Jahrhundert

Die Pflegeausbildung kann auf eine lange Tradition zurückblicken. Im Folgenden sollen die wichtigsten Stationen im Überblick dargestellt werden.

1634 wurde der Orden der Barmherzigen Schwestern gegründet, der als Vorläufer der heutigen Krankenpflegeschulen gilt. **Madame le Gras** (1591–1660) war die erste Oberin der Vinzentinerinnen [Abb. 1].

1781 gründete der Heidelberger Professor für Geburtshilfe **Franz Anton Mai** (1742–1814) die erste öffentliche deutsche Krankenpflegeschule in Mannheim [Abb. 2]. Die Ausbildung an dieser „öffentliche[n] Schule zur Erziehung wohl unterrichteter Krankenwärter" dauerte 3 Monate und wurde mit einer Prüfung abgeschlossen. 1801 eröffnete Mai zusammen mit der Universität Heidelberg eine „Schule für Gesundheits- und Krankenwärterlehre weiblicher Zöglinge".

Johann Friedrich Dieffenbach (1792–1847) setzte sich als Arzt für eine Ausbildung in der Krankenpflege ein [Abb. 3]. 1832 schrieb er die „Anleitung zur Krankenwartung", auf deren Basis an der von ihm gegründeten Krankenwärterschule in Berlin unterrichtet wurde.

1836 gründete **Theodor Fliedner** (1800–1864) in Kaiserswerth den „Evangelischen Verein für christliche Krankenpflege in der Rheinprovinz und Westfalen" und führte eine qualifizierte Ausbildung der „Diakonissen" als Helferinnen des Arztes in Theorie und Praxis ein [Abb. 4].

Florence Nightingale (1820–1910) machte die Krankenpflege zu einem öffentlich anerkannten Lehrberuf. Zu ihrer Zeit war die Pflege noch an Krankheiten und der Medizin orientiert. Eine eigene theoretische Basis der Krankenpflege fehlte, es gab darüber kaum forschende oder reflektierende Ansätze.

Nach einer Ausbildung in der Diakonissenanstalt Fliedners in Kaiserswerth und einer weiteren Ausbildung bei den Barmherzigen Schwestern in Paris kehrte Nightingale nach London zurück und übernahm dort die Leitung eines Pflegeheims für invalide Gouvernanten. Dort erhielt sie den Auftrag, im Krimkrieg ein Lazarett zu betreuen.

In den englischen Lazaretten herrschten schon bald nach Kriegsbeginn (1854) furchtbare Verhältnisse. Auf Grund ihres unermüdlichen Engagements wurde Florence Nightingale schon bald als „Engel des Krimkrieges" bezeichnet. Wegen ihrer nächtlichen Suche nach Verwundeten auf den Schlachtfeldern wurde sie auch *lady with the lamp* genannt [Abb. 5]. Der Einsatz der Schwestern führte dazu, dass die Sterblichkeitsrate im Lazarett von 42 % auf 2,2 % sank. Nightingale verfasste ein 830 Seiten starkes Werk, in dem sie die Situation und mögliche Verbesserungen der Krankenpflege beschrieb. Ihre *Notes on nursing* (Die Pflege bei Kranken und Gesunden) und *Hints on hospitals* (Bemerkungen über Hospitäler) waren ein wesentlicher Beitrag zur Entwicklung der Krankenpflege. Florence Nightingale gilt daher als erste Pflegetheoretikerin der Neuzeit.

www.florence-nightingale.co.uk
Hier finden Sie die englischsprachige Homepage des Florence Nightingale Museum.

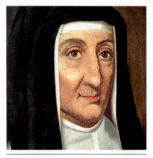

[1] Madame le Gras

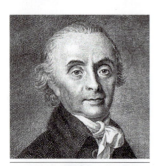

[2] Franz Anton Mai

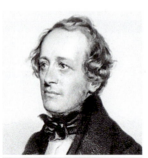

[3] Johann Friedrich Dieffenbach

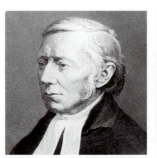

[4] Theodor Fliedner

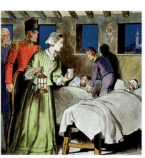

[5] Florence Nightingale

Geschichte und Gegenwart der Pflegeberufe

4.3

Die Ausbildung der Pflegenden lag Florence Nightingale besonders am Herzen. Sie strebte eine Anerkennung der Pflege als Ausbildungsberuf an. Hierzu gründete sie bereits 1855 einen Hilfsfond, der sich aus den Spenden derer zusammensetzte, die von ihrer Kriegskrankenpflege profitierten: der Offiziere und Soldaten. 1860 wurde schließlich dem St. Thomas Hospital in London eine nach ihren Vorstellungen organisierte nicht konfessionelle Krankenpflegeschule angegliedert. Im internationalen Vergleich erhielten die Auszubildenden dort eine Ausbildung mit außergewöhnlich hohem Standard und Anteil an theoretischem Wissen. Eine weitere Besonderheit war die Unabhängigkeit der Ausbildungsstätte vom Krankenhaus.

Infolge der Ausbildungsveränderungen wurde die Krankenpflege reformiert: Sie erhielt den Status eines Ausbildungsberufes und Frauen konnten nun einen gesellschaftlich geachteten Beruf erlernen. Das System und die Unabhängigkeit der Schulen vom Krankenhaus wurden in vielen Ländern übernommen. In Deutschland blieb das |Mutterhaussystem jedoch vorerst erhalten.

Mutterhaussystem | 481
ICN | 501

▶ Der Geburtstag Florence Nightingales am 12. Mai wird seit 1967 vom |ICN als Tag der Krankenpflege gefeiert.

Die Idee einer öffentlichen Krankenpflege entwickelte sich fort und führte zu einer verbesserten Ausbildung von Krankenschwestern auch außerhalb konfessioneller Einrichtungen. Durch die theoretisch und praktisch stärker fundierte Ausbildung stieg auch das soziale Ansehen der Krankenpflege.

Öffentliche Krankenhäuser gründeten zunehmend Krankenpflegeschulen. Sie erkannten, dass medizinische und technische Fortschritte wie in den operativen Fächern immer höhere Anforderungen an die Pflegenden stellten.

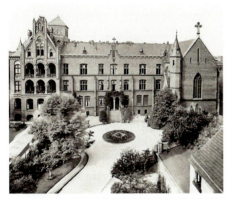

[6] Häufig waren die Krankenpflegeschulen – wie hier im St.-Hedwig-Krankenhaus, Berlin – direkt in den Krankenhäusern in Form so genannter Unterweisungsräume untergebracht.

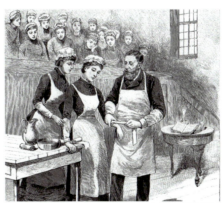

[7] Arzt demonstriert Schwesternschülerinnen Verbandtechniken (USA, 1885).

Im 19. Jahrhundert etablierten sich zahlreiche Kurzausbildungen, in welchen neben der ärztlichen Assistenz auch seelsorgerische Fähigkeiten erlernt wurden. Pflegende übernahmen weiterhin hauswirtschaftliche Tätigkeiten. Im Laufe des 19. Jahrhunderts wurde der Bedarf an Krankenhausbetten immer größer, deshalb mussten auch immer mehr Pflegende ausgebildet werden. Deren Ausbildung wurde ebenso wie die pflegerische Tätigkeit an der Medizinassistenz ausgerichtet.

Die Anerkennung der Pflegeberufe im 20. Jahrhundert

Mit den ersten Gesetzen zur Pflegeausbildung und Berufsanerkennung begann auch der Wandel der Anerkennung des Berufsstands in der Gesellschaft. Die folgende Tabelle gibt einen Überblick über die Anfänge in der ersten Hälfte des 20. Jh.

Jahr	Gesetz	Ausbildungs-dauer
1907	Erstes Gesetz zur staatlichen Anerkennung der Pflege als Beruf in Preußen mit oder wahlweise ohne Prüfung	1 Jahr
1917	Anerkennung der Ausbildung der Säuglingspflegerinnen	1 Jahr
1921	Preußische Ausbildungsverordnung mit freiwilliger staatlicher Abschlussprüfung: berechtigte zur Berufsbezeichnung „Krankenschwester" (konnte auf Grund der Widerstände der Mutterhausverbände nur in Preußen und Hamburg umgesetzt werden).	2 Jahre
1923	Vorschrift über die Prüfung von Säuglings- und Kinderpflegerinnen und staatliche Anerkennung	2 Jahre
1930	Reichseinheitliche Ausbildungsregelung – Unterscheidung zwischen der Säuglings- und Kleinkinderpflegerin (für die Versorgung gesunder Kinder) und der Säuglings- und Kleinkinderschwester (für die Versorgung kranker Kinder).	2 Jahre
1938	Das Gesetz zur Ordnung der Krankenpflege vom 28. September 1938: sieht nach der Ausbildung ein Anerkennungsjahr vor. Ab 1943 währte die Ausbildung wieder zwei Jahre.	1,5 Jahre

Pflegetheorien | 397
Pflegeleitbilder | 394

Mitte des 20. Jahrhunderts setzte, zunächst in den USA, die Akademisierung der Pflege ein. |Pflegetheorien wurden entworfen und umgesetzt. Die Pflege wurde als gezielter und geplanter Prozess definiert, es entwickelten sich |Pflegeleitbilder, die von christlichen Werten unabhängig, aber davon inspiriert waren. Die universitäre Ausbildung von Krankenpflegerinnen setzte sich zunehmend durch. Wissenschaftliche Erkenntnisse, Normen und Pflegekonzepte nahmen Einzug in Ausbildung und Pflegealltag.

Die Pflege und ihre Aufgaben differenzierten sich zunehmend. Mit der wachsenden Rolle der Medizintechnik und den Möglichkeiten, die diese mit sich bringt, entwickelten sich auch Spezialisierungen. Pflegende besuchten Weiterbildungen und erkannten die Notwendigkeit des lebenslangen Lernens; einer Voraussetzung, um mit den technischen und wissenschaftlichen Entwicklungen mithalten zu können.

In den 1980er Jahren wurden diese Prozesse zunehmend in Europa spürbar. Während in der DDR die akademische Ausbildung von Medizin- und Pflegepädagoginnen schon lange Jahre währte, setzte sie sich in der nun vereinigten Bundesrepublik erst Ende des vergangenen Jahrhunderts durch. Es etablierten sich allmählich mehr Pflegestudiengänge an Fachhochschulen und Universitäten.

In den 1990er Jahren wurden an über 30 Universitäten und Fachhochschulen Studiengänge für Pflegende eingerichtet, um den Veränderungen der Berufswelt gerecht zu werden und neue Berufsfelder für die Pflege zu erschließen. Dort kann man seit dieser Zeit neben Pflege(wissenschaft) auch Pflegepädagogik oder Pflegemanagement studieren (Studienmöglichkeiten | 526).

Die Pflegeausbildung in der ehemaligen DDR

Am 1. Juli 1946 wurde für das Gebiet der sowjetischen Besatzungszone die „Verordnung über die berufsmäßige Ausübung der Krankenpflege" und die „Prüfungsverordnung für Krankenpflegepersonen" erlassen. Ein Jahr nach der Gründung der DDR (1949) begann der Ausbau des Fachschulwesens, die Integration der staatlichen Schulen für medizinische Fachkräfte in Fachschulen. Dort wurden in einer zweijährigen Ausbildung mittlere medizinische Fachkräfte ausgebildet.

Geschichte und Gegenwart der Pflegeberufe

4.3

Am 1. September 1961 wurde die Krankenpflegeausbildung in das Berufsbildungssystem eingeführt, die Schulen wurden zu Betriebsfachschulen, verantwortlich war die ärztliche Direktorin der Gesundheitseinrichtung. 1973 erfolgt die Rückverlegung der pflegerischen Ausbildung an die Fachschulen – im Sinne der Würdigung und Anerkennung.

Am 1. September 1974 wurde die dreijährige „Fachschulausbildung des Gesundheits- und Sozialwesens" zur weiteren Qualitätsverbesserung durch Oberschulbildung eingeführt. Zudem gab es in der DDR seit 1976 Fernstudiengänge für medizinische Hilfskräfte, die bereits im Beruf tätig waren.

Seit 1963 wurde ein fünfjähriges Hochschulstudium an der Humboldt-Universität zu Berlin (Ost) mit dem Abschluss „Diplomberufsschullehrer Gesundheitswesen" angeboten. Daneben gab es Lehrgänge zur Lehrmeisterausbildung bzw. zum Fachschullehrer. Seit 1982 war ein Hochschulstudium für alle Lehrkräfte verbindlich.

Die Pflegeausbildung in der Bundesrepublik

Die starken Veränderungen des Berufsbildes und des Selbstbildes der Pflegenden führten 1957 zu einem bundeseinheitlichen Ausbildungsgesetz, das eine qualifizierte, erstmals drei Jahre umfassende Ausbildung gewährleisten sollte.

Die Mutterhausverbände zeigten lange Jahre Widerstand gegen eine gesetzliche Regelung der Ausbildung und gegen eine Verlängerung der Ausbildung. Sie sahen in der Pflege einen Liebesdienst, der nur bedingt des Erlernens von Hintergründen und technischen Fertigkeiten bedarf.

Die folgende Tabelle gibt den Überblick über die weitere Entwicklung in der BRD und dem wiedervereinigten Deutschland nach 1990.

Jahr	Gesetz	Ausbildungsdauer
15.7.1957	Einheitliches Krankenpflegegesetz für die Bundesrepublik; in der Kinderkrankenpflege wandelt sich die Berufsbezeichnung von „Säuglings- und Kinderschwester" zur „Kinderkrankenschwester".	3 Jahre
1959	Einheitliche Prüfung für die Krankenpflege: Der Abschluss erlaubt die Führung der Berufsbezeichnung.	
20.9.1965	Novelliertes Krankenpflegegesetz (weitere Fassungen 1968 und 1972): Das Einstiegsalter wird auf 17 Jahre festgesetzt. Die Kinderkrankenpflege wird als eigenständige, mit der Krankenpflege gleichberechtigte Ausbildung aufgenommen.	3 Jahre
4.6.1985	Im Krankenpflegegesetz (KrPflG) von 1985 erfolgt die Anpassung an die Ausbildungsrichtlinien der Europäischen Gemeinschaft: ein Einsatz wird so auch in anderen Ländern innerhalb der EG möglich. Zur Kinderkrankenschwester kommt die Berufsbezeichnung Kinderkrankenpfleger. 1993 wird das Gesetz modifiziert.	3 Jahre
1993	Überarbeitung des Krankenpflegegesetzes: Das Gesundheitsstrukturgesetz tritt in Kraft. Darin ist auch die Pflegepersonalregelung eingebunden. Erstmals wird der Bedarf an Pflegepersonal nach Tätigkeitsprofilen ermittelt.	
2003	Gesetz über die Berufe in der Krankenpflege (KrPflG) vom 16.7.2003 und die neue Ausbildungs- und Prüfungsverordnung für die Berufe der Krankenpflege (KrPflAPrV) vom 19.11.2003; umgesetzt seit dem 1.1.2004 Neue Berufsbezeichnung: Gesundheits- und Kinderkrankenpfleger(in) bzw. Gesundheits- und Krankenpfleger(in)	3 Jahre
2006	Bildungsoffensive: Im Oktober wird der aktuelle Bildungsplan des Deutschen Bildungsrates für Pflegeberufe (DBR) veröffentlicht. Er sieht eine zunehmende Akademisierung der Pflege vor.	

Ausbildung in der Altenpflege

Die Notwendigkeit einer Ausbildung in der Altenpflege ergab sich auf Grund des demografischen Wandels und der Veränderung sozialer Strukturen in der zweiten Hälfte des 20. Jahrhunderts. Wurden Angehörige traditionell in den Familien versorgt, so änderte sich dies mit der Auflösung der Großfamilien und mit den räumlichen Veränderungen, die die Verstädterung mit sich brachte. Um dem gesteigerten Bedarf an Versorgungsmöglichkeiten für alte Menschen gerecht zu werden, wurden Altenheime eingerichtet. Dort fanden zunächst viele ungelernte oder angelernte Kräfte Arbeit. In den 1950er Jahren gab es erste Angebote für Kurzlehrgänge in der Altenpflege, noch galt sie aber als Bestandteil der Krankenpflege. Ende der 1960er Jahre wurde in der BRD ein eigenständiges Berufsbild entwickelt und 1969 gesetzlich verankert. Seither gibt es offiziell den Beruf Altenpflege. 1988/89 erfolgte eine tarifliche Gleichstellung mit der Krankenpflege. In der DDR gab es keine explizite Ausbildung für die Altenpflege. In den so genannten Feierabendheimen besaßen ca. 40 % der Angestellten eine medizinpflegerische Fachausbildung, der überwiegende Teil des Personals wurde angeleitet.

Im wiedervereinigten Deutschland wurde die Altenpflegeausbildung bis 2003 länderspezifisch geregelt. Das erste bundeseinheitliche Altenpflegegesetz (AltPflG) wurde am 25. 8. 2003 verabschiedet und zieht vielfältige Veränderungen in der Berufsausbildung und -ausübung nach sich. Die Altenpflege wird erstmals den Heilberufen zugeordnet und durch eine bundesweit einheitliche Ausbildungs- und Prüfungsverordnung geregelt.

www.bmfsfj.de
▶Gesetz
Hier finden Sie das Altenpflegegesetz von 2003.

Die Entwicklung einer eigenständigen Erstausbildung in der Kinderkrankenpflege

Ende des 19. Jahrhunderts begann sich die Kinderkrankenpflege als eigenständiges Berufsbild zu entwickeln. Sie wurde zunehmend zum Lehr- und Lernberuf. Gründe für eine notwendige Spezialisierung waren die |Morbidität und |Mortalität im Kindesalter, die mitunter auf kindspezifischen Erkrankungen beruhten. Notwendigerweise entstanden zunehmend Abteilungen für Kinder und auch Kinderkrankenhäuser sowie die Fachdisziplin Pädiatrie.

Morbidität | 576
Mortalität | 576

In Dresden wurden 1897 die ersten Säuglingspflegerinnen durch den Kinderarzt **Arthur Schlossmann** (1867–1932) ausgebildet. In einer Wohnung eröffnete er ein Säuglingsheim, die erste Klinik der Welt zur Behandlung kranker Säuglinge. Die Anzahl der Betten erhöhte sich bald von 5 auf 22. Im Jahr 1904 konnte durch seine Maßnahmen die Säuglingssterblichkeit von 42,1 % (1899) auf 22,9 % (1904) gesenkt werden. Auf Schlossmanns Initiative hin entstanden in Deutschland bis 1911 40 spezielle Ausbildungsstätten für Säuglings- und Kinderkrankenpflege. Die Ausbildung dort erfolgte sowohl praktisch als auch theoretisch und wurde mit einer Prüfung abgeschlossen. Noch gab es kein einheitliches Konzept über Ausbildungsdauer und -inhalte. Deshalb war die Qualität der Ausbildung sehr unterschiedlich. Die Vereinheitlichung der Ausbildung war ein notwendiger berufspolitischer Meilenstein, der erst viele Jahre später gesetzt wurde. Die Ausbildungsstruktur der Kinderkrankenpflegeschulen orientierte sich an den Vorgaben der einjährigen Krankenpflegeausbildung. 1917 wurde in Preußen erstmals eine staatliche Prüfungs- und Ausbildungsverordnung für Säuglingspflege erlassen, die eine einjährige Ausbildung mit 200 Stunden Theorie und einer staatlichen Prüfung beinhaltete.

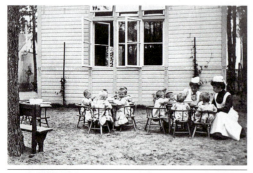

[1] Gemeinsame Mahlzeiten im Freien

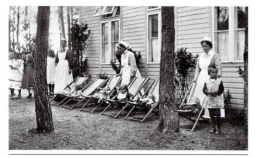

[2] Schonung und Frischluft als therapeutische Maßnahme

Geschichte und Gegenwart der Pflegeberufe

Diesem Beispiel folgten bald andere Landesregierungen. 1923 wurde die Ausbildung zur „Säuglings- und Kleinkinderkrankenpflegerin" auf zwei Jahre erweitert, sie umfasste weiterhin 200 Stunden Theorieunterricht in der Pflege des gesunden und des kranken Kindes. 1927 gründeten die Oberinnen Zerwer und Albrecht den „Reichsverband für Säuglings- und Kleinkinderschwestern", den die Nationalsozialisten 1934 auflösten.

1938 wurde ein Gesetz zur Neuordnung der Krankenpflege mit der Berufsbezeichnung „Säuglings- und Kinderschwester" erlassen. Erst 1957 wurde die Berufsbezeichnung „Kinderkrankenschwester" durch das Krankenpflegegesetz gesetzlich geschützt. Die Ausbildungsdauer umfasste zu dieser Zeit zwei Jahre und beinhaltete 400 Stunden Theorieunterricht. Zudem gab es ein Anerkennungsjahr mit 50 Stunden Theorieunterricht. Schon zu dieser Zeit wurden Zweifel an der Spezialisierung der Erstausbildung in Krankenschwester und Kinderkrankenschwester laut. Im Jahr 1965 erhöhte sich die Ausbildungszeit auf drei Jahre, wobei der Theorieanteil 1200 Stunden umfasste.

1977 wurde die ambulante bzw. häusliche Kinderkrankenpflege eingeführt. Erst im Jahre 1980 bildete sich ein eigener Berufsverband für Kinderkrankenschwestern (BKK). Fünf Jahre später trat das neue Krankenpflegegesetz in Kraft, in dem sich erstmals die männliche Berufsbezeichnung „Kinderkrankenpfleger" findet. Im Jahre 2003 erfolgte eine weitere Aktualisierung des Gesetzes, in dem der integrative Ansatz (d.h. weg von der Spezialisierung der Kinderkrankenpflege) wieder zunehmend Raum findet.

In den 1960er Jahren wurde der Blick stärker auf die familiären sozialen Kontakte gerichtet. Die Eltern konnten ihre Kinder im Krankenhaus besuchen und die Kinderkrankenschwester wurde zunehmend von der alleinigen Bezugsperson der kranken Kinder zur Partnerin der Familien.

War die Kinderkrankenschwester bis hierhin eine Fürsorgende, die nicht selten die Rolle der Ersatzmutter übernahm, so änderte sich dies in den 1970er Jahren innerberuflich entscheidend. Das Mitspracherecht der Pflegenden wurde im Bereich der Diagnose und Therapie zunehmend erweitert. Auch auf Grund des vermehrten Auftretens chronischer und psychosomatischer Erkrankungen änderten sich die Pflegeschwerpunkte. Neben der Pflege des kranken Kindes stand nun die Integration der Familie in den Pflegeprozess im Vordergrund. Die Kinderkrankenschwestern übernahmen vermehrt präventive und psychosoziale Aufgaben. Die rückläufige Geburtenrate sowie veränderte Strukturen im Krankenhaus wirkten sich auch auf die Kinderkrankenpflege aus.

Seit den 1980er Jahren nehmen ambulante Behandlungsmöglichkeiten zu. Die Verweildauer im Krankenhaus wird so weit wie möglich minimiert. Diese Entwicklung brachte und bringt Schließungen von Kinderkliniken und Abteilungen mit sich.

Bereits 1969 legte der DBfK einen Vorschlag zur integrierten Ausbildung mit einer anschließenden Spezialisierung in der Kinderkrankenpflege vor, der keine Umsetzung fand. Bis heute hält diese Diskussion im Bereich der beruflichen Erstausbildung an. In den pflegebezogenen Studiengängen besteht hingegen Einigkeit, nicht zwischen Alten-, Kranken- und Kinderkrankenpflege zu unterscheiden.

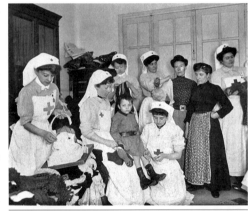

[3] Kinderkrankenpflegestation

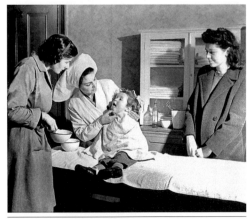

[4] Untersuchung eines Kindes

Neuerungen in der Pflegeausbildung seit 2003

Mit dem Inkrafttreten des Krankenpflegegesetzes (KrPflG) und der dazugehörigen Ausbildungs- und Prüfungsverordnung (KrPflAPrV) werden seit 2004 zahlreiche Modellprojekte zur |integrierten bzw. |integrativen und zur |generalisierten Ausbildung durchgeführt. Die Verantwortung für die eigene Gesundheit und die Wissenschaftsbasierung des Pflegehandelns erhalten mit der neuen Gesetzgebung deutlich mehr Raum. Die Orientierung an der Medizin wird zu Gunsten anderer Bezugswissenschaften wie der Soziologie oder Psychologie reduziert. Gesundheitsförderung und Prävention gewinnen einen größeren Stellenwert. Diesem Ansatz entspricht die neue Berufsbezeichnung.

Die am pflegerischen Handeln orientierte, fächerintegrative und kompetenzorientierte Ausbildung wird in zwölf Themenbereiche eingeteilt, die der Ausbildungs- und Prüfungsverordnung des Krankenpflegegesetzes zu entnehmen sind.

Bildungskonzepte des deutschen Bildungsrates für Pflegeberufe

Seit 1993 setzt sich die Expertenrunde des Deutschen Bildungsrates für Pflegeberufe (DBR) mit allen Aspekten der Aus-, Fort- und Weiterbildung in den Pflegeberufen auseinander. 2006 wurde ein gemeinsam entwickeltes Bildungskonzept veröffentlicht, das sich mit den aktuellen Themen der Pflegebildung und deren mögliche Vermittlung beschäftigt. Darin wird erneut die Zusammenführung der Ausbildung zur Gesundheits- und Kinderkrankenpflege mit der Gesundheits- und Krankenpflege und der Altenpflege als generalistische Ausbildung gefordert. Zudem steht die Akademisierung im Mittelpunkt. Gleichzeitig soll der Bildungscharakter aller Ausbildungsformen im Vordergrund stehen.

---

integrierte und integrative Ausbildung
Aufteilung in einen allgemeinen und fachspezifischen Teil (Gesundheits- und Krankenpflege/Kinderkrankenpflege oder Altenpflege)

generalisierte Ausbildung
strukturell und inhaltlich identische Erstausbildung für alle Pflegeberufe

www.bmg.bund.de
▶ Gesetze und Verordnungen
▶ zur Gesundheit
▶ zu Gesundheitsberufen
Hier finden Sie das Krankenpflegegesetz von 2003 mit der Ausbildungs- und Prüfungsverordnung.

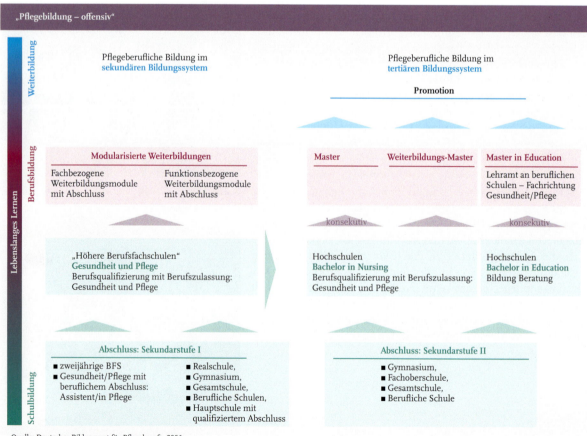

Quelle: Deutscher Bildungsrat für Pflegeberufe, 2006

Geschichtliche Entwicklung organisierter pflegeberuflicher Interessenvertretungen

4.4

Beginn der pflegeberuflichen Interessensvertretung

1903 gründete **Agnes Karll** [Abb. 1] die erste deutsche Berufsorganisation für die Krankenpflege in Deutschland. Diese Organisation strebte nach einer gesellschaftlichen Anerkennung der Pflege als selbstständigem Frauenberuf. In der |Weimarer Republik begann sich erst langsam ein von der Selbstlosigkeit und den Aufgaben des christlichen Glaubens unabhängiges Berufsverständnis zu entwickeln. Die Pflege war berufspolitisch zersplittert und in der Tätigkeit den Ärzten untergeordnet. Als die Auseinandersetzung über die Aufgabengebiete, die Gerechtigkeit der Bezahlung und die Arbeitszeiten begann, wurde eine Berufsorganisation notwendig.

Agnes Karll (1868–1927), eine ehemalige Rotkreuzschwester des Clementinenstifts, nahm sich erstmalig der berufspolitischen Probleme an. Sie selbst erlebte in ihrer zehnjährigen Tätigkeit in der |freiberuflichen Pflege, dass sie und ihre Kolleginnen ausgebeutet und geringschätzig behandelt wurden. Gemeinsam mit anderen Schwestern begann sie sich für bessere Arbeitsbedingungen einzusetzen. Ihr gemeinsames Ziel war die Anerkennung der Pflege als selbstständiger und gesellschaftlich geachteter Frauenberuf, der für die Ausübenden nicht gesundheitsgefährdend sein sollte.

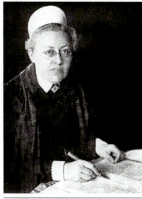

[1] Agnes Karll

Weimarer Republik
Bezeichnung des Deutschen Reichs in der Zeit zwischen 1918 und 1933, in der das Reich als demokratischer Bundesstaat organisiert war

freiberufliche Pflege | 487
Mutterhaus | 481

„Die Berufsorganisation stellt die Pflegerin von heute auf den Boden der Selbstständigkeit, d. h. „Selbstverantwortung, Selbsterziehung, Selbstlosigkeit" – für jede einzelne. Sie darf sich nicht mehr damit begnügen, sich von den Verhältnissen treiben zu lassen, sondern muss sich klarmachen, dass jede beruflich tätige Frau heute verpflichtet ist, auf ihrem Gebiet das Beste und Tüchtigste zu leisten, immerfort an der eigenen Entwicklung zu arbeiten und in ihrer Arbeit nicht nur Befriedigung und Versorgung für sich selbst zu suchen, sondern mit daran zu arbeiten, dass das Wohl der Menschheit gefördert werde."

AGNES KARLL 1. 1. 1906
(zitiert aus: Ponto, Elisabeth: „Die Geschichte der Krankenpflege. Die Berufsorganisation der Krankenpflegerinnen Deutschlands (1903–1918), 1. Teil: Der soziale Wandel", *Die Schwester/Der Pfleger* (39) 8/2000, S. 700.

So kam es am 11. Januar 1903 zu der historisch bedeutenden Gründungsversammlung der „Berufsorganisation der Krankenpflegerinnen Deutschlands" (BOKD bzw. BO), für die Agnes Karll die Satzung entworfen hatte. Aufgenommen wurden in diese Berufsorganisation Pflegende mit einer ausreichenden Berufsausbildung und mindestens drei Jahren Berufserfahrung. Diesen wurde die Vermittlung eines Arbeitsplatzes angeboten, mit dem die Bindung an ein |Mutterhaus aufgegeben werden konnte. Auch in Arbeits- und Rechtsfragen stand die BO ihren Mitgliedern zur Seite. Die Berufsbezeichnung Krankenschwester und das Tragen einer Schwesterntracht waren allgemein üblich. Als Verbandszeichen wurde das Lazaruskreuz [Abb. 2] eingeführt.

Bereits 1904 trat der von Agnes Karll gegründete deutsche Berufsverband dem ICN, dem Weltbund der Krankenpflegerinnen, bei. Agnes Karll war selbst von 1909–1912 Präsidentin des ICN.

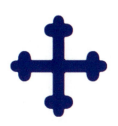

[2] Lazaruskreuz

Ein wichtiger Erfolg des Berufsverbandes war das erste Krankenpflegegesetz, das am 1. Juni 1907 in Preußen in Kraft trat. Darin war eine einjährige Ausbildung vorgesehen und die Pflege wurde zum staatlich anerkannten Beruf, der den Frauen eine wirtschaftliche Unabhängigkeit ermöglichte.

Der Berufsverband musste seine Tätigkeiten mit der Machtergreifung der Nationalsozialisten 1933 einschränken und 1938 aufgeben. Nach dem Kriegsende wurde er jedoch als „Agnes-Karll-Verband" wieder neu aufgebaut. 1973 schlossen sich mehrere Berufsverbände unter dem „Deutschen Berufsverband für Krankenpflege" (DBfK) zusammen.

Heute können sich Pflegende in zahlreichen Verbänden, Interessenvertretungen und Organisationen berufspolitisch einbringen und eine |Berufshaftpflichtversicherung abschließen.

Berufshaftpflicht- versicherung | 279

Die Interessenvertretungen der Pflege werden unterschieden in
- Gewerkschaften,
- Berufsverbände und
- Pflegekammern (aktuell bestehen nur gründende Initiativen).

Gewerkschaften

www.verdi.de
Homepage von ver.di.

www.gewerkschaft-big.de
Homepage der Gewerkschaft für Beschäftigte im Gesundheitswesen

Gewerkschaften sind Vereinigungen von Arbeitnehmerinnen bzw. abhängig Beschäftigten zur Vertretung ihrer Interessen. Sie sind historisch aus der Arbeiterbewegung des 19. Jahrhunderts hervorgegangen. Seit ihrem Bestehen setzen sie sich durch Kommunikation mit Arbeitgebern und deren Verbänden für bessere Arbeitsbedingungen, höhere Löhne, Arbeitszeitverkürzungen und Arbeitnehmermitbestimmung ein. Gewerkschaften sind die Verhandlungspartner in überbetrieblichen Tarifverhandlungen. Arbeitnehmerinnen sind als einzelne den Arbeitgebern gegenüber unterlegen. Sind sie organisiert, verfügen sie über mehr Einfluss und Druckmittel, um ihre Interessen durchsetzen zu können. Das stärkste Druckmittel sind Streiks, die jedoch für alle Gewerkschaften mit hohen Kosten verbunden sind und daher immer nur als „letztes Ass im Ärmel" genutzt werden.

Gewerkschaften in Deutschland sind entweder branchengebunden (z. B. die Dienstleistungsgewerkschaft ver.di) oder berufsgebunden (z. B. Gewerkschaft der Techniker und Schreiner).

▶ In Deutschland galt lange Zeit das Prinzip „Ein Betrieb – Eine Gewerkschaft". Seit den Tarifverhandlungen des Marburger Bundes für die Ärztinnen an Krankenhäusern im Jahr 2005 ist dieses Prinzip für die Dienstleister im Gesundheitssektor gebrochen.

Der Pflegeberuf ist im Dienstleistungssektor verortet, also ist für die meisten Pflegenden die Vereinte Dienstleistungsgewerkschaft ver.di zuständig. Weiterhin gibt es eine Gewerkschaft für Beschäftigte des Gesundheitswesens (BiG), die speziell die Interessen von Angestellten im Gesundheitswesen vertritt, aber z. B. keine Tarifverhandlungen führt.

Neben den klassischen Tätigkeitsfeldern sind die weiteren Aufgabenbereiche der Gewerkschaften:
- Rechtsschutz in Fragen des Arbeitsrechts,
- Beratung und Schulung von Betriebs- bzw. Personalräten, d. h. der Interessensvertreter innerhalb der Betriebe,
- Information der Mitglieder durch Informationsschriften sowie
- öffentliche Vertretung der Berufsgruppen, z. B. in der Tarifpolitik.

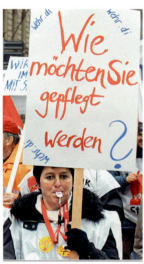

[1] Streik von Pflegenden

Geschichte und Gegenwart der Pflegeberufe

Berufsverbände

Berufsverbände sind freiwillige Zusammenschlüsse von Angehörigen einer Berufsgruppe, die die berufspolitischen Interessen vertreten. Für Pflegeberufe gibt es mehrere Berufsverbände, die in einem Dachverband, dem Deutschen Pflegerat e. V. (DPR), organisiert sind. Dieser Dachverband ermöglicht eine einheitliche Vertretung in der Öffentlichkeit und in der Politik. Folgende Berufsverbände sind im DPR vertreten:

www.deutscher-pflegerat.de
Hier finden Sie die Homepage des Dachverbands der Berufsverbände in der Pflege, dem Deutschen Pflegerat e.V.

Deutscher Berufsverband für Pflegeberufe e. V. (DBfK) www.dbfk.de	Deutscher Berufsverband für Altenpflege e. V. (DBVA) www.dbva.de	Berufsfachvereinigung Leitender Krankenpflegepersonen in der Psychiatrie e. V. (BFLK) www.bflk.de
Deutscher Pflegeverband e. V. (DPV) www.dpv-online.de	Bund der Hebammen e. V. (BDH) www.bdh.de	Arbeitsgemeinschaft Deutscher Schwesternverbände und Pflegeorganisationen e. V. (ADS) www.ads-pflege.de
Berufsverband der Kinderkrankenpflege Deutschlands e. V. (BeKD) www.bekd.de	Deutsche Gesellschaft für Fachkrankenpflege e. V. (DGF) www.dgf-online.de	Verband Bundesarbeitsgemeinschaft leitender Krankenpflegepersonen e. V. (BALK) www.balkev.de

Die einzelnen Berufsverbände haben folgende Aufgabenbereiche:
- Professionalisierung und Weiterentwicklung der Pflege und ihrer Berufsgruppen,
- Sicherung und Verbesserung der Rahmen- und Arbeitsbedingungen für Pflegende,
- Beratung der Mitglieder,
- Erhöhung des Organisationsgrades der Pflegenden, z. B. Einführung der Freiwilligen Registrierung,
- Vertretung der Interessen der Mitglieder auf beruflicher und politischer Ebene,
- Darstellung und Vertretung der Pflege in der Öffentlichkeit,
- Angebot einer Berufs- und Haftpflichtversicherung sowie
- Fort- und Weiterbildungen und deren Anerkennung.

In Deutschland sind nur ca. 10 % der Pflegenden in Verbänden organisiert. Der größte und älteste Berufsverband ist hierbei der „Deutsche Berufsverband für Krankenpflege" (DBfK).

503

Pflegekammern

Seit einigen Jahren wird die Einführung einer Pflegekammer kontrovers diskutiert. Kammern sind öffentlich-rechtliche Zusammenschlüsse von Angehörigen eines Berufszweiges, also Körperschaften öffentlichen Rechts. Sie übernehmen definierte Rechte der beruflichen Selbstverwaltung und erweitern die berufliche Selbstbestimmung. Die Kammern werden nach Landesrecht organisiert.

Im Gegensatz zu Ärztinnen (Ärztekammer) und anderen beruflichen Gruppierungen (z. B. Handwerkskammern) sind die Pflegenden in Deutschland nicht in einer Pflegekammer organisiert. Es existieren aber bereits verschiedene Initiativen zur Gründung. Eine Pflegekammer würde vom Staat bestimmte Verantwortungsbereiche übernehmen, während dieser ausschließlich eine Kontrollfunktion wahrnimmt. Zu den Aufgaben einer Pflegekammer sollten gehören:

- Zulassung zur Berufsausübung,
- Mitbestimmung bei der Erstellung von Ausbildungs- und Prüfungsrichtlinien,
- Überprüfung der Ausbildung und Abnahme von Abschlussprüfungen,
- Modalitäten von Fort- und Weiterbildungen klären und bestimmen,
- Gebührenordnungen für die Tätigkeiten der Berufsgruppe festlegen,
- Entziehung der Berufszulassung bei Fehlverhalten (Kunstfehler) mittels Fachgutachten oder auch das Verhängen von Sanktionen wie Geldstrafen und
- Einrichtung einer Schiedsstelle.

Befürworter einer Pflegekammer argumentieren, dass die Einführung einer Pflegekammer Grundlage für weitere Professionalisierungsmaßnahmen sei. Nur durch eine Pflegekammer könnten die Pflegeberufe ihrer Stimme in der Gesellschaft genügend Gewicht geben.

Gegner einer Pflegekammer vertreten die Meinung, dass durch die Einführung nur der bürokratische Aufwand erhöht würde, ohne in der Pflegepraxis wirklich etwas zu verändern. An der Frage der Einrichtung von Pflegekammern scheiden sich auch die |Berufsverbände.

Berufsverbände | 503

# Berufliches Selbstverständnis entwickeln

5 Pflege als Wissenschaft

5.1 Pflege und Wissenschaft — 508
5.1.1 Handlungsfeld Pflege — 508
5.1.2 Handlungsfeld Wissenschaft — 509
5.1.3 Handlungsfeld Pflegewissenschaft — 509

5.2 Pflegeforschung — 510
5.2.1 Pflegeforschung als Prozess — 510
Problembestimmung — 510
Literaturstudium — 510
Aufstellen der Hypothese(n) — 511
Auswahl der Forschungsmethode — 511
Datenerhebung — 511
Datenanalyse — 511
Ergebnisse, Schlussfolgerungen und Empfehlungen — 511
Forschungsbericht — 511

5.2.2 Forschungsansätze und -methoden — 512
Qualitative Forschung — 513
Forschungsdesigns — 513
Methoden der Datenerhebung — 513
Gütekriterien — 513
Quantitative Forschung — 514
Forschungsdesigns — 514
Methoden der Datenerhebung — 515
Gütekriterien — 515

5.3 Von der Pflegewissenschaft in die Praxis — 516
5.3.1 Veröffentlichung der Forschungsergebnisse — 516
5.3.2 Evidence-based Nursing — 517
Entwicklung und Prinzip des Evidence-based Nursing — 517
Vorgehen — 517
Aufgabenklärung und Fragestellung — 518
Literaturrecherche und kritische Beurteilung — 518
Implementierung und Adaption — 520
Kritik am Evidence-based Nursing — 520

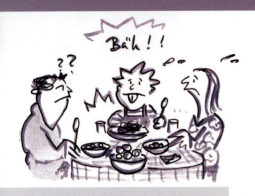

Pflege als Wissenschaft

Möchte jemand eine Aussage schlagkräftig untermauern, heißt es nicht selten „das ist wissenschaftlich bewiesen". Viele Menschen sind von diesem Argument überzeugt, leben wir doch in einer rationalen, aufgeklärten Welt. Menschen jedoch, die selbst wissenschaftlich arbeiten oder gearbeitet haben, werden erst einmal fragen: Wer hat das bewiesen? Was für eine Studie war das? Wo wurde die Studie durchgeführt? Wie groß war die Stichprobe?

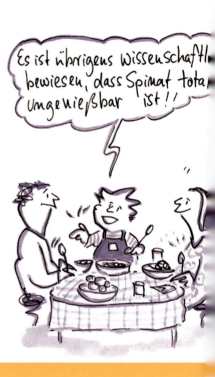

Zu Recht stellen wissenschaftlich arbeitende Personen diese Fragen. Denn: wissenschaftliche Erkenntnisse fallen nicht einfach vom Himmel. Sie sind das Ergebnis systematischer Arbeit, die sich in der Regel auf eine sehr enge Fragestellung bezieht.

Verkürzte Darstellungen so genannter Wissenschaftsseiten in Tageszeitungen oder Wissenschaftssendungen im Fernsehen führen nicht selten zu voreiligen Aussagen, die seriöse Wissenschaftlerinnen so nicht treffen können. Immer wieder hören oder lesen wir z. B., dass die Substanz xy krebserregend sei. Solche Meldungen beziehen sich dann auf Laborstudien, in denen Mäusen diese Substanz verabreicht und in der Folge Zellveränderungen festgestellt wurden. Korrekt formuliert müsste die Meldung also heißen: „Die Substanz xy hat bei Mäusen zu Zellveränderungen geführt, die eine Krebserkrankung nach

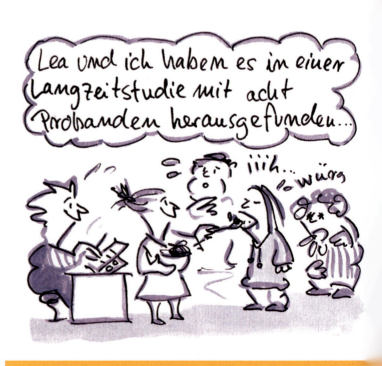

5

Pflege als Wissenschaft

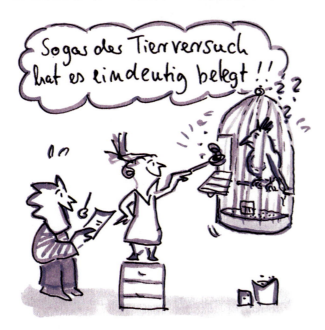

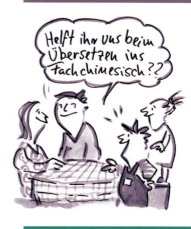

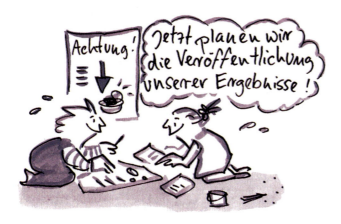

sich ziehen könnte. Ob dieses Ergebnis auch auf den Menschen übertragbar ist, kann zum momentanen Zeitpunkt noch nicht geklärt werden." Eine solche Meldung hat natürlich für die Presse keine besondere Relevanz.

Ob eine Substanz auch beim Menschen krebserregend wirkt, ist eine Fragestellung, die sich nur schwer beantworten lässt. Schließlich kann man ja nicht einfach Menschen diese Substanz verabreichen und dann schauen, ob sie Krebs auslöst. Das ist ethisch nicht vertretbar. Auch bei Menschen, die an einer Krebserkrankung leiden, kann nicht mit Sicherheit nachgewiesen werden, ob diese Substanz der Auslöser war. Schließlich könnten unendlich viele Substanzen genauso Einfluss auf die Erkrankung genommen haben.

Forschung und Wissenschaft sind also ein weites und schwieriges Feld. Das gilt auch für die Pflegewissenschaft, eine im Vergleich recht junge Disziplin.

Dennoch verlangt das Krankenpflegegesetz von 2003, dass Pflegende ihr Handeln auf der Basis wissenschaftlicher Erkenntnisse ausrichten. Dies geschieht, indem zunehmend Erkenntnisse aus der Pflegewissenschaft in die Praxis gelangen, z. B. durch Expertenstandards oder Leitlinien. Zahlreiche Pflegewissenschaftlerinnen sind darum bemüht, dass ihre Erkenntnisse in der Praxis umgesetzt werden. Dies erfolgt durch Veröffentlichungen in Fachzeitschriften, Vorträge auf Kongressen oder Fortbildungen in den Einrichtungen.

Umso wichtiger ist es, dass Pflegende lernen, mit einem kritischen Blick Forschungsergebnisse für ihre Entscheidungsfindung mit heran zu ziehen. Dafür benötigen sie jedoch ein gewisses Handwerkszeug. Sind doch die meisten Veröffentlichungen in einer nicht einfach zugänglichen Sprache verfasst, nicht selten sogar in Englisch, der internationalen Wissenschaftssprache.

Das Lesen wissenschaftlicher Literatur muss geübt werden. Daher bietet „In guten Händen" mit den Forschungskästen die Möglichkeit, sich zu speziellen Themen mit Forschungsarbeiten auseinanderzusetzen. Das vorliegende Kapitel liefert dafür das „Rüstzeug". Es werden das Forschungsfeld Pflege, der Forschungsprozess und -methoden erläutert sowie Informationen zur Umsetzung von Forschungsergebnissen in den pflegerischen Alltag gegeben.

5.1	**Pflege und Wissenschaft**
5.1.1	**Handlungsfeld Pflege**

Nur wenn Kriterien dafür existieren, was gutes pflegerisches Handeln ist und wo seine Grenzen sind, kann der Erfolg des Handelns überprüft werden. Nur wenn das eigene Handeln beschrieben werden kann, ein gemeinsames Pflegeverständnis besteht, kann professionelle Pflege fassbar gemacht werden. Deshalb geht der Auseinandersetzung mit der Pflegewissenschaft die Frage nach der Aufgabe und Zielsetzung der Pflege voraus.

Caritas | **476**
Definition von Pflege | **388**

In der europäischen Kultur wurzelt das Verständnis von Pflege in der jüdisch-christlichen Tradition der |Caritas und der griechisch-römischen Tradition der Humanitas (Menschlichkeit). Damit verbinden sich Grundwerte wie Solidarität, Respekt vor der Menschenwürde und das Recht auf Freiheit von Schmerzen und Leiden.

Es gibt keine einheitliche |Definition von Pflege. Grundsätzlich kann man jedoch festhalten, dass professionelle Pflege folgende Ziele verfolgt:

- Gesundheit zu erhalten und zu fördern, um für Betreute in allen Phasen des Lebens eine bestmögliche Lebensqualität zu erreichen,
- gesundheitlichen Schäden vorzubeugen oder den Umgang mit ihnen zu erleichtern,
- Menschen im Umgang mit den Auswirkungen von Erkrankungen und Therapien zu unterstützen,
- Menschen in Form von interprofessioneller Zusammenarbeit ressourcen- und beziehungsorientiert zu unterstützen, beraten und begleiten,
- Bedürfnisse, Erfahrungen und Wünsche der Betreuten in Entscheidungen und Tätigkeiten einzubeziehen,
- Pflegearbeit an wirtschaftlichen Kriterien zu orientieren, ohne dass die Versorgung der Betreuten oder die Selbstpflege darunter leidet,
- die eigene Tätigkeit laufend zu reflektieren und Verantwortung für das eigene Tun zu übernehmen, um den Handlungsspielraum systematisch zu erweitern bzw. zu aktualisieren sowie
- eine individuelle, geplante, zielgerichtete und (pflege)wissenschaftlich fundierte Pflege zu realisieren.

Die beschriebenen Ziele zu erreichen setzt nicht nur eine Ausbildung und die kontinuierliche Fort- und Weiterbildung von Pflegenden voraus, sondern auch die Bereitschaft zu lebenslangem Lernen und zur eigenständigen Aufarbeitung von Informationen und im Berufsalltag gemachten Erfahrungen.

Pflegerisches Wissen kann aus vier wesentlichen Bereichen gewonnen werden:

- Erfahrung und persönliches Wissen der Pflegenden,
- Intuition, Erfahrung und Wissen der Pflegeempfängerinnen,
- wissenschaftliche Erkenntnisse aus der Pflegeforschung und Bezugswissenschaften wie Medizin und Sozialwissenschaften (empirisches Wissen) sowie
- Ethik.

Stehen diese vier Bereiche in einem sinnvollen, d. h. vernünftig verantwortbaren Verhältnis zueinander, so erfolgt eine individuelle und wissensbasierte Pflege.

Handlungsfeld Wissenschaft

5.1.2

Wissenschaft beschreibt, kategorisiert und erklärt natürliche und künstlich erzeugte Phänomene (z. B. Wetter, Atomenergie) und Handlungsweisen (z. B. |kommunizieren). Dazu gehört der Erwerb neuen Wissens durch Forschung und dessen Weitergabe durch Lehre. Forschung ist die gezielte und methodisch kontrollierte Suche nach neuem Wissen oder nach Bestätigung von bereits vorhandenem Wissen. Forschungsergebnisse haben den Anspruch, nachvollziehbar, überprüfbar und nutzbar zu sein.

kommunizieren | 448

Wissenschaft beruht auf vielen verschiedenen theoretischen Ansätzen. Die Auseinandersetzung mit diesen Ansätzen wird **Wissenschaftstheorie** genannt und ist ein Teilgebiet der |Philosophie. Die Wissenschaftstheorie beeinflusst die Forschung unmittelbar. Sie gibt den theoretischen Rahmen vor. Heute werden zahlreiche verschiedene wissenschaftstheoretische Ansätze genutzt.

Philosophie | 414

Die Grundlage wissenschaftlichen Arbeitens sind **Wissensquellen**. Sie werden unterschieden in:
- unstrukturierte Wissensquellen; diese beruhen auf Erfahrung, Intuition und Tradition; Versuch und Irrtum, wie sie im Alltag häufig geschehen, sind stark wirksame und alltagsnahe Quellen (z. B. Messen der Wassertemperatur mit der Hand);
- strukturierte Wissensquellen; diese beruhen auf logischem Denken und wissenschaftlicher Forschung. Sie folgen systematischen Regeln, sind begründbar und auch für Fachfremde grundsätzlich nachvollziehbar (z. B. Messen der Wassertemperatur mit dem Thermometer). Mit ihnen kann bestehendes Wissen systematisch überprüft und erweitert werden.

Handlungsfeld Pflegewissenschaft

5.1.3

Pflegeabhängigkeit, unterschiedliche Krankheitsbilder, Beratungsprozesse, therapeutische Verantwortung und Bedürfnisse der Pflegeempfängerinnen erfordern eine |Professionalisierung der Pflege, die ein an wissenschaftlichen Kriterien orientiertes Handeln mit einschließt. Pflegepraxis und Pflegewissenschaft prägen das heutige Pflegeverständnis gemeinsam.

Professionalisierung | 393

Pflegewissenschaft ist die Wissenschaft vom Phänomen Pflege. Sie beschäftigt sich mit den Grundlagen von Pflege im stationären, ambulanten und rehabilitativen Bereich sowie der Prävention und der Gesundheitsförderung von Menschen aller Altersgruppen. Erkenntnisse über die Pflege werden beschrieben, gesammelt und geordnet. Ziel ist es, neues Pflegewissen zu gewinnen, dieses zu systematisieren und zu reflektieren, um es im Anschluss in die Praxis zu transferieren. Pflegewissenschaft ist eine angewandte Wissenschaft.

Um das pflegerische Handeln weiterzuentwickeln, bezieht die Pflegewissenschaft Wissen verschiedener Disziplinen aus Natur- sowie Sozial- und Geisteswissenschaft mit ein. Sie ist eine multidisziplinär angelegte Wissenschaft.

Pflegewissenschaft und Pflegepraxis bedingen sich wechselseitig. Pflegewissenschaft ist eine Praxiswissenschaft und ihre Aufgaben sind
- Theorie- und Methodenentwicklung,
- Pflegeforschung,
- Konzeptentwicklung bzw. Sicherung des Wissenstransfers sowie
- Förderung von wissenschaftlichem Nachwuchs.

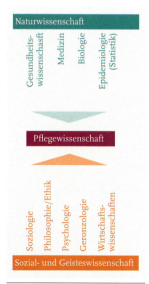

[1] Pflegewissenschaft ist eine multidisziplinär angelegte Wissenschaft.

5.2 Pflegeforschung

Pflegeforschung umfasst die systematische Untersuchung von Themen bzw. Fragen, die für Pflegende in der Interaktion mit Pflegebedürftigen von Bedeutung sind. Klinische Forschung dient der methodischen Verbesserung der Pflegepraxis und damit der Qualitätsentwicklung und –sicherung. In der Pflegeforschung ist die Pflegepraxis vorrangiger Gegenstandsbereich, einige Wissenschaftlerinnen beziehen auch Themen aus Pflegepädagogik und –management mit in ihre Betrachtungen ein.

5.2.1 Pflegeforschung als Prozess

Der Forschungsprozess ist eine systematische wissenschaftliche Methode zur Erfassung, Erklärung, Kontrolle oder Vorhersage von Phänomenen. Die Schritte einer Forschungsarbeit sind relativ stark standardisiert. Ihre Abfolge kann jedoch abhängig von Untersuchungsgegenstand und Arbeitsweise variieren.

Problembestimmung

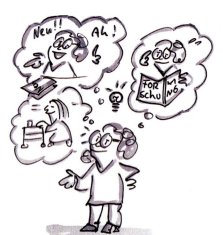

Voraussetzung jeglicher Forschung ist, dass irgendein Problem, eine zu bearbeitende Fragestellung aufgetaucht ist, die nicht durch einen Blick in die Literatur oder Erfahrungswissen gelöst werden kann. Das Problem kann sich ergeben

- aus der alltäglichen Arbeit,
- durch den Wunsch, eine Forschung zu wiederholen, um sie zu überprüfen oder auf einen anderen Zusammenhang zu übertragen,
- durch das Nachdenken über ein Phänomen oder eine Situation,
- durch die Auseinandersetzung mit einem Themenbereich, aus dem ein spezielles Problem extrahiert wird und
- durch bereits bestehende Forschungsarbeiten, die in ihrem Ausblick neue Forschungsfragen formuliert haben.

In einem zweiten Schritt wird das Problem so eingegrenzt, dass es sich für eine wissenschaftliche Untersuchung eignet. Im letzten Schritt der Problembestimmung wird überprüft, ob das benannte Problem eine Relevanz für die Pflegepraxis hat, und das Forschungsziel benannt.

Literaturrecherche | 350

Literaturstudium

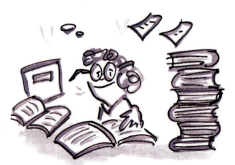

Die systematische |Literaturrecherche für wissenschaftliche Zwecke unterscheidet sich von einer „normalen" Recherche dadurch, dass sie einen Anspruch auf Vollständigkeit hat. Daher gelten hierfür besondere Regeln. Die Literaturrecherche sollte Auskunft darüber geben, ob die Forschungsfrage bereits bearbeitet wurde und Informationen zur Entwicklung des theoretischen Rahmens bietet.

Aufstellen der Hypothese(n)

Eine Hypothese stellt eine Vermutung bzw. Voraussage oder Annahme über einen beobachtbaren Zusammenhang an. Sie ist eine Art vorläufige Lösung oder Erklärung des Problems und wird mit Hilfe der gesichteten Literatur belegt. Die Hypothese besteht immer aus einer unabhängigen und einer abhängigen Variable sowie der Beschreibung des Zusammenhangs zwischen den beiden. Die unabhängige Variable ist dabei die Größe, die verändert werden kann oder soll. Die abhängige Variable ist das Resultat aus der Veränderung der unabhängigen Variable.

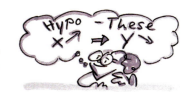

Auswahl der Forschungsmethode

Die Forschungsmethode, auch Forschungsdesign genannt, wird abhängig vom Forschungsproblem und dem Forschungsziel ausgewählt. Das Forschungsdesign beschreibt das grundsätzliche Vorgehen bei der Forschungsarbeit, Struktur und |Setting. Ist das Forschungsdesign ausgewählt, wird ein Forschungsplan erstellt. Dieser beinhaltet die Bestimmung der Stichprobe, finanzielle und persönliche Ressourcen sowie |forschungsethische Überlegungen.

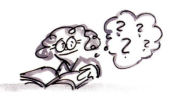

Setting | 514
forschungsethische
Überlegungen | 444

Datenerhebung

Entsprechend dem gewählten Forschungsdesign werden in dieser Phase Daten erhoben. Dies geschieht mit Hilfe von Befragungs- oder Beobachtungsinstrumenten. Daten können in Form von Zahlen, Begriffen oder Kategorien erfasst werden.

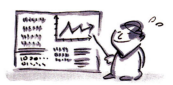

Datenanalyse

Die gesammelten Daten werden ausgewertet und im Zusammenhang mit der Forschungsfrage diskutiert. Die Auswertung erfolgt mit Hilfe statistischer Methoden und wird heute durch zahlreiche Computerprogramme erleichtert.

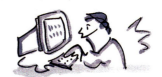

Ergebnisse, Schlussfolgerungen und Empfehlungen

Die Ergebnisse der Datenanalyse und ihrer Diskussionen werden dokumentiert. Die hieraus gezogenen Schlussfolgerungen können in Form von Empfehlungen für die Praxis zusammengefasst werden. Dies geschieht i. d. R. im Forschungsbericht.

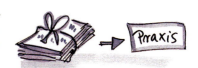

Forschungsbericht

Der Forschungsbericht dokumentiert den Forschungsprozess und macht ihn damit der Fachöffentlichkeit zugänglich. Forschungsberichte können in Form von Zeitschriftenartikeln, Tagungsbeiträgen, Posterpräsentationen oder (Beiträgen in) Büchern veröffentlicht werden. Forschungsberichte greifen i. d. R. die Systematik des Forschungsprozesses auf, reduzieren aber die gesammelten Informationen auf die wesentlichen Inhalte.

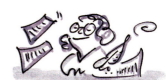

5.2.2. Forschungsansätze und -methoden

⬂ Für die Pflegeforschung sind sowohl qualitative als auch quantitative Forschungsansätze von Bedeutung.

Forschung kann in zwei große Ansätze unterteilt werden: die qualitative und die quantitative Forschung. Diese Forschungsansätze unterscheiden sich hinsichtlich

- der Datensammlung,
- der Auswertung und Interpretation der Daten,
- dem Kontakt zu den untersuchten Personen,
- der Auffassung von Wirklichkeit,
- dem Blick auf die Wissenschaft sowie
- den Voraussetzungen und Bedingungen der Forschung.

Die Wahl des Forschungsansatzes resultiert aus der Forschungsfrage. Die folgende Tabelle gibt zu Beginn einen Überblick über die beiden grundsätzlichen Forschungsansätze, die durchaus auch miteinander kombiniert werden können.

	Qualitative Forschung	Quantitative Forschung
Ursprung	Sozial- und Geisteswissenschaften	Naturwissenschaften
Forschungsfrage	Ausrichtung auf die subjektive Wahrnehmung und das Erleben von Einzelnen: „Welche Emotionen löst dieses Zimmer bei Ihnen aus?"	Ausrichtung auf die objektiv messbare Wirklichkeit: „Wie viele Patientinnen fühlen sich in einem individuell gestalteten Patientenzimmer wohler als in einem neutralen Raum?"
Logisches Grundprinzip	Primär induktiv – von einzelnen Beobachtungen oder Aussagen auf das Allgemeine schließend, indem aus Einzelfällen Theorien oder Konzepte (weiter-)entwickelt werden.	Primär deduktiv – vom Allgemeinen auf das Einzelne schließend, indem die aufgestellte Hypothese mittels Forschung bestätigt oder widerlegt wird.
Datenerhebung	Offene Methoden, z. B. offene Interviews oder (teilnehmende) Beobachtungen	Standardisierte Methoden, z. B. standardisierte Interviews, naturwissenschaftliche Messverfahren
Auswertung	Interpretierend, der jeweiligen Thematik und Untersuchungsmethode angemessen	Statistisch-mathematisch
Einsatzgebiet	Theorieentwicklung	Theorieüberprüfung
Vorgehen		

Zirkulär

Vorverständnis
↓
Auswahl der Methode

Datenauswertung ← → Auswahl der Probanden

Datenerhebung
↓
Ergebnisse / Theorieentwicklung

Linear

Formulierung von Hypothesen
↓
Auswahl der Methode
↓
Auswahl der Probanden
↓
Datenerhebung
↓
Datenauswertung
↓
Ergebnisse

[Tab. 1] Qualitative und quantitative Studien

Qualitative Forschung

Der qualitative Forschungsansatz hat zum Ziel, die Erfahrungen und Lebenswelten von Menschen zu erforschen und orientiert sich an den subjektiven Wahrnehmungen der zu untersuchenden Personen. Er ist besonders dann nützlich, wenn bestimmte Prozesse oder Phänomene noch nicht bekannt sind, also erst einmal an „die Oberfläche" geholt werden müssen. Typische Fragestellungen sind:
- Wie erleben Pflegebedürftige bestimmte Situationen?
- Wie entsteht ein bestimmtes (abstraktes) Phänomen?

Forschungsdesigns

Die Forschungsdesigns der qualitativen Forschung beruhen auf Verbalisierungen der Erfahrungswirklichkeit der untersuchten Personen mit anschließender Interpretation.

Die **Grounded Theory** ist ein sozialwissenschaftlicher Ansatz zur datenbasierten Theorieentwicklung und geht auf die Soziologen Barney L. Glaser und Anselm L. Strauss zurück (1967). Die Besonderheit dieser Untersuchungsform ist, dass die Theoriebildung in einer laufenden Auseinandersetzung mit den erhobenen Daten erfolgt. Die entwickelten Konzepte werden immer wieder anhand neuer Daten überprüft.

Der **phänomenologische Forschungsansatz** basiert auf der Philosophie von Edmund Husserl. Seine Lehre wird Phänomenologie genannt und hat zum Ziel, das Wahre vom bloßen Schein zu unterscheiden. Ausgang der Überlegungen ist der erkennende Mensch, das Subjekt. Der phänomenologische Ansatz zielt auf die Erschließung konkreter Erlebnisse und Erfahrungen verschiedener Menschen in ihrer Lebenswelt.

Der **hermeneutische Forschungsansatz** beruht auf spiralförmigem Deuten von Texten oder Aussagen. Der Forschungsansatz geht auf die Lehren von Wilhelm Dilthey zurück. In einem ersten Schritt wird ein Grundverständnis eines Textes erschlossen, das wiederum den Hintergrund für Feinanalysen einzelner Passagen liefert. Diese Feinanalysen werden nun wieder auf den Gesamttext angewendet. Das wiederholte Lesen und Analysieren von Teilen und Ganzem verbessert das Verständnis des Textes.

> Hermeneutische und phänomenologische Techniken werden häufig in Kombination miteinander eingesetzt und als phänomenologisch-hermeneutischer Forschungsansatz bezeichnet.

Methoden der Datenerhebung

Kennzeichen qualitativer Datenerhebung sind nichtstandardisierte bzw. offene Methoden, die geeignet sind, subjektive Sichtweisen zu erfassen. Dazu gehören
- teilnehmende Beobachtung,
- qualitative Interviews sowie
- qualitative Inhaltsanalysen.

Gütekriterien

Die Güte (die Qualität) qualitativer Studien wird durch verschiedene Kriterien eingeschätzt. Die folgenden Gütekriterien lehnen sich an Mayring (2003) an:
- **Verfahrensdokumentation**: Da qualitative Studien sehr individuell angelegt sind, muss der Forschungsprozess bis ins Detail dokumentiert werden.
- **argumentative Interpretationsabsicherung**: Die Interpretation der Daten ist entscheidend für qualitative Forschung. Diese lässt sich allerdings nicht beweisen, sondern muss durch |Argumente begründet werden.
- **Regelgeleitetheit**: Die Regeln qualitativer Forschung müssen eingehalten werden.
- **Nähe zum Gegenstand**: Die Forschung soll sich möglichst nah an der Alltagswelt der untersuchten Personen anlehnen.
- **kommunikative Validierung**: Die Gültigkeit der Ergebnisse wird dadurch überprüft, dass sie gemeinsam mit den untersuchten Personen diskutiert werden.
- **Triangulation**: Die Fragestellung wird anhand verschiedener Verfahren bearbeitet und die Ergebnisse miteinander verglichen.

Argumente | 360

Berufliches Selbstverständnis entwickeln

Quantitative Forschung

Der quantitative Forschungsansatz ist stark mathematisch-naturwissenschaftlich ausgerichtet. Er orientiert sich an genau messbaren Merkmalen und Handlungsweisen, die sich gut wiederholen lassen und zu verlässlichen Resultaten führen. Typische Fragestellungen sind:

- Wie wirkt eine bestimmte Pflegeintervention (z. B. atemstimulierende Einreibung, Lagerungswechsel) auf Pflegebedürftige?
- Wie hoch ist die |Prävalenz oder |Inzidenz eines Pflegephänomens (z. B. Dekubitus, Sturz)?

Prävalenz | 176
Inzidenz | 176

Forschungsdesigns

In der quantitativen Forschung werden grundsätzlich folgende Designs voneinander unterschieden:

- Experimentelle Studien
- Quasiexperimentelle Studien
- Nichtexperimentelle Studien

unabhängige Variable | 511

Experimentelle Studien überprüfen eine Hypothese, indem sie gezielt die |unabhängige Variable einer Hypothese verändern und dabei mögliche Störfaktoren ausschließen. Das Setting (der Rahmen und das Umfeld einer Forschung) kann dabei entweder ein künstlich errichtetes (Laborexperiment) oder natürliches Umfeld (Feldexperiment) sein. In der Pflegeforschung werden meistens Feldexperimente durchgeführt.

Das klassische Experiment ist das Pretest-Posttest-Design („Vorher-Nachher"). Bei diesem Experiment werden aus einer eingegrenzten Grundgesamtheit (wie z. B. alle Pflegebedürftigen mit Pflegestufe III) zwei vergleichbare Gruppen gebildet:

- die Versuchsgruppe, die eine Intervention erhält, die überprüft werden soll, und
- die Kontrollgruppe, die die Intervention nicht bzw. eine andere Intervention erhält.

Vom Prinzip her sollen sich die beiden Gruppen nur durch die unabhängige Variable voneinander unterscheiden: erhalten sie die Intervention oder nicht? Das heißt, dass alle anderen Faktoren gleich sein müssen. Dies ist so nur im Laborexperiment zu garantieren. Bei Feldstudien wird versucht, durch die Eingrenzung von Störfaktoren die Wahrscheinlichkeit zu erhöhen, dass beide Gruppen möglichst „gleich" sind. Dies kann durch folgende Verfahren erfolgen:

- **Randomisierung**: Die Versuchspersonen werden nach dem Zufallsprinzip (z. B. durch Losen) auf die Versuchs- und Kontrollgruppe verteilt. Damit soll erreicht werden, dass die Merkmale der Gruppenangehörigen möglichst gleich gestreut sind (z.B. gleiche Anzahl von Frauen und Männern, gleiche Anzahl von Menschen einer bestimmten Altersgruppe).
- **Verblindung**: Die Beteiligten wissen nicht, ob sie der Versuchs- oder der Kontrollgruppe angehören. Dies soll den |Placebo-Effekt verringern.
- **Doppelte Verblindung**: Sowohl die Studienteilnehmerinnen als auch die Forscherinnen kennen die Zuordnung zu Versuchs- oder Kontrollgruppe nicht.
- **Kontrolle**: Alle Variablen, die nicht beeinflusst werden können, werden erfasst, um sie später bei der statistischen Auswertung zu berücksichtigen.

Placebo-Effekt | 444

☑ Die randomisiert-kontrollierte Studie (*randomized controlled trial*, RCT) gilt als „Gold-Standard" unter den Feldstudien, da die Störfaktoren zu einem großen Teil eliminiert sind.

In |quasiexperimentellen Studien erfolgt die Zuteilung zur Versuchs- und Kontrollstudie nicht durch Randomisierung, sondern aufgrund der gegebenen Tatsachen. So kann z. B. eine Gruppe chirurgischer Patientinnen mit einer Gruppe internistischer Patientinnen hinsichtlich einer bestimmten Intervention verglichen werden. Durch die fehlende Randomisierung können Störvariablen jedoch nicht ausgeschlossen werden. So kann z. B. durch Zufall die Gruppe der internistischen Patientinnen im Durchschnitt fünf Jahre älter sein und das Ergebnis ist auf das Alter der Patientinnen zurückzuführen und nicht auf die Art der Erkrankung.

Nichtexperimentelle Studien erlauben keine Veränderung der unabhängigen Variablen. Die meisten nichtexperimentellen Studien erfolgen deskriptiv, d. h. beschreibend. Über dieses Design können bestimmte Phänomene sehr exakt beschrieben werden. Eine zweite relativ häufig genutzte Form nichtexperimenteller Studien sind so genannte Korrelationsstudien, die die Wechselbeziehung zwischen zwei Variablen untersuchen. Wie quasiexperimentelle Studien haben nichtexperimentelle Studien den Nachteil, dass die Störvariablen nicht kontrolliert werden können. Das heißt, es kann durch nichtexperimentelle Studien nicht nachgewiesen werden, dass das Ergebnis wirklich auf den unterschiedlichen Variablen beruht und nicht auf einem anderen Merkmal. Der Vorteil liegt in dem relativ geringen personellen und finanziellen Aufwand bei gleichzeitig großer Datenmenge. Nichtexperimentelle Studien werden insbesondere in den Sozialwissenschaften, aber auch in der Epidemiologie häufig angewendet. Sie können als Längs- oder Querschnittsstudien angelegt sein. Bei Längsschnittstudien wird dieselbe Erhebung über einen längeren Zeitraum immer wieder bei der selben Personengruppe durchgeführt und die Daten miteinander verglichen (z. B. |sozioökonomisches Panel). Bei Querschnittsstudien werden verschiedene Personen(-gruppen) zur gleichen Zeit befragt.

Methoden der Datenerhebung

Die Datenerhebung erfolgt in der quantitativen Forschung standardisiert. Das bedeutet, dass die Erhebungsinstrumente (z. B. Fragebögen oder Interviewleitfäden) bestimmte Qualitätsmerkmale aufweisen und vor Beginn der eigentlichen Studie getestet werden müssen (so genannter *Pretest*). Ziel der Standardisierung ist die größtmögliche Objektivität der Datensammlung. Die Daten können mittels schriftlicher oder mündlicher (strukturierter) Interviews oder standardisierter Beobachtung erhoben oder aus bereits vorhandenen Quellen extrahiert werden (z. B. Pflegedokumentation).

Gütekriterien

Die Güte quantitativer Studien wird durch andere Kriterien als die der qualitativen Forschung eingeschätzt. Die Hauptgütekriterien sind:
- **Objektivität**: Sind die Ergebnisse unabhängig von Einflüssen der Forscherinnen oder des Settings zu Stande gekommen? Kann die Studie in einem anderen Setting oder von anderen Forscherinnen genauso wiederholt werden?
- **Reliabilität (Zuverlässigkeit)**: Wird die Forschungsvariable zuverlässig gemessen? Kommen andere Forscherinnen bei einer Wiederholung unter den gleichen Bedingungen zum gleichen Ergebnis?
- **Validität (Gültigkeit)**: Wird durch das Forschungsdesign wirklich das Zielmerkmal gemessen? Ist das Forschungsdesign dazu geeignet, den Forschungsgegenstand zu messen?

(Quasi-)experimentelle Studien werden auch Interventionsstudien genannt.

sozioökonomisches Panel | 176

Berufliches Selbstverständnis entwickeln

5.3	**Von der Pflegewissenschaft in die Praxis**
5.3.1	**Veröffentlichung der Forschungsergebnisse**

Forschung ist ein oft langwieriger Prozess. Viele Forschungsarbeiten sind über mehrere Jahre angelegt. Forschungsergebnisse können entweder am Ende der Forschung oder bereits während des laufenden Forschungsprozesses veröffentlicht werden. Dies kann geschehen:

- in (wissenschaftlichen) Fachzeitschriften,
- auf Kongressen und Tagungen durch Vorträge/Workshops und/oder Posterpräsentationen,
- in Büchern sowie
- als elektronische Datei auf bestimmten Internetseiten (z. B. des Bundesministeriums für Forschung).

Bis eine Forschungsarbeit (in einer Zeitschrift oder einem Buch) veröffentlicht ist, vergehen bis zu ein oder zwei Jahre. In diesem Zeitraum reicht die Forscherin ihr Manuskript ein und überarbeitet es mehrmals, bis es druckreif ist. Wissenschaftliche Zeitschriften und Verlage haben zudem ein Überprüfungsverfahren (Review-Verfahren), bei welchem Fachkolleginnen das Manuskript sichten und darüber befinden, ob es (nach Änderungen) veröffentlicht werden kann oder nicht. Bei einem Peer-Review-Verfahren erfolgt diese Überprüfung i. d. R. blind. D. h., die Reviewerin weiß nicht, wer den Artikel eingereicht hat. Die Reviewerin legt ihren Fokus insbesondere auf die Art der Datenaufbereitung und –darstellung sowie auf die Überprüfung der Gütekriterien. Sie kontrolliert nicht die Richtigkeit der Daten.

Möchte eine Forscherin ihre Ergebnisse im Rahmen eines Kongresses oder einer Tagung vortragen, muss sie sich dafür bewerben. Das Bewerbungsverfahren für Kongresse wird durch einen „Call for Abstracts" (eine Ausschreibung) eingeleitet, in dem alle zu einem bestimmten Forschungsgegenstand arbeitenden Wissenschaftlerinnen aufgefordert werden, |Abstracts einzureichen. Diese werden dann von einem Fachkomitee gesichtet, das entscheidet, ob die Wissenschaftlerin auf dem Kongress oder der Tagung sprechen darf. Redebeiträge von Kongressen oder Tagungen werden häufig in so genannten Tagungsbänden (engl. = *proceedings*) veröffentlicht. Diese können eine gute Quelle für aktuelle Forschungsergebnisse sein, da sie i. d. R. schneller erscheinen als Artikel in Fachzeitschriften.

Abstract | **350**

Aufwändigere und langwierigere Forschungsarbeiten (wie z. B. eine |Dissertation) werden meistens in Büchern, so genannten Monografien, veröffentlicht. Der Nachteil ist, „dass jeder ein Buch veröffentlichen kann". Nur weil etwas gedruckt ist, muss es nicht richtig sein. Buchveröffentlichungen geht normalerweise kein Reviewverfahren voraus. Das Gleiche gilt für viele elektronisch veröffentlichte Arbeiten. Daher ist es bei diesen beiden Formen der Veröffentlichung besonders wichtig, die Qualität der Forschung einzuschätzen.

Dissertation | **528**

In der Wissenschaft ist das Bestreben sehr groß, sich international über Forschungsfragen und -ergebnisse auszutauschen. Aus diesem Grund ist ein Großteil der veröffentlichten Forschungsberichte in Englisch verfasst. Für die Pflegewissenschaft bedeutende Zeitschriften sind z. B.

- Pflege (deutschsprachig),
- Journal of Advanced Nursing (englischsprachig) und
- Journal of Clinical Nursing (englischsprachig).

Neben wissenschaftlichen Fachzeitschriften veröffentlichen immer mehr Berufsfachzeitschriften Forschungsergebnisse, die einen direkten Praxisbezug haben.

516

Evidence-based Nursing

5.3.2

Evidence-based Practice (EbP) ist eine Methode, um zielgerichtet (pflege-)wissenschaftliche Erkenntnisse in die Praxis zu bringen. Es umfasst die Umsetzung von interdisziplinären wissenschaftlichen Erkenntnissen in die Pflege (Evidence-based Nursing, EbN), Medizin (Evidence-based Medicine, EbM) oder andere gesundheitsbezogene Disziplinen. Ziel dieser Methode ist, die höchste Versorgungsqualität sicherzustellen und dabei die Bedürfnisse von Patientinnen und deren Angehörigen/Bezugspersonen zu berücksichtigen. EbP ist ein Problemlöseverfahren der klinischen Praxis, mit Hilfe dessen Entscheidungen bezüglich bestimmter Interventionen gefällt werden können.

Entwicklung und Prinzip des Evidence-based Nursing

EbM wurde in den 1970er Jahren an der McMaster Medical School in Canada entwickelt. Die Methode wurde nach und nach in weiteren Bereiche des Gesundheitswesens angewandt. Heute gibt es international zahlreiche Institute, die die Nutzung und Weiterentwicklung von EbP zum Ziel haben. Mitte der 1980er Jahre begannen die ersten Pflegenden, diese Methode für sich zu nutzen.

EbN ist ein Konzept, das allen interessierten Pflegenden die Möglichkeit bieten will, ihre Pflege wissenschaftsbasiert auszurichten. Es eignet sich weniger für spontan auftauchende, individuelle Fragestellungen als für die Entscheidungsfindung z. B. im Rahmen einer Standardentwicklung. Mit Hilfe eines systematischen Vorgehens wird der Zugriff auf Forschungsergebnisse erleichtert, Studien können hinsichtlich ihrer Stärken, Schwächen und Umsetzbarkeit bewertet werden.

Grundsätzliches Prinzip dieses Vorgehens ist, dass zur pflegerischen Entscheidungsfindung die aktuell besten verfügbaren wissenschaftlichen Erkenntnisse (externe Evidenz) unter Einbezug der Erfahrung und des Wissens der Pflegenden (interne Evidenz) herangezogen werden. Dabei werden auch die Bedürfnisse, Ressourcen und Wünsche der Patientinnen (sog. Patientenpräferenzen) und die Bedingungen der jeweiligen Einrichtung mit einbezogen.

Vorgehen

Das Vorgehen bei EbN bzw. EbM oder EbP ist ähnlich dem des Forschungsprozesses. Die Schritte im Einzelnen sind [Abb. 4] zu entnehmen und werden auf den folgenden Seiten ausgeführt.

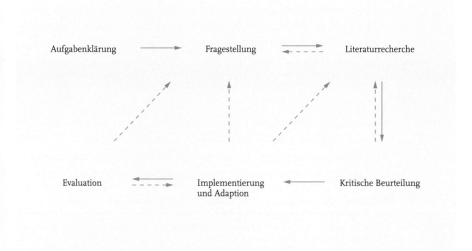

[1] Vorgehen bei EbN

Aufgabenklärung und Fragestellung

Das Problem wird identifiziert. Um den Untersuchungsgegenstand einzugrenzen und Suchbegriffe zu ermitteln, wird eine konkrete Frage formuliert. Die Frage wird mit Hilfe des PPIKE-Schemas formuliert: **P**roblem, **P**atientin (bzw. Zielgruppe), **I**ntervention, **K**ontrolle, **E**rgebnis.

Beispiel Reduziert sich (Ergebnis) die Sturzgefahr (Problem) bei Alzheimer-Patientinnen mit Gangunsicherheit (Patientin) durch das Anbringen von Handläufen in ihrem Wohnbereich (Intervention) im Verhältnis zu jenen, die Gehstöcke nutzen (Kontrolle)?

Literaturrecherche und kritische Beurteilung

Literaturrecherche | 350

Setting | 514

Suchbegriffe ergeben sich aus der Forschungsfrage. Mit diesen Suchbegriffen wird die |Literaturrecherche durchgeführt. Die am Ende der Literaturrecherche ausgewählten Studien werden gesichtet und nach folgenden Kriterien kritisch beurteilt:

- Relevanz für die Fragestellung
- Evidenzgrad
- Studienqualität

An erster Stelle steht die Relevanz für die Fragestellung. Viele Studien untersuchen die gleichen Interventionen aber in verschiedenen |Settings. Hier muss überprüft werden, ob die Studienergebnisse auf das eigene Setting übertragbar sind. So können aufgrund der verschiedenen Gesundheitssysteme und der damit verbundenen Vielfältigkeit in den Tätigkeitsbereichen Pflegender Ergebnisse aus internationalen Studien nicht immer auf Deutschland übertragen werden. Auch kann ein Studienergebnis, dass sich auf z. B. auf die ambulante Pflege bezieht, nicht automatisch auf die stationäre Pflege übertragen werden.

Die Evidenz einer Studie bzw. eines Fachartikels, die bzw. der eine oder mehrere Studien beschreibt, kann mit unterschiedlichen Systemen erfasst werden. Die Einstufungen beziehen sich vorrangig auf quantitative Studien.

- **Evidenzhierarchien**, diese geben so genannte Evidenzgrade für bestimmte Studiendesigns an. Kritisch an den meisten Evidenzhierarchien ist, dass die Güte qualitativer Studien kaum Berücksichtigung findet. Sie stehen in der Regel auf der untersten Stufe, wodurch eine automatische Höherbewertung von quantitativen Designs erfolgt.
- **Punkteskalen**, wie z. B. der Jadad-Score [Abb. 1], dieser kann zur Bewertung von |RCTs eingesetzt werden. Hierbei schätzen zwei Personen unabhängig voneinander die Studie ein. Studien mit einem Score unter 3 gelten als qualitativ minderwertig.

RCTs | 514

Ja			Nein
+1	Wurde die Studie als randomisiert beschrieben?		+0
+1	War die Randomisierung sachgerecht?		-1
+1	Wurde die Studie als doppelblind beschrieben?		+0
+1	War die Verblindung sachgerecht?		-1
+1	Wurden Ausfälle begründet?		+0

[1] Jadad-Score zur Bewertung von RCTs

Kriterien der Evidenzbewertung	
Evidenzgrade*	
Härtegrad	**Art der Evidenz**
I a	Evidenz aufgrund von Metaanalysen von randomisierten, kontrollierten Studien
I b	Evidenz aufgrund mindestens einer randomisierten, kontrollierten Studie
II a	Evidenz aufgrund mindestens einer gut angelegten, kontrollierten Studie ohne Randomisierung
II b	Evidenz aufgrund mindestens einer anderen Art von gut angelegter, (quasi-)experimentellen Studie
III	Evidenz aufgrund gut angelegter, nichtexperimenteller, deskriptiver Studien (z.B. Vergleichs- u. Korrellationsstudien, Fall-Kontroll-Studien)
IV	Evidenz aufgrund von Berichten der Experten oder Expertenmeinungen und/oder Erfahrung anerkannter Autoritäten

*nach: Agency for Health Care Policy and Research (AHCPR), 1992.

Pflege als Wissenschaft

Neben standardisierten Verfahren zur Einschätzung der Studienqualität gibt es verschiedene Fragebögen, die es den Leserinnen erleichtern, eine Studie systematisch und kritisch zu lesen. Die folgende Auswahl an Fragen bietet eine Möglichkeit der Analyse:

1. Wer steckt hinter der Studie?
   a. Wer hat die Studie durchgeführt und mit welcher Absicht?
   b. Gibt es z. B. konkrete Auftraggeber? Wird das offen und nachvollziehbar beschrieben?

2. Ist in der Einleitung genau zu erkennen, worum es geht?

3. Ist das Forschungsproblem, der Auslöser für die Studie, klar beschrieben?

4. Gibt es zum Forschungsproblem eine konkrete wissenschaftliche Fragestellung ggf. Hypothesen?
   a. Wie lauten die Fragestellung bzw. die Hypothesen?
   b. Wird klar zwischen abhängigen und unabhängigen Variablen unterschieden?

5. Ist das Ziel, dem die Studie folgt, klar beschrieben? Bezieht sich die Fragestellung auf das beschriebene Problem?

6. Ist die Forschungsmethode, das Studiendesign klar beschrieben?
   a. Wo, in welcher Population wurde die Studie durchgeführt?
   b. Wie groß war die Stichprobe? Wie wurden die Teilnehmerinnen rekrutiert bzw. gewonnen?
   c. Welche Methoden der Datenerhebung wurden mit welchem Ziel angewendet? Besteht ein Zusammenhang mit den gestellten Fragen?
   d. Wie wurden die Daten ausgewertet?
   e. Ist der gesamte Studienverlauf gut nachvollziehbar?

7. Sind die Tabellen und Grafiken auch ohne Text lesbar, d. h. verstehbar?

8. Sind die Ergebnisse der Studie klar beschrieben?
   a. Zu welchen Ergebnissen sind die Forschenden gekommen?
   b. Sind Ergebnisse und deren Interpretation klar voneinander getrennt?

9. Gibt es eine Antwort auf die wissenschaftliche Fragestellung?

10. Ist am Ende des Berichts eine Schlussfolgerung gezogen worden?
    a. Wenn ja, ist diese Schlussfolgerung gut nachvollziehbar?
    b. Wie relevant erscheint sie für die Praxis?

11. Sind Quellennachweise vorhanden und komplett, sodass mühelos in der verwendeten Literatur nachgelesen werden kann?

12. Wurde eine Sprache verwendet, die es auch Nichtwissenschaftlern möglich macht, den Text zu verstehen?

13. Können die Bearbeitung des Problems und die Ergebnisse für die Pflegepraxis von Nutzen sein?
    a. Finden sich Hilfestellungen für den Umgang mit Patientinnen, beispielsweise für die Einschätzung einer Situation?
    b. Erschließen sich Maßnahmen, die eine Pflegesituation voraussichtlich erleichtern oder das Ergebnis bzw. die Komplikationsrate verbessern?
    c. Kann die evtl. erprobte Intervention in die Praxis umgesetzt werden? Wenn ja: Welche Absprachen und Veränderungen wären voraussichtlich notwendig?

Implementierung, Adaption und Evaluation

Implementierung ist die Einführung und Umsetzung von Planungen, Ideen oder – wie in diesem Fall – von Forschungsergebnissen in einen bestimmten Bereich. Adaption ist die Anpassung an die Gegebenheiten. Beides wird durchdacht, sobald im Sinne der Fragestellung entsprechende Forschungserkenntnisse vorliegen. Im Vorfeld der Implementierung sollte geklärt werden, wer für zusätzliche Kosten aufkommt bzw. für Fortbildung oder zusätzlichen Materialbedarf zuständig ist.

Erfolgt die Implementierung z. B. im Rahmen einer Standardentwicklung, werden die Studien allen Beteiligten präsentiert und im Anschluss diskutiert. Hierbei fließt die interne Evidenz der Pflegenden ein. Ist aus diesem gemeinsamen Prozess eine Antwort auf die zugrundeliegende Fragestellung hervorgegangen, kann dieses Ergebnis als Standard festgelegt werden und mit Quellen- und Evidenzgradangaben zur gefundenen Literatur versehen in der Einrichtung oder Station veröffentlicht werden. Im konkreten Anwendungsfall werden interne und externe Evidenz mit der Patientenpräferenz abgeglichen und ggf. eine modifizierte Form der Anwendung entwickelt. Im Anschluss an die Implementierung erfolgt die Evaluation ihres Nutzens. Dabei werden alle Qualitätsdimensionen berücksichtigt.

interne Evidenz | 517

Qualitätsdimensionen | 612

Kritik am Evidence-based Nursing

Das Interesse an EbN und seiner Umsetzung hat in den vergangenen Jahren kontinuierlich zugenommen. Die Vorteile dieser Methode liegen für die Nutzerinnen auf der Hand. Dennoch gibt es immer wieder auch kritische Stimmen. Argumente der EbN-Kritikerinnen sind:

- Überbewertung des quantitativen Forschungsansatzes,
- fehlende zeitliche und personelle Ressourcen in der Pflegepraxis,
- fehlender bzw. kostenaufwändiger Zugang zu wissenschaftlichen Forschungsergebnissen,
- wissenschaftliche Standardisierung von Pflegewissen und Vernachlässigung von Erfahrungswissen sowie
- Pflegewissen kann nur bedingt wissenschaftlich erforscht werden.

Berufliches Selbstverständnis entwickeln

Berufliche Fort- und Weiterbildung

6 Berufliche Fort- und Weiterbildung

6.1	Berufliche Perspektiven durch Fort- und Weiterbildung	524
6.1.1	Fortbildungsmöglichkeiten	524
6.1.2	Weiterbildungsmöglichkeiten	525
6.1.3	Studienmöglichkeiten	526
Studienfächer		526
Studienvoraussetzungen		527
Studienabschlüsse		528
6.2	Auswahlkriterien für Maßnahmen in der Fort- und Weiterbildung	529
6.3	Rechtliche Grundlagen und Finanzierungsmöglichkeiten von Fort- und Weiterbildungsmaßnahmen	530

521

Berufliche Fort- und Weiterbildung

Die meisten Jugendlichen können es kaum erwarten, bis sie endlich ihren Schulabschluss in der Tasche haben. Im Rahmen einer Ausbildung fällt das Lernen in der Regel bereits etwas leichter, da das hier vermittelte Wissen einen Praxisbezug hat. Dennoch freuen sich die meisten auf den Tag, an dem sie Schule und alle notwendigen Prüfungen hinter sich gelassen haben.

Galt noch bis vor wenigen Jahrzehnten Lernen als ein Privileg der Jugend, so ist durch die vielfältigen gesellschaftlichen Veränderungen lebenslanges Lernen notwendig geworden. In immer kürzeren Abständen müssen sich die Menschen in der modernen Welt in neue Technologien oder Arbeitsprozesse einarbeiten. Diese Entwicklung macht auch vor den Pflegeberufen nicht halt.

Kaum haben sie die Ausbildung beendet, müssen sich Berufsneulinge kontinuierlich neues Wissen und neue Fertigkeiten aneignen. Der Bereich der beruflichen Fort- und Weiterbildung ist dabei nicht einfach zu durchschauen. Zahlreiche Regelungen und Angebote machen es interessierten Personen schwer, sich einen Überblick zu verschaffen.

Das folgende Kapitel soll dabei helfen, sich in der ständig wachsenden Landschaft der Fort- und Weiterbildungsangebote in der Pflege zurechtzufinden.

Ernährungsberater/-in in 3 Monaten

Wählen Sie unsere qualifizierte Ausbildung als **Präsenz- oder Fernstudium**

Als zertifizierte Ernährungsberater/-in warten neue Aufgabenbereiche und ein angemessenes Gehalt auf Sie.

Sind Sie interessiert?
Besuchen Sie uns im Internet:
www.ajkd-hochschule.de

Fort- und Weiterbildung an der Nightingale-Akademie

Seminare für Funktionsdienste, Fachpflege, Hygiene

Wir bieten:
- kompetente Dozentinnen und Dozenten
- eine angenehme Lernatmosphäre
- kleine Lerngruppen
- didaktisch aufbereitete Materialien

Wünschen Sie weitere Informationen, steht Ihnen unsere Studienkoordinatorin gerne zur Verfügung:

Elisabeth Handmeier
Alte Straße 8
10385 Berlin
Tel.: 030-87 65 43 21
Fax: 030-87 65 43 22
Internet: www.nightingaleakademie.org

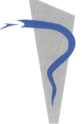

Machen Sie Karriere als:
Pflegeexpertin für Beratung

Studieren Sie jetzt
☞ ☞ **Bachelor of Arts in Pflege** ☜ ☜

Nutzen Sie unsere internationale Erfahrung

Private Hochschule für Pflege und Soziales
Hildegardweg 22-26
78912 Stuttgart
www.phps-deutschland.de

6

Berufliche Fort- und Weiterbildung

Pflegeinstitut für Fort- und Weiterbildung
bietet für 2009 folgende Kurse

Qualitätsbeauftragte im Pflegewesen berufsbegleitende Wochenendkurse	Beginn: 5. April
Pflegemanagement I 1-jähriger berufsbegleitender Kurs	Beginn: 1. Februar
Pflegemanagement II 1-jähriger berufsbegleitender Kurs	Beginn: 15. Februar
Palliative Care für Pflegekräfte 2-jähriger berufsbegleitender Kurs	Beginn: 15. März
Aufbauseminar „Basale Stimulation" Wochenendkurs mehrmals im Jahr	Termine auf Anfrage

Alle unsere Angebote werden nach der Weiterbildungsverordnung des Sozialministeriums durchgeführt.

Weitere Informationen: Pflegeinstitut für Fort- und Weiterbildung e. V.

Juchlistraße 51
03214 Dresden
Tel.: 0351 1234-0
Fax: 0351 1234-1
E-Mail: info@pflegeinstitut.de

Ausbildung zum **Supervisor** (m/w)

JETZT BEWERBEN

Der berufsbegleitende Studiengang richtet sich speziell an erfahrene Pflegende, die sich beruflich neu ausrichten möchten. Sie erhalten eine staatliche Anerkennung und Zulassung zur Ausübung der Psychotherapie.
Erfahren Sie mehr Fachwissen und Kompetenz durch neue berufliche und persönliche Perspektive.
Genießen Sie unsere traumhaft gelegenen Tagungsräumlichkeiten bei Vollkostenährung und ansprechendem Rahmenprogramm.

Bestellen Sie Ihre Bewerbungsunterlagen:
Supervisions-Akademie Neukirchen
Überblickstr. 9
58237 Neukirchen
Tel.: 0592 6543-50
Fax: 0592 6543-51

Sie können die Unterlagen auch auf unserer Homepage downloaden.
www.supervisions-akademie.info

Wir führen In-House-Schulungen durch
Weiterbildungsinstitut für Gesundheitsberufe

Treten Sie mit uns in Kontakt:

Weiterbildungsinstitut für Gesundheitsberufe
Institutsleitung: Dr. Annemarie Behrenkamp
Roperallee 98 –104
83795 München
Tel.: 089 98765-43
Fax: 089 98765-44
E-Mail: behrenkamp@institut-muenchen.de

Wir bieten auf Ihre Bedürfnisse zugeschnittene Veranstaltungen. Unsere erfahrenen Dozentinnen und Dozenten vermitteln durch moderne Unterrichtsgestaltung anschaulich das notwendige Praxiswissen.

Wählen Sie z. B. aus folgenden Angeboten:
- „Wundmanagement leicht gemacht – die Versorgung chronischer Wunden"
- „Professionelles Schmerzmanagement – Schmerzen im Griff"
- „Einführung in die Arzneimittellehre – Was Sie schon immer über Psychopharmaka wissen wollten"

Berufliches Selbstverständnis entwickeln

6.1 Berufliche Perspektiven durch Fort- und Weiterbildung

Fort- und Weiterbildung dienen der Erweiterung oder Festigung der beruflichen Qualifikation. In diesem Zusammenhang wird heute häufig vom „lebenslangen Lernen" gesprochen. In der heutigen Zeit sind durch die schnellen Veränderungen im Berufsleben immer mehr Strategien der Arbeitnehmerinnen gefragt, sich diese Veränderungen anzueignen.

Ein anderer Auslöser für das Interesse an einer Fort- oder Weiterbildung kann sein, dass die Einzelne mit ihrem beruflichen Tun nicht zufrieden ist. Gerade in Bereichen wie der Pflege, in denen Menschen einer hohen emotionalen und auch physischen Belastung ausgesetzt sind, versuchen Menschen sich neue Perspektiven durch Zusatzqualifikationen zu schaffen. Im Folgenden sollen die gängigen Möglichkeiten zur beruflichen Fort- und Weiterbildung in den Pflegeberufen dargestellt werden.

6.1.1 Fortbildungsmöglichkeiten

Als Fortbildung werden Maßnahmen bezeichnet, die bereits vorhandene berufliche Kenntnisse und Fertigkeiten erweitern, vertiefen oder erneuern.

Beispiel Frau Seibowitz hat in ihrer Pflegeausbildung die Grundprinzipien der Basalen Stimulation kennen gelernt. Jetzt arbeitet sie auf einer Station, auf der überwiegend Kinder mit neurologischen Erkrankungen betreut werden. Das Stationskonzept sieht vor, dass die Basale Stimulation bei diesen Patientinnen angewendet wird. Dafür reicht das in der Ausbildung erworbene Grundwissen von Frau Seibowitz nicht aus. Sie informiert sich über verschiedene Fortbildungsmöglichkeiten zur Anwendung der Basalen Stimulation.

Fortbildungsangebote können pflegerisches Fachwissen, aber auch zusätzliche Kenntnisse, wie z. B den Umgang mit bestimmten Computerprogrammen oder die Nutzung von Datenbanken vermitteln. Man unterscheidet dabei zwischen internen und externen Fortbildungsangeboten.

Interne Fortbildungen werden vom Arbeitgeber angeboten, sie werden auch In-House-Veranstaltungen oder innerbetriebliche Fortbildung genannt. Größere Häuser haben hierfür eigene Abteilungen mit eigenem Personal, die teilweise an die Krankenpflegeschulen angegliedert sind. Kleinere Einrichtungen nutzen die Angebote von Fort- und Weiterbildungseinrichtungen, die entsprechende Fachdozentinnen in die Einrichtungen entsenden.

Beispiel In der Klinik von Frau Seibowitz werden regelmäßig Fortbildungen zur Basalen Stimulation angeboten. Alle Arbeitnehmerinnen der in der Ausschreibung genannten Zielgruppe können an diesen Fortbildungen teilnehmen.

Externe Fortbildungen erfordern in der Regel den Besuch einer Bildungseinrichtung.

Beispiel Frau Seibowitz hat sich Informationen von einer Fort- und Weiterbildungseinrichtung zuschicken lassen. Dort werden regelmäßig Fortbildungen zur Basalen Stimulation angeboten. Die Teilnehmerinnen dieser Kurse kommen aus verschiedenen Einrichtungen.

Berufliche Fort- und Weiterbildung

6.1

Neben diesen organisierten Formen der Fortbildung sind alle Pflegenden aufgefordert, ihr Fachwissen kontinuierlich durch das Lesen von Fachzeitschriften und Fachbüchern oder den Besuch von Fachkongressen auf dem aktuellen Stand zu halten.

Beispiel Frau Seibowitz hat sich ein Buch zum Thema „Basale Stimulation in der Kinderkrankenpflege" gekauft. Nach dem Lesen der Lektüre versucht sie, dieses Wissen in der Praxis anzuwenden.

Weiterbildungsmöglichkeiten 6.1.2

Als Weiterbildungen werden Maßnahmen bezeichnet, die für erweiterte berufliche Tätigkeiten qualifizieren, wie Praxisanleitung, Leitungsfunktionen, Qualitätsmanagement, oder Fachausbildungen für spezielle Pflegebereiche (z. B. Gerontopsychiatrie, Intensivpflege). Sie werden in den meisten Zusammenhängen auch als Fachweiterbildung bezeichnet.

Weiterbildungen finden als organisierte Kurse in speziellen Bildungseinrichtungen statt. Nach erfolgreicher Teilnahme und teils auch nach einer Abschlussprüfung erhalten die Teilnehmerinnen ein Zertifikat, das abhängig von den jeweilgen |Tarifen zu einer höheren Gehaltsstufe führen kann.   Tarife | 296

Weiterbildungen in der Pflege sind inhaltlich nicht bundesweit einheitlich geregelt. Sie folgen u. a. Empfehlungen
- der Deutschen Krankenhausgesellschaft (DKG),
- des Deutschen Bildungsrats für Pflegeberufe (DBPR) oder
- den Landesverordnungen der Bundesländer.

Die landesrechtlichen Empfehlungen sind in den jeweiligen Bundesländern bindend. Sie unterscheiden sich hinsichtlich ihrer Anerkennung und Zertifizierung. Die meisten Weiterbildungen setzen eine Berufserfahrung von zwei Jahren voraus. Sie werden i. d. R. berufsbegleitend angeboten mit dazwischenliegenden Praxisphasen. Diese Praktika sollen u. a. die Möglichkeit geben, die Arbeit in anderen Einrichtungen kennen zu lernen und sich mit anderen Pflegenden auszutauschen. Unter Anleitung erlernen die Teilnehmerinnen die praktischen Anteile der Weiterbildung (z. B. bestimmte Pflegetechniken).

Weiterbildungen qualifizieren Pflegende, in besonderen Bereichen spezielle Aufgaben zu übernehmen, die nicht oder nur kurzzeitig Gegenstand der Ausbildung waren. So sind z. B. auf einer Intensivstation oder in der Anästhesie bestimmte Kenntnisse und Fertigkeiten vonnöten, um Beatmungsgeräte bedienen zu können oder Venenverweilkanülen zu legen. Für die Übernahme der Stationsleitungsfunktion muss die entsprechende Person über Kompetenzen der Personalführung, aber auch über betriebswirtschaftliches Grundlagenwissen verfügen. Die Hygienefachkraft spezialisiert sich mit ihrem Wissen auf alle Bereiche bezüglich der Reduzierung von pathogenen Erregern und der Vermeidung von nosokomialen Infektionen. Andere Fachweiterbildungen sind zum Beispiel die onkologische Pflege, die Palliativpflege oder die gerontopsychiatrische Pflege.

▶ Die lange gängige Weiterbildung zur Lehrerin für Pflegeberufe ist mit Einführung des neuen Krankenpflegegesetzes ausgelaufen. Pflegende erhalten ihre Lehrbefähigung z.B. durch ein Studium der Pflegepädagogik. Auch andere Weiterbildungen, wie z. B. zur Pflegedienstleitung, wurden zunehmend durch Studiengänge (z. B. Pflegemanagement) abgelöst.

525

6.1.3 Studienmöglichkeiten

Seit ca. 20 Jahren wird die Forderung nach einer Akademisierung der Pflegeberufe auch in Deutschland immer lauter. So sind in den vergangenen Jahren immer mehr Pflegestudiengänge an deutschen (Fach-)Hochschulen eingerichtet worden. Damit liegt Deutschland im Vergleich mit den skandinavischen oder anglo-amerikanischen Ländern in seiner Entwicklung zurück.

Generell unterscheidet man Vollzeit- von Teilzeit- oder berufsbegleitenden Studiengängen sowie Fernstudiengängen, die i. d. R. aus Präsenz- oder Konsultationsphasen bestehen und in der restlichen Zeit auf Selbststudium (evtl. unterstützt durch Onlinestudium) basieren.

Studienfächer

Pflegende können alle Fächer studieren, wenn sie über die entsprechenden Hochschulzugangsvoraussetzungen verfügen. Möchten sie sich jedoch in ihrem Berufsfeld durch ein Studium qualifizieren, gibt es folgende fachspezifische Studienrichtungen:

- **Pflegepädagogik**: Im Allgemeinen befähigt das Studium der Pflegepädagogik die Absolventinnen zum Unterrichten in pflegerischen Bildungseinrichtungen (z. B. Krankenpflegeschulen, Fort- und Weiterbildungseinrichtungen). Es sind aber auch andere Qualifikationsschwerpunkte möglich (z. B. Beratung). Die Absolventinnen werden als Diplom-Pflegepädagoginnen oder Berufspädagoginnen – Fachrichtung „Pflege" bezeichnet. Das Studium wird sowohl an Fachhochschulen als auch an Universitäten angeboten. In einigen Bundesländern wird das Studium als Lehramtsstudium für berufsbildende Schulen angeboten, an das sich eine Referendariatszeit anschließt. Neben pädagogischen Inhalten erwerben die Studierenden fachwissenschaftliche Kenntnisse der Pflege(wissenschaft) sowie anderer Bezugswissenschaften (z. B. Sozial- oder Biowissenschaft). Die meisten Studiengänge setzen eine Ausbildung in einem Pflegeberuf voraus.
- **Pflegemanagement**: Das Pflegemanagementstudium befähigt die Absolventinnen, Aufgaben der Personalführung, der Qualitätssicherung, des Rechnungswesens, der Koordination und des Controllings in Leitungsfunktionen zu übernehmen. Die Absolventinnen werden als Pflegewirtinnen bezeichnet. Das Studium wird i. d. R. an Fachhochschulen angeboten. Die Studierenden erwerben neben pflegefachlichen zusätzlich solche Kenntnisse, die für die aufgeführten Aufgabenbereiche erforderlich sind. Die meisten Studiengänge setzen eine Ausbildung in einem Pflegeberuf voraus.

---

www.pflegestudium.de
Diese Internetseite bietet einen Überblick über die in Deutschland angebotenen Pflegestudiengänge.

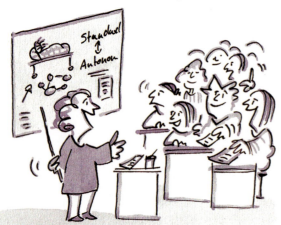

[1] Pflegepädagogik

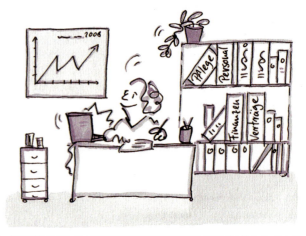

[2] Pflegemanagement

- **Pflegewissenschaft**: Das Studium der Pflegewissenschaft befähigt die Absolventinnen, wissenschaftlich oder für gehobene Aufgaben in Einrichtungen des Gesundheitswesens tätig zu sein. Die Absolventinnen werden als Pflegewissenschaftlerinnen bezeichnet. Das Studium wird sowohl an Hochschulen als auch an Universitäten angeboten. Studieninhalte sind Forschungsgegenstände, -erkenntnisse und -methoden sowie deren Umsetzung in die Praxis. Einige Studiengänge setzen eine Ausbildung in einem Pflegeberuf oder einem ähnlichen Berufsfeld voraus.
- **Pflege**: Das Studium der Pflege nimmt in dieser Auflistung eine Sonderform ein. Es wird seit einigen Jahren im Rahmen von Modellprojekten als grundständiges Studium (auch primärqualifizierend genannt) als Alternative zur „klassischen" Pflegeausbildung angeboten. Die Absolventinnen erwerben i. d. R. sowohl einen akademischen Abschluss als auch die staatliche Anerkennung in der Gesundheits- und Krankenpflege/Gesundheits- und Kinderkrankenpflege. Andere Studiengänge bieten das Pflegestudium als zusätzliche Qualifikation zum Pflegeberuf an und ermöglichen in diesem Rahmen häufig die Spezialisierung auf Inhalte des Pflegemanagements, der Pflegepädagogik (neu: der Pflegeberatung) oder der Pflegewissenschaft. Der Studiengang Pflege wird i. d. R. an Fachhochschulen angeboten.

Neben den genannten Studiengängen gibt es eine große Anzahl an Studienfächern, die interdisziplinär angelegt sind (z. B. Gesundheitswissenschaften, Public Health, Gesundheitsökonomie, Medizinpädagogik). Diese Studiengänge sind auch für Angehörige anderer Berufsgruppen im Gesundheitswesen zugängig.

Studienvoraussetzungen

Generell wird für Studiengänge an Fachhochschulen mindestens eine Fachhochschulreife und für Studiengänge an Universitäten eine allgemeine Hochschulreife vorausgesetzt. Die Fachhochschulreife wird i. d. R. durch einen Abschluss (Fachabitur) an einer Fachoberschule erworben. Die allgemeine Hochschulreife (Abitur) wird an einer gymnasialen Oberstufe erworben. Darüber hinaus gibt es in den meisten Bundesländern Regelungen für Bewerberinnen ohne (Fach-)Hochschulreife, aber mit Berufserfahrung sowie weitere Regelungen für Studierende an Fachhochschulen, die an eine Universität wechseln wollen.

Viele Pflegestudiengänge setzen eine Berufsausbildung in einem Pflegeberuf voraus. Einige verlangen lediglich Praktika in dem Berufsfeld Pflege oder zusätzlich zur Berufsausbildung bereits vorhandene Berufserfahrung.

Die Studienberatung an den (Fach-)Hochschulen gibt hierüber kostenlos Auskunft und berät darüber hinaus auch in anderen Bereichen, die die Studienwahl betreffen.

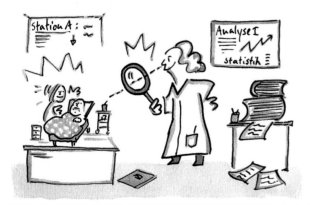

[3] Pflegewissenschaft

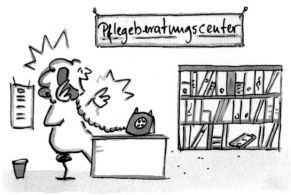

[4] Pflege

Berufliches Selbstverständnis entwickeln

www.bmbf.de/de/3336.php
Unter dieser Internetadresse finden Sie zusätzliche Informationen zum Bologna-Prozess sowie dessen Umsetzung in Deutschland.

Studienabschlüsse

Die Studienlandschaft hat sich in den letzten Jahren stark verändert. Grund dafür ist der 1999 eingeläutete Bologna-Prozess, der zu einer Vereinheitlichung des europäischen Studiensystems führen soll. Er basiert auf einer Vereinbarung, die die Bildungsminister aus 29 europäischen Ländern in Bologna unterschrieben haben, und der sich inzwischen 17 weitere Länder angeschlossen haben.

Neben der Schaffung von mehr Transparenz in der europäischen Bildungslandschaft steht die Einführung eines dreigliedrigen Studiensystems im Vordergrund dieses Prozesses. Im Gegensatz zu den früheren Abschlüssen (Diplom, Magister) gibt es jetzt einen **Bachelor-Abschluss** (B) und einen weiterführenden/aufbauenden **Master-Abschluss** (M). Eine erfolgreich abgeschlossene Promotion hat den Erwerb eines **Doktortitels** zur Folge (PhD oder Dr.).

Der Bachelortitel wird nach erfolgreichem Abschluss eines Bachelorstudiums erteilt. Er befähigt zur Aufnahme eines Masterstudiums. Zusatzbezeichnungen zu Bachelor- und Mastertitel kennzeichnen das jeweilige akademische Studienfeld. So steht z. B. MSc für „Master of Science", der in Mathematik/Informatik und naturwissenschaftlichen bzw. klinisch ausgerichteten Bereichen vergeben wird; dementsprechend steht z. B. BA für „Bachelor of Arts", der in geistes- und sozialwissenschaftlich ausgerichteten Studiengängen vergeben wird.

Ein Doktortitel wird im Laufe eines Promotionsverfahrens durch das Verfassen einer wissenschaftlichen Arbeit (Dissertation) sowie dem Ablegen einer Prüfung (Rigorosum) oder einer Verteidigung (Disputation) erworben. Auch hier geben Zusatzbezeichnungen das jeweilige Wissenschaftsgebiet an (z. B. Dr. rer. cur. für den Doktortitel in der Pflegewissenschaft). Viele Universitäten bieten inzwischen so genannte Doktorandenprogramme an, die ähnlich wie ein Studium den Erwerb bestimmter Studienpunkte voraussetzen.

Mit dem europaweit einheitlichen *European Credit Transfer System* (ECTS – Studienpunkte) werden allen Studiengängen eine bestimmte Anzahl von zu erreichenden Studienpunkten zugewiesen. In bestimmten Fällen können Studienpunkte aus vorherigen Studienleistungen auf einen Bachelor oder Master angerechnet werden, sodass sich die Studienzeit verkürzt. Dies trifft z. B. bei der Anrechnung der Pflegeausbildung auf bestimmte Bachelorstudiengänge zu.

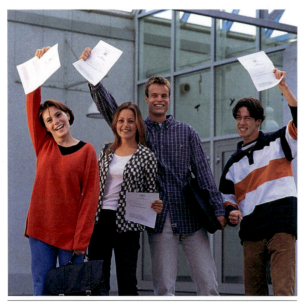

[1] Durch den Bologna-Prozess sind die Studienabschlüsse europaweit vereinheitlicht worden.

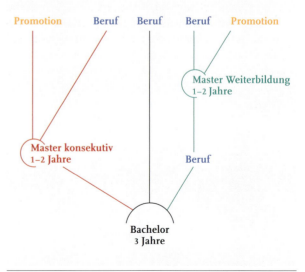

[2] Überblick über die Möglichkeiten der jeweiligen Abschlüsse

Auswahlkriterien für Maßnahmen in der Fort- und Weiterbildung

6.2

Es ist nicht immer einfach, die geeignete Maßnahme für eine Fort- und Weiterbildung zu finden. Als Entscheidungshilfe können folgende Merkmale dienen, die die Strukturen des Angebotes verdeutlichen:
- Inhalt der Maßnahme,
- Umfang und Kosten,
- Möglichkeit der Kostenübernahme durch den Arbeitgeber,
- Veranstaltungsort,
- mögliches Abschlusszertifikat sowie
- Lernform (z. B. Fern- oder Selbststudium, Block- oder Wochenendunterricht).

In einem nächsten Schritt ist es sinnvoll, Informationen über die möglichen Fort- oder Weiterbildungsmaßnahmen zu sammeln. Hierbei können folgende Personen/Medien hilfreich sein:
- Kolleginnen oder Vorgesetzte,
- Berufsverbände,
- Arbeitsagentur,
- Fachzeitschriften sowie
- Internet.

Möchten sich Pflegende konkret über die Qualität einer Maßnahme informieren, sollten sie die Fort- oder Weiterbildungseinrichtung bzw. den Veranstalter der Maßnahme zu folgenden Punkten befragen:
- Liegt der Fort- oder Weiterbildung ein Curriculum zu Grunde, wenn ja welches?
- Wie ist die rechtliche Anerkennung der Maßnahme?
- Ist die Maßnahme zertifiziert?
- Ist die Maßnahme durch Berufsverbände/Arbeitgeber anerkannt? Entspricht sie deren Qualitätsstandards?
- Wie sind die Qualifikationen der Dozentinnen?
- Gibt es pädagogische Fort- und Weiterbildungsangebote für die Dozentinnen?

Insbesondere Fort- und Weiterbildungsinstitute verstehen sich zunehmend als Dienstleister. Sie sind bemüht, den Wünschen der Teilnehmerinnen gerecht zu werden und haben daher ein großes Interesse an der Evaluation. Teilnehmerinnen sollten dies als Chance sehen, bereits während einer laufenden Maßnahme, insbesondere aber zum Abschluss, ihre Wünsche bzgl. der Form und Inhalte sowie ihre Einschätzung über die Qualität der Fort- oder Weiterbildung mitzuteilen.

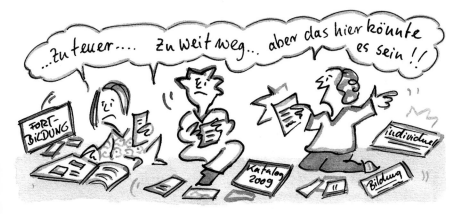

6.3 Rechtliche Grundlagen und Finanzierungsmöglichkeiten von Fort- und Weiterbildungsmaßnahmen

Generell haben Arbeitnehmerinnen keinen Anspruch auf die Finanzierung von Fort- und Weiterbildungen. Im Einzelnen ist der Anspruch auf Fort- und Weiterbildung sowie deren Finanzierung im Arbeitsvertrag geregelt.

Die zeitliche Freistellung zur Inanspruchnahme von Fort- oder Weiterbildungsmaßnahmen wird nicht selten im Arbeitsvertrag geregelt. Wird dort keine Regelung getroffen, kann Bildungsurlaub in Anspruch genommen werden. In den meisten Bundesländern (mit Ausnahme von Baden-Württemberg, Bayern, Sachsen und Thüringen) regeln Landesgesetze die Inanspruchnahme von Bildungsurlaub. Für Arbeitnehmerinnen im Öffentlichen Dienst gibt es eigene Bestimmungen. Durch die Regelung des Bildungsurlaubs soll Arbeitnehmerinnen die Möglichkeit zur politischen und beruflichen Fort- und Weiterbildung gegeben werden. Die meisten Landesgesetze ermöglichen eine bezahlte Freistellung zu diesen Zwecken für fünf Arbeitstage im Jahr.

Die Finanzierung von Fort- und Weiterbildungsmaßnahmen (z. B. Kursgebühren) obliegt i. d. R. der Arbeitnehmerin. Jedoch können unter Umständen verschiedene Fördermittel in Anspruch genommen werden, z. B.:

- Förderung nach dem Aufstiegsfortbildungsförderungsgesetz („Meister-BAföG")
- BAföG bei Studiengängen (Bundesausbildungsförderungsgesetz)
- Stipendien (z. B. der Robert-Bosch-Stiftung)
- Förderprogramme der Berufsverbände oder Gewerkschaften
- Begabtenförderung durch die Stiftung „Begabtenförderungswerk berufliche Bildung"

Übernimmt der Arbeitgeber die Kosten z. B. einer Weiterbildungsmaßnahme, ist dies i. d. R. damit verbunden, sich für eine gewisse Zeit zur Weiterarbeit in dieser Einrichtung bzw. beim Träger der Einrichtung zu verpflichten. Hier liegt es in der Verantwortung der Arbeitnehmerin, die Bedingungen für die Finanzierung eingehend zu prüfen. Betriebsrat, Servicehotlines der Berufsverbände oder der zuständigen Gewerkschaft können hierbei Unterstützung leisten.

> Gerade in großen Häusern wird die Fort- und Weiterbildung zentral gesteuert. In solchen Einrichtungen ist es sinnvoll, rechtzeitig Fort- oder Weiterbildungsbedarf anzumelden und sich nach möglichen Finanzierungsmodellen zu erkundigen.

www.bildungsurlaub.de
Diese Seite gibt einen Überblick über die landesweiten Regelungen zu diesem Thema.

www.bafoeg.bmbf.de
Auf dieser Seite finden Sie vielseitige Informationen zum Thema „BAföG".

www.meister-bafoeg.info
Auf dieser Seite finden Sie zusätzliche Informationen zum „Meister-BAföG".

www.begabtenfoerderung.de
Hier finden Sie Informationen zur Begabtenförderung.

„§ 1 Recht auf Weiterbildung

(1) Jede und jeder hat das Recht, die zur freien Entfaltung der Persönlichkeit und zur freien Wahl des Berufs erforderlichen Kenntnisse und Qualifikationen zu erwerben und zu vertiefen.

(2) Soweit Kenntnisse und Qualifikationen nach Beendigung einer ersten Bildungsphase in Schule, Hochschule oder Berufsausbildung erworben werden sollen, haben Einrichtungen der Weiterbildung die Aufgabe, ein entsprechendes Angebot an Bildungsgängen nach den Vorschriften dieses Gesetzes bereitzustellen.

(3) Einrichtungen der Weiterbildung erfüllen ihre Aufgaben im Zusammenwirken mit anderen Bildungseinrichtungen."

Erstes Gesetz zur Ordnung und Förderung der Weiterbildung im Lande Nordrhein-Westfalen, Neufassung vom 14.04.2000

Die eigene Gesundheit erhalten und fördern

Persönliche Gesunderhaltung

1 Persönliche Gesunderhaltung

1.1	**Der eigene Körper**	**534**
1.2	**Bewegung**	**536**
1.2.1	Bewegungsmuster	536
1.2.2	Sport als Ausgleich	537
1.2.3	Ein starker Rücken	538
Sitzen		538
Heben, Ziehen und Schieben		539
1.3	**Ernährung**	**540**
1.4	**Kleidung**	**542**
1.5	**Sucht**	**544**
1.5.1	Toleranz, Abhängigkeit und Sucht	544
1.5.2	Legale und illegale Drogen	545
Prävention		546
1.6	**Stress**	**547**
1.6.1	Stresstheorien	548
Stressmodell nach Selye		548
Stressmodell nach Lazarus		548
1.6.2	Stress in der Ausbildung	549
1.6.3	Stressbewältigung	549
1.6.4	Prüfungsstress	550

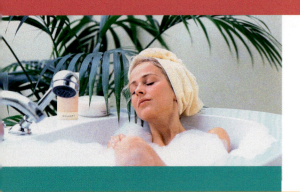

Persönliche Gesunderhaltung

Das eigene Wohlergehen liegt den meisten Menschen sehr am Herzen. Viele Strategien, wie man gesund bleibt, lernen Kinder bereits von ihren Eltern oder in Kindergarten und Schule: sich vor Kälte und Nässe schützen, viel Obst und Gemüse essen, viel Trinken, Sport treiben, wenig Alkohol trinken, keine Drogen konsumieren, nicht rauchen.

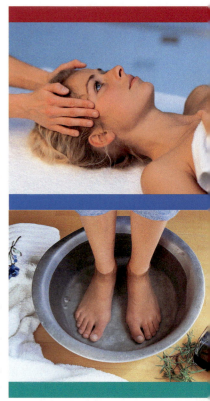

Doch wer hält sich schon an all diese Regeln. Viele Jugendliche sind geradezu froh, wenn sie auch einmal Dinge tun können, die vielleicht nicht so gesund sind. Sie essen Fastfood, rauchen, trinken Alkohol und nicht wenige experimentieren mit Drogen. Gerade Jugendliche haben noch kein Bewusstsein dafür entwickelt, dass Gesundheit „das höchste Gut" ist. Und auch viele Erwachsene tun sich schwer damit, ihr Dasein immer an den Regeln der gesunden Lebensführung auszurichten. Viele Gesundheitsschädigungen tauchen auch erst mit zunehmendem Alter auf, das heißt, der Körper rächt sich erst sehr viel später für die „Verfehlungen" der Jugend. Und jeder kennt irgendjemanden, der irgendjemanden kennt, der „obwohl er geraucht und gesoffen hat" 90 Jahre alt geworden ist. Die Ausrede schlechthin, um mit den ungesunden Gewohnheiten weiterzumachen.

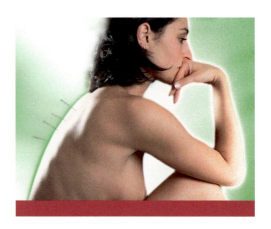

1 Persönliche Gesunderhaltung

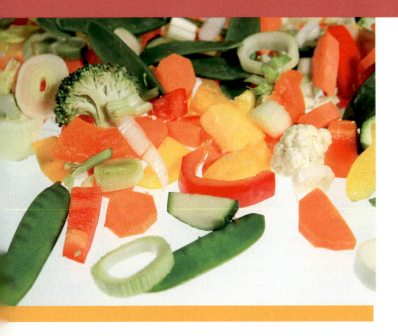
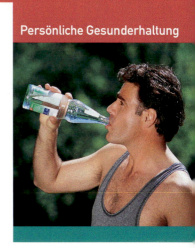
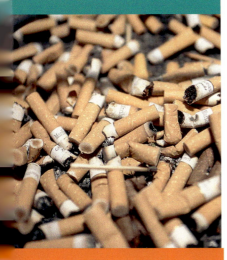

Das Thema Gesundheit ist für unsere Gesellschaft sehr wichtig. Es vergeht kaum ein Tag, an dem nicht in Fernsehen, Radio oder Zeitung vor den Gefahren des Rauchens, Alkoholtrinkens oder zu kalorienreicher Ernährung gewarnt wird. Gleichzeitig werden die Vorteile von Wellness und Fitnesstraining propagiert. Eigentlich wissen also alle Menschen, was sie tun müssen, um gesund zu bleiben.

Doch so einfach ist es mit dem „inneren Schweinehund" nicht. Wem läuft nicht beim Gedanken an eine Tüte Erdnussflips das Wasser im Mund zusammen? Wie oft lockt die Lieblingsfernsehserie mehr als das Schwimmengehen mit Freundinnen? Wer kann der Verlockung von leckeren Cocktails widerstehen trotz des Bewusstseins, am nächsten Tag mit einem „Kater" aufzuwachen?

Zusätzlich propagieren zahlreiche Jugendbewegungen indirekt oder direkt ungesunde Verhaltensweisen, z. B. die Technobewegung, die mit häufigem Konsum von chemischen Drogen einhergeht, oder die „wahren" Rock'n'Roller, deren Credo „live hard and die young" schon zahlreichen jungen Musikern von Jim Morrison bis Kurt Cobain das Leben gekostet hat. Die Folgen eines solchen Lebensstils können wir uns täglich in den Boulevardmedien anschauen: Amy Winehouse, Pete Doherty, Britney Spears – alle sind inzwischen vom Drogenkonsum gezeichnet und machen mehr Schlagzeilen mit ihrem exzessiven Lebensstil als mit neuen Platten. MTV bietet seit einiger Zeit sogar ein Format an, in welchem man live mitverfolgen kann, wie B- und C-Promis ihren Drogenentzug durchlaufen.

Aber zurück zur Gesunderhaltung. Hierbei geht es primär darum, sich in seinem Körper wohl zu fühlen. Und dafür kann es keine Regeln von anderen geben. Jede Person muss selbst herausfinden, mit welcher Ernährung, welcher Art von Bewegung oder Freizeitaktivitäten sie sich am wohlsten fühlt. Dazu muss sie „nur" lernen, auf ihren Körper zu hören.

Aus diesem Grund verzichtet das folgende Kapitel auf wohlgemeinte Ratschläge, sondern versucht einen Zugang zum Thema Gesundheit zu finden, der die Leserinnen dazu anregt, sich mit diesem Thema auf ihre eigene Art und Weise auseinanderzusetzen.

| 1.1 | Der eigene Körper |

Ähnlich wie Gesundheit nimmt man den eigenen Körper einfach als gegeben hin. Solange er funktioniert, spürt man ihn kaum. Erst Schmerzen oder Überanstrengung machen ihn bewusst. Viele Alltagsäußerungen deuten auf eine Körperauffassung hin, die ihn quasi als Maschine beschreiben, die entweder funktioniert oder versagt: „Die Pumpe macht's nicht mehr" oder „Die Knie sind kaputt". So eine Auffassung gleicht derjenigen, die eine Autofahrerin zu ihrem Auto haben kann, der Kopf/die Fahrerin steuert, der Körper/das Auto führt aus. Damit das Auto funktioniert, sind lediglich etwas Pflege und Benzin nötig, und wenn etwas nicht funktioniert, fährt man eben zur Werkstatt und lässt es reparieren. Eine solche Haltung drückt ein Verständnis aus, nach dem man einen Körper **hat**, aber nicht Körper **ist**. Körper und Geist (Seele und/oder Wille) werden als getrennt oder gegensätzlich angesehen. Diese Trennung von Körper und Geist hat in unserem Kulturkreis eine lange Tradition, deren Wurzeln in der christlichen Religion – die den Körper als diesseitig, sündig und erlösungsbedürftig ansah – und der Aufklärung, die sich nur auf den Verstand konzentrierte (**christliches Menschenbild | 421**).

Die Vorstellung, der Körper sei das Gefäß, das mit dem Geist befüllt, von diesem gesteuert und belebt wird, prägt uns mehr als die Vorstellung „ich bin Körper". Das alte Wort „Leib" erinnert dagegen an die Einheit von Geist und Körper, an den beseelten Körper. Der „Leib" ist der Mittler zwischen „Ich" und „Welt". Sich dies zu vergegenwärtigen, ist umso schwieriger, je mehr man im Krankenhaus erlebt, dass der Körper „behandelt" wird: Funktioniert die Niere nicht richtig, muss ein Medikament eingenommen werden, funktioniert das Herz nicht richtig, kann ein |Bypass helfen, macht der Magen-Darm-Trakt Beschwerden, können Säureblocker helfen, bei Knochenbrüchen kommt man manchmal um eine Operation nicht herum. Menschen, die eine Ausbildung in Pflegeberufen beginnen, lernen im medizinischen Bereich schnell, dass die „Werkstatt" Krankenhaus i. d. R. recht gute Dienste leistet.

Bypass **2** | 535

Umso schwieriger scheint es, den eigenen Körper auch ohne Schmerzen oder Überanstrengung wahrzunehmen. Selbstwahrnehmung ist ein praktischer Prozess und kann gelernt werden. Im Folgenden wird eine Übung zur Körperwahrnehmung vorgestellt.

Eine Körperreise

„Legen Sie sich rücklings auf eine Unterlage. Wenn sie bei gestreckten Beinen zu viel Spannung in der Lendenwirbelsäule haben, stellen Sie eines oder beide Beine auf. Ziehen Sie Ihren Kopf leicht zum Knie.

Schließen Sie jetzt die Augen, und schicken Sie Ihre Gedanken und Ihren Atem in die Zehen des linken Fußes. Von dort wandern Sie in Gedanken das ganze Bein aufwärts bis in das Becken hinein. Lassen Sie alle Empfindungen zu, während Sie Ihren Atem jeweils an die Stelle des Beines schicken, in dem Ihre Gedanken weilen. Vom Becken denken Sie sich das rechte Bein abwärts bis in die Zehen des rechten Fußes und von dort aus zurück in das Becken.

Nehmen Sie sich wahr, fühlen Sie deutlich, wo Ihre Gedanken und Ihr Atem sich befinden. Vom Becken geht es jetzt aufwärts in den Rumpf. Spüren Sie die Lenden – den Bauch – die Brust – die Schultern. Vielleicht gelingt es Ihnen, gleichmäßig in die Finger beider Hände hineinzuatmen. Wandern Sie nun mit dem

Atem und den Gedanken zu den Schultern zurück, von dort über den Hals zum Gesicht und zum Hinterkopf. Stellen Sie sich jetzt vor, Sie hätten am Scheitel Ihres Kopfes ein kleines Loch, durch das Sie einatmen. Schicken Sie den Atem von dort bis in die Zehen zurück. Wiederholen Sie diese Vorstellung einige Male, und spüren Sie, wie Ihr Atem vom Scheitel bis zur Sohle fließt. Lassen Sie aller Bilder und Empfindungen zu, die Ihnen erscheinen.

Spüren Sie jetzt wieder den festen Untergrund unter Ihrem Körper. Ballen Sie die Hände zu Fäusten, und bewegen Sie die Zehen. Reiben Sie Ihre Hände aneinander, und massieren Sie mit beiden Händen Ihr Gesicht und Ihren Kopf. Rollen Sie sich auf eine Seite – ziehen Sie beide Füße zu Ihrem Körper – stützen Sie sich mit den Händen ab – und kommen Sie langsam zum Sitzen hoch. Öffnen Sie die Augen. Strecken und recken Sie noch einmal ihren ganzen Körper."

Homfeldt, Hans Günther (Hrsg.): Anleitungsbuch zur Gesundheitsbildung Schneider Verlag Hohengehren, 1993, S. 68 f.

Persönliche Gesunderhaltung

Zu einer umfassenden Gesundheitsauffassung gehört es, den eigenen Körper auch ohne Schmerzen oder Überanstrengung wahrzunehmen, sich ihm zu widmen, ohne ihn zu etwas zu zwingen und das Gefühl zu haben, mit ihm eins zu sein. Dies ist umso wichtiger, als dass in vielen Ansätzen der |Gesundheitsförderung inzwischen davon ausgegangen wird, dass alle seelischen Prozesse, wie Ängste oder seelische Verletzungen, ihren körperlichen Anteil haben und sich in Muskelverspannungen, Schonhaltungen und Krankheiten ausdrücken. Verschiedene heilgymnastische Verfahren setzen an diesem Punkt an. Viele dieser Verfahren stammen aus dem asiatischen Raum. Diese körperorientierten Übungen entstanden innerhalb einer spirituellen Erfahrungstradition und tragen durch eine ausgeprägte Innenschau zur körperlichen und seelischen Gesunderhaltung bei. Für einige dieser Methoden ist die Gesundheitswirkung empirisch erwiesen und die gesetzlichen Krankenkassen unterstützen im Rahmen ihrer Präventionsprogramme Yoga-, Qi-Gong- oder Tai-Chi-Kurse [Abb. 1–3]. Wichtige Elemente dieser heilgymnastischen Übungen sind

Gesundheitsförderung | 226

- die intensive Innenschau und Körperwahrnehmung,
- sanfte Dehnung, Aufbau und Kräftigung insbesondere der kleinen Haltemuskeln sowie
- die Verlangsamung der Bewegung und damit auch eine Verbesserung der Muskelkoordination und der Bewusstheit der Bewegung.

Im seelischen Bereich fördern diese Übungen Ruhe, Konzentration und Gelassenheit sowie eine Harmonisierung der Emotionen.

Aus asiatischer Sicht scheint die europäische Körperwahrnehmung als zu viel „oben", „vorn" und „außen", während asiatische Menschen ihren Körper eher „innen", „unten" und „hinten" wahrnehmen.

Für die Menschen, die in Pflegeberufen tätig sind, kann eine solche „asiatische" Körperwahrnehmung förderlich sein, weil „unten sein" Standfestigkeit vermittelt, die bei anstrengenden Mobilisationen nützt, und bei widersprüchlichen Anforderungen von Patientinnen und Kolleginnen den eigenen Standpunkt stützt. Mit dem Bewusstsein „hinten", also im Rücken zu sein, stabilisiert sich der eigene Körper, nimmt Spannung aus der belasteten Muskulatur und beugt damit Rückenleiden vor, die bei Pflegenden noch häufiger vorkommen als in der übrigen Bevölkerung. Mit dem Körperbewusstsein „innen" zu sein, wird die Wahrnehmung der eigenen Gefühle unterstützt, insbesondere auch die Wahrnehmung von Belastungsgrenzen.

Der Körper ist der Anteil unseres Ichs, mit dem wir die Welt wahrnehmen und begreifen, mit dem wir in der Welt stehen und mit ihr verbunden sind.

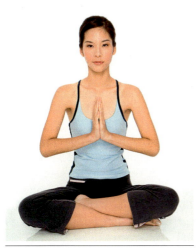

[1] Yoga

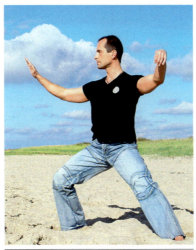

[2] Tai-Chi

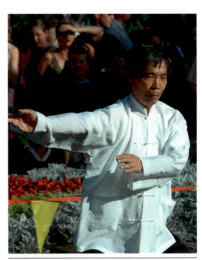

[3] Qi-Gong

1.2 Bewegung

Bewegen 1 | 115

Körperliche Aktivität bezeichnet die physische Bewegung eines Menschen. Sie steht für Vitalität und Lebensfreude. Sollen Produkte das Image jung und modern erhalten, ist die Werbung i. d. R. mit schnellen und schönen Bewegungen von Menschen ausgefüllt. Bewegung hat eine eigene Ästhetik, der sich schon die alten Griechen und Römer nicht entziehen konnten. In zahlreichen Statuen haben sie z. B. die komplexen Bewegungsabläufe von Sportlern in Stein gemeißelt. Die vielen Darstellungen sportlicher Großereignisse in den Medien spiegeln die Begeisterung wider, die Menschen bereits beim bloßen Zuschauen von sportlichen Aktivitäten verspüren. Für Regisseurinnen ist es eine große Herausforderung, Bewegungen ästhetisch auf der Kinoleinwand zu inszenieren.

Bewegung hat aber nicht nur einen ästhetischen Wert, sondern ist auch eine gesundheitliche Komponente. Körperliche Aktivität ist sowohl für den Aufbau von Muskeln und Knochen, als auch für den Abbau von Kalorien und Stoffwechselprodukten von großer Bedeutung. Seit einigen Jahren ist empirisch bewiesen, dass die Entwicklung der kindlichen Intelligenz in engem Zusammenhang mit der körperlichen Aktivität des Kindes steht. Gleichzeitig ist aber in der westlichen Welt zu beobachten, dass ein großer Teil der Bevölkerung sich nicht mehr ausreichend bewegt. In früheren Zeiten war schwere körperliche Arbeit die Regel, ob nun in Fabriken, im Handwerk, in der Landwirtschaft oder im Haushalt. Heute erledigen Maschinen die meisten schweren Arbeiten.

Aus Bewegungsmangel resultieren viele unserer heutigen „Zivilisationskrankheiten", ob physische Erkrankungen wie Adipositas, Osteoporose, Bandscheibenleiden oder zahlreiche psychische Erkrankungen, die durch Bewegungsmangel mit ausgelöst werden können. Aus diesem Grund steht die Bewegungsförderung seit langer Zeit im Fokus der Gesundheitsförderung.

1.2.1 Bewegungsmuster

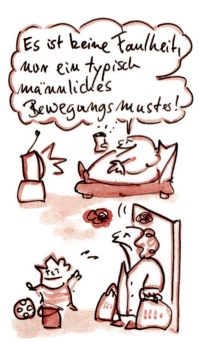

Ein Bewegungsmuster ist der für einen Menschen typische Verlauf seiner Bewegungen. Weibliche Bewegungsmuster sind in unserer Kultur eher Raum sparend und flexibel. Der enge Gang von Frauen mit schwingendem Becken wird durch Schuhe mit hohen Absätzen hervorgehoben. Männliche Bewegungsmuster sind eher steif und Raum greifend. Über diese geschlechtsspezifische Ausprägung legen sich jeweils sehr individuelle Bewegungsabläufe. Menschen sind an Bewegungen zu erkennen, eng vertraute Personen sogar am Klang ihrer Schritte. Haltung und Bewegung sind Ausdruck gesellschaftlicher und individueller Erfahrung und werden selten bewusst wahrgenommen.

Da unsere Bewegungen meistens unbewusst und automatisch ablaufen, kann ein Veränderungsprozess verunsichern. Die Geschichte des Tausendfüßlers, der gefragt wird, mit welchem Bein er eigentlich anfängt zu laufen und dann umgehend ins Stolpern gerät, veranschaulicht diesen Prozess.

Wenn Pflegende nun, um ihren Rücken zu schonen, andere Bewegungsmuster lernen sollen, geht das nicht nur durch Verstehen oder den Willen. Neue Bewegungsabläufe müssen trainiert werden, so lange, bis sie automatisch ablaufen. Die nebenstehende Tabelle gibt eine Übersicht über hilfreiche Haltungs- und Bewegungsmuster. Dies geschieht in dem Bewusstsein, dass diese Muster eingehend geübt werden müssen.

Persönliche Gesunderhaltung

hilfreiche Haltungsmuster	hilfreiche Bewegungsmuster
Auf dem ganzen Fuß schulterbreit und mit parallelen Füßen stehen.	Schritte schulterbreit aufsetzen, das erhöht die Standfestigkeit.
Die Knie weich und beweglich halten, also leicht gebeugt.	Drehungen aus dem Becken heraus einleiten, Verdrehungen der Lendenwirbelsäule werden vermieden.
Das Gesäß nach unten fallen lassen. Das Becken richtet sich dadurch auf und die Lendenwirbelsäule streckt sich.	Lasten nahe an den Körper heranbringen.
Den Kopf in den Himmel strecken, dadurch richten sich Brust- und Halswirbelsäule auf.	Beim Anheben eines Menschen oder einer Last das Becken senken, der Schwerpunkt des eigenen Körpers wird als Gegengewicht eingesetzt.
Das Brustbein mit einem gedachten Knopf herausziehen, dadurch weitet sich der Atemraum.	Alle diese Bewegungen erfordern weiche, beugebereite Knie.

Sport als Ausgleich

1.2.2

Bewegung baut Stresshormone ab und die Muskulatur auf. In Bezug auf die Gesundheit ist vor allem die Freude an der Bewegung von Bedeutung. Daher ist Sport in vieler Hinsicht gesund. Als gesundheitsfördernd werden insbesondere Ausdauersportarten wie Laufen, Schwimmen und Radfahren angesehen. Tanzen ist durch seine musikalische Begleitung und die Anforderung an Koordination eine sehr entspannende Sportart.
Grundsätzlich gilt:
- Wählen Sie eine Sportart, die ihnen Freude macht und
- integrieren Sie Bewegung in Ihren Alltag (Treppen statt Fahrstühle benutzen, den Weg zur Arbeit mit dem Rad statt mit dem Bus fahren).

Die Arbeitszeiten in der Pflege (Schichtdienst) lassen eine regelmäßige Aktivität im Sportverein oftmals nicht zu. Aber es gibt genügend Sportarten, die man jederzeit ausüben kann, wie z. B. Laufen, Tanzen, Schwimmen oder Radfahren. Auch bieten Fitnessstudios eine große Auswahl sportlicher Aktivitäten, in Großstädten nicht selten rund um die Uhr.
Sport hat jedoch nicht nur gesundheitsfördernde Aspekte. Insbesondere dann nicht, wenn er ausschließlich im Zusammenhang mit Leistung und Wettkampf wahrgenommen wird. Mit Leistungssport können erhebliche gesundheitliche Risiken verbunden sein.

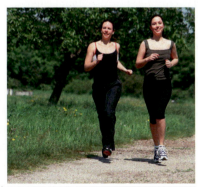

[1] Joggen

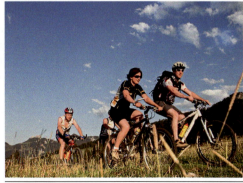

[2] Radfahren

537

1.2.3 Ein starker Rücken

Wirbelsäule [1] | 182
Bandscheiben [1] | 183
Bandscheibenvorfall [2] | 446

Die |Wirbelsäule, auch Rückgrat genannt, ist die tragende Stütze unseres Körpers. Ihre Stabilität ist Voraussetzung für den aufrechten Gang des Menschen. Gleichzeitig fängt sie durch ihre Elastizität die Erschütterungen beim Gehen auf und ermöglicht das Sitzen oder Vornüberbeugen durch ihre Flexibilität. Der Nachteil dieser vielseitigen Funktionsfähigkeit liegt in der Empfindlichkeit der |Bandscheiben. Diese löst bei dauerhafter Fehlbelastung Rückenschmerzen aus bis hin zu |Bandscheibenvorfällen. Die tiefe Rückenmuskulatur stabilisiert jedoch die Wirbelsäule und damit auch die Bandscheiben. Aus diesem Grund steht sowohl die Stärkung der Rückenmuskulatur als auch die Verringerung der Fehlbelastungen im Vordergrund aller präventiven Maßnahmen.

Für die Stärkung der Rückenmuskulatur werden inzwischen zahlreiche Kurse auf Basis unterschiedlicher Konzepte angeboten. Jedoch ist man sich heute einig, dass das „Verordnen" spezieller Übungen wenig Erfolg zeigt. Wie auch bei allen anderen sportlichen Aktivitäten sollte die Freude an der Bewegung im Vordergrund stehen. Die folgenden Ausführungen sind daher lediglich exemplarischer Natur. Möchte man gezielt den Rücken stärken, sollte dies unter fachlicher Anleitung z. B. durch Physiotherapeutinnen geschehen.

Sitzen

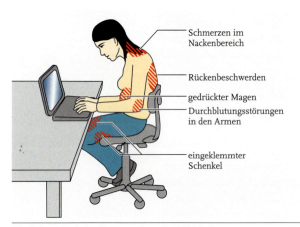

[1] Folgen physischer Beanspruchung durch Fehlhaltung

„Sitz gerade!", ist ein Ausspruch, den Kinder früher und heute nur zu oft von ihren Eltern hören. Stand früher das Aussehen im Vordergrund („Haltung zeigen"), sorgen sich Eltern heute häufig um die Gesundheit ihrer Kinder. So führt eine schlechte Haltung beim Sitzen nicht nur zu einer starken Belastung der Bandscheiben, sondern auch zu Verspannungen der Nackenmuskulatur sowie verringerter Blutversorgung des Gehirns mit daraus resultierenden Folgen, wie z. B. Kopfschmerzen oder Konzentrationsmangel.

Am ehesten kann man dies bemerken, wenn man für einen längeren Zeitraum auf einem Stuhl oder einem Hocker ohne Lehne sitzt, z.B. auf einem Barhocker. Bei einer schwachen Rückenmuskulatur sackt der Oberkörper ganz schnell zusammen, die Schultern fallen nach innen und der Rücken beginnt innerhalb kürzester Zeit zu schmerzen. Das Gleiche kann bei schlechten Sitzbedingungen am Schreibtisch passieren [Abb. 1]. Auch wenn die Arbeitsschutzvorschriften für die Tätigkeiten an einem Bildschirmarbeitsplatz stark normiert sind, verdeutlichen sie jedoch sehr gut, wie eine optimale Sitzhaltung aussehen sollte [Abb. 2]. Doch auch hier gilt, richtiges Sitzen kann man sich nicht so einfach vornehmen. Konzentriert man sich über eine längere Zeit auf eine bestimmte Arbeit, gerät der gute Vorsatz in Vergessenheit und man verfällt innerhalb kürzester Zeit wieder in die „alte" Haltung. Regelmäßiges Training der Rückenmuskulatur kann hier Abhilfe schaffen.

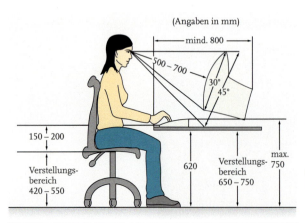

[2] Empfohlene Maße für einen Bildschirmarbeitsplatz

Persönliche Gesunderhaltung

1.2

Heben, Ziehen und Schieben

Sowohl im privaten Alltag als auch und vor allem bei der pflegerischen Arbeit wird der Körper immer wieder genötigt, schwere Gegenstände zu heben, zu ziehen oder zu schieben. Weiß man ob der richtigen Technik und der einsetzbaren Hilfsmittel, kann die Wirbelsäule effektiv und nachhaltig entlastet werden. Hierdurch wird Rückenbeschwerden entgegengewirkt.

Bei allen Bewegungsabläufen gelten die Gesetze der Mechanik (**Bewegen aus physikalischer Sicht** 1 |172). Zusätzlich sollten alle zur Verfügung stehenden Hilfsmittel und Ressourcen eingesetzt werden. Dazu gehören sowohl technische Hilfsmittel (wie z. B. |Patientenlifter), so genannte kleine Hilfsmittel (z. B. |Rollbrett, |Bettleiter), aber auch die Ressourcen der Patientinnen bezüglich ihrer Eigenbeweglichkeit. Verschiedene Bewegungskonzepte, wie z. B. |Kinästhetik greifen diese Aspekte auf.

Die folgenden Abbildungen verdeutlichen das Prinzip rückengerechter Arbeitstechniken, die problemlos auch im Alltag angewendet werden können.

Patientenlifter 1 | 136
Rollbrett 1 | 136
Bettleiter 1 | 131
Kinästhetik 1 | 158

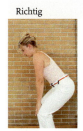 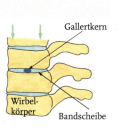 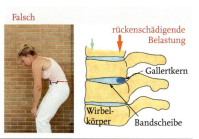 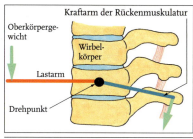

[3] Beugen

[4] Hebelarme der Bandscheibe

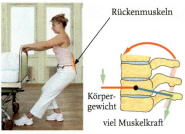

[5] a) Ziehen   b) Schieben

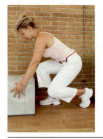 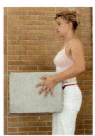 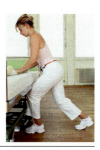 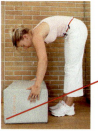 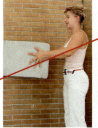 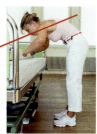

[6] Richtig

[7] Falsch

539

1.3 Ernährung

Ernähren [1] | 229

Essen und Trinken versorgen den Körper mit Brennstoff zur Energiegewinnung. Dabei stellt die richtige Menge nur eine Größenordnung dar. Extremes Über- oder Untergewicht ist eine Gesundheitsgefährdung.

Das heutige Schlankheitsideal führt eine beträchtliche Anzahl insbesondere junger Frauen in eine Essstörung. Unsere Körperfülle wird zum größten Teil genetisch und durch die Lebensumstände geprägt. Nur wenige entsprechen dem gültigen Schönheitsideal und auch die Models, die das Ideal präsentieren, erreichen es meist nur durch ständiges Hungern. Etwa zwei Drittel der Frauen zwischen 15 und 25 Jahren haben schon eine Diät gemacht. Für etwa 1 % dieser Altersgruppe mündet dies in einer Essstörung, deren Ausgang sogar tödlich sein kann.

Deshalb gehen Empfehlungen zunehmend in die Richtung:
- Akzeptieren Sie ihren Körper so, wie er ist.
- Essen Sie mit Genuss und mit anderen zusammen.
- Nehmen Sie sich Zeit zu kochen und probieren Sie neue Zutaten und Rezepte.
- Bewegen Sie sich viel und mit Spaß.

„Unglückliche Mager-Models: Gewogen und für zu leicht befunden"

Wegen gravierenden Untergewichts wurden fünf Models von den Laufstegen in Madrid verbannt. Damit solle sichergestellt werden, dass die Models der Modenschau gesund aussähen, sagte die zuständige Ärztin Susana Monereo. Jugendlichen solle kein Bild übertriebener Schlankheit vermittelt werden. 64 weitere Models hielten die vorgeschriebenen Werte beim Body-Mass-Index ein und können an der Veranstaltung teilnehmen. Darunter auch eine Frau, die im vergangenen Jahr ausgeschlossen worden war.

Eine Untersuchung der City University in London hat ergeben: Viele Models sind nicht nur mager, sondern auch unglücklich. Laufstegschönheiten litten oft unter einem geringen Selbstwertgefühl, Einsamkeit und dem Misstrauen ihrer Konkurrenten, hieß es in einer zu Beginn der Londoner Modewoche veröffentlichten Studie. Models seien häufiger unglücklich als Frauen und Männer in anderen Berufen. „Diese Ergebnisse bedeuten nicht, dass Models psychisch gestört sind, aber sie sind dennoch Anlass zur Sorge und sie deuten auf ein möglicherweise sehr ernstes Problem hin", sagte der Leiter der Studiengruppe, Björn Meyer. Models würden „fast ausschließlich für ihr Aussehen und die Fähigkeit, richtig auf- und abzugehen, gewürdigt". Es sei schwierig, darin berufliche Erfüllung zu finden.

Zudem seien Models sehr viel auf Reisen, sagte die an der Studie beteiligte Psychologie-Absolventin Kristin Enstrom, die selbst Model war. „Du hast niemals genug Zeit für echte Bindungen." Für die Studie wurden mehr als 100 Menschen zwischen 18 und 35 Jahren befragt – 56 Models und 53 Menschen mit anderen Berufen. Der Branchenverband British Fashion Council (BFC) reagierte zunächst nicht auf die Ergebnisse. Der Verband war zuvor in die Kritik geraten, weil er es abgelehnt hatte, dem Beispiel der Modewoche in Madrid zu folgen und ein generelles Verbot für Mager-Models zu verhängen.

London schloss sich damit der Ablehnung verbindlicher Körpermindestmaße der New Yorker Modewoche an. BFC-Chefin Hilary Riva erklärte vor Beginn der Londoner Fashion Week, es bleibe bei dem Aufruf an die Designer, freiwillig darauf zu achten, dass die Models gesund und nicht jünger als 16 Jahre sind. Eine Mindestgröße sei irreführend, weil auch sehr schlanke und zarte Models völlig gesund seien könnten. (...)"

—
DPA/SÜDDEUTSCHE: „Gewogen und für zu leicht befunden" In: *Süddeutsche Zeitung*, 12.02.2007, www.sueddeutsche.de/leben/artikel/750/101649/ [Stand 29.07.2008]

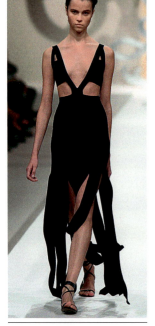
[1] „Mager-Model"

Persönliche Gesunderhaltung

1.3

Dem Thema des neben stehenden Zeitungsartikels hat sich inzwischen auch die Bundesregierung angenommen. Mit ihrer Initative „Leben hat Gewicht" möchte das Bundesgesundheitsministerium darauf aufmerksam machen, dass immer mehr junge Menschen ein immer schlankeres Idealbild anstreben und dabei oft ihre Gesundheit gefährden. Unter den zahlreichen Materialien für von Essstörungen Betroffene und deren Angehörige findet sich auch das folgende Interview mit Franka Potente.

www.leben-hat-gewicht.de
Hier finden Sie die Homepage der Initiative „Leben hat Gewicht"

„(…) Was meinen Sie, welche Bedeutung hatte für Ihren Erfolg als Schauspielerin Ihr Aussehen?

Potente Ich habe bis heute nicht das Gefühl, dass ich primär durch Äußerlichkeiten bestochen habe. Dazu bin ich objektiv wohl zu unperfekt, was es, denke ich, meinem Publikum immer eher leichter gemacht hat, sich mit meinen Figuren zu identifizieren. Ein perfektes Äußeres schüchtert Menschen oft ein, man kennt selbst kaum „perfekte Schönheiten".

Was würden Sie jungen Menschen empfehlen, die sich wegen eines Castings oder Vorsprechens so unter Druck setzen, dass sie ihre Brust vergrößern oder Fett absaugen lassen?

Potente Auf jeden Fall alles genau recherchieren, oft können die unzähligen Horrorberichte von Opfern misslungener OPs schon eine relativierende Wirkung haben. Große Brüste, um bei dem Beispiel zu bleiben, sind kein Garant für Erfolg. Im Gegenteil, Natürlichkeit ist unbedingt erforderlich, um ein wandelbarer Schauspieler zu sein. Erfolgreiche Schauspielerinnen wie Nicole Kidmann, Cameron Diaz oder Kim Catrall haben z. B. eher kleine Brüste. Es gibt unzählige Tricks, die nicht weh tun oder teuer sind, um da ggf. nachzuhelfen. Was das Fett absaugen angeht, so sollte man es erstmal mit Sport probieren. Das Fett kommt sowieso wieder, nur an anderen Stellen, längerfristig muss man so oder so seinen Lebensstil und die Ernährung umstellen.

Stellen Sie sich vor, es kommt ein super Produzent zu Ihnen, der Ihnen die „Rolle Ihres Lebens" anbietet, aber mit der Bedingung einer operativen Veränderung. Würden Sie ja sagen?

Potente Haha … Ich habe schon super Rollen gespielt ohne große Brüste. Wenn tatsächlich ein Produzent so unverschämt und unseriös wäre, das zur Bedingung zu machen, würde ich stark bezweifeln, dass das Projekt wirklich ambitioniert und gut ist. Tatsache ist: Schönheits-OPs für Rollen sind NICHT nötig, man kann alles mit Maske und Kostüm verändern. Also, Finger weg von solchen Idioten!! Am besten gleich anzeigen!

Finden Sie, dass es schöne Menschen leichter im Leben haben oder wie wichtig sollten junge Menschen Schönheit nehmen?

Potente Vielleicht haben Sie es oberflächlich leichter, aber auch nur in bestimmten Kreisen, wo die Leute so blöd und verblendet sind, dass man ehrlich gesagt sowieso nichts mit ihnen zu tun haben will. Nichts ist attraktiver und stellt jede oberflächliche Schönheit in den Schatten als ein tolles Selbstbewusstsein, Humor, Interesse und Klugheit. Finde ich zumindest. Schönheit ist total relativ, jeder sollte sein eigener „Richter" sein, was für ihn/sie schön ist. Wichtig ist, finde ich, was Äußerlichkeiten anbetrifft, seinen ganz eigenen Stil zu finden. Einfach ist das nicht, vor allem, wenn man Anderes schön findet als die Masse. Man sollte sich auch nicht verteidigen für das, was man schön findet, meckern und lästern tun sowieso immer die, die von allem ab der Norm verunsichert sind."

—

BMG (Hrsg.): *Denkanstöße – Spieglein, Spieglein, an der Wand …*, Berlin 2005

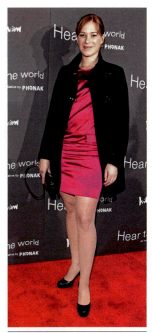

[2] Franka Potente

541

1.4 Kleidung

Kleidung dient in erster Linie zum Schutz vor physikalischen Stressoren wie Kälte, Nässe oder zu starker Sonneneinstrahlung. Die angemessene Kleidung zur Verfügung zu haben, hat auch etwas mit den wirtschaftlichen Verhältnissen zu tun. In Deutschland besitzen inzwischen die allermeisten Menschen die Kleidung, die sie vor Witterung schützt. Auch wenn dies teilweise durch Kleiderkammern oder andere Angebote für sozial schwach gestellte Menschen unterstützt werden muss.

Gleichzeitig hat Kleidung eine wichtige Ausdrucksfunktion. Sie symbolisiert die Zugehörigkeit zu einer Gruppe. Während in früheren Gesellschaften die Tracht eine feste Kleiderordnung festlegte, sind es gegenwärtig sehr feine |Codes, die die Zugehörigkeit zu einer Gruppe oder sozialen Schicht transportieren und für Außenstehende manchmal kaum zu deuten sind. Insbesondere die Jugendmode ist durch starke Ausdifferenzierung entsprechend der gewünschten Zugehörigkeit zu einer |Peergroup gekennzeichnet [Abb. 1 und 2]. Das Karomuster des Innenfutters eines sehr teuren Trenchcoats ist für Menschen der gleichen sozialen Gruppe ein Signal der Zugehörigkeit, andere Menschen können es nicht von den Mänteln einer Billigmarke unterscheiden. Wie und in welche Richtung der Schirm eines Basecaps zeigt, weist mitunter auf die Zugehörigkeit zu Jugendgangs hin.

Code
Ein System verschlüsselter Zeichen, das oft nur von wenigen entziffert werden kann.

Peergroup | 371

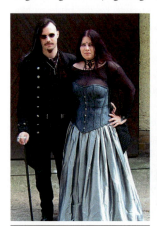
[1] „Gothics"

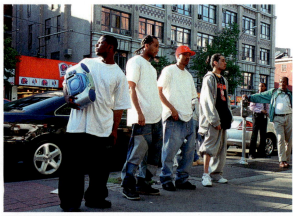
[2] „Hip-Hopper"

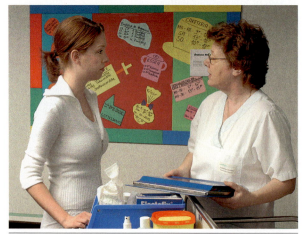
[3] Berufbekleidung von Pflegenden

Die weiße Berufskleidung in der Pflege symbolisiert die Zugehörigkeit zur Gruppe der Heilkundigen und Therapeutinnen [Abb. 3]. Hinter dieser weißen Farbe versteckt sich darüber hinaus noch ein tieferer Sinn. Die Farbe „Weiß" steht für Sauberkeit und Hygiene, aber auch Macht und Heilkraft. Sie entsexualisiert und neutralisiert und gestaltet dadurch die Beziehung zwischen Heilkundigen und Patientinnen. Die geleistete Körperarbeit wird damit von erotischen Absichten „gereinigt" und im übertragenen Sinne heilig. Die Versuche, die Pflegekleidung durch farbige Elemente weniger abweisend und freundlicher zu gestalten, bleiben zaghaft und enden in Lindgrün und Hellblau oder in kleinen farbigen Akzenten.

Schnitt und Aufwand der Berufkleidung waren in den letzten 100 Jahren einem großen Wandel unterworfen [Abb. 4 und 5]. Lange Schwesternkleider mit gerüschten Röcken, mit Falten und weißen Schützen, ergänzt durch aufwändig gestaltete Hauben, sind durch T-Shirts mit schlichten Hosen ersetzt. Das spiegelt einerseits einen Trend wider, der sich auch in der Privatkleidung zeigt, andererseits soll die Berufskleidung heute täglich gewechselt werden, was einen enormen Aufwand bzgl. Waschen, Trocknen und Bügeln bedeutet, der sich mit gerüschten Kleidern kaum umsetzen lässt.

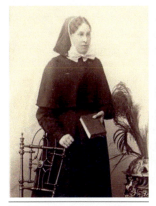
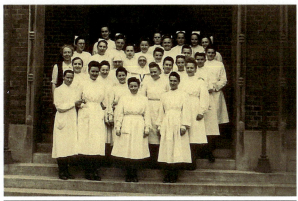

[4] Schwesterntracht um 1900

[5] Krankenschwestern zu ihrem Examen 1948

Die aus hygienischen Gründen kurzärmligen Kasacks oder T-Shirts entsprechen aber nicht immer den Anforderungen, so sind sie im Winter oder nachts nicht warm genug und müssen durch Sweatshirts oder Jacken ergänzt werden, die nicht vom Arbeitgeber gestellt werden und privat gereinigt werden müssen. Ambulante Pflegeeinrichtungen stellen ihren Mitarbeiterinnen, die bei Wind und Wetter unterwegs sind, deshalb häufig eine sehr viel wärmere Kleidung zur Verfügung oder verzichten ganz auf Berufskleidung. In der Kinderkrankenpflege, manchen Altenpflegeeinrichtungen und in vielen psychiatrischen Arbeitsbereichen ist die Privatkleidung Teil des Pflegekonzeptes. Sie soll ein therapeutisches Alltagsmilieu unterstützen, Angst reduzieren und den Eindruck mildern, sich in einer Klinik zu befinden. Dennoch gilt auch hier die Anforderung, erotische Aspekte von Kleidung zu vermeiden und auf tiefe Ausschnitte oder übermäßige Körperbetonung zu verzichten.

Häufig werden Mischgewebe aus Synthetik und Baumwolle für die Berufskleidung genutzt, deren Baumwollanteil sich durch die häufigen Wäschen reduziert. Zurück bleibt ein fast reines Synthetikgewebe, in dem man schwitzt und das keinen Schweiß mehr aufnimmt. Die Rückstände der aggressiven Waschmittel in der Kleidung können bei empfindlicher Haut |Allergien auslösen. Hier sind dann die Instrumente des |Arbeitsschutzes und die Betriebsärztin gefordert.

Allergien **2** | 470, 656
Arbeitsschutzes | 551

Die Fußbekleidung muss im Krankenhaus den Richtlinien der Arbeitssicherheit entsprechen. Dazu gehört, dass sie im vorderen Bereich geschlossen sind und über eine feste, geschlossene Fersenkappe [Abb. 6] verfügen, zumindest aber über einen Fersenriemen. Dies garantiert Standsicherheit, erlaubt schnelle Drehbewegungen, schützt Sehnen, Bänder sowie Gelenke und gibt dem Fuß Halt. Aus Sicht der persönlichen Gesunderhaltung geht es um die Passform, die Schuhe sollten nicht drücken oder den Fuß einengen. Ein anatomisch geformtes Fußbett stützt den Fuß und entlastet das Fußgewölbe. Flache Absätze verbessern die Bodenhaftung und richten das Becken auf, sodass sie Rückenbeschwerden vorbeugen. Natürliche Materialien wie Leder sind atmungsaktiv und können unangenehmen „Schweißfüßen" vorbeugen. Das Gleiche gilt für Socken aus funktionellem Gewebe (z. B. Mikrofaser) oder aus Baumwolle. Im Idealfall werden zwei Paar Schuhe im Wechsel getragen.

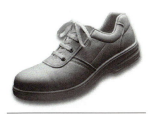

[6] Arbeitsschuh

1.5	Sucht

Menschen mit psychiatrischen
Erkrankungen pflegen **2** |305

Das Konsumieren von Süßigkeiten, Drogen oder Lust bringenden Tätigkeiten scheint den Menschen eigen. Berauschende Substanzen oder in Trance versetzende Tänze findet man in allen menschlichen Kulturkreisen, auch bei so genannten Naturvölkern. Dort allerdings finden sie meistens in genau festgelegten Situationen, bei Festen oder rituellen Handlungen statt. Hierbei übernimmt die Gemeinschaft die Kontrolle über das Maß des Konsums. Unsere individualisierte Gesellschaft erwartet dagegen vom Einzelnen die Kontrolle seiner Suchtpotenziale. Das gelingt den meisten, aber ein nicht unerheblicher Teil der Bevölkerung kann das eigene Verhalten gegenüber Suchtstoffen nicht ausreichend kontrollieren und wird abhängig.

Peergroup |371

Manche Wissenschaftlerinnen, die sich mit dem Thema Sucht auseinandersetzen, sehen in der Pubertät eine besondere Risikophase. Bis dahin haben die Eltern für Kontrolle gesorgt, nun lösen sich die Jugendlichen aus der elterlichen Bindung und erproben sich in erwachsenem Verhalten, zu dem auch der Konsum von Drogen gehören kann. Entscheidend scheint dabei die Peergroup zu sein, innerhalb derer riskantes Verhalten ausprobiert wird. Der Gruppendruck und der Wunsch, anerkanntes Mitglied der Gruppe zu sein, wirken auf den Einzelnen. Gleichzeitig ist diese biografische Übergangphase quasi zwangsläufig mit einer Krise des Selbstkonzeptes verbunden. Fragen wie „Wer bin ich?" und „Wie werde ich anerkannt?" haben große Bedeutung. Das bisher naive kindliche Selbstbewusstsein ist erschüttert. Gelingt es dem Einzelnen nicht, Kontrolle und Selbstbewusstsein gegen risikoträchtige Gruppenrituale zu setzen, kann eine körperliche oder psychische Abhängigkeit entstehen und sich verselbstständigen.

1.5.1   Toleranz, Abhängigkeit und Sucht

Berauschende Substanzen wirken im Gehirn. Sie wirken sich auf Wahrnehmung, Gedächtnis, Stimmung und Verhalten aus. Wird diese Substanz dem Körper häufiger zugeführt, verringert sich die Wirkung, der Körper gewöhnt sich daran. Dies nennt man Toleranz. Als Abhängigkeit wird der Prozess definiert, in dem sich der Körper an eine Substanz gewöhnt. Die Sucht ist das Ergebnis von Toleranz und Abhängigkeit, der Zustand, in dem der Körper nach der Substanz verlangt und bei fehlendem Konsum unter Entzugserscheinungen leidet.

Um das große Feld der Süchte und Abhängigkeiten genauer zu beschreiben, teilt man sie abhängig von den zugeführten Substanzen in verschiedene Kategorien ein. Eine klassische Einteilung erfolgt nach der Art der Wirkung auf das Nervensystem:

- Beruhigungsmittel (Sedativa), z. B. Cannabis, Opiate wie Heroin oder Morphin, Schlafmittel und bestimmte Psychopharmaka sowie Alkohol, der jedoch je nach Menge und individueller Veranlagung sowohl beruhigend als auch anregend wirken kann,
- Anregungsmittel (Stimulanzien), z. B. Koffein, Nikotin, Amphetamine, Kokain,
- Halluzinogene, z. B. Lysergsäurediethylamid (LSD), Meskalin.

Die genannten Substanzen führen zu einer stofflichen Abhängigkeit oder Sucht. Hiervon zu unterscheiden sind die nicht stofflichen Süchte, deren Häufigkeit kontinuierlich zunimmt. Im Vordergrund der nicht stofflichen Sucht steht eine Aktivität, wie z.B. bei der Spielsucht, der Internetsucht oder der Esssucht. Die meisten Therapiekonzepte bei stofflichen Süchten stützen sich auf den Abstinenzansatz, d.h., dass die entsprechende Substanz oder Aktivität gemieden werden soll. Dies ist bei nicht stofflichen Süchten sehr viel schwieriger, da der Umgang mit Essen sowie mit Konsumgütern zur Aufrechterhaltung des Lebens notwendig ist.

Persönliche Gesunderhaltung

Legale und illegale Drogen

1.5.2

Ob bestimmte Substanzen legal oder illegal sind, hängt sowohl vom Kulturkreis als auch vom Zeitgeist der Gesundheitspolitik ab. In Deutschland sind z. B. Opiate und Cannabis illegal, während man in nordafrikanischen Ländern Cannabis legal konsumieren kann. In einigen islamischen Ländern steht der Alkoholkonsum unter Strafe. In einigen asiatischen Staaten ist der Besitz von Heroin unter Todesstrafe gestellt. Mit Hilfe der Verschreibungspflicht von Medikamenten soll sicher gestellt werden, dass bestimmte Arzneimittel, die ein Suchtpotenzial haben, nicht frei zugänglich sind. Dennoch sind ca. 1,5 bis 1,9 Millionen Menschen in Deutschland medikamentenabhängig (Drogen- und Suchtbericht 2008). Nicht wenige arbeiten im Gesundheitswesen und haben dadurch einen erleichterten Zugang zu Medikamenten.

In der Regel haben **legale Drogen** – bei uns Kaffee, Tabak und Alkohol – eine größere Verbreitung und werden in der Bevölkerung häufiger konsumiert als illegale. Teilweise wird der Konsum eingeschränkt, indem z. B. Jugendliche diese Substanzen nicht zu sich nehmen dürfen oder – wie im Falle des Nichtraucherschutzgesetztes – die Substanzen nur an bestimmten Orten konsumiert werden dürfen. Legale Drogen unterliegen einer gewissen Qualitätskontrolle, sie müssen nach gesetzlichen Vorgaben hergestellt und gehandelt werden. Ihre gesundheitlichen Risiken sind weitestgehend bekannt und einschätzbar.

Der Konsum **illegaler Drogen** kann neben negativen gesundheitlichen Folgen zu weiteren Problemen führen:

- Illegale Drogen sind durch illegale Transportwege und aufgrund der Reduktion des Marktangebots durch polizeiliche Maßnahmen teuer.
- Der hohe Preis kann bei bestimmten Drogen (z. B. Heroin, Kokain) nicht durch legale Arbeit finanziert werden, Konsumentinnen begehen zur Geldbeschaffung Straftaten und stehen dadurch schnell im gesellschaftlichen Abseits („Beschaffungskriminalität").
- Die Qualität illegaler Substanzen wird nicht kontrolliert. Bedenkliche Füllstoffe können zu erheblichen Nebenwirkungen führen. Die Reinheit der Substanzen variiert, weshalb es zu unbeabsichtigten Überdosierungen teilweise mit Todesfolge kommen kann.

Ob die Illegalisierung von Drogen den gewünschten Nutzen bringt oder eine unnütze staatliche Maßnahme ist, wird kontrovers diskutiert. Befürworter der Legalisierung von Drogen argumentieren damit, dass die negativen Folgen wie Kriminalisierung oder Gesundheitsschäden aufgrund schlechter Qualität durch ein Aufheben des Verbots gemindert werden könnten. Außerdem weisen sie darauf hin, dass gerade für Jugendliche Verbote einen zusätzlichen Anreiz darstellen. Befürworterinnen der Illegalisierung vertreten dagegen den Ansatz, dass durch das Verbot ein konsequenter Schutz der Bevölkerung erreicht werden kann.

1.5.3 Prävention

Kohärenzgefühl | 225

Primäre Drogenprävention beginnt bereits im Kindergarten und in der Grundschule. Sie zielt auf darauf ab, „Ich-Stärke" bzw. eine Stärkung des |Kohärenzgefühls zu fördern, „Neinsagen" zu lernen und hilfreiche Bewältigungsstrategien für Alltagskonflikte und schwierige Lebensereignisse zu erwerben. Der Begriff Peer-Edukation beschreibt eine präventive Strategie, mit der man Jugendliche möglichst zu Beginn der Pubertät erreichen will. Dabei werden einflussreiche Gruppenmitglieder geschult, die dann eine Multiplikatorenfunktion übernehmen und auf ihre Peers einwirken sollen. Es werden Kenntnisse über Drogenkonsum und Drogenhandel vermittelt, über die gesundheitlichen, sozialen und psychischen Auswirkungen. Ein Kritikpunkt an diesem Konzept ist die Tatsache, dass pädagogische Strategien in die Gruppe der Gleichaltrigen hineinregieren, die sich ja eigentlich von den Erwachsenen distanzieren und ein eigenes Konzept vom Erwachsenwerden entwickeln will. Daher versprechen neue Formen der Peer-Edukation einen größeren Erfolg, wenn sich die gesamte Gruppe im Kontakt mit einer Pädagogin mit dem eigenen Risikoverhalten auseinandersetzt.

Eine andere, weit verbreitete Form ist das Verbot von Drogenkonsum unter Androhung von Strafen. Neben Peer-Edukation und staatlichen Verboten gibt es zahlreiche Präventionskonzepte, die in die Jugendarbeit einfließen. Einigkeit herrscht heute weitgehend darüber, dass für die sinnvolle Konzeptentwicklung die jeweilige Droge sowie deren Konsumentinnen einzeln betrachtet werden müssen. Dies kann mit Hilfe folgender Fragestellungen erfolgen:

- Welche Gefühlserlebnisse soll diese Droge, diese Praktik vermitteln und welche Funktion hat sie für den Einzelnen?
- Wie wird die Droge gehandelt, welcher Form ist die süchtige Handlung?
- Welche Gruppe konsumiert die Droge und welche Funktion hat diese für die Gruppe?

Viele Menschen erproben Drogen oder süchtig machende Praktiken, ohne davon süchtig zu werden. Andere entwickeln eine starke körperliche oder seelische Abhängigkeit. Häufig werden Drogen auch deswegen genommen, weil man zu einer Gruppe „dazugehören" will. Doch ist es in den meisten Fällen so, dass diejenigen, die süchtig werden, schließlich aus der Gruppe ausgeschlossen werden und in soziale Isolation geraten. Stellt man bei sich selber oder in seinem Umfeld Suchtverhalten fest, stehen zahlreiche Therapieangebote zur Verfügung (Suchttherapie 2 | 348).

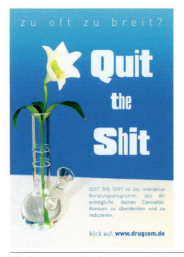
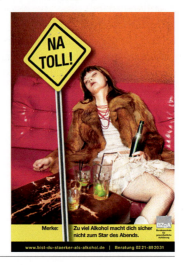

[1] Drogenpräventionskampagnen der BZgA

Persönliche Gesunderhaltung

Stress

1.6

Stress ist die Reaktion von Lebewesen auf Belastung. Umgangssprachlich steht Stress als Symbol für Belastung allgemein. In der ursprünglichen Form geht es um eine Beschreibung der physiologischen Reaktionen unseres Körpers auf einen Stressor (Belastung). Die negative Bewertung, die der Begriff Stress heute hat, wird in den Stresstheorien Disstress genannt. Positiver Stress – denn Belastung ist ja nicht nur negativ – wird als Eustress bezeichnet.

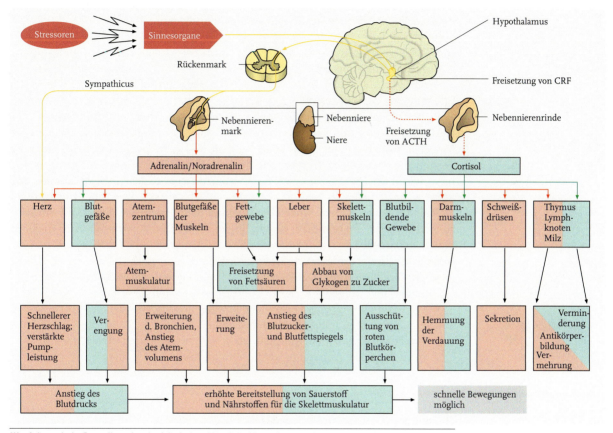

[2] Schematische Darstellung der physiologischen Abläufe im Körper bei einer Stresssituation

Nun scheint es für die Entstehung von Gesundheit besonders interessant zu sein, ob ich Ereignisse als Herausforderung oder als negativen Stressor empfinde. Nachdem man noch in den 1950er Jahren dachte, dass Stress eben einfach krank macht, sieht man heute eher den Zusammenhang von äußeren Stressoren und der inneren Bewertung derjenigen, die unter Stress stehen.

Prüfungen können z.B. dazu anregen, die eigene Höchstform zu erreichen, oder in Panik auszubrechen. Ist die Prüfung schlecht ausgefallen, neigt die eine Person dazu, sich achselzuckend auf die nächste Prüfung vorzubereiten, während eine andere sich „grün und schwarz" ärgert und zum wiederholten Male feststellt, dass sie einfach „kein Prüfungstyp" ist.

547

1.6.1 Stresstheorien

Stressmodell nach Selye

Hans Selye (1907 – 1982) war der Pionier der Stressforschung. Der ungarisch-kanadische Arzt und Biochemiker erarbeitete die Grundlagen für die Stresslehre und untersuchte die physiologischen Abläufe im Körper.

Selye bezeichnet die Gesamtheit des Stressprozesses als allgemeines Adaptationssyndrom (AAS). Er entwickelte ein 3-Stadien-Modell, welches sich auf zahlreiche physische und psychische Zustände anwenden lässt. Wirkt ein Stressor auf den Organismus ein, kommt es zum Ablauf drei aufeinanderfolgender Phasen:
- Alarmphase
- Widerstandsphase
- Erschöpfungsphase

Stressmodell nach Lazarus

Richard Lazarus (1922 – 2002) hat das psychologisch orientierte „transaktionale Erklärungsmodell" zum Phänomen Stress erarbeitet. Er schreibt den individuellen Persönlichkeitsfaktoren eine hohe Bedeutung zu und ging davon aus, dass primär die persönliche gedankliche Verarbeitung der betroffenen Person von Bedeutung ist und nicht, wie in der Theorie von Selye, die jeweiligen Stress auslösenden Situationen und Reize.

Stress entsteht in dem Modell von Lazarus dann, wenn die Person die Anforderungen als belastend und nicht zu bewältigen erlebt. Der Mensch fühlt sich in der Situation gefangen.

Lazarus beschreibt drei Bewertungskategorien:
- primäre Bewertung: Der Reiz wird wahrgenommen und nach den Kriterien „irrelevant", „angenehm positiv" und „stressbezogen" beurteilt.
- sekundäre Bewertung: Persönliche Bewältigungsmöglichkeiten werden eingeschätzt, |Copingstrategien bedacht.
- Neubewertung: Die Ausgangssituation wird neu bewertet, es folgt die (pathologische) Anpassung an die Veränderung.

Copingstrategie [1] | 505

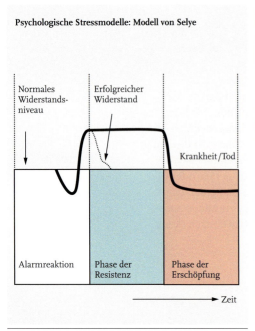
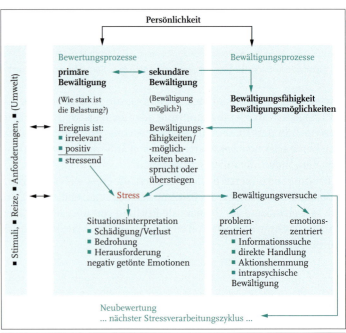

[1] Phasen des allgemeinen Adaptationssyndroms (AAS) [2] Stressmodell nach Lazarus

Persönliche Gesunderhaltung

Stress in der Ausbildung

1.6.2

Die Pflegeausbildung ist mit vielfältigen Herausforderungen verbunden, die manchmal in Stress umschlagen können. Während der schulischen Ausbildungszeit stehen mit Sicherheit die Leistungsüberprüfungen im Vordergrund, aber auch:
- langer oder auch langweiliger Unterricht,
- die Beiträge und das Verhalten der Mitschülerinnen,
- Unruhe im Klassenraum sowie
- Gruppenarbeit mit ungeliebten Mitschülerinnen

In der praktischen Ausbildung sind die Schülerinnen wiederum anderen möglicherweise Stress verursachenden Faktoren ausgesetzt:
- die Arbeit in ausgeprägten Hierarchien (sie schränkt den eigenen Handlungsspielraum ein, man kann wenig entscheiden, muss es aber allen recht machen),
- Schichtdienst, der die innere Uhr stört sowie
- das Leiden der Patientinnen , das man mitunter aushalten muss, ohne eine Besserung zu bewirken, sowie die Konfrontation mit Alter, Hinfälligkeit und Tod – vielleicht auch bei Kindern.

Stressbewältigung

1.6.3

Stress ist einerseits objektiv vorhanden. Da sind die Arbeitsdichte und der Zeitdruck mit widersprüchlichen Anforderungen, wie z.B. die Langsamkeit alter Menschen beim Anziehen mit dem Bewusstsein zu ertragen, dass auf der Station noch sehr viel Arbeit zu erledigen ist. Andererseits entsteht Stress auch im eigenen Kopf. Dass wir gleichzeitig an die Stationsarbeit denken, während wir einen alten Menschen beim Anziehen unterstützen, sind ja unsere Gedanken.

Es ist möglich, sich immer wieder auf das jetzt Wichtige zu konzentrieren und eins nach dem anderen zu erledigen. Allerdings muss auch das gelernt werden. Folgende Strategien können bei der Stressbewältigung hilfreich sein:

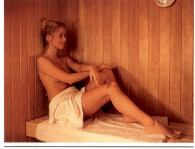

[3] Regelmäßige Saunagänge können zur Stressreduktion beitragen.

- **Abgrenzung**: Eigene Belastungsgrenzen müssen erkannt und nach außen deutlich gemacht werden. Es ist wichtig, auch mal eine Aufgabe zurückzuweisen und sich vor allem in der Freizeit Hobbys und Interessen zu bewahren oder aufzubauen, insbesondere solche, die mit Muße und Entspannung einhergehen.
- **Gespräche**: In Gesprächen können belastende Situationen beschrieben und bearbeitet werden. Im Freundes- oder Familienkreis finden sich die meisten Gesprächspartner, die sich aber vielleicht auf Dauer mit den besonderen Situationen in der Pflege überfordert fühlen. Kolleginnen kennen die Belastungen gut, finden aber häufig im Alltag nicht die Zeit zum Zuhören oder gehen selbst schlecht mit den Berufskonflikten um. So gibt es schon viele Jahre eine Forderung, im Pflegebereich |Supervision als Unterstützungsangebot zu etablieren.
- **Entspannung**. Hier eignen sich neben diversen Wellnessangeboten (z. B. Sauna) und Sport spezielle Entspannungsverfahren, wie z. B. progressive Muskelentspannung, autogenes Training oder heilgymnastische Verfahren (z. B. Yoga, Tai Chi oder Qi Gong).
- **Meditation**: Diese Form der Versenkung und der spirituellen Praxis, die in ihren heute praktizierten Formen aus Indien und Japan stammt, hat zum Ziel sich in Konzentration auf Leere oder einen Gegenstand zu versinken Es wird eine intensive Übungspraxis benötigt, die in zahlreichen Kursen erlangt werden kann.

Supervision | 604

549

1.6.4 Prüfungsstress

Lernen und Lerntechniken | 385

Prüfungen bedeuten sicher für jeden Stress, dennoch bewerten Menschen diese Situationen unterschiedlich. Manche laufen zur Hochform auf und wollen zeigen, was sie können, andere werden mit Versagensängsten konfrontiert.

Den meisten fällt es vor allem schwer, mit den Prüfungsvorbereitungen zu beginnen. Dafür gibt es den Begriff „Verschieben". Lernen für die Prüfung hat eben auch eine ganze Reihe unangenehme Aspekte. Die Freizeit wird eingeschränkt, geliebte Aktivitäten müssen zurückgestellt werden und der Mensch ist eben von Natur aus bequem. Viele beginnen erst dann, wenn der Druck so groß ist, dass bereits ein Gefühl entsteht, es nicht mehr wirklich gut schaffen zu können. Ein bisschen Druck fördert insofern, als dass er für die konkurrierenden Motive – Freunde treffen, ein Computerspiel spielen, in die Disko gehen – ein Gegengewicht darstellt. Entsteht jedoch das Gefühl,

Disstress | 547

es nicht mehr zu schaffen, bedeutet das negativen Stress (|Disstress), der dann das Lernen behindert und bei manchen in |Fatalismus endet mit dem Gedanken: „Das schaffe ich sowieso nicht mehr!"

Fatalismus
sich in sein Schiksal fügen
fatum, lat. = Schicksal

Folgende Strategien sind hilfreich, um negativen Stress zu vermeiden:

Wissensaufbau während der ganzen Ausbildung: Was im ersten Ausbildungsjahr gelernt wurde, kann mit praktischen Erfahrungen angereichert werden und es entsteht ein Wissensgitter, in dem immer mehr Stoff hängen bleibt. Das erspart sinnlose „Büffelei" leeren Wissens vor dem Examen.

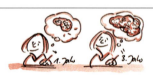

Nicht zu früh mit der Prüfungsvorbereitung beginnen: Es ist schwer sich gedanklich mehr als ein halbes Jahr in Prüfungsvorbereitungen zu befinden, Erschöpfung und zunehmender Stress zerrt an den Nerven

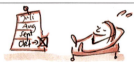

Nicht zu spät mit den Vorbereitungen beginnen: Zu hoher Lerndruck erzeugt Stress, das Lernpensum wird häufig zu groß, man verbringt zu viele Stunden am Schreibtisch, kann sich nicht mehr erholen, der Lernprozess wird ineffektiv.

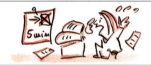

Konkurrierende Motive als Belohnung einsetzen: Nachdem ein gewisses Pensum erarbeitet oder gelernt wurde, wird ein Treffen mit Freundinnen oder ein Diskobesuch als „Belohnung" eingesetzt. Zugegeben ein kleiner Selbstbetrug, der aber äußerst gut wirkt.

Lerngruppen unterstützen die Vorbereitung: Nicht jeder kann gut in Gruppen arbeiten und es in jedem Fall sinnvoll, sich eine gewisse Zeit allein mit dem Lernstoff auseinanderzusetzen. Aber Gruppentreffen strukturieren die Lernarbeit, sie zwingen zur Vorbereitung, der Lernstoff wird noch einmal besprochen und alle profitieren vom Gespräch. Dabei können durchaus Schülerinnen unterschiedlichen Leistungsniveaus zusammenarbeiten. Die Leistungsstarken können durch Erklären ihre Fähigkeiten stärken und die Leistungsschwachen profitieren von den Erläuterungen guter Lernerinnen.

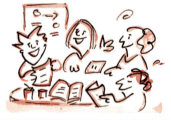

Lernplan erstellen: Festlegungen zur täglichen oder wöchentlichen Prüfungsvorbereitung teilen den Lernstoff in kleine „verdauliche" Happen. Ist eine bestimmte Etappe erreicht, wird eine Belohnung eingeplant (**Zeitplan** | 342).

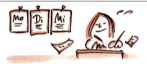

Mit den Prüferinnen in Kontakt bleiben: Es ist sinnvoll, mit Prüferinnen im Gespräch zu bleiben, deren Erwartungen kennen zu lernen, Hinweise zu Prüfungsinhalten von diesen zu erfragen.

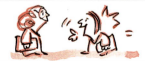

Die eigene Gesundheit erhalten und fördern

2

Arbeitsschutz

2 Arbeitsschutz

| 2.1 | Grundsätzliches zum Arbeitsschutz | 554 |

| 2.1.1 | Geschichtliche Entwicklung des Arbeitsschutzes | 554 |

| 2.1.2 | Bereiche, die durch Arbeitsschutzgesetze und Vorschriften geregelt werden | 555 |

| 2.1.3 | Institutionen und rechtliche Grundlagen des Arbeitsschutzsystems in Deutschland | 556 |

| 2.1.4 | Betriebsbeauftragte nach dem Arbeitssicherheitsgesetz (ASiG) | 557 |

| 2.2 | Unfallverhütung | 558 |

| 2.2.1 | Unfallverhütungsvorschriften | 559 |

2.2.2	Arbeits- und Wegeunfälle	559
	Definition und Häufigkeit	559
	Meldepflicht	560

| 2.2.3 | Besondere Unfallgefahren für Angehörige der Pflegeberufe | 560 |

| 2.3 | Umgang mit gefährlichen Stoffen im Pflegebereich | 561 |

| 2.3.1 | Gefahrstoffe | 561 |

2.3.2	Handlungsanleitung für die Praxis	562
	Umgang mit Chemotherapeutika	562
	Umgang mit Desinfektionsmitteln	563
	Umgang mit Reinigungsmitteln	563

| 2.4 | Rechtliche Vorgaben zum Umgang mit medizinisch-technischen Geräten für Betreiber und Anwender | 564 |

| 2.5 | Arbeitsschutz für besonders gefährdete Personengruppen | 565 |

| 2.5.1 | Mutterschutz | 565 |

| 2.5.2 | Jugendarbeitsschutz | 565 |

| 2.6 | Berufskrankheiten | 566 |

2.6.1	Definition und Auftreten	566
	Hauterkrankungen	566
	Infektionskrankheiten	567
	Bandscheibenschäden	567

| 2.6.2 | Anerkennungsverfahren | 568 |

| 2.6.3 | Prävention | 568 |

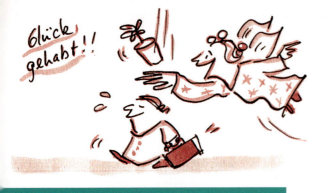
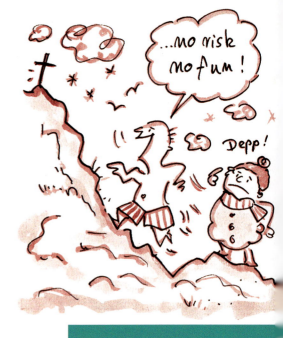

Arbeitsschutz

Menschen sind unterschiedlich ängstlich oder auch leichtsinnig. Im Juli 2008 starben zwei Männer beim „Zugspitzlauf" an Herzversagen. Mehrere andere wurden reanimiert und mit starker Unterkühlung in Krankenhäuser gebracht. Bei diesem Berglauf sind 2.100 Meter Höhenunterschied zu bewältigen. Obwohl allen bekannt war, dass das Wetter schlecht werden würde, hatten die meisten keine wärmende Kleidung dabei und sie kehrten bei beginnendem Schneefall auch nicht um.

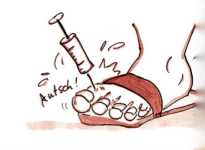

Für „Normalos" ist das Ganze schlicht nicht nachvollziehbar, für die Teilnehmerinnen dagegen gehört das Risiko zum Vergnügen am Sport.

Der Schutz am Arbeitsplatz vor Risiken und Gefahren für Leib und Leben gehört zu den sozialen Errungenschaften vieler industrialisierter Länder (wenn auch längst nicht überall, wie man z. B. an den vielen Bergwerksunfällen in so genannten Schwellenländern feststellen kann).

Tatsächlich musste und muss der Arbeitsschutz aber bis heute immer wieder auch gegen den Willen der Arbeitnehmerinnen durchgesetzt werden. Nicht alle Menschen verstehen (oder wollen verstehen), dass Arbeitsschutz auch Selbstschutz ist.

Unfallverhütungsvorschriften wirken trocken und uninteressant – deswegen werden sie gerne umgangen bzw. nicht zur Kenntnis genommen: Mir passiert schon nichts!

Es gibt aber einen erheblichen Unterschied zwischen der Sorglosigkeit im Privatleben und dem Arbeitsleben. Wer sich privat für eine gewisse Risikofreude und Sorglosigkeit entscheidet, trägt auch selbst die Folgen – egal wie schlimm die sein mögen. Und oft geht es ja gut aus.

Und niemand hat verständlicherweise viel Lust darauf, immer auf alle möglichen Gefahren und Risiken aufzupassen bzw. sie zu vermeiden. Bieten sie doch auch einen Reiz, einen Lustkitzel, der das tägliche Allerlei durchaus positiv zu unterbrechen vermag.

2

Arbeitsschutz

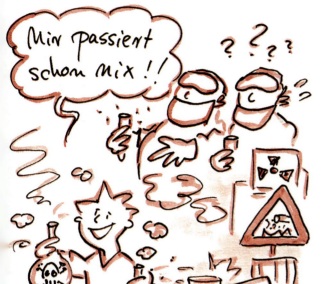

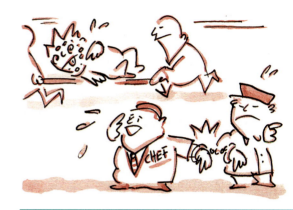

Anders sieht das am Arbeitsplatz aus: Der Arbeitgeber ist vom Gesetz her verpflichtet, die Arbeitnehmerinnen zu schützen – und zwar notfalls auch vor ihrer eigenen Sorglosigkeit. Denn sollte etwas Vermeidbares passieren und der Arbeitgeber nicht nachweisen können, dass er seine Mitarbeiterinnen entsprechend angewiesen hat, dann haftet er wegen Organisationsversagen.

Es ist schon eigenartig: Gesundheit erhalten und Krankheit verhüten sind wesentliche Elemente pflegerischer Arbeit. Und bezogen auf die Patientinnen sehen das ja auch alle ein. Und was ist mit den Pflegenden (übrigens auch Ärztinnen) selbst?

Bis vor wenigen Jahren wurden Infusionen mit Zytostatika nicht in den Klinikapotheken, sondern noch auf den Stationen zubereitet.

Peter L., langjähriger Krankenpfleger, bereitete die zytostatischen Infusionen ohne jegliche Schutzkleidung und ohne Handschuhe zu. Auf die Frage seiner Kollegin, die ihrerseits immer ausgelacht wurde, weil sie dazu Schutzkittel, Brille, Mundschutz und Handschuhe trug, meinte er nur lapidar: Ich habe meine Kinder schon."

Ist das Dummheit gewesen? Oder Übermut? Oder ...?
Heute gibt es andere Bereiche, in denen die eigene Gesundheit wissentlich aufs Spiel gesetzt wird, obwohl es Alternativen gibt. Fast alle Pflegenden lernen mittlerweile in der Ausbildung Grundtechniken der Kinästhetik, ein Bewegungskonzept, das nicht nur für die Patientinnen viel schonender ist als das oft ruckartige Lagern, sondern vor allem auch die Rücken der Pflegenden schont. Dennoch wenden viele Pflegende es nicht an, weil es eines gewissen Lernprozesses bedarf, bis man die Abläufe nachvollziehen kann. Lieber bückt man sich und hebt die Leute aus dem Rücken heraus hoch – und klagt anschließend über Rückenprobleme und Bandscheibenvorfälle.

Vielleicht hilft es sich zu vergegenwärtigen: Die Arbeitssicherheit ist eine notwendige Voraussetzung zur Ausführung jeglicher Arbeit. Es sind technische, organisatorische und persönliche Voraussetzungen zu berücksichtigen, um sicheres Arbeiten zu gewährleisten. Kann eine Arbeit nicht sicher ausgeführt werden oder bestehen gesundheitliche Risiken bei der Arbeitsausführung, so ist in aller Regel nicht von professioneller Arbeit zu sprechen. Das heißt, das Arbeitsergebnis kann nicht gewährleistet werden und es muss darüber hinaus mit weiteren Schäden gerechnet werden.

2.1 Grundsätzliches zum Arbeitsschutz

Gesunde und motivierte Mitarbeiterinnen sind die maßgeblichen Faktoren für eine erfolgreiche Unternehmensführung. Die Gesundheit der Mitarbeiterinnen im Betrieb wird dabei primär durch Arbeitsschutz und unfallverhütende Maßnahmen mitbestimmt. Die Hauptverantwortung für die Durchführung der Arbeitsschutzmaßnahmen liegt beim Arbeitgeber, ebenso tragen die Beschäftigten ein hohes Maß an Eigenverantwortung für die Erhaltung der eigenen Gesundheit.

Die Einhaltung der geltenden Vorschriften wird durch staatliche und öffentliche Institutionen überwacht. Das Arbeitsschutzgesetz verlangt vom Arbeitgeber die Schaffung einer geeigneten innerbetrieblichen Arbeitsschutzorganisation sowie die Unterweisung der Beschäftigten über Sicherheit und Gesundheitsschutz bei der Arbeit. Die Bestimmungen des Gesetzes sind durch mehrere |Verordnungen, z. B. die Arbeitsstättenverordnung (ArbStättV) oder die Bildschirmarbeitsverordnung (BildscharbV) konkretisiert. Weiterhin wird durch das Gesetz die Überwachung und Beratung der Betriebe durch die Arbeitsschutzbehörden geregelt.

Verordnungen | 265

Der „Unfallverhütungsbericht Arbeit" wird jährlich durch die Bundesregierung herausgegeben und gibt Auskunft über den Stand von Sicherheit und Gesundheit bei der Arbeit sowie über Häufigkeit von Berufskrankheiten in Deutschland.

Angewendete Arbeitsschutzmaßnahmen gliedern sich in Verhältnis- und Verhaltensprävention (Betriebliche Gesundheitsförderung | 239).

2.1.1 Geschichtliche Entwicklung des Arbeitsschutzes

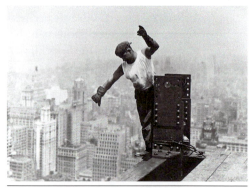

[1] Wolkenkratzerarbeiter

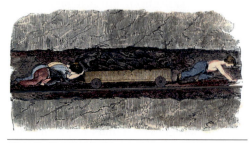

[2] Schlechte Arbeitsbedingungen in der Geschichte

Hippokrates | 474

Maßnahmen zum Arbeitsschutz sind eine Errungenschaft des modernen Sozialstaats. Bis weit ins 20. Jahrhundert hinein – in bestimmten Regionen der Erde auch noch bis heute – standen Produktionsergebnisse im Wert über dem Erhalt von Gesundheit und Leben. Unfälle mit schweren Verletzungen und/oder Todesfolgen standen in bestimmten Arbeitsbereichen auf der Tagesordnung. Berufskrankheiten waren keine Seltenheit und wurden als „normale" Folge des Arbeitsprozesses in Kauf genommen.

Beispiel Als Touristen bewundern wir in vielen Regionen die wunderschönen vergoldeten Kuppeln von Kirchen oder anderen Gebäuden. Der Beruf des Vergolders war jedoch mit einer sehr kurzen Lebenszeit verbunden. Um das Gold aufzubringen, wurden quecksilber- bzw. amalgamhaltige Substanzen benötigt, die in der Regel bei den Arbeiten innerhalb kürzester Zeit zu Schwermetallvergiftungen führte, teilweise mit Todesfolge.

Bereits in der Antike wurden Berufskrankheiten beschrieben und vereinzelt Maßnahmen zur Gesundheitsvorsorge ergriffen. Als Vorreiter gilt |Hippokrates, der bei Schneidern bestimmte Haltungsschäden feststellte und daraus einen Zusammenhang zwischen Gesundheit und körperlicher Arbeit herleitete.

Arbeitsschutz

2.1

Im Mittelalter wurde der Zusammenhang zwischen Arbeitsbelastung und gesundheitlichen Folgen weiter beobachtet. Der Arzt und Wissenschaftler Georg Agricola (1494–1555) erkannte Gesundheitsrisiken für Arbeiter, welche z. B. im Bergbau mit Staub in Kontakt kamen.

Mit der industriellen Entwicklung Deutschlands wurden Arbeitszeiten von 16 Stunden täglich an sieben Tagen der Woche üblich – für Männer, Frauen und Kinder bestimmter Bevölkerungsgruppen gleichermaßen. Und da ständig mehr als genügend Arbeitskräfte zur Verfügung standen, sahen die Arbeitgeber auch keinen Handlungsbedarf, die Arbeiterinnen vor gesundheitsbedingtem Ausscheiden aus dem Berufsleben zu schützen. Dieses Problem erkennend, erließ der preußische König Friedrich Wilhelm III. im Jahr 1839 ein Regulativ zum technischen und sozialen Arbeitsschutz für Kinder. Auch für ihn stand weniger der generelle Schutz von Gesundheit und Leben im Vordergrund, als eher der durch die Kinderarbeit stark in Mitleidenschaft gezogene Gesundheitszustand der jungen Männer, die als Soldaten für seine Armee rekrutiert werden sollten.

Mit der Reichsgewerbeordnung wurde 1871 das Arbeitsversicherungsrecht verabschiedet. Danach waren die Betriebe verpflichtet, bestimmte Maßnahmen zum Arbeitsschutz einzuführen und zu überwachen. 1884 wurde unter Bismarck das Gewerbeunfallversicherungsgesetz beschlossen. Ein Bestandteil dieses Gesetzes war der so genannte duale Arbeitsschutz. Dualer Arbeitsschutz bedeutet in diesem Zusammenhang eine Aufteilung der notwendigen Maßnahmen zwischen den Trägern der |gesetzlichen Unfallversicherung und staatlichen Institutionen. Versicherte erhielten nun bei einem Arbeitsunfall Versicherungsleistungen wie die Kostenübernahme von Heilbehandlungen und ggf. die Zahlung einer Unfallrente.

Erst 1996 wurde in Deutschland ein einheitliches **Arbeitsschutzgesetz** (ArbSchG) eingeführt. Hauptziel des Gesetzes ist der Gesundheitsschutz aller Beschäftigten durch betriebliche Maßnahmen. In dem Gesetz sind Pflichten des Arbeitgebers und Pflichten und Rechte der Beschäftigten im Zusammenhang mit der Gesundheitsvorsorge und dem Arbeitsschutz festgelegt. Weiterhin sind zuständige Behörden, Befugnisse und Bußgelder genannt und ihr Aufgabenbereich definiert. Ein enger Zusammenhang besteht zum |Betriebsverfassungsgesetz, in dem die Zusammenarbeit von Arbeitgebern und |Mitarbeitervertretungen geregelt ist.

gesetzliche Unfallversicherung | 212

www.bundesrecht.juris.de/
bundesrecht/arbschg/
gesamt.pdf
Gesetz über die Durchführung von Maßnahmen des Arbeitsschutzes zur Verbesserung der Sicherheit und des Gesundheitsschutzes der Beschäftigten bei der Arbeit

Betriebsverfassungsgesetz | 301
Mitarbeitervertretungen | 291

Bereiche, die durch Arbeitsschutzgesetze und Vorschriften geregelt werden

2.1.2

Abhängig von Zielgruppe und/oder -gebiet werden die Arbeitsschutzbereiche wie folgt aufgeteilt:
- personenbezogener Bereich, z. B. organisatorische Regelungen, Arbeitsplatzgestaltung bei Schwangerschaft,
- arbeitszeitbezogener Bereich, z. B. Dauer und Lage von Arbeitszeiten,
- räumlicher Bereich, z. B. ergonomische Gestaltung des Arbeitsplatzes,
- betrieblicher Bereich, z. B. betriebliche Arbeitsschutzmaßnahmen,
- technischer Bereich, z. B. Vorschriften im technischen Arbeitsschutz, Marktüberprüfungen von Geräten sowie
- stofflicher Bereich, z. B. chemikalienrechtliche Vorschriften.

Um einen umfassenden Mitarbeiterschutz sicher zu stellen, überschneiden sich die Zuständigkeiten. Zum Beispiel betrifft Jugend-, Mutter- und Behindertenschutz alle genannten Bereiche.

Die eigene Gesundheit erhalten und fördern

2.1.3 Institutionen und rechtliche Grundlagen des Arbeitsschutzsystems in Deutschland

Aus der historischen Entwicklung heraus ist der Arbeitsschutz traditionell in der Hand der Arbeitgeber. Die rechtlichen Grundlagen werden wie alle Bundesgesetze und -verordnungen auf Bundesebene erlassen und mit den europäischen Richtlinien abgeglichen. Eine Besonderheit des Arbeitsschutzsystems ist die Zuständigkeit der Berufsgenossenschaften und Unfallversicherungsträger. Berufsgenossenschaften wurden als selbst verwaltete Zusammenschlüsse von Unternehmern gegründet, den so genannten Berufsgenossen, woraus sich die Bezeichnung Berufsgenossenschaft im Unfallversicherungsgesetz von 1884 ableitet. 1929 wurde die Berufsgenossenschaft Gesundheit und Wohlfahrt als 69. gewerbliche Berufsgenossenschaft gegründet und ist bis heute für die Arbeitnehmerinnen der Pflegeberufe unter privater oder freier Trägerschaft zuständig. Heute gibt es neben 23 gewerblichen noch 9 landwirtschaftliche Berufsgenossenschaften. Die Angestellten des öffentlichen Dienstes (Bund, Länder, Kommunen) sind durch 27 Unfallkassen abgesichert.

Die wichtigsten rechtlichen Vorschriften (Gesetze, Verordnungen, Richtlinien und Normen), die für den Arbeitsschutz im Pflegebereich von Bedeutung sind, finden Sie hier in alphabetischer Reihenfolge:

Arbeitsgerichtsgesetz   (**ArbGG**)
Arbeitsschutzgesetz   (**ArbSchG**)
Arbeitssicherheitsgesetz   (**ASiG**)
Arbeitsstättenverordnung   (**ArbStättV**)
Arbeitszeitgesetz   (**ArbZG**)
Arzneimittelgesetz   (**AMG**)
Berufskrankheitenverordnung   (**BKV**)
Beschäftigungsschutzgesetz   (**BSchG**)
Betriebssicherheitsverordnung   (**BetrSichV**)
Bürgerliches Gesetzbuch   (**BGB**)
Gefahrstoffverordnung   (**GefStoffV**)
Geräte- und Produktsicherheitsgesetz   (**GPSG**)
Infektionsschutzgesetz   (**IfSG**)
Jugendarbeitsschutzgesetz   (**JArbSchG**)
Jugendarbeitsschutzuntersuchungsverordnung   (**JarbSchUV**)
Medizinprodukte-Betreiberverordnung   (**MPB BetreibV**)
Medizinproduktegesetz   (**MPG**)
Mutterschutzgesetz   (**MuSchG**)
Röntgenverordnung   (**RöV**)
Strahlenschutzverordnung   (**StrlSchV**)
Technische Regeln Gefahrstoffe   (**TRGS**)
Biostoffverordnung   (**BiostoffV**)
Technische Regeln biologische Arbeitsstoffe   (**TRBA**)

Unfallverhütungsvorschriften (UVV), insbesondere:
UVV BGV A1   „Grundsätze der Prävention"
UVV BGV A3   „Elektrische Anlagen und Betriebsmittel"
UVV BGV A4   „Arbeitsmedizinische Vorsorge"
UVV BGV A6   „Fachkräfte für Arbeitssicherheit"
UVV BGV A7   „Betriebsärzte"
UVV BGV B2   „Laserstrahlung"

Arbeitsschutz

Betriebsbeauftragte nach dem Arbeitssicherheitsgesetz (ASiG)

2.1.4

Für die interne Überwachung und Umsetzung der gesetzlich vorgeschriebenen Arbeitsschutzmaßnahmen, der so genannten Eigenkontrolle, kann der Arbeitgeber in verschiedenen Bereichen Betriebsbeauftragte bestellen. Grundlage für die Tätigkeit der Betriebsbeauftragten sind die entsprechenden gesetzlichen Vorgaben. Betriebsbeauftragte haben vorwiegend eine beratende, unterstützende, aber auch überwachende Funktion. Sie haben meist keine Eigenverantwortung in ihrem Auftragsbereich, sondern eine so genannte verantwortliche Beratungsfunktion. Die innerbetriebliche Stellung variiert, oftmals sind die Betriebsbeauftragten unmittelbar der Betriebsleitung unterstellt.

Im Gesundheitsbereich können/müssen folgende Betriebsbeauftragte ernannt werden:

Bezeichnung	Rechtsgrundlagen
Beauftragte für die biologische Sicherheit	Gentechnik-Sicherheitsverordnung
Betriebsärztin	Arbeitssicherheitsgesetz und UVV-Betriebsärzte
Betriebsbeauftragte für Abfall	Kreislaufwirtschafts- und Abfallgesetz
Brandschutzbeauftragte	in der Regel ohne spezielle rechtliche Forderung, aber wegen der besonderen vielfältigen Anforderungen in vielen Betrieben üblich; länderspezifisch gibt es im Baurecht Hinweise, dass Brandschutzbeauftragte bestellt werden müssen
Datenschutzbeauftragte	Bundesdatenschutzgesetz
Fachkraft für Arbeitssicherheit	Arbeitssicherheitsgesetz und UVV-Fachkräfte für Arbeitssicherheit
Gefahrstoffbeauftragte	ohne spezielle rechtliche Forderung, aber wegen der besonderen und vielfältigen Anforderungen zur Umsetzung der Verordnung zum Schutz vor gefährlichen Stoffen (Gefahrstoffverordnung – GefStoffV) in vielen Betrieben üblich
Geräte-Produktverantwortliche	Medizinprodukte-Betreiberverordnung
Hygienefachkraft	ohne spezielle rechtliche Forderung, aber bei Betrieben mit besonderen Anforderungen an die Hygiene über Landesrecht verbindlich (z. B. im Krankenhaus gemäß Berliner Krankenhausgesetz sowie Berliner Krankenhausbetriebsordnung)
Koordinatorin von Fremdfirmen zur Vermeidung einer möglichen gegenseitigen Gefährdung	Arbeitsschutzgesetz und UVV-Grundsätze der Prävention
Koordinatorin zur Vorbereitung und Ausführung von Bauvorhaben	Baustellenverordnung
Laserschutzbeauftragte	UVV-Laserstrahlung
Qualitätsmanagementbeauftragte	ohne spezielle rechtliche Forderung, aber allgemein üblich
Schwerbehindertenbeauftragte	SGB IX
Sicherheitsbeauftragte	SGB VII und UVV-Grundsätze der Prävention
Strahlenschutzbeauftragte	Strahlenschutzverordnung Röntgenverordnung
Strahlenschutzbevollmächtigte	ohne spezielle rechtliche Forderung, aber wegen der besonderen vielfältigen Anforderungen zur Umsetzung von Pflichten des Arbeitgebers als Strahlenschutzverantwortlicher in größeren Betrieben üblich

2.2 Unfallverhütung

Unfälle sind ein zeitlich begrenztes Ereignis, das zu einem Gesundheitsschaden oder zum Tod führt. Arbeitsunfälle sind dadurch gekennzeichnet, dass sie innerhalb der Arbeitszeit passieren. Die Kosten für die Vermeidung von Unfällen sind gegenüber denen der Behandlungs- und Ausfallskosten der Unfallfolgen sehr viel geringer. Daher wird der Analyse der Unfallgefahren eine große Bedeutung beigemessen.

Unfälle entstehen i. d. R. dann, wenn mehrere Faktoren am selben Ort und zur gleichen Zeit zusammentreffen. So stellt ein frisch geputzter Boden eine **Gefahrenquelle** dar, deren Gefährlichkeit durch das Markieren mit einem Warnschild gemindert wird. Wird dies jedoch vergessen, entsteht eine **Gefahr bringende Bedingung**. Solange keiner oder jemand nur sehr vorsichtig den Boden betritt, ist der feuchte Boden nur eine potenzielle Gefahrenquelle. Stress und Hektik in einer mangelhaften Arbeitsorganisation begünstigen jedoch die Unfallgefahr, sie sind somit **begünstigende Bedingungen**. Darunter zählt neben dem Vergessen der Absicherung der Gefahrenquelle (Warnschild) z. B. schnelles, unachtsames Gehen oder das falsche Schuhwerk.

Die Gefahr bringende Bedingung und die unfallbegünstigende Bedingung sind somit vor dem Unfallereignis immer vorhanden. Arbeitsschutzmaßnahmen haben zum Ziel, diese zu erkennen und zu beseitigen, bevor ein Unfall passiert. Unfallverhütung hat somit immer einen „primärpräventiven" Charakter.

Unfallentstehung und -verhütung

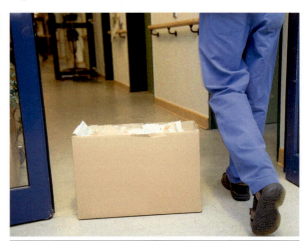

[1] Im Flur herumstehende Kisten stellen eine Gefahrenquelle dar.

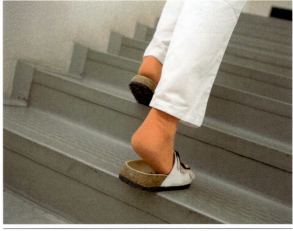

[2] Offenes Schuhwerk kann zu Stolperunfällen führen.

Arbeitsschutz

Unfallverhütungsvorschriften

2.2.1

Die Unfallverhütungsvorschriften werden durch die Berufsgenossenschaften für ihren jeweiligen Bereich verbindlich erlassen. Als berufsgenossenschaftliche Vorschriften- und Regelwerke (BGVR) klären sie
- die Gestaltung des Arbeitsplatzes,
- die Pflichten der Arbeitgeber und der Arbeitnehmerinnen sowie
- die Organisation des betrieblichen Arbeitsschutzes.

Während die Gestaltung des Arbeitsplatzes sowie die Organisation des betrieblichen Arbeitsschutzes in den Aufgabenbereich des Arbeitgebers fällt, obliegt es den Arbeitnehmerinnen, ihr Handeln eigenverantwortlich an den Unfallverhütungsvorschriften auszurichten.

Beispiel Um die Arbeitnehmerinnen vor Stichverletzungen mit Kanülen zu schützen, muss der Arbeitgeber die notwendigen Materialien zur Verfügung stellen (z. B. geeignete Abwurfbehälter). Die Arbeitnehmerinnen müssen dahingehend geschult sein, dass sie alle Schutzmaßnahmen vor Stichverletzungen beim alltäglichen Arbeiten beachten (z. B. kein |„Recapping").

www.arbeitssicherheit.de/
servlet/PB/show/1224172/a1.pdf
Hier finden Sie eine Übersicht über die Unfallverhütungsvorschriften.

www.dguv.de/
Seite des Spitzenverbands der gewerblichen Berufsgenossenschaften und der Unfallversicherungsträger

Recapping | 567

Arbeits- und Wegeunfälle

2.2.2

Definition und Häufgkeit

Arbeitsunfälle werden nach SGB VII definiert als Unfälle infolge einer versicherten Tätigkeit, die nicht absichtlich herbeigeführt wurde. **Wegeunfälle** sind Unfälle auf dem Weg nach oder von dem Ort der versicherten Tätigkeit (inklusive Dienstreisen) und sind nach SGB VII den Arbeitsunfällen versicherungstechnisch gleichgestellt.

Bei einer aus dem Arbeitsunfall resultierenden Minderung der Erwerbsfähigkeit von mindestens 20 % über die 26. Woche hinaus, hat die verunfallte und versicherte Person einen Anspruch auf Rente. Verstirbt sie gar infolge des Unfalls, steht die Rente den Hinterbliebenen zu. Die Leistungen der Unfallversicherungsträger unterscheiden sich dabei deutlich von denen der Krankenkassen und Rentenversicherungsträger. Sie sind stark auf die Wiedereingliederung der Verunfallten in den Arbeitsalltag gerichtet. Dafür werden finanzielle und fachliche Aufwendungen von der Akutbehandlung und Frührehabilitation bis zur Wiedereingliederung geleistet.

Die Zahl der gemeldeten Arbeitsunfälle hat sich in den letzten Jahrzehnten in Deutschland enorm verringert. Allein im Zeitraum von 1992 bis 2003 reduzierten sie sich um 45 %. 2007 registrierte der Spitzenverband der gewerblichen Berufsgenossenschaften und der Unfallversicherungsträger (DGUV) erstmals wieder einen leichten Anstieg der meldepflichtigen Unfälle um drei Prozent auf 977.297. Die Zahl der Wegeunfälle und der Unfälle mit tödlichem Ausgang verringerten sich jedoch weiterhin.

Die meisten Arbeitsunfälle ereigneten sich im Bergbau, der Landwirtschaft und im Bauwesen.

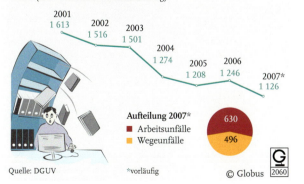

Risiko am Arbeitsplatz
Tödliche Arbeits- und Wegeunfälle im Bereich der gewerblichen Berufsgenossenschaften und der Unfallversicherung der öffentlichen Hand (ohne Schüler-Unfallversicherung).
2001: 1 613; 2002: 1 516; 2003: 1 501; 2004: 1 274; 2005: 1 208; 2006: 1 246; 2007*: 1 126
Aufteilung 2007*: Arbeitsunfälle 630, Wegeunfälle 496
Quelle: DGUV   *vorläufig   © Globus 2060

559

Meldepflicht

Arbeits- und Wegeunfälle, die zu mehr als drei Tagen Arbeitsunfähigkeit oder Tod führen, sind meldepflichtig. Zur eigenen Absicherung bei evtl. Spätschäden ist es empfehlenswert, jeden Arbeitsunfall zu dokumentieren (z. B. in Formularen der Berufsgenossenschaft oder im Erste-Hilfe-Handbuch). Die Unfallmeldung ist von Bedeutung für die Versicherung und für die zukünftige Unfallverhütung, sie muss daher möglichst zeitnah und detailliert sein. Sie enthält Angaben über:

- Namen der Verunfallten,
- Namen der Zeugen und Ersthelferinnen,
- Zeit,
- Ort,
- Unfallhergang,
- Art und Schwere der Verletzung bzw. des Gesundheitszustandes sowie
- Art der Erste-Hilfe Maßnahmen.

Nach einem Arbeitsunfall, der zu einer Arbeitsunfähigkeit (AU) von (voraussichtlich) mehr als drei Tagen führt, muss eine so genannte |Durchgangsärztin (D-Ärztin) aufgesucht werden. Sie ist von den Berufsgenossenschaften damit beauftragt, Arbeitsunfälle zu diagnostizieren und die Behandlung zu koordinieren. Die Kosten für die Behandlung trägt in diesem Fall nicht die |Krankenkasse, sondern die zuständige gewerbliche Berufsgenossenschaft oder Unfallkasse.

www.bgw-online.de/internet/generator/Navi-bgw-online/NavigationLinks/Kundenzentrum/Formulare/navi.html
Hier finden Sie ein Formular für Unfallanzeigen.

Durchgangsärztin | 560
Krankenkasse | 207

2.2.3 Besondere Unfallgefahren für Angehörige der Pflegeberufe

Die Arbeitsunfallgefahr im Krankenhaus ist im Vergleich zu anderen Branchen verhältnismäßig gering bei weiterhin sinkender Tendenz. Mit 14 Unfällen auf 1 000 Vollzeitbeschäftigte ist die Unfallquote um die Hälfte niedriger als z. B. in den gewerblichen Berufen des öffentlichen Dienstes (|DAK-BGW Gesundheitsreport 2005). Zu den häufigsten Arbeitsunfällen im Krankenhaus gehören Stolper-, Rutsch- und Sturzunfälle (so genannte SRS-Unfälle), die besonders folgenschwer verlaufen, wenn Patientinnen oder Geräte getragen werden. Dabei stellen Bodenbeschaffenheit und schlechte Beleuchtung eine zusätzliche Gefahrenquelle dar. Laut der Unfallberichte der gesetzlichen Unfallversicherung ist jedoch unaufmerksames Verhalten der Mitarbeiterinnen infolge von Hektik und Stress die häufigste Unfallursache.

Eine weitere Unfallgefahr sind Nadelstichverletzungen mit dem daraus resultierenden Infektionsrisiko.

DAK-BGW | 578

Unfallauslöser	Anzahl	Anteil in %
Fußböden, Gehwege	512	24
Treppen, Podeste	245	11
Menschen	192	9
Liegemöbel	181	8
Behandlungsgeräte, Spritzen	160	7
Türen, Tore	149	7
Sonstige Gegenstände	555	26

[Tab. 1] Meldepflichtige Arbeitsunfälle in Allgemeinkrankenhäusern nach Unfallauslösern (DAK Gesundheitsreport 2007)

Arbeitsschutz

Umgang mit gefährlichen Stoffen im Pflegebereich | 2.3
Gefahrstoffe | 2.3.1

Gefahrstoffe sind Stoffe und Stoffgemische mit gefährlichen Eigenschaften für die Person oder die Umwelt. Der Umgang mit Gefahrstoffen ist durch die Gefahrstoffverordnung geregelt. Gefahrstoffe können
- fest (z. B. Tabletten),
- flüssig (z. B. Desinfektionsmittel),
- gasförmig (z. B. Anästhesiegase) oder
- staubförmig (z. B. Asbeststaub in manchen Hauswänden) sein.

www.baua.de/nn_12292/de/
Themen-von-A-Z/Gefahrstoffe/
Rechtstexte/pdf/Gefahrstoffverordnung.pdf
Hier finden Sie die Gefahrstoffverordnung.

Gefahrstoffe wirken primär über die Haut oder Schleimhäute, in seltenen Fällen über andere Eingangspforten wie z. B. Schnitt- oder Stichverletzungen. Gas- und staubförmige Stoffe bergen zusätzlich die Gefahr der unbemerkten Inhalation und/oder eine Brand- und Explosionsgefahr. Wie die Gefahrstoffe auf den menschlichen Körper wirken, ist abhängig von der Menge und der Dauer des einwirkenden Stoffes.

Beim Umgang mit Gefahrstoffen ist nicht nur die eigene Sicherheit zu bedenken, sondern ebenfalls die der Mitarbeiterinnen und der Patientinnen. Grundsätzlich müssen Gefahrstoffe immer entsprechend der Gefahrstoffverordnung bzw. laut Herstellerhinweisen gelagert werden. In Einrichtungen, in denen Gefahrstoffe vorkommen und gelagert werden, muss das Personal durch regelmäßige Schulungen und Unterweisungen über den Umgang aufgeklärt werden. Hierzu gehören auch Kenntnisse zu den Maßnahmen im Gefahrfall.

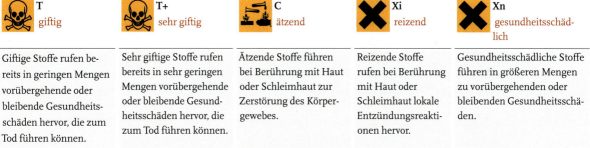

T giftig	T+ sehr giftig	C ätzend	Xi reizend	Xn gesundheitsschädlich
Giftige Stoffe rufen bereits in geringen Mengen vorübergehende oder bleibende Gesundheitsschäden hervor, die zum Tod führen können.	Sehr giftige Stoffe rufen bereits in sehr geringen Mengen vorübergehende oder bleibende Gesundheitsschäden hervor, die zum Tod führen können.	Ätzende Stoffe führen bei Berührung mit Haut oder Schleimhaut zur Zerstörung des Körpergewebes.	Reizende Stoffe rufen bei Berührung mit Haut oder Schleimhaut lokale Entzündungsreaktionen hervor.	Gesundheitsschädliche Stoffe führen in größeren Mengen zu vorübergehenden oder bleibenden Gesundheitsschäden.
Chlor	Nikotin	hochprozentige Salzsäure oder Natronlauge	Natriumcarbonat	Jod, Koffein

N umweltgefährlich	F leicht entzündlich	F+ hochentzündlich	O brandfördernd	E explosionsfördernd
Umweltgefährliche Stoffe stellen auf Grund ihres Verhaltens in der Umwelt eine unmittelbare oder längerfristige Gefahr für die Struktur und das Funktionieren natürlicher Ökosysteme dar.	Die Dämpfe leicht entzündlicher Stoffe bilden mit der Umgebungsluft explosionsfähige Gemische, die bei Anwesenheit einer Zündquelle leicht entzündet werden können (Flammpunkt unter 21 °C).	Die Dämpfe hochentzündlicher Stoffe oder Gase bilden mit der Umgebungsluft explosionsfähige Gemische, die bei Anwesenheit einer Zündquelle sehr leicht entzündet werden können (Flammpunkt unter 0 °C, Siedepunkt unter 35 °C).	Brandfördernde Stoffe können einen Brand ohne Luftzufuhr unterhalten.	Explosionsgefährliche Stoffe können z. B. durch Reibung, Hitze, Schlag oder Initialzündung zur Explosion gebracht werden.
Kaliumpermanganat	Azeton	Wasserstoff	reiner Sauerstoff	Glycerolnitrat

2.3.2 Handlungsanleitung für die Praxis

Arbeitnehmerinnen sollten in grundlegenden Belangen der Personalhygiene geschult sein. Sie müssen wissen,
- wann sie welche Schutzkleidung (z. B. Handschuhe, Schutzbrille, Schutzkittel) tragen müssen,
- welche technischen Maßnahmen (z. B. Entlüftung) erforderlich sind und
- wie Gefahrstoffe fachgerecht entsorgt werden.

Ebenso gehören regelmäßige, durch den Arbeitgeber zu organisierende, arbeitsmedizinische Vorsorgeuntersuchungen zum allgemeinen Maßnahmenkatalog. Neben den allgemeinen Vorschriften gelten immer auch die hausinternen Standards.

Umgang mit Chemotherapeutika

Heute werden Chemotherapeutika – auch Zytostatika genannt –, meistens individuell für die Patientinnen zubereitet, von den entsprechenden Apotheken bezogen, sodass eine Anmischung vor Ort nur noch selten praktiziert wird. Zytostatika wirken antineoplastisch, d. h., sie hemmen die Reifung und |Proliferation von Neoplasma (Neubildung von Gewebe). Während diese Wirkung bei Tumorgewebe erwünscht ist, führt sie bei gesundem Gewebe zur Vergiftung mit zahlreichen Funktionseinbußen. Pflegende, die mit Zytostatika umgehen, sollten folgende Kenntnisse besitzen:
- Arzneimittelwirkungen,
- Handling,
- Erste-Hilfe-Maßnahmen bei Medikamentenkontakt sowie
- fachgerechte Entsorgung.

Zu einem korrekten Handling gehören folgende Maßnahmen:
- Das Zytostatikum wird an einer Sicherheitswerkbank mit Belüftungsfilter (Schutz vor Aerosolbildung) vorbereitet [Abb. 1].
- Die vorbereitende Person trägt Schutzkittel, Latexhandschuhe, Augen- und Mundschutz.
- Zur Vorbereitung werden Fertigspritzen mit |Luer-Lock-Verbindung genutzt. Beim Anstechen der Ampullen muss ein Verspritzen des Medikaments vermieden werden (kein vorheriges Schütteln o. Ä.).
- Hat eine Patientin eine Zytostatikumgabe erhalten, sind ihre Ausscheidungen kontaminiert. Das bedeutet, dass für den Umgang mit ihren Ausscheidungen (z. B. Erbrochenes, Urin oder Stuhl) die gleichen Schutzmaßnahmen gelten wie für das Zytostatikum selbst.
- Die Entsorgung von kontaminierten Materialien erfolgt nach der |Abfallentsorgungsrichtlinie sowie den hausinternen Standards.

[1] Zytostatika werden an einer Sicherheitswerkbank vorbereitet.

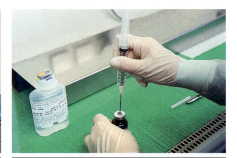

[2] Zur Vorbereitung werden Fertigspritzen mit Luer-Lock-Verbindungen genutzt

---

Proliferation [1] | 769

⚠ Schwangere Pflegepersonen sowie Beschäftigte nach dem |Jugendarbeitsschutzgesetz dürfen keinen Kontakt mit Zytostatika haben.

Jugendarbeitsschutzgesetz | 565
Luer-Lock-Verbindung [1] | 698

Abfallentsorgungsrichtlinie | 259

Arbeitsschutz

Umgang mit Desinfektionsmitteln

|Desinfektionsmittel haben zum Ziel, die Zahl der Infektionserreger so weit zu reduzieren, dass eine Infektion nicht mehr möglich ist. Abhängig von Dosis und Applikationsform können Desinfektionsmittel gesundheitsschädliche Wirkungen auf den menschlichen Körper haben. Die jeweiligen Warnhinweise auf den Umverpackungen sind zur Vermeidung von Gesundheitsschäden zu beachten. Einige Stoffe stehen zusätzlich im Verdacht, besonders gesundheitsschädlich zu sein:

Desinfektionsmittel 1 | 680

- **Formaldehyd** steht im Verdacht, krebserzeugendes Potenzial zu haben.
- **Glyoxal** steht im Verdacht, erbgutveränderndes Potenzial zu besitzen.
- **Glutardialdehyd** kann die Atemwege reizen.

Alkoholhaltige Desinfektionsmittel sind – genauso wie Äther und Benzin – leicht entflammbar.

Um beim Umgang mit Desinfektionsmitteln gesundheitsgefährdende Faktoren zu minimieren, ist auf ausreichenden Schutz vor Haut- und Schleimhautkontakt sowie Inhalation zu achten (hausinternen Hautschutzplan beachten!). Dazu tragen Pflegende entsprechende Schutzhandschuhe, ggf. eine Mundschutz und Schutzbrille, und lüften nach der Anwendung von Desinfektionsmitteln den Raum ausreichend.

Umgang mit Reinigungsmitteln

Reinigungsmittel enthalten häufig zahlreiche chemische Stoffe. Abhängig vom Grad ihrer Konzentration können sie bei Haut- oder Schleimhautkontakt zu Reizungen und Verätzungen führen. Tenside und Lösungsmittel entfetten die Haut, Lösungsmittel bergen zusätzlich die Gefahr, beim Einatmen der Dämpfe Kopfschmerzen, Müdigkeit und Konzentrationsstörungen auszulösen.

Im Umgang mit (Haushalts-)Reinigungsmitteln sind daher die gleichen Maßnahmen zu ergreifen wie bei Desinfektionsmitteln. Für die Hautreinigung gibt es inzwischen zahlreiche hautschonende Präparate auf dem Markt. Folgende Maßnahmen können für die Hautreinigung empfohlen werden:

- sparsamer Umgang mit dem Mittel,
- Mittel gut verteilen und mit reichlich Wasser abspülen,
- Haut im Anschluss an die Reinigung gut trocknen, dabei nicht „rubbeln", sondern eher „tupfen" und
- nach jeder Hautreinigung ein Pflegemittel auftragen.

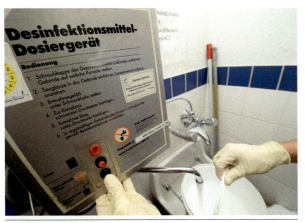

[3] Der Umgang mit Desinfektionsmittel, insbesondere in hochkonzentrierter Form, erfordert geeignete Schutzmaßnahmen.

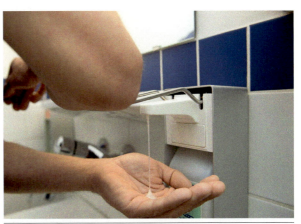

[4] Hautreinigungsmittel sollten sparsam eingesetzt werden.

2.4 Rechtliche Vorgaben zum Umgang mit medizinisch-technischen Geräten für Betreiber und Anwender

Medizinprodukte sind technische Vorrichtungen sowie Stoffe, Zubereitungen aus Stoffen oder andere Gegenstände mit medizinischer Zweckbestimmung, die zur Anwendung am Menschen bestimmt sind. Durch das Medizinproduktegesetz und die Medizinproduktebetreiberordnung (MPBetreibV) sind die Voraussetzungen für das Inverkehrbringen und die Inbetriebnahme von Medizinprodukten geregelt. Sie enthalten eine Vielzahl von Vorschriften für das Errichten, Betreiben und Anwenden von Medizinprodukten.

Die bestimmungsgemäße Hauptwirkung von Medizinprodukten wird primär auf physikalischem Weg erreicht. Medizinprodukte sind z. B. Herzschrittmacher, Röntgengeräte, ärztliche Instrumente und Labordiagnostika, sowie Verbandstoffe, Katheter und Sehhilfen. Die folgenden Ausführungen beziehen sich hauptsächlich auf Geräte, die im Rahmen der Diagnostik und Therapie zum Einsatz kommen, wie z. B. Infusomaten, Perfusoren, Inhalationsgeräte oder Blutzuckermessgeräte.

Zum Schutz der Patientinnen und Anwenderinnen muss jede entdeckte Auffälligkeit oder Ungereimtheit im Zusammenhang mit einem Medizinprodukt an die zuständige überwachende Behörde gemeldet werden. Weiterhin sind engmaschige sicherheitstechnische Kontrollen durch die betreibende Institution durchzuführen und im Medizinproduktebuch zu dokumentieren. Dazu gehören alle Angaben über

- durchgeführte Einweisungen und Funktionsprüfungen,
- sicherheitstechnische und messtechnische Kontrollen,
- Instandhaltungen sowie
- Funktionsstörungen und Bedienfehler.

Jede Benutzerin eines Geräts muss in die Handhabung eingewiesen sein [Abb. 1]. Dies wird im Gerätepass dokumentiert [Abb. 2]. Vor jeder Inbetriebnahme muss sich die Anwenderin über die Funktionsfähigkeit des Geräts versichern. Verfügt sie nicht über die entsprechende Qualifikation, darf sie das Gerät nicht betreiben.

Innerhalb eines Bereiches werden Geräteverantwortliche benannt, welche durch den Betreiber (z. B. das Krankenhaus) oder im Idealfall sogar durch den Hersteller eingewiesen werden.

Ein Hersteller haftet nach dem Produkthaftungsgesetz (ProdHaftG) für Schäden, welche durch sein Gerät verursacht wurden. Nimmt ein Betreiber an dem Gerät eigenmächtig verändernde Eingriffe vor, so wird dieser dadurch zum Hersteller und haftet für evtl. Schäden. Eine Benutzerin, die trotz fehlender Qualifikation ein Gerät bedient und dadurch einen Schaden verursacht, kann dafür haftungsrechtlich zur Verantwortung gezogen werden.

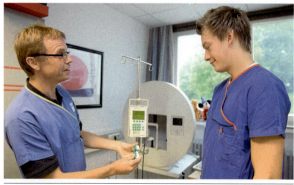

[1] Geräteeinweisung

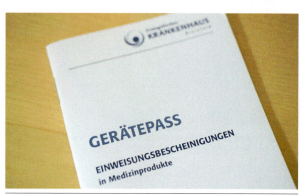

[2] Gerätepass

Arbeitsschutz

Arbeitsschutz für besonders gefährdete Personengruppen 2.5

Im so genannten sozialen Arbeitsschutz sind besondere Arbeitsschutzrechte beinhaltet. Besonders gefährdete Arbeitnehmergruppen sollen im Zusammenhang mit der jeweiligen Konstitution hierdurch besser vor Gesundheitsgefahren geschützt werden.

Mutterschutz 2.5.1

Stehen werdende oder stillende Mütter in einem Arbeitsverhältnis, so müssen sie einen besonderen Schutz vor Gesundheitsschäden durch Gefahren und Überforderung erhalten. Wichtige Vorgaben hierzu sind im Mutterschutzgesetz geregelt. Das Gesetz beinhaltet in Bezug auf den Arbeitsschutz spezielle Hinweise zum Gesundheits- und Gefahrenschutz in der Schwangerschaft sowie Stillzeit.

Es ist der werdenden Mutter während der Schwangerschaft untersagt, schwere körperliche Arbeiten und Tätigkeiten zu übernehmen, bei denen sie schädlichen Einwirkungen ausgesetzt ist durch:

- gesundheitsgefährdende Stoffen oder Strahlen,
- Staub,
- Gase oder Dämpfe,
- Hitze oder Kälte,
- Nässe sowie
- Erschütterungen und Lärm.

Aus diesem Grund müssen werdenden Müttern Arbeitsplätze zur Verfügung gestellt werden, die diesen Anforderungen genügen. Da die meisten Arbeitsbereiche im Krankenhaus diese Forderungen nicht erfüllen können, ist es in vielen Einrichtungen üblich, dass werdende Mütter nicht mehr „am Bett" arbeiten und patientinnenferne Tätigkeiten übernehmen.

In der Stillzeit ist auf Verlangen der Mutter die zum Stillen erforderliche Zeit, mindestens aber zweimal täglich eine halbe Stunde oder einmal täglich eine Stunde freizugeben. Bei einer zusammenhängenden Arbeitszeit von mehr als acht Stunden soll auf Verlangen zweimal eine Stillzeit von mindestens 45 Minuten oder, wenn in der Nähe der Arbeitsstätte keine Stillgelegenheit vorhanden ist, einmal eine Stillzeit von mindestens 90 Minuten gewährt werden. Durch die Gewährung der Stillzeit darf kein Verdienstausfall eintreten und kein Vor- oder Nacharbeiten der Arbeitszeit verlangt werden.

Jugendarbeitsschutz 2.5.2

Auch Jugendliche dürfen nach dem Jugendarbeitsschutzgesetz nicht mit gefährlichen Arbeiten betraut werden dürfen. Darunter fallen Arbeiten, die:

- ihre Leistungsfähigkeit übersteigen,
- mit besonderen Unfallgefahren verbunden sind,
- in außergewöhnlicher Hitze, Kälte, Nässe oder gesundheitsschädlichem Lärm stattfinden,
- sie gefährlichen Strahlen oder
- gefährlichen Arbeitsstoffen aussetzt.

Ausnahmen sind nur zulässig, wenn sie für die Ausbildung unumgänglich sind (§ 22 JArbSchG).

565

Die eigene Gesundheit erhalten und fördern

2.6	**Berufskrankheiten**
2.6.1	**Definition und Auftreten**

Laut Gesetz werden Berufskrankheiten als die Krankheiten definiert, die die Versicherte infolge einer den Versicherungsschutz nach § 2,3 oder 6 SGB VII begründeten Tätigkeit erleidet. Berufskrankheiten sind in diesem Sinne Schädigungen der Gesundheit, die im Zusammenhang mit der versicherten beruflichen Tätigkeit stehen. Sie sind ein Versicherungsfall der gesetzlichen Unfallversicherung nach SGB VII. Berufskrankheiten sind in der Berufskrankheiten-Verordnung (BKV) verankert.

Der Gesundheitszustand wird vor allem durch hohe physische und psychische Arbeitsbelastungen beeinträchtigt, wie sie auch bei Tätigkeiten in der Pflege zu finden sind (**Pflegearbeit und Gesundheit | 549**). Jedoch hat jede Arbeitnehmerin die Pflicht, präventiv tätig zu werden. Aus diesem Grunde werden heute nur noch wenige Erkrankungen nach SGB VII als Berufskrankheiten anerkannt.

Beispiel In den letzten Jahren hat die Anzahl der als Berufserkrankung anerkannten Bandscheibenvorfälle drastisch abgenommen, da die Mitarbeiterinnen dazu angehalten und geschult werden, rückenschonend zu arbeiten. Dies bedeutet nicht, dass die Anzahl von Bandscheibenvorfällen von Pflegenden generell zurückgegangen ist.

Die im Krankenhaus am häufigsten vorkommenden anerkannten Berufskrankheiten sind:

- Hauterkrankungen,
- Infektionskrankheiten sowie
- bandscheibenbedingte Erkrankungen der Lendenwirbelsäule.

Hauterkrankungen

Über die Hälfte aller Verdachtsmeldungen auf eine Berufskrankheit im Gesundheitswesen beziehen sich auf eine Hauterkrankung. Häufiges Händewaschen und -desinfizieren, langes Tragen von Handschuhen sowie der Umgang mit aggressiven Substanzen wirken sich schädigend auf die Haut aus. Die ständige Reizung der |Oberhaut kann zur Entstehung eines |Ekzems führen. Unbehandelt führt dies häufig zu einem allergischen Kontaktekzem [Abb. 1].

Oberhaut **1** | 71
Ekzem **1** | 585

Um diese Entwicklung zu vermeiden, ist im § 5 des Arbeitschutzgesetzes u. a. geregelt, dass der Arbeitgeber die hautangreifenden Mittel – wenn vorhanden bzw. möglich – gegen neutralere ersetzen muss (z. B. gepuderte Handschuhe gegen ungepuderte). Andererseits sind die Arbeitnehmerinnen verpflichtet, selber auf einen ausreichenden Hautschutz zu achten. Im Umgang mit reizenden Substanzen geschieht dies meist durch das Tragen von allergenfreien, puderlosen Schutzhandschuhen aus Vinyl. Müssen aus hygienischen Gründen Handschuhe getragen werden, ist Folgendes zu beachten:

- Die Haut sollte vor dem Überziehen von Handschuhen sauber und trocken sein.
- Nach dem Tragen sind die evtl. feucht gewordenen Hände zu trocknen.
- Wieder verwendbare Handschuhe sind zum Trocknen auf links zu ziehen.
- Einmalhandschuhe sind nur einmal zu verwenden und beschädigte Mehrfachhandschuhe zu entsorgen.

Da das Reinigen mit Desinfektionsmitteln deutlich hautfreundlicher als die Handwäsche mit Seife ist (Desinfektionsmittel spülen das Hautfett nicht weg und sind pH-neutral), sollte eine Reinigung mit Seife nur bei sichtbarer Verschmutzung erfolgen.

Veränderungen der Haut sind der Betriebsärztin frühzeitig zu melden, damit diese eine Behandlung einleiten oder eine Überweisung zur Hautärztin aussprechen kann.

Arbeitsschutz

Infektionskrankheiten

Infektionskrankheiten stehen an zweiter Stelle der anerkannten Berufskrankheiten von Krankenhauspersonal. Die Übertragungswege |nosokomialer oder |iatrogener Infektionen sind umso gefährlicher, je direkter der Kontakt über den Blutweg stattfindet. Daher sind Nadelstichverletzungen ein großes spezifisches Berufsrisiko für Pflegende. Die Übertragungswahrscheinlichkeit (**Serokonversionsrate**) bei Verletzungen mit Hepatitis-B-infizierten Nadeln liegt bei 30 %, die Wahrscheinlichkeit sich mit Hepatitis-C zu infizieren bei 3 %. Die Serokonversionsrate ist abhängig von Einstichtiefe, Blutmenge und der Viruslast des kontaminierten Blutes.

Um sich vor Nadelstichverletzungen zu schützen, sind präventive Maßnahmen erforderlich:

- fachgerechter Umgang mit den benötigten Materialien,
- kein |Recapping,
- Einsatz von Sicherheitssystemen sowie
- fachgerechte Entsorgung.

Die Sofortmaßnahme bei Nadelstichverletzungen ist die |**Postexpositionsprophylaxe** (PEP) mit den entsprechenden Medikamenten oder dem wahrscheinlich passenden Impfstoff, die von der Betriebsärztin so früh wie möglich eingeleitet werden muss. Zusätzlich sollte sofort der Blutaustritt an der Verletzungsstelle gefördert werden (nicht mit dem Mund saugen!) und ein desinfizierendes Mittel auf die Wunde gegeben werden. Neben der Prävention von Nadelstichverletzungen an sich ist die wirkungsvollste Maßnahme die Schutzimpfung gegen Infektionserkrankungen, insofern vorhanden.

Die häufigste Keimübertragung erfolgt jedoch über die Hände der Pflegenden. Die |Händedesinfektion, die diesen Übertragungsweg aufhalten könnte, wird Studien zufolge bei 40 % der notwendigen Tätigkeiten unterlassen. Hier besteht ein großer Aufklärungs- und Handlungsbedarf.

Bandscheibenschäden

Muskel- und Skeletterkrankungen zählen berufsübergreifend zu den Erkrankungen, die mit die meisten Ausfallzeiten und die höchsten volkswirtschaftlichen Kosten verursachen. Als anerkannte Berufskrankheiten stehen sie im Pflegebereich an dritter Stelle hinter den Haut- und Infektionskrankheiten. Ursache hierfür ist das häufige und schwere Tragen und Heben von Gegenständen und Personen. Daher ist die wesentliche Maßnahme zur Prävention von Bandscheibenerkrankungen das |rückengerechtes Arbeiten sowie ein regelmäßiges Training der Rumpfmuskulatur.

nosokomial **1** | 676

iatrogen
durch ärztliches Handeln verursacht

Recapping
Wiederaufsetzen der Schutzhülle auf die Kanüle

Postexpositionsprophylaxe **2** | 477

Händedesinfektion | 669

rückengerechtes Arbeiten | 538

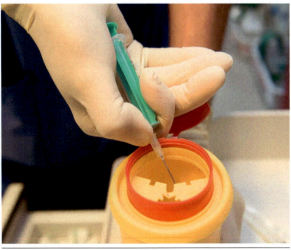

[1] Kontaktexzem

[2] Kanülen werden fachgerecht entsorgt.

2.6.2 Anerkennungsverfahren

Anamnese [1] | 587

Die Anerkennung einer Berufskrankrankheit ist i.d. R. ein langwieriges und kompliziertes Verfahren. Jede Ärztin ist bei einem begründeten Verdacht auf eine vorliegende Berufskrankheit verpflichtet, diesen dem Unfallsversicherungsträger zu melden. Dies gilt ebenso für den Arbeitgeber. Im nächsten Schritt erhebt der Unfallsversicherungsträger eine |Arbeitsanamnese über die berufsspezifischen Belastungen der Antragstellerin und legt diese einer neutralen Gutachterin, der Gewerbeärztin, vor. Diese kann weitere Maßnahmen zur Feststellung des Zusammenhangs zwischen Arbeitsplatzbelastung und Krankheit veranlassen, z. B. eigene Betriebsbesichtigungen und/oder Einholen von Gutachten weiterer Ärztinnen. Zum Schluss entscheidet der Unfallversicherungsträger auf Grundlage des medizinischen Gutachtens, ob eine Berufskrankheit vorliegt und ob Entschädigungsleistungen gewährt werden.

Kritiker bemängeln an diesem Anerkennungsverfahren, dass dieselbe Instanz über die Anerkennung als Berufskrankheit entscheidet, die auch die Entschädigungs- und Rehabilitationsleistungen erbringen muss (der Unfallversicherungsträger) und damit ein Interessenkonflikt vorliegt.

2.6.3 Prävention

www.bgw-online.de
▶ Eingabe Suche „qu.int.as"
Hier finden Sie eine Übersicht über die Möglichkeiten von qu.int.as®

Prävention | 226
betriebliche Gesundheitsförderung | 239

Die |Prävention spielt eine zentrale Rolle zur Vermeidung von Berufskrankheiten. Präventive Maßnahmen müssen sowohl von der einzelnen Arbeitnehmerin ausgehen als auch vom Arbeitgeber. Sinnvoll ist es, wenn präventive Maßnahmen des Arbeitgebers im Rahmen eines einheitlichen Konzepts eingeführt werden. Hierzu gibt es inzwischen zahlreiche Initiativen.

Die Berufsgenossenschaft für Gesundheitspflege und Wohlfahrtspflege hat ein umfangreiches Konzept zur Integration des Arbeitsschutzes in die Managementaufgaben von Gesundheitseinrichtungen aller Größenordnungen entwickelt. Es heißt Qualitätsmanagement mit integriertem Arbeitsschutz, abgekürzt **qu.int.as**®. Ziel dieses Qualitätsmanangementkonzepts ist die Verhinderung von Unfällen, Berufskrankheiten und anderen arbeitsbedingten Krankheiten, um die Gesundheit und Motivation der Mitarbeiterinnen zu erhalten.

Betriebliches Gesundheitsmanagement ist eine besondere Form der |betrieblichen Gesundheitsförderung. Es ist ein Konzept, dass sich nicht nur auf die körperlichen Leiden (und damit verbundenen Ausfallzeiten) von Arbeitnehmerinnen konzentriert, sondern einen ganzheitlichen gesundheitsorientierten Ansatz bietet. Durch eine betriebliche Gesundheitsförderung als lernendes System können persönliche Ressourcen der Beschäftigten genutzt werden, um sie in ihrer gesundheitsfördernden Lebensweise zu bekräftigen und zu unterstützen. Im Vordergrund stehen Wohlbefinden sowie Schutz, Erhalt und Förderung der Gesundheit.

Im Gegensatz zum reinen Arbeitsschutz, der auf die Vermeidung von Arbeitsunfällen hinzielt, prüft und gestaltet das betriebliche Gesundheitsmanagement Maßnahmen zur Verbesserung des innerbetrieblichen Klimas. Langfristig versprechen sich Arbeitgeber nicht nur eine höhere Zufriedenheit und damit Arbeitsmotivation der Arbeitnehmerinnen, sondern damit verbunden auch eine höhere Pflegequalität und verbesserte Wettbewerbsfähigkeit. Betriebswirtschaftliches Denken wird mit Gesundheitsförderung verbunden.

Die eigene Gesundheit erhalten und fördern

3 Pflegearbeit und Gesundheit

3.1	**Rahmenbedingungen pflegerischer Arbeit**	**572**
3.1.1	Personelle Strukturen: Angebot und Nachfrage pflegerischer Leistungen	572
3.1.2	Arbeitszeitstrukturen: Schichtarbeit und Flexibilisierung	573

3.2	**Arbeitsbelastungen**	**574**
3.2.1	Arbeitsverdichtung und Zeitdruck	575
3.2.2	Körperliche Schwerstarbeit	575
3.2.3	Diffuses und zerrissenes Arbeiten	576
3.2.4	Eigenverantwortlichkeit	576
3.2.5	Nähe	577

3.3	**Auswirkungen der Arbeitsbelastungen**	**578**
3.3.1	Krankheiten und Beschwerden von Pflegenden	578
3.3.2	Gesundheitliche Folgen der Schichtarbeit und Arbeitszeitflexibilisierung	578
3.3.3	Verweildauer im Beruf	580

3.4	**Möglichkeiten der Belastungsreduktion**	**581**
3.4.1	Analyse der Arbeitsbelastung	581
3.4.2	Maßnahmen auf betrieblicher Ebene	581
3.4.3	Individuelle Maßnahmen	582

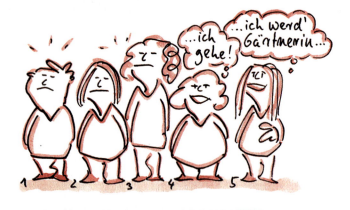
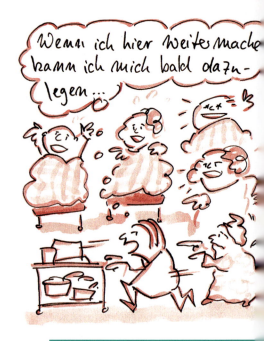

Pflegearbeit und Gesundheit

Vor einigen Jahren ging ein Aufschrei durch die Pflegelandschaft: Das, was viele schon immer vermutet hatten, war nun wissenschaftlich nachgewiesen worden: Jede vierte in der Pflege tätige Person denkt oft daran, die Einrichtung zu verlassen, jede fünfte gar, aus dem Pflegeberuf auszusteigen.

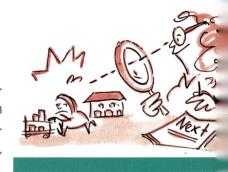

Diese Aussagen sind Teil der Ergebnisse der NEXT-Studie (nurse's early exit study), an der in Deutschland 3565 Pflegende aus 16 Krankenhäusern, 29 Alten-/Pflegeheimen und 30 ambulanten Pflegediensten in 13 Bundesländern teilgenommen haben. Gleichzeitig fanden die Forscherinnen heraus, dass ältere Beschäftigte in der Pflege weniger oft vertreten sind als in anderen Berufsgruppen. Allerdings variieren die Zahlen zwischen den Einrichtungen, in Altenheimen sind die Pflegenden durchschnittlich älter als in ambulanten Pflegediensten oder Krankenhäusern.

Doch was stört die Pflegenden so sehr an ihrer Arbeit, dass die die Einrichtung oder gar den Beruf wechseln möchten? Ist nicht die gängige Reaktion auf den Berufwunsch Alten- oder Krankenpflege: „Gute Wahl, ein krisensicherer Job, Alte und Kranke gibt es immer!" Gerade in Zeiten hoher Arbeitslosigkeit kann es doch eigentlich nichts Besseres geben, als in einer Branche zu arbeiten, die auch in Zukunft stark wachsen wird. Welche Branche kann das noch von sich behaupten?

Anscheinend stehen die genannten Vorteile nicht im Verhältnis zu den Arbeitsbelastungen, unter denen Pflegende zu leiden scheinen. Die NEXT-Studie nennt hier die Arbeitsexposition und Anforderungen am Arbeitsplatz (z. B. psychische und körperliche Arbeitsanforderungen, physikalische Belastungen wie Lärm oder Gefahrstoffe), soziale Aspekte (z. B. Spannungen und Feindseligkeiten zwischen Pflegenden und anderem Personal) sowie die Arbeitsorganisation (z. B. ungünstige Arbeitszeiten, pflegefremde Tätigkeiten).

Die in Deutschland erhobenen Daten sind Teil einer europaweit angelegten Studie. So konnten die Daten mit denen anderer europäischer

3 Pflegearbeit und Gesundheit

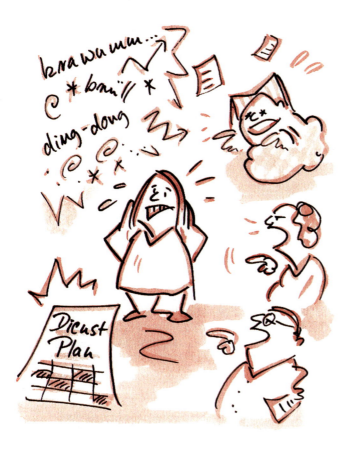

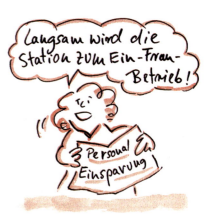

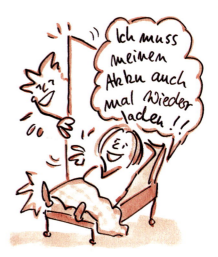

Länder verglichen werden. Dabei stellte sich heraus, dass die quantitativen Arbeitsanforderungen, d.h. die während der Arbeitszeit anfallende Arbeitsmenge, im europäischen Vergleich in Deutschland am höchsten war. Die Forscherinnen vermuten hinter dieser Tatsache, dass sie auf die gegenwärtigen Sparmaßnahmen im Gesundheitswesen mit den daraus resultierenden Personaleinsparungen zurückzuführen ist.

Unabhängig von den Ergebnissen der NEXT-Studie kann man festhalten, dass Pflegearbeit mit großen psychischen und physischen Belastungen einhergeht. Das folgende Kapitel stellt die Rahmenbedingungen pflegerischer Arbeit sowie die Arbeitsbelastungen und deren Auswirkungen dar sowie Möglichkeiten der Belastungsreduktion vor. —

SIMON, M., TACKENBERG, P., HASSELHORN, H.-M., KÜMMERLING, A., BÜSCHER, A., MÜLLER, B. H.: *Auswertung der ersten Befragung der NEXT-Studie in Deutschland.* Universität Wuppertal, 2005. www.next.uni-wuppertal.de

571

Die eigene Gesundheit erhalten und fördern

| 3.1 | **Rahmenbedingungen pflegerischer Arbeit** |

Das Gesundheitswesen stellt einen bedeutenden Wirtschaftszweig dar. Ende 2008 betrug die Zahl der Beschäftigten 4,6 Mio. – das sind 11 % aller Beschäftigten in Deutschland. In der Gesundheitsversorgung werden überwiegend personenbezogene Dienstleitungen erbracht. Pflegende sind in verschiedenen Versorgungseinrichtungen an der Erbringung gesundheitsbezogener Leistungen beteiligt, wie z. B. in

- Krankenhäusern,
- ambulanten Pflegediensten,
- stationären und teilstationären Pflegeeinrichtungen,
- Tageskliniken oder
- Rehabilitationseinrichtungen.

Insgesamt ist seit dem Jahr 2000 ein Anstieg um insgesamt 500 000 Beschäftigte beziehungsweise 12,2 % zu verzeichnen. Die Zahl der Altenpflegerinnen erhöhte sich z. B. um 50,3 %. Der Beschäftigungsanstieg zwischen den Jahren 2000 und 2008 vollzog sich vor allem in Einrichtungen der ambulanten Gesundheitsversorgung, und zwar insbesondere in Praxen nichtärztlicher medizinischer Berufe und in ambulanten Pflegeeinrichtungen (+ 33,1 %). Im stationären und teilstationären Sektor erhöhte sich zwischen den Jahren 2000 und 2008 das Personal vor allem in den Pflegeeinrichtungen (+ 24,3 %). Die Zahl des Krankenhauspersonals entwickelte sich im betrachteten Zeitraum recht unterschiedlich. Insgesamt ging die Beschäftigtenzahl zwischen 2000 und 2008 um 2,1 % zurück.

| 3.1.1 | **Personelle Strukturen:**
Angebot und Nachfrage pflegerischer Leistungen |

Laut Pflegestatistik 2007 werden in Deutschland 2,25 Mio. Menschen im Rahmen der |Pflegeversicherung (SGB XI) als pflegebedürftig eingestuft. Nach Mitteilung des Statistischen Bundesamtes sind das rund 118.000 Menschen (5,6 %) mehr als 2005.

Mehr als drei Viertel (83 %) der Pflegebedürftigen ist 65 Jahre und älter, ein Drittel (35 %) mindestens 85 Jahre alt.

Die Mehrzahl der Pflegebedürftigen (1,54 Mio./ 68 %) wird in der häuslichen Umgebung gepflegt, davon wird der Großteil der Pflege von Angehörigen übernommen (**Pflegebedürftige im Privathaushalt | 51**). 709.000 (32 %) Menschen werden in Pflegeheimen betreut. Im Vergleich zur Pflegestatistik 2005 zeigt sich eine steigende Zahl von Pflegeempfängerinnen, die professionelle Pflegeleistungen sowohl in Pflegeheimen als auch von ambulanten Pflegediensten in Anspruch nehmen.

Pflegeversicherung | 210

So ist die Zahl der in Heimen betreuten Pflegebedürftigen um 4,8 % und die durch ambulante Dienste Versorgten um 6,9 % angestiegen. Aber auch die Zahl der Pflegeempfänger, die ausschließlich von Angehörigen betreut werden und somit keine professionellen Pflegeleistungen in Anspruch nehmen, hat um 5,4 % zugenommen.

Während Ende 2007 die Klientinnen, die Pflegeleistungen durch ambulante Dienste erhalten, zu 88 % in den |Pflegestufen 1 und 2 eingruppiert sind, befinden sich in den Alten- und Pflegeheimen 63 % der Pflegeempfänger in Pflegestufe 2 und 3. Das zeigt, dass sich in den Pflegeheimen diejenigen Pflegebedürftigen konzentrieren, die einen hohen Pflege- und Betreuungsaufwand haben.

Pflegestufen | 211

Im Vergleich hierzu wurden 2005 in den rund 2 140 deutschen Krankenhäusern knapp 17,5 Mio. Patientinnen behandelt. Bis zum Jahre 2020 wird mit einer Zunahme der Behandlungsfälle um 15 % gerechnet. Angesichts der steigenden Kosten im Gesundheitswesen und den daraus resultierenden Steuerungsversuchen von Seiten der

Pflegearbeit und Gesundheit

Kostenträger kommt es zu einer Konzentrierung der Leistungen. Zwischen 1995 und 2008 ist die durchschnittliche Liegezeit in Krankenhäusern von 11,4 Tagen auf 8,1 Tage gesunken. Die Zahl der stationären Behandlungsfälle hat sich im gleichen Zeitraum stark erhöht und der Altersdurchschnitt der Klientinnen ist gestiegen.

Mit der Zunahme pflegebedürftiger Menschen wird sich der Bedarf an professionellen Pflegeleistungen in den nächsten Jahren weiter erhöhen. Bereits heute steigt in Deutschland die Anzahl der Mitarbeiterinnen in der Pflege. Mit 774 000 Beschäftigten im Jahr 2008 stellt die Gesundheits- und Krankenpflege die größte Berufsgruppe im Bereich des Gesundheitswesens dar. Hiervon sind in allgemeinen Krankenhäusern 396 000 Pflegekräfte (320 000 Gesundheits- und Krankenpfleger, 37 600 Gesundheits- und Kinderkrankenpfleger und 14 500 Pflegehelfer bzw. Pflegeassistenten) tätig. Die abnehmende Verweildauer in den Kliniken bei gestiegenen Behandlungsfällen und der weiterhin steigende Altersdurchschnitt der Pflegeempfänger bedeuten eine größere Anzahl von Patientinnen mit schwereren Erkrankungen und einen damit verbundenen höheren Pflegebedarf und administrativen Aufwand. Doch trotz dieser gesteigerten Anforderungen waren in den Krankenhäusern zunehmend Stellen des Pflegepersonals abgebaut worden. Zwischen 1996 und 2008 waren dies ca. 50 000 Stellen bzw. 14,2 % des Pflegepersonals. Im gleichen Zeitraum wurden die Stellen des ärztlichen Personals in erheblichen Umfang erweitert. Erst seit 2008 zeigt sich erstmalig wieder eine Trendwende. In allgemeinen Krankenhäusern sind im Vergleich zu 2005 wieder mehr Vollzeitstellen in der Pflege zu verzeichnen.

Die Entwicklung der Beschäftigungszahlen unterscheidet sich stark zwischen ambulantem und stationärem Pflegebereich. In den 11 500 zugelassenen ambulanten Pflegediensten sind 155 000 Pflegestellen zu verzeichnen. In den Heimen gibt es insgesamt 421 000 Vollzeitstellen, von denen 69 % dieser Mitarbeiter/innen in der Pflege und Betreuung tätig sind.

www.dip.de/material/downloads/Pflege-Thermometer2009.pdf
Auf dieser Seite finden Sie das „Pflegethermometer 2009", eine vom Deutschen Institut für angewandte Pflegeforschung bundesweit durchgeführte Befragung zur Situation und zum Leistungsspektrum des Pflegepersonals sowie zur Patientensicherheit im Krankenhaus.

Arbeitszeitstrukturen: Schichtarbeit und Flexibilisierung

3.1.2

Die Arbeitszeitstrukturen in der Pflege sind geprägt von der Notwendigkeit, Pflegebedürftige rund um die Uhr betreuen zu können. Daher überwiegt traditionell in pflegerischen Berufen die **Schichtarbeit**, verbunden mit Nacht- und Wochenendarbeit.

Dabei variieren die Arbeitszeiten und Schichtmodelle von Einrichtung zu Einrichtung und teilweise auch innerhalb einer Station. So gibt es Pflegende, die lediglich eine Schicht übernehmen, andere, die zwischen Früh- und Spätschicht wechseln und die, die im „klassischen" Drei-Schicht-Modell arbeiten.

Durch den zunehmenden Kostenzwang in der Pflege und die damit verbundene Notwendigkeit der Effizienzsteigerung werden immer häufiger flexible Arbeitszeitregelungen in Einrichtungen des Gesundheitswesens eingeführt. Diese **Flexibilisierung** bedeutet eine Abkehr von starren Arbeitszeitmodellen hin zur Einführung von Zwischendiensten und |Zeitkonten. Die Zusammenarbeit mit |Zeitarbeitsfirmen soll in Zeiten eines besonders hohen Versorgungspensums zusätzliches Personal bieten. Die Einrichtung eines internen Stellen- bzw. Springerpools sowie eines |Rotationsprinzips ermöglicht es, innerhalb des Hauses schnell auf kurzfristige Personalausfälle zu reagieren.

Zeitkonten
Arbeitszeitkonten, in denen die Mitarbeiterinnen Arbeitszeit „ansparen" können, um z. B. eine längere Freistellung zu „finanzieren".

Zeitarbeitsfirma
Unternehmen, die für einen bestimmten Zeitraum Arbeitnehmerinnen gegen Bezahlung an andere Arbeitgeber „entleihen".

Rotationsprinzip
Pflegende wechseln für einen bestimmten Zeitraum in einem festgelegten Rhythmus ihre Station.

3.2 Arbeitsbelastungen

In verschiedenen Berufsbranchen gibt es auf Grund spezifischer Anforderungen im Arbeitsprozess unterschiedliche Beanspruchungen, die zu Arbeitsbelastungen führen können. Belastungen sind erst einmal neutral zu verstehen und können nicht generell negativ bewertet werden. Erst wenn eine bestimmte Belastungsgrenze überschritten ist, werden sie als gesundheitsgefährdend eingestuft. Mit den Begriffen „Fehlbelastung" und „Fehlbeanspruchung" kann die negative Betonung verdeutlicht werden.
In der Arbeitswissenschaft werden unter **„Arbeitsbelastungen"** Faktoren verstanden, die von außen auf das Individuum einwirken und die sich auf drei Bereiche beziehen:

- physische Belastungen, wie z. B. das Heben und Tragen oder das Arbeiten in ungünstigen Körperhaltungen,
- physikalische bzw. chemische Belastungen, wie z. B. Lärm, hohe Temperaturen, üble Gerüche oder der Umgang mit Desinfektionsmitteln sowie
- psychosoziale Belastungsfaktoren, wie z. B. zu hohe Verantwortung, ein schlechtes Arbeitsklima, ungünstige Arbeitszeiten oder die Auseinandersetzung mit Leid, Sterben und Tod.

Diese Belastungen können während der Arbeit oder kurz danach unterschiedliche Auswirkungen bei den Arbeitnehmerinnen hervorrufen. So können somatisch-physiologische Veränderungen (Puls- und Blutdruckerhöhung) oder psychische Reaktionen (z. B. Gereiztheit, depressive Verstimmung) auftreten.

Entscheidend für das Ausmaß sind Dauer und Intensität einer Belastung. Die jeweiligen Reaktionen auf die Arbeitsbelastungen können sich bei gleicher Dauer und Intensität bei verschiedenen Personen unterscheiden, da Belastungen individuell unterschiedlich verarbeitet werden. Während eine Pflegeperson beispielsweise bevorzugt im Nachtdienst arbeitet, kann eine andere die Nachtarbeit als hohe Belastung empfinden. Denn neben der objektiven Größe der Arbeitsbelastung spielt das „subjektive Beanspruchungsempfinden" eine wesentliche Rolle. Eng verbunden mit der subjektiven Wahrnehmung einer Arbeitsbelastung ist die Frage, welche Ressourcen die Betroffene einsetzen kann, um Belastungen zu bewältigen bzw. zu kompensieren (Salutogenese | 225).

Je länger Personen Arbeitssituationen ausgesetzt sind, die als belastend erlebt werden, umso höher ist die Wahrscheinlichkeit, dass es langfristig zu Befindlichkeitsstörungen oder Krankheitssymptomen kommt.

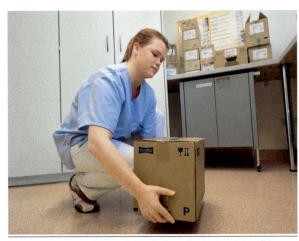

[1] Das Heben von schweren Gegenständen stellt eine hohe körperliche Belastung dar.

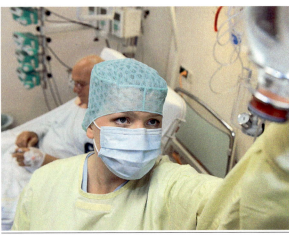

[2] Hitze kann Arbeitsbelastungen verstärken.

Pflegearbeit und Gesundheit

Arbeitsverdichtung und Zeitdruck   3.2.1

Mangelnde finanzielle Ressourcen bei hohen Qualitätsansprüchen führen zur Arbeitsverdichtung sowohl in Krankenhäusern als auch in stationären und ambulanten Pflegeeinrichtungen: Immer mehr Tätigkeiten müssen in immer kürzerer Zeit professionell erledigt werden. Pflegende geraten unter Zeitdruck. Personalmangel, Fachkräftemangel, zunehmende Pflege Schwerstkranker bringen die Pflegenden an den Rand der Belastbarkeit bzw. führen zu Überforderung. So beklagen Pflegende häufig, sich nicht ausreichend um Pflegebedürftige kümmern zu können. Unerfüllte Ansprüche von Seiten der Pflegebedürftigen führen dann nicht selten zu Schuldgefühlen und innerpsychischen Konflikten. Ist der Zeitdruck zu hoch, werden Pausen verkürzt oder gar nicht eingehalten. Müssen bei Personalausfällen zusätzliche Dienste übernommen werden, reduzieren sich die erforderlichen Erholungsphasen.

Körperliche Schwerstarbeit   3.2.2

In vielen Bereichen der Pflege wird körperliche Schwerarbeit geleistet. Zum einen wird vor allem im Krankenhaus – je nach Arbeitsorganisation – viel und schnell gelaufen. Zum anderen kommt es zu einer verstärkten Wirbelsäulenbelastung durch häufiges Heben und Tragen von Pflegebedürftigen. Dabei variiert die Belastung insbesondere durch Heben und Tragen von Pflegebedürftigen je nach Arbeitsbereich [Abb. 3] und der Anwendung gesundheitserhaltender Arbeitstechniken und Konzepte (z. B. die Anwendung von Kinästhetik). Je immobiler das Patientenklientel, desto stärker ist die Belastung der Wirbelsäule.

Aus der Forschung

In der unten stehenden Studie verglichen Forscherinnen alle Körperhaltungen und Bewegungen examinierter Altenpflegerinnen einer geriatrischen Station mit denen examinierter Gesundheits- und Krankenpflegerinnen auf internistischen und chirurgischen Stationen. Dabei wurde deutlich, dass Pflegende der geriatrischen Station 25 % häufiger Oberkörperneigungen über 20 Grad und fast doppelt so häufig Rumpfneigungen über 60 Grad durch Tätigkeiten am Patienten(bett) einnehmen.

FREITAG, S.; FINCKE, I.; DULON, M.; ELLEGAST, R.; NIENHAUS, A.: „Messtechnische Analyse von ungünstigen Körperhaltungen bei Pflegekräften – eine geriatrische Station im Vergleich mit anderen Krankenhausstationen" In: Ergo-Med, 5/2007, S. 130–140

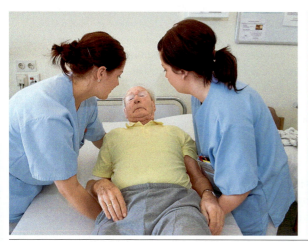
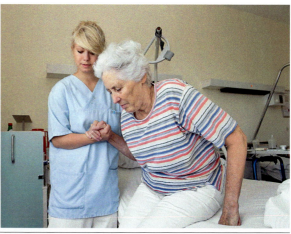

[3] Im geriatrischen Bereich (links) sind körperliche Belastungen durch Patiententransfers höher als im internistischen oder chirurgischen Bereich (rechts).

3.2.3 Diffuses und zerrissenes Arbeiten

Vielen Pflegenden fällt es schwer, die Tätigkeiten, die sie im Laufe ihres Arbeitstages verrichten, konkret zu benennen. Dies hängt zum einen damit zusammen, dass viele Pflegetätigkeiten nicht als „Arbeit" gesehen werden (z. B. Gespräche mit Patientinnen), zum anderen damit, dass viele Einzeltätigkeiten ineinander übergehen und sich ergänzen (z. B. Durchführung von Prophylaxen während der Körperpflege) und in der Wahrnehmung zu einer Tätigkeit werden („Körperpflege"). Pflegearbeit ist also häufig diffus und nicht exakt einzelnen Handlungsfeldern zuzuordnen. Tätigkeiten, die nicht benannt werden können, gelten jedoch als nicht durchgeführt (**Grundfragen und Modelle pflegerischen Handelns | 385**). Pflegende fühlen sich dadurch häufig in ihrer Arbeit unterbewertet.

Gleichzeit beinhaltet Pflegearbeit nur selten die Möglichkeit, eine Tätigkeit im Sinne einer vollständigen Handlung (Planen, Durchführen, Evaluieren) konsequent umzusetzen. Pflegende werden immer wieder während ihrer Arbeit unterbrochen, sei es durch Wünsche von anderen Patientinnen und Angehörigen oder durch ärztliche Anweisungen sowie Anforderungen extrastationärer Bereiche (z. B. Funktionsabteilungen). Nicht klar definierte oder unterbewertete Arbeitsaufgaben und permanente Arbeitsunterbrechungen können Arbeitsunzufriedenheit auslösen und die Arbeitsmotivation von Pflegenden negativ beeinflussen.

3.2.4 Eigenverantwortlichkeit

In der Arbeitswissenschaft wird heute davon ausgegangen, dass die Motivation von Mitarbeiterinnen mit zunehmender Eigenverantwortlichkeit wächst. Je weniger Verantwortung eine Mitarbeiterin übernimmt und je stärker ihre Arbeit von Anweisungen anderer dominiert ist, desto niedriger ist die Arbeitszufriedenheit und damit verbunden desto höher die subjektiv empfundene Arbeitsbelastung.

Im Krankenpflegegesetz sind die Tätigkeitsbereiche in der Gesundheits- und Krankenpflege/Gesundheits- und Kinderkrankenpflege wie folgt definiert:

„§ 3 Abs. 2
Die Ausbildung für die Pflege nach Absatz 1 soll insbesondere dazu befähigen,
1. die folgenden Aufgaben eigenverantwortlich auszuführen:
   a) Erhebung und Feststellung des Pflegebedarfs, Planung, Organisation, Durchführung und Dokumentation der Pflege,
   b) Evaluation der Pflege, Sicherung und Entwicklung der Qualität der Pflege,
   c) Beratung, Anleitung und Unterstützung von zu pflegenden Menschen und ihrer Bezugspersonen in der individuellen Auseinandersetzung mit Gesundheit und Krankheit,
   d) Einleitung lebenserhaltender Sofortmaßnahmen bis zum Eintreffen der Ärztin oder des Arztes,

2. die folgenden Aufgaben im Rahmen der Mitwirkung auszuführen:
   a) eigenständige Durchführung ärztlich veranlasster Maßnahmen,
   b) Maßnahmen der medizinischen Diagnostik, Therapie oder Rehabilitation,
   c) Maßnahmen in Krisen- und Katastrophensituationen,
3. interdisziplinär mit anderen Berufsgruppen zusammenzuarbeiten und dabei multidisziplinäre und berufsübergreifende Lösungen von Gesundheitsproblemen zu entwickeln."

Pflegearbeit und Gesundheit

Daraus wird deutlich, dass der Bereich des eigenverantwortlichen Handelns primär pflegerische Maßnahmen im Rahmen des Pflegeprozesses sowie Beratung und Anleitung von Patientinnen/Angehörigen umfasst [Abb. 1]. Schaut man sich jedoch im Stationsalltag insbesondere der Krankenhäuser um, überwiegen die Tätigkeiten, die im Rahmen der Mitwirkung genannt sind. Hinzu kommen die administrativen Tätigkeiten, die durch die hohen Fallzahlen und kurzen Verweildauern immens zugenommen haben. Dies macht deutlich, dass die fremdbestimmten Tätigkeiten im Vergleich zu den eigenverantwortlichen zumindest im Krankenhausalltag Pflegender überwiegen.

Im ambulanten und stationären Pflegebereich sieht die Situation etwas anders aus. Die eigenverantwortlichen pflegerischen Aufgaben stehen in der Regel im Vordergrund. Jedoch ergeben sich auf der strukturellen Ebene häufig andere Probleme, die der Arbeitszufriedenheit im Wege stehen (strukturelle Gewalt | 654).

Nähe   3.2.5

Viele Pflegende beginnen ihre Ausbildung mit dem Wunsch, Menschen helfen zu wollen (Helfen und hilflos sein | 675). Sie möchten mit und am Menschen arbeiten. Gerade diese Personen leiden unter dem Pflegealltag, wenn zu viel Zeit für „patientenferne" Tätigkeiten aufgewendet werden muss. Sie entwickeln ein Defizitgefühl gegenüber den Patientinnen – und können ihr Berufsideal nicht umsetzen. Dieser Umstand belastet sie zunehmend und kann zum Auslöser eines |Burnout-Syndroms werden.

Burnout-Syndrom | 684

Neben der verhinderten Nähe zu Patientinnen kann jedoch auch die Nähe zu Patientinnen als belastend empfunden werden [Abb. 2]. Fortwährende körperliche Nähe und damit verbundenen Gefühle wie z. B. |Ekel führen dann zu dem Wunsch nach räumlicher Distanz zu Patientinnen (Nähe und Distanz | 691).

Ekel | 716

Andererseits besteht die Gefahr der |Identifikation mit den Pflegebedürftigen. Eine fehlende professionelle Distanz kann zu Spannungen und einer hohen psychischen Belastung der Pflegenden führen.

Identifikation | 696

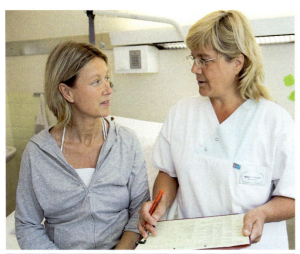

[1] Im Rahmen der Erhebung von gezielten Pflegeassessments haben Pflegende einen eigenverantwortlichen Arbeitsbereich.

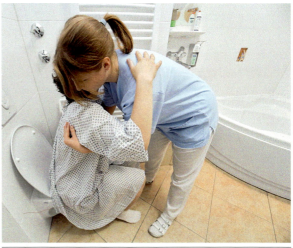

[2] Die körperliche Nähe zu fremden Menschen in intimen Situationen empfinden viele Pflegende als Belastung.

Die eigene Gesundheit erhalten und fördern

3.3	Auswirkungen der Arbeitsbelastungen
3.3.1	Krankheiten und Beschwerden von Pflegenden

DAK-BGW
Gesundheitsreport
eine gemeinsam von der
Deutschen Angestellten
Krankenkasse (DAK) und der
Berufsgenossenschaft für
Gesundheit und Wohlfahrt
(BGW) in Auftrag gegebene
Studie

Im |DAK-BGW Gesundheitsreport wird dokumentiert, dass der Krankenstand im Gesundheitswesen um 20 % höher ist als in anderen Branchen. Psychosomatische Erkrankungen liegen beispielsweise bei Mitarbeiterinnen in der Altenpflege um 44 % über denen der Gesamtbevölkerung. Bei Pflegenden sind folgende Erkrankungen besonders häufig:

- Muskel-Skelett-Erkrankungen
- Hauterkrankungen
- Erkrankungen des Verdauungstrakts
- neurologische Erkrankungen
- Unfallverletzungen

3.3.2 Gesundheitliche Folgen der Schichtarbeit und Arbeitszeitflexibilisierung

zirkadian
circum, lat. = um herum
dies, lat. = Tag

Die physiologische Arbeitsleistung eines Menschen unterliegt tageszeitlichen Schwankungen. Man spricht hier vom biologischen Tagesrhythmus, der auch |zirkadianer Rhythmus bezeichnet wird. Danach weisen bestimmte physiologische Größen wie z. B. Körpertemperatur, Herzfrequenz, Blutdruck und Hormonkonzentration zu bestimmten Tageszeiten bestimmte Höchst- bzw. Niedrigstwerte auf. Man geht davon aus, dass der zirkadiane Rhythmus genetisch determiniert ist und sich am Wechselspiel von Tag und Nacht orientiert. Der Mensch ist tagsüber bei gesteigerter Organfähigkeit aktiv, während die Körperfunktionen in der Nacht auf Ruhe umschalten, was in dem nächtlichen Erholungsbedürfnis zum Ausdruck kommt. Auch wenn die physiologische Leistungsfähigkeit bei jedem Menschen individuell variiert, können charakteristische Werte aufgezeigt werden, wie sie in der nebenstehenden Grafik dargestellt sind.

Die Grafik verdeutlicht, dass bei **Nacht- und Schichtarbeit** Leistungen entgegen dem Biorhythmus erbracht werden. Für viele Menschen stellt dies eine Belastung dar, die durch weitere Faktoren (z. B. Alter, Persönlichkeit, „Rhythmustyp", Familienstand, Anzahl der Kinder, Wohnbedingungen, Einstellung zur Schichtarbeit) erhöht, aber auch reduziert werden kann. Nacht- und Schichtarbeit kann darüber hinaus negative soziale Folgen haben, wenn sie die Teilhabe am gesellschaftlichen Leben einschränken kann. Wissen Berufsangehörige anderer Branchen genau, dass sie das Wochenende zur Erholung und/oder Treffen mit Freundinnen oder Familie nutzen können, müssen sich Pflegende häufig unter Berufung auf den Dienstplan entschuldigen. In der Folge können sich soziale Kontakte minimieren oder auf den Kollegenkreis reduzieren. Daraus folgt, dass oft auch in der Freizeit berufliche Themen dominieren und kaum Zeit zum „Abschalten" von beruflichen Inhalten zur Verfügung steht.

Physiologische Leistungskurve

Beziehung zwischen Tageszeit und Leistungsfähigkeit
(in Anlehnung an Rothfuchs 1995, S. 135)

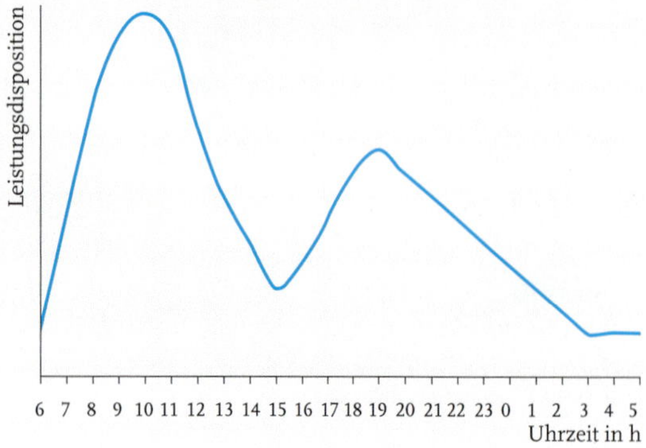

Leistungsdisposition

6 7 8 9 10 11 12 13 14 15 16 17 18 19 20 21 22 23 0 1 2 3 4 5
Uhrzeit in h

Wechselschichten, z. B. der Wechsel von Spät- auf Frühdienst, nötigen den Körper zu einer schnellen Umstellung, eine Anpassungsleistung, die i. d. R. nicht in der Kürze der Zeit zu erbringen ist. Im Gegensatz zu anderen Branchen, in denen die Schichten im wöchentlichen Turnus wechseln (z. B. eine Woche Spätdienst, eine Woche Frühdienst), sind die Wechselperioden im Pflegebereich häufig kürzer und unregelmäßig, was mit erhöhten Belastungen einhergeht.

Nachtarbeit bedeutet, gegen das eigene Ruhebedürfnis zu arbeiten. Viele Pflegende, gerade diejenigen, die sich während des Tages um ihre Familien kümmern, fühlen sich im Nachtdienst nicht leistungsfähig und leiden unter Müdigkeit. Hinzu kommt, dass im Nachtdienst i. d. R. maximal eine Pflegende pro Station anwesend ist. Entgegen der Einschätzung, dass im Nachtdienst ja nicht viel Arbeit anfalle, da die Patientinnen schlafen, bedeuten Nachtdienste eine Extrembelastung auch für erfahrene Pflegende. Als Gründe dafür gelten:
- Viele administrative Aufgaben werden auf den Nachtdienst verlegt, da tagsüber keine Zeit dafür ist (z. B. Patientendokumentation überarbeiten, Befunde abheften).
- Pflegebedürftige und/oder immobile Patientinnen müssen auch in der Nacht versorgt werden, jedoch steht nicht immer eine zweite Pflegende als Unterstützung, z. B. bei Patientinnentransfers, zur Verfügung. Dies führt nicht nur zu einer erheblichen körperlichen Mehrbelastung, sondern auch zu einem Unsicherheitsgefühl sowohl auf Seiten der Patientin als auch auf der Seite der Pflegenden, gleichzeitig erhöht es das Unfallrisiko.
- Kommt es zu Notfällen, muss die Pflegende allein entscheiden und handeln. Die Versorgung anderer Patientinnen muss auch noch gewährleistet werden.

Aus Schicht- und Nachtarbeit können Beschwerden resultieren, wie z. B.
- Schlafstörungen,
- chronische Müdigkeit (verursacht durch ein Schlafdefizit),
- Appetitstörungen,
- Magen-Darm-Beschwerden und -Erkrankungen,
- Herz-Kreislauferkrankungen und
- psychovegetative Beschwerden.

Arbeitsmedizinische Untersuchungen haben ergeben, dass Nachtarbeit besser vertragen wird, wenn die Anzahl der Nachtdienste möglichst gering gehalten (maximal drei Nachtdienste am Stück) und der Nachtarbeit eine hohe Priorität eingeräumt wird, in dem Außenaktivitäten und persönliche Verpflichtungen weitgehend reduziert werden.

Die **Flexibilisierung** der Arbeitszeit bietet Vor- und Nachteile. Viele jüngere Menschen profitieren insbesondere, wenn sie unabhängig von familiären Verpflichtungen sind. Sie können kurzfristig einen Wochenendurlaub einplanen oder einfach nur die Zeit zum Ausspannen oder für ein gutes Buch nutzen. Andere, oft ältere und familiär eingebundene Pflegende, erfahren durch die Flexibilisierung eine zusätzliche Arbeitsbelastung. Sie erleben diese Anforderung einseitig: So wird von der Arbeitnehmerin erwartet, flexibel zu Arbeitszeiten verfügbar zu sein, zu denen die Institution Arbeitskräfte benötigt, was zu Planungsunsicherheit auf Seiten der Arbeitnehmerinnen führen kann. Auf der anderen Seite erfahren sie nicht selten, dass seitens der Institution nicht auf Wünsche der Arbeitnehmerin eingegangen werden kann. Untersuchungen haben ergeben, dass Flexibilisierung der Arbeitszeit zu einem erhöhten Krankenstand führt.

3.3.3 Verweildauer im Beruf

Zur Steuerung des Ausbildungsplatzbedarfs und des Arbeitsmarktes in der Pflegebranche ist der Berufsverbleib von zentraler Bedeutung. In berufspolitischen Diskussionen um den Pflegeberuf und den prognostizierten erhöhten Bedarf an Pflegekräften wird häufig die kurze Verweildauer im Beruf beklagt. Jedoch müssen diese Aussagen mit Vorsicht interpretiert werden, da es bisher keine bundesweiten Untersuchungen gibt, die verallgemeinerbare Aussagen zulassen. So gibt es zwar Anzeichen dafür, dass viele Pflegende den Beruf nur wenige Jahre ausüben, aber es ist nicht bekannt, ob diese Abwanderung größer ist als in anderen typischen Frauenberufen. Auch scheint der Arbeitsbereich (z. B. Krankenhaus vs. Pflegeheim) eine Rolle zu spielen. So zeigt eine Studie der Martin-Luther-Universität in Halle-Wittenberg von 2007, dass 50 % der Pflegehelferinnen und Altenpflegerinnen nach 1 1/2 Jahren bis 2 Jahren den Beruf bereits wieder verlassen haben. Hingegen waren über den Untersuchungszeitraum von 1990 bis 2005 70 % der Gesundheits- und Krankenpflegerinnen noch in ihrem Beruf tätig. In der Landesberichterstattung Gesundheitsberufe NRW 2006 heißt es: „Pflegefachkräfte in NRW bleiben ihrem Kranhaus heute weit länger treu als noch vor wenigen Jahren. [...] Waren Pflegefachkräfte noch in den 1990er Jahren durchschnittlich nur rund fünf Jahre im Bereich der Pflege tätig, arbeitet das Krankenpflegefachpersonal in Nordrhein-Westfalen nun (Stand 2004) im Schnitt sogar 10,5 Jahre in ein und demselben Krankenhaus. Auch die Personalfluktuation in den nordrhein-westfälischen Krankenhäusern war von 2001 (10,7 %) bis 2004 (6,9 %) stark rückläufig."

Einzelne Studien zeigen, dass die Berufsflucht bei jüngeren, familiär ungebundenen Pflegenden am stärksten ausgeprägt ist – jedenfalls weit stärker als bei älteren Frauen mit Kindern. So fühlen sich auch gerade junge Pflegekräfte mit wenig Berufserfahrung in der Pflegepraxis besonders belastet. Die Ursachen für eine Berufsaufgabe liegen in den z. T. schlechten Arbeitsbedingungen, der geringen Selbstständigkeit, in den oft nur mangelhaften Möglichkeiten der Vereinbarkeit von Beruf und Familie sowie in der geringen Anerkennung des Pflegeberufs.

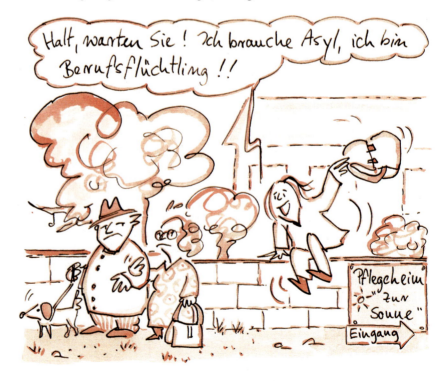

3.4 Möglichkeiten der Belastungsreduktion

Ziel aller gesundheitsfördernden Maßnahmen ist es, vermeidbare Belastungen zu reduzieren sowie die Entwicklung von Bewältigungsstrategien für nicht vermeidbare Belastungen zu unterstützen. Bei der |betrieblichen Gesundheitsförderung stehen daher die Verbesserung der Arbeitsorganisation und Arbeitsbedingungen sowie die Stärkung persönlicher Kompetenzen im Vordergrund.

betriebliche Gesundheitsförderung | 239

Analyse der Arbeitsbelastung   3.4.1

Um Fehlbelastungen effektiv zu reduzieren, ist es erforderlich, eine systematische Analyse der Arbeitssituation zu erstellen. Dies kann sowohl auf der individuellen als auch auf der betrieblichen Ebene erfolgen. In einigen Einrichtungen haben sich |Gesundheits- und Qualitätszirkel gegründet, um Fragen der Arbeitsorganisation nachzugehen.

Bei der Analyse werden mögliche Belastungsfaktoren ermittelt sowie hinterfragt, welche Gesundheitsrisiken von ihnen ausgehen können. Hierzu werden sowohl objektiv bestehende Belastungsfaktoren identifiziert (z. B. körperliche und physische bzw. chemische Faktoren) als auch die personenbezogene Perspektive – also die Perspektive der Pflegenden selbst – mit einbezogen. Hilfreiche Fragestellungen können sein:

- An welchen Stellen besteht Mehrbelastung durch ineffektives Arbeiten?
- Wie sind Schnittstellen im Arbeitsablauf geregelt?
- Wie verlaufen Kommunikations- und Kooperationsprozesse?
- Welche veränderbaren Einflüsse gibt es?
- Welche sozialen oder organisatorischen Bedingungen zur Belastungsbewältigung können eingesetzt werden?

Gesundheits- und Qualitätszirkel
freiwillige Zusammenkunft von Angestellten, die themenbezogen Arbeitsbedingungen in der eigenen Einrichtung analysieren und auf Basis einer gründlichen Recherche Veränderungsvorschläge entwickeln

Maßnahmen auf betrieblicher Ebene   3.4.2

Auf betrieblicher Ebene können Veränderungen in der Arbeitslogistik zu einer besseren Arbeitszufriedenheit führen, die sich positiv auf die Mitarbeiterinnengesundheit auswirkt. Hierzu gehören:

- Arbeitsbelastungen über den ganzen Tag verteilen (z. B. in Absprache mit Patientinnen körperpflegerische Maßnahmen im Spätdienst durchführen),
- Personalbedarf an Patientinnenbedürfnissen ausrichten (z. B. zusätzliches Personal während der Mahlzeiten zur Unterstützung beim Essen),
- Mitarbeiterinnen in die Dienstplan- und Arbeitszeitgestaltung mit einbeziehen sowie
- Arbeitsspitzen in |Zusammenarbeit mit anderen Berufsgruppen entzerren.

Zusammenarbeit mit anderen Berufsgruppen | 445

Die eigene Gesundheit erhalten und fördern

3.4.3 Individuelle Maßnahmen

persönliche Gesunderhaltung | 531

Grundsätzlich gelten alle Maßnahmen, die der |persönlichen Gesunderhaltung dienen, als Möglichkeit der Belastunsreduktion. Einzelnen Aspekten kommt dabei jedoch eine besondere Bedeutung zu.

- Die Wirbelsäule ist durch das Heben und Tragen von Patientinnen und schweren Materialien besonders belastet. Es ist daher sinnvoll, bereits in der Ausbildung Prinzipien |kinästhetischen Arbeitens zu erlernen und in der Pflegepraxis immer wieder durch Fort- und Weiterbildungsmaßnahmen zu vertiefen.

Kinästhetik **1** | 158

- Für die eigene Psychohygiene ist ein intaktes soziales Umfeld von besonderer Bedeutung. Familie und Freundinnen sollten trotz des Schichtdienstes nicht in den Hintergrund treten. Dabei ist es wichtig, dass selbst wenn man sich mit Arbeitskolleginnen in der Freizeit trifft, nicht ausschließlich berufsrelevante Themen zur Diskussion stehen.

- Im Rahmen beruflicher Fort- und Weiterbildung können Pflegende zusätzliche Kompetenzen erwerben, mit denen sie sich konstruktiv in den Stationsalltag einbringen können (z. B. Seminar zu |Konfliktmanagement). Erfährt die Pflegende die Anerkennung ihrer Kolleginnen und ihre eigene berufliche Fortentwicklung, steigern sich Arbeitsmotivation und –zufriedenheit.

Konfliktmanagement | 377

- Bildungsmaßnahmen können die Freizeit bereichern. Viele Volkshochschulen v. a. in größeren Städten bieten verschiedene Kurse auch zu schichtfreundlichen Zeiten an. Eine aktive Freizeitgestaltung kann der psychischen Belastung im Beruf entgegenwirken.

- Sportliche Aktivitäten bieten die Möglichkeit, den „Kopf frei zu bekommen" und gleichzeitig etwas für den Körper zu tun. Da durch den Schichtdienst nicht selten die Möglichkeiten des Vereinssports eingeschränkt sind, bietet es sich an, z. B. mit Gleichgesinnten eine Betriebssportgruppe zu gründen oder sich auf individuelle sportliche Aktivitäten zu besinnen, die „zu jeder Tages- und Nachtzeit" möglich sind (z. B. Laufen, Fahrradfahren). Manchmal hilft es schon, den Heimweg nicht mit dem Auto oder Bus, sondern mit dem Fahrrad oder zu Fuß zurückzulegen.

- Schichtzeiten verhindern häufig gemeinsame Mahlzeiten mit der Familie. Doch auch während des Schichtdienstes und insbesondere im Nachtdienst sollte darauf geachtet werden, dass die eingenommenen Speisen den normalen Tagesbedarf an Energie und Vitaminen abdecken. Gerade im Nachtdienst sollten kleine, leicht verdauliche Speisen zu sich genommen werden, um den Körper nicht unnötig zu belasten und möglichst schnell die notwendige Energie zur Verfügung zu stellen. Wenn möglich, sollten die Mahlzeiten während der Pausen zu sich genommen werden und nicht „zwischendurch und im Stehen".

Die eigene Gesundheit erhalten und fördern

4

Mit Humor arbeiten

4 Mit Humor arbeiten

4.1 Humor ist mehr
als Lachen im Flur   586

4.2 Humor braucht Vielfalt
und nicht Einfalt
im Pflegealltag   587

4.3 Humor und Lachen sind
emotional und körperlich
spürbar – für kranke
Menschen und fürs Pflege-
und Behandlungsteam   588

4.4 Humor ist lernbar   589

4.5 Humor und Lachen
sind spontan und auch
geplant möglich   591

4.6 Humor fördert unkonventionelles
Handeln im normierten
Pflegealltag   592

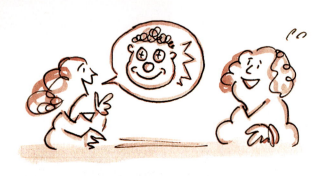

Mit Humor arbeiten

Eine Auszubildende der Gesundheits- und Krankenpflege unterhält sich mit der Tochter einer demenzkranken Mutter im Begegnungsraum eines Pflegeheims.

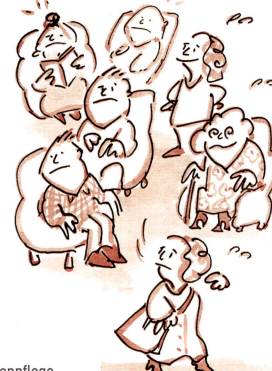

Frau Müller „Ich bin Auszubildende der Gesundheits- und Krankenpflege und wir beschäftigten uns im Unterricht mit Humor in der Pflege. Darf ich mich mit Ihnen darüber unterhalten?"

Frau Berger „Gerne. Ich bin zwar etwas erstaunt, dass Sie dazu etwas lernen. Denn Sie haben sicher nicht viel zu lachen in Ihrem Beruf."

Frau Müller „So schlimm ist es nicht. Oder wirken wir so auf Sie?"

Frau Berger „Nein, nein. Das habe ich nicht so gemeint. Aber bei Ihnen ist es ja so, dass Sie den ganzen Tag hier im Heim sind und die alten Leute in ihren Sesseln sehen. Ich komme nur für einige Stunden. Und trotzdem kehre ich oft deprimiert nach Hause."

Frau Müller „Das verstehe ich gut. Aber da unser Team den ganzen Tag und die Nacht mit den Heimbewohnerinnen zusammen ist, ergeben sich auch mehr Gelegenheiten, dass Heiteres geschieht. Oft sind es Missgeschicke, über die wir herzhaft lachen. Auch über uns selber. Das gefällt den Bewohnerinnen und Bewohner besonders gut!

Ihre Aussage macht mich auch nachdenklich. Wir möchten eigentlich nicht, dass die Angehörigen deprimiert nach Hause gehen. Haben sie eine Idee, wie wird das ändern könnten?"

Frau Berger „Das habe ich mir auf dem Weg nach Hause auch schon überlegt. Ich versuche dann immer, mich an fröhliche Erlebnisse aus dem Leben meiner Mutter und unserer Familie zu erinnern. Manchmal gelingt es mir, manchmal nicht."

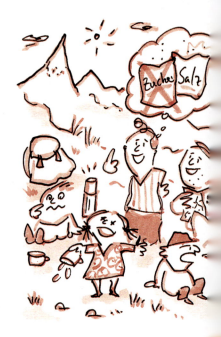

584

4

Mit Humor arbeiten

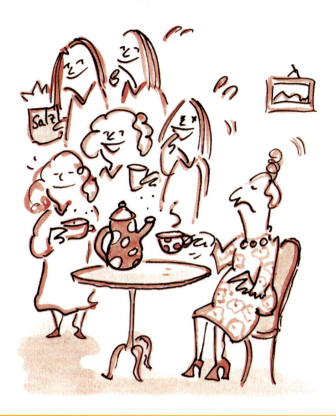
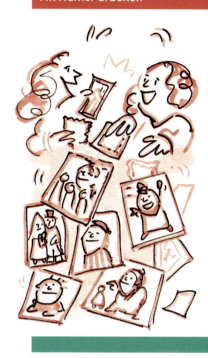

Frau Müller „Da stecken wir ja mitten im Thema! Können Sie mir von diesen Erlebnissen erzählen?"

Frau Berger „Ich denke oft an eine Situation, die am Anfang gar nicht lustig war. Aber später haben wir meine Mutter oft geneckt deswegen. Wir machten mit unseren Eltern und mit meinen Geschwistern im Sommer eine Bergwanderung. Es war sehr heiß. Wir machten eine Rast und tranken vom mitgenommenen Tee. Aber der war versalzen! Das war natürlich ein Drama. Drei Kinder und kein Tee! Als meine Mutter später dement wurde, haben wir sie oft getröstet, dass man auch ohne Demenz den Tee versalzen kann. Aber einmal hat sie ganz Klasse reagiert. Als sie noch zuhause wohnte und uns nach langem wieder versalzenen Tee servierte sagte sie: ‚Ich habe Alzheimer. Ich darf das.'

Diese versalzenen Tees haben es mir wirklich angetan. Als ich selber jung war und die Hauswirtschaftsschule besuchen musste, kam die Schulaufsicht zu Besuch. Mit unseren jungen Hauswirtschaftslehrerinnen hatten wir es oft sehr lustig. Aber die Schulaufseherin war nach altem Schrot und Korn. Wir wollten ihren Besuch nicht spurlos an uns vorbeigehen lassen und versalzten ihr den Tee. Wir mussten furchtbar aufpassen, dass wir beim Servieren keinen Fehler machten. Denn unsere eigenen Gläser waren natürlich salzfrei.

Ich habe einmal in einem Buch von Nelson Mandela gelesen, dass sie sich in der Gefangenschaft einen Scherz daraus machten und den Aufsehern in die Wasserflaschen spuckten, bevor sie die Gläser auffüllten. Das haben wir uns dann doch nicht erlaubt."

Frau Müller „Das sind schöne Erlebnisse, vielen Dank. Ich würde gerne noch mehr davon hören. Ich muss mich nun aber wieder um andere Personen kümmern. Bringen Sie mir doch nächstes Mal eine heitere Erzählung oder ein fröhliches Bild aus dem Leben Ihrer Mutter oder von Ihnen selber mit. So lerne ich Ihre Lebensgeschichten besser kennen. Und ich werde dafür sorgen, dass wir ein Foto von Ihrer Mutter machen, wenn sie lacht und fröhlich ist. Das ist meistens vormittags, wenn sie den anderen beim Spielen zuschaut."

Frau Berger „Das ist eine gute Idee. Ich werde mich nach Ihnen erkundigen, und fragen wann Sie Dienst haben.
 Auf Wiedersehen."

585

4.1 Humor ist mehr als Lachen im Flur

Humor
menschliches Phänomen, das sich trotz Gesundheitsbeeinträchtigungen und Behinderung durch alle Lebensphasen hindurch zieht. Sowohl die Gabe als auch die Fähigkeit, Humor wahrnehmen und ausdrücken zu können, verändern sich im Laufe der Biographie. Auch die Bedürfnissen der kranken Menschen und deren Familien können sich in Bezug auf Heiterkeit und Lachen wandeln. Im Zentrum steht stets das Ziel, den krankheits- unfall- oder altersbedingten Missgeschicken und Unzulänglichkeiten mit heiterer Gelassenheit zu begegnen.

„Lachen ist der Schaum der Oberfläche, |Humor ist die Perle aus der Tiefe". So lautet ein Kalenderspruch. Welche Bedeutung steckt für die Pflege dahinter? Gelächter im Flur eines Krankenhauses oder im Heimalltag gilt heute gemeinhin als Zeichen der Gelassenheit und der Arbeitszufriedenheit. Wer lacht, lässt sich von der Arbeitsroutine nicht so schnell aus der Ruhe bringen. Dies gilt in aller Regel auch aus Sicht der Patientinnen. Für sie bringt Lachen Abwechslung und wirkt wie ein Stimmungsaufheller. Lachen ist Ausdruck des Körpers auf ein lustiges oder amüsantes Ereignis. Und nicht selten gilt auch das Motto von Lachclubs: Lachen ohne Grund. Hier wird die Aufmerksamkeit dem Gefühl geschenkt, die Kontrolle über den Körper und Geist vorübergehend aufzugeben. Das körperliche Zusammenspiel von vertiefter Atmung und Muskelkonzentration im Gesicht und Bauchraum lässt für kurze Zeit kaum noch klare Gedanken zu – und das ist gut so.

Folgt man allerdings der Logik des Kalenderspruchs, ebbt das Lachen auch wieder ab, so wie der Schaum an der Wasseroberfläche verschwindet. Wenn Lachen abebbt, bleibt aber immer noch Humor. Er ist weniger eine kurzfristige Erheiterung, denn die Entwicklung der Heiterkeit – hier als Synonym zu Humor gebraucht – dauert nicht nur wenige Minuten, sondern entwickelt sich oft über lange Zeit, idealerweise über die gesamte Lebensspanne. Dies ist auch oder gerade angesichts von Krankheit und Gesundheitsproblemen möglich. Humor zeigt sich hier oft ohne Gelächter, aber durchaus mit Sprüchen und Galgenhumor über den aktuellen Zustand des Körpers oder der sozialen Umstände. Humor und Lachen sind demnach wie zwei Seiten derselben Medaille. Manchmal wird die eine geworfen, manchmal die andere.

Beispiel Lachen über Nichtbehinderte: Herr Müller ist Tetraplegiker. Er besucht an einem regnerischen Tag mit seinem Freund eine Ausstellung. Am Schluss des Besuchs muss der Freund kurz zur Toilette und Herr Müller wartet im Rollstuhl beim Ausgang. In der Eile legt der Freund den Hut mit der Hutöffnung nach oben auf Herrn Müllers Knie. Es dauert nicht lange und ihm wirft jemand Geld in den Hut. Später liegt sogar eine Banane drin! Als der Freund zu Herrn Müller zurückkehrt, sind beide sehr belustigt über die absurde Situation – und beschließen die Hut-Idee zu wiederholen …

Humor heißt in diesem Beispiel, Absurdes oder Komisches zu erleben. Dank der Behinderung kam die Situation überhaupt zustande. Deutlich wird auch, dass der Unfallpatient eine Geisteshaltung entwickelt hat, die es ihm heute erlaubt, im Alltag Missgeschicken und Unzulänglichkeiten eine heitere Seite abzugewinnen. Gelächter über die ahnungslosen Ausstellungsbesucherinnen verschafft Auflockerung und eine gewisse Schadenfreude.

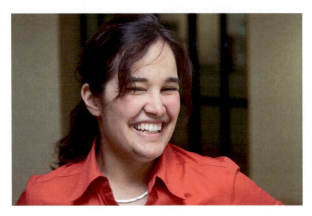
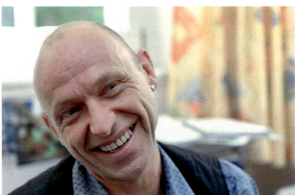

Humor braucht Vielfalt und nicht Einfalt im Pflegealltag

4.2

Wenn bisher verallgemeinernd über Humor und Lachen geschrieben wurde, so ist dies nur die halbe Wahrheit. Humor hat viele Facetten, die sich in vier Hauptkategorien unterteilen lassen kann:
- Heiterkeit im Sinne von Lustigem oder Amüsantem,
- Vernunft im Sinne von Witz oder scharfzüngigen Kommentaren,
- Unsinn als Blödeleien und Absurditäten sowie
- Mürrischkeit im Ausdruck von Spott oder bissigen Bemerkungen.

Es ist anzunehmen, dass nicht alles allen gefällt. Das heißt, es gibt individuelle Vorlieben und Abneigungen zu den verschiedenen Kategorien. Manche mögen es eher heiter-herzlich. Andere sind eher durch kognitiven Humor angesprochen. Oder die Vorliebe liegt eher bei absurden Humorformen, die manchmal fließend bis hin zu Spott oder Zynismus reichen können.

Sowohl Patientinnen als auch Pflege- und Behandlungsteams machen im Alltag zu allen vier Kategorien Erfahrungen. Heiteres und Unsinniges geschehen oft spontan, Witze hingegen brauchen eine gewisse Vorbereitung, zumindest das Auswendiglernen, um den Witz erzählen zu können. Unsinn und Blödeleien geschehen während oder nach einer anspannungsreichen Zeit. Spott und Zynismus machen sich zum Beispiel beim Auslachen einer Person in einer peinlichen Situationen fest, insbesondere bei hierarchisch höher- oder tiefergestellten. Die letztere Kategorie genießt gesellschaftlich eher wenig Achtung. Trotzdem ist diese Kategorie im hierarchisch stark ausgeprägten Gesundheitssystem oft präsent. Und zwar in beide Richtungen: von oben nach unten und von unten nach oben. Beides verschafft Genugtuung und stärkt die eigene hohe oder niedrige Position.

Beispiel Der Krankheitsverlauf von Multipler Sklerose dauert oft lange, sehr lange. So bleibt allerdings auch viel Zeit, Humor in allen Facetten kennen zu lernen. Oft drängt sich unweigerlich der bissige, zynische Humor in den Vordergrund. Denn die Ungewissheit des progredienten Krankheitsverlaufs und der oft rücksichtslose Umgang mit Behinderung in der Gesellschaft nagen am Gemüt. So bitter wie die Erfahrungen ist folglich der Humor. Dies zeigt sich auch bei Reto Meienberg, der nach 28-jährigem Leben mit MS meint: „Was immer auch noch kommen mag, wenigstens werde ich nicht mehr als junger, bemitleidenswerter Kranker sterben."

HAEGELER, JUPE & MEIENBERG, RETO: *Behinderte sind auch nur Menschen – Cartoons und Texte*
Muri bei Bern: Cosmos Verlag, 2005, S. 81

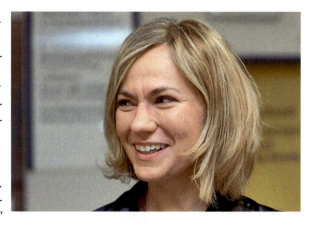

Wenn in einem Team oder bei einem Menschen eine der Humorkategorien besonders stark ausgeprägt ist und die Stimmung weitgehend bestimmt, droht Humor eindimensional und einfältig zu werden. Und dies wirkt mit der Zeit öde. Vor allem spricht diese Kategorie jeweils nur Personen mit denselben Vorlieben an. Der Mix an Humorstilen ist jedoch viel interessanter und macht letztlich eine vielfältige humorvolle Stimmung aus.

Besonders problematisch ist es, wenn die Kategorie „Mürrischkeit" im Alltag stark präsent ist, denn dies weist auf permanente Bloßstellungen und Kränkungen hin. Diese sind für einen humorvollen Alltag wenig förderlich. Denn wie heißt es doch: „Was kränkt, macht krank."

4.3 Humor und Lachen sind emotional und körperlich spürbar – für kranke Menschen und fürs Pflege- und Behandlungsteam

Wer mit anderen in einer Runde schon herzhaft gelacht hat weiß, dass dieses Gefühl eine gute Basis für die Beziehung ist. Die Beteiligten erinnern sich gern an solche Gelegenheiten zurück – gerade auch in Momenten, wo einem das Lachen fehlt. Dies geht kranken Menschen nicht anders. Mit Leidensgenossinnen über Brustkrebs zu witzeln und zu scherzen verbindet. Es gibt in der Tat bereits Lachstunden, die speziell für Krebskranke angeboten werden. Nach der Lachstunde trifft man sich für einen Drink und kommt allmählich wieder in den Alltag zurück. Während dieser Gespräche zeigt sich zum Beispiel, dass es problematisch sein kann, wenn die Angehörigen der Patientinnen die Heiterkeit nicht ertragen, weil sie selber zu sehr vom Schmerz des drohenden Todes betroffen sind. Gelächter ist also nicht für alle von einer Krankheit Betroffen in gleicher Weise befreiend.

Das folgende Kreismodell eignet sich, um Humor und Lachen in der eigenen Biografie auf die Spur zu kommen. Ziel ist es, Personen aus dem eigenen Leben mit dem Erleben von Humor in Verbindung zu bringen. Und zwar die ganze Palette all jener Personen, mit denen man viel, wenig oder keine Humorerlebnisse hatte.

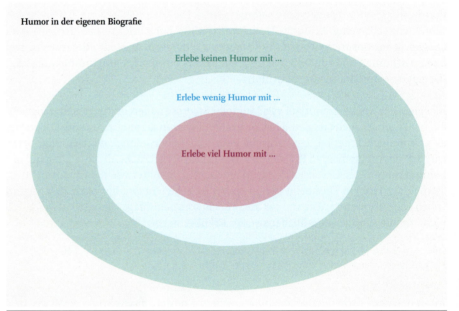

[1] Kreismodell zur Humorbiografie

Dieses einfache Kreismodell zur Humorbiografie lässt sich auch mit Patientinnen oder Angehörigen durchführen. Es kann sehr interessant sein zu sehen, welche Namen sie im aktuellen Moment in welchen Kreis auflisten. Dieselbe Übung können sie ein halbes Jahr oder später wiederholen. Je nach Krankheitsverlauf können sich Veränderungen ergeben. Zum Beispiel „wandern" bestimmte Personen vom innersten Kreis in den äußersten und umgekehrt. Der Humor in Beziehungen verändert sich durchaus entlang von Gesundheitsproblemen.

Humor ist lernbar

Manchen Menschen wird mehr Heiterkeit in die Wiege gelegt als andern. Aber für alle heißt es schon wenige Monate nach der Geburt diese Wiege zu verlassen. So gesehen dauert die "Humorgabe" nicht ewig weiter, sondern alle sind früher oder später selber verantwortlich, ihren Sinn für Humor zu entwickeln. Die allermeisten Menschen lernen Humor eher unbewusst kennen. Vor allem durch Humorstile, die in ihrem sozialen Umfeld gelebt werden. Dies kann lautes Gelächter am Familientisch sein oder Karikaturbücher im Wohnzimmerregal. Oder der Besuch von Kabarettvorstellungen gehört dazu. Humor kann man ebenso im Berufsfeld der Pflege kennen lernen. Dabei spielen vor allem Vorbilder während der Pflegeausbildung eine wichtige Rolle. Welche Sprüche und Witze machen die Examinierten im Team oder mit Patientinnen? Wo setzen sie Grenzen, z. B. wenn Patientinnen anzügliche Bemerkungen machen? Oder lassen sie gerade diese Sprüche zu und gehen zum Gegenangriff über mit einem männerfeindlichen Witz? Solche vor allem verbale Humorformen prägen Lernende in der Pflege sehr stark. Zunehmend gibt es in der Pflege auch Möglichkeiten, Humor gezielt einzusetzen und nicht nur spontane Begebenheiten zu erleben. Dann spricht man von Humorinterventionen. Davon ist später noch die Rede.

Humor zu lernen heißt auch, Erfahrungen zu verschiedenen Humorformen und -erlebnissen im Team oder in der Pflegeschule besprechen zu können. Heute gibt es zudem zahlreiche Publikationen, die den Blick für Humor in der Pflege vertiefen und erweitern.

Auch negative Erfahrungen mit Humor, z. B. mit Spott oder Ironie, gehören zum Lernen, allerdings ist der Anlass leider eher unangenehm. Kränkender Humor kann bereits früh in der Familie oder auf dem Pausenhof geschehen und auch später in der Berufswelt. Diese Form über lange Zeit zu ignorieren, ist allerdings nicht der richtige Weg. Zu tief bleiben sonst Kränkungen haften.

Kurzum: Durch positive und auch negative Erfahrungen lernen wir mit der Zeit, die eigenen Vorlieben und Abneigungen zu Humor immer besser kennen. Ziel ist es, aus den kontinuierlichen Erfahrungen einen ganz persönlich gefärbten Humor zu entwickeln. Dieser soll weder sich selber noch anderen schaden, sondern vielmehr alle voranbringen.

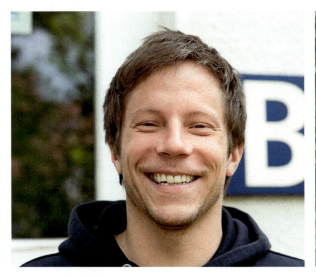
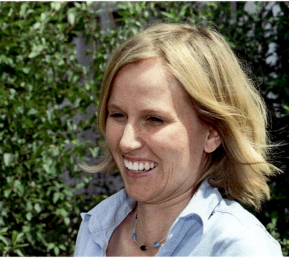

Um Humor lernbar zu machen, ist es nötig, die eigene Humorfähigkeit ab und an zu überprüfen. Dies ist anhand der folgenden Stufen bzw. Fragen zur Humorfähigkeit möglich.

Der amerikanische Psychologe Paul McGhee hat fünf Fragen entwickelt, die jeweils eine höhere Stufe der Humorfähigkeit markieren. Das heißt, mit jeder Frage kann man sich selber testen, wie weit der eigene Humor gediehen ist:

1 Wo finde ich das Vergnügen für Humor, z. B. in Büchern, im Kabarett, im Kino?
2 Mit wem finde ich im täglichen Leben Humor, z. B. beim Einkaufen, bei der Arbeit, bei der Kinderbetreuung?
3 Wie initiiere ich Humor selbst, z. B. durch Witze, Redewendungen, Körpersprache?
4 Lache ich über mich selbst und falls ja, worüber, z. B. Slapstick, Persönlichkeitsmerkmale, Peinlichkeiten?
5 Kann ich in Stresssituationen Humor finden oder schaffen, z. B. unter Zeitdruck, im Verkehr, bei Problemen in der Partnerschaft?

Zwischen der Frage 2 und 3 passiert ein wichtiger Schritt. Bei Frage 2 wird Humor individuell wahrgenommen, d. h., selber ist man noch wenig aktiv, sondern lässt Humor auf sich wirken. In der Frage 3 hingegen ist Initiative gefragt, bloßes Wahrnehmen reicht hier nicht mehr aus. Wichtig bei den fünf Stufen ist auch, dass zwar in der fünften Frage das größte Potenzial für therapeutisch wirksamen Humor steckt. Allerdings sind die vorangehenden Fragen nicht weniger wichtig, denn ein aus therapeutischer Sicht gut entwickelter Humor entsteht eben gerade deshalb, weil die Stufen 1 bis 4 durchlaufen wurden.

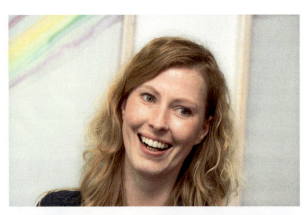

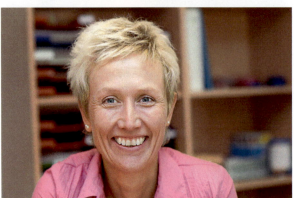

Noch ein Wort zur Entwicklung von Humor in der Geschichte der professionellen Pflege. Das heißt, nicht nur auf individueller, sondern auch auf beruflicher Ebene ist ein Lernprozess erkennbar. Wenn wir die Entwicklungsschritte der Pflege symbolisch als vier Lebensabschnitte betrachten, könnte wir – etwas überspitzt – sagen: Die professionelle Pflege ist im Krieg entstanden, im Kloster groß geworden, erlebte die Pubertät bei den Ärztinnen und ist im Erwachsenenleben mit Ökonomen liiert. Vor diesem Hintergrund ist es wenig erstaunlich, dass das Konzept Humor im deutschsprachigen Raum erst spät in der Erwachsenenphase Fuß gefasst hat. Anfangs der 1990er Jahre begannen erste Publikationen und Seminare. Sie wurden damals als eigentliche Befreiung von einem eher heiterkeitsfeindlichen Umfeld wahrgenommen. Zwar wurde in der Pflege immer schon gescherzt, sowohl mit Patientinnen als auch innerhalb der Teams. Allerdings wurde selten über Humor als Konzept nachgedacht bzw. war das Umfeld solchen Gedanken wenig förderlich. Insofern war kein bewusster Lernprozess erkennbar und die Ausdrucks- und Gestaltungsmöglichkeiten von Humor auch sehr begrenzt. Die Professionalisierung der Pflege erlaubte es dann zunehmend, eigenständige Themen zu recherchieren, zu initiieren und zu publizieren.

Mit Humor arbeiten

4.5

| Humor und Lachen sind spontan und auch geplant möglich | 4.5 |

Viele Menschen erleben Humor als Situationskomik, Necken oder Blödeln. Auch Witze, die aus dem Stegreif erzählt werden, können zum Repertoire des spontanen Humors gehören. Wer aber glaubt, das Erleben von Heiterkeit und Lachen seien ausschließlich an Spontaneität gebunden, liegt falsch – oder wartet möglicherweise sehr lange. Gerade wenn Krankheit im Zentrum des Lebens steht, sind die Möglichkeiten für spontanen Humor oft überlagert von Schmerz, Langeweile oder anderen Symptomen. Vor allem in akuten Situationen, wenn Krankheit rasch und heftig ins Leben einbricht, sind die betroffenen Patientinnen häufig kaum fähig, Humor wahrzunehmen oder auszudrücken. Schwarzer Humor macht hier allerdings oft eine Ausnahme, bzw. er nimmt nicht selten einen prominenten Platz ein. Zum Beispiel so: Ein Unfallverletzter fragte auf der Intensivstation, als seine Körpergröße gemessen wird: „Brauchen Sie die Angaben für die Größe des Sarges?". Oder eine Diabetikerin kommentiert ihr amputiertes Bein: „Nun muss ich wenigstens nur noch die Hälfte für Fußpflege bezahlen".

Neben diesen spontanen Humorformen werden zunehmend die Möglichkeiten des geplanten Humors oder – wie oben bereits genannt – Humor als Intervention entwickelt. Damit soll gewährleistet werden, dass Humor nicht nur zufälligerweise erlebt wird, sondern dass Heiterkeit, Absurdität oder Ironie gezielt erlebt werden können. Dazu sind ganz unterschiedliche Formen denkbar. In jeder Krankheitssituation ist daran zu denken, dass ein Anschub für das Erleben von Humor nötig sein kann. Dies kann nur schon die gezielt gestellte Frage an eine Patientin sein: „Denken Sie, dass etwas Erheiterndes Ihnen im Moment helfen könnte?". Da Humor im deutschsprachigen Gesundheitswesen noch eine recht junge Tradition hat, dürften viele Patientinnen zunächst erstaunt sein ob dieser Frage. Damit ist allerdings bereits der erste Schritt getan, nämlich Humor als Möglichkeit der Genesung zur Diskussion zu stellen. Deutlich wird durch die Frage auch, dass nicht zwingend eine konkrete Humorintervention aufgegriffen werden muss, sondern dass bereits der fragende Zugang nach Humor – also ein anamnestisches Vorgehen – einen Interventionscharakter hat.

Ist die Antwort auf die vorherige Frage „Nein!" oder „Eher nicht!" ist der Fall klar und eine Humorintervention fehl am Platz. Wird die Frage bejaht – oft mit Neugierde gekoppelt – ist der nächste Schritt angesagt: Welche Humorintervention könnte guttun? Dann sind Pflegende gefordert, ein Repertoire an Humorformen und -inhalten zur Verfügung zu haben. Die Palette ist heutzutage reichhaltig. Hier eine kleine Auswahl:

- **Bücher**: Heitere Lektüre, Fotoalben oder Karikaturen sind in der Patientinnenbibliothek oder auf der Abteilung verfügbar und können den Patientinnen während des Krankenhausaufenthalt ausgeliehen werden.
- **Heiter-Ball**: Jede Abteilung ist im Monatsrhythmus verantwortlich, dass irgendetwas Humorvolles erlebt werden kann. Nach „getaner Humorarbeit" rollt der Ball auf eine andere Abteilung weiter.
- **Erheiternde Gegenstände**: Angehörige im Pflegeheim werden gezielt gefragt, worüber ihre Nahestehenden früher lachen oder schmunzeln konnten. Die Angehörigen werden dann gebeten, etwas Erheiterndes ins Heim mitzubringen.
- **Humortagebuch**: Heiteres, Absurdes, Skurriles wird in einem Buch mit leeren Seiten dokumentiert. Dies können Erlebnisse im Team oder mit Patientinnen sein. Auch Witze, Karikaturen oder eigene Zeichnungen finden darin Platz.
- **Care-Clowns**: In der eigenen Region wird nach Clowns gesucht, die kranke oder behinderte Kinder oder Erwachsene in der eigenen Institution besuchen. Dies ist auch in der häuslichen Pflege möglich und nötig.

Humorinterventionen müssen den gesunden Funktionen der Patientin angemessen sein. So eignen sich Witze nur, wenn keine Schwerhörigkeit vorliegt. Karikaturen sind auf der Augenabteilung oft eher ungeeignet.

4.6 Humor fördert unkonventionelles Handeln im normierten Pflegealltag

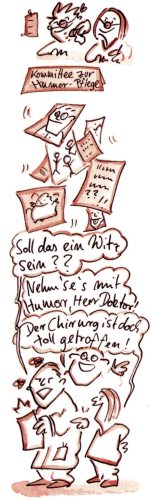

Nicht selten regen gezielte Humorinterventionen spontane Humorerlebnisse an. Denn durch die bewusste Auseinandersetzung entsteht oft eine Stimmung, die mit „Humor liegt in der Luft" umschrieben werden kann. Die Sensoren für Heiteres oder Absurdes werden so kontinuierlich geschärft.

Viele Fach- und Führungspersonen halten Humor heutzutage für ein wichtiges Konzept in der Pflege. Sie fördern das Thema mit verschiedenen Aktionen, sei es mit Fortbildungen, Tagungen oder speziellen Anlässen. So weit – so gut. Jedoch muss bei aller Begeisterung auch bedacht werden, dass Humor unkonventionelles Denken fördert. Gerade im Gesundheitswesen, mit seinen stark hierarchischen Strukturen und den recht starren Normen, ruft dieses Denken manchmal ungewöhnliche Ideen hervor. Und dies stellt dieselben Fach- und Führungskräfte vor allerlei Herausforderungen. Sie müssen mit heiterer, auch absurder oder gar bissiger Kommunikation leben können. Oder anders formuliert: Die Geister, die gerufen werden, sollen auch für die betriebliche Entwicklung und Strategie genutzt werden. Dazu gehören auch die humorvolle Führung von Mitarbeitenden und die spritzige Kommunikation auf der Führungsebene.

Auch „offizielle Humorarbeiter" sind gefordert. So musste beispielsweise ein Clown, der immerhin auf Initiative des Chefarztes einer Rehabilitationsklinik einmal wöchentlich in der Klinik anwesend ist, mit der Leitung des Hausdienstes verschiedene Kompromisse aushandeln. Zum Beispiel wollte er Bilder und andere Gegenstände an der Wand und auch an der Decke befestigen. Dazu musste er den Hausdienst zuerst für sein Thema gewinnen. Gemeinsam konnten sie dann nach technischen Lösungen suchen.

Auch die Kommunikation zwischen verschiedenen Gruppen ist durch vermehrten und vor allem vielfältigeren Humor herausgefordert, zum Beispiel die Kommunikation zwischen Pflege und Ärztinnenschaft. Dies zeigt das folgende konkrete Beispiel:

Beispiel Humorgalerie auf Station: In einem Krankenhaus gab die Chefarztvisite auf der chirurgischen Station immer wieder Anlass für Unstimmigkeiten. Die Patientinnen lagen mit offenen Verbänden vorbereitet auf ihren Betten. Dann kam kurzfristig die Information, dass sich der Beginn der Visite verspätet. Für die Patientinnen hieß dies, im Bett liegen zu bleiben. Oder wenn dies nicht möglich war, dass die Pflegenden die Verbände wieder verschließen mussten.

Auf Initiative einer Pflegenden, die sich für Humor engagiert, wurde beschlossen, dem Problem mit Humor zu begegnen. Dazu kopierte das Team Bilder aus einem Karikaturbuch und hängte sie in bunten Rahmen auf der Abteilung als Humorgalerie auf. Unter den Bildern war auch ein Cartoon, das den Chefarzt zeigt, der auf der Sänfte während der Visite durch die Zimmer getragen wird. Als die „reale" Chefarztvisite zum nächsten Mal begann, waren zunächst alle über den neuen Bilderschmuck erfreut. Beim Chefarzt-Cartoon blieb die Truppe stehen. Gespannt wurde auf den Kommentar des Chefarztes gewartet. „Ist es wirklich so schlimm?", klang es versöhnlich.
Mit diesem Kommentar des Chefarztes war das Zeitproblem der Visite noch längst nicht gelöst. Aber an einer Lösung konnte viel gelöster gearbeitet werden.

Humor ist vielerorts im Gesundheitswesen spontan erlebbar, muss aber auch gezielt gesucht und gefördert werden. Dies gilt sowohl für die Pflege von Patientinnen wie auch für die Zusammenarbeit im Team. Humor fällt nicht wie Manna vom Himmel, sondern er muss oft entdeckt und aufgedeckt werden, da er angesichts von Krankheit und Behinderung meistens überdeckt ist. Schließlich muss Humor immer wieder gepflegt werden, damit er langfristig als hilfreiche Ressource verfügbar ist. In diesem Sinne gilt: Humor – das hat uns gerade noch gefehlt.

5 Soziale Unterstützung und Supervision

5.1	**Institutionelle Unterstützung**	**596**
5.1.1	Arbeitsklima	596
5.1.2	Personelle Ausstattung	596
5.1.3	Räumliche Gestaltung und Materialausstattung	597
5.1.4	Zeitliche Gestaltung	598
5.1.5	Förderung und Unterstützung autonomer Arbeitsbereiche	598
5.1.6	Fort- und Weiterbildung	599

5.2	**Soziale und kollegiale Unterstützung**	**600**
5.2.1	Neueinweisung und Praxisanleitung	600
5.2.2	Kollegiale Beratung	601
5.2.3	Ethikberatung	602
5.2.4	Balintgruppe	602
5.2.5	Selbsterfahrungsgruppe	603
5.2.6	Psychotherapie	603

5.3	**Supervision**	**604**
5.3.1	Begriffsbestimmung	605
5.3.2	Ziele von Supervision	605
5.3.3	Formen der Supervision	606
5.3.4	Implementierung von Supervision	608
	Vorbereitungsphase	608
	Wahl der Supervisorin und Erstkontakt	609
	Kontakt- und Kontraktsitzung	610
	Supervisionsprozess	610
	Auswertung und Rückkopplung	610

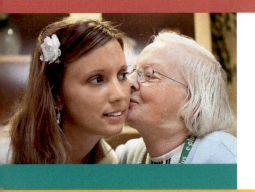

Soziale Unterstützung und Supervision

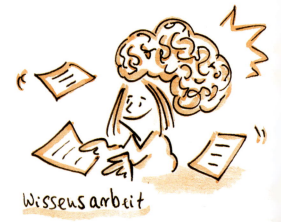

In der Arbeitswelt gibt es drei schwerpunktmäßige Aufgabenbereiche: die körperliche, die wissensbezogene und die emotionale Arbeit. Körperliche Arbeit wird üblicherweise dem Handwerk zugeordnet, Wissen und Erkenntnis dem akademischen Sektor und die emotionale Zuwendung dem im weitesten Sinne psychologischen Feld.

Für den Pflegeberuf gilt ein Spezifikum, wie er in kaum einem anderen Beruf zu finden ist. Hier sind nämlich in fast gleicher Weise alle drei Ebenen gefordert.

Das macht diesen Beruf zu einer echten Herausforderung, weil von den Pflegenden implizit und explizit erwartet wird, dass sie den Patientinnen in allen Bereichen gleichermaßen gerecht werden. Viele Pflegende erfüllen diese hohen Erwartungen auf bewundernswerte Weise. Andere müssen feststellen, dass sie sich damit auf Dauer überfordert fühlen.

Tatsächlich wird die Dreifachkomponente der Pflegearbeit kaum wirklich gesehen. Allgemein anerkannt und letztlich bezahlt wird die körperliche Belastung, die jener von Bauarbeitern sehr nahe kommt. Dass Pflegende – um ihren Beruf wirklich gut ausüben können – auch über viel Wissen verfügen müssen, wird zumindest in der eigenen Berufsgruppe noch einigermaßen anerkannt. Dagegen wird zwar viel über die emotionale Belastung der Pflegenden geschrieben, doch bis heute wird die emotionale Arbeit als ebenbürtiger Bestandteil der Pflege auch in der eigenen Berufsgruppe völlig unterschätzt.

Es gibt ein weit verbreitetes geheimes Motto: Wer helfen will, bedarf selbst keiner Hilfe. Dahinter steckt die Vermutung, dass Helferinnen – um ihre Arbeit gut machen zu können – immer stärker sein müssen als jene, denen sie helfen wollen. Dies gilt ganz besonders für den emotionalen Bereich.

Im Rahmen körperlicher Belastung wird der Einsatz von Hilfsmitteln in der Regel gerne angenommen. Ebenso ist professionelle Unterstützung im pflegerischen Wissensbereich (Fort- und Weiterbildung durch ausgebildete Lehrkräfte) selbstverständlich geworden. Dagegen werden Angebote zur emotionalen Entlastung wie etwa Supervision als „Psychokram" immer noch von großen Teilen abgelehnt. Damit folgt die Berufsgruppe einem in der Bevölkerung weit verbreitetem Vorurteil, wonach psychische Erschöpfung ein Zeichen von persönlicher Schwäche sei. Die Folgen sind bei vielen Pflegenden durchaus zu beobachten: Verlust der Arbeitsfreude, distanziertes bis abweisendes Verhalten gegenüber Pflegebedürftigen, schlechtes Betriebsklima, Berufsflucht, aggressives bis gewalttätiges Verhalten oder Burnout-Phänomene gehören durchaus zum Berufsalltag.

Gegen diese negativen Erscheinungen im Pflegeberuf wird von Berufsverbänden, aber auch von der Gesamtgesellschaft gerne der „moralische Zeigefinger" eingesetzt: Bestimmte Dinge, wie etwa Gewalt, darf es einfach nicht geben.

5

Soziale Unterstützung und Supervision

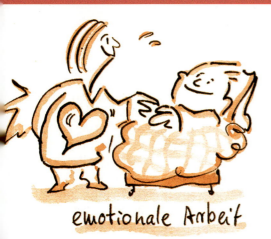

emotionale Arbeit

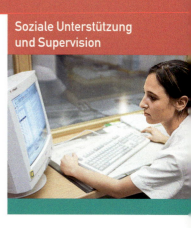

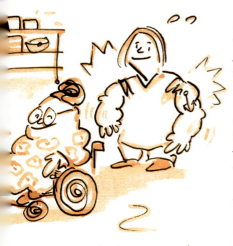

körperliche Arbeit

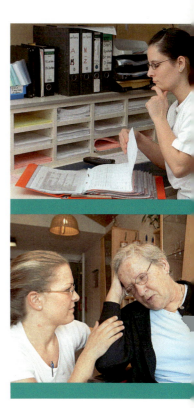

Das ist vollkommen richtig. Es gilt aber zu unterscheiden: Einerseits gibt und braucht es ethisch begründete Richtlinien und Grenzen, um zu klären, was sein darf – oder auch nicht. Ethische Überlegungen helfen oft besser verstehen, was tatsächlich hilft und sind somit unabdingbar. Andererseits verstärken ethische Richtlinien den Druck (und damit die emotionale Belastung) der Pflegenden vor Ort, wenn ihnen nicht gleichzeitig die Möglichkeit eingeräumt wird, die dauerhafte psychische Belastung im Rahmen emotionaler Arbeit professionell zu bewältigen.

Pflegende werden – vor allem wegen der großen körperlichen Nähe zu den Patientinnen – oft mit schwierigen Gefühlen konfrontiert: Angst, Aggression, Scham- und Schuldgefühle, Ekel, Zorn, Widerwillen, sexuelles Unbehagen, Trauer oder Mitleid erleben nahezu alle Pflegenden in mehr oder minder ausgeprägter Form. Eigenartigerweise glauben dennoch viele, dass es nur sie alleine beträfe – und es wird kaum offen darüber gesprochen. Dabei sind nicht die Emotionen an sich das Problem, sondern die Art des Umgangs damit. Die Psychologie lehrt seit langem, dass unterdrückte Gefühle sich andere Wege suchen, wenn sie nicht ernst genommen werden. Wer aber die eigenen Gefühle nicht ernst nimmt, der verliert auch die Offenheit für die Gefühle anderer – das erzeugt dann die „Kälte", die von vielen Patientinnen als verletzend beschrieben wird.

In diesem Kapitel werden verschiedene Unterstützungsmöglichkeiten aufgezeigt. Der Schwerpunkt liegt im Bereich Supervision, einer Beratungsform, die dazu beiträgt, das eigene Erleben und Verhalten besser zu verstehen und damit auch einen anderen Umgang mit dem Erlebten zu erlernen. Psychohygiene ist kein bloßes Schlagwort, sondern Grundvoraussetzung dafür, die anspruchsvolle Pflegearbeit dauerhaft und zufrieden ausüben zu können.

5.1 Institutionelle Unterstützung

5.1.1 Arbeitsklima

Fluktuation
Wechsel, Schwankung

In einer Einrichtung, in der man sich wohl fühlt, arbeitet es sich leichter. Durch viele Studien wurde nachgewiesen, dass die Auswirkungen der Atmosphäre am Arbeitsplatz sich am deutlichsten im Blick auf die |Personalfluktuation sowie auf die Zahl der Krankheitsausfälle zeigt. Für günstige Rahmenbedingungen zu sorgen, ist eine klassische Führungsaufgabe, wobei das Direktionsgremium (Verwaltungs-, Ärztliche- und Pflege-Direktion) auf Grund vieler gesetzlicher Vorgaben nur begrenzte Möglichkeiten hat. So hat die Einführung der |DRGs die Krankenhausversorgung ganz erheblich verändert und auf Grund der neuen Kostenstruktur zu einem deutlichen Personalabbau – gerade in der Pflege – geführt. Dennoch bleiben Gestaltungsspielräume, die dazu beitragen können, ein förderliches Arbeitsklima zu schaffen. Einen guten Rahmen hierfür bietet die Ausrichtung am Subsidiaritätsprinzip.

DRGs | 218

Subsidiaritätsprinzip | 201

▣ Das |Subsidiaritätsprinzip auf das System Krankenhaus übertragen bedeutet, dass die Klinikleitung dafür Sorge tragen muss, dass die einzelnen Abteilungen weitgehend selbstverantwortlich handeln können. Die Abteilungsleitungen ermöglichen dies den je zugeordneten Stationen und die Stationsleitungen ihrerseits wiederum den Mitarbeiterinnen. Nur wenn die je kleinere Einheit eine Aufgabe nicht aus eigener Kraft lösen kann, wird die nächsthöhere Instanz zu Hilfe gerufen.

5.1.2 Personelle Ausstattung

Bei knappen personellen Ressourcen ist es wichtig, genau zu erschließen, welche Aufgaben tatsächlich zum pflegerischen Tätigkeitsbereich gehören. Folgende Fragen können dabei hilfreich sein:

- Was ist fachpflegerische Kernaufgabe und darf keinesfalls aufgegeben werden (z. B. beim Essen unterstützen oder Dekubitusprophylaxe)?
- Welche Aufgaben sind zumindest teilweise an Hilfskräfte delegierbar (z. B. Hol- und Bringedienste)?

Sinnvollerweise sollten die grundsätzlichen Fragen der Zusammenarbeit (aber auch der Abgrenzung) mit anderen Berufsgruppen generell auf Leitungsebene geklärt werden, um unnötige Reibungen auf den einzelnen Stationen zu vermeiden (Interdisziplinäre Zusammenarbeit | 445).

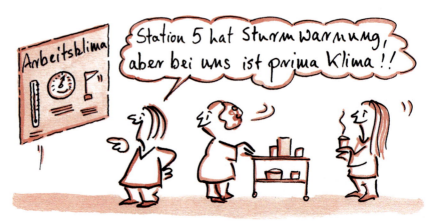

Soziale Unterstützung und Supervision

Räumliche Gestaltung und Materialausstattung

5.1.3

Manche Krankenhäuser haben den Charme von Fabriken. Vielfach ist eine räumliche Neugestaltung erst im Rahmen von Um- bzw. Neubauten möglich. Mit farbigem Anstrich und freundlichen Bildern lässt sich so manche Räumlichkeit freundlicher gestalten. In Neubauten sollte unbedingt darauf geachtet werden, dass es einen Raum gibt, in den sich die Pflegenden zurückziehen können, für störungsfreie Gespräche oder einfach zum Durchatmen. Ein besonderer Ort, mit dem ein Führungsgremium zeigen kann, wie viel ihm am Wohl des Personals liegt, ist die Personalcafeteria. Eine freundlich-einladende Atmosphäre trägt viel zur Entspannung der oft gestressten Mitarbeiterinnen bei.

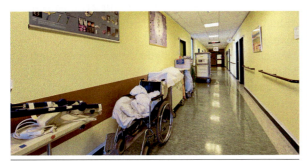

[1] trister Krankenhausflur

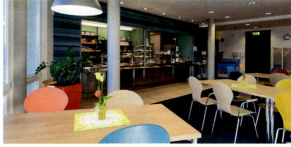

[2] ansprechend gestaltete Cafeteria

Auch zur Aufbewahrung von Hilfsmitteln sollte ein gesonderter Raum zur Verfügung stehen. Ein Hilfsmittelpool, der mehreren Stationen einer Einrichtung zur Verfügung steht, kann einen breiten Zugriff und Austausch von Hilfsmitteln erleichtern.

Beispiel Während der Patientenlifter im geriatrischen Rehabilitationsbereich die Pflegenden sehr in ihrer täglichen Arbeit unterstützt, benötigen ihn die Kolleginnen auf der handchirurgischen Station nur selten. Umso praktischer und kosteneffektiver ist es, wenn die Stationen den Lifter, wie viele andere Hilfsmittel, gemeinsam nutzen können.

Auch im ambulanten Bereich wird von vielen Pflegenden die Ausstattung bemängelt; eine Besonderheit hier: Bestimmte Hilfsmittel müssen für die Klientinnen einzeln angefordert werden. Aufgabe von Pflegenden ist also, bei der Auswahl und Anforderung der Hilfsmittel beratend tätig zu sein (Hilfsmittelberatung [1] |551) und ggf. die Anschaffung bestimmter Hilfsmittel anzuregen. Andere Hilfsmittel, z. B. zum Eigenschutz (Einweghandschuhe), müssen im stationären und im ambulanten Bereich von den Arbeitgebern zur Verfügung gestellt werden.

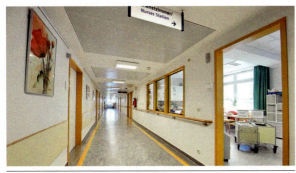

[3] funktional gestalteter Stationsbereich

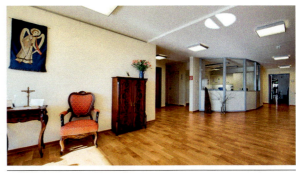

[4] gemütlich gestalteter Eingangsbereich

5.1.4 Zeitliche Gestaltung

Die zeitlichen Gestaltungsmöglichkeiten am Arbeitsplatz betreffen zwei Ebenen:
- Arbeitszeitmodelle sowie
- zeitliche Gestaltung der Arbeitsabläufe.

Die Nutzung verschiedener Arbeitszeitmodelle wie z. B. der Teilzeitarbeit oder des Jobsharings kann zu einer größeren Arbeitnehmerinnen- und Patientinnenzufriedenheit führen. Durch solche Modelle können die Erfordernisse der Patientinnenversorgung mit den Wünschen der Mitarbeiterinnen besser in Einklang gebracht werden. Um beim Einsatz unterschiedlicher Arbeitszeitmodelle den Informationsfluss zu garantieren, sollten regelmäßige Übergaben sowie wenigstens einmal im Monat eine fest eingeplante Teambesprechung mit möglichst allen Mitarbeiterinnen stattfinden (Besprechungen und Visiten durchführen 1 | 647).

Die zeitliche Gestaltung der Arbeitsabläufe auf den Stationen wird immer auch von der jeweiligen Patientinnenstruktur mitbestimmt. So wird es kaum eine Station geben, auf der es notwendig wäre, alle Patientinnen vor dem Frühstück zu waschen. Andere Maßnahmen wie die Medikamentengabe sind zeitlich gebunden. Es sollte jeder Station weitgehend selbst überlassen bleiben, ihre Arbeitsabläufe so zu organisieren, dass einerseits die Patientinnen zufrieden sind und andererseits Zeiten mit hoher Arbeitsdichte und nachfolgendem Leerlauf vermieden werden. Zu einem möglichst reibungsarmen Stationsablauf zählt auch die Absprache mit dem ärztlichen Personal und weiteren Berufsgruppen wie z. B. Physiotherapie und Funktionsdienste (Zusammenarbeit mit anderen Berufsgruppen | 445).

5.1.5 Förderung und Unterstützung autonomer Arbeitsbereiche

Für die Motivation von Mitarbeiterinnen zählt Sicherheit zu den wichtigsten Kriterien; gleichzeitig haben sie unterschiedlich ausgeprägte Bedürfnisse nach Beratung und Orientierung. Eine Institution, die diese Bedürfnisse ernst nimmt und ihnen im Rahmen der Möglichkeiten Rechnung trägt, fördert die Arbeitszufriedenheit.

Beispiel Die heute weit verbreitete Praxis, überwiegend befristete Arbeitsverträge zu schließen, bringt für die Arbeitnehmerinnen eine große Unsicherheit hinsichtlich ihrer persönlichen Lebensgestaltung oder Familienplanung mit sich. Arbeitnehmerinnen mit unbefristeten Arbeitsverträgen genießen neben einer besseren Planungssicherheit häufig auch Vorteile (wie z. B. zusätzliche Prämien, Fort- und Weiterbildungsansprüche).

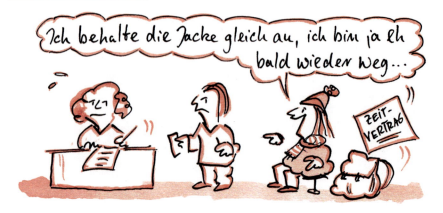

Soziale Unterstützung und Supervision

Neben einem grundsätzlichen Sicherheitsbedürfnis setzt autonomes Arbeiten Freiraum in den Entscheidungs- und Handlungsabläufen voraus. Hierzu benötigen Pflegende ein Fachwissen, das ihnen begründbare Entscheidungsfindungen ermöglicht.

Beispiel Pflegestandards sind wichtige Hilfsmittel in der kontinuierlichen Patientenversorgung. Allerdings beschreibt ein Standard den durchschnittlichen Regelfall. Erst in der individuellen Anpassung an die betroffene Patientin zeigt sich die Kunst der Pflegenden, die unterscheiden kann, wo es begründete Abweichungen geben sollte. Im Idealfall halten Leitungen diese Entscheidungsspielräume möglichst offen.

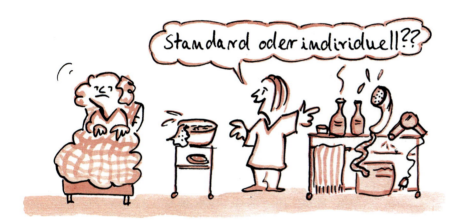

Fort- und Weiterbildung

5.1.6

|Fort- und Weiterbildungen dienen dazu, sich neue Erkenntnisse über den eigenen Berufsbereich anzueignen. Änderungen und Neuerungen finden über Fort- und Weiterbildungen den Weg in den stationären Alltag. Da das Wissen in der Pflege täglich zunimmt, ist Fortbildung nicht nur eine |Pflicht für jede Mitarbeiterin, sie ist auch ein Recht. Mitarbeiterinnen können verlangen, dass ihnen entsprechende Angebote gemacht werden. Nicht verlangen können sie, dass Fortbildungen grundsätzlich vom Arbeitgeber finanziert werden, da umgekehrt der Arbeitgeber erwarten kann, dass sich Mitarbeiterinnen selbst auf dem aktuellen Wissensstand halten.

Da Pflegende sehr intensiv mit Menschen zusammenarbeiten, gehört zur fachlichen Fort- und Weiterbildung auch die kontinuierliche Entwicklung des |Reflexionswissens. Zu erkennen, warum ein Mensch es z. B. ablehnt zu essen und zu trinken, ist genauso wichtig wie das Wissen darum, welche Unterstützungsmöglichkeiten es gibt, um ihm das Essen und Trinken zu erleichtern.

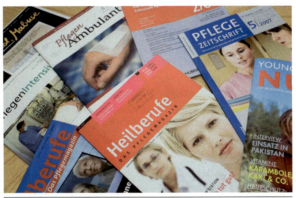

[1] Fachzeitschriften geben neben dem notwendigen fachlichen Input immer wieder die Möglichkeit, Fragen aus der pflegerischen Praxis zu diskutieren

Fort- und Weiterbildungen | 524

Pflicht
gehört vom Wortstamm ausgehend zu dem Verb *pflegen*, d. h. "für etwas einstehen".

reflektieren
nachdenken, spiegeln
Reflexionswissen
entsteht durch das Hinschauen, wie und warum man etwas macht: Wie reagiere ich auf einen anderen Menschen und warum ist das so?

Die eigene Gesundheit erhalten und fördern

5.2	Soziale und kollegiale Unterstützung
5.2.1	Neueinweisung und Praxisanleitung

Wer seine Ausbildung erfolgreich absolviert hat, hat in der Regel grundlegende Kenntnisse in vielen pflegerischen Bereichen erworben. Dennoch gibt es in jeder Abteilung viele spezielle Abläufe, die für eine neue Kollegin – auch wenn sie bereits über sehr viel Berufserfahrung verfügt – anfangs undurchschaubar sind. Deshalb sollte zu Beginn allen Neulingen eine erfahrene Kollegin zur Seite gestellt werden, die die Einführung auf der Station übernimmt und als Ansprechpartnerin für Fragen zur Verfügung steht (Anleiten **1** | 555). Noch wichtiger ist dies bei einem Wechsel der Klinik.

Viele Einrichtungen haben spezielle Ablaufpläne für die Einarbeitung neuer Kolleginnen entwickelt. Hierbei lernen die neuen Kolleginnen nach und nach die verschiedenen Arbeitsfelder und -bereiche kennen. Ideal ist eine Einarbeitungszeit von mindestens drei Monaten, die jedoch individuell verlängert oder verkürzt werden kann.

Praxisanleiterinnen übernehmen die Aufgabe, Pflegeschülerinnen schrittweise an die eigenständige Wahrnehmung beruflicher Aufgaben heranzuführen und die Verbindung mit der Schule zu gewährleisten. Mit der neuen Ausbildungs- und Prüfungsordnung wurden die Qualifikationsanforderungen an die Praxisanleiterinnen im Krankenhaus neu geregelt. Neben einer einjährigen Berufserfahrung als examinierte Pflegekraft verfügen sie nunmehr auch über eine berufspädagogische Zusatzqualifikation im Umfang von mindestens 200 Stunden.

Checkliste zur Einarbeitung neuer Schülerinnen

Name der neuen Schülerin:

Name der zuständigen Praxisanleiterin:

Grundsätze

Die Praxisanleiterin begleitet die neue Schülerin bei der Einarbeitung in die maßnahme- bzw. berufsgruppenspezifischen Arbeitsprozesse und erstattet hierüber der Stationsleitung und der Praxisbegleitung der Schule Bericht. Das Originalexemplar dieses Dokumentes gibt die Praxisanleiterin zum Abschluss der Einarbeitungsphase zusammen mit dem Einarbeitungsplan ausgefüllt an die Stationsleitung weiter, diese leitet die Dokumente an die Schule zwecks Ablage in die Ausbildungsakte weiter.

1. Vermittlung arbeitsplatzbezogener Informationen	Verantwortliche für die Einarbeitung	Erforderliches Material	☑	Unterschrift / Handzeichen der Praxisanleiterin/ Schülerin
Begrüßung	Stationsleitung/Praxisanleiterin			
Infos über Abteilung	Stationsleitung	Abteilungsflyer		
Vorstellung durch Praxisanleiterin auf der Station	Praxisanleiterin			
Kommunikationsstrukturen im Team	Praxisanleiterin und Schichtführung			
Infos über Ausgabe von Büro- und Arbeitsmaterialien (Beschaffung)	Stationssekretärin			
Einführung in die Arbeitsprozesse	Praxisanleiterin	FB Einarbeitungsplan		

Soziale Unterstützung und Supervision

Kollegiale Beratung

5.2.2

In schwierigen beruflichen Situationen sprechen wir gerne mit Kolleginnen. Wir suchen ihren Rat, wobei das Gefühl des Verstandenwerdens sehr wichtig ist. Kollegiale Gruppen gibt es unter vielfältigen Bezeichnungen: Teamgespräch, Qualitätszirkel, Jour fixe, Kaffeekränzchen oder Stammtisch. Sie haben eine ausgesprochen entlastende Funktion und sind vor aller professionellen Unterstützung erste Wahl. In der Hauptsache geht es darum, ohne Angst vor Beschämung oder Entwertung wenigstens einen Teil der offenen Fragen anzusprechen, die in allen Berufen mit Menschen und zwischen Menschen dauernd entstehen.

Als professionalisierte Methode ist die kollegiale Beratung ein Instrument der Personalentwicklung, die auch als |Intervision bezeichnet wird. Sie setzt bei den Teilnehmerinnen relativ hohe Kompetenzen voraus. Es existieren verschiedene Modelle, exemplarisch wird in [Tab. 1] das Modell von Tietze dargestellt.

Intervision
kollegiale Beratungsform
inter, lat. = zwischen
videre, lat. = sehen

Phase	Was passiert?	Was ist das Ergebnis?	Wer trägt was dazu bei?
Casting	Die Rollen werden besetzt: Moderator, Fallerzähler, Berater.	Fallerzähler und Moderator nehmen ihre Rollen ein.	Der Moderator wird gesucht, Teilnehmer benennen ihr Thema kurz, ein Fallerzähler wird ausgewählt.
Spontanerzählung	Der Fallgeber gibt Informationen zu seinem Thema.	Alle Teilnehmer haben den Fall in groben Zügen verstanden.	Der Fallerzähler berichtet und wird dabei vom Moderator begleitet.
Schlüsselfrage	Eine Schlüsselfrage wird gesucht.	Alle Teilnehmer haben die Schlüsselfrage des Fallerzählers verstanden.	Der Fallerzähler formuliert eine Schlüsselfrage und wird dabei vom Moderator unterstützt.
Methodenwahl	Ein Beratungsmodul aus dem Methodenpool wird gewählt.	Die Methode zur Bearbeitung der Schlüsselfrage steht fest.	Der Moderator leitet die Auswahl eines Moduls an, der Fallerzähler und die übrigen Teilnehmer machen Vorschläge.
Beratung	Die Berater geben ihre Ideen und Vorschläge im Stil des ausgewählten Beratungsmoduls weiter.	Der Fallerzähler hat Ideen und Anregungen gemäß der Methode erhalten.	Die Berater formulieren ihre Beiträge passend zur Methode, der Moderator achtet auf die Zeit, ein Sekretär notiert die Beiträge mit.
Abschluss	Der Fallerzähler resümiert die Beiträge der Berater und nimmt abschließend Stellung.	Die kollegiale Beratung ist abgeschlossen.	Der Fallerzähler berichtet, welche Anregungen für ihn wertvoll waren und bedankt sich abschließend.

[Tab. 1] Modell der kollegialen Beratung

TIETZE, KIM-OLIVER: *Kollegiale Beratung. Problemlösungen gemeinsam entwickeln*
Rowohlt Verlag, Reinbek, 2003, S. 114

5.2.3 Ethikberatung

Ethische Herausforderungen für Pflegende | 411

www.ethikkomitee.de

Ethikberatung im Krankenhaus ist in Deutschland (im Gegensatz z. B. zu den USA) relativ neu. Es ist ein Ansatz zur Verbesserung der Qualität in der Patientinnenversorgung, indem ethische Aspekte auf einer institutionalisierten und professionellen Ebene stärker gewichtet werden. Ethikberatung gibt es in Form von institutionalisierten Ethikkomitees oder Ethikkonsilien durch externe Ethikberaterinnen mit entsprechender Qualifikation. Sie können von Pflegenden, Ärztinnen, Patientinnen oder Angehörigen angefragt werden.

Ethikberatung unterstützt Rat suchende Personen (Patientinnen, Angehörige, Mitarbeiterinnen des Hauses) in moralischen Konflikt- und Entscheidungssituationen. Sie trägt dazu bei, gemeinsam Lösungen zu finden, die von allen Beteiligten mitgetragen und verantwortet werden können.

Ziel der Ethikberatung ist die Stärkung und Konkretisierung von Verantwortung, Selbstbestimmung, Vertrauen, Respekt, Rücksicht und Anteilnahme als gelebte moralische Werte im Stationsalltag.

Aufgaben der Ethikberatung sind:
- Einzelfallberatungen in schwierigen Entscheidungssituationen,
- Teamberatungen bei ethischen Konfliktsituationen,
- Weiterbildung in Fragen der klinischen Ethik (Medizin und Pflege) sowie
- Erarbeitung von Leitlinien bei wiederkehrenden ethischen Problemfeldern.

5.2.4 Balintgruppe

Die Balintgruppe ist nach Michael Balint benannt. Er bildete Gruppen, in denen einzelne Mitglieder über einen Fall aus ihrer Praxis berichteten, der sie beschäftigte. Nach Klärung der sachlichen Aspekte forderte Balint die Teilnehmenden auf, ihre Gefühle, Gedanken und Einfälle auszusprechen, die der Fall bei ihnen ausgelöst hatte. Die Falleinbringerin hört schweigend zu. Wird sie durch die Einfälle zunächst auch verwirrt, so öffnet sich häufig der eigene Blickwinkel und sie kann anschließend mit neuer Kraft an ihre Aufgabe gehen. Besonders eindrücklich ist die Erfahrung, dass Patientinnen nach einer Besprechung in der Realität gar nicht mehr „so schwierig" sind – beinahe, als ob sie mitgehört hätten.

Bei Balintgruppen arbeiten die Gruppenmitglieder beruflich nicht zusammen, treffen sich aber oft über viele Jahre und helfen sich gegenseitig, ihre Fälle zu bearbeiten und eine professionelle Arbeitskultur zu entwickeln. Von einer Gruppensupervision unterscheidet sich die Balintgruppe hauptsächlich durch ihre spezielle Reflexionsweise, die eigene Gefühle und Gedanken explizit aufnimmt.

Gruppensupervision | 606

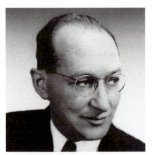
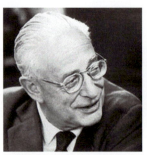
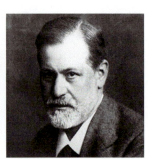

[1] Kurt Lewin (1890–1947), deutschamerikanischer Psychologe, wird als „Vater der Gruppendynamik" bezeichnet

[2] Michael Balint (1896–1970), ungarisch-britischer Psychoanalytiker

[3] Sigmund Freud (1856–1939), österreichischer Arzt und Tiefenpsychologe, gilt als „Vater der Psychotherapie"

Selbsterfahrungsgruppe

Wer mit anderen Menschen lebt, arbeitet und spricht, hat immer auch die Möglichkeit, etwas über sich selbst zu erfahren. In entsprechend reflexiv organisierten Fortbildungen wie Supervisions- oder Balintgruppen gilt das umso mehr. Dennoch steht bei beiden nicht die Selbsterfahrung im Zentrum der Betrachtung.

In Selbsterfahrungsgruppen steht das eigene Erleben und Verhalten im Vordergrund. Es besteht die Chance, sich der eigenen Verhaltensmuster bewusster zu werden und sie damit möglicherweise zu verändern. Die Aufgabe der Gruppenleitung besteht darin, ein Setting zu gewährleisten, in dem die Gruppenmitglieder einerseits ihre eigenen Erfahrungen machen können (|gruppendynamische Prozesse) und andererseits manch scheinbar Unverständliches geklärt werden kann. Der Besuch von Selbsterfahrungsgruppen ist dem privaten Bereich zugeordnet. Die Teilnahme dient im Wesentlichen der Vorbeugung von |Burnout-Phänomenen sowie zur |Mobbingprophylaxe.

Gruppendynamische Prozesse laufen in allen Gruppen ab. Spezielle gruppendynamische Trainings (z. B. nach Kurt Lewin) bieten die Möglichkeit, die Wirkung eigenen und fremden Verhaltens auf die Gruppe zu beobachten und neues Verhalten auszuprobieren.

Burnout-Phänomen | 684
Mobbingprophylaxe | 661

Psychotherapie

In der Pflege (wie in anderen sozialen Berufen) arbeiten viele Menschen, denen das Anliegen, anderen Menschen zu helfen, ein wichtiges Bedürfnis ist. Manchmal möchte man anderen Menschen auch deshalb helfen, weil man sich selbst nicht immer zu helfen weiß (**Helfersyndrom** | 679). Dabei ist die Pflege ein höchst anspruchsvoller Beruf, der vor allem auch viel psychische Belastung mit sich bringt. Entgegen einem weit verbreiteten Vorurteil, wonach Helferinnen immer stark zu sein hätten, ist das Eingeständnis von Schwäche, von Überforderung in erster Linie ein Zeichen der Stärke. Gerade in Helferberufen sollte es selbstverständlich sein (bzw. werden), dass seelische Leiden genauso ernst genommen werden wie körperliche Leiden.

Hierzu gehört auch, dass in besonderen Situationen, wenn z. B. ein Burnout droht, oder Pflegende von anderen psychischen Problemen betroffen sind (unabhängig davon, ob diese eine private oder berufliche Ursache haben), die Psychotherapie als eine Form der Unterstützung in Anspruch nehmen.

Psychotherapie ist dann eine Leistung der gesetzlichen Krankenkassen, wenn ein Gutachten durch die behandelnde Psychotherapeutin begründet, dass eine psychologische Indikation besteht (bei Privatversicherten ist die Kostenübernahme von den individuellen Versicherungsverträgen abhängig). Betroffene können psychotherapeutische Praxen direkt kontaktieren, sie benötigen hierzu keine Überweisung durch eine niedergelassene Ärztin. Bei der Suche nach einer geeigneten Psychotherapie können Empfehlungen aus dem Bekanntenkreis oder bestimmte Beratungsstellen (auch im Internet) weiterhelfen.

Psychisch veränderte und verwirrte Menschen pflegen
2 | 305, 353

www.therapie.de
Die Seite des Vereins pro Psychotherapie e. V. bietet Informationen zur Psychotherapie und konkrete Adressen bei der Suche einer Psychotherapie an.

5.3 Supervision

Der Gedanke, an einer Supervision teilzunehmen, weckt bei vielen Menschen sowohl Ängste als auch Hoffnungen. Eine Teilnahme birgt die Chance, mit Problemen und Konflikten selbstkritisch und konstruktiv umzugehen, verspricht aber nicht die Lösung aller Probleme.

Beispiel Nadine Stern arbeitet auf einer Kinderstation. Sie ist völlig überfordert, als in einer Woche zwei Kinder versterben, die sie über längere Zeit intensiv betreut hat. Die Gespräche mit den Kolleginnen, die ihr sonst sehr helfen, verbessern die Situation auch nicht wirklich. Sie alle sind aktuell sehr belastet. Da fordert eine Kollegin eine Supervision ein. Sie hat damit in einem anderen Team sehr gute Erfahrungen gemacht. Der Rest des Teams ist sich recht unsicher, ob das der richtige Weg ist. Sie wollen es aber gemeinsam versuchen.

www.dgsv.de
Informationen zum Thema finden Sie auf der Homepage der Deutschen Gesellschaft für Supervision e. V.

Nur wenige Pflegende haben eigene Erfahrung mit Supervision und kennen sie als kontinuierliche und reflexive Entwicklung ihrer eigenen Professionalität. Im Vergleich zu Angehörigen anderer Berufsgruppen im Gesundheitswesen nehmen sie sie seltener in Anspruch. Der Psychoanalytiker Wolfgang Schmidbauer schildert die Einstellung Pflegender zur Supervision wie folgt:

„In dem weiten Feld der Pflegeberufe ist Supervision noch beides: Wundertruhe und Ekelpaket. Die Situation gleicht manchmal der Eheberatung. Wenn das zerstrittene Paar den Berater aufsucht, erwartet zunächst jeder ein Wunder: Der oder die böse Andere wird Einsicht zeigen und sich verändern. Selbst ist man ja ganz in Ordnung, und wenn der Partner anders wäre, wären auch die Probleme weg."

In solchen Fällen ist

„die Gefahr eines Misserfolges von Supervision groß. Kaum hat der Supervisor aufgedeckt, dass die professionelle Arbeit unter dem Streit leidet und jede der Streitparteien erst einmal vor der eigenen Tür kehren muss, ist der Honigmond zu Ende und die Entscheidung fällt schwer, ob man den eigenen Anteil an den Problemen bearbeiten kann oder wieder in die Entwertung des Gegners zurückkehren wird, mit dem kleinen Gewinn an Einigkeit, dass die Supervision nichts gebracht hat!"

SCHMIDBAUER, WOLFGANG: *Helfersyndrom und Burn-out-Gefahr* Urban und Fischer, München, 2002, S. 115

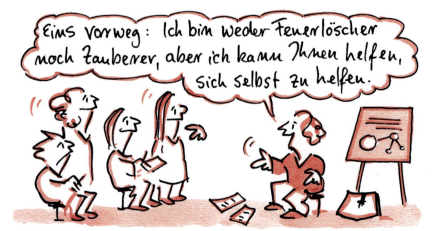

Soziale Unterstützung und Supervision

Begriffsbestimmung

5.3.1

Supervision ist eine spezielle Beratungsmethode, die von einer |Supervisorin geleitet wird. Sie begleitet Menschen bei der Reflexion und Verbesserung ihres beruflichen und ehrenamtlichen Handelns. Inhalt ist die tägliche Arbeitspraxis der |Supervisanden. Gearbeitet wird an der Klärung der je eigenen Berufsrolle, dem besseren Verstehen von Beziehungsdynamiken mit Patientinnen oder im Team und den Auswirkungen von Organisationsstrukturen einer Institution. Supervision wird in der Regel von externen und unabhängigen Supervisorinnen geleistet.

Supervision entwickelte sich zu Beginn des 20. Jahrhunderts aus der Sozialarbeit in den USA. Dem Ursprung nach war sie zunächst Praxisbegleitung durch Vorgesetzte: Freiwillige Sozialhelferinnen wurden von professionellen Sozialarbeiterinnen zu einem bestimmten Handeln angeleitet. Bis heute ist mit der amerikanischen Supervision eher das hierarchisch Kontrollierende als das unabhängig Beratende verknüpft.

In Deutschland entwickelte sich Supervision parallel mit dem Ausbau und der Professionalisierung der Sozialarbeit in den 1970er Jahren. Entsprechend dem damals generell |emanzipatorischen Ansatz wird Supervision allerdings nicht als Praxisbegleitung durch Vorgesetzte verstanden, sondern als aufklärende Beratungsform durch externe Supervisorinnen. Supervisorinnen arbeiten mit Kenntnissen und Theorien aus der Psychologie, Soziologie, Philosophie und den Kommunikationswissenschaften. Supervisorische Begleitung gehört heute in der Sozialarbeit zum professionellen Standard. Dort hat sich die Erkenntnis durchgesetzt, dass es in der Arbeit mit anderen Menschen unbeabsichtigt immer wieder zu Formen persönlicher Verstrickung kommen kann, die das eigentliche Ziel der Arbeit ernsthaft gefährden können. Aus dem gleichen Grund gehört die berufsübergreifende Teamsupervision auch in der psychiatrischen Pflege zum professionellen Standard. In der allgemeinen Pflege wird sie noch selten angeboten und genutzt – obwohl die Problemlage der der Sozialarbeit sehr nahe kommt. Die Gründe dafür sind vielfältig, ein wichtiger Aspekt scheint zu sein, dass Supervision im Krankenhaus von der Leitungsebene in der Regel kaum als kontinuierliche Fortbildung sondern eher als Feuerlöschaktion eingesetzt wird.

Supervisorin
ist eine speziell für die Durchführung von Supervision ausgebildete Person.
Supervisand
ist die Person, die Supervision in Anspruch nimmt.

emanzipatorisch
Adjektiv zu „sich emanzipieren": sich selbstständig machen, befreien, emancipare, lat.
= aus der Obhut entlassen (von manus, lat. = Hand)

Ziele von Supervision

5.3.2

Die Ziele von Supervision lassen sich in einem Satz zusammenfassen: Supervision soll mittels Reflexionsarbeit eine professionellere Bewältigung der Berufsarbeit ermöglichen.

Im Einzelnen gehören dazu:

- Verbesserung der Kommunikations- und Kooperationsfähigkeit von Einzelnen, Teams und Organisationen,
- ein professionellerer Umgang mit schwierigen Patientinnen und Kundinnen,
- Erweiterung der eigenen Wahrnehmungsfähigkeit,
- ein besseres Verstehen von Wechselwirkungen und Zusammenhängen,
- emotionale Entlastung auch im Sinne der |Burnout-Prophylaxe,
- Entwicklung der eigenen Berufsrolle,
- Schärfung des Problembewusstseins,
- Förderung des individuellen Handlungs- und Entscheidungspotenzials,
- Erweiterung der Konflikt- und Verhandlungsfähigkeit sowie
- Unterstützung bei der (Selbst-)Befreiung aus beruflichen Fallstricken,
- Entwicklung von instrumentellen |Copingstrategien.

Burnout-Prophylaxe | **658**

Copingstrategie **1** | **505**

Die eigene Gesundheit erhalten und fördern

| 5.3.3 | **Formen der Supervision** |

Je nach Bedarf – und beruflichem Einsatzgebiet – gibt es verschiedene Formen von Supervision. Supervision unterscheidet sich

a nach der Zielgruppe:
- Einzelperson (Einzelsupervision),
- Gruppe (Gruppensupervision),
- Team (Teamsupervision) oder
- Leitungspersonen (Leitungssupervision),

b nach den Inhalten:
- klassische Fallbesprechung,
- Bearbeitung von Teambeziehungen (häufig auch Teamentwicklung genannt) sowie
- Begleitung von Strukturveränderungen durch konzeptionelle Arbeit.

Alle Formen der Supervision sind durch Fallarbeit und Selbstthematisierung gekennzeichnet. Mit Ausnahme der Gruppensupervision beinhalten weiterhin alle Formen die Institutionsanalyse und Konzeptentwicklung.

Einzelpersonen nehmen **Einzelsupervisionen** in Anspruch, um ihre Berufsrolle zu reflektieren. Im Vordergrund steht dabei häufig der Wunsch nach professioneller Entwicklung, nach Selbstkritik und persönlicher Reife. Andere Supervisandinnen suchen nach einem erfolgreicheren Umgang mit Klienten, wollen sich emotional entlasten, eine berufliche Krise meistern. In der Einzelsupervision muss die Supervisandin reden, aktiv berichten und ist relativ abhängig von den Rückmeldungen der Supervisorin.

Beispiel Frau Werige ist seit einigen Jahren Praxisanleiterin. Bislang hat sie immer Schülerinnen betreut. Seit Anfang des Jahres übernimmt sie erstmals die Aufgabe der Tutorin für neue Teammitglieder auf der Station. Um sich gut darauf vorzubereiten und als Begleitung für die Anfangsphase, vereinbart sie 10 Einzelsitzungen mit einer Supervisorin.

Die **Gruppensupervision** ist die „klassische" Form der Supervision. Hierbei kommen verschiedene Personen nur zum Zweck der Supervision zusammen. Sie kommen aus ähnlichen oder auch ganz verschiedenen Berufen und Funktionen und arbeiten nicht gemeinsam in einer Institution. Eine Ausnahme sind Gruppensupervisionen im Rahmen von Aus- oder Fortbildung. In der Regel werden hier Fallgeschichten besprochen, die Rückmeldungen kommen von allen Gruppenmitgliedern.

Beispiel Lehrerinnen aus verschiedenen Berufen und Schulen treffen sich regelmäßig alle zwei Monate für drei Stunden, um ihren Unterricht und ihre Beziehung zu den Schülerinnen in der Supervision zu reflektieren.

Die Beratung und Begleitung von Teams, die **Teamsupervision**, ist die häufigste Form der Supervision. Neben Fallbesprechungen geht es oft um die Verbesserung unzureichender Kommunikation und Kooperation, die Auseinandersetzung mit Leitungsfragen oder die Entwicklung neuer Arbeitsstrukturen. Auch die Entlastung von emotional besonders anstrengenden Anforderungen gehört dazu. Das Ergebnis der Teamsupervision ist stark davon abhängig, wie die Teammitglieder die Supervisorin fordern.

Soziale Unterstützung und Supervision 5.3

Beispiel In der Psychiatrie ebenso wie in den meisten Hospizeinrichtungen ist die dauerhafte und regelmäßige Teilnahme an interdisziplinären Teamsupervisionen Pflicht.

Die **Leitungssupervision** dient der Ausgestaltung der übernommenen Führungsrolle der Supervisandin (z. B. Stationsleitung) und ist in der Regel eine Einzelberatung. Zentral ist die Entwicklung der eigenen Leitungsidentität vor dem Hintergrund der beruflichen Biografie; auch aktuelle Fragen zur Leitungsposition stehen im Mittelpunkt.

Beispiel Theoretisch die Grundlagen von Personalführung zu erlernen, ist etwas ganz anderes, als sie in der Realität umzusetzen. Frau Wagnis, früher Krankenschwester, jetzt Pflegedienstleitung, bemerkt das schnell. Zur Unterstützung bei der Rollenfindung |kontraktiert sie 12 Supervisionssitzungen in einem Jahr, danach in etwas größeren Abständen und bei besonderen Problemen.   kontraktiert | 610

Der Unterschied zwischen Supervision und Coaching ist eher geringfügig. Supervision stammt aus dem psychosozialen Bereich (den so genannten Non-Profit-Organisationen). Sie wird zunehmend auch in der Wirtschaft (Profit-Organisationen) unter der Bezeichnung „Coaching" angewendet. Supervision ist dem Vorgehen nach eher reflexiv, Coaching eher |direktiv und stärker lösungsorientiert ausgerichtet. Ausgebildete Supervisorinnen können auch „coachen", weil es Teil ihres Berufsbildes ist, umgekehrt ist es problematischer, weil die Bezeichnung „Coach" keine Ausbildung voraussetzt.   direktiv 1 | 515

Art	Herkunft	Merkmal	Zielgruppe	Vorgehensweise
Supervision (Einzelpersonen, Gruppen, Teams)	Sozialarbeit	Entwicklungsorientierte Reflexion der eigenen Arbeit und Zusammenarbeit	Alle Menschen, die mit Menschen arbeiten	Fallbesprechung, Gruppendynamik, Institutionsanalyse
Coaching (meist Einzelpersonen, aber auch Teams)	Sport (Trainer)	Zielorientierte Entwicklung von Aufgaben- und Lösungsstrategien	Management, Vertrieb, Karriere	Stufenweiser Aufbau: Grundlagen, Aufgaben, Methoden, Umsetzung, Kontrolle
Psychotherapie (Einzelpersonen, Gruppen)	Psychologie Psychiatrie	Behandlung psychischer Leidenszustände	Menschen mit seelisch bedingten Leidenszuständen	Abhängig von der jeweiligen Therapieform

[Tab. 1] Grundsätzliche Einordnung von Beratung bzw. Therapie

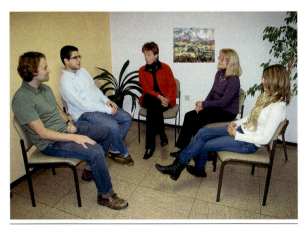

[1] Supervision

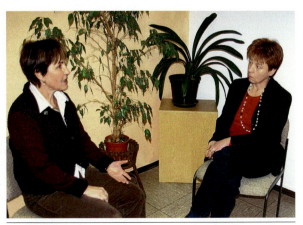

[2] Coaching

607

Die eigene Gesundheit erhalten und fördern

5.3.4 Implementierung von Supervision

Die Implementierung von Supervision gliedert sich in folgende Schritte, die auf den folgenden Seiten ausführlich beschrieben sind:

1 Vorbereitungsphase
2 Wahl der Supervisorin und Erstkontakt
3 Kontakt- und Kontraktsitzung
4 Supervisionsprozess
5 Auswertung und Rückkoppelung (mit Leitung)

Vorbereitungsphase

In der Regel wird der Wunsch nach Supervision von interessierten Pflegenden an die Pflegedienstleitung herangetragen, manchmal wünscht sie es selbst für Stationen, auf denen sich Probleme zeigen. Zur Vorbereitung helfen folgende Überlegungen:

Wer für die Finanzierung zuständig ist, entscheidet meist grundsätzlich, ob und wie viel Geld für Fortbildung bzw. Supervision freigegeben werden. Je nach Träger und Größe eines Hauses sind dies: die Geschäftsführung, der Vorstand, die Verwaltung, der Stiftungsbeirat etc. Bei einem Antrag auf Supervision hilft häufig der Hinweis, dass Supervision die Fluktuations- und Krankheitsrate von Teams (und damit Kosten) nachweislich senkt.

Entscheidungsträger fällen ihre Entscheidungen im Blick auf vorhandene finanzielle Ressourcen. Arbeitgeber finanzieren teils sowohl die Teilnahme (Arbeitszeit) als auch die Supervisorin oder sie bieten eine Mischfinanzierung an, bei der die Teilnehmerinnen einen eigenen Teilbetrag leisten. Daran direkt gekoppelt ist die Frage, ob die Teilnahme an der Veranstaltung freiwillig oder verpflichtend ist. Supervision kann nur dann verpflichtend gemacht werden, wenn die Arbeitgeber die Kosten übernehmen. So begrüßenswert eine freiwillige Teilnahme ist, es besteht immer das Risiko, dass sich etliche Teammitglieder einem gemeinsamen Entwicklungsprozess entziehen. Wenn eine Supervision verpflichtend durchgeführt wird, erfolgen meist Sanktionen denjenigen gegenüber, die (ohne überzeugende Begründung) nicht teilnehmen. So kann eine kontinuierliche Zusammenarbeit abgesichert werden.

Welchen Stationen oder Personen und mit welchem Ziel die Supervision angeboten wird, ist abhängig vom Ziel der Implementierung sowie den finanziellen Ressourcen: Sollen bestimmte Stationen (z. B. Onkologie) angesichts hoher emotionaler Belastung Unterstützung erhalten oder Leitungspersonen (z. B. Stationsleitungen) die Möglichkeit bekommen, ihr Profil weiterzuentwickeln? Soll Supervision im ganzen Haus als relativ kontinuierliche professionelle Personalentwicklung eingeführt werden oder eher für einzelne Stationen mit problematischer Teamstruktur?

Da auf einer Station verschiedene Berufsgruppen eng zusammenarbeiten, bietet sich eine interdisziplinäre Supervision unbedingt an – so wie es in der Psychiatrie und im Hospiz selbstverständlich ist. In Akutkrankenhäusern ist dies ungleich schwerer zu verwirklichen – wenngleich es in Kinder- und onkologischen Abteilungen unabdingbar notwendig ist – und stark abhängig von der ärztlichen Abteilungsleitung. Einen Versuch wert ist es auf jeden Fall, zumal die Zusammenarbeit zwischen den Berufsgruppen oft an mangelnder Kommunikation und Kooperation leidet, die sich häufig in einem unfruchtbaren Nebeneinander zeigt.

Die Supervision ist in störungsfreien Räumlichkeiten am effektivsten. Das Stationszimmer ist wenig geeignet, meist ist es zu eng und mit Störfaktoren wie z. B. Telefon- oder Patientenklingeln verbunden. Wer „eingepfercht" sitzt und gleichzeitig „auf dem Sprung" ist, wird sich kaum auf eine eher nachdenkliche Ebene einlassen können.

Wahl der Supervisorin und Erstkontakt

Supervisorinnen werden meist auf Grund von Empfehlungen ausgewählt. In vielen Einrichtungen (insbesondere der |Wohlfahrtsverbände) gibt es Listen der im Unternehmen zugelassenen Supervisorinnen. Auch im Internet finden sich viele Angebote.

Wohlfahrtsverbände | 223

Die Ausbildungsvoraussetzungen von Supervisorinnen sind mittlerweile standardisiert. Wer eine Ausbildung nach den Richtlinien der „Deutschen Gesellschaft für Supervision e.V." (DGSv) nachweisen kann, verfügt über die entsprechende Qualifikation.

Supervisorin kann nur werden, wer bereits einen anderen – oft sozialen – Beruf ausübt. Ist nun die Supervisorin, die auch Krankenpflegerin ist, also im Feld Pflege über Erfahrung bzw. **„Feldkompetenz"** verfügt, besser geeignet als eine Berufsfremde? Diese Frage ist nicht eindeutig zu beantworten. Einerseits braucht eine berufserfahrene Person manche Frage nicht zu stellen, weil sie die Antwort kennt; andererseits ist sie vielleicht selbst etwas „betriebsblind", gerade weil ihr die Pflegearbeit so vertraut ist. Keinesfalls sollte Feldkompetenz mit Parteilichkeit für die eigene Berufsgruppe verwechselt werden. Parteilichkeit verhindert Aufklärung und konstruktive Auseinandersetzung.

Systemische oder **psychoanalytische** Orientierung in der Supervision sind zwei unterschiedliche Schwerpunkte in der Supervisionsausbildung. Sie unterscheiden sich in ihrer theoretischen Grundlage sowie in ihrer Vorgehensweise, nicht aber in ihrem Grundanliegen und ihrer Kompetenz. Diese Unterschiede sind für Supervisandinnen häufig nicht von Bedeutung. Bei einem ersten Kennenlern-Treffen entscheiden Supervisorin und die Gruppe bzw. die Einzelne, ob und wie sie zukünftig zusammen arbeiten werden.

Den Erstkontakt nimmt die (Leitungs-)Person auf, die über die Rahmenbedingungen entscheiden kann. Meist werden bereits hier erste bestehende Probleme angesprochen. Die Supervisorin teilt mit, dass sie über inhaltliche und personelle Aussagen der Gruppe der Schweigepflicht unterliegt, dies gilt auch gegenüber einer nicht teilnehmenden Auftraggeberin. Kommt es zu einer ersten Verständigung, wird eine Sitzung mit der entsprechenden Personengruppe vereinbart.

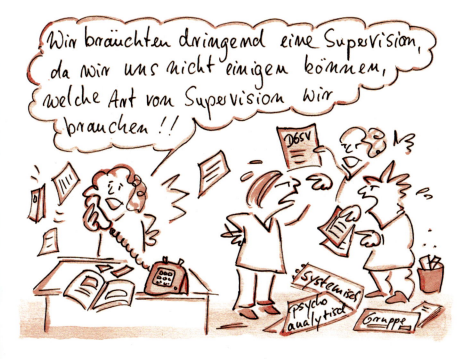

Kontakt- und Kontraktsitzung

kontraktieren
im Sinne eines Vertrages
festhalten

Die Kontakt- und Kontraktsitzung dient dem gegenseitigen Kennenlernen, der Abklärung, welche Probleme Gegenstand der Supervision sein sollen. |Kontraktiert werden die angestrebten Ziele ebenso wie die vorgegebenen bzw. noch verhandelbaren Rahmenbedingungen. Inhalt der Supervision können alle Themen sein, die die Teammitglieder beschäftigen, auch private Probleme – sofern sie den beruflichen Alltag beeinflussen. Die Supervisorin zeigt auf, welche Methoden und Kompetenzen sie anbieten kann. Eine wichtige Frage ist oft, ob über Abwesende gesprochen werden darf. Dazu gibt es unter den Supervisorinnen keine einheitliche Position. Bei Fallbesprechungen von Patientinnen ist es eindeutig – sie sind in der Regel nicht anwesend. Schwieriger sieht es bei abwesenden Kolleginnen aus: Darf man generell nicht über sie sprechen, können sie mit ihrer Nichtteilnahme den ganzen Prozess blockieren. Spricht man über sie, besteht das Risiko hoher Einseitigkeit. Außerdem ist es nie zu kontrollieren, was außerhalb der Supervision wie an sie weitergegeben wird. Allerdings könnte es auch ein Anreiz sein, dass sie künftig doch selbst teilnehmen.

Hilfreich ist folgende Vereinbarung: Es darf über Abwesende gesprochen werden, aber immer unter der Perspektive: Wie erlebe ich selbst die Kollegin und wie kann ich mein Verhalten zu ihr evtl. neu bestimmen? Diese Verfahrensweise entspricht dem Vorgehen in Fallbesprechungen. Jedoch scheint diese Verfahrensweise im Umgang mit abwesenden Kolleginnen schwieriger und bedarf manchmal wiederholter Erläuterungen.

Am Ende beschließen das Team und die Supervisorin jeweils für sich, ob eine Zusammenarbeit zu Stande kommt, es noch weiterer Sitzungen vor einer endgültigen Entscheidung bedarf oder ob man sich trennt, weil eine der beiden Seiten entscheidende Vorbehalte gegen eine weitere Zusammenarbeit hat.

Supervisionsprozess

Wird eine Zusammenarbeit vereinbart, beginnt der eigentliche Prozess (der wenigstens zehn Sitzungen in etwa monatlichem Abstand dauern sollte). Wenn im Verlauf des Prozesses ein Klima entsteht, in dem die Teilnehmerinnen ihre Probleme ansprechen und reflektieren können, bevor sie die Arbeit bzw. Teammitglieder ernsthaft beeinträchtigen, dann ist ein wesentliches Ziel von Supervision erreicht. Scheinbare oder tatsächliche Rückschläge – ein Auf- und Ab im Verlauf des Prozesses – sind normal und werden u. a. durch Veränderungen im Team hervorgerufen.

Auswertung und Rückkopplung

Auswertungssitzungen können zwischendurch und/oder am Ende stattfinden. Die Teilnehmerinnen reflektieren den erreichten Stand mit den vereinbarten Zielen. Die Mitglieder schätzen sich selbst und gegenseitig in ihrer Entwicklung ein, geben der Supervisorin Rückmeldung und bekommen von ihr ebenfalls Feedback.

Bei Auswertungen kann es sich anbieten, dass z. B. die Pflegedienstleiterin – als primäre Auftraggeberin, die letztlich für die Kosten geradestehen muss – teilnimmt, um sich selbst ein Bild von dem Erfolg der Supervision zu machen. Das sollte dann aber bereits zu Beginn des Prozesses kontraktiert werden. Ist es gelungen, mit den Supervisandinnen neue Sichtweisen zu entwickeln und erweiterte Handlungsspielräume – also Kompetenzwachstum – zu erarbeiten, dann ist der Prozess gelungen.

Mit schwierigen sozialen Situationen umgehen

1 Macht, Autorität und Hierarchie

1.1	**Macht**	**614**
1.1.1	Macht und Ohnmacht	614
1.1.2	Die Macht der Sprache	615
	Verbale Sprache: Die Macht des Wortes	615
	Nonverbale Sprache: Die Macht des Körpers	616
1.1.3	Die Macht des Wissens	617
1.1.4	Instrumente der Macht	618
1.1.5	Machtausübung in Gruppen	619
1.1.6	Formen der Macht	620

1.2	**Autorität**	**621**
1.2.1	Begriffsbestimmung	621
1.2.2	Formen der Autorität	621
1.2.3	Autoritätsgläubigkeit	622

1.3	**Hierarchie**	**623**
1.3.1	Begriffsbestimmung	623
1.3.2	Vor- und Nachteile hierarchischer Strukturen	623
1.3.3	Flache und steile Hierarchien	624

1.4	**Macht und Hierarchie in der Pflege**	**625**
1.4.1	Der kranke, pflegebedürftige Mensch auf unterster Hierarchiestufe	625
1.4.2	Die Pflege im institutionellen Hierarchiesystem	625
1.4.3	Informelle Machtstrukturen	626
1.4.4	Führungsverhalten von (Pflege-) Leitungskräften	627
1.4.5	Die Anrede als Ausdruck hierarchischer Strukturen	627
1.4.6	Die Macht der Pflegenden	628

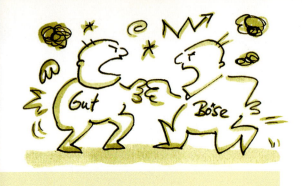
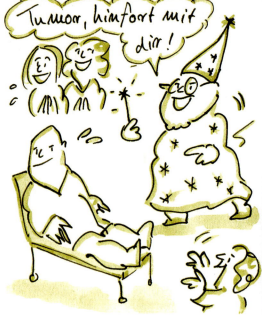

Macht, Autorität und Hierarchie

Es gibt viele Geschichten, in denen der Kampf um die Macht – verknüpft mit dem Kampf zwischen Gut und Böse, zwischen Licht und Dunkel – das zentrale Motiv darstellt. Diese Geschichten dienen zum einen der Unterhaltung, zum anderen aber auch der Auseinandersetzung mit Macht(verhältnissen) in unserem eigenen Leben. Der Philosoph Theodor W. Adorno hat diese Auseinandersetzung auf den Punkt gebracht: „Die fast unlösbare Aufgabe besteht darin, weder von der Macht der anderen, noch von der eigenen Ohnmacht sich dumm machen zu lassen" (Adorno, 1951).

Gerade die Jugendliteratur nimmt das zentrale Motiv des Machthabens und Ohnmächtigseins immer wieder auf. So auch das heute weltweit sicher bekannteste Jugendbuch, das auch von Erwachsenen gerne gelesen wird: die Geschichte von Harry Potter. Harry Potter lebt in einer anderen Welt, aber auch er sieht sich immer wieder Machtkämpfen zwischen Gut und Böse ausgeliefert.

Harry, der als Waise und ungeliebter Neffe im Haus der Verwandten in der Besenkammer lebt, hat von klein auf Schikanen ertragen müssen. Als der 11jährige nach Hogwarts in die Zaubererschule kommt, lernt er Professor Albus Dumbledore kennen, den Leiter und die uneingeschränkte Autorität von Hogwarts. Harry erfährt, dass der wohl mächtigste Zauberer der Welt seine Kunst zum Guten einsetzt, jedem Menschen immer wieder eine Chance gibt und niemanden ausgrenzt.

Dumbledore steht für die positive Macht, für einen mächtigen Zauberer, der seine ganze Autorität jederzeit dafür einsetzt, andere zu fördern, zu schützen und ihnen dabei immer die Freiheit zu lassen, den eigenen Weg zu suchen. Und jeder darf sich verlaufen, ohne verdammt zu sein, kann das Suchen erneut beginnen. Dumbledore ist aber auch bereit, sein Leben einzusetzen im Kampf gegen das Böse bzw. den Bösen schlechthin, Lord Voldemort.

Voldemort steht für die dunkle Seite der Macht, jene Seite, die ausgrenzt, abwertet, tötet und vor allem Schwächere jeglicher Art verachtet, missbraucht und vernichtet.

Die dunkle Seite kann mit den Suchenden und Freiheit gewährenden Mächten nichts anfangen, sie benutzt ihre Macht, um Angst und Schrecken zu verbreiten.

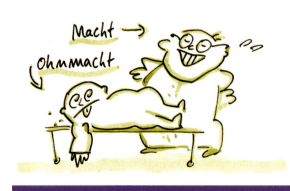

1
Macht, Autorität und Hierarchie

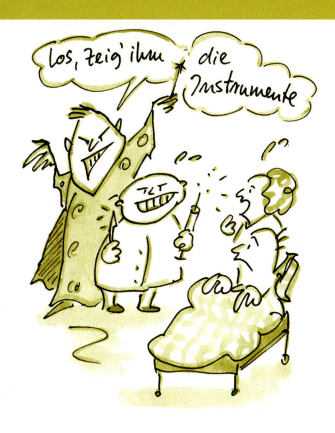

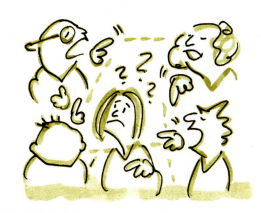

Beide Vertreter der Macht, die gute und die böse Seite, strahlen Autorität aus – und erwarten auch, dass ihnen Gehorsam geleistet wird. Dumbledore gelingt dies durch seine Stellung als Schulleiter, noch mehr aber durch seine Kompetenzen und die Fähigkeit, die Menschen über Zuneigung an sich zu binden. Voldemort dagegen umgibt sich mit „Todessern", die Angst, Schrecken und Tod verbreiten. Mit ihrer Hilfe erzwingt er Gehorsam.

In Hogwarts gibt es vier Schulhäuser: die (mutigen) Griffindors mit dem Löwen als Symbol, die (listigen) Slytherins, deren Symbol die Schlange ist, die (klugen) Ravenclaws und die (braven) Hufflepuffs.

Bei den Griffindors sind besonders viele Anhänger von Dumbledors Linie, bei den Slyterins dagegen, die sehr stolz auf ihre reinblütige Zaubererabstammung sind, neigen viele Voldemort zu. Die beiden anderen stehen eher unentschieden dazwischen, das heißt, sie versuchen mit beiden Seiten klar zu kommen.

Die Welt der Zauberer ist ähnlich wie die Welt der Muggles (Menschen) ziemlich hierarchisch gegliedert. Es gibt klare Strukturen, deren Einhaltung streng überwacht und die Nichteinhaltung geahndet wird. Dennoch gibt es auch in Dumbledores Hogwarts immer wieder Freiräume, die genutzt werden können. Voldemort dagegen lässt in seinem Herrschaftsbereich keine Abweichler zu, sie werden eliminiert.

Mit ein bisschen Fantasie lässt sich manches aus der Geschichte in das tägliche Leben und Arbeiten im Krankenhaus übertragen. Das „Böse", das ausgemerzt werden soll, ist die Krankheit als solches. Wie das am besten geschehen soll, darüber sind sich die verschiedenen Autoritäten nicht immer einig, gleichwohl verlangen sie von den Patientinnen (und auch den Mitarbeiterinnen) Gehorsam gegenüber ihren Anweisungen.

Für einen Menschen, der zum ersten Mal in seinem Leben krank ist und in ein Krankenhaus (respektive Pflegeheim) muss, mögen die Abläufe dort ähnlich verwirrend sein wie Hogwarts für Harry in seinen ersten Tagen. Ähnliches gilt sicher auch für Auszubildende in der Pflege.

Wie schön, wenn dann jemand da ist, der sich auskennt und „die Neuen" – Patientinnen wie Mitarbeiterinnen – im wörtlichen und übertragenen Sinne an die Hand nimmt und ihnen zur Orientierung innerhalb der Hierarchien verhilft.

1.1 Macht

[1] Max Weber,
deutscher Soziologe, 1864–1920

Besonders Menschen in Sozialberufen neigen dazu, |Macht als etwas nur Negatives zu verurteilen. Dabei bedeutet Macht haben im eigentlichen Sinne etwas *machen* zu können. „Macht ist wie Geld – weder gut noch böse. Ob Macht negative oder positive Auswirkungen hat, hängt ausschließlich davon ab, wie die Menschen mit ihr umgehen, wie sie verteilt ist, welchen Zielen sie dient und welche Mittel benutzt werden, um Macht zu erreichen oder Macht zu erhalten." (Fetz, 1995, zitiert nach Käppeli: Pflegekonzepte Bd. 3, S. 184). Macht ist also primär neutral zu sehen.

Macht wird verschieden definiert, die bekannteste Definition stammt von Max Weber: „Macht ist jede Chance, innerhalb einer sozialen Beziehung den eigenen Willen auch gegen Widerstreben durchzusetzen, gleichviel, worauf diese Chance beruht." Wichtig ist die Aussage „innerhalb einer sozialen Beziehung", denn Macht ist keine Eigenschaft. Vielmehr handelt es sich nach Michel Foucault um ein „Wechselspiel vielfältiger Kräfteverhältnisse" zwischen Menschen in ihrem Beziehungsgefüge. Macht ist damit immer Bestandteil zwischenmenschlicher Beziehungen.

Macht
vom altgermanischen „maht" bedeutet ursprünglich können, vermögen

1.1.1 Macht und Ohnmacht

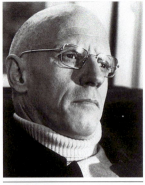

[2] Michel Foucault,
franz. Philosoph, 1926–1984

Der Gegenpol zur Macht ist die Ohnmacht. Sie ist im physischen Sinne als vorübergehende Bewusstlosigkeit definiert bzw. im emotionalen Sinn als ein Gefühl des Ausgeliefertseins. Hervorstechendes Merkmal der Ohnmacht ist die Unfähigkeit zu handeln. Pflegende fühlen sich nicht selten ohnmächtig: gegenüber weisungsbefugten Ärztinnen, gegenüber anspruchsvollen Patientinnen, gegenüber der Hierarchie als solches. Gleichzeitig übersehen Pflegende leicht ihre eigene Macht, die es verantwortungsvoll einzusetzen gilt.

Häufig wird Macht mit „Täter" und Ohnmacht mit „Opfer" gleichgesetzt. Diese Gleichsetzung ist problematisch, weil sie eine moralische Wertung enthält. Täter sind nach unserem Sprachverständnis böse, Opfer dagegen gut. Die Wirklichkeit ist viel |komplexer und verlangt genaues Hinsehen. Abhängig von der Perspektive sind alle Menschen meistens Täter und Opfer, sie aus dieser Zuordnung heraus als gut oder böse zu bezeichnen, greift oft zu kurz. Folgendes Beispiel kann dies veranschaulichen helfen:

Komplex
vielgestaltig, Einheit aus mehreren Verbindungslinien

Beispiel Baby Thomas ist ein richtiger Wonneproppen; er schläft nachts durch, gewinnt mit seinem Lächeln die Herzen seiner Eltern und „erzwingt" so deren freudige Fürsorge. Baby Christina ist ein „Schreikind". Sie schläft kaum länger als eine Stunde am Stück, schreit sehr viel und lässt sich nur auf dem Arm beruhigen. Sie „erzwingt" ebenfalls die Fürsorge ihrer Eltern, diese geraten aber an die Grenze ihrer Möglichkeiten.

Obwohl Babys Inbegriff unschuldiger Ohnmacht sind, ist schon in diesem Beispiel nicht klar, wer hier mächtig bzw. ohnmächtig, wer Täter oder Opfer ist. Immer geht es um das Wechselspiel, um die Wirkungsweisen gegenseitiger Beziehung. Doch in letzter Konsequenz sind Babys vollständig abhängig von der Fürsorge anderer.

Jeder Mensch verfügt also – bei aller gegebenen Abhängigkeit – über ein gewisses Maß an Macht, und die Aufgabe besteht darin, einen verantwortungsvollen Umgang mit dieser Macht zu finden. Dies gilt natürlich besonders dann, wenn sich jemand innerhalb einer |Hierarchie in einer so genannten Machtposition befindet.

Hierarchie | 623

Macht, Autorität und Hierarchie

Die Macht der Sprache

1.1.2

Verbale Sprache: Die Macht des Wortes

Menschen verständigen sich untereinander überwiegend verbal, also durch Worte. Worte sind nicht nur eine Aneinanderreihung von Buchstaben, sie bedeuten etwas. Manche Worte gehen uns zu Herzen, andere sind uns gleichgültig, wieder andere weisen wir zurück. Im Regelfall benutzen wir die Wortsprache so selbstverständlich wie wir essen. Auch ohne darüber nachzudenken wissen wir, dass die Wirkung von Worten sehr vielfältig ist. Die gleichen Worte können in der einen Situation angemessen sein und in einer anderen Situation völlig daneben liegen. „Der Ton macht die Musik" drückt aus, dass es neben der Wortwahl auch noch um den Klang, den stimmlichen Ausdruck geht.

Mit Worten können wir entsprechend trösten, heilen, verletzen, erklären, loben, tadeln, ermutigen, drohen, eine Beziehung herstellen oder auch zerstören. Im Umgang mit Menschen spielen Worte also eine elementare Rolle. Das zeigt sich auch in Situationen der Abhängigkeit, wie sie in der Pflege und vor allem für Patientinnen bestehen.

Soziale Machtverhältnisse in der Interaktion **1** | 468 ff.

Beispiel Frau Hogen, selbst Krankenschwester, kommt Montagnacht nach einem schweren Fahrradunfall auf eine chirurgische Station. Am Mittwoch werden ihre rechte Schulter und ihr Unterarm operativ versorgt, nur im linken Bein findet man außer einem Hämatom in der Leiste nichts. Deshalb glaubt ihr niemand, dass sie im linken Bein starke Schmerzen hat. Erst Donnerstag spätabends wird festgestellt, dass sie einen kompletten Verschluss der Beckenarterie hat und am nächsten Morgen sofort operiert werden muss.

Da sie wegen der Schmerzen nicht schlafen kann, beobachtet Frau Hogen die Nachtschwester eine Weile bei ihrer Arbeit mit der Nachbarpatientin. Deren gekonnte und effektive Arbeitsweise erfreuen sie, woraufhin sie ihr Mitgefühl wegen der vielen Arbeit zum Ausdruck bringt. Am Freitagmorgen tritt eine ihr unbekannte Krankenschwester ans Bett und sagt ohne Begrüßung „Frau Hogen, so können Sie mit uns nicht umgehen! Es geht nicht, dass Sie uns kontrollieren und unserer Arbeit keine Wertschätzung entgegenbringen." Daraufhin fragt Frau Hogen ganz verblüfft: „Hat sich denn jemand beschwert?" „Das tut hier nichts zur Sache, aber die Nachtschwester fühlt sich von Ihnen beobachtet und schlecht gemacht." „Aber ich finde ihre Arbeitsweise doch Klasse und dachte, das hätte ich ihr auch gesagt?" „Sie möchte nicht mehr bei Ihnen im Zimmer arbeiten."

Die Macht des Krankenhauspersonals zeigt sich in der Art der Sprache, die es der Patientin gegenüber einsetzt, in der Wahl des Zeitpunktes sowie in der „Bestrafung", die darin besteht, dass eine Krankenschwester nicht mehr im Zimmer der Patientin arbeiten möchte. Unabhängig von dem zustande gekommenen Missverständnis ist die Kommunikation |asymmetrisch, Frau Hogen ist schlussendlich in einer ohnmächtigen Position. Professionell agierende Pflegende verstehen die krankheitsbedingten Situationen der Patientinnen und können in ihrer Kommunikation damit umgehen.

asymmetrisch **1** | 468

Beispiel Nach der zweiten OP und einer weiteren schlaflosen Nacht wird Frau Hogen auf die gefäßchirurgische Station verlegt. Inzwischen ist ihr Ton bissig und gereizt, sie möchte einfach nur noch ihre Ruhe haben. Zwischendurch bemerkt sie es selbst und bittet bei der sie jetzt betreuenden Schwester um Verständnis. Diese sagt nur: „Sie haben eine ganze Menge durchgemacht, das ist schon in Ordnung." Diese wenigen Worte des Verständnisses lösen etwas von der großen Anspannung in Frau Hogen.

Mit schwierigen sozialen Situationen umgehen

Die von Frau Hogen geschilderten Erfahrungen zeigen deutlich, was Worte bewirken bzw. was sie auslösen können. Auch wenn Pflegenden manchmal überhaupt nicht bewusst ist, welche Macht sie – im Positiven wie im Negativen – mit Worten ausüben, ist es sinnvoll, diesen Sachverhalt immer wieder zu reflektieren.

Nonverbale Sprache: Die Macht des Körpers

Nicht nur mit Worten, auch mit unserem Körper bzw. über die Körperhaltung (nonverbal) drücken wir – meist unbewusst – bestehende Machtverhältnisse aus. Zwei Menschen, die sitzend oder stehend „auf gleicher Augenhöhe" miteinander sprechen, respektieren sich gegenseitig als gleichberechtigt. Eine Vorgesetzte, die hinter ihrem Schreibtisch sitzt, während sie die Mitarbeiterin davor stehen lässt, zeigt offen ihre Machtposition. Einen Gast sitzend zu begrüßen, wird in unserem Kulturkreis als Unhöflichkeit oder gar als Affront gesehen und bringt dem Gast zum Ausdruck, dass er nur mäßig willkommen ist.

Affront
Beleidigung, Kränkung
affronter, frz. = die Stirn bieten

Im Krankenhaus liegen viele Patienten im Bett. Das heißt, sie müssen zu stehenden Personen automatisch hoch (auf-)schauen. Die Pflegenden wie auch Mitarbeiterinnen anderer Berufsgruppen dagegen schauen und arbeiten „von oben herab". Das versinnbildlicht sehr deutlich das bestehende Machtverhältnis. Besonders erdrückend kann die Situation für kranke Menschen erscheinen, in der mehrere Menschen um sie herumstehen (z. B. bei einer Visite). Das dadurch ausgelöste Gefühl der Ohnmacht führt nicht selten zu Verhaltensänderungen: So vergessen viele Patientinnen bei der Visite, was sie eigentlich sagen wollten oder behalten ihre Ängste für sich.

Für Angehörige der Gesundheitsberufe kann es sehr hilfreich sein, sich die Situation der „unter-legenen" Patientinnen immer wieder durch Rollenspiele oder ähnliches vor Augen zu halten und zu reflektieren.

Beispiel Ein Stationsarzt hatte die Angewohnheit, bei der Visite über die Patientinnen im Bett hinweg zu sprechen. Einem Pfleger fiel das negativ auf. Er ging daher vor der nächsten Visite durch die Zimmer, brachte alle Patientinnen (soweit möglich) in Sitzposition und fuhr die Betten ganz hoch. Der Stationsarzt, selbst nicht groß, musste verblüfft feststellen, dass nun er zu den Patientinnen aufschauen sollte.

Mit der Körpersprache wird auch Zuwendung oder Zeitdruck signalisiert, wie folgendes Beispiel verdeutlicht:

Beispiel Eine Patientin braucht Hilfe beim Essen. Die Krankenpflegerin nimmt sich einen Stuhl, setzt sich neben das Bett und schaut die Patientin auf gleicher Augenhöhe an - sie signalisiert damit, ich habe Zeit und bin ganz da. Eine Kollegin hingegen unterstützt die Nahrungsaufnahme im Stehen, schaut häufiger auf die Uhr und blickt oft im Zimmer umher – damit drückt sie nonverbal aus: „Eigentlich geht mir das alles zu langsam und ich möchte schon woanders sein".

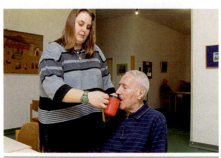

[1] „von oben herab"

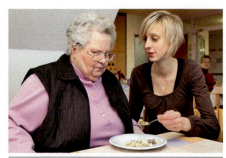

[2] „auf einer Augenhöhe"

Die Macht des Wissens

1.1.3

Auch Wissen ist eine Form der Macht. Wie jede Form der Machtausübung kann Wissen hilfreich oder abwertend eingesetzt werden. Pflegende kennen das gut aus eigener Anschauung. So berichtet etwa eine Pflegende der zuständigen Ärztin, dass die Patientin XY starke Schmerzen habe und sie eine Schmerztherapie für sinnvoll hielte. Hier gibt es verschiedene Reaktionsmodelle:

1. Die Ärztin nimmt die Pflegende ernst und berät mit ihr gemeinsam, welche Symptome auftreten und welche ärztlichen und pflegerischen Möglichkeiten es geben könnte, die Schmerzen zu lindern.
2. Die Ärztin sagt, sie klärt das mit der Patientin ab, und lässt die Pflegende ohne weitere Information stehen.
3. Die Ärztin verwahrt sich gegenüber der Pflegenden mit der Bemerkung, es stehe ihr wohl nicht zu, therapeutische Vorschläge zu machen, sie wisse schon, was sie zu tun hätte.

Wer im Pflegeberuf arbeitet, kennt alle drei Varianten und weiß somit auch über die verschiedenen begleitenden Gefühle Bescheid. Dennoch ist vielen Pflegenden nicht bewusst, dass sie selbst Patientinnen und Angehörigen gegenüber teilweise ganz ähnlich reagieren. Pflegende sind Expertinnen in ihrem Fachbereich, das ist unbestritten. Doch soviel sie über die allgemeine und spezielle Pflege für bestimmte Situationen wissen, sollten sie nicht vergessen, dass die Kranken die Experten für das eigene Erleben sind und bleiben. Patientinnen und ihre Angehörigen erleben oft, dass das gleiche pflegerische Problem von verschiedenen Pflegenden unterschiedlich beurteilt und behandelt wird. Das verunsichert sie. Natürlich fragen sie nach – und erleben von Pflegenden ähnliche Reaktionen wie diese von ärztlicher Seite, im Positiven wie im Negativen. Wo Pflegende sich auf einen partnerschaftlichen Dialog einlassen, ernten sie Vertrauen und Respekt. Aber auch Pflegende sind nicht immer dialogbereit, auch sie antworten ganz gerne „wir wissen schon, was wir tun". Die daraus folgende Reaktion ist Vertrauensverlust, Enttäuschung und Ärger.

Umfangreiches pflegerisches Wissen ist Grundvoraussetzung für gute Pflege – aber es sollte niemals dazu eingesetzt werden, die Patientinnen „dumm dastehen zu lassen". Wissen kann vielmehr eine Brücke bauen, um gemeinsam mit dem kranken Menschen den für diesen Menschen besten pflegerischen Weg zu gehen. Es kann somit als positive Macht angesehen werden.

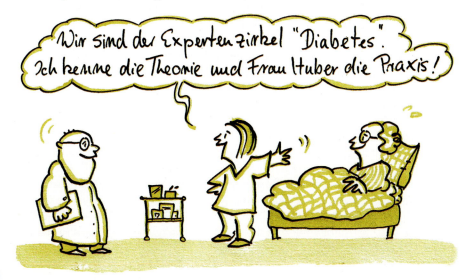

1.1.4 Instrumente der Macht

Jeder Mensch versucht zeitweilig zu erreichen, dass Andere seinem Willen folgen. Die Wahl des dabei eingesetzten Instrumentes (Überzeugung, Manipulation, Zwang) hängt von der jeweiligen Grundüberzeugung sowie den tatsächlich gegebenen Möglichkeiten ab.

- **Überzeugung:** Hierbei erfolgt die Ausübung von Macht nicht durch Druck. Stattdessen möchte die Macht ausübende Person (A) die Anderen (B) durch ausführliche Information am Entscheidungsprozess beteiligen und vertraut darauf, dass diese die angeführten Argumente und Schlussfolgerungen selbst nachvollziehen können und wollen. B wird A dann folgen, wenn B darauf vertraut, dass A nicht einfach egoistische Motive verfolgt, sondern das Wohlergehen auch von B im Sinne hat. Am ehesten gelingt Überzeugung, wenn die betreffende Person über eine gewisse |Autorität verfügt.

Autorität | 621

- |**Manipulation:** Wer manipuliert, verschleiert den eigenen Einfluss. Er will, dass der Andere den eigenen Zielen dient, ohne dass dieser es überhaupt bemerkt. Der Manipulator baut zuerst eine Art Freundschaft auf; danach benutzt er die Beziehung, um die eigenen Ziele durch die andere Person umsetzen zu lassen. Durch Manipulation wird Abhängigkeit erschaffen und benutzt, vor allem wird das menschliche Bedürfnis nach Nähe und Freundschaft ausgenutzt. Geschickte Manipulateure werden lange nicht als solche erkannt, weil sie langfristig und strategisch denken und sowieso „immer nur das Beste wollen". Sie erreichen meist ihr Ziel, oft aber um den Preis der Selbstachtung jener, deren Zuneigung sie ausgenutzt haben.

Manipulation
Handhabung, Kunstgriff, Verfahren; gezielte Beeinflussung; in psychologischer Hinsicht alle Prozesse, die auf eine Steuerung des Verhaltens und Erlebens von Einzelnen und Gruppen zielen und diesen verborgen bleiben sollen

Manipulation ist eine Art permanenter Täuschung eines Anderen, der sich nicht dagegen wehren kann - und ist damit ethisch generell nicht zu rechtfertigen, da dies einen |Machtmissbrauch darstellt.

Machtmissbrauch
z. B. Vorteilsnahme im Rahmen einer Machtposition; Verletzung der Fürsorgepflicht, Ablehnung von Verantwortungsübernahme.

- **Zwang:** Die Wirkung von Zwang beruht überwiegend auf Abhängigkeitsverhältnissen. Der Zwingende kann belohnen oder bestrafen, der Bezwungene gehorcht aus Angst vor den Folgen:

Physischer Zwang
Die körperliche Freiheit und Unversehrtheit kann bedroht sein, z. B. durch Fixierung von Patienten.

Wirtschaftlicher Zwang
Die materielle Existenzgrundlage kann gefährdet sein, z. B. durch Androhung von Entlassung.

Sozialer Zwang
Die eigene Stellung im Team kann gefährdet werden, z. B. durch Mobbing.

Seelischer Zwang
Der Verlust einer wichtigen Beziehung kann angedroht werden, z. B. indem eine Freundschaft aufgekündigt wird.

Ethische Herausforderungen für Pflegende **3** | 411

Fixierung **2** | 117, 402

Autonomie | 428

Zwangsmaßnahmen sind unter bestimmten Umständen sowohl rechtlich wie auch ethisch zu rechtfertigen. In der Psychiatrie etwa ist es manchmal geboten, eine Patientin im psychotischen Schub zu fixieren. Voraussetzung ist, dass die Maßnahme vorher (!) mit ihr besprochen und sie während der |Fixierung umfassend betreut wird. Bei Zwangsmaßnahmen ist die Gratwanderung zwischen gebotenem Schutz der Patientin und verbotenem Machtmissbrauch oftmals sehr schwierig. Um Missbrauch zu vermeiden und die |Autonomie zu wahren, sollten Zwangsmaßnahmen so selten wie möglich eingesetzt werden.

Machtausübung in Gruppen

1.1.5

Gruppen sind soziale Gebilde, in der alle Gruppenmitglieder in wechselseitiger Abhängigkeit zueinander stehen. Sie formieren sich im so genannten |Gruppenbildungsprozess. Besonders deutlich wird die Machtausübung in Gruppen durch |**Gruppendruck**. Dieser entsteht unter anderem durch das gemeinsame Ziel (z. B. eine durch einen gemeinsamen Kleidungsstil ausgedrückte Außenwirkung), dem die Einzelinteressen untergeordnet werden. Viele Gruppenmitglieder passen sich dem freiwillig und spontan an. Andere werden an bestehende Normen erinnert, Einzelne werden häufig durch den Meinungsdruck der Mehrheit „angepasst". Fällt ein Gruppenmitglied aus der vorgesehenen Rolle, wird dies sanktioniert. Arbeitet eine Gruppe lange zusammen, führt die gegenseitige Beeinflussung und Interaktion im Laufe der Zeit dazu, dass sich Mitglieder immer ähnlicher werden – mit entsprechendem Anpassungsdruck an neue Mitglieder. Dies führt zu einer Art Gruppenselektion. Menschen, die sich dem nicht anpassen wollen oder können, finden dann keinen Platz in der Gruppe.

Gruppenbildungsprozess | 372
Gruppendruck | 374

Beispiel In manchen langjährigen Stationsteams ist es ausgesprochen schwierig, für ein ausgeschiedenes Teammitglied eine Nachfolge zu finden. Neulinge wollen entweder von sich aus versetzt werden oder sie werden als unpassend vom Team „gegangen".

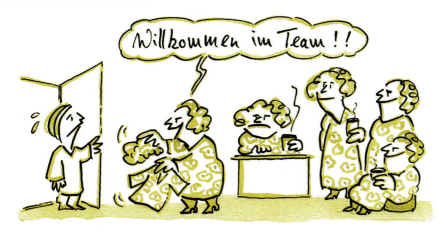

Grundsätzlich gibt es zwei gegensätzliche Emotionen, die im Zusammensein mit Anderen, also in der Gruppe, wirksam werden: das Bedürfnis nach Liebe und Anerkennung sowie das Bedürfnis nach Macht und Einfluss. In der Auseinandersetzung zwischen diesen beiden Emotionen lassen sich drei Haupttypen in einer Gruppe ausmachen.

Der machtorientierte Typ erstrebt die Überlegenheit in der Gruppe. Er beurteilt die anderen Gruppenmitglieder danach, wie viel Macht sie haben, und versucht selbst durch Dominanz, Befehl und Kontrolle zu beeinflussen.

Der zuwendungsorientierte Typ wünscht Akzeptanz seiner Person in der Gruppe. Die anderen werden nach dem Grad menschlicher Wärme beurteilt. Die Einflussnahme geschieht über Lob, kleine Geschenke und allgemeine Nettigkeit.

Der rational-orientierte Typ mag generell keine Emotionen, das oberste Ziel ist Korrektheit. Er beurteilt andere Menschen nach ihren intellektuellen Fähigkeiten. Seinen Einfluss versucht er mit logischen Argumenten und sachlicher Kritik auszuüben.

Die tatsächliche Stärke einer Gruppe lässt sich daran erkennen, inwieweit es gelingt, die beiden wesentlichen Emotionen (Bedürfnisse) und ihre |Exponenten in Einklang miteinander zu bringen. Wo die Suche nach Anerkennung ebenso wie das Bedürfnis nach Einfluss miteinander in friedlicher |Koexistenz akzeptiert wird, gibt es eine hohe Integrationsleistung der Gruppe.

Exponent
bezeichnet etwas, dass an herausragender Stelle vermerkt ist

Koexistenz
gleichzeitiges Vorhandensein verschiedener Dinge nebeneinander

1.1.6 Formen der Macht

Es ist nicht selbstverständlich, dass ein Mensch Macht über einen Anderen ausüben kann. Das funktioniert nur, wenn diesem Menschen Macht von einem Anderen zugebilligt wird. Wenn z.B. eine Vorgesetzte von ihrem Team nicht anerkannt wird und sie kaum Sanktionsmittel hat, dann ist sie gegenüber dem Team ziemlich macht-los. Die eigentliche Macht liegt dann in der Hand des Teams.

In der Regel aber orientieren sich weisungsgebundene Mitarbeiterinnen (B) an der Vorgesetzten (A). Dafür gibt es verschiedene Gründe, sie werden Machtgrundlagen genannt. Basis ist die formale |Legitimation. Das heißt, eine Person wird offiziell mit einer Leitungsfunktion betraut und damit zur Vorgesetzten.

Legitimation
Ermächtigung, Befugnis, Beglaubigung

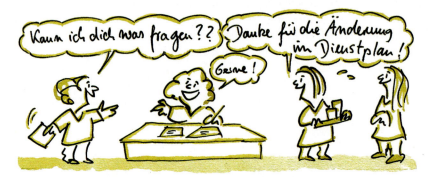

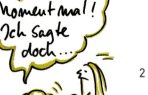

1 **Macht durch Legitimation**
   a **Funktional:** Wir brauchen eine Vorgesetzte (A), die uns (B) sagt, wo es langgeht, damit alles reibungslos funktioniert.
   b **Normativ:** Vorgesetzten (A) gehorcht man nun einmal, das ist meine Pflicht als Angestellte (B).
2 **Macht durch Sachkenntnis**
   Ich (B) schätze das fachliche Können und Wissen meiner Vorgesetzten (A), ich kann viel von ihr lernen.
3 **Macht durch Sympathie / Identifikation**
   Sie (A) ist nett, ich (B) mag sie!
4 **Macht durch Belohnung**
   Meine Vorgesetzte (A) kann mir (B) helfen, mir ein gutes Zeugnis ausstellen, mich fördern.
5 **Macht durch Bestrafung**
   Meine Vorgesetzte (A) kann mich (B) benachteiligen, mir unangenehme Arbeiten zuweisen, mir einen Verweis erteilen.

Während die „Macht durch Legitimation" eine institutionalisierte Macht ist, entsprechen alle anderen Formen einer sozialen Macht. Soziale Macht ist dabei durch Beziehungsverhältnisse gekennzeichnet, während die institutionalisierte Macht durch Organisationsstrukturen vorgegeben ist.

Patientinnen, die sich krankheitsbedingt in einem Abhängigkeitsverhältnis erleben, reagieren aus ähnlichen Gründen wie Untergebene auf die Weisungen von Pflegenden. In den letzten Jahren ist vielfach der Kundenbegriff in der Pflege eingeführt worden, um zu verdeutlichen, dass Patientinnen zwar hilfebedürftig sind, aber keine Untergebenen, die Anordnungen einfach auszuführen hätten. Dies sollten Pflegende berücksichtigen, auch wenn sich die meisten Patientinnen relativ widerspruchsarm an die Vorgaben der Pflegenden halten. Sie erkennen nicht nur die Macht der Ärztinnen, sondern auch die Macht der Pflegenden an.

Macht, Autorität und Hierarchie

Autorität — 1.2

Begriffsbestimmung — 1.2.1

Autorität hat man, Macht übt man aus. |Autorität bezieht sich wie die Macht auf den Vorgang sozialer Beeinflussung. Sie beruht wie auch Macht nicht nur auf Recht oder Gewalt, sondern auf der Anerkennung von Werten oder Funktionen sowie persönlichem Ansehen. Aber: Während durch Macht der eigene Wille notfalls mit Zwang durchgesetzt werden kann, setzt Gehorsam gegenüber einer Autorität die innere Bereitschaft der Einwilligung voraus. Personen, die Autorität ausstrahlen, überzeugen durch ihre Persönlichkeit und / oder sachliche Überlegenheit und gewinnen sozialen Einfluss, weil Menschen freiwillig deren Autorität anerkennen.

Auch Institutionen können höchste Autorität ausstrahlen, wie in Deutschland etwa das |Bundesverfassungsgericht durch seine wegweisende Rechtsprechung.

Autorität
Ansehen, Geltung
autor, lat. = Urheber, Schöpfer, verantwortlicher Ratgeber

Bundesverfassungsgericht | 323

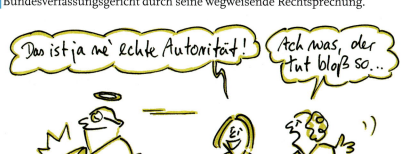

Formen der Autorität — 1.2.2

Formale Autorität (hierarchische Position): Die formale Autorität beruht auf einer bedeutenden Position und ist insofern unabhängig von einzelnen Personen. So hat in Deutschland der Bundespräsident das höchste Amt im Staat inne und genießt von daher hohes Ansehen, obgleich er hauptsächlich Repräsentationspflichten hat. Formal verfügt jede Vorgesetzte durch ihre Funktion über Autorität. Solange die Mitarbeiterinnen freiwillig Gefolgschaft leisten, verfügt sie über echte Autorität. Wo Mitarbeiterinnen die Vorgesetzte nicht anerkennen, leidet sie unter Autoritätsverlust. In der Folge wird dann häufig per Befehl und mittels Sanktionen autoritär entschieden, unter Einsatz der |Amtsmacht.

Fachliche Autorität: Sie beruht auf der Überlegenheit eines Autoritätsträgers in einem bestimmten Sachgebiet oder durch hohe Führungskompetenz. Eine Stationsleiterin etwa genießt hohe Autorität, wenn sie in allen Fragen der Pflege sehr gut Bescheid weiß. Oder sie kann ihre Mitarbeiterinnen sehr gut motivieren und wird als gerecht anerkannt, dann gewinnt sie ihre Autorität aus diesen Eigenschaften.

Persönliche Autorität: Persönliche Autorität heißt, dass von diesem Menschen eine besondere Wirkung |Charisma ausgeht, auf denen ihr Einfluss beruht. Einer der bekanntesten Menschen, dem höchste persönliche Autorität ohne formalen Einfluss zugesprochen wird, dürfte der derzeitige Dalai Lama sein. Als Autorität ohne Amt galt auch die 2006 verstorbene Mutter Theresa von Kalkutta.

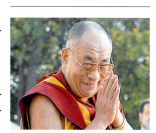

[1] Dalai Lama
höchster geistlicher Würdenträger des tibetanischen Buddhismus.

Amtsmacht
Jede offizielle Leitung hat von Amts wegen bestimmte Möglichkeiten, Gehorsam zu erzwingen.

Charisma
1 göttliches Gnadengeschenk;
2 besondere Ausstrahlung

1.2.3 Autoritätsgläubigkeit

Faschismus
extrem nationalistische, nach dem Führerprinzip orientierte, antidemokratische Bewegung und Herrschaftsform
1848
Bürgerliche Märzrevolution, das erste gesamtdeutsche Parlament, die Nationalversammlung, wird demokratisch gewählt.

Weimarer Republik | 501

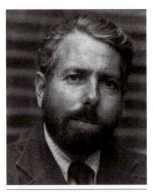

[1] Stanly Milgram (1933–1984), US-amerikanischer Psychologe

www.wernersplace.com/obedience2.htm
Unter dieser Internetadresse können Sie sich einen englischsprachigen Film über das Milgram-Experiment anschauen.

Der Begriff der Autorität und der Autoritätsgläubigkeit wird spätestens seit den „68ern" kritisch diskutiert. Seit dieser Zeit haben sich viele Menschen in Deutschland, aber auch in anderen europäischen Ländern, mit den Ursachen und Auswirkungen des |Faschismus beschäftigt. Als besonders problematisch wird dabei eine unkritische Autoritätsgläubigkeit eingeschätzt, wie sie sich durch einen Teil der deutschen Geschichte zieht. Nach den |1848 brutal beendeten Demokratieversuchen erreichte die Autoritätsgläubigkeit des Deutschen Volkes mit der Einigung des Deutschen Reiches 1871 unter dem preußischen Kanzler Otto von Bismarck einen neuen Höhepunkt. Als der deutsche Kaiser Wilhelm II. den ersten Weltkrieg mit eröffnete, jubelte das ganze Volk. „Preußischer Gehorsam" gegenüber den Herrschenden galt als höchste Tugend. Heute wird dieser Gehorsam als einer der wesentlichen Gründe des Scheiterns der |Weimarer Republik und des Aufstiegs der Nationalsozialisten gewertet.

Viele gingen bei dieser geschichtlichen Analyse davon aus, dass die Deutschen besonders obrigkeitshörig seien. Um diese als „Germans are different" bekannte These zu prüfen, wurde 1962 erstmals das Milgram-Experiment durchgeführt. Bei der Versuchsanordnung wurde getestet, ob und wie lange Menschen auf Anordnung Versuchspersonen Schmerzen als Bestrafung zufügen, um das Ausführen eines Befehls zu erreichen. Das Ergebnis schockierte die Forschungsgruppe: Milgram [Abb. 1] selbst fasste das Ergebnis folgendermaßen zusammen:

„Die extreme Bereitschaft von erwachsenen Menschen, einer Autorität fast beliebig weit zu folgen, ist das Hauptergebnis der Studie, und eine Tatsache, die dringendster Erklärung bedarf."

Die heute geforderte Erziehung zum „mündigen Bürger" soll die Menschen in einer Gesellschaft dazu befähigen, kritisch mit Autoritäten umzugehen und den Obrigkeiten nicht blind zu gehorchen. Dazu gehören in einer Demokratie auch die Rechte der Bürger, ihre Meinung zu äußern und politische Themen zu diskutieren.

Der „mündige Bürger" hält auch zunehmend im Gesundheitswesen Einzug: Als Kunde, der nicht blind dem ärztlichen oder pflegerischen Personal vertraut, sondern Therapien durchaus in Frage stellt. Diese häufig als „schwierig" beschriebenen Patienten stellen mit Recht eine vormals unantastbare Autorität in Frage.

Hierarchie

Begriffsbestimmung

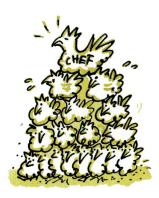

Hierarchie bedeutet heilige Herrschaft oder Ordnung. Dieser aus dem griechischen Götterglauben stammende Begriff wird heute genutzt, um Gesellschaftssysteme zu beschreiben. Viele Unternehmensorganisationen sind hierarchisch in Pyramidenform aufgebaut. Das Verhältnis der Menschen in einer solchen Organisation ist gekennzeichnet durch Über- und Unterordnung im Rahmen der sozialen Beziehungen. Idealtypisch gibt es eine fest gefügte Rangordnung mit ebenso eindeutig festgelegter Weisungs-, Befehls- und Kommunikationsstruktur und genau abgegrenzten Befugnissen der Mitglieder. Hierarchien dienen der Ausübung von Herrschaft. Sie beschreiben offizielle Machtstrukturen und bringen das Machtgefälle klar zum Ausdruck. Das klassische Beispiel für eine funktionierende Hierarchie ist das Militär. Die Befehlsketten sind von oben nach unten durchstrukturiert und die jeweils darunter liegende Ebene ist gehorsamspflichtig.

Einrichtungen des Gesundheitswesens sind bis heute in der Regel hierarchisch gegliedert. Das heißt, es gibt eine ziemlich klare Rangordnung innerhalb der Berufsgruppen und zwischen ihnen. Die jeweiligen Berufsangehörigen sind |vertikal nach einem Über- und Unterordnungsverhältnis strukturiert. An oberster Stelle stehen die Direktorinnen, danach folgen Abteilungsleitungen, Stationsleitungen, Teammitglieder. |Horizontal stehen die ärztliche, pflegerische und administrative Hierarchie nebeneinander, wobei die drei Hierarchiestränge wechselseitig voneinander abhängig sind. Ärztliche Direktoren sind an wirtschaftliche Vorgaben der Verwaltung gebunden, die Pflege wiederum ist gegenüber Ärztinnen weisungsgebunden bezüglich therapeutischer und diagnostischer Maßnahmen.

Vertikal
von oben nach unten
Horizontal
auf gleicher Höhe nebeneinander

Vor- und Nachteile hierarchischer Strukturen

Das Gegenteil einer starken hierarchischen Struktur ist das gleichgestellte Nebeneinander aller Beteiligten. Die meisten Gruppen- oder Organisationsstrukturen liegen irgendwo zwischen diesen beiden Möglichkeiten. Eine rein partnerschaftlich organisierte Teamarbeit funktioniert nur, wenn alle Mitglieder ihren Aufgabenbereich genau kennen und diesen ebenso selbstständig wie verantwortungsbewusst ausfüllen. In Entscheidungssituationen stößt sie aber leicht an ihre Grenzen. Gibt es keine offizielle Leitung, findet sich meist sehr schnell eine „heimliche" Leiterin, die inoffiziell das Team steuert (Gruppendynamik |374).

In einer arbeitsteiligen Organisation ist ein Mindestmaß an Hierarchie unerlässlich, da die zunehmend spezialisierte Arbeitsteilung koordiniert werden muss – dazu bedarf es weisungsbefugter Führungskräfte, die auch die Verantwortung übernehmen (können). In Notfallsituationen (z. B. Reanimation oder Feuer im Gebäude) ist es sehr wichtig, dass eine Person |autoritativ klare Anordnungen erteilen kann, da lange Diskussionen das Leben von Menschen gefährden würden.

autoritativ
maßgebend, entscheidend

Nicht allen Menschen ist von vornherein selbstständiges Denken und Handeln gegeben. Manche finden es leichter, wenn es klare Aufgabenzuweisungen gibt und sie nicht die Verantwortung tragen müssen. Ihnen liegt die vorgegebene Orientierung, sie finden sich leichter zurecht. Bei sich wiederholenden Arbeitsabläufen ohne die Notwendigkeit flexibler Reaktion vermitteln hierarchische Strukturen Stabilität und Kontinuität.

Doch jede Medaille hat zwei Seiten: Die Stärke auf der einen ist zugleich die Schwäche auf der anderen Seite. In einer Zeit, in der Flexibilität und permanente Anpassung an Neuerungen gefordert sind, verhindern starre Strukturen gerade diese Anpassungsvorgänge. Außerdem gibt es viele Menschen, die lieber selbstverantwortlich und am Einzelfall orientiert handeln möchten, diese fühlen sich in einer starren Hierarchie sehr eingeengt, weil es hier eindeutige Anweisungen gibt. Sie müssen dann eine hohe Anpassungsleistung vollbringen, selbstständige Initiativen von unten werden abgeblockt, was leicht zu Frustrationen führt.

Beispiel Das Team einer internistischen Station in der Uniklinik hat nach einiger Diskussion beschlossen, Pflegeplanungen nur noch bei den Patientinnen durchzuführen, die auch tatsächlich pflegebedürftig sind. Zu oft befielen sie Gefühle von Bürokratismus und Zeitverschwendung, wenn sie bei mobilen Patientinnen, die nur zwei Tage zur diagnostischen Abklärung kamen, alle Bereiche abfragen sollten. Die Stationsleitung war stolz auf ihr Team und unterbreitete der Pflegedienstleitung (PDL) den Vorschlag, davon ausgehend, dass er angenommen würde. Die PDL dagegen erwiderte, das ginge aufgrund des hohen Risikos auf keinen Fall. Werde nicht generell bei allen der Bogen ausgefüllt, könne die Planung auch bei pflegebedürftigen Patientinnen übersehen werden.

Mitarbeiterinnen, die häufiger reinen Anordnungen ohne plausible Argumentation folgen sollen, neigen dazu, „Dienst nach Vorschrift" zu machen und keine eigene Verantwortung mehr übernehmen zu wollen. Sie fühlen sich nicht ernst genommen und werden kaum noch eigenständig initiativ, um Verbesserungen einzuführen. Oder sie „unterlaufen" heimlich Weisungen von oben, die sie nicht für gut halten. Das wiederum verhindert eine auch für die Patientinnen transparente Arbeitsweise.

In der Summe überwiegen die Nachteile. Allerdings hängt das Funktionieren insbesondere eingleisiger Hierarchien stark davon ab, wie der „Hierarch" seine Führungs- und Leitungsposition ausübt. Dennoch werden kein Krankenhaus und auch kein Pflegedienst ohne wenigstens flache Hierarchie auskommen.

1.3.3 Flache und steile Hierarchien

Um die Vor- und Nachteile besser beschreiben zu können, wurde das Prinzip einer steilen Hierarchie zugrunde gelegt. In einer steilen Hierarchie entscheidet die Chefin allein und gibt es als Befehl weiter. Zum Beispiel entscheidet die Pflegedienstleitung für ihre ganze Abteilung, dass alle Patientinnen vor dem Frühstück gewaschen sein müssen – unabhängig von den Bedürfnissen und auch Notwendigkeiten der unmittelbar Betroffenen.

Subsidiaritätsprinzip | 201

Flache Hierarchien arbeiten überwiegend nach dem |Subsidiaritätsprinzip. Danach gibt die PDL etwa vor, dass alle bettlägerigen Patientinnen in der Regel einmal am Tag gewaschen werden sollten. Die Zeiteinteilung wird den einzelnen Stationsteams überlassen, da sie die Bedürfnisse der Patientinnen und ihre Arbeitsabläufe am Besten kennen. Auch werden begründete Ausnahmen zugelassen – z. B. wenn eine Patientin die Körperpflege ablehnt.

Der Vorteil der flacheren Hierarchie liegt darin, dass die einzelnen Teammitglieder selbstständiger, also autonomer handeln und entscheiden dürfen und damit auch besser auf die Bedürfnisse von Patientinnen eingehen können. Dennoch bleibt ein stabiles Gerüst, das im Rahmen professioneller Arbeit unabdingbar ist. Flache Hierarchien setzen Vertrauen in die Mitarbeiterinnen voraus, in deren Bereitschaft, selbständig handeln und entscheiden zu wollen. In der Folge ermöglicht eine größere Selbständigkeit den Pflegenden, auch den Patientinnen mehr Freiraum zu lassen. Letztlich stehen auch in einer flachen Hierarchie die kranken Menschen an unterster Stelle – es wird einfach erwartet, dass sie sich den funktionalen Abläufen eines Krankenhauses unterwerfen.

Macht, Autorität und Hierarchie

1.4

Macht und Hierarchie in der Pflege

1.4

Wo Menschen in Beziehung zueinander treten, geht es – bewusst oder unbewusst – immer auch um Macht, einfach weil sie Ur-Bestandteil menschlicher Kommunikation ist. Ähnliches gilt für hierarchische Strukturen: Wo mehr als zwei Menschen zusammen kommen, entsteht sofort eine Hierarchie mit einem Machtgefälle. Immer geht es darum, wer warum mehr zu sagen hat, wobei die Gründe dafür ganz verschieden sein können: Alter, Erfahrung, beruflicher Status, gutes Aussehen, persönliche Ausstrahlung. Menschen sortieren und orientieren sich sehr schnell in hierarchischen Strukturen.

Der kranke, pflegebedürftige Mensch auf unterster Hierarchiestufe

1.4.1

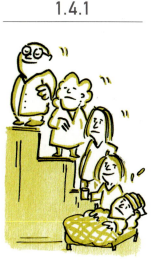

Je größer die Abhängigkeit, desto eher stellen sich Ohnmachtsgefühle ein. Kranke und pflegebedürftige Menschen befinden sich – besonders im Krankenhaus oder Heim – in einem ausgeprägten Abhängigkeitsverhältnis. Sie sind besonders darauf angewiesen, dass die Professionellen ihnen zum einen glauben und zum anderen Informationen sowie Entscheidungs- und Handlungsmöglichkeiten anbieten, die ihre Autonomie stützen. Wo dies nicht geschieht, besteht die große Gefahr von Machtmissbrauch durch die Expertinnen – daraus entsteht ganz schnell Gewalt. Im Beispiel von Frau Hogen (S. 615) wurde das deutlich. Da man längere Zeit keinen Grund für die Schmerzen im Bein fand, musste sie „spinnen". Die Schmerzen konnten entsprechend nicht existieren und als sie wegen ihrer Schlaflosigkeit der Schwester bei der Arbeit zusah, interpretierte man das als Kontrolle und Abwertung. Obwohl Frau Hogen selbst Krankenschwester ist, fühlte sie sich zunehmend ausgeliefert. Medizinisches Personal sollte sich immer wieder die Frage stellen, wie es Menschen, die sich nicht auskennen oder sich auch nicht mehr äußern können, in solchen Situationen ergeht.

Die Pflege im institutionellen Hierarchiesystem

1.4.2

Die Pflegenden sind in zweierlei Hierarchiegliederungen verankert. Ihre Vorgesetzte ist die Pflegeleitung, diese ist weisungsbefugt in pflegerischen und arbeitsrechtlichen Angelegenheiten. Dazu kommt die ärztliche Weisungsbefugnis in medizinisch-diagnostischen und therapeutischen Angelegenheiten. Auch wenn Ärztinnen keine Vorgesetzten, sondern weisungsbefugte Mitarbeiterinnen sind, müssen ihre medizinischen Anweisungen befolgt werden. Damit verlieren die Pflegenden manchmal das Gefühl dafür, wem gegenüber sie in erster Linie verantwortlich sind (eigentlich den Patientinnen gegenüber, wie im |Ethikkodex des ICN beschrieben). Eingebunden in die Hierarchie, verlieren sie manchmal auch den Blick für die eigene Macht, die sie nicht nur gegenüber den Patientinnen haben, sondern de facto auch im Hinblick auf Ärztinnen denn:

- erstens organisiert die Pflege den Stationsablauf;
- zweitens haben sie (eigentlich) den meisten Kontakt zu den Patientinnen und verfügen damit über wichtige Informationen, die die Ärztinnen auch brauchen;
- drittens arbeiten sie in einem größeren Team, während Ärztinnen oft allein und manchmal ziemlich einsam vor Ort sind.

Ethikkodex | 415

www.dbfk.de
▶ Ethik-Kodex (ICN)

625

Aus der Forschung

In dem vorliegenden Artikel beleuchtet die Autorin die Machtverteilung innerhalb des Gesundheitswesens aus sozialwissenschaftlicher Sicht. Der Aufbau der Hierarchie in der Institution Krankenhaus wird näher untersucht und die Rollenverhältnisse von Ärzten, Pflegenden und Verwaltungsangestellten dargestellt. Die Autorin zeigt Handlungsbedarf im Bereich der Krankenhausstrukturen im Allgemeinen und der Pflege im Speziellen (in Bezug auf das Selbstverständnis und die Bedeutung der patientennahen Tätigkeiten) auf.

—

LAMEYER, ANGELIKA: *„Machtverhältnisse im Krankenhaus"* in: Pflege 2000; 13: 227–233

1.4.3 Informelle Machtstrukturen

Hierarchie | 623

Formale Machtstrukturen wurden bereits im Rahmen des Kapitels zur |Hierarchie beschrieben. Tatsächlich gibt es in jeder Organisation neben den formalen Machtstrukturen eine ganze Reihe informeller Machtstrukturen und damit Einflussmöglichkeiten. Individuelle Machtkämpfe und verschiedene Beeinflussungsaktivitäten wirken oft stärker als offizielle Machtverhältnisse. Einige Beispiele können dies veranschaulichen:

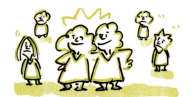

Beispiel Macht durch Beziehung: Ein Team erlebt die eigene Stationsleitung (SL) als mäßig kompetent, immer wieder kommt es wegen ihres Führungsstils zu heftigen Konflikten. Ein möglicher Schritt wäre ein Gespräch mit der Pflegedienstleitung (PDL), doch es ist bekannt, dass die SL und die PDL eng miteinander befreundet sind.

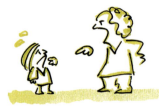

Beispiel Macht durch Abwertung: Eine Ärztin möchte, dass ihre Anweisungen grundsätzlich Vorrang vor pflegerischen Tätigkeiten haben. Als die Pflegenden sie darauf hinweisen, dass die Patientinnen auch Anspruch auf geregelte pflegerische Versorgung haben, meint sie: „Was tun Sie denn schon außer Bettpfannen schwingen. Seien Sie froh, wenn Sie auch mal etwas Interessantes tun dürfen."

Mobbing | 661

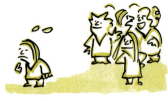

Beispiel Macht durch |Mobbing: Einer kompetenten, aber im Team unbeliebten Kollegin wird unkollegiales Verhalten vorgeworfen, weil sie beispielsweise keine Lust hat, mit den anderen gemeinsam zu frühstücken. Sie merkt, wie die Anderen über sie reden und erlebt immer öfter, dass ihr Fehler vorgeworfen werden, von denen sie sicher ist, dass sie sie nicht gemacht hat. Allerdings kann sie es nicht beweisen.

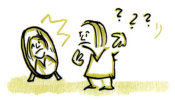

Beispiel Macht durch Verunsicherung: Die neue Mitarbeiterin möchte ihre Fachweiterbildung in der Intensivpflege machen. Allerdings gibt es in diesem Haus nur noch jährlich befristete Arbeitsverträge. Die Weiterbildung dauert zwei Jahre, wobei vorausgesetzt wird, dass vorher schon zwei Jahre ohne Weiterbildungskurs auf der Station gearbeitet wird.

Macht, Autorität und Hierarchie

Führungsverhalten von (Pflege-) Leitungskräften

1.4.4

Im Extrem werden zwei Führungsstile unterschieden: autoritärer versus kooperativer Führungsstil. Dazwischen liegen viele Variationsmöglichkeiten. Diesen beiden Führungsstilextremen lassen sich folgende Verhaltensweisen zuordnen:

Gruppenleitung | 375

Merkmal	Autorität	kooperativ
Art der Willensbildung	Entscheidet alleine	Entscheidet mit Team
Willensdurchsetzung	Mit jedem Mitarbeiter alleine, keine Gruppengespräche.	Informiert Team und berät gemeinsam über besten Weg
Aufgabenverteilung	Konkret an jeden Einzelnen	Gibt Rahmen vor und überlässt MA genaue Verteilung
Art der Kontrolle	Kontrolliert alles selbst	Verlässt sich auf Selbstkontrolle der MA
Kontakthäufigkeit	Selten	Häufige Gespräche
Einstellung zum MA	Misstrauen	Offenheit
Handlungsmotiv MA	Sicherheit, Zwang	Selbstständigkeit, Einsicht
Einstellung zum Vorgesetzten	Respekt, Abwehr	Vertrauen, Achtung

[Tab. 1] Führungsstile und ihre Merkmale

Die Anrede als Ausdruck hierarchischer Strukturen

1.4.5

In modernen Unternehmensbereichen, die viel in Teamprojekten arbeiten, ist es üblich geworden, dass sich die Mitarbeiterinnen inklusive Chefin untereinander alle mit Vornamen ansprechen. Ob Du oder Sie hängt dann von weiteren Gegebenheiten ab.

In der Klinik dagegen herrscht vielfach noch die Tradition aus dem vorletzten Jahrhundert, Anredeformen an den Berufsgruppen auszurichten. Die Patientinnen und Angehörigen reden mit Frau Doktor und Herrn Professor in einer anderen Weise als mit Schwester Ingrid und noch mal anders als mit Herrn Barth (= Pfleger Jochen). Die Titel „Schwester" bzw. „Bruder" stammten aus der Ordenspflege und wurden als Ehrenbezeichnungen verstanden (Geschichte der Pflegeberufe | 469). Diese Schwestern und Brüder genossen generell ein sehr hohes Ansehen. Tatsächlich gibt es den „Bruder" schon lange nicht mehr und die „Schwester" kann heute leicht als Ausdruck familiärer Nähe fehl gedeutet werden. Nach wie vor kommt es vor, dass Ober- und Chefärzte Pflegende einfach duzen, ohne dass sie sich ihrerseits von den Pflegenden mit Vornamen ansprechen - geschweige denn duzen - lassen. Hier wird das Gefälle sehr deutlich.

Pflegende fangen vielfach sehr jung in diesem Beruf an und sie finden die Anrede mit Vornamen schöner, haben auch kein Problem damit, geduzt zu werden. Sie unterschätzen aber den Verlust an Autorität – sowohl anderen Berufsgruppen wie auch Patientinnen und Angehörigen gegenüber, dem sie damit freiwillig zustimmen. Denn bis heute gilt: Menschen, die einfache Dienste leisten, werden mit Vornamen angesprochen. Angehörige höher angesehener Berufsgruppen werden mit Herr/Frau, Familiennamen und möglichst auch Titel angesprochen.

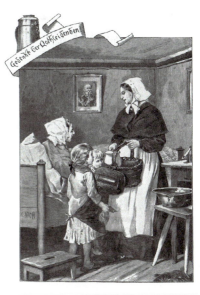

[1] Der „Titel" Schwester bzw. Bruder stammt aus der Ordenspflege.
Holzstich von Georg Koch (1857–1931)

1.4.6 Die Macht der Pflegenden

Derzeit gibt es in Deutschland etwa 1,4 Millionen ausgebildete Pflegepersonen, die in ihrem Beruf tätig sind. Damit sind sie die größte einzelne Berufsgruppe im Gesundheitssystem und die zweitgrößte Berufsgruppe überhaupt. Rainer Wettreck spricht von einem „schlafenden Riesen", der – wenn er erwacht – das ganze Gesundheitswesen umkrempeln wird. Bis dahin ist sicher noch ein weiter Weg, dennoch sollte sich die Pflege ihrer Machtmöglichkeiten bewusster werden – zum positiven Einsatz für Patientinnen und auch für neue Strukturen im Gesundheitswesen.

Bedingt durch die demografischen Veränderungen sowie die gesundheitspolitischen Vorgaben ist abzusehen, dass der Pflege generell mehr eigenständige Aufgaben und damit auch mehr Einflussmöglichkeiten zukommen. Die Arbeit in der ambulanten Pflege sowie in Alteneinrichtungen ist im Gegensatz zu den Kliniken relativ arztfern. Während die ärztliche Dominanz in den Kliniken weiter zunehmen wird, weil es immer mehr um Behandlung und immer weniger um Pflege geht, ist es im nichtklinischen Bereich genau umgekehrt. So soll z. B. die Gemeindepflege mit Übernahme teilärztlicher Tätigkeiten ausgebaut werden, da es speziell auf dem Land immer weniger Hausärzte gibt. Pflegende sollen in absehbarer Zeit Pflegeartikel selbstständig verordnen können und jedem Pflegebedürftigen steht nach dem neuen Pflegeversicherungsgesetz individuelle Pflegeberatung zu. Immer mehr werden auch Pflegende als Gutachterinnen für Pflegeschäden herangezogen, was früher allein Aufgabe der Ärztinnen war. Im Rahmen von Pflegewissenschaft und -forschung werden neue Pflegeansätze in ihren Wirkungen erforscht und Standards überprüft. Die Pflege hat heute mehr Chancen denn je, sich zu professionalisieren. Das bedeutet, sich zu organisieren und gemeinsam die Pflege im Lande neu zu strukturieren. Das bedeutet auch, die überholte Zersplitterung von Altenpflege, Gesundheits- und Kranken- / Kinderkrankenpflege zu überwinden und sich zu einer gemeinsamen Aufgabe zu bekennen. Die Pflege hat durch die schiere Zahl ihrer Mitglieder Macht, nicht nur gegenüber den Patientinnen, sondern auch in der Gesellschaft – aber sie muss sie wahrnehmen wollen. Mehr Macht bedeutet immer zugleich mehr Verantwortung, dessen sollte man sich bewusst sein.

Mit schwierigen sozialen Situationen umgehen

2

Angst,
Aggression und Abwehr

2 Angst, Aggression und Abwehr

2.1	**Angst**	**632**

2.1.1	Grundlegende Begriffsbestimmungen	632
Philosophisch-theologische Betrachtung		633
Psychoanalytische Betrachtung		633
Pflegewissenschaftliche Betrachtung		635

2.1.2	Umgang mit existenziellen Ängsten in der Pflege	636
Ängste kranker Menschen		636
Ängste betroffener Angehöriger/Bezugspersonen		637
Ängste der Professionellen (Pflegende und Ärztinnen)		637
Professioneller Umgang mit Angst		638

2.2	**Aggression**	**639**

2.2.1	Begriffsbestimmung	639
Aggressives Verhalten und Aggressionsformen		639
Aggressionsverstärkende und -mindernde Faktoren		641

2.2.2	Aggressionstheorien	642
Biologische Aggressionstheorien		642
Psychologische Aggressionstheorien		642

2.2.3	Umgang mit Aggressionen in der Pflege	644

2.3	**Abwehr**	**646**

2.3.1	Begriffsbestimmung	646

2.3.2	Abwehrmechanismen	647
Unbewusste Abwehrmechanismen		647
Bewusste Abwehrmechanismen		648

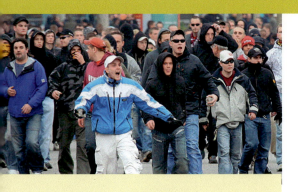

Angst, Aggression und Abwehr

„Angst essen Seele auf".

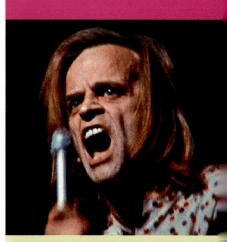

So lautet der Titel eines Filmes (1973) von Rainer Werner Fassbinder. Der Film dreht sich um die Liebe zwischen Emmi und Ali:

Emmi ist um die 60, Witwe und verdient ihr Geld als Putzfrau. Ihr eintöniger Alltag endet abrupt, als sie sich in den 20 Jahre jüngeren marokkanischen Gastarbeiter Ali verliebt. Ihre Heirat wird zum Skandal und das Paar bekommt die Ablehnung seiner Umwelt in voller Härte zu spüren: Emmis erwachsene Kinder schämen sich ihrer Mutter, die Nachbarn tuscheln, die Arbeitskollegen verachten sie und der Kolonialwarenhändler weist Emmi sogar aus dem Laden.

Dieser Film zeigt auf sehr eindrückliche Weise das individuelle und soziale Zusammenspiel von Angst vor dem Ungewohnten und massiven Vorurteilen gegenüber dem, was als fremd erlebt wird.

Die heftigen Aggressionen im direkten Umfeld machen deutlich, wie sehr das Ungewohnte – das heißt eine Liebe zwischen zwei Menschen, die nicht ins übliche Muster passt – abgewehrt werden muss.

Rational lässt sich diese Angst nicht begründen. Denn warum sollte eine ältere Frau nicht einen jüngeren Mann heiraten und warum sollte dies kein Ausländer sein? Das Umgekehrte, nämlich ein älterer Mann heiratet eine nichtdeutsche Frau, wurde und wird bis heute viel eher toleriert.

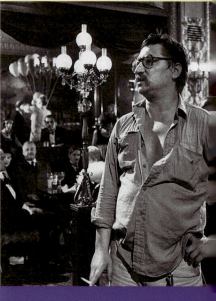

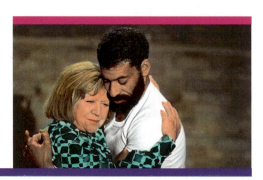

2

Angst, Aggression und Abwehr

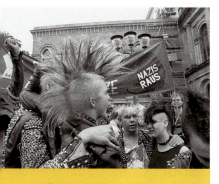

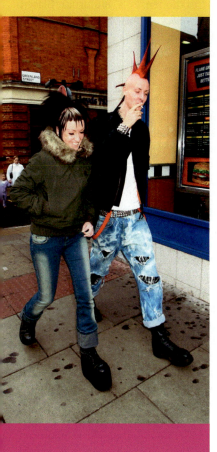

Zu allen Zeiten orientieren sich die Menschen an Traditionen und Normen, die in der je eigenen Gemeinschaft gelten. Das gibt ein Gefühl von Sicherheit, weil man jederzeit weiß, wie man sich zu verhalten hat. Dabei erscheint das Eigene immer als das Normale, Selbstverständliche, das Andere als das Unnormale, nicht Verständliche.

Doch genauso gab und gibt es zu jeder Zeit Menschen, die aus diesem Regelwerk ausbrechen, einen anderen Weg als den üblichen gehen. Oft ohne es zu wollen, stellen sie damit aus Sicht der Traditionshüter „die Welt auf den Kopf", verletzen die Ordnung der Dinge. Das darf nicht sein, denn „wo kämen wir denn da hin?" Also muss um des Zusammenhalts und der Sicherheit willen das Neue abgewehrt werden, was umso leichter fällt, als Ungewohntes, Fremdes generell Angst auslösend wirkt.

In unserer Gesellschaft wird oft von Toleranz gesprochen. Viele Menschen halten sich für tolerant, wann immer ihnen das Leben anderer gleichgültig ist. Doch Gleichgültigkeit (alles ist gleich gültig) ist das Gegenteil von Toleranz. Tolerare (lat.) heißt dulden, ertragen. Aushalten, dass der Andere anders ist. Ertragen, dass es Wertvorstellungen gibt, die den eigenen oft diametral entgegengesetzt sind.

Doch wenn ich für mich selbst fremde Wertvorstellungen zulasse, dann werfen diese automatisch Fragen an meine eigenen Wertvorstellungen auf und das löst Verunsicherung aus.

Verunsicherung ermöglicht die Chance, Neues zu lernen, sich selbst besser zu erfahren, die Welt anders zu sehen. Sie birgt aber auch das Risiko, am Vertrauten mit aller Macht festhalten zu müssen – mit dem Ergebnis, Fremdes oder Ungewohntes aggressiv abwehren zu müssen.

Krank werden Menschen aus allen Bevölkerungsteilen. Das heißt, dass die Pflegenden allein schon dadurch mit viel Fremdem zu tun haben. Der ritualisierte Stationsablauf trägt enorm dazu bei, die auftauchenden Ängste unter Kontrolle zu halten. Wie aber reagieren Pflegende, wenn eine Patientin sich nicht an die üblichen Gepflogenheiten einer Einrichtung anpasst? Welche Emotionen resultieren daraus?

Das folgende Kapitel soll einen Einblick geben, woraus Gefühle wie Angst, Abwehr und Aggression resultieren und wie Pflegende damit umgehen können.

2.1 Angst

Angst ist ein elementares Lebensgefühl, es gehört zur psychischen Grundausstattung jedes Menschen. Angst ist der wichtigste Motivationsgrund für ganz verschiedene – und durchaus auch gegensätzliche – Verhaltensweisen. Vor Angst „wie gelähmt sein" ist eine Erfahrung, die den meisten Menschen bekannt ist, umgekehrt kann die Angst z. B. vor drohendem Verlust zur Grundlage äußerst mutiger Verhaltensweisen werden.

2.1.1 Begriffsbestimmung

Angst bezeichnet ein negatives Gefühl von Enge, Erregung und Beklemmung. Sie wird begleitet von qualvoller innerer Unruhe bis hin zur Verzweiflung und Handlungsunfähigkeit. Die innere und äußere Bewegungsfreiheit ist eingeschränkt, das eigene Selbstvertrauen erschüttert, Hilflosigkeit macht sich breit.

Körperlich zeigt sich Angst in deutlichen Stressreaktionen: Puls, Blutdruck, Blasen- und Darmtätigkeit verändern sich, es kommt zu Schweißausbrüchen und/oder frierendem Zittern, die Atmung wird oberflächlich, der Brustkorb eng, der ganze Organismus wird durch die Freisetzung von |Adrenalin in Hochspannung versetzt.

Adrenalin **2** | 729

Hinsichtlich der Ursachen und Folgen kann Angst von Furcht unterschieden werden: Angst ist nicht objektbezogen. Die betroffene Person kann die gespürte Bedrohung nicht benennen. In der Folge kann sie die Ursache nicht identifizieren und damit auch nicht bekämpfen. Ihr fehlen konkrete Handlungsmöglichkeiten, was wiederum ein Gefühl von Hilflosigkeit hinterlässt. **Furcht** hingegen ist ein Gefühl, das auf ein konkretes Objekt bezogen ist (z. B. Furcht vor einem Hund). Verspürt ein Mensch Furcht, dann besteht die Möglichkeit zur Lösung des Problems zum Beispiel darin, dass er das Furcht auslösende Objekt meidet. Furcht ist somit handlungsleitend, auch wenn die Handlungen für Außenstehende nicht immer sinnvoll scheinen (z. B. das tägliche Laufen eines Umwegs, um einem Hund nicht zu begegnen).

Angstneurosen **2** | 124
Phobien **2** | 124

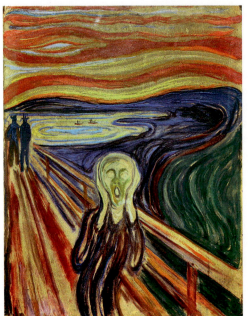

[1] „Der Schrei" von Edvard Munch (1863–1944)

> Angst und Furcht lösen identische körperliche Reaktionen, jedoch unterschiedliche Verhaltensmuster aus.

Ein plötzliches Erschrecken, das die Vernunft komplett ausschaltet, wird **Panik** genannt. Zielgerichtetes Verhalten ist nicht mehr möglich. Panik tritt häufig in größeren Menschenmengen auf und kann zu unkontrollierbaren Fluchtreaktionen führen (z. B. Massenpanik auf großen Konzerten).

Neigt ein Mensch zur Angst, wird dies als **Ängstlichkeit** beschrieben. Betroffene Menschen empfinden Ängstlichkeit nicht selten als Belastung und Hindernis in ihrem Lebensalltag. Häufen sich Angsterlebnisse, kann dies zu psychischen Erkrankungen führen. In der Psychiatrie wird hierbei zwischen |Angstneurosen (nicht objektbezogen) und |Phobien (objektbezogen, z. B. Furcht vor Spinnen) unterschieden.

Während in der Umgangssprache nicht selten die unterschiedlichen Bedeutungen dieser Begriffe verschwimmen, ist die Angst Gegenstand verschiedener wissenschaftlicher Disziplinen, deren Sichtweisen im Folgenden kurz dargelegt werden.

Angst, Aggression und Abwehr

Philosophisch-theologische Betrachtung

Im Alten Testament der Bibel wird folgende Geschichte berichtet: Eva und Adam essen vom Baum der Erkenntnis – und verlieren ihre Unschuld. Sie werden damit aus dem Paradies (Sinnbild für vertrauensvolles Leben in vorgegebener göttlicher Ordnung) vertrieben. Damit ist das Leben nicht mehr in allen Facetten vorgegeben, sondern grundständig offen – Raum für Ängste entsteht.

Zur existenziellen Grundbefindlichkeit gehört das Gefühl, dass der Mensch in die Welt geworfen ist; er muss lernen, seine Freiheit zu akzeptieren und sein Leben außerhalb einer vorgegebenen Ordnung selbst gestalten. Die (Welt-)Angst erwächst nach Sören Kierkegaard aus der menschlichen Freiheit zur Entscheidung – und der damit verbundenen Möglichkeit des Selbstverlustes. Jede Entscheidung für einen Weg beinhaltet grundsätzlich das Nichtgehen eines anderen Weges, ohne dass vorher schon offenkundig wäre, wohin welcher Weg führt. Diese Ungewissheit führt zu Ängsten.

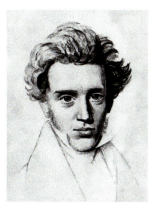
[2] Sören Kierkegaard (1813–1855), dänischer Philosoph

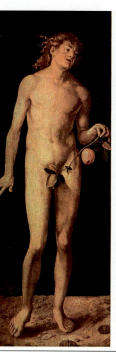
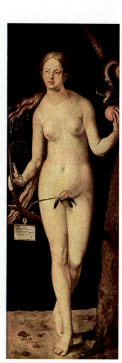
[3] Eva und Adam essen vom Baum der Erkenntnis.

▶ **Jede neue, noch unbekannte Situation löst Angst aus – in dieser Sichtweise treffen sich Philosophie und Psychologie.**

Psychoanalytische Betrachtung

Der Psychoanalytiker Fritz Riemann (1902–1979) entwickelte aus seinen praktischen Erfahrungen das Konzept der vier (unbewussten) Grundformen der Angst. Er definierte dazu vier Persönlichkeitsstrukturen:

- **Depressive Persönlichkeit:** Angst vor Selbstwerdung und Eigenständigkeit, die als Isolierung und Ungeborgenheit erlebt wird. In der Anpassung wird Gemeinschaft gesucht.
- **Schizoide Persönlichkeit:** Angst vor Selbsthingabe und Verschmelzung, die als Ich-Verlust und Abhängigkeit erlebt wird. Innere Unabhängigkeit und Freiheit sind höchstes Gut.
- **Zwanghafte Persönlichkeit:** Angst vor Veränderungen, die als stark verunsichernd erlebt werden. Das Leben soll möglichst planbar und kontrollierbar sein.
- **Hysterische Persönlichkeit:** Angst vor Notwendigkeiten und Regeln, sie werden als Erstarrung und Unfreiheit erlebt. Die Suche nach Neuem, nach Veränderung ist Selbstzweck.

▶ **Die Bezeichnungen dieser Persönlichkeitsstrukturen sind zwar wortgleich mit denen psychiatrischer Krankheitsbilder, unterscheiden sich von ihnen jedoch in ihrer Definition und meinen anderes, wie die Tabelle auf der folgenden Seite zeigt.**

Die folgende Tabelle gibt eine Übersicht über die Grundzüge dieser Persönlichkeitsstrukturen:

Der depressive Mensch	Der schizoide Mensch	Der zwanghafte Mensch	Der hysterische Mensch
Wunsch nach Zuneigung und menschlicher Nähe *„Ich will nicht alleine sein!"*	starker Drang nach Unabhängigkeit *„Ich bin das Maß aller Dinge!"*	Angst vor Risiko und Veränderung *„Das muss so sein und nicht anders!"*	liebt die ständige Abwechslung *„Ich will Freiheit und Risiko, Traditionen und Konzepte engen mich ein."*
vermeidet Konflikte *„Ich hasse Streit!"*	vermeidet Emotionen und menschliche Nähe	liebt präzise Planung	steht gerne im Mittelpunkt *„Ich möchte bewundert und anerkannt werden."*
Vogel-Strauß-Mentalität	sachlich, kühl und objektiv	Vorurteile, Dogmatismus	Veränderung um der Veränderung willen
selbstlos und geduldig	aggressiv und arrogant	Perfektionist und konsequent korrekt	gibt Versprechungen, die er nicht einhält
denkt erst an andere, dann an sich	fehlender Enthusiasmus	Entschlussunfähigkeit	*„Rösselsprünge"* im Denken
verhält sich kindlich-hilflos	gleichgültig gegenüber Kritik *„Nur ich weiß, was richtig ist!"*	Detailfetischismus	Imponiergehabe und Staralüren
wenig Selbstwertgefühl	starkes Selbstwertgefühl	ein *„Nein"* bleibt ein *„Nein"*	oberflächlich und leicht zu beeinflussen
einfühlsam und hilfsbereit	vertritt seine Überzeugung klar und kompromisslos	ordentlich und fleißig	will sofortige Bedürfnisbefriedigung
schlicht und anspruchslos	unsentimental, ironisch-sarkastisch	beständig und zuverlässig	nur das Hier und Jetzt zählt
relativ wenig Egoismus	scharfe Beobachtungsgabe	verantwortungsbewusst	lebhaft, spontan und charmant

[Tab. 1] Persönlichkeitsstrukturen nach Riemann (1995)

Diese Persönlichkeitsstrukturen treten nicht in Reinform auf, sondern bei jedem Menschen finden sich Mischformen in unterschiedlicher Ausprägung. Ängste lassen sich nie ganz vermeiden, sie sind auch nicht gut oder schlecht, vielmehr geht es darum, Einseitigkeiten zu überwinden und sie in ein ausgewogenes Verhältnis zu bringen. Hilfreich ist die Entwicklung von Gegenkräften zur Angst wie Hoffnung, Mut, Vertrauen, Erkenntnis, Macht, Glaube und Liebe. Sie ermöglichen uns, mit unseren Ängsten umzugehen und sie als Schritte in der menschlichen Entwicklung zu erkennen. Wo die generell vorhandenen Ängste nur verdrängt werden, können sie zu neurotischen und/oder phobischen Krankheitsbildern führen (Psychisch kranke Menschen pflegen 2|305).

Pflegewissenschaftliche Betrachtung

Angst ist eine in der Pflege allgegenwärtige Emotion. Daher ist es kaum verwunderlich, dass der Begriff in vielen Pflegetheorien Gegenstand der Betrachtung ist. Insbesondere in der Pflegetheorie von |Hildegard Peplau wird Angst im Zusammenhang mit der Beziehung zwischen Pflegenden und Pflegebedürftigen beleuchtet. Dabei geht Peplau davon aus, dass in dem Moment Ängste entstehen, wo physiologische Bedürfnisse einer Person oder ihre Bedürfnisse nach Sicherheit akut bedroht sind. Diese Ängste wiederum beeinflussen die Beziehung.

Hildegard Peplau | 402

Angst wird von jeder Person unterschiedlich erlebt und unterscheidet sich in ihrer Intensität, je nach Situation und persönlicher Bewältigungsstrategie. Angst, vor allem auch in ihrer existenziellen Ausprägung, ist seit langem – zumindest im angloamerikanischen Raum – Gegenstand pflegewissenschaftlicher Forschung. Die Übertragung dieser Ergebnisse auf den deutschsprachigen Raum ist nicht einfach, da sich Aufgabengebiete und Berufskultur gerade bezüglich psychosozialer Betreuung in der Pflege unterscheiden.

Generell ist es schwierig, das Pflegephänomen Angst exakt einzuschätzen, da keine entsprechenden |Assessmentinstrumente vorliegen. Nichtsdestotrotz steht eine Einschätzung des Ausmaßes von Angst zu Beginn jeder Pflegeplanung. Sowohl abhängig davon als auch von personellen Besonderheiten (z. B. reagieren Kinder anders als Erwachsene) und dem Setting (z. B. Psychiatrie oder Intensivstation) variieren die Empfehlungen für konkrete Pflegemaßnahmen.

Assessment-instrumente 1 | 588

Alle Studienergebnisse legen nahe, in einer akuten Angstsituation beruhigend und angstmindernd auf die betroffene Person einzugehen, während langfristig die Unterstützung beim Erwerb von Copingstrategien im Vordergrund steht (|bewusste Abwehrmechanismen).

bewusste Abwehrmechanismen | 648

In der NANDA-Klassifikation wird wie folgt zwischen Angst und Furcht unterschieden, wobei wichtig ist, dass im klinischen Alltag nicht selten beide Emotionen in Kombination auftreten. So kann eine Patientin nach dieser Definition Furcht vor den postoperativen Schmerzen, jedoch auch Angst vor einer möglichen negativen Diagnose haben. Während Furcht nicht selten durch Beratung und Aufklärung genommen werden kann, sind angstmindernde Pflegemaßnahmen komplexer.

Pflegediagnose:

Angst

„Ein unbestimmtes, unsicheres Gefühl des Unwohlseins oder der Bedrohung, dessen Ursache für die betroffene Person oft unspezifisch oder unbekannt ist, begleitet von einer autonomen Reaktion; ein Gefühl des Besorgtseins verursacht durch die Vorwegnahme einer drohenden Gefahr. Es ist ein alarmierendes Signal, das vor einer kommenden Gefahr warnt und es der Person erlaubt, Maßnahmen zum Umgang mit der Bedrohung zu ergreifen."

Doenges et al.: S. 144

Pflegediagnose:

Furcht

„Ein Gefühl des Schreckens, das sich auf eine erkennbare, für den betroffenen Menschen bedeutsame Ursache bezieht."

Doenges et al.: S. 340

2.1.2 Umgang mit existenziellen Ängsten in der Pflege

Greift Angst die unmittelbare Lebenswelt von Menschen an, spricht man von existenziellen Ängsten. Dazu gehören die Angst vor dem Tod, Angst vor Krankheit und vor allem auch die Angst, einen nahestehenden Menschen zu verlieren. Im Pflegealltag begegnen wir häufig Menschen, die sich existenziellen Ängsten ausgesetzt fühlen.

Ängste kranker Menschen

Jede Erkrankung – ob akut oder schleichend auftretend, ob heilbar oder chronisch sich manifestierend – wirft den Menschen aus dem gewohnten Lebensrhythmus und verändert seine Planungen. Das beginnt schon bei einer heftigen Erkältung. Man fühlt sich schlecht, möchte verwöhnt werden und sich verkriechen dürfen – aber: Darf ich die anderen in der Arbeit im Stich lassen? Bekomme ich eine schlechte Beurteilung? Wer kümmert sich um die Kinder?

Obwohl Erkältungen etwas sehr Alltägliches, Vertrautes sind, lösen selbst sie vielfach schon eine Flut von Gefühlen und Überlegungen aus. Abhängig von der Schwere der Erkrankung und den unterschiedlich entwickelten |Copingstrategien reagieren Patientinnen mit ihren persönlichen Möglichkeiten auf die hochkommenden Ängste. Die folgenden Beispiele zeigen, wie unterschiedlich die Situationen und Reaktionen darauf sein können

Copingstrategien **1** | 504

Beispiel Marco, 21 Jahre alt, wird von der Hautärztin wegen Allergien behandelt. Die Medikation spricht aber nicht an, weshalb sie Marco zum Internisten schickt. Nach fünf Tagen steht die Diagnose fest: |Malignes Non-Hodgkin-Lymphom. Für Marco und seine Familie „bricht die Welt zusammen". Alle Zukunftspläne sind vorerst annulliert, nichts ist mehr, wie es war, und keiner weiß, was werden wird.

Malignes Non-Hodgkin-Lymphom **2** | 256

Beispiel Frau Horn kommt nach einem Unfall ins Krankenhaus; die Frakturen am Arm sind schnell versorgt, nur findet tagelang niemand die Ursache der Schmerzen und Taubheitsgefühle im Bein. Als endlich die |Thrombose in der Beckenarterie gefunden wird, sind auch schon mehrere Arterien im Unterschenkel dicht. Die Operateurin sagt ihr: „Wir haben stundenlang darum gekämpft, Ihnen Ihr Bein zu erhalten." Frau Horn weiß nicht, ob und wann sie jemals wieder normal gehen kann.

Thrombose **1** | 152

Beispiel Frau Jedel ist 83 Jahre alt und versorgt mit Hilfe eines Pflegedienstes zu Hause ihren pflegebedürftigen Mann. Durch einen Sturz bricht sie sich das rechte Handgelenk – sie weiß nicht, wie es jetzt weitergehen soll.

Unabhängig davon, ob ein betroffener Mensch die eigenen Ängste registriert oder verdrängt, sie zeigt oder versteckt: die Ängste sind da und sie beeinflussen das jeweilige Verhalten – wiederum in Abhängigkeit von der Persönlichkeitsstruktur der Einzelnen. Manche werden ungeduldig und aggressiv, andere setzen betont auf Optimismus und Fröhlichkeit, wieder andere verdrängen so stark, dass man glauben könnte, sie seien gar nicht krank.

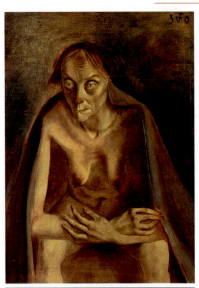

[1] „Sitzende Alte" von Otto Dix (1891–1969)

Angst, Aggression und Abwehr

Ängste betroffener Angehöriger/Bezugspersonen

Doch nicht nur die Kranken selbst, auch ihre Angehörigen/Bezugspersonen haben viele konkrete oder diffuse Ängste, wie folgende Beispiele zeigen:

Beispiel Der aufgeweckte 6-jährige Lutz ist lustlos, klagt über heftige Kopfschmerzen und erbricht. Den Eltern eilen ins Krankenhaus und erfahren, er habe eine Hirnhautentzündung. Wird er wieder gesund und was wird bleiben …?

Beispiel Frau Haas ist mit Leib und Seele Mutter ihrer drei Kinder und gern zu Hause. Herr Haas ist Alleinverdiener, sie kommen gut zurecht und haben sich gerade ein Häuschen gekauft. Herr Haas hat einen Unfall mit schwerem Schädelhirntrauma …

Beispiel Das Ehepaar Marx hat vier Kinder im Alter von 6 Monaten bis 17 Jahren. Bei Frau Marx wird Brustkrebs festgestellt …

Beispiel Herr Jedel weiß, dass nur die Pflege seiner Frau ihn davor bewahrt, in ein Heim zu müssen. Mit der Handgelenksfraktur kann sie für etliche Wochen vieles nicht mehr tun …

Pflegende sind nicht selten mit den Ängsten der Angehörigen oder Bezugspersonen konfrontiert. Hier helfen Informationen und eine offene und zugewandte |Kommunikation, den Umgang mit den Ängsten zu erleichtern.

Gespräche führen **1** | 445

Ängste der Professionellen (Pflegende und Ärztinnen)

Kranke und pflegebedürftige Menschen wenden sich mit unterschiedlichen Erwartungen, Ängsten und Hoffnungen an Pflegende und Ärztinnen, die ihrerseits mit ganz |eigenen Ängsten zu kämpfen haben. Beide Berufsgruppen kommen täglich mit Krankheit, Leid, Schmerzen, Verunstaltung, Verfall und Tod im wahren Sinne des Wortes in Berührung. Es wird erwartet, dass sie sich die Klagen der Patientinnen anhören und sie unterstützen. Sie erfahren viel über das Leben vieler Menschen, manche Patientinnen sehen sie bis zu deren Tod regelmäßig wiederkehrend. Sie erleben hautnah, dass kein Mensch gegen Unglück und Krankheit gefeit ist und dass weder Jugend noch gesunde Lebensweise dauerhaft schützen.

Emotions- und Gefühlsarbeit | 698
Distanz | 697

Die meisten Pflegeschülerinnen und Medizinstudentinnen machen in ihrer Ausbildung „viele Krankheiten durch". Das heißt, sie lernen verschiedene Krankheitsbilder und deren Symptome kennen und stellen nicht selten fest: Dieses Symptom habe ich auch und jenes und … Es dauert eine Zeit, bis sie lernen, nicht jedes Symptom als Zeichen einer Erkrankung zu deuten und später lacht man über die eigenen Ängste. Doch auf unbewusster Ebene bleiben zwei Grundängste erhalten: Die Angst, man könne sich anstecken (dagegen werden Hygienemaßnahmen ergriffen) sowie die Angst, „aufgefressen" zu werden: von Patientinnen, Angehörigen/Bezugspersonen oder Kolleginnen mit all ihren Wünschen und Bedürfnissen. Letzteres zeigt sich in dem häufigen Ausspruch: „Gibt man ihnen den kleinen Finger, nehmen sie die ganze Hand." Das drückt die Angst vor der nie endenden Bedürftigkeit pflegebedürftiger Menschen aus. Viele Pflegende und Ärztinnen reagieren darauf mit Schutzwällen aus innerer und äußerer |Distanz.

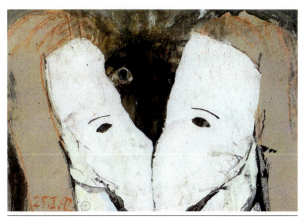

[2] „Die ganz normale Maske" von Sabine Stellmann (* 1941)

Professioneller Umgang mit Angst

Da Angst zur menschlichen Grundausstattung gehört, die in Gefahrensituationen auch überlebensnotwendig ist, hilft es nicht viel sich einzureden, man hätte keine Angst. Nur wer glaubt, nichts mehr zu verlieren zu haben, verliert auch die Angst – doch letztendlich bleibt immer noch die Angst vor dem Tod. Menschen, die ihre eigenen Ängste leugnen, neigen je nach |Persönlichkeitsstruktur dazu, diese unkontrolliert auszuleben, z. B. in Form von Aggression, Machtausübung, Depression, permanentem Frohsinn oder Suchtverhalten.

Professionell arbeiten bedeutet denn auch nicht, die eigenen Ängste zu leugnen oder „wegzustecken". Hilfreicher ist es, sich der eigenen Ängste bewusst zu werden und zu lernen, damit kontrolliert umzugehen. Das ist ein permanenter Lernprozess. Wissen und Erfahrung helfen dabei, Situationen besser einschätzen zu lernen. Wer noch nie Fahrrad gefahren ist, hat anfangs Angst es zu lernen. Mit Hilfe einer anderen Person, die es bereits kann, die ursprüngliche eigene Angst aber nicht vergessen hat, lernt es sich leichter – und nach einiger Zeit, wenn man sich sicher fühlt und das Gleichgewicht gefunden hat, kommt die Freude über das Können.

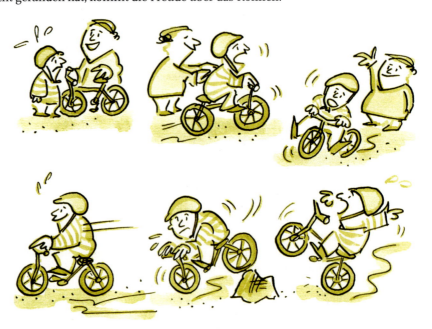

Ähnlich ist es mit der Pflegearbeit. Es ist mutiger zu sagen, „ich habe Angst davor, einen Sterbenden zu begleiten" als „wir haben keine Zeit dafür, die Station muss laufen". Die erste Aussage bedeutet, dass ich zu mir stehe, die zweite dagegen ist – bei allem tatsächlich vorhandenen Arbeitsaufwand – vor allem eine Ausrede. Im ersten Fall werde ich eher versuchen, diese Angst mit Hilfe einer erfahrenen Kollegin zu überwinden, im zweiten Fall dagegen stellt sich diese Frage gar nicht – die sterbende Person stirbt allein.

Menschen in helfenden Berufen glauben zumeist, sie bedürften selbst keiner Hilfe, sie würden alles alleine schaffen. Das ist ein Trugschluss. Ehrlicher – und damit in der Regel hilfreicher – ist es, sich einzugestehen, dass kein Mensch immer nur geben kann. Es ist ein Zeichen von Professionalität, sich der eigenen Begrenzungen bewusst zu werden und mit Hilfe von z. B. |Supervision an diesen Begrenzungen zu arbeiten.

Damit ist der Weg zum Umgang mit Ängsten der Patientinnen vorgegeben. Wer die eigenen Ängste anerkennen kann, dem fällt es auch leichter, auf die Ängste von Patientinnen einzugehen, d. h. sie ernst zu nehmen statt wegzureden.

Aggression

Begriffsbestimmung

2.2

2.2.1

Aggression wird oft einseitig destruktiv wahrgenommen. Diese Sicht hat den Nachteil, dass das hohe Energiepotenzial, das in der Aggression steckt, nicht gesehen und eine positive Nutzung dieser Lebenskraft dadurch verhindert wird. Um dem Begriff besser gerecht zu werden, wird an dieser Stelle zwischen einem wertneutralen, konstruktiven und einem engen, destruktiven Begriffsverständnis unterschieden.

- **Konstruktive** Aggression ist ein Gefühl positiver Lebenskraft, das jeder Mensch für sich einsetzen kann: für zielorientiertes Handeln, zur Abgrenzung, Selbstbehauptung und zum Selbstschutz.
- **Destruktive** Aggression dagegen ist weniger ein Gefühl denn ein beabsichtigtes Verhalten, das einen anderen Menschen schädigen soll. Sie ist eine Normverletzung und von der Absicht des Täters abhängig. Zu den destruktiven Formen zählt auch die
- **Autoaggression**. Damit wird ein sich selbst schädigendes Verhalten bezeichnet, das von verschiedenen Suchtformen über Essstörungen und „Ritzen" bis hin zum Suizid reichen kann. Aggressive Impulse werden gegen die eigene Person gerichtet und treffen damit nicht die Person, der sie ursprünglich gelten, um die Beziehung zu dieser Person nicht zu gefährden. Das interpersonelle Feld wird so von Störungen freigehalten, ein interpersoneller Konflikt wird zu Lasten eines intrapsychischen Konflikts vermieden.
- **Aggressivität** ist die Bereitschaft, aggressiv zu handeln.

Aggression
bedeutet einerseits: sich nähern, auf jemanden zugehen, etwas in Angriff nehmen und andererseits: angreifen, anfallen, herausfordern.
aggredi, lat. = herangehen, angreifen

destruktiv
zerstörerisch, das Gegenteil von konstruktiv

interpersonell
zwischen den Personen
inter, lat. = zwischen

intrapsychisch
innerhalb der eigenen Psyche
intra, lat. = innerhalb

Aggressives Verhalten und Aggressionsformen

Aggressives Verhalten ist davon abhängig, wie eine Situation wahrgenommen und bewertet wird. Das individuelle Aggressionspotenzial ist sehr unterschiedlich ausgeprägt, bei manchen genügt das Gefühl „schief angeschaut zu werden", andere können sich nicht einmal wehren, wenn sie körperlich angegriffen werden (Aggressionstheorien | 642). Auslöser für Aggression sind in der Regel Situationen, in denen jemand sich selbst oder nahestehende Personen physisch und/oder psychisch bedroht fühlt und Angst bekommt. Die resultierenden Möglichkeiten sind Flucht oder Wut, die in Kampfbereitschaft umgesetzt wird. Die Übergänge von Selbstbehauptung und angemessenem Selbstschutz hin zu grenzüberschreitendem, schädigendem Verhalten sind fließend und reichen von Vernachlässigung über kränkende Verbalattacken hin zu körperlicher Gewalt.

Mobbing | 661

Erich Grond beschreibt in seinem Buch „Gewalt gegen Pflegende" (2007) folgende Äußerungen von Aggression:
- spontane Unmutsäußerungen, die gewöhnlich harmlos sind,
- Durchsetzungs-Aggression, die Macht demonstrieren will,
- Abwehr-Aggression, die schützt oder der Verteidigung dient,
- Vergeltung oder Rache, oft als eine Reaktion auf Kränkungen,
- Aggressionslust, die einen sadistischen Nervenkitzel sucht sowie
- kollektive Aggression, die durch Gruppendruck entsteht („Mobbing").

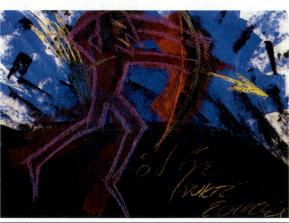

[1] „Apollon oder der aber ging der Nacht gleich" von Dirk (Psychiatriepatient)

Aggression zeigt sich in verschiedenen Formen:
- körperliche Anspannung bis hin zu drohender Körperhaltung,
- verbales Verhalten: die Stimme wird lauter und höher, Argumente werden nicht (mehr) gehört oder abgewertet, Einschüchterung des Gegenüber, „Totreden" statt Überzeugen, Verbalattacken („Gift spritzen"), auch betonte Gleichgültigkeit,
- paraverbales Verhalten: „stechender" Blick, gereizter Ton, wachsende Ungeduld, bedrohliche Gebärden, ausgestreckter Zeigefinger, „Zähne fletschen", aufreizendes Grinsen, auch überbetonte Freundlichkeit,
- kurz angebundenes, abweisendes Verhalten, Rückzug, Unruhe, sich „getrieben" fühlen,
- Emotionen: sich bedroht fühlen und/oder selbst drohen, Ärger, Wut bzw. Wutanfall, Jähzorn, Schuldgefühle, Feindseligkeit, Hass sowie
- Zerstörung von Gegenständen, körperlicher Angriff bzw. Verletzung von Personen und Tieren.

Glynis M. Breakwell, eine englische Psychologin, beschreibt in ihrem Buch „Aggressionen bewältigen" (1998) typische **Eskalationsphasen**:
- Auslösephase: Die Anspannung zeigt sich in bedrohlicher Körperhaltung.
- Eskalationsphase: Der Angreifer verhält sich direkt bedrohlich.
- Krisenphase: Der Täter verliert die Selbstkontrolle, greift körperlich an.
- Erholungsphase: Körperspannung und Stimme normalisieren sich.
- Depressionsphase: Körperlich erschöpft kann sich der Täter entschuldigen.

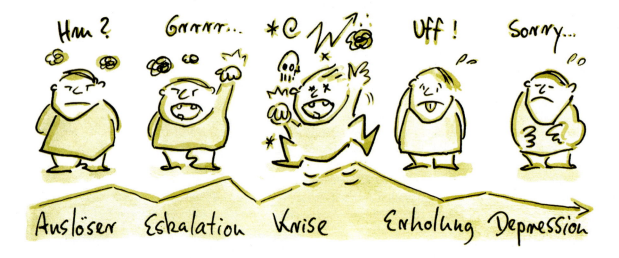

Aus der Forschung

Die Autorinnen haben im Rahmen einer Studie aggressives Verhalten von Psychiatriepatientinnen untersucht. Dabei nutzten sie ein standardisiertes Assessmentinstrument zur Einschätzung von Aggression. Der Einsatz dieser Skala konnte wertvolle Hinweise für die Einführung, Verbesserung und Auswertung gewaltpräventiver Maßnahmen geben.

Assessment-
instrument 1 | 588

HEINZE, C., GAATZ, S., DASSEN, T.: „Aggression in psychiatrischen Kliniken. Eine standardisierte Erfassung aggressiven Patientenverhaltens mit der Staff Observation Aggression Scale – Revised (SOAS-R)" in: *Psychiatrische Pflege*, (11)2005, S. 149–153.

Aggressionsverstärkende und -mindernde Faktoren

Aggression entsteht nie aus einem Faktor alleine, sondern immer durch das Zusammenwirken mehrerer Faktoren. Unterschieden wird zwischen Entstehung, Ursachenbündeln und individuellen Auslösern von Aggression. Aggressionsverstärkende bzw. -mindernde Faktoren beziehen sich im Wesentlichen auf mögliche Auslöser sowie teilweise auf Ursachen von Aggression. Deren Entstehung hingegen beeinflussen sie nicht.

Aggressionsverstärkende Faktoren	Aggressionsmindernde Faktoren
▪ Aggressive Vorbilder und Gruppennormen	▪ gewaltfreie Vorbilder
▪ eigene Erfolge mit Aggression	▪ Stärken des Selbstwertgefühls durch Anerkennung
▪ mangelndes Selbstwertgefühl	▪ Besprechen aggressiver Gefühle und ihrer Auslöser
▪ eigene unbearbeitete Ängste	▪ Unterstützung durch professionelle Hilfe (z. B. Supervision)
▪ Gefühl, immer Opfer zu sein	▪ Stärken des Empathievermögens
▪ Vorurteile gegen andere	▪ eigene Gefühle und die Gefühle anderer ernst nehmen
▪ Provokation, Langeweile	▪ autonome Gestaltungsmöglichkeiten in Beruf und Freizeit
▪ abgewiesen werden	▪ Entwicklung von Gelassenheit und Toleranz
▪ nicht ernst genommen werden	▪ Überwindung von Vorurteilen
▪ Neid, Eifersucht und Habgier	▪ sinnvolle Beschäftigung und echte Freunde
▪ Überforderung, Dauerstress	▪ spielerische Freude und Humor
▪ ausgeprägtes Konkurrenzdenken	▪ Abreagieren an Ersatzobjekten
▪ (zu) hohe Ziele setzen	
▪ Bevormundung, Zwang	
▪ Suchtkrankheiten	

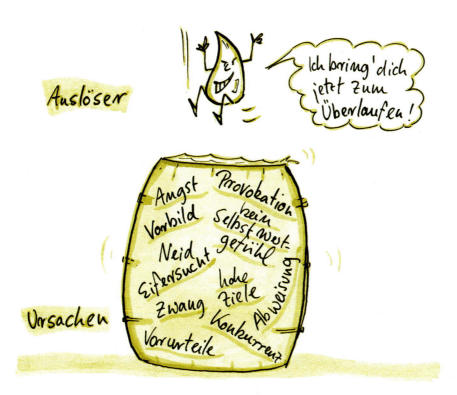

2.2.2 Aggressionstheorien

Ob ein Mensch in einer konkreten Situation aggressiv reagiert, hängt von vielen individuellen und auch sozialen Faktoren ab. Insofern kann keine der folgenden Theorien eine hinreichende Antwort auf das individuelle Aggressionsverhalten geben, vielmehr sind es nur Hinweise. Aggression wird in verschiedenen Wissenschaftsdisziplinen untersucht.

Biologische Aggressionstheorien

Triebtheorie nach Sigmund Freud: Die psychoanalytische Theorie Freuds geht von zwei Trieben aus, dem Lebenstrieb (Libido) und dem Todestrieb (Aggressionstrieb). Diese wirken antagonistisch (entgegengesetzt) im Wechselspiel aufeinander.

Instinkttheorie nach Konrad Lorenz: Lorenz unterstellt einen naturgegebenen Aggressionstrieb, der der Arterhaltung und Revierbegrenzung dient. Die endogenen aggressiven Impulse führen zu einem Energiestau, der sich von Zeit zu Zeit entladen muss.

Neurohormonale Theorien: Aggressionsgefühle entstehen im |limbischen System; das schaltet bei Angst auf Flucht oder Angriff und löst eine Stressreaktion aus – beeinflusst von den Botenstoffen |Serotonin und |Dopamin. Ein Mangel an Serotonin führt nachgewiesenermaßen zu erhöhter Aggressionsbereitschaft. Ein hoher Dopaminspiegel scheint einen ähnlichen Effekt zu haben. Inwieweit hingegen |Testosteron die Aggressionsbereitschaft steigert, ist umstritten. Zwar scheint das körperliche Ausleben von Aggression bei hohem Testosteronspiegel eher gegeben, aber auch Frauen neigen zu Aggression, z. B. in Form „psychologischer Kriegsführung", obwohl Testosteron bei ihnen nur eine untergeordnete Rolle spielt. Dagegen drosseln |Östrogene das Konkurrenzverhalten, einen wesentlichen Auslöser für Aggression.

limbisches System 2|157
Serotonin 1|263, 266
Dopamin 2|444, 727
Testosteron 2|725
Östrogen 2|44, 771

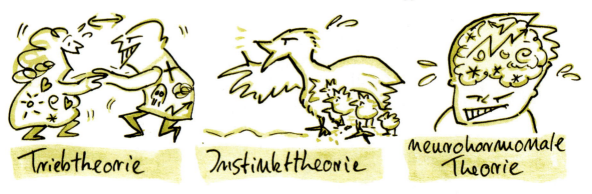

zentrales Nervensystem
1|434

Psychologische Aggressionstheorien

Psychologische Theorien werden am häufigsten zur Erklärung von Aggression herangezogen, vermutlich auch deshalb, weil diese Erklärungsversuche für viele Menschen gut nachvollziehbar und plausibel wirken.

Der **psychophysiologischen Theorie** liegen folgende Annahmen zu Grunde: Erregung oder Ärger aktivieren das Stammhirn – eine Stressreaktion mit erhöhter Muskelspannung wird ausgelöst. Blutdruck, Puls- und Atemfrequenz steigen, die Ausschüttung von Noradrenalin und Cortisol wird forciert. Im Stirnhirn sind ethische und soziale Normen gespeichert – hier findet die Abwägung, die rationale Analyse der Situation und der angemessenen Reaktion darauf statt. Das heißt, auf eine als emotional wichtig bewertete Situation reagieren Körper, Geist und Psyche in direkter Wechselwirkung aufeinander. Dies gilt allerdings nicht nur für Aggressionen, sondern auch für andere Gefühle wie z. B. Verliebtheit.

Bei der **Frustrations-Aggressions-Hypothese** wird davon ausgegangen, dass jede Aggression auf eine |Frustration zurückzuführen sei. Eigenes Versagen, Entbehrungen, Ärger, Gefahr oder Drohungen gelten dafür als Beispiele. Die Frustrationserfahrung führt zu einem Angriff auf die Frustrationsquellen, um sie zu beseitigen. Doch nicht jede Frustration führt zu Aggression: Aggression entsteht besonders dann, wenn der Moment der Frustration als bedrohlich erlebt wird. Zur Hypothese gehört auch die so genannte Frustrationsumleitung: Wird eine Patientin von einer Angehörigen enttäuscht, lässt sie es vielleicht an einer Pflegenden aus.

Das **lerntheoretische Aggressionsmodell** basiert auf der Annahme, dass Aggression wie jedes soziale Verhalten durch Nachahmung (|Modelllernen) oder Lernen am Erfolg (|Verstärkungslernen) erlernt wird. Wer etwa gelernt hat, dass aggressives Verhalten der eigenen Macht förderlich ist, der wird es entsprechend wieder einsetzen (z. B. Drohungen gegenüber Patientinnen). Umgekehrt kann auch die Kontrolle über die eigenen Aggressionen am Vorbild erlernt werden. Der kanadische Psychologe Albert Bandura (*1925) entwickelte dieses Modell in den 1950er Jahren und versuchte damit, die besonderen Formen von Aggression bei Jugendlichen zu erklären.

Frustration
enttäuschte Erwartung

Modelllernen | 341
Verstärkungslernen | 340

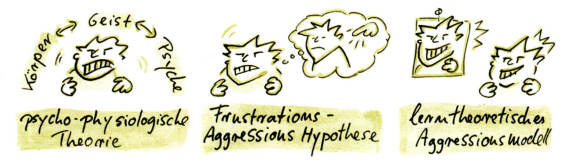

Die **Motivationstheorie** fragt nach den zu Grunde liegenden Absichten und Zielen von Handlungen generell. Die Forschung speziell über Aggressionsmotive befindet sich erst am Anfang.

Der **tiefenpsychologische** Ansatz nach Alfred Adler (1870–1937) erklärt Aggression als Macht- oder Geltungstrieb, um Minderwertigkeitsgefühle zu kompensieren. Hier wird Aggression auch als Energie und Lebenskraft gesehen. Wer die oft parallel vorhandenen destruktiven Gefühle bei sich selbst nicht wahrnehmen kann, projiziert sie auf andere – und bekämpft sie dort.

Neben den klassischen psychologischen Theorien gibt es noch sozialtheoretische Modelle. **Sozialtheoretische Aggressionsmodelle** beschäftigen sich mit der Entstehung von Aggressionen im sozialen und gesellschaftlichen Kontext: Sie betrachten das Zusammenspiel mehrerer Personen, die Auswirkungen von „Leitideen" auf eine Gesellschaft (etwa die Durchsetzung ökonomischen Denkens auf alle Lebensbereiche), Gruppennormen, Konformitäts- und Konkurrenzdruck sowie den Wettbewerb zwischen Individuen. Daraus werden Phänomene, wie z. B. „Sündenbock", Mobbing, Gewalt in Schulen, Jugendkriminalität oder Amoklauf erklärt.

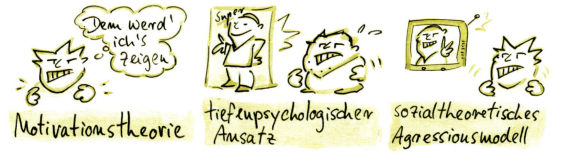

Mit schwierigen sozialen Situationen umgehen

2.2.3 Umgang mit Aggressionen in der Pflege

Aus dem bisher Aufgeführtem geht hervor, dass Aggression weder nur gut oder nur schlecht ist und jeden Menschen betrifft. Jeder Mensch kennt aggressive Gefühle, manche mehr, andere weniger. In den meisten Fällen ist davon auszugehen, dass aggressives Verhalten ein Symptom oder Signal für ein noch nicht erkanntes oder nicht beachtetes Leid ist. Die Ausdrucksformen sind sehr unterschiedlich, verdeckte und/oder offene Aggressionen können sich gegen andere (Fremdaggression) und ebenso gegen sich selbst (Autoaggression) richten. Selten ist ein Mensch nur Opfer (auch wenn man sich so fühlt) oder nur Täter (auch wenn andere das so sehen wollen), vielmehr sind die meisten Menschen beides. Situations- und umweltbedingte Faktoren haben im positiven wie im negativen Sinn Auswirkungen auf die individuelle |Aggressionsdisposition. Besonderes Augenmerk ist auf psychiatrische Einrichtungen zu legen, da Aggressionen hier besonders häufig auftreten, u. a. als Symptom bestimmter Krankheitsbilder. Doch auch in anderen beschützenden – und damit oft sehr kontrollierenden – Einrichtungen (z. B. Alten- und Pflegeheime, Behinderteneinrichtungen) ist Aggression ein Thema.

Disposition
Veranlagung

Beispiel Im Pflegeheim „daheim" ordnet die Einrichtungsleitung an, dass täglich alle Bewohnerinnen zu duschen seien. Frau Wagner möchte das nicht, doch die Pflegenden beharren darauf. Am dritten Tag fängt Frau Wagner zu schreien an und wehrt sich gegen die „helfenden" Arme.

Beispiel Die internistische Station ist unterbesetzt, zwei Krankenpflegerinnen müssen die Arbeit von vier Pflegenden übernehmen. Herr Ranke, der eigentlich einen halbwegs klaren Eindruck macht, klingelt nie, auch nicht, wenn er zur Toilette muss. Nachdem er zum dritten Mal eingekotet hat, schreit ihn die Krankenpflegerin an.

Die Zahl der Beispiele ließe sich beliebig fortsetzen, die Gründe für aggressives Verhalten sind so vielfältig, wie es individuelle Lebensentwürfe und damit verbundene Ängste gibt. Insofern kann kein Rezept existieren, wie mit Aggressionen umgegangen werden soll. Andererseits sind wir unseren Aggressionen auch nicht einfach ausgeliefert. Wie die neurophysiologische Forschung zeigt, lassen sich Aggressionen durch gespeicherte ethische und soziale Normen hemmen, bremsen oder kontrollieren. Die folgenden Anregungen sollen daher als hilfreiche Angebote dienen:

- Enttabuisierung des Themas Aggression in den Pflegeteams,
- regelmäßige, an der Praxis orientierte Reflexion ethischer Prinzipien wie Respekt vor der Würde und leiblichen Integrität des Menschen (also nicht nur von Patientinnen, sondern auch von Kolleginnen und Ärztinnen), Fürsorge im Sinne stützender Autonomie, Wahrhaftigkeit und Aufrichtigkeit im Umgang mit sich und anderen, Gerechtigkeit, Schaden vermeiden,
- realistische Einschätzung des eigenen Opfer- und Täterverhaltens,
- eigene Aggressionen bewusst annehmen und sie allmählich in positive Energie verwandeln,
- Lernen, das Energiepotenzial in Aggressionen bei Patientinnen wahrzunehmen und konstruktiv zu nutzen,
- Verstehen lernen, dass Aggression häufig ein Zeichen von Selbstschutz ist,
- Reduktion aggressionsfördernder Abläufe und Zwänge im Stationsgetriebe,
- sehr hilfreich: schwierige Situationen immer wieder in Falldiskussionen und Rollenspielen durcharbeiten – am besten im Rahmen von |Supervision oder |Balintgruppen sowie
- |Burn-out-Prophylaxe.

Supervision | 604
Balintgruppe | 602
Burn-out | 684

644

Aus der Forschung

In der im unten stehenden Artikel beschriebenen Studie untersuchten die Autoren den Effekt einer Schulung in Aggressionsmanagement bei Schülerinnen in der Pflegeausbildung. Die Ergebnisse lassen darauf schließen, dass sich die teilnehmenden Schülerinnen nach dem Besuch der Schulung im Umgang mit aggressivem Verhalten von Patientinnen sicherer fühlen.

—

Zeller, A., Needham, I., Halfens, R.: „Effekt einer Schulung in Aggressionsmanagement bei Schülerinnen und Schülern in der Pflegeausbildung", *Pflege*, (19)2006, S. 251–258

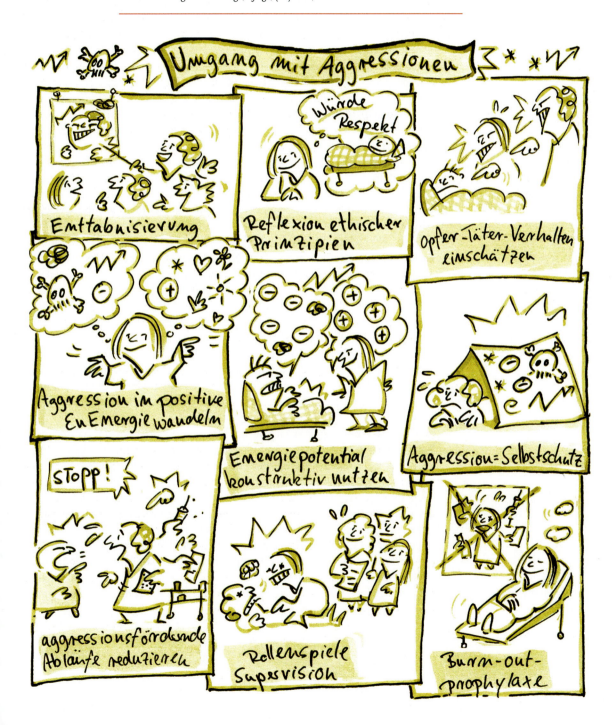

2.3 Abwehr

2.3.1 Begriffsbestimung

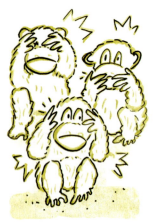

Jeder Mensch gerät im Laufe des Lebens wiederholt in konflikthafte und ängstigende Situationen. Abhängig von der eigenen Persönlichkeitsstruktur sowie den bisher gemachten Erfahrungen, entwickeln wir häufig unbewusste Abwehrmechanismen, aber auch bewusste Bewältigungsstrategien, die helfen sollen und können, auftauchende Ängste, Konflikte und bedrohlich erlebte Situationen immer neu zu bewältigen.

Die drei Affen – der erste verdeckt seine Augen, der zweite seine Ohren und der dritte seinen Mund – zeigen sinnbildhaft, wenn wir etwas nicht sehen, nicht hören oder nicht aussprechen können oder wollen – also die Abwehr von möglichen intra- oder interpersonellen (Angst machenden) Konflikten.

Der Begriff **Abwehrmechanismus** stammt aus der Psychologie, vor allem der Psychoanalyse. Damit werden psychische Vorgänge bezeichnet, die den Zweck haben, miteinander in Konflikt stehende psychische Tendenzen (Triebe, Wünsche, Motive, Werte) so zu bewältigen bzw. zu kompensieren, dass die resultierende seelische Verfassung konfliktfreier ist. Der Begriff bezeichnet weitgehend unbewusst ablaufende Reaktionen.

Dabei ist das Unbewusste das, was der geistigen und auch emotionalen Wachheit eines Menschen nicht (oder nicht mehr) zugänglich ist (z. B. traumatisches Erlebnis in der Kindheit). Für |Sigmund Freud ist das Unbewusste ein dynamisches |Konglomerat unausgelebter, nicht eingestandener Konflikte und biografischer Daten, die immer wieder an das Bewusstsein der jeweiligen Person drängen.

Freud erklärt diese Vorgänge im Rahmen seiner **Persönlichkeitstheorie**, nach der es drei Instanzen gibt:

- Das **Es** besteht aus ererbten Anlagen, Triebimpulsen und Affekten und hat permanente Triebbefriedigung zum Ziel.
- Das **Ich** stellt die Verbindung zur Realität her und leistet emotionale und rationale Integrationsarbeit zwischen dem Es und Über-Ich. Die unerwünschten Triebe des Es sollen beherrscht und das Leben im Einklang mit dem Über-Ich und der Wirklichkeit ermöglicht werden. Die Abwehrmechanismen sind Teil der Ich-Funktion.
- Das **Über-Ich** bildet sich aus tradierten Idealen, Normen, Werten, Tabus und Verboten. Es orientiert sich wesentlich an den Eltern oder anderen geliebten Vorbildern. Das Über-Ich entspricht in diesem Kontext dem Gewissen, das mit den Impulsen des Es im Konflikt liegt.

Zur Bewältigung vielfältiger Ängste stehen dem Ich verschiedene Abwehrmechanismen zur Verfügung. Sie sind einerseits die Voraussetzung zur Bewältigung unbewusster psychischer Konflikte und damit Grundlage der Fähigkeit zur Selbststeuerung. Andererseits können sie wegen mangelnder Konfliktlösung auch zu Symptombildung und psychischer Erkrankung (z. B. |Neurose) führen. Sie werden der bewussten Problembewältigung bzw. Konfliktverarbeitung gegenübergestellt, die als **Bewältigungsstrategie** bezeichnet wird.

Sigmund Freud | 76

Konglomerat
Zusammenballung, Anhäufung

Neurose 2 | 336
Bewältigungsstrategie 1 | 504

Angst, Aggression und Abwehr

Abwehrmechanismen

2.3.2

Abwehrvorgänge sind nicht als solche dysfunktional, sondern müssen immer im Gesamtzusammenhang der psychischen Struktur der jeweiligen Person gesehen werden. Meistens sind sie Bestandteil der bestmöglichen inneren Konfliktlösungen, die ein Individuum im Laufe seiner psychischen Entwicklung erreichen konnte. Grundsätzlich wird zwischen unbewussten und bewussten Abwehrmechanismen unterschieden.

Unbewusste Abwehrmechanismen

In der psychoanalytischen Theorie werden unterschiedliche Formen unbewusster Abwehrmechanismen beschrieben.

- **Verdrängung:** Unerwünschte Impulse und Wünsche, die ein Gefühl von Schuld, Scham oder das Herabsetzen des Selbstwertgefühls hervorrufen, werden in das Unbewusste verdrängt.
- **Reaktionsbildung:** Gefühle oder Motive werden durch entgegengesetzte Gefühle niedergehalten (z. B. Mitleid statt Wahrnehmen eigener aggressiver Impulse).
- **Regression:** Es erfolgt ein unbewusster Rückzug auf eine frühere Entwicklungsstufe der Ich-Funktion, in der ein kindliches Verhalten noch funktioniert hat (z. B. Trotz, Fresslust, Suche nach Versorgung).
- **Verleugnung:** Im Unterschied zur Verdrängung wird nicht ein unerwünschter, von innen heraus kommender Impuls abgewehrt, sondern ein Impuls verleugnet, der von außen kommt. Beispielsweise verleugnet ein todkranker Patient seinen bevorstehenden Tod.
- **Vermeidung:** Es werden bewusst Angst auslösende Situationen vermieden. Beispielsweise wird, wer Flugangst hat, in der Regel nicht fliegen.
- **Projektion:** Eigene Gefühle, Fähigkeiten und Motive werden nicht bei sich selbst wahrgenommen, sondern auf einen anderen übertragen: „projiziert". Das kann für positive Gefühle etc. ebenso gelten wie für negative.
- **Identifikation:** Damit ist die unbewusste seelische Bindung an einen anderen Menschen durch das Sich-in-ihn-Hineinversetzen, das Sich-mit-ihm-eins-Fühlen, das Ihn-Nachahmen gemeint.
- **Identifikation mit dem Aggressor:** Bei einem gewaltsamen Übergriff bzw. einer psychischen Grenzüberschreitung wird die Verantwortung für das Geschehen häufig sich selbst zugeschrieben (z. B. glauben Kinder, die geschlagen werden, dass sie selbst daran schuld seien) und die Einstellung oder das Verhalten eines Angreifers übernommen (d. h., diese Kinder schlagen oft auch). Beides dient der Abwehr unerträglicher Angst- und Hilflosigkeitsgefühle und einer symbolischen Rückerlangung von Kontrolle.
- **Rationalisierung:** Eigene Handlungen und Verhaltensweisen werden logisch oder mit moralischen Motiven erklärt, wenn eigene emotionale Anteile wie Neid, Eifersucht, Angst, Widerwillen, Liebe, Ärger nicht sein dürfen. Z. B. wird die Fixierung von Patientinnen in der Regel mit der Sorge um deren Sicherheit begründet, kaum jemand wird eigene negative Gefühle als Grund angeben.
- **Sublimierung:** Nicht erfüllte Triebwünsche werden durch gesellschaftlich höher bewertete Ersatzhandlungen ersetzt und befriedigt (Kunst, Wissenschaft, Musik, Sport, exzessive Arbeit). So werden aggressive Triebe oft durch Sport sublimiert, sexuelle Wünsche durch Beschäftigung mit Kultur oder kindliche Neugierde durch wissenschaftliche Forschertätigkeit.
- **Somatisierung:** Ein |intra- oder interpersoneller Konflikt wird nicht in seiner eigentlichen psychischen Gestalt wahrgenommen, sondern in Form (unspezifischer) körperlicher Beschwerden bis hin zu regelrechter Krankheit (|psychosomatische Erkrankungen)

intra- oder interpersoneller Konflikt | **377**
psychosomatische Erkrankungen **2** | 339

Bewusste Abwehrmechanismen

Bewältigungsstrategien
■ | 504
Coping ■ | 505

Bewusste Abwehrmechanismen werden auch |Bewältigungsstrategien, |Coping oder Copingstrategien genannt. Sie bezeichnen die Art des Umgangs mit einem als bedeutsam und schwierig empfundenen Lebensereignis oder einer Lebensphase. Dieser Umgang ist immer sehr individuell. Menschen lernen im Laufe ihrer Entwicklung mit schwierigen und belastenden Situationen umzugehen. Bei Kindern kann es der Verlust des Haustiers sein, bei Jugendlichen der Tod des Großvaters, bei Erwachsenen eine schwere Erkrankung. Durch Vorbilder (z. B. Familienangehörige, Freundinnen), aber auch durch andere vielfältige mediale und gesellschaftliche Einflüsse erfahren wir

Trauer | 708
Zeitmanagement | 342
Psychohygiene ■ | 23
Ekelgefühl | 716

Möglichkeiten des Umgangs mit |Trauer oder Leid. Ein persönliches |Zeitmanagement kann bei der Bewältigung von viel Arbeit helfen, andere, längerfristige Maßnahmen dienen der eigenen |Psychohygiene. Menschen mit Behinderung oder chronischer Erkrankung entwickeln eigene Bewältigungsstrategien ebenso wie Pflegende, die ihre |Ekelgefühle unter Kontrolle bekommen wollen.

Zu unterscheiden ist allgemein zwischen hilfreichen (funktionalen) und weniger hilfreichen (dysfunktionalen) Strategien. Funktionale (auch adaptiv genannte) Copingstrategien tragen zu einer langfristigen und nachhaltigen Lösung eines Problems bei, während bei dysfunktionalen (maladaptiven) Strategien der Ablenkungscharakter im Vordergrund steht.

Chronisch kranke Menschen
Pflegen ■ | 167

Aufgabe von Pflegenden gerade in der Betreuung von chronisch erkrankten Menschen ist es daher, die Betroffenen bei der Entwicklung und Umsetzung von funktionalen Copingstrategien zu unterstützen.

Mit schwierigen sozialen Situationen umgehen

3

Gewalt in der Pflege

3 Gewalt in der Pflege

3.1	Begriffbestimmung	652
3.2	Formen von Gewalt	654
3.2.1	Strukturelle Gewalt	655
3.2.2	Kulturelle Gewalt	656
3.2.3	Personale Gewalt	656
3.2.4	Funktionale oder fürsorgliche Gewalt	657
3.3	Gewaltbegünstigende Faktoren	658
3.4	Gewalt gegen Pflegende	660
3.5	Mobbing – Gewalt unter Kolleginnen	661
3.6	Folgen von Gewalterfahrung	662
3.7	Umgang mit Gewalt und Gewaltprophylaxe	662
3.7.1	Selbstpflege der Pflegenden	662
3.7.2	Analyse und Reflexion des Geschehenen	663
3.7.3	Strukturelle Bedingungen überprüfen	664
3.7.4	Weitere Vorgehensmöglichkeiten	664

3.8	Weitere Gewaltthemen	666
3.8.1	Gewalt durch pflegende Angehörige	666
3.8.2	Patiententötungen	666

Gewalt in der Pflege

Verbale Attacken auf Party:
Paris Hilton und **Lindsay Lohan** lieferten sich einen öffentlichen Zickenkrieg im Vorfeld der Grammy-Verleihung. Entgleisungen wie „Was macht denn die Schlampe hier ...?"

Homogene Volksgemeinschaft
NPD-Mitglieder und andere Rechtsextreme wettern oft gegen den „multikulturellen Wahnsinn". Damit meinen sie alle in Deutschland lebenden Menschen, die einen Zuwanderungshintergrund haben. Die heutige Gesellschaft ist ihnen zu bunt, zu heterogen.

„Also steht die Tugend und ebenso auch das Laster in unserer Gewalt. Denn wo das Tun in unserer Gewalt ist, da ist es auch das Lassen, und wo das Nein, da auch das Ja. Wenn also das Tun des Guten in unserer Gewalt steht, dann auch das Unterlassen des Bösen."
Aristoteles

30. April 2008 Innerhalb von vier Tagen haben sich zwei junge Häftlinge in der Justizvollzugsanstalt Siegburg in Nordrhein- Westfalen in ihrer Zelle erhängt.

Bluttat in Erfurt – 17 Menschen sterben bei Amoklauf im Gutenberg-Gymnasium

Bei dem Amoklauf in einem Erfurter Gymnasium sind 17 Menschen getötet worden. Vier Menschen wurden verletzt. Bei dem Attentäter handelt es sich um einen ehemaligen Schüler. Er tötete sich nach dem Amoklauf selbst.

Sich in der Gewalt haben, bedeutet Herrschaft über sich selbst auszuüben, sich zu be-herrschen. Aristoteles spricht davon, dass wir es selbst in der Hand haben, was wir tun oder lassen. Diese Verantwortung nimmt uns niemand ab. Wir machen uns schuldig, wenn wir anderen Schaden zufügen, aber auch, wenn wir nicht eingreifen, wo anderen Schaden zugefügt wird.

Zwillinge schwer misshandelt: Vater in Haft:
Ein 29 Jahre alter Vater ist in Darmstadt wegen schwerer Misshandlungen seiner heute drei Monate alten Zwillingstöchter verhaftet worden. Ein Kind erlitt ein Schädel-Hirn-Trauma und Rippenbrüche. Dem Baby mussten beidseitig die Schädelknochen entfernt werden.

Österreich mehr als 50.000 Gewaltakte gegen Kinder und Jugendliche, zwischen 50.000 und 100.000 jährlich. Jugendstraftaten: 23.000.

Über die Medien erfahren wir tagtäglich über Gewalt in der ganzen Welt. Ob Kriege, Aufstände oder „nur die ganz alltägliche Gewalt auf der Straße", Fernsehbilder und Zeitungsartikel berichten immer offener über brutale Übergriffe. Doch wie sieht es mit der Gewalt in der Pflege aus? Gibt es sie? Wie äußert sie sich? Wie kann man sie verhindern? Das folgende Kapitel soll eine Einführung in das Thema bieten und dazu anregen, sich über die genannten Fragen auseinanderzusetzen.

Zu Besuch beim Zivilcourage-Kurs

„Du kommst hier nicht vorbei, Schnecke!"

Politiker sind sich stets einig: Zivilcourage fehlt überall. Aber es gibt Abhilfe. Zu Besuch in einem Kurs für Selbstbehauptung - bei dem der nette Polizist plötzlich zum U-Bahn-Schläger mutiert.

Internetsucht

Online-Junkies haben sich aus dem realen Leben verabschiedet und existieren nur noch im Internet. In der Realität jenseits von Chaträumen, Spielen, Cybersex oder Schnäppchenjagd drohen Isolation, Depressionen und Entzugserscheinungen.

Therapie oder Totschlag? Prozess um Sterbehilfe

Hannover (ddp). Mit gefalteten Händen und ausdrucksloser Miene sitzt Mechthild B. am Donnerstag im Landgericht Hannover. In der Boulevardpresse hat die 58-jährige ehemalige Ärztin als «Todesengel» bundesweit Berühmtheit erlangt. Als Belegärztin in einer Klinik in Langenhagen bei Hannover soll sie acht Patienten zu hohe Dosen des Schmerzmittels Morphin und anderer starker Medikamente verabreicht und so deren Tod verursacht haben. Die Anklage spricht von strafbarer Sterbehilfe und achtfachem Totschlag, B. von schmerzlindernder Sterbebegleitung.

Nach einer neueren EU-Umfrage (2008) sind sich viele von uns nicht sicher – 47 % der Bürger glauben, dass Vernachlässigung und Gewalt älterer Menschen in ihrem Heimatland weit verbreitet ist.

In einigen Fällen werden ältere Menschen mit Vorsatz schlecht behandelt: Erwachsene erpressen Geld von ihren betagten Eltern, oder es werden in Heimen Beruhigungsmittel im Übermaß eingesetzt.

Mord an Schwester

Westliche Lebensweise als Tatmotiv
Der Bruder des sechzehn Jahre alten Mordopfers in Hamburg hat die Tat gestanden. Seine Begründung: Das Mädchen habe sich von der Familie und deren traditionellen Vorstellungen abgewandt.

2007: An einer postalischen Befragung von Mitarbeiterinnen und Mitarbeitern ambulanter Pflegedienste in Hannover beteiligten sich 503 Personen. Knapp 40 % der Befragten berichteten für die vergangenen 12 Monate mindestens einen Fall eigenen problematischen Verhaltens gegenüber Pflegebedürftigen. Am häufigsten traten Formen psychischer Misshandlung/verbaler Aggression sowie pflegerischer und psychosozialer Vernachlässigung auf. Als Prädiktoren für bedeutsames Problemverhalten der Pflegekräfte erwiesen sich Aggressionen von Seiten Pflegebedürftiger, eine hohe Anzahl an regelmäßig zu versorgenden Demenzkranken, ferner Alkoholkonsum als Strategie zur Bewältigung arbeitsbezogener Belastungen sowie die von den Befragten eingeschätzte Pflegequalität des Pflegedienstes.

Kunstraub

„Schatten und Dunkelheit", „Nebelschwaden", schließlich „Licht und Farbe": dies sind die Titel der drei Gemälde, die am 28. Juli 1994 aus der Kunsthalle Schirn geraubt wurden.

„Ich finde das okay, wenn Ausländer brennen"

In Südafrika gehen bewaffnete Banden brutal gegen Zuwanderer vor. Die Angreifer halten ihre Übergriffe für gerechtfertigt.

| 3.1 | **Begriffsbestimmung** |

Pflege und Gewalt – das passt eigentlich nicht zusammen. Pflegende wollen helfen und lehnen Gewalt ab. Dabei ist ihnen oft nicht bewusst, dass Gewalt vielerlei Dimensionen haben kann, wie das folgende Beispiel zeigt.

Beispiel Herr Bode hat Prostatakrebs im Endstadium. Auf Grund von Hirnmetastasen ist er zunehmend verwirrt und zeitweise sehr unruhig. Er hat auch Knochenmetastasen und es könnte sein, dass er sich etwas bricht, weil er immer wieder versucht aufzustehen. Also wird er zu seiner eigenen Sicherheit mit Bauchgurt und Bettgittern fixiert …

Ist das nun eine notwendige pflegerische Maßnahme oder schon Gewalt? Die Pflegenden wollen doch nur, dass er sich nicht zusätzlich verletzt. Es geschieht zu seiner eigenen Sicherheit. Häufig wird erst aus der |Eskalation einer Situation heraus deutlich, dass ein vorheriges Handeln bereits gewalttätig war und in der Konsequenz zu weiterer Gewaltanwendung führen kann.

Eskalation | 379

Beispiel Herr Bode wird gerade noch rechtzeitig gefunden. Er hat sich bei dem Versuch, sich aus der Fixierung zu befreien, am Bauchgurt stranguliert. In der Folge wird er – auf Anordnung des Arztes und wieder zu seiner eigenen Sicherheit – auch an Händen und Füßen fixiert (Fünf-Punkt-Fixierung).

Wie bei vielen anderen komplexen Phänomenen ist auch eine Definition von Gewalt nicht einfach. Denn: Definieren heißt abgrenzen. Da Gewalt aber viele verschiedene Gesichter hat, verleitet jede strenge Definition dazu, gewisse Aspekte von Gewalt außen vor zu lassen. Insofern dient der folgende Definitionsansatz zunächst als ganz allgemeine begriffliche Grundlage: Gewalt ist jede einmalige oder dauerhafte Handlung / Unterlassung, die den Willen oder Widerstand eines anderen überwinden bzw. brechen will und ihm in seiner |leiblichen Integrität Schaden zufügt.

Leibliche Integrität
Ausdruck für die Einheit von Körper, Geist und Seele eines Menschen
legitim
rechtmäßig, gesetzlich anerkannt
lex, lat. = Gesetz

Diese sehr generelle Formulierung muss unter Berücksichtigung der konkreten Situation durch weitere Kriterien spezifiziert werden, damit sie als Arbeits- und Diskussionsgrundlage dienen kann. So gibt es Formen |legitimer Gewaltanwendung, was aber nicht bedeutet, dass es sich dann nicht mehr um Gewalt handelt, sondern nur, dass Gewaltanwendung manchmal unumgänglich sein kann.

Neben gesetzlichen Grundlagen müssen zur Gewaltdefinition auch ethische Überlegungen mit einbezogen werden. Dabei darf jedoch nicht vergessen werden, dass, auch wenn eine Handlung unter ethischen Gesichtspunkten zu rechtfertigen ist, der betroffene Mensch sie doch als Gewalt erlebt.

Beispiel Herr Bode versteht nicht, was mit ihm passiert. Immer wieder kommen Menschen, die ihn festbinden. Er möchte sich doch einfach nur bewegen. Warum soll er nicht alleine auf die Toilette gehen? Schon seit Stunden liegt er festgeschnallt im Bett, er kann nur die weiße Decke anstarren und hat das Gefühl verrückt zu werden. Er muss sich befreien und Hilfe holen …

Immer wenn von einer „Zwangsmaßnahme" gesprochen wird oder eine bestimmte Handlung unter Zwang erfolgt, wird deutlich, dass diese Handlung gegen den Willen der betroffenen Person erfolgt und damit Gewalt ist. Ob diese nun aus ethischen Gründen zu rechtfertigen ist, liegt in der Regel an den äußeren Umständen, aber auch an der Art und Weise, wie eine solche Zwangsmaßnahme durchgeführt wird. Die folgende Tabelle gibt eine Übersicht von Beispielen ethisch zu rechtfertigender und ethisch nicht zu rechtfertigender Gewalt.

Ethische Herausforderungen für Pflegende | 411

Formen ethisch nicht zu rechtfertigender Gewalt	Kriterien, unter deren Beachtung Gewaltanwendung ethisch und rechtlich legitimiert sein kann
Einer Person soll absichtlich physisch oder psychisch Schmerz oder eine Verletzung zugefügt werden.	Menschen sollen geschützt werden (vor anderen und manchmal auch vor sich selbst).
Anwendung verbaler (Anschreien) und/oder psychischer Gewalt (z. B. Demütigung, Nötigung, Beschämung)	Das Ziel einer Zwangsmaßnahme wird vorher genau geklärt.
Anwendung körperlicher Gewalt ohne Rechtsgrundlage (z.B. Fixierung)	Das zu Grunde liegende Krankheitsbild mit seiner Prognose wird berücksichtigt.
Verletzung der Menschenrechte insbesondere der Autonomie und Menschenwürde	Vor Einsatz einer Zwangsmaßnahme wird nach möglichen Alternativen gesucht.
Zwangsmaßnahmen werden ohne ausreichende Berücksichtigung der individuellen Situation durchgeführt.	Körperliche Zwangsmaßnahmen werden möglichst schmerzfrei, so kurz wie möglich und ohne verbale Entgleisungen (z. B. Beschimpfung) durchgeführt.
Das Ziel einer Zwangsmaßnahme (z. B. Fixierung) ist nicht geklärt oder dient mehr dem Sicherheitsbedürfnis der Pflegenden als der Sicherheit der Patientin.	Die Autonomierechte der Einzelnen werden soweit als möglich gewahrt, die Maßnahme muss verhältnismäßig sein.
Eine Zwangsmaßnahme wird aggressiv durchgeführt.	Alle Zwangsmaßnahmen orientieren sich strikt an der Einhaltung der |Menschenrechte und den staatlichen Rechtsgrundlagen (**Freiheitsentzug** | 270).
Durchführung gewaltsamer Maßnahmen auf Anordnung (z. B. heimlich Tabletten unter das Essen mischen)	Der Respekt vor jeder einzelnen Person wird unbedingt gewahrt.
Die Verhältnismäßigkeit zwischen Anlass und Maßnahme wird nicht gewahrt.	
Gewalt durch Vernachlässigung	
Personale und/oder strukturelle Behinderung autonomer Lebensgestaltung	
„Bestrafung" nicht angepassten Verhaltens (z. B. durch kaltes Abduschen)	
Verschweigen wichtiger Informationen, Lügen und Verleumdung	
Mobbing als gezielte Aktion, jemanden „loszuwerden"	

Menschenrechte | 314

3.2 Formen von Gewalt

Gewalt tritt in verschiedenen Formen auf, die sich gegenseitig bedingen können – aber nicht müssen. Um einen angemessenen Umgang zu finden, ist es elementar, indirekte und direkte Gewaltformen identifizieren und analysieren zu können. Dabei werden unter direkter Gewalt alle unmittelbaren Gewalthandlungen verstanden (z. B. Schlagen), während indirekte Gewaltanwendung nicht mit einer unmittelbaren Gewalthandlung einhergeht, jedoch gewalttätiges Verhalten fördert. Direkte Gewalt ist sichtbar, indirekte Gewalt hingegen bleibt häufig unsichtbar. Gleichzeitig bedingt indirekte Gewalt direkte Gewalt.

Weiterhin werden folgende Gewaltformen unterschieden, die teilweise so ineinander greifen, dass eine genaue Unterscheidung sehr schwierig ist:
- strukturelle Gewalt
- kulturelle Gewalt
- personale Gewalt
- funktionale Gewalt

Alle Formen von Gewalt stehen in der Regel in Beziehung zueinander und beeinflussen sich. Der Einfluss indirekter Gewalt wird oft übersehen.

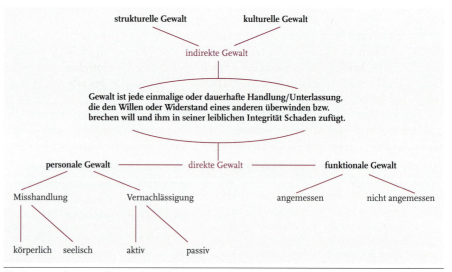

[1] Zusammenhang verschiedener Gewaltformen

„Es gibt viele Arten zu töten.
Man kann einem ein Messer in den Bauch stecken,
    einem das Brot entziehen,
    einen von einer Krankheit nicht heilen,
    einen in eine schlechte Wohnung stecken,
    einen zum Selbstmord treiben,
    durch Arbeit zu Tode schinden,
    einen in einen Krieg führen usw.
Nur weniges daran ist in unserem Staat verboten."
                              Bertold Brecht

Strukturelle Gewalt

3.2.1

Strukturelle Gewalt beeinträchtigt grundlegende menschliche Bedürfnisse in der Form, dass diese nicht mehr oder nur noch unzureichend befriedigt werden können. Sie wird indirekt ausgeübt über |Gesetze, Normen, wirtschaftliche Zwänge und Organisationsformen. Alle Beteiligten suchen das Wohl, sehen sich aber „durch die Umstände" gezwungen, so zu handeln, wie sie es tun. Niemand fühlt sich persönlich verantwortlich, die Vorgaben wirken lähmend und sehr änderungsresistent und fördern in hohem Maße Abhängigkeit und Fremdbestimmung.

Gesetz | 264

⌧ Auch die so genannte Staatsgewalt ist eine Form struktureller Gewalt. In demokratischen Systemen unterliegt sie jedoch strengen Kontrollen und der |Gewaltenteilung. Sie wird auch Gewaltmonopol genannt und garantiert, dass physische Gewalt nur von Seiten der Exekutiven ausgehen darf und dies auch nur in genau definierten Bereichen (z. B. Festnahme von Verdächtigen).

Gewaltenteilung | 312

Der häufigste Grund struktureller Gewalt findet sich – neben alten |hierarchischen Mustern – in knappen ökonomischen Ressourcen. Im Gesundheitswesen hat sich dabei eine eigene Dynamik entwickelt: Die Gesundheitskosten steigen von Jahr zu Jahr. Neue Verfahren und Medikamente, eine erhöhte Anspruchshaltung der Patientinnen, aber auch eine im Durchschnitt immer älter werdende und zunehmend an behandelbaren chronischen Krankheiten leidende Gesellschaft treiben die Kosten in die Höhe. Dagegen bleiben die Einnahmen (durch die |Sozialversicherungen) im Wesentlichen gleich, in wirtschaftlich schwierigen Zeiten (z. B. bei hoher Arbeitslosigkeit) sinken sie sogar. Dies führt zu einer zunehmenden |Ökonomisierung auch des pflegerisch-ärztlichen Handelns. Der Druck wird durchgereicht:

Hierarchie | 623

Sozialversicherungen | 200

Ökonomisierung
Betrachtung unter dem Aspekt „Wirtschaftlichkeit"

Beispiel Gesetzgeber und Krankenkassen geben anhand der Einnahmen vor, was solidarisch finanziert werden kann und soll. Sie bezahlen das „medizinisch Notwendige" und „wirtschaftlich Sinnvolle" – nicht das Gewünschte. Unternehmen und Einrichtungsleitungen geben den finanziellen Druck weiter, indem sie (neben organisatorischen Veränderungen) am teuersten Etatposten – dem Personal – Einsparungen vornehmen. Das Personal (Pflegende, Ärzte etc.) versucht die Einsparungen teilweise zu kompensieren, aber irgendwann geben sie den Druck an die Patientinnen weiter. Diese werden zunehmend „durchgeschleust".

Strukturelle Gewalt fördert die Ausübung |personaler Gewalt.

personale Gewalt | 656

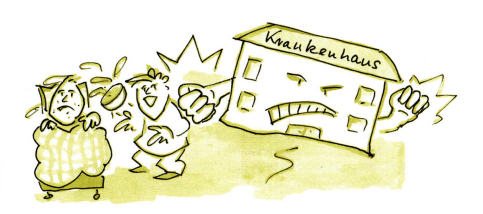

3.2.2 Kulturelle Gewalt

Ideologie
Weltanschauung oder System von Wertvorstellungen
ideologia, griech. = Ideenlehre

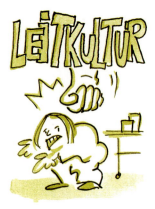

Kulturelle Gewalt ist eine Sonderform der strukturellen Gewalt. Sie wird indirekt ausgeübt durch die Kultur eines Personenkreises oder einer Institution. Zur Kultur gehören u. a. Traditionen, religiöse oder nichtreligiöse Überzeugungen und |Ideologien, in der Regel also „ungeschriebene Gesetze". Wie auch strukturelle Gewalt zieht kulturelle Gewalt personale Gewalt nach sich. Folgendes Beispiel macht deutlich, welche Auswirkung Kultur auf Verhalten haben kann.

Beispiel Nach strenger Familientradition darf das Unternehmen immer nur auf einen Sohn vererbt werden. Als die werdende Mutter an Krebs erkrankt, sollte ein Schwangerschaftsabbruch durchgeführt werden und sie so schnell wie möglich eine Chemotherapie erhalten. Da sie aber mit dem sehnlichst erwarteten Sohn schwanger ist, beschließt sie, erst das Kind auszutragen. Kurz nach der Geburt stirbt sie.

Die Kultur eines Krankenhauses oder Pflegeheims ist durch eine Vielzahl von meist ungeschriebenen Normen geprägt, die ihrerseits die Mitarbeiterinnen und Patientinnen prägen. Wer sich diesen Prägungen nicht anpassen will oder kann, wird die entsprechende Konzeption durchaus auch als gewalttätig erleben. Folgende Beispiele verdeutlichen die unterschiedlichen Facetten, in der die Kultur zur direkten Gewaltanwendung führen kann.

Beispiel Eine stationäre Pflegeeinrichtung hält sich zugute, dass täglich alle Bewohnerinnen geduscht werden – auch wenn diese das nicht (immer) wollen.

Beispiel Ein ärztlicher Klinikdirektor gibt die Weisung heraus, dass in seinem Haus bei allen Patientinnen grundsätzlich alle lebensverlängerden Maßnahmen durchgeführt werden, weil Leben das höchste Gut sei. Patientenverfügungen anderen Inhalts werden nicht zur Kenntnis genommen.

Beispiel In einem christlichen Altenheim werden sich anbahnende sexuelle Kontakte zwischen nicht verheirateten Bewohnerinnen und Bewohnern unterbunden, indem diese auf getrennten Stationen untergebracht werden.

3.2.3 Personale Gewalt

Personale Gewalt drückt das direkte Handeln einer oder mehrerer Personen aus. Personale Gewalt trifft den anderen ganz konkret, ohne Umwege und wird schnell als verletzend und grenzüberschreitend erlebt. Damit steht sie viel mehr im Fokus der Aufmerksamkeit als die strukturellen und kulturellen Gewaltformen. Personale Gewalt ist die Gewaltform, die man „von der Straße" kennt, die Gewalt, die eine Person unmittelbar verletzt. Sie kann sowohl psychisch als auch physisch erfolgen.

Direkte personale Gewalt ist dynamisch und zieht nahezu sofort eine Veränderung des Erlebens/Verhaltens nach sich (Folgen von Gewalt|662).

Beispiel Eine chronisch verwirrte Patientin soll gewaschen werden. Sie wehrt sich so stark gegen die Waschung, dass die zuständige Pflegerin Hilfe hinzuzieht. In der Folge halten zwei Pflegende die Patientin fest und die dritte wäscht die Patientin, die sich heftig wehrt, schreit und weint.

Personale Gewalt zeigt sich in verschiedenen Ausdrucksformen, die im Folgenden anhand von Beispielen aus der Pflege dargestellt und zwei Kategorien zugeordnet werden:
- **Misshandlungen:** aktive Handlungen, die das Gegenüber negativ berühren und/oder dessen Willen grob missachten. Als Misshandlung gelten auf
  - psychischer Ebene: Drohung, Beschimpfung, gezielte Kränkung oder Beschämung, Demütigung, Bestrafung für nicht angepasstes Verhalten, Kontaktbegrenzung oder -verbot, Unhöflichkeit;
  - physischer Ebene: grobes Anfassen, zwangsweises Eingeben von Essen oder Medikamenten, Festhalten durch mehrere Personen, um ärztliche oder pflegerische Tätigkeiten gegen den Willen durchführen zu können, Fixieren mit Gurten, Ruhigstellen durch Medikamente.
- **Vernachlässigung:** Unterlassung einer Unterstützungsleistung, die aus einer konkreten Bedürfnislage heraus oder dem Wunsch eines Menschen nach zu leisten wäre. Sie lässt sich unterscheiden in:
  - aktive Vernachlässigung: bewusstes Unterlassen von Hilfeleistungen, Ausstellen der Klingel, Prophylaxen nicht durchführen, benötigte Unterstützung nicht leisten, Schmerzen oder Bedürfnisse nicht ernst nehmen, Wünsche ignorieren;
  - passive Vernachlässigung: „Vergessen" versprochener Hilfeleistungen, unzureichende Pflege auf Grund von Unwissenheit, Nichtwahrnehmen benötigter Hilfestellung, Gleichgültigkeit im sozialen Miteinander.

Funktionale oder fürsorgliche Gewalt 3.2.4

Funktionale Gewalt ist eine Sonderform der personalen Gewalt. Sie dient dazu, den entgegenstehenden Willen eines kranken oder pflegebedürftigen Menschen zu überwinden, um ein Behandlungs- oder Pflegeziel zu erreichen, und wird häufig mit Fürsorge begründet (daher wird sie auch fürsorgliche Gewalt genannt). Das ist mit Sicherheit in manchen Fällen unumgänglich (etwa in der Psychiatrie, wenn eine Patientin einen psychotischen Schub hat), aber immer gilt: Die Verhältnismäßigkeit muss gewahrt werden, die Form angemessen sein – kurz: die Maßnahme muss ethisch zu rechtfertigen sein.

Funktionale Gewalt ist sicher die häufigste Form von Gewalt in der Pflege. Da sie in der Regel ausgeübt wird, um Schaden für die Patientinnen zu vermeiden, wird sie oft nicht als Gewalt verstanden.

Beispiel Frau Jahnke liegt seit einigen Tagen auf der geriatrischen Station. Ihr BMI zeigt starkes Untergewicht an, sie ist kachektisch. Schülerin Sara wird beauftragt, Frau Jahnke das Essen anzureichen: „Sieh ja zu, dass sie was isst, sonst heißt es wieder, dass wir die Patienten verhungern lassen". Frau Jahnke dreht jedoch beim Essenreichen immer wieder den Kopf zur Seite und presst die Lippen fest zu. Als Sara dies der zuständigen Kollegin mitteilt, sagt diese: „Komm', ich zeig Dir mal, wie das geht!" Sie hält der Patientin die Nase zu, und als diese den Mund öffnet, schiebt sie schnell den mit Butter angereicherten Kartoffelbrei hinein. Mit einem geschickten Griff der anderen Hand hält sie nun den Mund zu, sodass die Patientin schlucken muss.

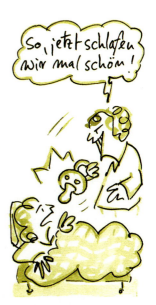

Der Fürsorge-Gedanke erhöht das Risiko, gedankenlos die notwendig einzuhaltenden Grenzen zu missachten. So schmerzhaft das Wissen sein mag, dass eine notwendige Hilfestellung auch Gewalt sein kann – nur wenn das Bewusstsein dafür wachgehalten wird, lassen sich unzulässige Übergriffe wirklich vermeiden.

Gerade funktionale Gewalt wird in der Regel gar nicht als Gewalt erkannt oder bezeichnet, da sie augenscheinlich doch nur dem Wohl der Betreffenden dient.

3.3 Gewaltbegünstigende Faktoren

Die wenigsten Personen wollen bewusst Gewalt ausüben, dennoch gibt es Gewalt. Eine Reihe von Faktoren fördert ein Klima, in dem Gewalt entstehen kann. Diese Faktoren zu differenzieren und zu benennen, ist ein erster Schritt, um Maßnahmen dagegen ergreifen zu können.

In vielen Fällen ist der Auslöser die Überforderung der einzelnen Person, z. B. weil die Veränderung organisatorischer und struktureller Mängel nicht primär in ihrer Macht liegt. Solche Situationen können |Ohnmachtsgefühle und eine Opferhaltung auslösen, die leicht die Sicht für eigene – durchaus vorhandene – Handlungsmöglichkeiten versperrt.

Ohnmacht | 614

Gewaltbegünstigende Faktoren können allgemein wie auch speziell in der Pflege unterteilt werden in

- persönliche bzw. individuelle Faktoren
  (je auf Seiten der Pflegenden oder der Patientinnen),
- berufliche Faktoren,
- institutionelle Faktoren sowie
- gesellschaftliche Faktoren.

Persönliche bzw. individuelle Faktoren auf Seiten der Pflegenden sind:

- |Helfer-Syndrom
- hoher Idealismus und damit Schwierigkeiten, sich abzugrenzen
- |identifikatorischer Grenzverlust
- hohe Einsatzbereitschaft bei gleichzeitigem Ignorieren eigener Bedürfnisse
- emotionale Verschlossenheit („das mache ich mit mir allein aus!")
- eigene Gewalterfahrung im Kindes- und Jugendalter
- Unzufriedenheit mit dem eigenen Lebensstil
- geringe Frustrationstoleranz

Helfer-Syndrom | 679

Identifikatorischer Grenzverlust
Man fühlt so intensiv mit der betroffenen Patientin verbunden, dass man glaubt, man spüre ganz Ähnliches wie diese.

Persönliche bzw. individuelle Faktoren auf Seiten der Patientinnen sind:

- Angst vor
  – der Krankheit und ihren möglichen Folgen
  – Verlust des Arbeitsplatzes
  – der Zukunft
  – dem Tod
- Schmerzen, Unwohlsein, eingeschränkte Beweglichkeit, Pflegebedürftigkeit
- Gefühl des Ausgeliefertseins an die „Professionellen"
- fremde Menschen „bemächtigen" sich des eigenen Körpers
- kaum Privatsphäre, alles geschieht „öffentlich"
- Sorge um die Familie
- finanzielle Sorgen

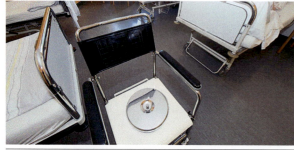

[1] Im Krankenhaus herrscht wenig Privatsphäre.

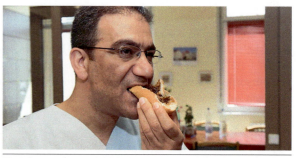

[2] Pflegende fühlen sich häufig „gehetzt".

Gewalt in der Pflege

3.3

Berufliche Faktoren sind:

- Stress durch dauerhafte Beziehungs- und Kommunikationsanforderung (|Gefühl des „Aufgefressen-Werdens")
- Tabuisierung eigener – insbesondere negativ erlebter – Gefühle wie z. B. Aggression, Ekel, Scham, Wut
- geringe Motivation („ich arbeite nur, weil ich das Geld brauche")
- normatives Ideal der „Ganzheitlichkeit"
- Mangel an beruflicher Autonomie (selbstständiger und eigenverantwortlicher Pflege)
- ständige Konfrontation mit körperlicher Nähe zu Krankheit, Leid und Tod
- schwierige Kommunikationsbedingungen (z. B. Sprachverlust, fremde Sprache, Verwirrtheit)
- mangelnde Förderung sozialer und reflexiver Kompetenzen in der Ausbildung
- Burnout-Phänomene

Ängste
der Professionellen | **698**
Burnout-Phänomene | **684**

Institutionelle Faktoren sind:

- |hierarchische Organisationsstrukturen
- Konzentration Schwerstkranker bzw. -pflegebedürftiger auf bestimmten Stationen/Abteilungen
- rigide Haus- und Heimordnungen
- zu geringer Anteil an Fachkräften (gilt v. a. in der Alten- und ambulanten Pflege)
- schlecht ausgestattete Räumlichkeiten
- Diskrepanz zwischen institutionellen Abläufen und Leitbildern einerseits und individuellen Patientenbedürfnissen und -gewohnheiten andererseits
- drastisch verkürzte Verweildauer – manchmal mit |Drehtüreffekt

Hierarchie | **623**
demografischer Wandel | **92**
Singularisierung | **93**

Gesellschaftliche Faktoren sind:

- Zunahme schwieriger Pflegesituationen infolge des |demografischen Wandels (vermehrt hochaltrige, multimorbide Patientinnen)
- gesellschaftliche Ausgrenzung von Themen wie Alter, Krankheit, Tod
- Verlust sozialer Unterstützungssysteme durch |Singularisierung und Vereinsamung
- mangelnde Anerkennung (auch finanzieller Art) der pflegerischen Tätigkeit

Drehtüreffekt
Patientinnen werden schneller entlassen und werden genauso schnell wieder ins Krankenhaus eingewiesen – ähnlich einer Drehtür – in Kaufhäusern

659

3.4 Gewalt gegen Pflegende

Viele der im vorherigen Kapitel aufgeführten gewaltbegünstigenden Faktoren werden von Pflegenden als sehr schwierig erlebt und sie beinhalten auch Aspekte von Gewalt gegen Pflegende. Grundsätzlich kann man daraus folgern: Je rigoroser die strukturellen und kulturellen Zwänge sind, je |autoritärer eine Einrichtung geführt wird, desto häufiger treten personale und unverhältnismäßige funktionale Gewalt auf.

Autorität | 621

Wenn also von Gewalt in der Pflege die Rede ist, dann darf nie außer Acht gelassen werden, dass die Pflegenden selbst nicht nur zu Täterinnen, sondern auch zu Opfern werden können. Dabei sind sie sowohl Opfer struktureller Gewalt als auch direkter Gewalt. Wie auch in anderen Betreuungsberufen (z. B. Sozialarbeit) werden Menschen mit individuell erhöhter Aggressions- und Gewaltbereitschaft gepflegt.

Insbesondere im strukturellen Bereich ist der Druck auf die Mitarbeiterinnen im Gesundheitswesen in den letzten Jahren deutlich gewachsen. Pflegende sind die Einzigen, die in stationären Einrichtungen rund um die Uhr bei den Patientinnen anwesend sein müssen. Gleichzeitig wird aus Kostengründen Pflegepersonal abgebaut. Des Weiteren wurde und wird von Pflegenden seit jeher erwartet, dass sie Arbeitsausfälle anderer Berufsgruppen (vom Putzdienst über Küche, Physiotherapie und ärztliche Zuarbeit) durch eigenen Einsatz kompensieren: „Sie sind doch sowieso immer da!"

Diesem permanenten Druck standzuhalten, ist nicht jede Person gewachsen. Langfristig können diese strukturellen Probleme sich in einem unprofessionellen Umgang mit Patientinnen auswirken. Durch die berufsbedingte große körperliche Nähe überträgt sich z. B. Ungeduld körperlich, auch wenn die Krankenpflegerin sich noch so bemüht, sich nichts anmerken zu lassen. Sensible Patientinnen reagieren oftmals sehr stark auf nonverbale Signale. Ein häufiges Beispiel ist das Essen eingeben. Je stärker die Ungeduld spürbar wird, desto schwerer fällt es den Patientinnen, das Essen zu schlucken, und dann können sie auch mal die Pflegende anspucken.

Beispiel In einer Berliner Klinik wurden in einem Zeitraum von 5 Jahren 20 Stellen eingespart. Gleichzeitig ist die Zahl der Aufnahmen erheblich gestiegen. Im selben Zeitraum hat sich sowohl die Zahl der |Fixierungen von Patientinnen als auch die Zahl der Angriffe von Patientinnen auf Pflegende verdoppelt.

Fixierungen 2 | 117, 402
sexuelle Belästigung | 667

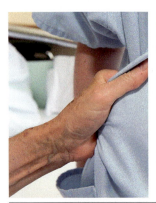
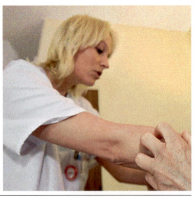

[1] Gewalt gegen Pflegende

Menschen, die mit ihrer Krankheitssituation nicht zurechtkommen, Stress mit der Familie oder Angst um den Arbeitsplatz haben, sich abgeschoben fühlen, sind selbst oft ungeduldig und aggressiv. Wiederum sind die Pflegenden die Ersten, an die diese Frustrationen in Form von Unzufriedenheit, Beschimpfung oder permanentem Kontaktwunsch „abgegeben" werden. Oder Patientinnen wehren sich gegen die direkte Pflege, weil sie sie nicht möchten oder die Abläufe auf Grund begrenzter Verstehensmöglichkeiten nicht einordnen können. Die Abwehrreaktionen reichen von Schreien, Spucken, Kratzen, an den Haaren ziehen, Beschimpfen bis hin zu Schlägen. Nicht ganz selten ist auch |sexuelle Belästigung. Besonders kränkend wird von vielen Pflegenden der herablassende „Dienstbotenton" mancher Patientinnen erlebt.

Gewalt in der Pflege

Mobbing – Gewalt unter Kolleginnen

3.5

Mobbing beschreibt die gezielte Schikane und/oder Ausgrenzung einer Person. Es bezieht sich immer auf ein Verhaltensmuster, d. h., es besteht nicht aus einer einzelnen Handlung. Die Handlungsweise der Mobber erfolgt systematisch mit dem Ziel, die betreffende Person loszuwerden. Die Vorgehensweise ist unterschiedlich:
- verbal (beschimpfen) oder nonverbal (Vorenthalten von Informationen),
- physisch (verprügeln) oder
- psychisch (öffentlich demütigen).

www.baua.de
▶ Publikationen
▶ Broschüren
▶ „Wenn aus Kollegen Feinde werden"
In dieser Broschüre finden Sie Informationen rund um das Thema Mobbing.

Mobbing gibt es an Schulen ebenso wie in Betrieben. Nach Schätzungen sind in Deutschland etwa 1,5 Mio. Menschen betroffen. Mobbing findet sich dabei unabhängig von der Hierarchie. Es führt bei der gemobbten Person langfristig zu ernsthaften psychischen und physischen Erkrankungen. Mobbing verläuft in vier Phasen:

Phase 1 Ein ungelöster Konflikt steht im Raum. In diesem Zusammenhang kommt es zu vereinzelten Angriffen und Schuldzuweisungen.

Phase 2 Der Psychoterror beginnt. Der ursprüngliche Konflikt wird nebensächlich, die betroffene Person immer häufiger Opfer von Konflikten. Dies geht mit dem Verlust des Selbstwertgefühls, Angst und Isolation einher.

Phase 3 |Arbeitsrechtliche Sanktionen folgen. Der Psychoterror eskaliert. Die betroffene Person wird immer unsicherer, kann sich nicht mehr konzentrieren, begeht Fehler. Vorgesetzte reagieren mit Abmahnung oder Androhung der Kündigung.

Arbeitsrecht | 290

Phase 4 Der Ausschluss wird vollzogen. Die betroffene Person kündigt von sich aus oder es wird ihr gekündigt.

Mobbing passiert nicht einfach aus heiterem Himmel. Es wird in der Regel von einer Person (Mobber) gezielt in Gang gesetzt, indem z. B. Gerüchte gestreut werden. Dabei nutzt der Mobber eine bereits aus verschiedenen Gründen angespannte Atmosphäre. Das heißt, ein Mobber baut sein Verhalten auf vorbereitetem Boden auf. Folgende Anzeichen sind „Wegbereiter" eines Mobbingprozesses:
- unterschwellige, nicht gelöste Konflikte,
- Angst und Druck durch |autoritären Führungsstil sowie Konkurrenz förderndes Verhalten von Leitungsseite, wie z. B. „Es gibt genügend andere …",
- Spannungen im Team, die gemobbte Person dient als „Ersatzobjekt" zum Abreagieren von Aggression und Unzufriedenheit,
- wenig transparente Informations- und Entscheidungsstrukturen, Monotonie oder Langeweile verführen zu Klatsch, Gerüchten und Intrigen,
- steigende |Fluktuationsrate und vermehrte Krankheitstage,
- sinkende Bereitschaft, an neuen Aufgaben mitzuarbeiten,
- Gefühle wie Neid, Eifersucht, Konkurrenz, Rivalität und Ungerechtigkeit, werden nicht besprochen, sondern an einer Person als „Sündenbock" abreagiert,
- steigende Fehlerquote und damit verbunden ein schlechtes Arbeitsklima und
- destruktive Kritik.

autoritärer Führungsstil | 376

Fluktuationsrate
Zahl wechselnder Mitarbeiterinnen, „Personalkarussell"

Mobbing zählt zu den nicht rechtfertigbaren, direkten Gewaltformen und ist kein Kavaliersdelikt. Die Folgen zeigen sich wie jede erlebte Gewalterfahrung in posttraumatischen Stresssymptomen. Mobbingbetroffene können folgendes tun:
- sich frühzeitig zur Wehr setzen, Kontakt zu einer Beratungsstelle aufnehmen,
- Vorgesetzte oder Betriebsrat informieren, denn Mobbing ist ein Kündigungsgrund,
- eventuell eine Aussprache mit dem Mobber suchen oder
- ein Mobbingtagebuch führen (alle Angriffe mit Datum und Uhrzeit festhalten).

http://wiki.mobbing-gegner.de
Auf dieser Seite finden Sie eine Liste mit Mobbing-Beratungsstellen in Deutschland.

661

| 3.6 | **Folgen von Gewalterfahrung** |

Niemand steckt Gewalt einfach weg. Betroffene Menschen reagieren je nach individu-
Disposition | 644 eller |Disposition und Intensität der Erfahrung mit unterschiedlich ausgeprägten
Symptomen:

- Schock, Unglauben, Nicht-wahrhaben-Können,
- Verlust der Selbstachtung,
- heftige Gefühle wie Wut, Scham, Schuld, Angst, Hilflosigkeit,
- Ohnmachtsgefühle und lähmende Selbstbezichtigung,
- Verlust des Vertrauens in die eigene (berufliche, persönliche) Kompetenz,
- negative Auswirkungen auf persönliche Beziehungen (Vertrauensverlust),
- Vermeidungsverhalten, anderen aus dem Weg gehen mit steigender
  Isolationsgefahr,
- körperliche Verletzungen und weitere Beeinträchtigungen wie Muskel-
  verspannungen, Kopf- oder Bauchschmerzen, Erbrechen, höhere Infekt-
  und Krankheitsanfälligkeit, sexuelle Störungen sowie

Burnout | 684
- |Burnout.

| 3.7 | **Umgang mit Gewalt und Gewaltprophylaxe** |

Gewalt kann nur dann reduziert und vermieden werden, wenn Pflegende bereit sind,
Anzeichen von Gewalt zur Kenntnis zu nehmen. Aussagen wie: „Bei uns gibt es keine
Gewalt!" blockieren die Wahrnehmung nach dem Motto „Es kann nicht sein, was nicht
sein darf!" Was nicht für wahr genommen wird, kann aber auch nicht bearbeitet wer-
den. Ganz entscheidend ist es daher, dass Gewalterfahrungen im Rahmen von regel-
Supervision | 604 mäßigen Teamsitzungen (im günstigsten Fall in Form einer |Supervision) offen
besprochen werden können.

3.7.1 Selbstpflege der Pflegenden

Wer langfristig einfühlsame Pflegearbeit leisten will, muss notwendigerweise gut für
sich selbst sorgen, um dauerhafte Überforderung zu vermeiden. Dazu gehören

- Wahr- und Ernstnehmen der eigenen Gefühle (z. B. Angst, Scham, Aggression,
  Schuld),
- Setzen realistischer Ziele, Idealismus in Grenzen halten,
- Akzeptieren der eigenen und der Grenzen anderer,
- Sich bewusstmachen, dass Situationen mit Gewalt immer und überall auftreten
  und jede Person treffen könne,

Identifikation | 647. 696
- Stärkung des Empathievermögens in Abgrenzung zur |Identifikation,
Konflikt | 377
- Training der eigenen |Konflikt- und |Kommunikationsfähigkeiten,
Kommunikation ■ | 448
- Vermeiden reiner Schuldzuweisungen, auch sich selbst gegenüber,
Autonomie | 428
- Orientierung an ethischen Kriterien wie |Autonomie und Menschenwürde,
- regelmäßige Teambesprechungen und Supervision,
- regelmäßige Fort- und Weiterbildung, auch im emotionalen Bereich,
- rationale Auseinandersetzung mit der konkreten Situation, in der Gewalt
  auftauchte sowie
- ausgleichende Freizeitgestaltung.

Analyse und Reflexion des Geschehen

3.7.2

Es ist von enormer Bedeutung, ein Gewaltgeschehen möglichst schnell zu analysieren und aufzuarbeiten. Nur so können die Folgen für die Betroffenen einigermaßen in Grenzen gehalten werden. Wichtig ist, dass die Betroffenen ihre Gefühle formulieren können, ohne dafür kritisiert zu werden, und dass das Erlebte dabei nicht verharmlost wird. Bedeutsam ist des Weiteren, dass über Gewalterfahrungen in respektvoller Atmosphäre gesprochen werden kann.

Eine Analyse des Gewaltgeschehens kann in folgenden Schritten erfolgen:

1. **Analyse des Geschehens** vor dem konkreten Vorfall
   - Was kann der Auslöser für den Vorfall gewesen sein?
   - Gab es Warnsignale, die vielleicht zu wenig beachtet wurden?
   - Gab es Anzeichen von Überforderung?
   - Geschah es „wie aus heiterem Himmel"?
   - Gibt es krankheitsbedingte oder medikamentöse Einflüsse?

2. **Analyse des Vorfalls** selbst (möglichst konkrete Beschreibung)
   - Gegen wen oder was richtete sich die Aggression/Gewalt?
   - Wie zeigte sich die Gewalthandlung (möglichst konkret)?
   - Wie lange dauerte sie und wie viele Personen waren beteiligt?
   - Welche |Interpretationen des Vorfalls gibt es?

   > **Interpretation**
   > Deutung, Erklärung
   > Die gleiche Situation wird in der Regel von verschiedenen Personen unterschiedlich wahrgenommen und entsprechend unterschiedlich gedeutet.

3. **Analyse des Vorgehens** danach
   - Ist eine ähnliche Situation schon öfter aufgetreten?
   - Ist eine Art Muster erkennbar?
   - Wie wurde der Vorfall auf der Station reflektiert – oder auch nicht?
   - Fand eine begleitete Gegenüberstellung von Täter und Opfer statt?
   - Wie ist das Personal in früheren Gewaltsituationen damit umgegangen? Wie heute?
   - Wurden und werden Lösungsansätze diskutiert und umgesetzt?
   - Sind die Betroffenen bereit, notfalls auch Hilfe von außen (z. B. Supervision) zu akzeptieren?

4. **Vorgehensweise** für die Zukunft
   - Der Vorfall wird in allen Details rekonstruiert und dokumentiert (eigenes Berichtsblatt).
   - Erkennbare Muster (Ablaufschemata) werden analysiert und konkrete Handlungsalternativen entwickelt.
   - Alle Teammitglieder werden informiert und instruiert, wie sie sich in einem weiteren Fall konkret verhalten sollen.
   - Konfliktfähige Kolleginnen lernen Täter-Opfer-Begegnungen zu moderieren.
   - Das Team erarbeitet sich eine konstruktive „Fehlerkultur", d. h., alle versuchen, künftig aus Fehlern zu lernen und nicht sie zu vertuschen.

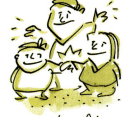
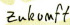
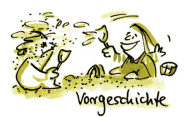
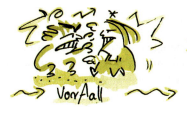
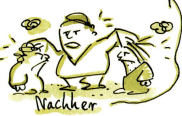

3.7.3 Strukturelle Bedingungen überprüfen

Personale Fehl- und Gewalthandlungen sind häufig mit strukturellen Defiziten verknüpft. Daher gehört es zur unabdingbaren Leitungsaufgabe, Organisationsstrukturen auf aggressions- und gewaltfördernde Aspekte hin zu untersuchen und diese nach Möglichkeit zu beseitigen. Dabei ist es laut |Arbeitsschutzgesetz Aufgabe der einzelnen Pflegenden (und auch Auszubildenden), den Arbeitgeber bzw. die direkte Vorgesetzte auf mögliche Gefahrensituationen hinzuweisen.

Arbeitsschutzgesetz | 555

Der folgende Fragenkatalog kann bei der Überprüfung struktureller Bedingungen hilfreich sein:
- Wie wird die Organisationsstruktur im Haus erlebt? Gibt es eine Kultur des gegenseitigen Respekts und Vertrauens oder des Misstrauens und der Kontrolle?
- Wie ist die Personalsituation, das Verhältnis qualifizierter/nicht qualifizierter Pflegepersonen?
- Welches Pflege- und Behandlungskonzept wird offiziell vertreten?
- Welche Prioritäten werden in der Arbeit gesetzt? Möglichst reibungsloser Stationsablauf oder Förderung der Autonomie von Pflegenden und Patientinnen?
- Wie groß ist der Handlungsspielraum aller Beteiligten – lässt er sich erweitern?
- Wie nehmen die Führungskräfte ihre Verantwortung wahr? Können sie als Vorbild zur Konfliktbearbeitung dienen?
- Gibt es in der Organisation eine so genannte „Fehlerkultur"? Dürfen Fehler auch offiziell passieren und was wird daraus gelernt?
- Werden organisatorische Mängel angegangen oder bleibt es beim Beschuldigen Einzelner?

3.7.4 Weitere Vorgehensmöglichkeiten

www.patiententelefon.de
- ▶Alter
- ▶Pflegenotruf

Auf dieser Seite finden Sie eine Liste mit Adressen und Telefonnummern von Organisationen, die Sie bei Gewalterfahrungen in Zusammenhang mit Pflege kontaktieren können.

www.hsm-bonn.de
Hier finden Sie den Internetauftritt der Bonner Initiative „Handeln statt Misshandeln"

Wer Situationen von Gewalt wahrnimmt, sollte unbedingt sobald wie möglich die direkte Vorgesetzte (Stationsleitung, Kursleitung) informieren. Reagiert diese nicht in angemessener Weise, dann muss die nächst höhere Ebene (Schulleitung, Pflegedirektion) eingeschaltet werden. Manchmal kann es helfen, zunächst eine Vertrauensperson anzusprechen oder sich beim Betriebs- bzw. Personalrat über die Vorgehensweise zu informieren.

Es kommt vor, dass eine Einrichtung tatsächlich nicht auf entsprechende Hinweise reagiert. Dann ist es hilfreich, sich an eine der mittlerweile im ganzen Bundesgebiet eingerichteten Patiententelefone oder Beschwerdestellen für Pflege zu wenden. Dort ist es zunächst vertraulich möglich, sich zu informieren bzw. auf konkrete Missstände hinzuweisen. Diese Stellen sind mittlerweile auch behördlich gut vernetzt und können oft klare Hinweise geben, wie weiter vorgegangen werden sollte.

In den letzten Jahren sind vermehrt Verbände und Initiativen gegründet worden, die gegen Missstände in Pflegeeinrichtungen antreten, die aber auch daran arbeiten, ein anderes, realistischeres Bild der „Pflege" in der Öffentlichkeit zu implementieren. Öffentlichkeitsarbeit ist dabei sehr wichtig, schließlich findet die Pflege von Menschen größtenteils „hinter verschlossenen Türen" statt, was wiederum gewaltfördernd wirkt.

Die Initiative „Handeln statt Misshandeln" setzt sich seit 10 Jahren gegen die Missstände in Pflegeeinrichtungen ein. Sie bietet neben telefonischer und persönlicher Beratung zahlreiche Arbeitsmaterialien und Informationsschriften sowie Veröffentlichungen zum Thema an. Ein weiteres Beispiel sind die Initiativen einzelner, die versuchen, durch ihre Arbeit die Öffentlichkeit auf die Probleme in der Versorgung pflegebedürftiger Menschen aufmerksam zu machen und politische Lösungen fordern.

Claus Fussek ist eine dieser Personen, der mit unbequemen Themen die Öffentlichkeit sucht und gleichzeitig beratend tätig ist, wie aus folgendem Zeitungsbericht deutlich wird.

„Ein Mann für alle Pflegefälle"

Manche hassen ihn, für viele ist er die letzte Rettung: Claus Fussek, Kämpfer für die Rechte der Alten. Protokoll eines Arbeitstages

Der Anrufbeantworter des deutschen Pflegenotstands steht in einem Hinterhofbüro in München. (...) Das Büro ist typisch für Sozialeinrichtungen. Linoleum, Leuchtröhren, Holzmöbel, furniert. Hunderte Akten füllen die drei deckenhohen Regale. „Missstände 1998", „Missstände 2001", „Windeln – Missstände" ... (...)

Claus Fussek ist Deutschlands bekanntester Pflegekritiker. Fälle wie der jüngste aus Berlin – eine alte Dame wurde in einem Heim mit Medikamenten ruhiggestellt, damit sie bei der Überprüfung für die Pflegestufe kränker aussah – bekommt er jeden Tag zu hören und Schlimmeres. Ein Tag in diesem Büro ist das Elend der Alten im Konzentrat. Sie finden durchs System nicht durch, sie wissen nicht, wer helfen sollte, also versuchen sie es beim Fussek, den sie mal im Fernsehen gesehen haben. Und der macht sich zu ihrem Anwalt. Verhandelt mit Krankenkassen, sucht Heime, vermittelt Pfleger. (...)

20 bis 30 solcher Anrufe bekommt Claus Fussek täglich. Manche Anrufer klingen jünger, die meisten alt, manche kämpferisch, manche wehleidig, die meisten gepresst, als bliebe ihnen die Luft weg, beim Versuch, das Weinen nicht durch die Kehle zu lassen. Sie legen los, kaum, dass sie sich vorgestellt haben, niemals die Frage, ob er gerade Zeit hat. Holprige Halbsätze entschlüpfen ihnen, interpunktionsfrei, wie unter Überdruck herausgeschossen. (...)

Claus Fussek, heute 54, wollte mal Pfarrer werden, dann „was mit Tieren", vielleicht war ja der Fürsorgegedanke der verbindende. Schließlich wurde er Sozialpädagoge. Er arbeitete mit kriegsverletzten Kindern aus Vietnam und in einer Reha-Einrichtung für Behinderte. Es war eine der ersten in Deutschland, denn damals wurden Behinderte noch oft in Altenheime abgeschoben. Was er in solchen Heimen sah, ließ Fussek 1978 zusammen mit Kollegen die Vereinigung Integrationsförderung gründen, für die er heute noch arbeitet: eine „Initiative für menschenwürdige Bedingungen von behinderten, pflegebedürftigen und alten Menschen". Sie wird von der Stadt und vom Land gefördert. Es gehören ein Pflegedienst dazu, Beratungen, Vorlesedienste.

Und Fussek spielt den Anrufbeantworter des deutschen Pflegenotstands. Es hat eine Eigendynamik bekommen. Mittlerweile hat der Sozialpädagoge Claus Fussek Visitenkarten in der Hosentasche, wenn er ausgeht. Immer öfter wird er in Talkshows eingeladen, Biolek, Maischberger, Illner; die Leute erkennen ihn sogar im Delfinarium auf Lanzarote. Es ist vor allem sein Verdienst, dass das Thema in der Öffentlichkeit angekommen ist. Dass keiner mehr sagen kann, er habe nichts gewusst. Fussek taucht unter den Tisch und wuchtet einen Ordner hoch, gefüllt mit Briefen in Plastikhüllen – ausschließlich Reaktionen auf seinen Auftritt bei Christiansen. Es gefällt ihm auch. (...)

Claus Fussek greift sie alle an. Die Pfleger, die Heimleiter, den Medizinischen Dienst der Krankenkassen, die Politiker, mit denen er bei Pflegestammtischen, Runden Tischen, Tagungen zusammentrifft. „Aber meinen Stil, den mögen die nicht", sagt er, „das ist denen zu persönlich." Fussek schockt gern. Er mag es, penetrant zu sein.

Trinken wir doch auf dieser tollen, teuren Tagung den Kaffee mal lauwarm aus der Schnabeltasse, sagt er dann gern. Schlafen wir heute Nacht mal im Mehrbettzimmer. Er reicht Großaufnahmen von einem eitrigen Liegegeschwür an einem Frauenpo herum. Er zeigt das Polaroid einer alten Frau, ab der Hüfte nackt, die man auf einem Klostuhl sitzend an den Esstisch geschoben hat. Er liest Briefe vor, die ihm Senioren aus Heimen geschrieben haben. Sehr geehrter Herr Fussek, darf ich einen Büstenhalter tragen, auch wenn dies etwas Arbeit beim Anziehen macht? (...)"

RÖHRS, CHRISTINE-FELICE: „Ein Mann für alle Fälle". In: *Der Tagesspiegel*, 21.2.2007, S. 3

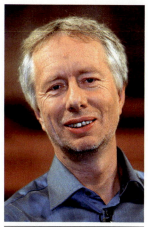

[1] Claus Fussek

Mit schwierigen sozialen Situationen umgehen

| 3.8 | **Weitere Gewaltthemen** |

Das Thema Gewalt in der Pflege ist sehr vielfältig und komplex. Im Folgenden wird kurz auf zwei Aspekte hingewiesen, die ebenfalls vorkommen und einer besonderen Beachtung bedürfen.

| 3.8.1 | **Gewalt durch pflegende Angehörige** |

70 % aller Pflegebedürftigen werden zu Hause von ihren Angehörigen gepflegt. Das bedeutet für diese Angehörigen im Grundsatz, sie sind rund um die Uhr, 24 Stunden am Tag zuständig für den pflegebedürftigen Menschen. Eine ungeheure Leistung, die bei aller Liebe für den anderen doch enorm an den eigenen Kräften zehrt. Die Pflegebedürftigen verhalten sich gegenüber pflegenden Angehörigen ähnlich wie gegenüber professionellen Pflegekräften, nur eher anspruchsvoller. Manche sind sehr bescheiden, dankbar für jeden Handgriff, andere sind fordernd, aufbrausend, ungeduldig, mit nichts zufrieden. Die ganze Palette menschlicher Verhaltensweisen findet sich auch in der Angehörigenpflege.

Während professionell Pflegende immer wieder gehen und sich erholen können, bleiben die pflegenden Angehörigen jederzeit zuständig. Es ist nachvollziehbar, dass es auch in diesem Bereich zu aggressivem und gewalttätigem Verhalten kommt. Pflegende in ambulanten Diensten kennen das gut. Die Frage ist, wie sollen professionell Pflegende damit umgehen, wenn sie gewalttätiges Handeln mitbekommen? Ignorieren? Anzeigen?

Da pflegende Angehörige meist zugleich die engsten Bezugspersonen der Pflegebedürftigen sowie deren Betreuerinnen sind, ist diese Situation besonders heikel. Wegschauen ist auch hier nicht der Weg. Wenn Anzeichen von Misshandlung entdeckt werden (**Gewaltdiagnostik 1 | 50**), dann gibt es dafür noch nicht unbedingt Beweise. Auch dürfte den Pflegebedürftigen wenig damit geholfen sein, wenn ihre pflegenden Angehörigen möglicherweise zu leichtfertig unter Verdacht gestellt werden.

Hilfreicher ist es sicher, zuerst im Team den Verdacht zu besprechen sowie mögliche Überforderungssymptome der Angehörigen wahrzunehmen und mit ihnen zu besprechen. Es erfordert viel Einfühlungsvermögen, dieses äußerst sensible Thema anzusprechen, ohne sofortige Abwehrreaktionen und heftigste Schuldgefühle zu provozieren. Der Gang zu zuständigen Behörden (z. B. Polizei oder |Betreuungsgericht) sollte nur angetreten werden, wenn Misshandlungen offensichtlich und gehäuft auftreten.

Betreuungsgericht | 272

| 3.8.2 | **Patiententötungen** |

Patiententötungen kommen immer wieder vor, wobei Voraussetzungen und Hintergründe oft ganz unterschiedlich sind. In der Regel geben die Täter als Tatmotiv Mitleid an. Allerdings ist das Motiv nicht stichhaltig. Vielmehr zeigt sich übereinstimmend das Bild, dass die tötenden Pflegenden unfähig sind, selbst Leid zu ertragen.

Auch wenn Patiententötung sicher die spektakulärste Form von Gewalt in der Pflege ist und vor allem die größte publizistische Aufmerksamkeit erfährt, sollte nicht vergessen werden, dass dieser Akt am obersten Ende einer sehr langen Liste von Gewalthandlungen in der Pflege steht. Dabei reicht die moralische Entrüstung über Extreme bei weitem nicht aus. Notwendige Beseitigung der gewaltbegünstigenden Faktoren muss im Alltag ansetzen. Dies umfasst neben den institutionellen immer auch die politischen und gesellschaftlichen Rahmenbedingungen.

Mit schwierigen sozialen Situationen umgehen

4

Sexuelle Belästigung

4 Sexuelle Belästigung

4.1	**Sexuelle Belästigung**	670
4.1.1	Begriffsbestimmung	670
4.1.2	Folgen sexueller Belästigung für die Betroffenen	671
4.1.3	Rechtliche Konsequenzen	671
4.2	**Maßnahmen gegen sexuelle Belästigung**	672
4.3	**Der „Sonderfall" Pflege**	673

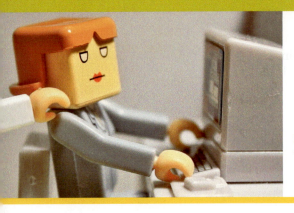

Sexuelle Belästigung

Das Thema „sexuelle Belästigung" wird in Deutschland erst seit den 1990er Jahren im Zuge zunehmender Emanzipation wirklich ernst genommen. War doch bis 1977 die „eheliche Pflicht" im Eherecht gesetzlich verankert.

Erst seit 1997 wird Vergewaltigung in der Ehe bzw. in homosexuellen Beziehungen unter Strafe gestellt – vorher hatten die Betroffenen keine Schutzrechte.

Eine Auswirkung dieser Gesetzeslage war bei sehr vielen Frauen, dass sie sich bei sexuellen Übergriffen nicht trauten, sich zur Wehr zu setzen. Wer gelernt hat, dass der (Ehe-)Mann eine Verfügungsgewalt über den eigenen Körper hat, verliert auch leicht das Gefühl für notwendige Grenzen des Selbstschutzes.

Gesamtgesellschaftlich setzte sich erst in den letzten zehn Jahren durch, dass sexuelle Belästigung kein Kavaliersdelikt ist. Entsprechend spät kommt das Thema auch in der Pflege an. Dabei gibt es hier noch eine eigene historische Variante:

Als zu Beginn des 20. Jahrhunderts die ersten „freien" Schwestern (sie gehörten keinem christlichen Orden an) in der Pflege arbeiteten, erschien 1901 ein Pamphlet über mögliche „Unzucht", das später Gegenstand einer Reichstagsverhandlung wurde: Der Autor des Pamphlets stellte vorab fest, dass in der Anklage nicht Ordensangehörige, sondern nur die so genannten „wilden Schwestern" gemeint seien.

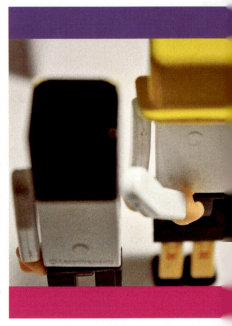

„Leider ist die Krankenpflege, wie sie von dieser Sorte Schwestern heutzutage betrieben wird, ein Sport, und zwar einer der allerschlimmsten Sorte: ein Sport, der nicht allein die Körper, sondern vor allem die Sittlichkeit der ihn Ausübenden ruiniert, ein Sport, dessen pikante Seite von unheilvollem Einfluss auf die jugendlichen Gemüter ist und der deshalb nicht energisch genug bekämpft werden kann. ...

Die eigentliche Behandlung männlicher Kranker aber birgt in sich die unheilvollsten Gefahren für die Sittlichkeit der jungen Schwestern ... Den weltlichen Schwestern, den sog. „wilden" wie den Vereinsschwestern ist der ganze männliche Körper schrankenlos freigegeben. Sie machen von der Licenz den ausgiebigsten Gebrauch ... Bedenkt denn ein Mädchen gar nicht, daß sie dadurch geradezu aus der bürgerlichen Gesellschaft ausscheidet?"

Johannes Stangenberger:
Unter dem
Deckmantel der Barmherzigkeit.

4 Sexuelle Belästigung

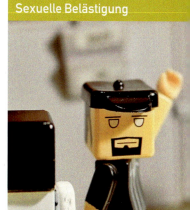

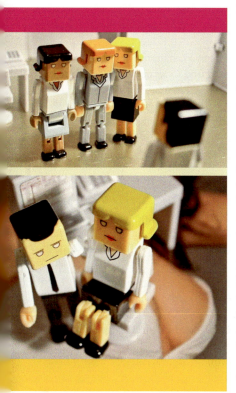

liche Patienten und Patientinnen waschen sollten. Das mag aus heutiger Sicht prüde wirken, tatsächlich aber schützte es die jungen Auszubildenden vor zu früher Konfrontation und verbalen Übergriffen von Seiten der (meist männlichen) Patienten. Schließlich lehrt die Erfahrung, dass insbesondere die Jüngeren unter den Pflegenden besonders leicht zu Opfern sexueller Belästigung werden, weil diese sich persönlich und beruflich noch sehr unsicher fühlen und oft so perplex sind, dass sie sich nicht wirklich wehren können

Auch wenn sexuelle Belästigung häufiger gegenüber Frauen vorkommt, sollten doch die Probleme junger Männer speziell in der Pflege nicht außer Acht gelassen werden. Auch sie sind öfter Opfer (von Frauen und Männern), aber sie sprechen nur ganz selten darüber, weil sie befürchten, dass ihnen niemand glaubt. Andere gehen das Thema offensiver an, wie das folgende Beispiel zeigt:

Aus der heutigen Sicht warf der Autor den Schwestern sexuelle Belästigung vor. Im Reichstag wurde das Pamphlet als Denunziation bewertet. Es führte aber dazu, dass in den Verhandlungen zur Entwicklung eines Krankenpflegegesetzes erstmalig auch die Ausbildung von Männern vorgesehen wurde und nicht mehr ausschließlich von Frauen.

Noch bis Anfang der 1980er Jahre achtete man in vielen Krankenhäusern sehr darauf, dass zumindest Auszubildende nur gleichgeschlecht-

„Eines Tages wird die Dozentin Frau Radix von drei Pflegeschülern angesprochen, ob man nicht mal über das Thema Sexualität im Pflegeberuf sprechen könnte. Sie hätten Probleme damit. Frau Radix hatte sich mit dieser Frage bisher nicht beschäftigt und war mehr als verwundert, dass ausgerechnet drei junge Männer sie auf dieses Thema ansprachen – die dürften doch damit kein Problem haben. Aber: Männliche Pflegende befinden sich beruflich in der Minderheitenposition, gleichzei-

tig zählen sie als Männer zu den potenziellen Tätern. Von daher trauen sich insbesondere junge Männer noch weniger, sexuelle Übergriffe abzuwehren oder auch nur darüber zu sprechen.

In der folgenden Unterrichtseinheit stellte sich heraus, dass alle Schüler und Schülerinnen mit dem Problem sexueller Belästigung zu kämpfen hatten – und alle berichteten von peinlichen Gefühlen, roten Köpfen und großer Unsicherheit, wie sie sich verhalten sollten."

Tatsächlich begannen Lehrende in der Pflege erst ab Mitte der 1990er Jahre, sich mit der Thematik „Sexualität in der Pflege" auch aus Sicht der Pflegenden auseinanderzusetzen. Bis vor wenigen Jahren wurde die Thematik im Wesentlichen mit dem regelmäßigen Hinweis auf den „Schutz der Intimsphäre der Patientinnen" abgehandelt.

Doch sexuelle Belästigung verletzt das Selbstwertgefühl und ist eine sehr kränkende Form der Grenzüberschreitung. Insofern ist es sehr wichtig zu lernen, sich dagegen zu schützen und zu verwahren.

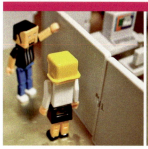 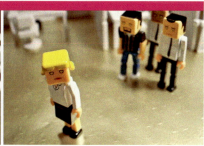

669

Mit schwierigen sozialen Situationen umgehen

4.1 Sexuelle Belästigung

4.1.1 Begriffsbestimmung

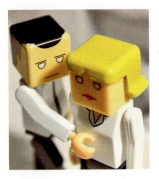

Sexuelle Belästigung ist jede Form sexuell bestimmten Verhaltens, das von den Betroffenen nicht erwünscht und von ihnen als beleidigend und/oder abwertend empfunden wird. Opfer sexueller Belästigung sind überwiegend Frauen, unabhängig von Alter, Aussehen, Familienstand oder beruflicher Position. Sexuelle Belästigung ist ein unwillkommenes Verhalten, durch das sich die Opfer peinlich berührt, gedemütigt und eingeschüchtert fühlen. Sie drückt sich in Worten, Gesten und Handlungen aus, z. B. durch:

- anzügliche Bemerkungen über Aussehen oder Privatleben,
- Erzählen anzüglicher, sexistischer Witze,
- Zeigen von pornografischen Darstellungen,
- taxierende Blicke („mit Blicken ausziehen") oder
- nicht erwünschte, mehr oder weniger „zufällige" Berührungen.

strafrechtlich relevante Tatbestände | 281

Sexuelle Belästigung kann in der weitestreichenden Form |strafrechtlich relevante Tatbestände umfassen wie

- Erzwingen sexueller Handlungen (Nötigung) und
- Vergewaltigung.

Laut Definition muss das Verhalten dabei bezwecken oder bewirken, dass die Würde der betreffenden Person verletzt wird. Dies ist insbesondere dann der Fall, wenn ein Umfeld geschaffen wird, das gekennzeichnet ist von

- Einschüchterung,
- Anfeindung,
- Erniedrigung,
- Entwürdigung oder
- Beleidigung.

Macht | 614

Im Gegensatz zum Flirt im positiven Sinne, der Signale von beiden Seiten voraussetzt, ist sexuelle Belästigung stets ein einseitiges Verhalten, das von den Betroffenen als entwürdigend erlebt wird. Dabei ist der Begriff sexuelle Belästigung durchaus zweischneidig. Es geht nämlich nicht, wie häufig von Tätern behauptet, vorrangig um das Ausleben von Sexualität, sondern um den Ausdruck von |Macht, Herabwürdigung und Geringschätzung.

www.bmfsfj.de
▸ Unsere Politikbereiche
▸ Gleichstellung
▸ Frauen vor Gewalt schützen
Hier können Sie sich die Studie als PDF herunterladen.

Aus der Forschung

Nach der im Auftrag des Bundesministeriums für Frauen durchgeführten repräsentativen Untersuchung „Lebenssituation, Sicherheit und Gesundheit von Frauen" haben insgesamt 58,2 Prozent aller befragten Frauen mindestens einmal in ihrem Leben sexuelle Belästigung erlebt. 22 % aller befragten Frauen erlebten dies am Arbeitsplatz, in der Schule oder Ausbildung. Auffällig bei der Studie ist das Machtgefälle, das i. d. R. zwischen Tätern und Opfern bestand. Die Täter sind meistens Männer mit langjähriger Betriebszugehörigkeit und/oder beruflich höherem Status/höherer Leitungsfunktion, während die Opfer nicht selten eine niedrigere oder keine berufliche Qualifikation besitzen, in einer niedrigeren Position innerhalb der Firmenhierarchie stehen und/oder erst kurze Zeit angestellt sind.

BMFSFJ (Hg.): *Lebenssituation, Sicherheit und Gesundheit von Frauen in Deutschland*. Eine repräsentative Untersuchung zu Gewalt gegen Frauen in Deutschland, 2003

670

Folgen sexueller Belästigung für die Betroffenen

4.1.2

Sexuelle Belästigungen führen bei den Betroffenen häufig zu typischen |Stressreaktionen:
- generelle Verunsicherung,
- Angst, Depression und psychosomatische Beschwerden
- Einschränkung des Lern- und Leistungsvermögens.

Stress | 547

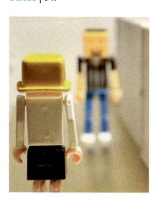

Erfolgt sexuelle Belästigung am Arbeitsplatz, kommen sinkende Arbeitsmotivation und damit verbunden ein Verlust der Arbeitsfreude hinzu. Besonders erschwerend sind Situationen, in denen sexuelle Belästigung durch beliebte und geschätzte Kollegen oder Vorgesetzte erfolgt. Die Betroffenen erleben es als persönliche Schwäche, nicht mit der Belästigungssituation umgehen zu können. Oftmals vermittelt der Täter, dass das Opfer „selbst schuld sei". Die Betroffenen geraten in einen Teufelskreis: Durch die Belästigung werden sie zunehmend unsicherer, der Täter kann so seine Machtposition noch weiter ausspielen. Es kommt zu Tatwiederholungen.

Rechtliche Konsequenzen

4.1.3

Sexuelle Belästigung ist kein eigener |Straftatbestand. Jedoch können Betroffene abhängig vom Tatbestand Strafanzeige stellen wegen:
- Beleidigung auf sexueller Basis,
- sexueller Nötigung/Vergewaltigung,
- Körperverletzung,
- Misshandlung von Schutzbefohlenen,
- sexuellen Missbrauchs widerstandsunfähiger Personen,
- exhibitionistischer Handlungen oder
- Verbreitung pornografischer Schriften.

Straftatbestand | 281

Allgemeines Gleichbehandlungsgesetz | 300

Den Schutz vor sexueller Belästigung am Arbeitsplatz regeln die Bestimmungen des |Allgemeinen Gleichbehandlungsgesetzes (AGG) §13 Abs. 4 bzw. des Betriebsverfassungsgesetzes (BetrVG) §75 Abs. 2.

Wer in Zusammenhang mit seinem Beschäftigungsverhältnis von sexueller Belästigung betroffen ist, hat nach dem AGG das Recht, sich bei den zuständigen Stellen des Betriebes oder der Dienststelle zu beschweren. Diese sind verpflichtet, Beschwerden zu prüfen und den Betroffenen das Ergebnis mitzuteilen sowie angemessene arbeitsrechtliche Konsequenzen zu ziehen.

Ergreift der Arbeitgeber keine oder offensichtlich ungeeignete Maßnahmen zur Unterbindung einer (sexuellen) Belästigung am Arbeitsplatz, sind die betroffenen Beschäftigten berechtigt, ihre Tätigkeit ohne Verlust des Arbeitsentgelts einzustellen, soweit dies zu ihrem Schutz erforderlich ist. Unter bestimmten Voraussetzungen ist der Arbeitgeber darüber hinaus zum Schadensersatz verpflichtet.

www.mit-mir-nicht.de
Auf dieser Seite einer vom BMFSFJ geförderten Initiative finden Sie in einfacher Sprache alle wichtigen Informationen zum Thema „Sexuelle Belästigung am Arbeitsplatz".
Alle größeren Gemeinden und Städte haben auf ihrer Internetpräsenz Informationsseiten zum Thema eingerichtet. Hier erfahren Sie auch Adressen regionaler Beratungsstellen.

4.2 Maßnahmen gegen sexuelle Belästigung

Aus Angst, als prüde, empfindlich oder humorlos zu gelten, negieren oder verdrängen viele Frauen sexuelle Gewalt gegen sich oder andere. Es hilft aber nicht, gute Miene zum bösen Spiel zu machen. Auf Dauer wird die Situation unerträglich. Sexuelle Belästigung ist ein grundsätzliches Unrecht, gegen das sich jede betroffene Person zur Wehr setzen muss und sollte. Dies kann wie folgt geschehen:

- Nehmen Sie die eigenen Gefühle und Wahrnehmungen ernst, es kommt auf Ihr subjektives Empfinden an.
- Bringen Sie Ihren Unmut über unerwünschte Berührungen oder andere Zudringlichkeiten mit deutlichen, lauten Worten zum Ausdruck.
- Weisen Sie die Belästigung energisch und direkt zurück.
- Fordern Sie – möglichst im Beisein anderer –, dass ein derartiges Verhalten Ihnen gegenüber in Zukunft zu unterlassen ist.
- Wenn der Belästiger bzw. die Belästigerin sein bzw. ihr Verhalten nicht ändert, melden Sie die Vorfälle Ihrer Vorgesetzten.
- Treten Sie selbstbewusst auf.
- Sprechen Sie unbedingt mit Personen Ihres Vertrauens darüber.
- Lassen Sie sich von kompetenter Seite beraten.
- Sichern Sie Beweise. Letztlich ist alles eine Frage der Beweisbarkeit. Fertigen Sie ein Protokoll der Vorfälle an.

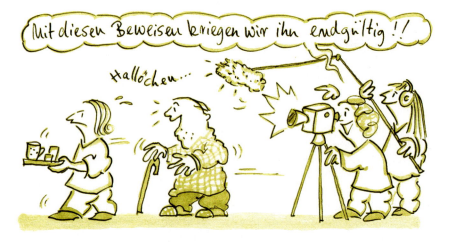

↘ Wenn Sie das Verhalten des Belästigers bzw. der Belästigerin öffentlich machen, entwerfen Sie rechtzeitig eine geeignete Strategie für den Fall, dass diese(r) die Vorwürfe von sich weist. Personen, die mit dem Vorwurf der sexuellen Belästigung konfrontiert werden, neigen dazu „zurückzuschlagen". Klagen wegen übler Nachrede können folgen. Suchen Sie daher Verbündete und kompetente Unterstützerinnen: Personal- oder Betriebsrat, Personalabteilung, Gleichstellungsbeauftragte und auch der Frauennotruf können kompetent weiterhelfen.

Das Arbeitsklima spielt für das Vorkommen sexueller Belästigung eine wesentliche Rolle. Daher sind präventiv ausgerichtete Maßnahmen äußerst wichtig. Dazu gehören u. a.:

- Fortbildungen für alle Beschäftigten zur Verhinderung sexueller Belästigung,
- Sensibilisierung von Führungspersonal für das Thema und
- eine eindeutige Haltung des Unternehmens gegen sexuelle Belästigung.

Sexuelle Belästigung

Der „Sonderfall" Pflege   4.3

Pflegende überschreiten notwendigerweise die allgemein geltenden Regeln des Berührungstabus gegenüber Fremden. In der Regel wird dies von Patientinnen auch nicht als sexuelle Belästigung gedeutet, sofern diese Handlungen professionell und nicht in sexueller Absicht durchgeführt werden.

Berührungstabu [1] | 12

Allerdings gibt es relativ viele Menschen (zu 90 % Frauen), die sexuelle Missbrauchs- und Gewalterfahrungen hinter sich haben und entsprechend auch pflegerische Handlungen im Intimbereich nur schwer aushalten. Gerade für diese Personengruppe ist es wichtig, dass unumgehbare Pflegehandlungen im Intimbereich durch gleichgeschlechtliche Pflegende durchgeführt werden.

Pflegende sind jedoch seltener Täter(innen) als Opfer sexueller Belästigung. Dabei kann ein und dieselbe Handlung eines Patienten unterschiedlich gedeutet werden, wie folgendes Beispiel zeigt.

Beispiel Der 68-jährige Herr Rehberg ist seit zwei Wochen auf der neurologisch-rehabilitativen Station. Als Frau Leitner zur morgendlichen Körperpflege in sein Zimmer kommt, sagt er zu ihr mit leicht süffisantem Unterton: „Wenn ein solch hübsches Schwesterchen in mein Zimmer kommt, sieht der Tag für mich doch ganz anders aus." Frau Leitner ist beleidigt. Was bildet der sich eigentlich ein? Ist mal wieder typisch Mann. Wahrscheinlich träumt der öfters mal von jungen Krankenschwestern. Als sie sich bei ihrer Kollegin Frau Bantner darüber auslässt, antwortet diese: „Ach, lass doch die alten Männer. Für viele ist es doch einfach nur schön, mal wieder junge Frauen um sich zu haben. Die denken sich dabei doch gar nichts Böses."

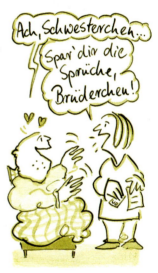

Gerade jüngere Pflegende fühlen sich schnell in Verlegenheit gebracht, wenn Patienten mit anzüglichen Sprüchen aufwarten („Kalte Hände, heiße Liebe?") und der Rest des 4-Bett-Männerzimmers in schallendes Gelächter ausbricht. Was soll ich denn jetzt bloß tun? Jede Person muss für solche Situationen eigene Handlungsstrategien entwickeln, auch abhängig davon, wie sehr sie sich belästigt fühlt. Insbesondere direkte, personenbezogene Anspielungen oder gar körperliche Berührungen an intimen Stellen erfordern jedoch eine direkte Zurückweisung. Im Team sollte entschieden werden, wie weiter mit dem betroffenen Patienten verfahren wird.

⚠ Bei der Intimpflege insbesondere jüngerer Männer kommt es nicht selten zu Erektionen. Dies ist i. d. R. Patienten und Pflegenden gleich unangenehm und nicht unbedingt als sexuelle Belästigung zu verstehen. Hier ist es hilfreich, die Körperwaschung zu unterbrechen, den Raum zu verlassen und zu einem späteren Zeitpunkt wiederzukehren.

Zurückweisungen sexueller Belästigung erfolgen im Berufsalltag immer verbal. Auch wenn in derselben Situation im privaten Alltag „man dem Idioten schon längst eine gescheuert hätte", unterliegt der Patient bei allem verständlichen Ärger unserer Fürsorgepflicht. Lautes Anschreien oder das Alleinelassen in gefährlicher Position sind unangemessene Reaktionen. Wer mit der Situation alleine nicht zu Recht kommt, soll sich auf jeden Fall Hilfe holen (z. B. klingeln). Eine absolute Ausnahme bilden Anlässe, in denen die Pflegende körperliche Gefahr verspürt (z. B. Patient versucht Pflegende ins Bett zu ziehen). In diesem Fall können körperliche Abwehrmaßnahmen im Sinne von Notwehr gerechtfertigt sein.

Notwehr | 284
bipolare Störungen [2] | 344

Aber: Nicht jeder Patient, der sexuell übergriffig wird, macht dies bewusst oder kann es kontrollieren. Bestimmte Krankheitsbilder (z. B. bipolare Störungen, Frontalhirnverletzungen) und auch medikamentöse Therapie (z. B. bestimmte Psychopharmaka und Sedativa) können zu sexueller Enthemmung führen.

Im Langzeitpflegebereich sieht die Situation noch anders aus. Die Beziehungen zwischen Pflegenden und Pflegebedürftigen können aufgrund der Verweildauer inniger werden. Gleichzeitig entbehren die Pflegebedürftigen aufgrund der institutionellen und persönlichen Situation grundlegender Bedürfnisse, wie z. B. dem Ausleben ihrer Sexualität. Auch hier ist das individuelle Ausleben dieser Bedürfnisse genauso wie die Wahrnehmung der Pflegenden sehr unterschiedlich. Grundsätzlich können im Umgang mit den entsprechenden Pflegebedürftigen folgende Aspekte mit berücksichtigt werden:

- Jeder Mensch hat – unabhängig vom Alter – sexuelle Wünsche und Bedürfnisse.
- Die Sehnsucht nach Liebe, Geborgenheit und Zärtlichkeit endet wohl nie.
- Viele Menschen leiden an einem Mangel an Zuwendung und sexueller Betätigung, insbesondere wenn sie alleinstehend oder fortgeschrittenen Alters, chronisch erkrankt oder behindert sind oder auch bei lang anhaltenden Krankheitszuständen. Manchmal sehen sie den Ausweg in Selbstbefriedigung – kommen Pflegende unerwartet hinzu, müssen solche Handlungen nicht als sexuelle Belästigung gedeutet werden.

Bestimmte Pflegehandlungen können von manchen (insbesondere kognitiv veränderten) Pflegebedürftigen oft nicht mehr richtig gedeutet werden und werden stattdessen als sexuelle Handlung wahrgenommen. Die Pflegebedürftigen reagieren entweder mit Abwehr oder erleben die Handlung als positive sexuelle Stimulation. Dies deuten Pflegende wiederum missverständlich als sexuelle Belästigung.

Im ambulanten Pflegebereich sind Pflegende in einer besonderen Situation. Sie betreten die Wohnungen der Klientinnen und Klienten und sind in der Regel alleine tätig. Auch ist die Beziehung zwischen Pflegenden und ihrer Klientel häufig längerfristig. Daher müssen insbesondere in diesem Bereich Pflegende eigene Strategien entwickeln, um mit sexuellen Übergriffen umzugehen. Im Zweifelsfall sollten sie keinesfalls zögern, sich sofort Hilfe zu holen oder die Wohnung zu verlassen.

Mit schwierigen sozialen Situationen umgehen

5

Helfen und hilflos sein

5 Helfen und hilflos sein

5.1	**Professionelles und nichtprofessionelles Helfen**	**678**
5.1.1	Die Bedeutung von „Helfen" in der Gesellschaft	678
5.1.2	Helfen als Beruf	678

5.2	**„Hilflose Helfer"**	**679**
5.2.1	Hilflosigkeit	679
5.2.2	Helfersyndrom	679
	Begriffsbestimmung	680
	Ausprägungen	681
	Symptome und Folgen	682
	Präventive Maßnahmen	683
	Arbeitsbelastungen und Stress	684

5.3	**Burnout-Syndrom**	**684**
5.3.1	Begriffsbestimmung	684
5.3.2	Stadien des Burnout	685
5.3.3	Warnsignale	687
5.3.4	Prävention und Bewältigung von Burnout-Phänomenen	688
5.3.5	Burnout in der Praxis	689

5.4	**Coolout-Phänomen**	**690**

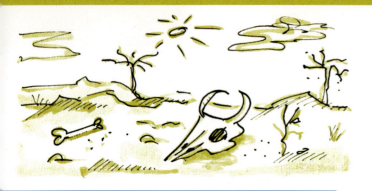

Helfen und hilflos sein

Der Brunnen

Eine große Trockenheit war über das Land gekommen. Zuerst war das Gras braun und grau geworden. Dann starben Büsche und kleinere Bäume. Kein Regen fiel, der Morgen erwachte ohne die Erfrischung des Taus.
Die Tiere waren in großer Anzahl verdurstet, denn nur wenige hatten noch die Kraft gehabt, aus der Wüste zu fliehen.

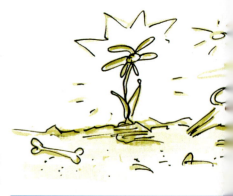

Die Trockenheit dauerte an. Selbst die stärksten, ältesten Bäume, deren Wurzeln bis tief in die Erde reichten, verloren ihre Blätter. Alle Brunnen und Flüsse, die Quellen und Bäche waren vertrocknet.

Eine einzige Blume war am Leben geblieben, denn eine ganz kleine Quelle gab noch ein paar Tropfen Wasser. Doch die Quelle war am verzweifeln: „Alles vertrocknet und verdurstet und stirbt. Ich kann doch daran nichts mehr ändern. Wozu soll es noch sinnvoll sein, dass ich die paar Tropfen aus der Erde hole und auf den Boden fallen lasse?"

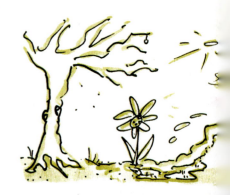

Ein alter Baum stand in der Nähe. Er hörte die Klage und sagte noch zur Quelle, bevor er starb: „Niemand erwartet von dir, die ganze Wüste zum Grünen zu bringen. Deine Aufgabe ist es, einer Blume Wasser zu geben. Mehr nicht."

Afrikanisches Märchen

5
Helfen und hilflos sein

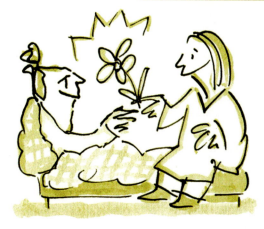

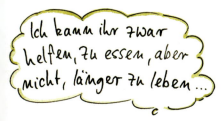

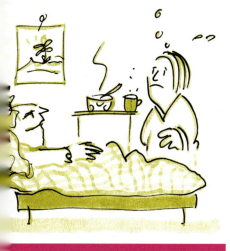

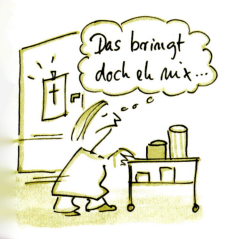

Dieses Märchen zeigt zweierlei: Einerseits kann die Blume nur weiterleben, weil ihr eine kleine Quelle Wasser spendet. Andererseits muss die Quelle erleben, dass sie zwar eine Blume retten kann, nicht aber das ganze Land.

Helfen und hilflos sein gehören also zusammen, sie sind die zwei Seiten einer Medaille. Nur wer gerne hilft, erfährt gleichzeitig, dass helfen können immer begrenzt ist. So unangenehm das sein mag, es schützt vor Allmachtsphantasien, dem Gedanken, dass man alles erreichen kann, wenn man nur will.

Eigene Hilflosigkeit löst Ängste aus, Erinnerung an Situationen, in denen man ganz von anderen Menschen abhängig war.

Daher haben oft die starken, sehr tatkräftigen Menschen am meisten Angst davor.

Im Krankenhaus zeigt sich das darin, dass viele Pflegende und Ärztinnen die Zimmer von Sterbenden möglichst nicht mehr betreten, weil sie „ja doch nichts mehr tun können".

Sie reagieren wie die Quelle, die die letzten Tropfen Wasser wegen der einen Blume nicht mehr aus dem Boden holen will, weil es ja doch keinen Sinn hat.

Das Gefühl von Hilflosigkeit angesichts unveränderlicher Situationen ist umso stärker, je mehr ein Mensch gewohnt ist, mit viel Energie und Einsatz das Leben tatkräftig zu meistern. Katastrophen, heftiges Leid, Sterben und Tod erinnern uns daran, dass wir nicht alle Situationen des Lebens im Griff haben – und dass es manchmal „nur" um das Aushaltenkönnen geht.

Helfen können und hilflos sein gehören zusammen. Das zu akzeptieren, ist eine wesentliche Voraussetzung zur Begleitung von Menschen in schmerzhaften Lebensumständen. Erst dieses Zusammenspiel ermöglicht eine echte Begegnung zwischen Helfenden und Hilfebedürftigen.

Das eigene Gefühl der Hilflosigkeit angesichts der tatsächlichen Hilflosigkeit der anderen nicht zu überspielen, sondern zuzulassen, zeigt eine Form von Solidarität, die letztlich stärker ist als die Hilflosigkeit. Es bringt die Blume der Nähe zum Blühen.

Mit schwierigen sozialen Situationen umgehen

| 5.1 | **Professionelles und nichtprofessionelles Helfen** |
| 5.1.1 | **Die Bedeutung von „Helfen" in der Gesellschaft** |

Altruismus

Uneigennützigkeit, Bezeichnung für ein dem Egoismus entgegengesetztes Handeln aus Solidarität mit dem Anderen

alter, lat. = der andere

ehrenamtliches
Engagement | 467

Zu allen Zeiten und in allen Kulturen hat „Helfen" eine hohe Bedeutung für das Zusammenleben. Jeder Mensch kennt aus eigener Erfahrung Situationen, in denen er von anderen abhängig und auf deren Hilfe angewiesen ist. Das ist im Kindesalter besonders augenfällig, gilt aber grundsätzlich ein ganzes Leben lang. Traditionell gilt die nicht-professionelle Hilfe primär Familienmitgliedern, Nachbarn, dem eigenen Clan oder einer selbst gewählten Gruppe von Menschen. Diese Hilfe ist spontan und situationsgebunden, sie kann auch unterlassen werden. Helfen ist vor allem ein Akt der Solidarität, ein Verhalten aus wechselseitiger Verbundenheit und Mitverantwortung für die Mitglieder einer sozialen Gruppe oder Gemeinschaft und wird als |Altruismus bezeichnet. Solidarische Hilfsbereitschaft ist der Kitt, der eine Gesellschaft zusammenhält – in Deutschland zeigt sich das in unzähligen Formen |ehrenamtlichen Engagements. Circa 23 Millionen Menschen betätigen sich in unterschiedlichen Organisationen wie Vereinen, Pfarreien, Selbsthilfegruppen und Non-Profit-Organisationen. Sie übernehmen z. B. Patenschaften, um bestimmte Anliegen zu unterstützen und ihrem eigenen Bedürfnis, sich für die Gesellschaft einsetzen zu wollen, nachzukommen. Nicht mitgerechnet sind hier die vielfältigen Formen individueller, nichtorganisierter Hilfe in Familie und Nachbarschaft.

5.1.2 Helfen als Beruf

Durch eine permanent sich verändernde Gesellschaftsstruktur mit zunehmend differenzierten Lebenswelten (Klein- statt Großfamilien, verstärkte Berufstätigkeit der Frauen, wirtschaftlich geforderte Mobilität, eine alternde Bevölkerung) verändert sich auch die Helferstruktur. Persönlicher Altruismus reicht nicht aus, Unterstützungssysteme müssen organisiert werden. Das heißt, viele Dienste, die in früheren Zeiten in Familie und Nachbarschaft geleistet wurden, müssen jetzt verstärkt von professionell Helfenden im sozialstaatlichen Auftrag als bezahlte Hilfe übernommen werden (**professionelles Handeln** |393). Zwar gibt es schon lange bezahlte Helferberufe, doch ihre Bedeutung nimmt wegen der gesellschaftlichen Veränderungen weiterhin zu.

Zu den Helferberufen zählen alle Gesundheits- und Sozialberufe. Das Spezifikum der Professionalität besteht darin, dass

- sie mit Menschen arbeiten, die in irgendeiner Form Unterstützung benötigen,
- es grundsätzlich um Hilfe zur Selbsthilfe geht,
- die Hilfe dauerhaft und stabil organisiert werden muss,
- die Helfenden einen klaren Arbeitsauftrag haben,
- die Helfenden für die Hilfeleistung bezahlt werden,
- die Helfenden gegenüber ihren Auftraggeberinnen rechenschaftspflichtig sind,
- der berufliche Einsatz zeitlich begrenzt ist und
- es eine klare Trennung zwischen beruflichem und privatem Einsatz gibt.

Die Aufgabe der Helfenden in allen Bereichen besteht primär darin, den vorübergehend oder dauerhaft unterstützungsbedürftigen Menschen soviel professionelle Hilfe (Fürsorge) zukommen zu lassen, dass diese baldmöglichst (wieder) selbstständig und autonom leben können. Das erklärte Ziel professioneller Hilfe besteht also darin, die eigene Leistung so schnell wie möglich überflüssig zu machen. In manchen Fällen geht das nicht – etwa wenn ein Mensch definitiv nicht mehr gesund bzw. selbstständig werden kann. Dann besteht die Hilfe vor allem im Aushalten und Begleiten.

Helfen und hilflos sein

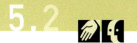

„Hilflose Helfer"

Hilflosigkeit

Alle Helfenden machen irgendwann die Erfahrung, dass sie sich hilflos fühlen angesichts nicht veränderbaren Leidens. Obwohl man zum Helfen ausgebildet wird, gibt es die Situationen, in denen man nichts anderes mehr tun kann, als einfach da zu sein. In der Pflege wird die eigene Hilflosigkeit besonders häufig im Umgang mit Sterbenden erlebt. Das ist sehr belastend und doch ganz wichtig, weil wir in diesem Moment ein empathisches Gefühl dafür entwickeln können, wie sich die Betroffenen selbst fühlen mögen. Auch die Sterbenden selbst und ihre Angehörigen sind letztlich dem Tod hilflos ausgeliefert. In solchen Momenten die eigene und fremde Hilflosigkeit nicht durch sinnlose Beschäftigung zu übergehen, sondern gemeinsam durchzustehen, ist ein wesentlicher Akt professioneller Unterstützung.

Helfersyndrom

Begriffsbestimmung
Die Hilflosigkeit angesichts von Unabänderlichem darf nicht verwechselt werden mit der Symptomatik und den Verhaltensweisen, die Wolfgang Schmidbauer 1977 erstmals in seinem Buch „Die hilflosen Helfer" beschrieben hat und die unter der Bezeichnung „Helfersyndrom" Eingang in die Fachliteratur gefunden haben.

Als Helfersyndrom bezeichnet man ein Hilfeverhalten, das nicht spontan und solidarisch angelegt ist, sondern vielmehr der Abwehr eigener schwieriger Gefühle dient. Menschen mit Helfersyndrom bevorzugen soziale Berufsrollen, um Ängste vor eigener Abhängigkeit und Schwäche abzuwehren. Die „Helfersyndrom-Helfende" meidet alle sozialen Beziehungen, in denen sie nicht die Gebende und Versorgende ist. Personen mit Helfersyndrom neigen dazu, sich Partner mit Schwierigkeiten (z. B. Alkohol) zu suchen, um sie zu „retten". Umgekehrt erwarten sie dafür Dankbarkeit und Anerkennung. Bleibt diese aus, reagieren sie mit massiver Abwertung und Aggression gegen diejenigen, die ihnen die Anerkennung versagen.

Zu den **sozialen Berufsrollen** zählen Pflegende, Ärztinnen, Lehrerinnen, Sozialarbeiterinnen, Pfarrerinnen, Psychotherapeutinnen, Erzieherinnen.

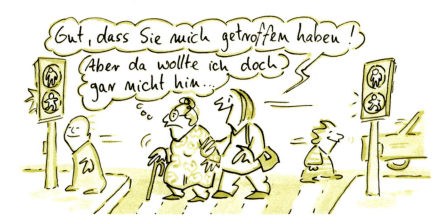

Ausprägungen

Eine **schwache Ausprägung** des Helfersyndroms dürfte sehr weit verbreitet sein und lässt sich durchaus kontrollieren. Dabei helfen ein gutes Teamklima sowie professionelle Führungskräfte. Problematischer ist eine **starke Ausprägung** des Syndroms, das pathologische Züge enthält, für die Helfenden selbst gefährlich ist und mitunter auch für die Hilfebedürftigen. Unter ungünstigen Arbeitsbedingungen steigt das |Burnout-Risiko erheblich an.

Die meisten Menschen sind lieber stark als schwach, kontrollieren lieber eine Situation als sich von ihr bestimmen zu lassen. Das ist normal. Bei einer starken Ausprägung des Helfersyndroms wird **Helfen zur Sucht**. Dies geschieht insbesondere dann, wenn die betroffene Person ein Ideal verinnerlicht hat, nach welchem Gut-Sein bedeutet, anderen schwächeren, kranken, benachteiligten oder bedürftigen Menschen zu helfen. Diese Personen erleben eigene Schwäche nicht nur als unangenehm, sondern als Ausdruck für Wertlosigkeit. Sich stärker als andere zu fühlen, gibt ihnen ein Gefühl von Sicherheit. Helfen zu können gibt ein Gefühl von Stärke. Gleichzeitig haben Helfersyndrom-Menschen viel Mitgefühl für die Schwächen anderer, helfen ihnen, wo immer es geht. Aber: Die Hilfe (Pflege) ist nicht wirklich an den Bedürfnissen der Patientin orientiert, sondern an den Wünschen der „helfenden" Person, wie in folgendem Gedicht von Eugen Roth deutlich wird.

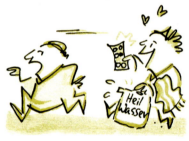

„Der Fürsorgliche
    Nicht, weil er bös ist, nein: zu gut:
    quält uns oft einer bis aufs Blut.
    Selbst Wünsche, die wir gar nicht hatten,
    erfüllt er, ohne zu ermatten,
    in einem Übermaß von Hulden
    und: ohne Widerspruch zu dulden."
                    Eugen Roth

Menschen mit Helfersyndrom neigen dazu, sich auch im Privatleben ein Umfeld zu schaffen, in welchem sie helfen können. Sie spielen immer und überall die Helfende und ziehen daraus ihre eigene Befriedigung. Umgekehrt neigen sie dazu, alles mit sich selbst auszumachen. Dies führt zu der Haltung: „Wenn ich mal ein Problem habe, ist sowieso niemand für mich da." Selten ist ihnen bewusst, dass sie Hilfe für sich selbst oft von vornherein ablehnen, weil sie ja stark und selbstlos sein müssen.

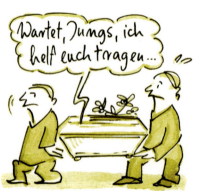

„Wirklich, er war unentbehrlich!
    Überall, wo was geschah
    zu dem Wohle der Gemeinde,
    er war tätig, er war da.

    (…)

    Ohne ihn war nichts zu machen,
    keine Stunde hatt' er frei.
    Gestern, als sie ihn begruben,
    war er richtig auch dabei."
                    Wilhelm Busch

Helfen und hilflos sein

Symptome und Folgen

Menschen mit Helfersyndrom fürchten sich davor, etwas für sich zu fordern. Sie können selten „Nein" sagen und sind oft jederzeit zur Mehrarbeit bereit. Im Stillen hoffen sie, dass ihre selbstlose Bereitschaft öffentlich wahrgenommen und anerkannt wird – und werden häufig enttäuscht, da dies meist nicht der Fall ist. In ihrer Freizeit tun sie sich schwer, etwas Schönes für sich selbst zu tun. Sie fühlen sich nutzlos und überflüssig, wenn sie nicht gebraucht werden, sie können mit sich alleine wenig anfangen. Anhand der folgenden Beispiele lassen sich die häufigsten Symptome des Helfersyndroms und deren Folgen erkennen.

Menschen mit Helfersyndrom benötigen Anerkennung für ihre Leistung. Wird ihnen diese versagt, schlägt die sensible Unterstützung der Schwachen um in Bitterkeit und |Aggression bis hin zur |Gewaltanwendung.

Aggression | **639**
Gewalt in der Pflege | **649**

Beispiel Die Krankenpflegerin Moira Masow ist bekannt für ihre Bereitschaft, „alles für ihre Patienten" zu tun. Eines Tages schreit ein alter verwirrter Patient stundenlang vor sich hin. Keine noch so liebevolle Maßnahme kann dies ändern. Zuletzt tritt Frau Masow diesen Mann gegen die Schienbeine, wirft ihn ins Bett und ohrfeigt ihn.

Menschen mit Helfersyndrom ignorieren, dass sie selbst auch nur begrenzte Ressourcen zur Verfügung haben. Ihr heimliches Ideal ist die eigene unerschöpfliche Stärke. Aus nicht vorhandener Selbstsorge resultieren fehlende Erholungsphasen mit der möglichen Konsequenz des Burnouts.

Beispiel Inge Kopisch arbeitete jahrelang aufopfernd und ohne andere Interessen als Krankenpflegerin. Zusätzlich pflegte sie ihre Mutter. Nach ihrem 40. Geburtstag und dem Tod ihrer Mutter merkt sie plötzlich, dass ihr eigene Kinder fehlen und sie niemals zurückbekommen wird, was sie selbst gegeben hat. Sie wird depressiv, kämpft mit Suizidgedanken, kann aber nicht darüber sprechen, da sie ja immer die Starke gewesen ist.

Menschen mit Helfersyndrom helfen aus einem emotionalen Zwang heraus. Dies verhindert eine rationale Vorgehensweise und damit verbunden notwendige Veränderungen im Sinne von Professionalität. Denn professionell zu arbeiten bedeutet, mit möglichst geringem Energieaufwand möglichst viele berufliche Ziele auf möglichst hohem Qualitätsniveau zu erreichen.

Beispiel In einer pflegerischen Einrichtung fragt die Supervisorin im Rahmen einer |Teamsupervision, wie sich denn die Arbeit mit den Bewohnerinnen gestalte. Vielleicht gäbe es ja den einen oder anderen schwierigen Fall. Daraufhin meint die stellvertretende Stationsleitung: „Wir haben keine schwierigen Bewohner, ich liebe sie alle." Auf die Rückmeldung, dass Liebe keine professionelle Kategorie sei, meint sie nur: „Aber ich liebe sie trotzdem." Von den anderen Teammitgliedern kommt bis zum Ende der Sitzung kein Wort mehr.

Teamsupervision | **606**

Menschen mit Helfersyndrom erleben Misserfolge als persönliches Scheitern.

Beispiel Die Krankenpflegerin Monika Anders betreut mit intensiver Hingabe Herrn Johann nach einem schweren Schlaganfall. Sie motiviert ihn zu immer neuen Versuchen aufzustehen und ist sich ganz sicher, dass er bald wieder nach Hause gehen wird. Nach drei Wochen zeigen sich deutliche Erfolge ihrer Bemühungen und Frau Anders strengt sich noch mehr an. Doch Herr Johann bekommt einen weiteren Apoplex und verstirbt kurze Zeit danach. Frau Anders ist so erschüttert ob ihres nicht erreichten Zieles, dass sie voller Enttäuschung ihren Beruf aufgibt.

Eckhart von Hochheim, bekannt als Meister Eckhart (ca. 1260–1328) war ein bedeutender Theologe und Philosoph des christlichen Mittelalters.

Präventive Maßnahmen

In dem folgenden Text von Meister |Eckhardt wird deutlich, dass bereits im Mittelalter (und wahrscheinlich so lange die Menschheit besteht) die problematische Seite des Helfens (hier im Sinne von „Lieben" genutzt) thematisiert wurde.

„Wer sich nicht liebt, hasst seine Seele und kann den Nächsten auch nicht lieben. Wie könntest du also wollen, dass dir ein Nächster, den du lieben solltest wie dich, anvertraut werde, wenn du dich selbst zu Grunde richtest. Wenn du dich selbst nämlich so liebst, dass du dich zu Grunde richtest, so will ich nicht, dass du irgendjemand im selben Maße liebst."

(Meister Eckhart)

Die Motivation für einen helfenden Beruf gleicht einem Strang mit vielen verschiedenen Fäden. Soziokulturelle Aspekte zählen ebenso dazu wie spontane Hilfsbereitschaft. Besonders konfliktträchtig sind aber die unbewussten Anteile, wie sie im Helfersyndrom angelegt sind. Daher ist die wichtigste präventive Maßnahme die Reflexion der eigenen Wünsche für das Berufsleben bereits in der Ausbildung und daraus resultierend das Stecken realistischer Ziele. Für eine solche Reflexion können folgende Überlegungen hilfreich sein:

- Die eigenen Motive für den Helferberuf sollten soweit wie möglich immer wieder erforscht werden.
- Das Ideal, Menschen helfen zu wollen, reicht alleine nicht für eine professionelle und stabile Berufsmotivation. Wichtig ist die Entwicklung einer klaren Berufsrolle, in der die Aufgaben möglichst genau definiert und abgegrenzt werden.
- Helfen bedeutet nicht, alle Menschen zu retten, sondern die eigene Arbeit nach den Regeln der Kunst durchzuführen. Pflegearbeit ist auch dann gut, wenn eine Patientin nicht dankbar ist und sie keine Anerkennung gibt oder wenn sie gar „trotzdem" stirbt.
- Selbstsorge ist eine notwendige Voraussetzung für die Fremdsorge.
- Helfende müssen einen angemessenen Umgang mit Stress und Gefühlen erlernen, das Erlernen instrumenteller |Copingstrategien sowie bestimmte Techniken der |Emotionsarbeit gehört dazu.
- Schlechte Organisation kann nicht dauerhaft durch persönlichen Einsatz ausgeglichen werden. Pflegearbeit ist ähnlich wie Familienarbeit nie wirklich zu Ende – sie wird für die Einzelnen nur durch die Arbeitszeit begrenzt. Diese sollte eingehalten werden.
- Akzeptieren, dass manche Menschen keine Hilfe wollen – und dies nicht als persönliche Kränkung interpretieren.
- Aufbau eines ausgleichenden Privatlebens, in dem die Selbstsorge und nicht das Helfen im Vordergrund steht.
- Lernen, dass eigene Schwäche kein Zeichen von Wertlosigkeit, sondern vielmehr elementarer Bestandteil von Menschsein ist.

Copingstrategien **1** | 505
Emotionsarbeit | 698, 720

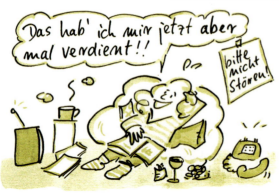

▶ Auch starke Menschen brauchen von Zeit zu Zeit Hilfe.

Eine wirklichkeitsorientierte Wahrnehmung des Berufes, die die realen Begrenzungen idealistischer Vorstellungen akzeptiert, ist die beste Prophylaxe gegen das Ausbrennen. Bei allem Realitätssinn aber bleibt die Pflege ein sehr anspruchsvoller Beruf, in dem Denken, Fühlen und Handeln gleichermaßen gefordert sind.

Arbeitsbelastungen und Stress

Professionelle Pflege umfasst drei Arbeitsebenen [Tab. 1]: die körperlich-handlungsorientierte, die kognitiv-organisatorische und die emotional-reflexive Ebene. Das Spezifikum in der Pflege besteht darin, dass zuweilen alle drei Wahrnehmungs- und Reaktionsebenen gleichzeitig gefordert sind, was so für kaum einen anderen Beruf zutrifft. Insbesondere die oft nicht als Arbeit wahrgenommene emotionale Leistung – nicht selten unter hohem Zeitdruck – wird gerne unterschätzt.

körperlich-handlungsorientiert	kognitiv-organisatorisch	emotional-reflexiv
heben, stützen, tragen, Gleichgewicht halten, mobilisieren, lagern	medizinisch-pflegerisches Fachwissen, Pflegeplanung, ethische Kompetenzen	Beziehungsarbeit: Beziehungen aufnehmen, gestalten, beenden
waschen, betten, Hilfe beim Essen, bei der Ausscheidung, beim Kleiden	Sprach- und Kommunikationsarbeit: Artikulation, Argumentation, Information, Dokumentation	Emotionsarbeit: Scham, Schuld, Wut, Identifikation, Angst, Nähe, Aggression, Mitleid, Sympathie/Antipathie, Ekel, Sexualität, Ärger
spezielle Pflegetätigkeiten (Prophylaxen etc.), ärztliche Assistenztätigkeiten	Organisation: Planung, Information, Koordination, Kooperation, Durchführung	Konfliktarbeit (mit Patientinnen, im Team): Gewalterfahrungen, Mobbing, Fehlerarbeit, diffuses Rollenverständnis
erhöhtes Infektionsrisiko, Allergien durch Desinfektionsmittel etc.	Verhandlungs- und Vermittlungsarbeit mit unterschiedlichsten Abteilungen, Anleitung, Einarbeitung von Azubis und neuen Mitarbeiterinnen	Gefühlsarbeit: Wohlbefindens-/Motivationsarbeit, Sicherheit und Vertrauen herstellen, Patientinnen aktivieren, unterstützen, durch das „Tal" helfen, Biografiearbeit
Schichtdienst	Sicherheits- und Hygienearbeit, Maschinenarbeit	Sterbe- und Trauerbegleitung

[Tab. 1] Die drei Arbeitsebenen und ihre wichtigsten Inhalte (I. Hofmann)

All diese Belastungen im Berufsleben können zu erhöhtem |Stress führen. Stress bewirkt eine verstärkte Ausschüttung von Stresshormonen (z. B. Adrenalin), die den Körper mobilisieren, um die Belastungen auszugleichen. Positiv wirkt sich der Stress „Eustress" dann aus, wenn es gelingt, durch erhöhte Leistungsfähigkeit die anstehenden Aufgaben zur Zufriedenheit zu lösen, das stärkt das Selbstwertgefühl.

Gelingt es jedoch nicht, die Belastung zu bewältigen, fehlen die Ressourcen oder dauern die Phasen der Hochleistung zu lange, dann kommt es zu negativer Stressreaktion („Distress"). Auf Dauer führt das zu Erschöpfungszuständen, körperlicher Erkrankung, negativer Selbstbewertung und Burnout.

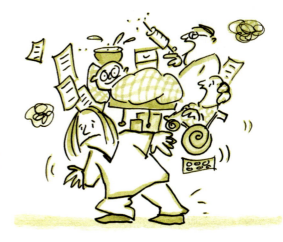

Stress | 547

5.3 Burnout-Syndrom

5.3.1 Begriffsbestimmung

Burnout
entspricht dem Verlöschen einer Lampe, wenn das Öl zu Ende ist.
to burn out, engl. = ausbrennen

Syndrom
(Krankheits-)Bild, das sich aus verschiedenen eigenständigen Symptomen ergibt.

ICD-10
Internationale Klassifikation von Krankheiten (*international classification of diseases*), zehnte Version

Das |Burnout-Syndrom wurde erstmals 1974 von dem amerikanischen Psychoanalytiker Herbert Freudenberger näher beschrieben. Ihm fiel auf, dass es in helfenden Berufen (z. B. der Pflege, Medizin, Rettungsdienst, Pädagogik, Sozialarbeit) besonders häufig zu Krankschreibung, Arbeitsunfähigkeit oder Frühverrentung kam. Hintergrund war oft eine völlige körperliche und emotionale Erschöpfung, die Menschen wirkten regelrecht „ausgebrannt" wie ein erloschenes Feuer.

Das Burnout-Syndrom ist in der |ICD-10 nicht als Krankheit, sondern als Einflussfaktor auf die Gesundheit aufgeführt. Obwohl es ein vielfach untersuchtes Phänomen darstellt, findet sich keine allgemein gültige **Definition** von Burnout. Je nach dem Fokus der Aufmerksamkeit gibt es unterschiedliche Erklärungsansätze. In einigen Definitionen wird die Ursache in der Persönlichkeitsstruktur der Helfenden gesucht, andere wiederum betonen die Bedeutung gesellschaftlicher oder arbeitsbezogener Faktoren. Die folgende Tabelle gibt einen Überblick, unterteilt in persönlichkeitszentrierte sowie sozial-, arbeits- und organisationspsychologische Erklärungsansätze.

Persönlichkeitszentrierte Erklärungsansätze	Sozial-, arbeits- und organisationspsychologische Erklärungsansätze
Edelwich & Brodsky (1984)	Aronson, Pines & Kafry (1983)
Fischer (1983)	Barth (1992)
Freudenberger & Richelson (1983)	Berkley Association Planning Group (1977)
Lauderdale (1982)	Brahall & Ezel (1981)
Meier (1983)	Büssing & Perrar (1989)
Burisch 1989)	Cherniss (1980)
	Harrison (1983)
	Enzmann & Kleiber (1989)
	Maslach & Jackson (1984)

[Tab. 1] Erklärungsansätze für das Burnout-Syndrom, nach: Gusy, Burkhard: Stressoren in der Arbeit, Soziale Unterstützung und Burnout – Eine Kausalanalyse; Forschungsberichte Band 1, München & Wien: Profil Verlag GmbH, 1995, S. 31

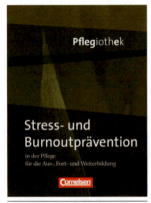

[1] Literatur zum Weiterlesen

Dehumanisierung
Entmenschlichung; zeigt sich durch negative und/oder zynische Einstellung zu Kolleginnen, negative Gefühle gegenüber Patientinnen, Schuldgefühle, Rückzug „ins Schneckenhaus", Meidung von Unannehmlichkeiten, Reduzierung der Arbeit auf das Notwendigste

Im Allgemeinen wird das Burnout-Syndrom beschrieben als eine Folge längerfristiger negativer Beanspruchungen. Die Kernkomponente von Burnout ist die **emotionale Erschöpfung**. Sie ist verbunden mit dem Gefühl, den Anforderungen in der Arbeit nicht mehr gewachsen zu sein, „nicht mehr zu können". Gefühle der Überforderung, der inneren Leere, des Ausgelaugtseins und der chronischen Ermüdung machen sich breit. Die Symptome emotionaler Erschöpfung werden begleitet von Tendenzen, die sich einerseits als zunehmende Gleichgültigkeit bzw. Distanzierung und andererseits als wachsender Widerwillen und Ärger gegenüber Patientinnen bzw. der Arbeit im Allgemeinen zeigen können; diese Tendenzen werden auch als |**„Dehumanisierung"** bezeichnet. Die betroffene Person hat keine Freude mehr an der Arbeit, sie „will nicht mehr". Weder die Familie noch Freunde können wirklich neue Kraft geben, im Gegenteil – auch sie werden als weitere Verpflichtung erlebt. Selbst in den Ferien gelingt es nicht, sich wirklich zu erholen. Reizbarkeit und Nervosität stellen sich nach Arbeitsbeginn schnell wieder ein.

Helfen und hilflos sein

Die **Ursachen für Burnout** liegen primär in den beruflichen Belastungen, denen eine Person über längere Zeit ausgesetzt ist. Die Quellen der Belastung können in der Arbeitsaufgabe (Unterforderung durch Monotonie oder Überforderung durch permanenten Zeitdruck), im |interpersonalen Austausch (Teamklima) und in den Arbeitsbedingungen bzw. organisatorischen Rahmenbedingungen liegen. Mangelnde Ressourcen, wie beispielsweise ungenügende Entscheidungsspielräume, unterstützen die Entwicklung von Burnout. Persönliche |Dispositionen wie ausgeprägtes Selbstbewusstsein oder Helfersyndrom können die Entwicklung von Burnout ebenso hemmen wie begünstigen.

interpersonal
zwischen den Personen
inter, lat. = zwischen
Disposition
Empfänglichkeit, z. B. für
eine Krankheit

Stadien des Burnout

5.3.2

Im Wesentlichen ist das Burnout durch vier Phasen gekennzeichnet, die nacheinander oder auch wiederholt auftreten können.

1. **Idealistische Begeisterung**: Sie zeigt sich in der Überidentifikation mit dem Beruf und hohen Idealen, gepaart mit Ehrgeiz und permanentem Leistungsdruck. Allmachtsphantasien zählen ebenso dazu wie nahezu unbegrenzte Aufopferungsbereitschaft.

2. **Stagnation oder Einbruchphase**: Die Freude an der Arbeit geht verloren; chronische Müdigkeit und Unlust an der Arbeit sind erste Warnsignale. Der „Verrat" an den einstigen Idealen führt zu Schuld- und Versagensgefühlen, die leicht in zynischen Aussagen münden. Die Arbeit, die früher um ihrer selbst willen idealisiert wurde, wird als erheblich anspruchsvoller, aber viel schlechter bezahlt erlebt als alle anderen Tätigkeiten. Die Betroffenen fühlen sich ausgenutzt und meinen, dass angesichts der Diskrepanz zwischen Anstrengung und Gehalt auch illegale Mittel (Krankfeiern) erlaubt seien, um das erlebte Missverhältnis auszugleichen.

3. **Frustration oder Abbauphase**: Es kommt zu deutlichem Leistungsabbau, die Betroffenen können sich nicht mehr konzentrieren, es unterlaufen ihnen zunehmend Fehler. Das fördert die Verunsicherung in der beruflichen und persönlichen Identität, sozialer und emotionaler Rückzug (Isolation) auch im Privatleben sind die Folge. Es kommt zu Persönlichkeitsveränderungen. Hoffnungs- und Orientierungslosigkeit nehmen zu, ebenso der Missbrauch an Suchtmitteln (Alkohol, Tabak, Medikamente, Süßigkeiten). Verminderte Infektabwehr, häufige Erkältung, allgemeine vegetative Reaktionen wie Enge in der Brust und Kurzatmigkeit zeigen eine wachsende Krankheitsanfälligkeit.

4. **Apathie und Verzweiflung**: Die Betroffenen resignieren, werden depressiv und innovationsfeindlich. Selbstbeschuldigung, Zynismus und psychosomatische Reaktionen wie Kopf- oder Magenschmerzen, Schlaflosigkeit, vegetative Beschwerden nehmen überhand. Angestaute Aggressionen werden gegenüber Patientinnen und Kolleginnen ausgelebt – ähnlich wie beim ausgeprägten Helfersyndrom kann es zu |Gewalthandlungen kommen. Motivation und Eigeninitiative sind durch Gleichgültigkeit, innere Leere und Depressionen („Depersonalisierung") ersetzt. Die Selbstachtung geht verloren, stattdessen macht sich eine negative Einstellung gegenüber allem und jedem breit. Die |Suizidgefährdung steigt erheblich an.

Gewalt in der Pflege | **649**

Suizidgefährdung **2** | **329**

Weitere Phasenmodelle zum Burnout zeigt die Übersichtstabelle auf der folgenden Seite.

12-Phasen-Modell nach Freudenberger und North (1992)	5-Phasen-Modell nach Müller-Timmermann (1994)	10-Phasen-Modell nach Fengler (1998)
1. Phase hoher Ehrgeiz, verbissener Tatendrang, Leistungsdruck	**1. Phase** Enthusiasmus und Idealismus	**1. Phase** Freundlichkeit und (Über-)Idealismus
2. Phase Steigerung des Engagements, Demonstration der eigenen Unentbehrlichkeit		**2. Phase** Überforderung (meist nicht wahrgenommen)
3. Phase hohe Einsatzbereitschaft, eigene Bedürfnisse werden ignoriert		**3. Phase** geringer werdende Freundlichkeit
4. Phase erste körperliche Signale, Verdrängen wahrgenommener Konflikte	**2. Phase** Realismus und Pragmatismus	**4. Phase** Schuldgefühle darüber
5. Phase beginnende Isolation, Vernachlässigung von Familie und Freunden, nur der Beruf ist wichtig		**5. Phase** vermehrte Anstrengungen
6. Phase weitere Meidung sozialer Kontakte, Leugnung der eigenen Überforderung, Wesensänderung verstärkt sich, Misstrauen, Zynismus und Aggressivität		**6. Phase** Erfolglosigkeit
7. Phase Hoffnungslosigkeit und Orientierungslosigkeit nehmen zu, häufig Suchtmittelkonsum	**3. Phase** Stagnation und Überdruss	**7. Phase** Hilflosigkeit
8. Phase emotionaler Rückzug, deutliche Wesensänderung, Minderung des Engagements		**8. Phase** Hoffnungslosigkeit
9. Phase Entpersönlichung, eigene Bedürfnisse werden nicht wahrgenommen, fehlende Motivation	**4. Phase** Frustration und Depression	**9. Phase** Erschöpfung, Abneigung gegen Klientinnen – Mitarbeiterinnen – Schülerinnen, Apathie
10. Phase Gleichgültigkeit und innere Leere, Gefühl der Nutzlosigkeit, Ängste		
11. Phase Motivation und Eigeninitiative sind verloren, starke Erschöpfung, Depressionen	**5. Phase** Apathie und Verzweiflung	**10. Phase** Burnout-Syndrom = Selbstbeschuldigung, Zynismus, psychosomatische Reaktionen, Fehlzeiten, Unfälle etc.
12. Phase medizinischer Notfall!, lebensbedrohende völlige physische und psychische Erschöpfung, Suizidgefahr		

[Tab. 1] Unterschiedliche Phasenmodelle zum Burnout-Syndrom

Aus der Forschung

In der im unten angeführten Artikel beschriebenen Studie geht es um einen Vergleich zwischen Pflegenden mit und ohne Burnout. Im Gegensatz zu manch anderen Autorinnen kommen Aries/Zuppinger Ritter zu dem Resultat, „dass ein stark ausgeprägter Helferwille eher vor Burnout schützt als Burnout fördert." Dies widerspricht der in der Literatur weit verbreiteten Meinung, dass das erste Stadium des Burnouts mit „Idealistischer Begeisterung" beginnt.

—

ARIES, M., ZUPPINGER RITTER, I.: „Pflegende mit und ohne Burnout: ein Vergleich." In: *Pflege* (12) 1999, S. 83–88

Helfen und hilflos sein

Warnsignale

5.3.3

Je früher erste Anzeichen von Burnout wahrgenommen werden, desto eher lässt sich etwas dagegen tun. Da zwischen |Distress und Burnout ein enger Zusammenhang besteht, ist es wichtig, Stressreaktionen frühzeitig ernst zu nehmen. Bedacht werden sollte auch, dass jüngere Pflegende besonders stark betroffen sind, weil sie im Gegensatz zu den erfahrenen Fachpflegekräften noch kaum hilfreiche |Copingstrategien entwickelt haben.

Distress | 547

Copingstrategie 1 | 505

Folgende Reaktionen sollten als Warnsignale ernst genommen werden:

kognitive Reaktionen:
- Verdruss, „wenn ich nur an die Arbeit denke! ..."
- Konzentrationsmangel, erhöhte Fehlerquote
- verminderte Kreativität, keine Lust mehr auf neue Pflegemethoden
- Gedankenkreisen, ohne einen Ausweg zu finden

emotionale Reaktionen:
- Unlust, Angst, Verunsicherung, Unruhe, Anspannung, Unzufriedenheit, Erschöpfung
- Konflikte werden nicht gelöst, sondern verdrängt
- Ärger, Wut, Gereiztheit, Aggressivität
- Versagensgefühle, Angst vor neuen Herausforderungen
- das Selbstwertgefühl leidet, Abwertung eigener Leistung
- verminderte Wahrnehmung der Umgebung und der Befindlichkeit anderer Menschen

muskuläre Reaktionen:
- Verspannungen in Nacken und Schultern, Fehlhaltung
- Spannungskopfschmerz, hochgezogene Schultern
- nächtliches Zähneknirschen, zittrige Hände

vegetative Reaktionen:
- chronische Müdigkeit, Erholungszeiten werden länger
- Immunsystem: Abwehrschwäche, häufige Erkältung
- Herz-Kreislauf: Herzklopfen, funktionale Herzschmerzen, erhöhter Blutdruck
- Atmung: Kurzatmigkeit, Kloß im Hals, Enge in der Brust
- Magen, Darm: flaues Gefühl im Magen, Übelkeit, Durchfall, Magenschmerzen
- Innenohr: Tinnitus, Hörsturz, Schwindel
- Nebenniere: erhöhte Ausschüttung von Stresshormonen (Cortisol, Adrenalin und Noradrenalin) mit Auswirkungen auf den gesamten Hormonhaushalt

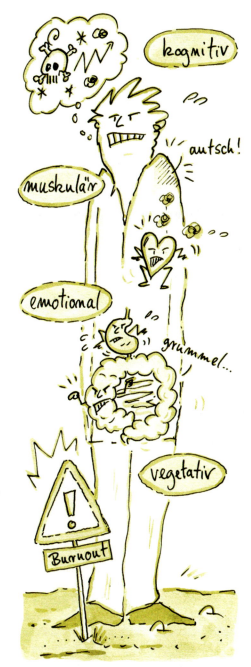

„Ein Mensch sagt – und ist stolz darauf –
  er geh' in seinen Pflichten auf.
Bald aber, nicht mehr ganz so munter,
  geht er in seinen Pflichten unter."

ROTH, EUGEN: *Mitmenschen*, Fischer TB, Frankfurt, 1995, S. 166

5.3.4 Prävention und Bewältigung von Burnout-Phänomenen

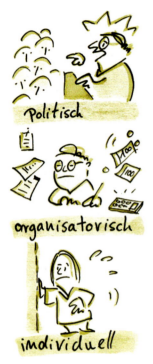

Subsidiaritätsprinzip | 201
Fort- und Weiterbildung | 524
Supervision | 604

www.hilfe-bei-burnout.de/nano.cms/Messung/burnout-test/
Auf dieser Seite finden Sie einen von vielen im Netz verfügbaren Burnout-Tests.

soziale Unterstützung | 600
Psychotherapie | 603

Burnout ist nicht (nur) ein individuelles Problem, sondern auch ein Gesellschaftsphänomen. Insofern müssen Veränderungen und vorbeugende Maßnahmen auf ganz verschiedenen Ebenen, nämlich politisch, organisatorisch und individuell angesetzt werden.

Politische Ebene: Im Rahmen stark beschleunigter Arbeitsprozesse, zunehmender Technisierung und Bürokratisierung bei gleichzeitig wachsender Arbeitsplatzunsicherheit steigt das Risiko stressbedingter Burnout-Phänomene. Hier langfristig Veränderungen herbeizuführen, ist Aufgabe der Politik in internationaler Zusammenarbeit.

Organisationsebene: Schätzungen sehen die Folgekosten von Stress und Burnout im mehrstelligen Milliardenbereich. Insofern muss es im ureigensten Interesse der Arbeitgeber liegen, eine Organisationsstruktur zu schaffen, die den Mitarbeiterinnen (Frauen sind stärker burnoutgefährdet als Männer) Wertschätzung und Anerkennung entgegenbringt. Als besonders hilfreich zur Burnout-Prophylaxe hat sich ein gutes Teamklima erwiesen, das durch gute Organisation gefördert werden kann. Dazu zählen:

- ein durch Vertrauen und Transparenz gepflegtes offenes Arbeitsklima,
- die Auswahl von verantwortungsbewussten Leitungspersonen, die auch bereit sind, Führung zu übernehmen,
- Förderung von beruflicher Autonomie, Mitbestimmung und Selbstverantwortung,
- Förderung einer stabilen Berufsrolle (Professionalität),
- flache Hierarchien und wirkliche Gleichberechtigung in Aufgabenverteilung und Bezahlung,
- Einhaltung des |Subsidiaritätsprinzips,
- Entwicklung einer „Fehlerkultur" im Rahmen von Qualitätsmanagement,
- Gewährung angemessener Rückzugsräume und -zeiten sowie
- Angebote für |Fort- und Weiterbildung, insbesondere für |Supervision und kontinuierliche Teamentwicklung.

Individuelle Ebene: Körperliche und seelische Gesundheit sind keine Selbstverständlichkeit im Sinne eines unveränderlichen Zustandes. Vielmehr stehen wir als Menschen in einem permanenten Austausch mit unserer Umwelt, der viel dazu beiträgt, ob wir uns physisch und psychisch stabil oder zunehmend krank fühlen. Der Pflegeberuf birgt hohe Belastungen. Gerade im emotionalen Feld besteht das Risiko, diese zu unterschätzen.

Im Abschnitt „Helfersyndrom" wurden bereits verschiedene präventive Überlegungen dargestellt, sie gelten praktisch genauso zur Burnout-Prophylaxe. Hilfreich dürfte auch die Durchführung von Burnout-Tests sein. Ohne diese Tests überzubewerten, können sie doch dazu beitragen, sich der jeweiligen eigenen Situation bewusster zu werden. In der Folge kann die Bereitschaft wachsen, notwendige Veränderungen herbeizuführen.

Wie in allen Bereichen der Gesundheitsförderung und -prävention spielen auch für die Burnout-Prophylaxe alle Freizeitaktivitäten eine positive Rolle, die Zufriedenheit und Entspannung fördern (z. B. Sport, Lesen, Musik, Spiele, Hobbys).

Professionelle |soziale Unterstützung wie kollegiale Beratung, Balintgruppen oder Supervision sind als Burnout-Prophylaxe auf Teamebene sehr hilfreich. Bei fortgeschrittener Burnout-Symptomatik sollte eine |Psychotherapie und ggf. ärztliche Behandlung ernsthaft in Erwägung gezogen werden.

Burnout in der Praxis

Der oben beschriebene Extremverlauf des Burnout wird eher selten wahrgenommen, u. a. auch deswegen, weil viele Menschen vorher aus dem Beruf aussteigen. Vertrauter dürfte dagegen der „kompensierte Burnout" sein. Dazu gehören die Berufstätigen, die einen inneren Ausstieg verbergen, um keine Schwierigkeiten zu bekommen. Sie leisten „Dienst nach Vorschrift", d. h., sie erfüllen einigermaßen ihre Pflicht ohne inneres Engagement. Die erkennbare Unlust wird durch „rechtfertigende" Ausreden begründet, z. B. eigene Erkrankung, Eheprobleme, Belastung durch Kinder, Wohnungswechsel oder schwierige Familienverhältnisse.

Besonders Pflegende neigen leicht dazu, Kolleginnen wie Patientinnen zu behandeln und immer Verständnis zu haben. Durch übermäßige Rücksichtnahme und die Bereitschaft, Ausreden gelten zu lassen sowie mangelnde Leistungsbereitschaft zu entschuldigen, werden Burnout-Entwicklungen aber eher gefördert. Es kommt zur regressiven Entprofessionalisierung im Team. Die weniger ausgebrannten Teammitglieder erledigen die Arbeit der stärker Betroffenen solange mit, bis sie selbst nicht mehr können. Das heißt, Burnout ist ansteckend, solange er nicht erkannt und bekämpft wird.

Regressive Entprofessionalisierung: Professionell arbeiten heißt, sich an den Werten der jeweiligen Berufsgruppe zu orientieren – dadurch unterscheidet man sich von Laienarbeit. Diese Werte müssen regelmäßig weiterentwickelt werden, um eine Entprofessionalisierung zu vermeiden. Regressiv ist die Entprofessionalisierung dann, wenn ein Rückzug auf „versorgt werden wollen" erfolgt.

Coolout-Phänomen

Unter Coolout wird ein Phänomen verstanden, dass die Wissenschaftlerin Karin Kersting in einer Studie erstmals für den Bereich der Pflege beschrieben hat.

Hintergrund und Auslöser für Coolout, des „Sich kalt Machen(s)", ist die alltägliche Konfliktsituation zwischen der immer geforderten „guten" Pflege (die sich an den individuellen Patientenbedürfnissen orientiert) und der regelmäßigen Verhinderung genau dieser individuellen Pflege durch die Rahmenbedingungen des Stationsalltags. Mit der Metapher der Kälte soll die Leistung beschrieben werden, mit der die Betroffenen versuchen, diesen täglichen Widerspruch zwischen geforderter Norm und dem Zwang, dieser Norm zuwiderzuhandeln, auszuhalten.

Im Rahmen dieses Verhaltens fallen subtile Reaktionsmuster auf, die Kersting in grafisch dargestellter Form einer „Kälteellipse" zugeordnet hat [Abb. 1]. Die Ellipse umfasst zwölf Reaktionsmuster, die vier Hauptreaktionsformen zugeteilt sind: vom naiven Zugang über die praktische Hinnahme zur praktischen Negation bis zur Einsicht in die Kälte.

Zum besseren Verständnis werden einzelne Reaktionsformen anhand von Beispielen auf der folgenden Seite näher erläutert.

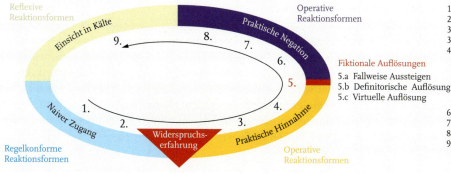

[1] Kälteellipse nach Karin Kersting (2005)

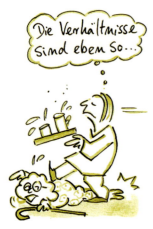

Muster: „Fraglose Übernahme"

Beispiel Auf einer internistischen Station mit 25 Patientinnen sind vier Pflegende im Frühdienst eingeteilt. Acht Personen sind zu waschen, drei brauchen zusätzlich Unterstützung, vier Hilfe beim Essen. Eine Patientin liegt im Sterben. Vier Patientinnen werden entlassen, vier Neue sind angemeldet. Um die Arbeit zu schaffen, werden Ressourcen der Patientinnen ignoriert, sie selbst zu waschen geht schneller.

Trotz der offensichtlichen Unmöglichkeit sprechen die Pflegefachkräfte weiterhin von bedürfnisorientierter Pflege und sehen keinen Widerspruch zu ihrem Arbeitsalltag. Die Bedingungen werden ausgeblendet bzw. nicht hinterfragt. Auszubildende übernehmen diese Sichtweise (z. B. schnelles, effizientes Arbeiten – im Sinne einer Reihenabfertigung) und werfen ihrerseits den Lehrenden in der Schule vor, dass die Theorie mit der Praxis nicht vereinbar sei: ein uralter Ausbildungskonflikt!

Muster: „Opfer"

Beispiel Die Pflegeschülerin Renate Kolbow stellt während der Essensausgabe fest, dass Herr Mager eingekotet im Bett liegt. Sie unterbricht die Essensverteilung, um ihn zu säubern. Das wird von der Pflegefachkraft kritisiert. Als tags darauf die gleiche Situation eintritt, entscheidet sich die Schülerin, erst das Essen fertig zu verteilen, um Vorwürfen zu entgehen.

Bei diesem Reaktionsmuster erkennt die Pflegende zwar den Widerspruch zwischen Anspruch und Wirklichkeit, sieht aber keine Möglichkeit, etwas dagegen zu tun. Sie kann sich mit ihrem patientinnenorientiertem Anspruch nicht durchsetzen. In ihrer eigenen Wahrnehmung ist sie Opfer der anderen, die eben keinen so hohen Anspruch haben.

Muster: „Idealisierung falscher Praxis"

Beispiel Die Arbeitsbelastung auf Station C ist grundsätzlich sehr hoch. Hinzu kommen viele Krankheitsausfälle und eine hohe Personalfluktuation. Zur Verbesserung bietet die PDL der Station an, sie könnte ihnen Supervision anbieten.

Diese PDL sieht die Defizite – und sie sucht nach Möglichkeiten, etwas zu verändern. Sie schlägt Maßnahmen vor, die das Team unterstützen sollen, damit Patientinnenorientierung und schnelles Arbeiten dennoch verwirklicht werden können. Lösungen werden innerhalb bestehender Arbeitsbedingungen gesucht, strukturell widersprüchliche Bedingungen bleiben unangetastet.

Muster: „Reflektierte Hinnahme"

Beispiel Der Pflegefachkraft Jenny Walser ist die Diskrepanz zwischen Anspruch und Wirklichkeit sehr bewusst. Sie überlegt verschiedene Möglichkeiten, kommt aber immer wieder zu dem Schluss, dass sie keine Lösung findet, weil das Problem strukturell verankert ist. Entweder wird eine Patientin bedürfnisorientiert gepflegt – dann bleibt zu wenig Zeit für die anderen. Oder sie versucht allen irgendwie gerecht zu werden, dann gibt es für den Einzelnen nur „halbe Sachen." Sie fügt sich in dem Bewusstsein, dass sie einfach nicht so pflegen kann, wie sie es für richtig hält.

> „Sich kalt machen" heißt, sich so im Alltag zu orientieren, dass man angesichts der verschiedenen Spannungsfelder handlungsfähig bleibt. Die Kehrseite ist, dass Pflegende sich nicht wirklich gegen die Bedingungen wehren, unter denen sie leiden. Vielmehr wirken sie darin systemstabilisierend.

Mit schwierigen sozialen Situationen umgehen

6

Nähe und Distanz

6 Nähe und Distanz

| | 6.1 | Nähe und Distanz | 694 |

| 6.1.1 | Nähe und Distanz im pflegerischen Alltag | 694 |

| 6.1.2 | Professionelle Nähe und Distanz | 696 |

Professionelle Nähe — 696

Professionelle Distanz — 697

| 6.1.3 | Emotions- und Gefühlsarbeit | 698 |

| 6.1.4 | Aushandeln von Nähe und Distanz | 698 |

| | 6.2 | Distanzlosigkeit, Übertragung und Gegenübertragung | 699 |

| 6.2.1 | Distanzlosigkeit | 699 |

Distanzlosigkeit auf Seiten der Patientinnen — 699

Distanzlosigkeit auf Seiten der Pflegenden — 700

„Du" oder „Sie" in der Pflege — 701

| 6.2.2 | Übertragung und Gegenübertragung | 702 |

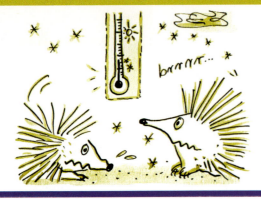

Nähe und Distanz

Die Stachelschweine

Eine Gesellschaft Stachelschweine drängte sich, an einem kalten Wintertage, recht nahe zusammen, um sich durch die gegenseitige Wärme vor dem Erfrieren zu schützen. Jedoch empfanden sie bald die gegenseitigen Stacheln; welches sie dann wieder voneinander entfernte. Wenn nun das Bedürfnis der Erwärmung sie wieder näher zusammenbrachte, wiederholte sich jenes zweite Übel; sodass sie zwischen beiden Leiden hin- und hergeworfen wurden, bis sie eine mäßige Entfernung voneinander herausgefunden hatten, in der sie es am besten aushalten konnten.

So treibt das Bedürfnis der Gesellschaft, aus der Leere und Monotonie des eigenen Inneren entsprungen, die Menschen zueinander; aber ihre vielen widerwärtigen Eigenschaften und unerträglichen Fehler stoßen sie wieder voneinander ab. Die mittlere Entfernung, die sie endlich herausfinden, und bei welcher ein Beisammensein bestehen kann, ist die Höflichkeit und feine Sitte. Dem, der sich nicht in dieser Entfernung hält, ruft man in England zu: keep your distance! Vermöge derselben wird zwar das Bedürfnis gegenseitiger Erwärmung nur unvollkommen befriedigt, dafür aber der Stich der Stacheln nicht empfunden.

Arthur Schopenhauer

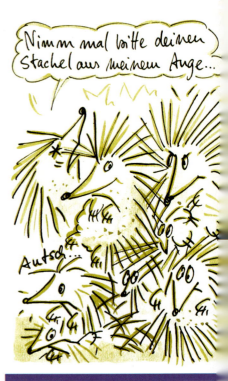

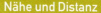

6
Nähe und Distanz

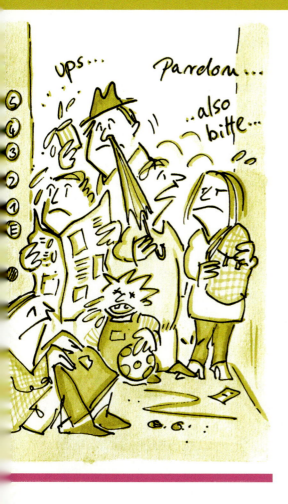

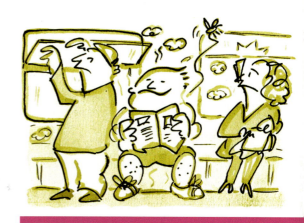

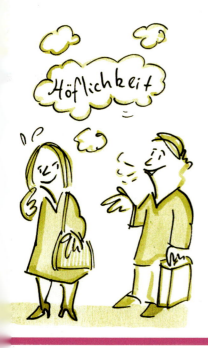

Was Schopenhauer mit dieser Fabel beschreibt, passiert täglich bei jeder menschlichen Begegnung – wenn auch weitgehend unbewusst. Jegliches Zusammensein, sei es in Partnerschaft, Freundeskreis, Team oder in der Öffentlichkeit, basiert darauf, dass Menschen den richtigen Abstand zueinander finden, manchmal näher, manchmal ferner. Je näher sich Menschen kommen (müssen), desto wichtiger werden Höflichkeit und Freundlichkeit im Umgang, um Aggressionen, die aus den gegenseitigen „Stacheln" erwachsen, abfedern zu können. Höflichkeit und Freundlichkeit sind die „Luftkissen" zu Selbst- und Fremdschutz.

Das tägliche Ausbalancieren von Nähe und Distanz geschieht im privaten Bereich und genauso auch im pflegerischen Berufsalltag. Doch während ich in persönlichen Beziehungen anderen Menschen einfach aus dem Weg gehen kann, muss im Berufsalltag ein professioneller Umgang gewährleistet sein, auch wenn ich die andere „nicht riechen" kann oder im Gegenteil in sie verliebt bin. Die entscheidenden beruflichen Fähigkeiten, die es hier zu entwickeln gilt, sind Empathievermögen und professionelle Distanz.

6.1 Nähe und Distanz

Nähe und Distanz
1 | 25, 483

Eine stimmige Nähe sowie die nötige Distanz zu sich selbst und anderen zu entwickeln, gehört in allen Berufen, in denen in irgendeiner Form mit Menschen gearbeitet wird, zu den wichtigsten professionellen Lern- und Entwicklungsaufgaben. Diese Balance ist niemandem von vornherein gegeben, sondern sie muss in der direkten Beziehung zu jedem Menschen immer wieder neu gesucht und gefunden werden.

Besonders wichtig ist diese Entwicklungsaufgabe in den Gesundheitsberufen, weil hier berufsmäßig regelmäßig körperliche Grenzüberschreitung geboten ist. Das gesellschaftliche Abstandsgebot von fünfzig bis achtzig Zentimetern zwischen kommunizierenden Personen ist in der Pflege nicht einzuhalten. Wo aber eine schützende körperliche Distanz nicht eingehalten werden kann, ist die Notwendigkeit emotionalen |Austarierens für die professionelle Arbeit umso größer.

austarieren
ins Gleichgewicht bringen

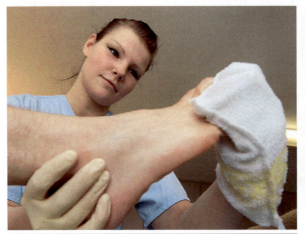
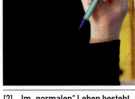

[1] In der Pflege ist man dem Pflegebedürftigen körperlich häufig sehr nah.

[2] Im „normalen" Leben besteht ein Abstandsgebot von ca. 50–80 cm – eine Armlänge.

6.1.1 Nähe und Distanz im pflegerischen Alltag

Pflegerische Situationen sind sehr unterschiedlich, aber längst nicht immer angenehm. Das hautnahe Miterleben von Hilflosigkeit, Schwäche, Aggression oder Leiden von betreuten Patientinnen weckt durchaus widerstreitende Gefühle. Im Folgenden werden einige Beispiele aufgeführt, die zeigen, wie schwierig das Austarieren im Einzelfall sein kann.

bakterielle Infektion **2** | 462

Beispiel Frau Alsmann ist nach einer Bauch-OP sediert und beatmet und wird auf der Intensivstation versorgt. Nach einigen Tagen entwickelt sie eine ausgeprägte |bakterielle Infektion. Der Bauch ist aufgeplatzt, voll bläulichgrünem Eiter und riecht intensiv süßlich-faulig. Dem Pflegepersonal ekelt es und manchen wird richtig schlecht.

Ekel | 713

Dennoch kann Frau Alsmann nicht ohne Pflege sein. Also muss sich eine Pflegeperson finden, die es schafft, aus Gründen beruflicher Notwendigkeit |Ekel und Übelkeit zu überwinden (**innere Distanz** | 697) und sich in die nötige körperliche Nähe zu begeben.

Nähe und Distanz

Beispiel Herr Groß hat einen Schlaganfall mit ausgeprägter Halbseitenlähmung. Den Pflegenden gegenüber verhält er sich aggressiv, beschimpft sie und schlägt auch manchmal zu. Er scheint keine kognitiven Beeinträchtigungen zu haben.

Das Verhalten von Herrn Groß löst bei den Pflegenden |Aggressionen und Abwehr aus. Hinzu kommen Angst, Wut und auch Hilflosigkeit, weil sie nicht wissen, wie sie damit umgehen sollen. Am liebsten ginge keiner mehr ins Zimmer. Und doch: Hat nicht auch Herr Groß einen berechtigten Anspruch auf respektvolle Pflege und freundliche Ansprache?

Aggression | 639

Beispiel Die 36-jährige Frau Roma hat eine metastasierende Krebserkrankung und liegt im Sterben. Mit Unterbrechungen lag sie mehrere Monate auf der Station. Alle hatten sie ins Herz geschlossen, weil sie immer optimistisch und sehr nett war. Wenn sie stirbt, wird sie ihren Mann und ein dreijähriges Kind hinterlassen. Frau Roma wünscht sich, von der gleichaltrigen Krankenpflegerin Frau Harmo begleitet zu werden, mit der sie ein freundschaftliches Gefühl verbindet und die ebenfalls ein kleines Kind hat. Frau Harmo selbst zerreißt es fast das Herz, wenn sie zu Frau Roma ins Zimmer kommt.

Kann und soll Frau Harmo diesem verständlichen Wunsch nachkommen? Ist hier die persönliche Nähe nicht zu groß, um eine professionelle Ebene wahren zu können? Wo überschreitet sie möglicherweise eine notwendige persönliche Grenze? Darf sie den Wunsch von Frau Roma abschlagen?

Beispiel Herr Mohr hat vor einem Jahr seine Frau verloren. 51 Jahre waren sie verheiratet. Seit sechs Monaten befindet er sich im Heim und ist depressiv. Er liegt teilnahmslos im Bett und lässt sich kaum motivieren: „Es hat doch alles keinen Sinn mehr …"

Herr Mohr ist innerlich weit weg. Gibt es dennoch eine Möglichkeit, Kontakt zu ihm zu finden? Oder lässt man ihn einfach in Ruhe? Anstatt übermäßiger Motivationsbemühungen kann es in solchen Situationen hilfreicher sein, Nähe durch einfaches Da-Sein anzubieten.

Beispiel Die Kinderkrankenpflegerin Frau Horn pflegt über sechs Wochen das Baby Anita (8 Monate). Sie entwickelt zunehmend mütterliche Gefühle und würde Anita am liebsten für sich behalten. Die Eltern des Kindes waren in der ganzen Zeit nur einmal zu Besuch. Als Anita entlassen wird, ist Frau Horn kaum zu trösten …

In der Beziehung von Frau Horn zu dem Kind wurde die berufliche Grenze offensichtlich überschritten. Das passiert, ist aber nicht ungefährlich. Neben der Frage nach richtig oder falsch bleibt vor allem zu klären, wie sie einen professionelleren Umgang damit findet.

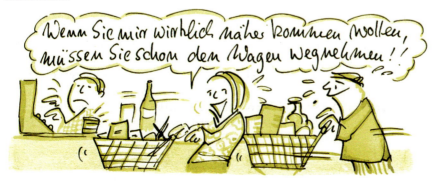

695

6.1.2 Professionelle Nähe und Distanz

Die Wahrung professioneller Nähe und professioneller Distanz verlangt emotionale Sensibilität sowie den Mut, sich sowohl auf einen Menschen einzulassen als sich auch von ihm abzugrenzen. Es geht gleichermaßen um die **Einhaltung der Grenzen**, die die Patientinnen möchten, und die Grenzen, die man für sich selber absteckt. Somit schützt die Wahrung professioneller Nähe und Distanz sowohl Patientinnen als auch Pflegende.

Mit Nähe und Distanz ist hier nicht allein ein räumliches Verhältnis gemeint. Es geht vielmehr darum, im Sinne eines professionellen Pflegeverständnisses trotz all der emotionalen Belastungen des Berufs handlungsfähig zu bleiben. Insofern kann auch von emotionaler Professionalität gesprochen werden (↓697 [Abb 1]).

Professionelle Nähe

„Professionelle Nähe" bezeichnet das generelle Zusammenspiel von äußerer Nähe und innerem Kontakt.

Äußere Nähe beschreibt die für die direkte Pflege notwendige körperliche Nähe, auch wenn vielfältige Gründe (z. B. Ekel, Antipathie, Aggression oder auch übergroße Zuneigung) dafür sprechen würden, eine räumliche Distanz einzunehmen.

Innerer Kontakt ist das Maß an Empathie, also der Bereitschaft, sich in der eigenen Wahrnehmung auf das Erleben einer Patientin einzulassen. Empathie bedeutet, sich zeitlich begrenzt in die Situation einer anderen Person einzufühlen, um sie so besser verstehen zu können – und dabei die Grenze des eigenen Erlebens zu überschreiten. Dabei darf Empathie keinesfalls mit |Identifikation verwechselt werden. Sich mit jemandem zu identifizieren, heißt zu glauben, man erlebe selbst gefühlsmäßig Ähnliches wie die eigentlich betroffene Person. Identifikation ist eine unprofessionelle Form der Nähe, weil sie die Grenze, dass der andere immer ein anderer bleibt, missachtet und damit der anderen Person die Achtung vor der Einmaligkeit und Unverwechselbarkeit des individuellen Lebens und Sterbens verweigert. In der Pflege heißt die Warnung davor oft: „Du kannst nicht mit jedem mitsterben!".

Identifikation | 647

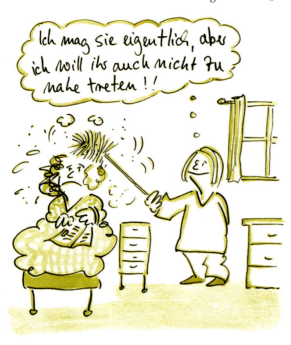

Äußere Nähe und innerer Kontakt sind immer dann notwendig, wenn Patientinnen emotionale Zuwendung gezeigt werden soll. Patientinnen spüren es nämlich sehr genau, wenn sie nur als „Pflegeobjekt" und nicht als Person wahrgenommen werden („Ich bin doch nicht aus Holz!"). Das bedeutet jedoch nicht, dass das Zusammenspiel von äußerer Nähe und innerem Kontakt in allen Fällen gleichzeitig erfolgen muss. Im Falle des Beispiels von Herrn Groß (siehe |695) ist auf Grund seines aggressiven Verhaltens der Aufbau eines Inneren Kontakts bei gleichzeitiger Äußerer Nähe so gut wie unmöglich. Die Äußere Nähe ist jedoch im Sinne eines professionellen Pflegehandelns unvermeidlich – zur Reduktion der eigenen Angst kann es daher sinnvoller sein, an dieser Stelle den inneren Kontakt vorerst zu meiden. Mit dem notwendigen (körperlichen) Abstand könnte aber der innere Kontakt durchaus wieder aufgebaut werden, da die Pflegeperson keine Angst mehr vor den körperlichen Auswirkungen des aggressiven Verhaltens von Herrn Gross haben muss.

Professionelle Distanz

Beide Formen professioneller Nähe (äußere Nähe, innerer Kontakt) brauchen zum Ausgleich ein notwendiges – flexibel einsetzbares – |Korrektiv. Dies wird gemeinhin mit professioneller Distanz bezeichnet und zeitlich begrenzt eingenommen. Um auch unangenehme Tätigkeiten professionell durchführen zu können, wird vorübergehend

- das eigene Erleben zum Zwecke sachlicher (Zusammen-)Arbeit entweder überschritten (durch Empathie) oder ausgeschaltet (z. B. bei Widerwillen) sowie
- gegenüber den eigenen Emotionen ein innerer funktionaler Abstand gehalten.

Zur eigenen Psychohyiene bedarf es vorangehend oder anschließend der Reflexion des eigenen Erlebens, die im günstigsten Fall im Rahmen von |kollegialer Beratung oder |Supervision stattfindet.

In der Reflexion eigenen Erlebens werden die eigenen Gefühle bewusst hervorgeholt und betrachtet, um einen hilfreichen Umgang damit zu finden. Damit kann einer selbstschädigenden |inneren Kälte vorgebeugt werden. Diese entsteht, wenn die eigenen Gefühle dauerhaft verdrängt oder verleugnet werden. Innere Kälte ist das genaue Gegenteil von professioneller Distanz.

Professionelle Distanz bedeutet also nicht, unangenehmen Menschen oder Situationen aus dem Weg zu gehen (obgleich auch das manchmal nötig sein kann), sondern vielmehr **zeitlich begrenzt Distanz zu den eigenen Emotionen** zu finden. Wer sich nämlich immer nur situativ von seinem Denken, Handeln oder Fühlen leiten lässt, wird handlungsunfähig und kann sich nicht mehr selbst bestimmen. Je mehr es der handelnden Person gelingt, eine reflexive Distanz zu den vorgefundenen Gegebenheiten zu gewinnen, desto eher wird es ihr eher möglich sein, scheinbar unveränderliche Situationen zu analysieren und auf Basis dieser Analyse neue Lösungsansätze zu finden (**Emotionsarbeit | 720**).

Korrektiv
Mittel zum Ausgleich

kollegiale Beratung | 601
Supervision | 604

Innere Kälte
Verlust des Kontaktes zu sich selbst

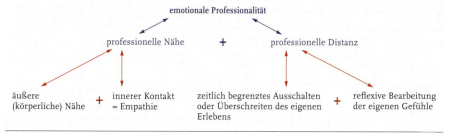

[1] Emotionale Professionalität

Aus der Forschung

In dem unten aufgeführten Beitrag interviewte der Autor beruflich Pflegende im Hinblick auf die Gestaltung ihre Beziehung zu den Patientinnen. Die Ergebnisse sind hinsichtlich des Themas „Nähe und Distanz" von großer Bedeutung:

- Die Pflegenden erleben sich in den Patienten-Beziehungen generell sehr ambivalent.
- Sie fühlen sich grundsätzlich dem Ziel verpflichtet, alle Patientinnen gleich zu behandeln, reagieren tatsächlich aber situativ auf Gefühle von Sympathie und Antipathie.
- Sie verfügen kaum über professionelle Strategien im Umgang mit Nähe und Distanz, in kritischen Situationen überwiegt Hilflosigkeit.

POHLMANN, MARTIN: „Die Pflegende-Patienten-Beziehung. Ergebnisse einer Untersuchung zur Beziehung zwischen Patienten und beruflich Pflegenden im Krankenhaus." In: *Pflege* (19) 2006, S. 156–162

6.1.3 Emotions- und Gefühlsarbeit

Interaktion | 468

Protagonist
in der griech. Tragödie der erste Schauspieler, heute allgemein der Held einer Erzählung, eines Romans oder Films

Nähe und Distanz sind Ausdrucksweisen dafür, wie die |Interaktion zwischen Menschen gestaltet werden kann. Die Interaktion zwischen Patientinnen und Pflegenden ist oft von einem ganzen Bündel an Gefühlen begleitet; diese können sich direkt auf die |Protagonisten beziehen (z. B. Ekel, Angst, Sympathie), aber auch ganz andere Hintergründe haben.

Beispiel Frau Anger hat seit kurzem den männlichen Pflegekollegen und Patienten gegenüber einen recht barschen, öfter auch verletzenden Ton. Auf Nachfrage der Leitung erzählt sie, ihr Mann habe sie kürzlich wegen einer anderen Frau verlassen.

In der Interaktion ist es nicht immer einfach, das eigene Erleben und die Gefühlswelt der anderen voneinander zu trennen – dabei ist das notwendig, weil der Umgang, das Austarieren von Nähe und Distanz davon abhängt. Folgende Begrifflichkeiten helfen bei der Unterscheidung:

- **Emotionsarbeit** ist die Leistung, die Angehörige personenbezogener Dienstleistungsberufe im Blick auf die *eigenen* Gefühle (z. B. Scham, Ekel, Ärger) erbringen. Wesentliche Elemente sind die Kontrolle, Reflexion und Bearbeitung eigener negativer Gefühle, weil sonst eine gelingende Beziehungsarbeit zu anderen schwierig wird.
- **Gefühlsarbeit** ist die Arbeit, die Angehörige personenbezogener Dienstleistungsberufe im Blick auf die Gefühle *anderer* erbringen. Zur Gefühlsarbeit gehört z. B. Vertrauens- und Motivationsarbeit, biografische Arbeit, Sterbe- und Trauerbegleitung.

innere Kälte | 697

Zu **Interaktionsstress** kommt es, wenn ein **permanenter Widerspruch** zwischen eigenen negativen Gefühlen und berufsbedingter emotionaler Zuwendung besteht. Wichtig im Sinne der Burnout-Prophylaxe ist eine kontinuierliche Emotionsarbeit, um |innere Kälte als Ergebnis von dauerhaftem Interaktionsstress zu vermeiden.

6.1.4 Aushandeln von Nähe und Distanz

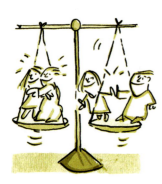

Die professionelle Beziehungsgestaltung wird entscheidend von einem ausgewogenen Verhältnis zwischen Nähe und Distanz bestimmt. Gelingende Pflegearbeit hängt maßgeblich davon ab, ob die Beziehung zu der pflegebedürftigen Person stimmt. Den richtigen „stimmigen" Abstand zu finden, der die Grenzen des anderen ebenso respektiert wie die eigenen Grenzen, ist eine permanente Aufgabe in der Arbeit mit Menschen. Weil wir immer wieder neuen Menschen in verschiedenen Situationen begegnen und uns auch selbst im Laufe der Jahre verändern, gibt es nicht den einen richtigen Abstand. Lernen lässt sich die Wahrnehmung und Reflexion der eigenen Nähe- und Distanzbedürfnisse – eine notwendige Voraussetzung für die Wahrnehmung der Grenzen und Bedürfnisse anderer.

Der „heilende" Aspekt einer stimmigen Beziehung wurde in der Arbeit von Ärztinnen und Psychotherapeutinnen schon oft beschrieben. In der Pflege wird der heilende Aspekt der gelingenden Beziehung weitaus weniger thematisiert, was nicht bedeutet, dass er weniger wichtig ist. Letztlich ziehen die meisten Pflegenden genau aus diesem Teil der Pflege die meiste Befriedigung und Anerkennung – und sie leiden, werden unzufrieden, wo sie nicht gelingt. Von daher lohnt sich die Anstrengung, Nähe und Distanz in der Pflegebeziehung als wesentlichen Teil professioneller Arbeit ernst zu nehmen.

Nähe und Distanz

Distanzlosigkeit, Übertragung und Gegenübertragung   6.2
Distanzlosigkeit   6.2.1

Manche Menschen neigen zu extremer körperlicher Anhänglichkeit und euphorisch gestimmter Zuneigung, beides Zeichen von Distanzlosigkeit. Die Ursachen dafür sind vielfältig. Während eine – zeitlich begrenzte – Distanzlosigkeit bei kleinen Kindern noch toleriert wird, wird unerwünschte soziale Nähe bei Jugendlichen und Erwachsenen schnell zu einem Problem. Distanzlosigkeit bezeichnet ein spezifisches soziales Kontaktverhalten, das durch folgende Merkmale gekennzeichnet ist:
- Kontaktsuche ohne kritische Beurteilung von sozialer Erwünschtheit, sozialer Nähe und sozialen Strukturen
- Einsatz von Kommunikationsformen, die der eigenen sozialen Stellung zum Partner nicht angemessen sind (z. B. sofortiges Duzen oder Umarmen)
- Erzwingen von sozialen Interaktionen trotz Zurückweisungen
- Zuschütten mit vertraulichen Geschichten ohne Vertrauensbasis
- Verletzen der Intimsphäre des anderen

Distanzlosigkeit auf Seiten der Patientinnen

Im Umgang mit Patientinnen sind genaue Unterscheidungen sehr wichtig, da Distanzlosigkeit oft zu heftiger Abgrenzung auf Seiten der Pflegenden führt. So gibt es verschiedene – krankheitsbedingte – Gründe für Distanzlosigkeit, wie z. B.
- im Rahmen geistiger Behinderung, bei der genetisch oder unfallbedingt Schädigungen der |frontotemporären Hirnregion vorliegen,
- bei |demenziellen Veränderungen wie etwa Alzheimer-Erkrankung,
- |konträr-symptomatisch bei jugendlichen Menschen nach sexuellen Missbrauchserfahrungen,
- bei bestimmten psychiatrischen Krankheitsbildern (z. B. |psychotische Erkrankungen) sowie
- medikamentös bedingter Enthemmung (z. B. durch bestimmte |Psychopharmaka).

frontotemporären Hirnregion
1 | 435
demenzielle Veränderung
2 | 384
psychotische Erkrankung
2 | 126, 336
Psychopharmaka **2** | 132

Nicht krankheitsbedingte Distanzlosigkeit hat ebenfalls verschiedene Hintergründe. Diese können bzw. müssen nicht in jedem Fall zu klären sein, wie z. B.
- der Gedanke: „Wenn die Krankenpflegerin in meinen Intimbereich eingreift, dann muss ich das umgekehrt auch dürfen",
- „Verwechslung" des Bildes von Krankenschwestern in sexistisch/pornografischen Filmen mit der Wirklichkeit oder
- der Versuch, die eigene Einsamkeit mit Hilfe Pflegender zu betäuben.

Konträr-symptomatisch
nicht die eigentlich zu erwartenden Symptome zeigen sich, sondern entgegengesetzte Reaktionen

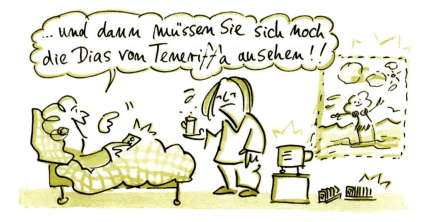

699

Distanzlosigkeit auf Seiten der Pflegenden

Auch manche Pflegende kennen ihre Grenzen nicht immer genau. Vermutlich gefördert durch die beruflich notwendige körperliche Grenzüberschreitung (z. B. Waschen im Intimbereich), verlieren manche Pflegende das Gefühl für dennoch unbedingt zu respektierende Grenzen. Im stationären Bereich zeigt sich das z. B. durch

- unerlaubte Anrede von älteren Damen oder Herren als „Oma" oder „Opa",
- Ins-Zimmer-Platzen, ohne anzuklopfen (bzw. die Antwort abzuwarten),
- ungefragt das Gesicht zu berühren, über das Haar zu streichen oder Patientinnen zu umarmen,
- Durchwühlen von persönlichen Sachen ohne vorherige Erlaubnis oder
- Erzählen vieler persönlicher Geschichten.

Pflegebedürftige im Privathaushalt | 51

Der ambulante Bereich, in welchem Pflegende sich in der Wohnung der Pflegebedürftigen aufhalten, birgt zusätzliche Gefahren der Grenzüberschreitung. Hierzu gehören z. B.:

- Betreten von Räumen, die nicht für die Pflege gebraucht werden (etwa das Wohnzimmer neben dem Pflegezimmer),
- ungefragtes bzw. nicht erlaubtes Durchsuchen von Schränken und Schubladen nach Wäsche,
- neugieriges Ausfragen des privaten Umfelds oder auch
- ungebetene Kommentare zur Einrichtung und zu persönlichen Gegenständen in der Wohnung.

Die häusliche 24-Stunden-Pflege nimmt insbesondere im außerklinischen Intensivpflegebereich zu. Pflegende arbeiten hier in der Regel in 12-Stunden-Schichten in der Wohnung der Betroffenen und ihrer Angehörigen. Für die Angehörigen bleibt oft nur das Schlafzimmer, um sich zurückziehen zu können; sie müssen aushalten, dass rund um die Uhr fremde Menschen (und das sind Pflegende) im eigenen Haushalt anwesend sind. Besonders schwer erträglich wird es, wenn Pflegende sich bald „wie zu Hause fühlen" und sich in der fremden Wohnung verhalten, als wäre es die eigene. Ein solches Verhalten ist übergriffig und löst nicht selten Gefühle von Unwohlsein bis hin zu Aggressionen bei den Pflegebedürftigen und besonders ihren Angehörigen aus.

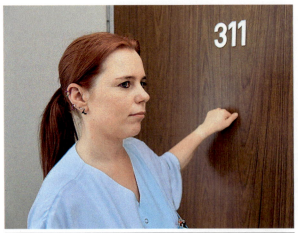

[1] Das Patientenzimmer bietet den einzigen etwas geschützten Raum für Patientinnen im Krankenhaus. Deshalb sollte es selbstverständlich sein, anzuklopfen und ein „Herein" abzuwarten, bevor man das Zimmer betritt.

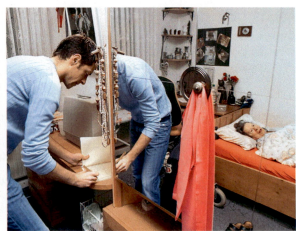

[2] Pflegende sind Besucher in der Wohnung von Klientinnen. Es versteht sich von selbst, dass ungefragt keine Gegenstände weggenommen oder verrückt werden. Auch ungefragtes Aufräumen zeugt von distanzlosem Verhalten. Jeder Mensch hat ein Recht auf seine „eigene Ordnung".

Nähe und Distanz

„Du" oder „Sie" in der Pflege

Es gibt in Deutschland zwei konventionelle Formen des Duzens: zum einen das Du gegenüber Familienmitgliedern und Freunden; zum anderen das Duzen zwischen den Mitgliedern relativ geschlossener Gruppen (z. B. Schülerinnen, Vereinsmitglieder, Auszubildende, Gewerkschaften). Abgesehen davon ist das Siezen die übliche Umgangsform. Das „Sie" drückt generell ein gewisses Maß an Distanz und Respekt aus.

In Pflegesituationen befinden sich die Pflegenden gegenüber den Pflegebedürftigen grundsätzlich in einer |Machtposition. Schnelles unbedachtes Duzen ist hier unbedingt zu vermeiden, der Versuch, auf sprachlicher Ebene |pseudofamiliäre Verhältnisse herzustellen, ist unprofessionell. Natürlich gibt es begründete Ausnahmen: Kinder und auch jüngere Jugendliche zu duzen, ist in Deutschland üblich. Ab einem Alter von 16 Jahren empfiehlt es sich, die Jugendlichen zu fragen, welche Anredeform sie bevorzugen.

Auch bei bestimmten Krankheitsbildern (als Beispiel wird etwa die Alzheimer-Krankheit genannt) mag es aus therapeutischen Gründen hilfreich sein, die Erkrankte zu duzen – allerdings ist ein positiver Effekt bislang nicht wirklich nachgewiesen.

Jüngere Pflegende, die sich selbst von Patienten duzen lassen, begründen das gerne mit einer daraus entstehenden engeren Beziehung. Mal abgesehen davon, ob das wirklich stimmt, wird hier einer Form unprofessioneller Nähe (pseudofamiliärer Touch) Vorschub geleistet wird.

Macht | 614

pseudo-
Vorsilbe mit der Bedeutung falsch, unecht, Schein-
pseudein, griech. = täuschen, irreführen

Aus der Forschung:
In dem unten aufgeführten Beitrag geht es um ausgewählte sprachwissenschaftliche und pflegespezifische Literatur bezüglich der Wahl der Anrede „Du" oder „Sie". Die Autorin kommt u. a. zu folgenden Ergebnissen:
- Die Wahl der Anrede ist grundsätzlich an die Frage der Macht gekoppelt.
- Die Anredeform in der Pflege steht in direktem Zusammenhang zu Nähe/Distanz.
- Ausgewählte Patientinnen zu duzen, kann bei den anderen ein Gefühl des Ausgegrenzt werdens auslösen.

MEISSNER, ANNE: „Die Problematik der Anrede Du vs. Sie zwischen Pflegepersonal und Patientinnen/Patienten in Deutschland." In: *Pflege* (17) 2004, S. 73–77

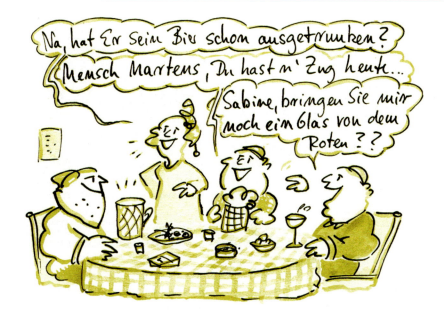

6.2.2 Übertragung und Gegenübertragung

Die Begriffe Übertragung und Gegenübertragung stammen aus der Psychoanalyse bzw. -therapie und können manches, was uns in der Begegnung und dem Erleben mit anderen Menschen rätselhaft erscheint, etwas besser verstehen helfen. Mit etwas Übung erleichtert deren Kenntnis die Deutung bestimmter Situationen von Nähe und Distanz.

Übertragung ist im psychotherapeutischen Sinn eine Form verselbstständigten Ausdrucksverhaltens. Sie basiert auf den Erfahrungen primärer (also frühkindlicher) Beziehungen. Unbewusst werden Erinnerungen an eine Person mit den auf sie bezogenen Haltungen oder Wertungen auf eine andere Person übertragen. Gefühle von Sympathie und Antipathie tauchen so innerhalb von Sekundenbruchteilen auf. In diesen Situationen reagieren wir unbewusst und blitzschnell auf bekannte Merkmale wie z. B. Stimme, Aussehen, Gestalt, Gestik oder Namensgleichheit. Erst wenn wir diesen Menschen besser kennen lernen, korrigieren oder bestätigen wir – meist ebenso unbewusst – den „ersten Eindruck".

Beispiel Renate besuchte die vier Jahre Grundschule mit einer Klassenkameradin namens Inge. Renate konnte Inge nicht leiden. Die nächste „Inge" die sie kennenlernte, mochte sie anfangs auch nicht – allein wegen des Namens. Nach einiger Zeit stellte sie aber fest, dass die zweite Inge eigentlich ganz nett war. Aber erst nachdem sie mehrere Inges kennengelernt hatte, hörte sie auf, bei diesem Namen automatisch an „die mag ich nicht" zu denken.

Ähnliches erleben Pflegende mit den Patientinnen und umgekehrt Patientinnen mit den Pflegenden. Es gibt positive und negative Übertragungen.

Beispiel positive Übertragung: Schülerin Katja erfährt von Frau Moritz viel Anerkennung, dabei „tue ich doch gar nichts Besonderes". Nach einigen Tagen erzählt ihr Frau Moritz: „Sie erinnern mich an meine Tochter, die hat auch so schöne blonde Haare."

Beispiel negative Übertragung: Der Schüler Jochen kann Herrn Karg vom ersten Moment an nicht leiden. Nach einiger Zeit merkt er, woran es liegt. Herr Karg ist laut Übergabe alkoholkrank – wenn auch jetzt „trocken". Jochen hatte in seiner Kindheit schlechte Erfahrungen mit seinem alkoholkranken Vater gemacht.

Unter **Gegenübertragung** wird – in vereinfachter Form – die innere Reaktion auf eine Übertragung einer anderen Person verstanden, wie folgendes Beispiel verdeutlicht.

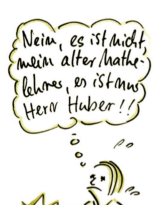

Anus praeter 2 | 697, 748

Beispiel Die langjährige Krankenpflegerin Frau Weiß hatte in der Praxis schon oft mit der Versorgung von |Anus praeter zu tun. Sie ekelt sich sicher nicht davor. Dennoch: Als sie bei Frau Woran den Beutel wechseln will, spürt sie plötzlich Ekel. Sie weiß aber genau, dass das Gefühl nicht aus ihr selbst kommt. So fragt sie Frau Woran, ob diese sich vor ihrem Anus praeter ekeln würde. Frau Woran nickt und schaut ganz unglücklich. Auf Basis der „Gegenübertragung", d. h. der Wahrnehmung eines Gefühls, das nicht aus ihr selbst kam, kann Frau Weiß jetzt behutsam auf die Situation eingehen.

Übertragungen und Gegenübertragungen passieren dauernd und selten werden sie zu einem Problem. Aber manchmal führen sie zu Missverständnissen auf der Beziehungsebene. In solchen Fällen kann es hilfreich sein, sich selbst die Frage zu stellen: „An wen erinnert mich diese Person eigentlich?" bzw. „Könnte es sein, dass ich diese Person an jemanden erinnere?" Die bewusste Unterscheidung zwischen Erinnerung und Realität kann zur Vermeidung bzw. Lösung eines |Konflikts beitragen.

Konflikt | 377

Mit schwierigen sozialen Situationen umgehen

Abschied und Trauer

7 Abschied und Trauer

7.1	**Abschied**	**706**
7.1.1	Abschied als Trennung und Weiterentwicklung	706
7.1.2	Abschied als Verlust	707

7.2	**Trauer**	**708**
7.2.1	Trauerarbeit	708
7.2.2	Phasen des Trauerprozesses	711
7.2.3	Trauer und Trauerarbeit bei beruflich Pflegenden	712

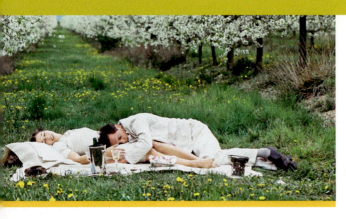

Abschied und Trauer

Die Themen Abschied und Trauer sind in vielen antiken Mythen verarbeitet. Es sind Erzählungen aus alter Zeit, wie die Menschen damals die Welt und das Leben gedeutet haben. Sie beantworten elementare Fragen mit Symbolen, Visionen und fabulierenden Darstellungen, die archetypisch (der Urform entsprechend, musterhaft) allgemeine Wahrheiten enthalten. In der griechischen Mythologie gibt es neben anderen zwei sehr anrührende Geschichten über die Trauer.

Demeter

Demeter ist die mächtige Göttin der Fruchtbarkeit. Sie ist zuständig für die Fruchtbarkeit der Erde, des Getreides, der Saat und der Jahreszeiten. Sie hatte eine Tochter namens Persephone, die sie innig liebte.

Hades, der Gott der Unterwelt (Tod), brauchte eine Frau, worauf er Persephone in die Unterwelt entführt. Demeter trauerte zutiefst um ihre verschwundene Tochter und suchte sie überall, konnte sie jedoch nirgends finden. Durch das Verschwinden Persephones verlor sie ihr Selbstverständnis und ihre lebensspendenden Kräfte. Sie war so traurig, dass sie den Pflanzen verbot zu wachsen, den Bäumen verbot, Früchte zu tragen und den Tieren, sich zu vermehren.

Als auch die Menschen anfingen zu sterben, begannen die anderen Götter des Olymp sich zu fürchten und sie zwangen Hades, Persephone wenigstens zeitweise freizulassen. Demeter ließ aus Freude und Dankbarkeit die Erde wieder fruchtbar werden. Neun Monate jeden Jahres kann Persephone mit ihrer Mutter auf der Erde verbringen, drei Monate lang muss sie in die Unterwelt ins Schattenreich (psychologisch: die Tiefen ihrer Seele) zurück.

Dieser Zyklus zeigt eine unaufhörliche Wiederkehr von lebensförderlichen Wachstumsphasen und dem Rückzug aller Energien in einen nicht unmittelbar zugänglichen Raum.

In dem Mythos wird anschaulich beschrieben, wie tiefgreifend ein schmerzhafter Verlust das Leben der betroffenen Person verändern kann. Der ursprünglich zukunftsgewandte Blick wird abgelöst durch einen Rückzug vom Leben bis hin zu selbst- und fremdschädigenden Handlungen (die Pflanzen verdorren, die Tiere gehen ein).

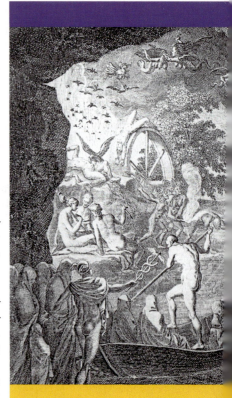

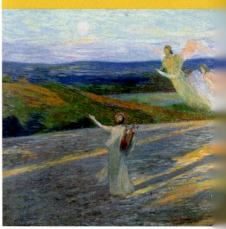

7

Abschied und Trauer

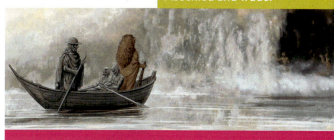

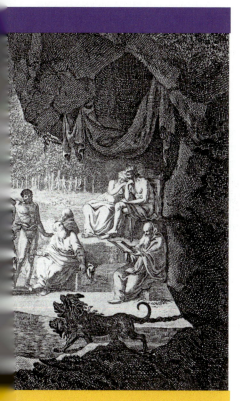

Orpheus

Orpheus sang so schön, dass er sogar das wütende Meer und die Feinde durch den Zauber seiner Lyra bezwang. Seine Braut, die Nymphe Eurydike stirbt, als sie auf der Flucht vor dem zudringlichen Nebenbuhler Aristaios von einer Schlange gebissen wird. Orpheus, fast wahnsinnig vor Schmerz, akzeptiert den Verlust nicht. Er steigt selbst in die Unterwelt hinab, um mit der Macht seines göttlichen Gesangs und dem lieblichen Spiel der Lyra den Gott Hades zu bewegen, ihm seine Geliebte zurückzugeben. Seine Kunst war so groß, dass ihm seine Bitte tatsächlich gewährt wurde – jedoch unter der von Hades und Persephone gestellten Bedingung, dass er beim Aufstieg in die Oberwelt vorangehen und sich nicht nach ihr umschauen dürfe. Wenn er sich dennoch umwende, müsse Eurydike endgültig und für immer im Hades bleiben. Der Blick zurück ist nicht gestattet. Der Konflikt: Gibt Orpheus seiner Liebe und seinen Verlustängsten nach, dann gibt es keine gemeinsame Zukunft. Das Ende ist bekannt: Orpheus steigt voller Freude zurück in die Oberwelt, hört aber die Schritte der Eurydike nicht; er sieht sich nach ihr um und sie verschwindet für immer in der Unterwelt.

Den Blick nach vorne zum Leben richten müssen, in die Zukunft zu schauen und damit voranzugehen in die Oberwelt, heißt anzuerkennen, dass nichts mehr so wird wie es war. Mit dem Verlust weiterzuleben verlangt, nicht in der Retrospektive (Rückschau) zu versinken. Möglicherweise bedeutet es auch zu akzeptieren, dass sich das bislang Vertraute im Dienste künftiger Lebensmöglichkeiten verändern muss.

Mythen stellen uns erzählerisch und mit hohem Symbolgehalt dar, dass Übergänge und Zäsuren im Leben dazugehören und sie in der Krise neben dem Risiko des Absturzes immer auch die Chancen eines Neuanfangs in sich bergen.

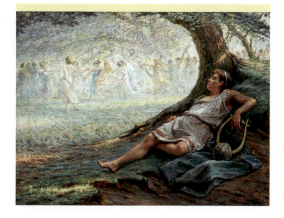

705

7.1 Abschied

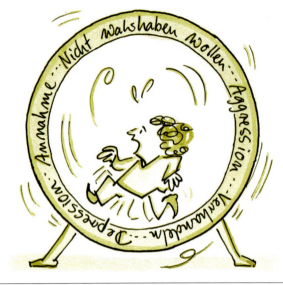

[1] Gefühlsrad

Elisabeth Kübler-Ross [2] | 82
Sterbephasen [2] | 82

Die Schlagersängerin Katja Ebstein sang vor vielen Jahren das Lied: „Abschied ist ein bisschen wie Sterben ...". Wer sich von jemandem oder etwas verabschiedet, der lässt etwas zurück; manchmal gerne – „das Thema ist für mich gestorben"– manchmal unter großen Schmerzen – „Wie konntest du mir das antun?". Abschied nehmen heißt immer, loslassen zu müssen, sich zu trennen.

Junge Auszubildende in der Pflege erfahren das in doppelter Weise: Sie verlassen die vertraute Schule, oft auch Elternhaus und Wohnort, um an einem fremden Ort mit der Ausbildung neu zu beginnen. Das teilen sie mit ganz vielen Menschen auch in anderen Berufen. Hinzu kommt, dass sie in der pflegerischen Praxis tagtäglich mit Menschen arbeiten, die vorübergehend oder dauerhaft ihre Gesundheit verloren haben, die krank sind, leiden und manchmal auch sterben. Das bedeutet, sie sind nicht nur mit ihren eigenen Abschieden (z. B. Heimweh) beschäftigt, sondern werden zusätzlich mit existenziellen Verlustängsten der Patientinnen konfrontiert.

Etwas hergeben müssen oder verlieren, ist eine schmerzhafte Angelegenheit. Elisabeth Kübler-Ross hat bezogen auf das Sterben fünf so genannte Sterbephasen entwickelt. Diese Phasen gelten nicht nur in Bezug auf Sterben, sondern in unterschiedlicher Intensität für viele Abschiedssituationen. Jugendliche etwa, die schon einmal unglücklich verliebt waren, wissen sehr genau, welches Gefühlschaos damit verbunden ist. Die verschiedenen Emotionen drehen sich wie im Rad.

7.1.1 Abschied als Trennung und Weiterentwicklung

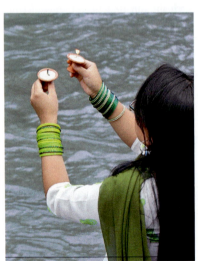

[2] Es gibt zahlreiche Rituale des Abschiednehmens – hier eine junge Hindu, die eine Kerze am Ganges entzündet.

Nur wer Vertrautes aufgibt, kann Neues beginnen. Das ist das Gesetz des Lebens. Laubbäume, die ihre welken Blätter nicht abwerfen, können keine frischen Blätter bekommen. Kinder werden zu Jugendlichen, Jugendliche werden zu Erwachsenen, Erwachsene werden zu Alten, sofern der Tod nicht dazwischenkommt. Obwohl alle diese Stadien völlig normal sind, gehen die Übergänge doch nicht immer reibungslos vonstatten. Manchmal fällt der Abschied leicht, man ist froh, etwas hinter sich zu lassen. In anderen Situationen versucht man an etwas festzuhalten, was nicht zu halten ist – und der Schmerz ist groß. Gerade wenn wir uns vor dem Neuen fürchten, möchten wir an dem Alten, Vertrauten, wie z. B. der Familie, festhalten. Nicht umsonst wird die Familie, gerade von jungen Menschen, regelmäßig als höchster Wert genannt. Die Familie gilt als Sinnbild für Vertrauen, Geborgenheit und Sicherheit. Doch auch hier ist Trennung erforderlich: Wer eine eigene Familie gründen will, muss die Herkunftsfamilie zumindest teilweise verlassen, sonst gelingt die Neugründung nicht.

Auch wenn wir den Abschied, die Trennung freiwillig vollziehen und uns auf das Neue freuen, kann es zum Trennungsschmerz kommen. Das ist ebenfalls normal und Teil eines gesunden Ablöseprozesses.

Abschied und Trauer

Abschied als Verlust

7.1.2

Deutlich schmerzhafter sind Verlusterfahrungen. Verlust kommt von Verlieren. Etwas verlieren geschieht unfreiwillig. Wir gestalten keine vorbereitete Trennung, sondern etwas oder jemand Wichtiges im Leben kommt uns abhanden. Einen symbolhaften Gegenstand zu verlieren (z. B. die Uhr vom geliebten Großvater) tut weh. Der Verlust eines langjährigen Haustieres schmerzt manche Menschen ebenso wie der Verlust eines Menschen. Manchmal verlieren wir befreundete Menschen aus den Augen – und stellen fest, die Freundschaft ist gegangen. Manchmal verlieren wir das Vertrauen in uns oder andere. Manchmal verlieren wir einen Teil unserer körperlichen Gesundheit. Wir alle haben schon öfter Verluste im Leben erfahren, auch wenn wir nicht immer darüber nachdenken. Aber es kann hilfreich sein, anhand folgender Fragen über unsere Verluste nachzudenken, um andere Menschen in solchen Situationen besser zu verstehen.

- Um was für einen Verlust handelte es sich?
- Wann (in welchem Alter) erlebten Sie den Verlust?
- Welche Bedeutung hatte das für Ihr Leben?
- Wie fühlten Sie sich vor, wie nach dem Verlust?
- Wie wurden Sie mit dem Verlust fertig?
- Was half Ihnen bei der Verarbeitung des Verlustes?
- Welche Reaktionen von anderen waren hilfreich?
- Welche Reaktionen blockierten Sie?
- Wie hat Sie dieser Verlust verändert (im Positiven wie im Negativen)?

Besonders hart sind jene Situationen, wo nahestehende Menschen sterben – und mit ihnen oft ein Teil unserer Lebensgeschichte und unseres Selbstverständnisses. Dies zeigt sich insbesondere in langjährigen Partnerbeziehungen, wenn plötzlich „die bessere Hälfte fehlt." Das kann durch Tod geschehen, aber auch in nur einseitig gewollten Trennungen. Hier fühlen sich die Betroffenen neben dem Verlust als solches oft zusätzlich in ihrer eigenen Identität bedroht, sie wissen zeitweise nicht mehr so genau, wer sie sind, wofür sie leben.

Beispiel Sophie war mit ihrem Freund Maik seit der 9. Klasse zusammen. Sie verbrachten alle Zeit zusammen: Sie saßen in der Schule nebeneinander und hatten die gleichen Freizeitaktivitäten. Für andere Freundschaften blieb gar keine Zeit mehr. Nach dem Abi wollten beide eine Ausbildung in der Gesundheits- und Krankenpflege machen. Maik musste jedoch zuerst seinen Zivildienst absolvieren. So begann Sophie die Ausbildung in der 50 km entfernten Kreisstadt alleine. Sie sahen sich – wenn es möglich war – weiterhin jedes Wochenende. Sophie traf es wie ein Schlag, als Maik ihr sagte, dass Schluss sei – er habe sich in eine andere verliebt. Sophie wusste nicht, wie ihr geschah. Sie konnte wochenlang nichts mehr essen, ihre Leistungen in der Schule und auf der Station ließen merklich nach. Sie schaffte ihre Probehalbjahresprüfung nicht. Erst als sie sich ihrer Kursleitung gegenüber öffnete, konnte sie nicht nur die Prüfung wiederholen, sondern sah auch endlich wieder Licht im Tunnel. Es war wichtig, dass sie endlich mal mit jemandem geredet hatte.

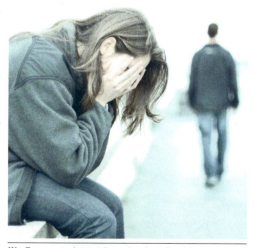

[3] Trennungsschmerz, das „gebrochene Herz", kann Menschen in existenzielle Krisen stürzen.

707

7.2 Trauer

7.2.1 Trauerarbeit

Wieso trauern Menschen? Trauer ist die Reaktion auf einen Verlust, den Menschen erlitten haben. Diese Reaktion tritt regelmäßig ein, sie ist etwas ganz Normales, eine notwendige Antwort auf einen erlittenen Verlust.

Was geschieht mit mir, wenn ich trauere? Die Gedanken kreisen um das Verlorene. Wenn etwa meine Partnerschaft zerbricht, dann beschäftige ich mich – ob gewollt oder nicht – ganz viel mit diesem Partner und ich durchlebe immer wieder neu die verschiedenen Stadien des |Gefühlsrades. Den Rest des Alltags meistere ich funktional, eigentlich interessiert mich nicht, was „da draußen" passiert. Was für andere wichtig erscheint – mir früher auch selbst wichtig war – ist plötzlich uninteressant, es erreicht mich nicht. Arbeiten werden mechanisch durchgeführt ... Was also passiert?

Gefühlsrad | 706

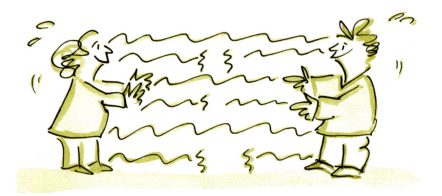

In der Zeichnung ist ein Paar dargestellt. Die beiden leben seit vielen Jahren zusammen. Sie reden und streiten miteinander, gehen ihren Lebensweg gemeinsam, halten sich manchmal an der Hand. Sie sind sich Gesprächspartner, Liebhaber und Wertegaranten. Zeitweise sind sie böse aufeinander, dann liegen sie sich versöhnt in den Armen. Sie geben einander wirtschaftliche Sicherheit, trösten sich, machen sich Mut und hassen sich manchmal auch. Sie haben gemeinsame Freunde und Kinder, die sich langsam dem Erwachsenenalter nähern. Sie sind sich einig in der Ablehnung mancher Menschen und manchmal auch sehr uneins. Sie verbindet ein bunter vielfältiger Strang gemeinsamen Erlebens.

Nun geht einer der beiden, stirbt oder trennt sich, und es entsteht folgende Situation:

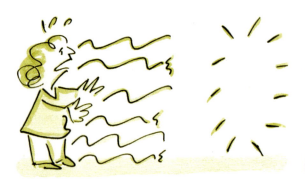
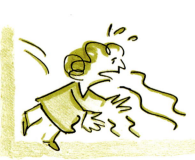

Für den Menschen, der zurückbleibt, heißt das auf jeden Fall: Im Beziehungsfeld klafft eine riesige Wunde. Alle Fäden, die mich mit dem anderen verbunden haben, laufen jetzt ins Leere – es ist keiner mehr da, der die Fäden aufnimmt. Auch wenn ich auf der anderen Seite noch Bindungsstränge habe (z. B. Freundinnen, Kinder, Hobbys), sind sie selten so stark, dass sie mich im Gleichgewicht halten können. Die vielfältigen Beziehungsfäden, die im Laufe der partnerschaftlichen Jahre geknüpft wurden, ziehen mich nach unten, ins Leere, weil sie keine Anknüpfungspartnerin finden, es kommt keine Antwort mehr. Viele Menschen verlieren zeitweilig „den Boden unter den Füßen", fühlen sich vom Leben abgeschnitten.

In der Folge geschieht das, was |Sigmund Freud „Trauerarbeit" nannte. **Trauerarbeit** besteht darin, die Verbindungen zum Verlorenen zu lösen und alle Lebenskraft, die mich mit dem anderen Menschen verknüpft hat, auf mich zurückzunehmen. Trauerarbeit leisten bedeutet, einen langen Entbindungsprozess einzugehen. Nur ganz langsam können im Rahmen von Erinnerungsarbeit die nach außen gerichteten Beziehungsfäden Stück für Stück eingeholt und im Inneren als Schatz des gemeinsamen Lebens aufbewahrt werden. Das ist ein sehr langwieriger, sich oft über Jahre hinziehender Prozess, weil mit der veränderten Außenwirklichkeit sich auch ein Teil des Selbstverständnisses der Hinterbliebenen ändert und ändern muss. Je existenzieller der Verlust, desto umfassender die Veränderungen: Dem Trauerprozess unterliegen

Sigmund Freud | 76

- Selbstbild,
- Sinnkonzept,
- Lebensperspektiven und
- alle sozialen Kontakte.

Er gleicht einem spiralförmigen Ablauf, bei dem die Erinnerungslinien in wechselnder Geschwindigkeit und mit unterschiedlichem Abstand wieder und wieder dieselben Stellen umkreisen. Alle menschlichen Dimensionen sind betroffen, die körperliche, emotionale, kognitive, spirituelle und soziale Ebene.

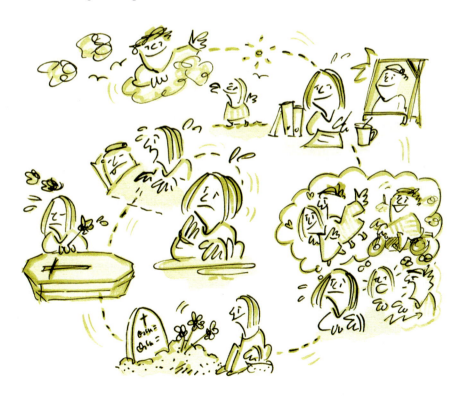

„Trauer gleicht einem langen Tal, einem gewundenen Tal, wo jede Biegung eine vollkommen neuartige Landschaft enthüllen mag. (...) Manchmal besteht die Überraschung aus dem Gegenteil, man steht vor genau der gleichen Landschaft, die man kilometerweit hinter sich glaubte. Dann fragt man sich, ob das Tal nicht ein Graben sei, der im Kreis führt. Das ist es aber nicht. Einzelne Abschnitte kehren zwar wieder; ihre Abfolge aber wiederholt sich nicht.
—
LEWIS, C.S.: *Über die Trauer*. Benzinger-Verlag, Zürich u. a. 1982. S. 57 f.

Es ist kein Wunder, dass es eine Stimme in uns gibt, die dieser Trauerarbeit ausweichen möchte. Sie sagt etwa: „Denke nicht mehr daran, was du verloren hast!" „Sei dankbar für die Zeit, die ihr zusammen hattet!" „Warum quälst du dich mit deinen Erinnerungen?" „Schau endlich wieder nach vorne! Das Leben ist doch schön." Was passiert aber, wenn die eigene Trauer nicht zugelassen wird? Der folgende Erfahrungsbericht ist ein Beispiel dafür.

Beispiel Sandrina, eine gut aussehende Frau mittleren Alters, berichtet: „Meine Mutter ist vor 14 Jahren gestorben. Wir hatten eine sehr enge Bindung miteinander. Zu Hause habe ich eine Ecke eingerichtet mit dem Bild meiner Mutter und einer Kerze. Jeden Tag spreche ich mit ihr. Die Beziehung zu einem Mann habe ich beendet, weil er das nicht verstehen konnte. Freunde habe ich kaum, weil ich es nicht mag, wenn sie versuchen, mich von den Gesprächen mit meiner Mutter abzubringen. Sie war immer der wichtigste Mensch in meinem Leben." Auf die vorsichtige Rückfrage, ob denn ihre Mutter nicht auch einen Anspruch darauf hätte, „in Frieden ruhen zu dürfen", meint sie: „Es stimmt schon, aber ich kann sie einfach noch nicht loslassen."

Alle Autorinnen, die sich mit dem Thema Abschied und Trauer beschäftigen, betonen die Notwendigkeit der Trauerarbeit. Menschen die nicht trauern können, erstarren in Bezug auf ihren Verlust, die Wunde gräbt sich in die Tiefe, verheilen kann sie nicht. Die Bindungen werden nicht gelöst. Es kommt zur **pathologischen Trauer**, die Trauernde bleibt an die Verstorbene gebunden. Dies prägt alle Bereiche ihres Lebens, ihr ganzes weiteres Dasein. Die Fähigkeit, die Welt wahrzunehmen, neue Bindungen einzugehen, uns und anderen liebevoll zu begegnen, wird deutlich beeinträchtigt. Ohne Trauern bliebe die Traurigkeit, sie fände kein Ende und würde uns wie ein Schatten begleiten, als Ausdruck nicht gelebten Lebens. Die Folge sind z. B. Depressionen, psychosomatische Erkrankungen, Suchtkrankheiten. Das ist der Punkt, an dem fachliche Hilfe notwendig wird.

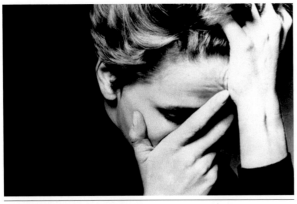

[1] Trauer ist eine notwendige Reaktion und bedarf der Zeit.

Trauer ist keine Krankheit! Sie ist eine normale seelische Reaktion auf einen erlittenen Verlust. Trauerarbeit hat einen Anfang und ein Ende. Zwar gilt auch: Je schwerer der Verlust, je unerwarteter, gewaltsamer der Tod, die Trennung, desto schmerzlicher und schwieriger ist der Ablöseprozess, die Trauerarbeit. Umgekehrt: Je absehbarer der Verlust, je mehr er erwartet wird, desto eher wird er annehmbar. Allerdings – und das gilt generell: Je mehr die Trauer behindert oder gar abgebrochen wird, desto schwerer und langwieriger wird die Trauerarbeit ausfallen. Wenn ich mich dagegen der Trauer stelle, werde ich eines Tages wieder fröhlich sein.

Abschied und Trauer

Phasen des Trauerprozesses

7.2.2

Verena Kast entwickelte im Rahmen ihrer Tätigkeit als Psychologin ein Modell zum Trauerprozess. Danach werden vier Phasen unterschieden:

1. **Schock. Das Nichtwahrhabenwollen.** „Das ist nur ein böser Traum." „Nein, es kann nicht sein, ich habe ihm doch eben noch zugewunken..." Die Schockstarre, das Nicht-Aufnehmenkönnen des Ungeheuerlichen dauert nur wenige Stunden bis Tage. Diese Zeit wird wie im Nebel erlebt.
2. **Aufbrechende Emotionen – Gefühlschaos:** An die Stelle der Empfindungslosigkeit treten jetzt heftige Gefühle, ähnlich jenen des |Gefühlsrades. Ohnmachtsgefühle, Verlassenheit, Protest, Wut und Verzweiflung, Weinen und Wehklagen, Selbstvorwürfe, Schuldzuweisungen, Orientierungslosigkeit, Angst und Einsamkeit, viele ganz unterschiedliche Gefühle brechen sich Bahn. Diese Phase wechselt sich ab mit
3. **Klärung durch Erinnerung, suchen und sich trennen:** Der trauernde Mensch erinnert sich wieder und wieder. In der Erinnerung durchlebt die Trauernde das Gewesene so lange, bis sich allmählich herausschält, was bleibende Erinnerungen sind und was losgelassen, „vergessen" werden darf. Es beginnt eine allmähliche Ablösung von der Vergangenheit mit vorsichtiger Öffnung für neue Entwicklungen.

> Die Vergangenheit nimmt mich ganz in Anspruch, ich lege ihr Rechenschaft über die Gegenwart ab. Doch das Leben wirkt in mir weiter. Ich weiß es, ich will es, aber deutlicher als alles andere empfinde ich das graue Einerlei der Tage und die Mühe, die es kostet, der Welt zugewandt zu bleiben, während das Herz oft beschließt, sich zurückzuziehen ... Sobald ich die Türe aufstoße, schlägt mir die Einsamkeit mitten ins Gesicht. Ich höre nur die Stille deiner Abwesenheit. Ich lausche auf sie, sie ängstigt mich nicht, sie fasziniert mich. Ich habe keinerlei Verlangen, sie zu unterbrechen.
>
> PHILIPE, ANNE: *Nur einen Seufzer lang.* Rowohlt TB, 1986

4. **Neuer Selbst- und Weltbezug:** „Ist einmal die Such- und Trennphase in ein Stadium gekommen, in dem sie nicht mehr das gesamte Sinnen und die gesamte Phantasie des Trauernden beansprucht, dann kann die Phase des neuen Selbst- und Weltbezugs einsetzen. Voraussetzung dafür ist, dass der Verstorbene nun eine ›innere Figur‹ geworden ist, sei es, dass der Trauernde den Verstorbenen als eine Art inneren Begleiter erlebt, der sich auch wandeln darf, sei es, dass der Trauernde spürt, dass vieles, was er zuvor in der Beziehung gelebt hatte, nun seine eigenen Möglichkeiten geworden sind."

KAST, VERENA: Trauern. *Chancen und Phasen des psychischen Prozesses.* Stuttgart 1982, S. 71 f.

▶ Die Nähe der „Trauerphasen" zu den „Sterbephasen" ist kein Zufall. Trauern gehört auch für Sterbende dazu, sie müssen Abschied von ihrem Leben nehmen.

Gefühlsrad | 706

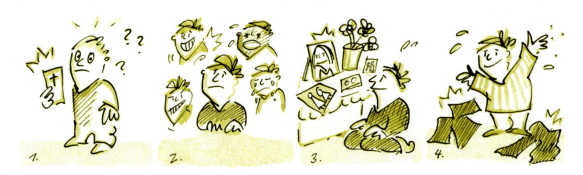

7.2.3 Trauer und Trauerarbeit bei beruflich Pflegenden

Sterbende Menschen pflegen
2 | 71

Bereits am Anfang wurde darauf hingewiesen, dass auch Pflegende Verluste in ihrer Lebensgeschichte erfahren und mehr oder weniger gut verarbeitet haben. Im Pflegeberuf begegnen sie nun unterschiedlichen Menschen und Situationen, die kaum verheilte oder vernarbte Wunden wieder aufbrechen lassen können. Das nennt man **Aktualisierung**. Nicht immer ist uns das bewusst.

Beispiel Maria, Teilnehmerin eines Seminars zur Sterbebegleitung erzählt, dass sie im Umgang mit Sterbenden keine Probleme hätte. Allerdings gerate sie in Panik, sobald die Person verstorben sei, dann müsse sie sofort das Zimmer verlassen. Sie wisse nicht, woran das liege. Im Verlauf des Seminars erzählt sie von ihrem Verlobten, der zehn Jahre zuvor, wenige Tage, nachdem das Aufgebot bestellt war, beim Schifahren tödlich abgestürzt war. Sie konnte und wollte ihn sich nicht tot vorstellen, war auch nach dem Begräbnis nie wieder an seinem Grab. Erst jetzt wird ihr der Zusammenhang deutlich.

Dieses Beispiel veranschaulicht, wie persönliche Verlusterfahrungen sich auf die Arbeit auswirken können. Oft haben wir die Geschehnisse längst verdrängt oder sind uns sicher, dass wir sie gut verarbeitet haben – und dann begegnet uns etwas, das Ähnlichkeiten mit der eigenen Geschichte hat. Manchmal bricht der Schmerz überraschend durch und wir sind mit der Situation völlig überfordert. Manchmal spüren wir nur unsere Fluchtgedanken und wissen nicht, woher sie kommen. Und manchmal spüren wir unsere Trauer wie einen guten alten Freund und können damit dem anderen Menschen einfühlsam begegnen.

Diese Aktualisierungen sind normal – aber es bedarf eines professionellen Umgangs damit. Das bedeutet, dass wir solche Situationen reflektieren und bearbeiten müssen, damit sie uns in der Begegnung mit hilfebedürftigen Menschen nicht blockieren. Die Erfahrung zeigt, dass es unter den beruflich Pflegenden sehr viele gibt, die leidenden oder sterbenden Menschen aus dem Wege gehen, weil sie sich überfordert fühlen. Hilfreicher wäre es, einen adäquaten Umgang damit zu lernen. Dies kann unter Berücksichtigung folgender Hinweise geschehen:

- Keinesfalls sollten sich Pflegende für die Trauer über gestorbene Patientinnen schämen. Das ist im Einzelfall völlig normal, da uns im Beruf verschiedene Menschen begegnen und manche uns in kurzer Zeit sehr wohl „ans Herz wachsen".
- Eine Grundvoraussetzung für die Trauerarbeit ist die Bereitschaft, über Trauer nachzudenken, sich innerlich zurückzubeugen (zu reflektieren) und die Situation genauer zu betrachten. Das ist mit Hilfe aufgeschlossener Kolleginnen oder im Rahmen von Supervision leichter als alleine, weil die eigenen „blinden Flecken" nicht so leicht übersehen werden.
- In der Hospizarbeit ist es üblich, dass professionell Pflegende nach dem Tod eines sehr nahestehenden Menschen wenigstens zwei Jahre keine Sterbebegleitung durchführen sollten – die Aktualisierungen sind sonst so schmerzhaft, dass es zum Trauerabbruch kommen könnte.
- Viele Pflegende empfinden es als hilfreich, wenn sie die Verstorbene erst noch einmal liebevoll säubern und schön ins Bett legen können. Ein solches Ritual kann ergänzt werden durch die Aufbahrung (gerne mit einer Kerze im Zimmer), vielleicht begleitet von einem stummen Gebet. Es gibt dem Sterben einen Hauch von Würde und erleichtert den Abschied.
- Auch trauernde Pflegende sollten – wie Trauernde generell – ihre Trauer ernst nehmen, statt sie zu verdrängen. Gefühlskälte ist kein Zeichen von Professionalität.

Segen der Trauernden

Gesegnet seien alle, die
mir jetzt nicht ausweichen.
Dankbar bin ich für jede, die
mir zulächelt
und mir ihre Hand reicht, wenn
ich mich verlassen fühle.

Gesegnet seien die, die
mich immer noch besuchen,
obwohl sie Angst haben, etwas
Falsches zu sagen.

Gesegnet seien die, die
mir zuhören,
auch wenn das, was ich
zu sagen habe,
schwer zu ertragen ist.

Gesegnet seien alle, die
mich trösten und mir zusichern,
dass Gott
mich nicht verlassen hat.

Marie Luise Wölfing

Mit schwierigen sozialen Situationen umgehen

8

Ekel

8 Ekel

	8.1	Ekel als elementare Emotion	716
8.1.1		Begriffsbestimmung	712
8.1.2		Entstehen von Ekel	718

	8.2	Ekel in der Pflege	719
8.2.1		Hierarchie des Ekelhaften	719
8.2.2		Umgang mit Ekelgefühlen	720
8.2.3		Emotionsarbeit	720

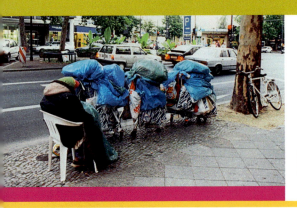

Ekel

Eigentlich – so möchte man meinen – ist Ekel etwas, dem man möglichst aus dem Weg geht. Dennoch wird Ekel teilweise gezielt eingesetzt, um das Interesse für bestimmte Themen sowie Assoziationen mit bestimmten Werten zu wecken oder schlicht einen typisch menschlichen Voyeurismus (Lust am Zuschauen bestimmter intimer Handlungen) zu bedienen.

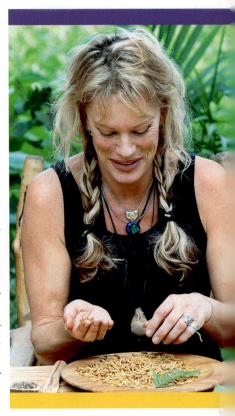

Gerade in den Medien dient Ekel als Quotenfänger. Die erste Sendung, die gezielt nicht nur gefährliche, sondern auch zahlreiche Ekel erregende Handlungen auf den Bildschirm brachte, war der MTV-Quotenhit *Jackass*. Neben hochbrisanten Stunts wurden immer wieder Mutproben ausgerichtet, die dem Publikum Ekelschauer über den Rücken laufen ließen, wie z. B. das fünfminütige Ablecken eines Rolltreppenhandlaufs.

Andere Formate, die inzwischen unter dem Namen Ekelfernsehen bekannt sind, wurden zuhauf nicht nur im deutschen Fernsehen weiterentwickelt. Ob „Ich bin ein Star, holt mich hier raus", wo Stars und Sternchen im Urwald Prüfungen ausgesetzt werden, oder andere Shows, es geht um Mutproben. Mutproben nicht nur für die real Beteiligten, sondern auch für das Publikum. Nicht ängstliche Zuschauerinnen ergötzen sich an den Ekel erregenden Szenen, der Voyeurismus mündet in der perfekten Unterhaltung mit teilweise sadistischen Zügen. Ängstliche Zuschauerinnen hingegen versuchen, durch das Zusehen ihre eigenen Ängste zu überwinden. Kurz: Regelmäßig findet sich ein Publikum von mehreren Hunderttausend, die sich an Szenen laben, die sie selbst nie erleben möchten, und die jene Darstellerinnen als Feiglinge beschimpfen, die sich weigern, bestimmte „Mutproben" mitzumachen.

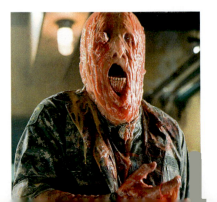

8

Ekel

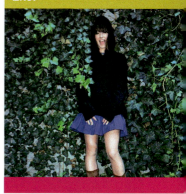

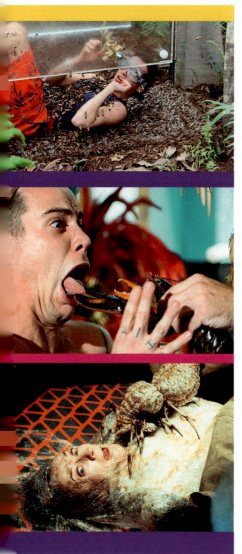

Auch in vielen Filmen (vor allem aus dem Horrorgenre) wird gerne mit Ekelhaftem und Widerwärtigem gearbeitet. Dabei begrenzt sich das Ekelhafte und Ängstigende nicht auf sichtbare Objekte wie etwa langsam kriechende Riesenspinnen, blutsaugende Vampire oder glitschige Monster. Besonders in Horrorfilmen werden mit dem Ekelhaften zugleich das moralisch Böse, das Schlechte und das Grausige erfolgreich transportiert. Die Botschaft lautet: Eklig ist gleich schlecht!

In dem Buchbestseller „Feuchtgebiete" der ehemaligen Viva-Moderatorin Charlotte Roche erforscht die Romanfigur Helen ihren Körper, experimentiert mit körpereigenen Flüssigkeiten, lehnt häufiges Waschen ab, weil es den Körpergeruch beseitigt, und mag es, wenn ihr Intimgeruch auch durch dicke Jeans dringt. Der Roman löst bei vielen Menschen eine schier unwiderstehliche Mischung aus Abscheu, voyeuristischem Interesse und feministischen Befreiungsgedanken aus.

Es gibt aber noch andere Varianten, in denen Ekel teilweise bewusst eingesetzt wird. Wohnungslose Menschen, die im Freien leben, tragen ein hohes Risiko, überfallen, geschlagen, vergewaltigt oder beraubt zu werden. Eine Abwehrmöglichkeit besteht darin, so zu stinken, dass ihnen einfach niemand zu nahe kommen möchte. Da man sich nach einer gewissen Gewöhnungsphase selbst nicht mehr riecht, der Gestank also nur noch für die anderen unerträglich ist, ist das eine gute Selbstschutztaktik – sofern man generell keinen Wert auf die Gegenwart anderer Menschen legt bzw. nur auf Gleichgesinnte.

Im Pflegeberuf trifft man fast noch häufiger auf Ekel erregende Situationen als im deutschen Privatfernsehen. Mit ein Grund, warum sich viele junge Menschen nicht vorstellen können, diesen Beruf zu ergreifen. Hat man sich jedoch für einen Pflegeberuf entschieden, bedeutet das auch, sich professionell mit seinen Emotionen auseinanderzusetzen. Das folgende Kapitel gibt hierzu einige Anregungen.

8.1 Ekel als elementare Emotion

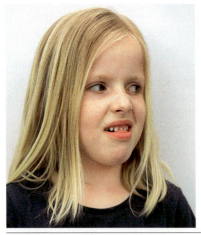

[1] Clemens Brentano (1778–1842), dt. Schriftsteller

Emotion | 337

„Die ersten Tage bieten gewöhnlich schon die beschwerlichsten und widerlichsten Verrichtungen. Das Reinigen der ankommenden Armen und Kranken von Ungeziefer und Schmutz, das Baden der Aussätzigen, das Reinigen und Verbinden übelriechender Wunden, Halten und Unterstützen bei furchtbaren Wunden, Sterbende in den Armen halten, in der Todesangst den Schweiß trocknen, dann die Leichen hinwegzutragen und umzukleiden und dies mit Liebe und Frieden und steter Umsicht, das ist alles eine sehr schwere und ernsthafte Schule."

CLEMENS BRENTANO 1831

Der Schriftsteller Clemens Brentano beschreibt die Tätigkeiten im Krankenhaus, die er während seines Medizinstudiums beobachtet hat. Wem geht es nicht so, dass sich beim Lesen seiner Zeilen gewisse Ekelgefühle aufdrängen? Auch wenn Ekelgefühle häufig mit „Allzumenschlichem" in Verbindung gebracht werden, gibt es doch viele verschiedene Ekelobjekte. Generell lässt sich sagen: Es gibt kaum einen Menschen, den es nicht ekelt. Ausnahmen sind kleine Kinder bis zu drei Jahren, Menschen mit bestimmten Hirnschäden sowie möglicherweise kognitiv sehr beeinträchtigte Menschen. Ekel gilt als elementare |Emotion, die uns vermutlich von Natur aus mitgegeben wurde, um unseren Körper vor Giften, insbesondere verdorbener Nahrung, zu warnen und zu schützen. So ruft z. B. verdorbenes Fleisch eine heftige Ekelreaktion hervor: Wir spucken das gefährliche Stück Fleisch sofort aus.

Weltweit gibt es einen typischen Gesichtsausdruck für das Ausdrücken von Ekel: Die Nase wird gerümpft und die Oberlippe hochgezogen, während die Mundwinkel nach unten gehen. Bei starkem Ekel wird zusätzlich die Zunge leicht herausgestreckt. Physiologisch kommt es häufig zu

- Würgereflex,
- Speichelfluss,
- Übelkeit mit Brechreiz,
- Schweißausbrüchen und
- im Extremfall zu starkem Blutdruckabfall bis hin zur Ohnmacht.

Die Ekelempfindlichkeit ist individuell unterschiedlich stark ausgeprägt. Es ist möglich, Ekel zu verdrängen oder zu überwinden, was z. B. in Gesundheits- und Pflegeberufen oder bei Bestattern eine wichtige Rolle spielt, doch gibt es große individuelle Unterschiede.

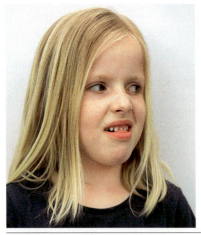
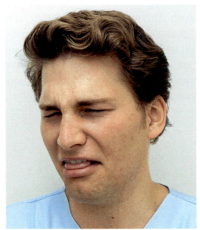
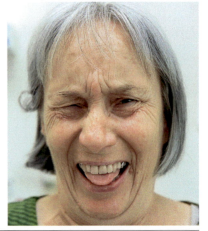

[2] Der typische Gesichtsausdruck für Ekel

Begriffsbestimmung 8.1.1

Ekel ist die Bezeichnung für die Empfindung einer starken Abneigung gegen etwas oder jemanden. Ekel ist gekennzeichnet von Widerwillen gegen Substanzen und Objekte wie Nahrung, Exkremente und verwesendes organisches Material oder gegen Gerüche. Aus psychologischer Sicht wird vermutet, dass sich das Ekelgefühl zu einer Art „Schutzengel der Seele" kulturell ausgeweitet hat. Das beinhaltet, dass wir bestimmte Verhaltensweisen (so genannter moralischer Ekel) oder Personen (so genannter interpersoneller Ekel) als „widerlich" bezeichnen. Dabei unterliegt das, was wir als psychische Bedrohung, als widerlich erleben, einem permanenten kulturellen Wandel und ist oft irrational und willkürlich. So empfinden viele Menschen abhängig von ihrer Sozialisation bis heute Homosexualität als „widernatürlich", „eklig" und (somit) moralisch verwerflich – und dies trotz aller Aufklärungsversuche.

Sozialisation | 79

Der amerikanische Psychologe Carroll Izard (* 1923) versteht unter Ekel eine fundamentale selbstständige Emotion, die oft in Verbindung mit zwei weiteren starken Emotionen – Zorn und Geringschätzung – auftritt. Diese drei bezeichnet er als „**Feindseligkeitstrias**", die sich sowohl gegen andere wie auch gegen sich selbst richten kann. Als Beispiel wären hier etwa alkoholkranke Menschen zu nennen, die manchmal vor lauter Selbstekel, Wut und Verachtung Suizid begehen.

Trias
„Dreigespann", ein Phänomen, das aus drei Einzelfaktoren besteht

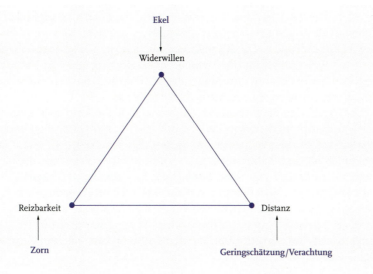

Zorn wird dabei repräsentiert durch Reizbarkeit, Ekel durch Widerwillen und Geringschätzung/Verachtung durch Distanz.

Beispiel Die Feindseligkeitstrias wurde z. B. im Nationalsozialismus manipulativ ausgenutzt, um etwa die Vernichtungshemmung gegenüber anderen Menschen herabzusetzen. So wurden die Juden von der nationalsozialistischen Propaganda als Parasiten, Würmer und Ratten beschimpft. Diese Tiere werden nachweislich von vielen Menschen als eklig empfunden. Auch heute finden sich in der Politik immer wieder Menschen, die sich der „Insektenvergleiche" bedienen (z. B. „Zecken").

8.1.2 Entstehen von Ekel

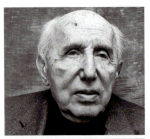

[1] Norbert Elias (1897-1990), deutsch-jüdischer Soziologe und Philosoph; in seinem Hauptwerk „Über den Prozess der Zivilisation" beschreibt er die Psycho- und Soziogenese der modernen Persönlichkeitsstruktur.

Sozialisation | 79

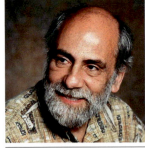

[2] Paul Rozin (*1936), amerik. Psychologe

Assoziation
(gedankliche) Verbindung

Das Gefühl von Ekel entsteht im Mandelkern (*Amygdala*) des limbischen Systems, in dem auch andere Emotionen verarbeitet werden. Die Aktivierung dieses Areals bei Ekelreaktionen kann heute mit Hilfe moderner hirndiagnostischer Verfahren nachgewiesen werden. Die Fähigkeit, Ekel zu empfinden, ist angeboren. Konkrete Ekelgefühle werden jedoch erst im Laufe der ersten Lebensjahre durch |Sozialisation erworben. Vermutlich sind Ekelreaktionen ein Schutzmechanismus, der in den Genen angelegt, aber (noch) nicht auf bestimmte Substanzen oder Personengruppen festgelegt ist. Vielmehr werden Auslöser von Ekel im Laufe der Sozialisation nach dem Vorbild von anderen erlernt und sind soziokulturell beeinflusst. Die Ekelobjekte sind dabei weltweit ähnlich. Am häufigsten werden genannt:

- Leichen,
- offene Wunden,
- Körperprodukte wie Kot, Urin oder Eiter,
- der Geruch verdorbener Lebensmittel sowie
- bestimmte Tiere wie Insekten, Maden oder Parasiten.

Die Ausprägung der Ekelgefühle gegenüber diesen Objekten differiert jedoch in verschiedenen Kulturen. In verschiedenen wissenschaftlichen Diskussionen, wie z. B. bei Norbert Elias [Abb. 1], wird davon ausgegangen, dass das Ekelempfinden in früheren Zeiten deutlich geringer ausgeprägt war, als es heute ist. Dies wird besonders beim Geruchssinn deutlich: Da es mittlerweile üblich ist, alle körperlichen Gerüche mit Hilfe von Wasser, Seife und Duftstoffen zu übertönen, reagiert der Geruchssinn besonders stark auf so genannte „Ausdünstungen". Dagegen „stanken" in früheren Jahrhunderten alle, niemand regte sich ernsthaft darüber auf.

Der Psychologe Paul Rozin [Abb. 2] führte eine Reihe von Experimenten durch, die belegen, dass |Assoziationen eine wesentliche Rolle beim Entstehen von Ekelgefühlen spielen. Viele Studienteilnehmer weigerten sich, eine Suppe zu essen, die zuvor mit einem fabrikneuen Kamm umgerührt wurde. Auch Orangensaft, der in einer neuen sterilen Urinflasche angeboten wurde, löste Ekel aus [Abb. 3]. Dasselbe gilt für Schokoladenpudding, der in der Form von Hundekot auf dem Teller angerichtet worden war, viele wollten ihn nicht essen, obwohl ihnen klar war, dass es sich um Pudding handelte. Die Ekelgefühle wurden nachweislich nicht durch die tatsächlichen Qualitäten der Speisen ausgelöst, sondern „nur" durch negative Assoziationen zu Gegenständen bzw. Objekten.

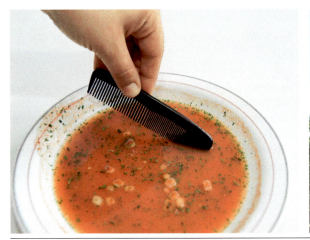
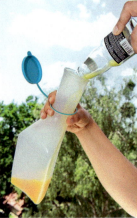

[3] Ekelassoziationen

Ekel

Ekel in der Pflege

8.2

Eigenartigerweise wird das Thema Ekel von Pflegenden selbst selten thematisiert. Fragt man Auszubildende nach Erfahrungen aus ihrem ersten Einsatz, wird manches erwähnt, kaum jedoch die Schwierigkeiten, mit ekelbesetzten Tätigkeiten umzugehen. Erst auf Nachfrage und wenn deutlich geworden ist, dass es alle – auch erfahrene Pflegende – vor bestimmten Dingen ekelt, werden eigene Erfahrungen berichtet. Tatsächlich glauben viele (insbesondere jüngere) Schülerinnen, dass nur sie so empfinden. Weil diese Ekel erregenden Dinge zum Beruf dazugehören, dürften Ekelgefühle anscheinend nicht sein.

Hierarchie des Ekelhaften

8.2.1

In der pflegerischen Tätigkeit gibt es viele Ekel erregende Momente, aber mit ungleich starker Reizwirkung. So wird der Umgang mit Stuhl und Urin wie auch mit entblößten Körpern schnell zur Routine und löst nur noch in besonderen Situationen Ekel aus (z. B. wenn sich Maden im Kot bewegen).

Deutlich schwieriger ist der Umgang mit Sputum und Erbrochenem. Neben dem unangenehmen Aussehen kommt in beiden Fällen das Geräusch des Hochwürgens hinzu, bei Erbrochenem zusätzlich der säuerliche Geruch. Unter dem Geruchsaspekt lösen auch Menschen, die sich offensichtlich und deutlich riechbar längere Zeit nicht gewaschen haben, ziemliche |Aversionen aus. Auch als unangemessen erlebte sexuelle Reaktionen (z. B. Selbstbefriedigung oder Erektion beim Waschvorgang) sind für manche sehr ekelerregend.

Aversion
aggressive Abwehr

Tiefe, eitrig-stinkende Wunden, Miserere (Koterbrechen) und Blutspucken sind ähnlich schwer zu ertragen wie das Kotessen, das bei demenziell veränderten Menschen öfter vorkommt. Die Verbindung von jeglicher Ausscheidung mit dem Gesicht wird generell als sehr problematisch erlebt. Den Mund zu säubern, wenn ein Mensch Kot gegessen oder erbrochen hat, oder Erbrochenes sowie Sputum im Gesicht der Pflegenden (auch das kommt vor) zählt zu den größten Ekelauslösern überhaupt.

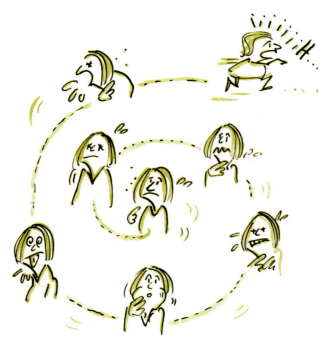

8.2.2 Umgang mit Ekelgefühlen

Reiz-Reaktions-Schema | 339

Da kein eindeutiges |Reiz-Reaktions-Schema bezüglich Ekel auslösender Faktoren existiert, gibt es auch kaum konkrete Verhaltensweisen. Dorothee Ringel hat in ihrem Buch „Ekel in der Pflege – eine gewaltige Emotion", eine Unterteilung in direkte und indirekte Reaktionen vorgenommen (**Lernsituationen Teil 1 | S. 81 ff.**).

Die direkten Reaktionen erfolgen meist unbewusst, spontan und pragmatisch. Indirekte Reaktionen laufen über die Sprache, Intellektualisierung, „Galgenhumor" und die Hoffnung auf Gewöhnung ab.

Bei dieser Darstellung wird deutlich, dass mit Ausnahme der Gewalthandlungen alle Vorgehensweisen positive wie negative Auswirkungen haben können. Das heißt, jede Pflegeperson muss für sich herausfinden, welche „Strategie" ihr am meisten hilft, ohne sich und die Patientin zu beschädigen. Diese für sich selbst herauszufinden, heißt aber nicht, das alleine schaffen zu müssen. Ekel zählt wie |Aggression und |Sexualität zu den tabuisierten (also angeblich nicht besprechbaren) Themen in der Pflege. Das erschwert den Umgang, weil die Unterstützungsleistung und das Verständnis der Kolleginnen fehlen. Grundsätzlich gilt für |Emotions- und Gefühlssarbeit, die im Umgang mit schwierigen psychosozialen Situationen immer erforderlich ist, dass sie mit Hilfe von z. B. |Supervision besser reflektiert und bewältigt werden kann.

Aggression | 639
Sexualität 1 | 21
Gefühls- und Emotionsarbeit | 698
Supervision | 604

8.2.3 Emotionsarbeit

Nähe und Distanz | 691

Im Kapitel |„Nähe und Distanz" wurde bereits auf den **Interaktionsstress** hingewiesen, der auftritt, wenn es zu einem permanenten Widerspruch zwischen eigenen schwierigen Gefühlen und berufsbedingter emotionaler Zuwendung kommt. Die berufsbedingte emotionale Zuwendung gehört zur **Gefühlsarbeit**, also jenem Teil, in dem wir uns dem Erleben der Patientinnen zuwenden. Diese setzt Emotionsarbeit voraus.

Da Ekel zu den eigenen, schwer beherrschbaren und negativ bewerteten Gefühlen zählt, wird an dieser Stelle die zu leistende Emotionsarbeit näher ausgeführt. Dabei geht es um die (primäre) Kontrolle eigener schwieriger Gefühle sowie deren (sekundärer) Reflexion bzw. Bearbeitung, um Blockaden in der Beziehung zu Patientinnen abzubauen. Wie der österreichische Kulturkritiker Ivan Illich (1926 – 2002) ausführt, zählt Emotionsarbeit zur **„Schattenarbeit"**. Er versteht unter Schattenarbeit eine Anstrengung zum Wohlergehen anderer, die zwar selbst (meistens) unsichtbar bleibt und damit nicht als wirkliche Arbeit wahrgenommen wird, gleichwohl aber unverzichtbar für die Zielerreichung ist.

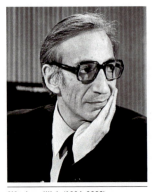

[1] Ivan Illich (1926-2002), österreichischer Kulturkritiker, z. B. „Die Nemesis der Medizin"

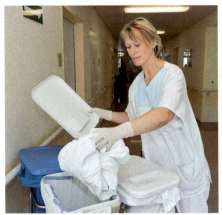 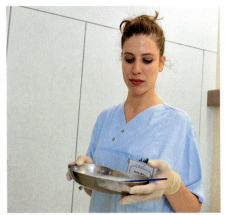

[2] Beim Umgang mit Ausscheidungen oder Sputum leisten Pflegende „Schattenarbeit".

Ekel

Beispiel Frau Rezag hatte einen ausgeprägten epileptischen Anfall und ist ohnmächtig; sie hat erbrochen und sich die Zunge blutig gebissen. Zusätzlich hat sie eingekotet, ihre Kleidung ist komplett verschmutzt. Die Krankenpflegerin Frau Hasemich räumt zuerst das Erbrochene aus dem Mund der Patientin, um eine |Aspiration zu verhindern, und kontrolliert die Vitalfunktionen. Nachdem Frau Rezag wieder aufgewacht ist, wäscht Frau Hasemich sie und entfernt die schlimmsten Verschmutzungen aus der Kleidung.

Aspiration **1** | 251

Wenn Sie gefragt würden, was Frau Hasemich an Arbeit geleistet hat, dann erfolgte wohl eine Aufzählung der einzelnen Tätigkeiten. Vermutlich wird aber niemand auf die Idee kommen, auch die vorhandene „Schattenarbeit" aufzuführen. Dabei hat Frau Hasemich mit Sicherheit schwer mit ihren Ekelgefühlen gerungen, um etwa das Blut und das Erbrochene aus Frau Rezags Mund zu entfernen. Hätte sie die Schattenarbeit, nämlich die Bekämpfung der eigenen Ekelgefühle, nicht geleistet, wäre es ihr sicher nicht möglich gewesen, die erforderliche Hilfestellung zu geben. Dadurch hätte für Frau Rezag das Risiko bestanden, an ihrem Erbrochenen zu ersticken.

Nach Arlie Hochschild [Abb. 4] gibt es drei Kategorien bzw. Techniken, die im Rahmen der Emotionsarbeit Veränderungen in der Darstellung oder im Gefühlsleben selbst bewirken sollen. Diese Kategorien werden am Beispiel von Frau Rezag zum Thema Ekel ausgeführt.

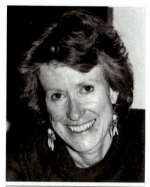

[4] Arlie R. Hochschild ist eine amerikanische Soziologin, die in „Das verkaufte Herz" (dt. 1990) die Emotionsarbeit bei Flugbegleiterinnen untersuchte.

Körperliche Ebene
Alle Bemühungen gehen dahin, Reaktionen wie Gesicht verziehen, eigene aufsteigende Übelkeit oder Fluchtreaktionen zu kontrollieren bzw. zu unterdrücken. Frau Hasemich bleibt der Situation gewachsen.

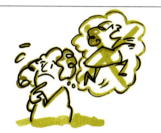

Expressive Ebene
Beim „surface-acting" oder Oberflächenhandeln wird versucht, über Selbstkontrolle das gewünschte äußere Erscheinungsbild darzustellen. Frau Hasemich wird Frau Rezag nicht zeigen, was sie fühlt, sondern im Gegenteil Frau Rezag freundlich zugewandt trösten und sie vermutlich anlächeln, um die unangenehme, evtl. peinliche Situation zu entschärfen. Dabei setzt sie wesentlich den Körper als Werkzeug ein.

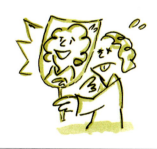

Kognitive oder innere Ebene (Handeln)
Beim „deep-acting" geht es um Uminterpretation der Situation bzw. um die Erzeugung von inneren Bildern. Diese sollen dazu beitragen, nicht nur die äußere Reaktion, sondern auch das innere Gefühl zu verändern. Frau Hasemich wird dann nicht mehr denken: „Oh stinkt das, mir graut, das ist so eklig", sondern sich eher auf die empathische und/oder objektivierende Schiene begeben: „Die arme Frau, das ist bestimmt schrecklich für sie, aber sie kann ja nichts dafür (empathisch/entschuldigend). Hoffentlich hat sie nicht schon aspiriert; ich muss sie ganz schnell auf die Seite drehen, wie sieht die Zunge aus, jemand muss die Ärztin holen (objektivierend)".

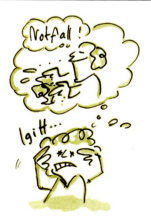

Für Pflegende ist also die eigene emotionale Befindlichkeit bzw. deren Kontrolle unmittelbar relevant für ihre Arbeit. Sie wird von Arbeitgebern und Patientinnen auch selbstverständlich erwartet, ohne dass sie allerdings entsprechend honoriert würde. Emotionsarbeit ist – meist ohne sich dessen bewusst zu sein – zusätzlich geleistete Schattenarbeit. Das eigentliche Problem besteht insbesondere beim „deep-acting" darin, dass es mit der Täuschung der anderen allmählich auch zur Selbsttäuschung kommen kann. Pflegende verlieren möglicherweise im Laufe der Zeit das Gefühl für sich selbst, bzw. wie sie sich tatsächlich fühlen. An dessen Stelle treten dann Soll-Gefühle: „Eigentlich sollte ich nicht aggressiv sein, aber ... Eigentlich ekelt es mich nicht mehr, aber ...".

Um den Verlust der Wahrnehmung eigener Gefühle möglichst zu vermeiden (und damit das Gespür dafür, wie es einem tatsächlich geht), ist es außerordentlich wichtig, diese Erfahrungen und Erlebnisse immer wieder auszusprechen, zu reflektieren und sich |soziale Unterstützung zu suchen.

soziale Unterstützung | 600

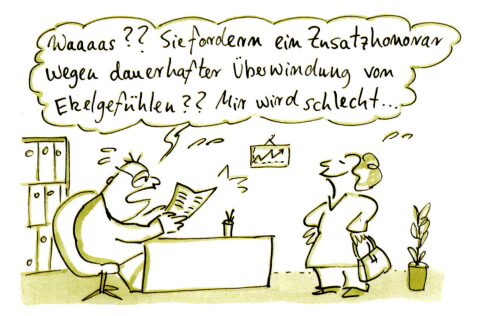

A–B

30-jähriger Krieg 479
α-Strahlen 252
β-Strahlen 252
γ-Strahlen 252

Abfall 258
  – Entsorgung 259
  – Vermeidung 259
  – Verwertung 259
Abhängigkeit 544
Abhängigkeit von Gemeinschaft 424
Abmahnung 295
Abschied 706
Abschlussverfahren 317
absolute Armut 173
absolute Mehrheit 317
Abstammungsprinzip 307
Abstract 350
Abwasser 246
Abwehr 646
Abwehr der Haftung 279
activities of daily living 400
Adaption 520
Adaptionsprozess 96
ADL 400
administrativ 481
Adoleszenz 75
Adoption 307
AEDL 400
Aeskulap 473
Affix 347
Affront 616
age of migration 119
Agenda 2010 326
AGG 300
Aggression 639
aggressionsmindernder Faktor 641
Aggressionstheorien 642
aggressionsverstärkender Faktor 641
aggressives Verhalten 639
Aggressivität 639
Agnes Karll 501
ägyptische Medizin 472
AIDA-Modell 355
Akademisierung 493
AKIK 25
aktives Altern 103
aktives Wahlrecht 324
aktivierende Pflege 407
Aktivierung 407
Aktivität des täglichen Lebens 400
Aktivitäten und existenzielle Erfahrung
des Lebens 400
Aktivitätstheorie 96
Albert Bandura 341
Alison J. Thierney 400
allgemeine Ethik 415
allgemeines Gleichbehandlungsgesetz 300
Allgemeines Recht der unerlaubten
Handlung 275
Alliierte 493
Allokation 430
ALPEN-Methode 342

Altenbericht 89
Altenpflege, Ausbildung 498
Alter
  – aus entwicklungspsychologischer
    Sicht 94
  – im Spiegel der Geschichte 90
alter Mensch 85
Altern, demografische Aspekte 92
Altersbild 88
Altersrente 203
Altruismus 678
Amalie Sieveking 485
ambulante Pflege 219
ambulante Pflege, Strukturdaten 54
ambulante Rehabilitation 162
Amphetamin 544
Amtsgericht 267
Amtsmacht 621
anale Phase 76
Angehörigenintegration 49
angewandte Ethik 415
Angst 632
Angst vor dem Krankenhausaufenthalt 32
Ängstlichkeit 632
Anordnungsverantwortung 289
Anregungsmittel 544
Anschlussheilbehandlung 162
Anthropologie 419
anthropologische Ethik 418
Anti-Aging 105
Antioxidanzie 105
Antonovsky, Aaron 225
Arbeitnehmerhaftung 280
Arbeitsbelastungen 574
Arbeitsgedächtnis 335
Arbeitsklima 596
Arbeitslosengeld I 205
Arbeitslosengeld II 190
Arbeitslosenversicherung 205
Arbeitslosigkeit 177
Arbeitsmigration 117
Arbeitsrecht 290
Arbeitsschuh 543
Arbeitsschutz 554
Arbeitsschutz, Geschichte 554
Arbeitsschutzgesetz 555
Arbeitsunfall 559
Arbeitsverdichtung 575
Arbeitsvertrag 288, 295
Arbeitsvertrag, Kündigung 295
Arbeitszeit 298
Arbeitszeitgesetz 298
Arbeitszeitstruktur 573
Argument 360
argumentative Interpretations-
absicherung 513
argumentieren 360
Arlie R. Hochschild 721
Armut 173
Armuts- und Reichtumsbericht der
Bundesregierung 179
Armutsforschung 173
Armutsrisikoquote 180

Arthur Schlossmann 498
Ärztekammer 216
Asklepios 473
Assimilation 126
Assoziation 718
Asylberechtigter 121
Asylbewerberin 121
ATL 400
Ausbildungsvergütung 293
Ausbildungsvertrag 288, 292
Ausführungsverantwortung 289
Ausländer, demografische Daten 125
äußere Nähe 696
Autoaggression 639
Autonomie 428
autoritärer Führungsstil 376
Aversion 719

Bachelor-Abschluss 528
BAföG 530
BaKuK 30
Balintgruppe 602
Bandscheibenschaden, Arbeitsschutz 567
Bandura, Albert 341
Barbar 111
Bedarfsdeckung 201
Bedürfnistheorie 397
Beginen 477
Behandlungspflege 45
Behinderung 138, 139
  – demografische Daten 141
  – Form 142
  – gesundheitliche Versorgung 158
  – Grad 141
  – interdisziplinäre Zusammenarbeit 159
  – Klassifikation 142
  – Liebe 156
  – Partnerschaft 156
  – schwere 141
  – Sexualität 156
Belastungsreduktion 581
Benedikt von Nursia 476
Beobachtungslernen 341
Beratungs- und Koordinierungsstelle 194
Beruf 393
Berufe im Gesundheitswesen 448
berufliche Rehabilitation 160
Berufsbezeichnung 288
Berufsdefinition 448
Berufserkrankung,
Anerkennungsverfahren 568
Berufserkrankung, Prävention 568
berufsethische Kodizes 436
Berufsgenossenschaft 556
Berufshaftpflichtversicherung 279
Berufskleidung 542
Berufskrankheit 566
Berufsorganisation der
Krankenpflegerinnen Deutschlands 501
Berufsverband 503
Berufsverbot 288
Berufung 388
Beruhigungsmittel 544

723

Beschäftigungsverbot 288
Beschlussverfahren 317
Bestrafung 340
Betreuung von Kindern und Jugendlichen
im Krankenhaus 25
betriebliche Arbeitnehmervertretung 301
betriebliche Gesundheitsförderung 239
Betriebsbeauftragte nach dem
Arbeitssicherheitsgesetz 557
Betriebsrat 302
Betriebsratsvorsitzender 302
Betriebsverfassungsgesetz 301
Bewegung 536
Bewegungsmuster 536
Beweislastumkehr 280
Bewertungskonflikt 382
Bewohnerin eines (Pflege-)Heims 40
Beziehungskonflikt 382
Bezugsgruppe 371
BGA 236
Bibliothek 351
Bildungskonzept des deutschen
Bildungsrates 500
Bildungsurlaub 530
Biografie 405
Biografieorientierung 405
biografischer Aspekt des Alterns 99
biologischer Aspekt des Alterns 103
bio-psycho-soziales Modell der
Funktionsfähigkeit und Behinderung 140
Blackout 338
Bologna-Prozess 528
Boole'scher Operator 352
braune Schwester 491
Brentano, Clemens 716
Bruce Tuckmann 372
Bruttoeinkommen 201
Bundesarbeitsgemeinschaft Kind und
Krankenhaus e. V. 30
Bundesinstitut für Berufsbildung 448
Bundeskabinett 321
Bundeskanzleramt 321
Bundeskanzlerin 321
Bundesminister 321
Bundesorgan 318
Bundespräsident 320
Bundespräventionsgesetz 228
Bundesrat 320
Bundesregierung 321
Bundestag 318
Bundesverfassungsgericht 267, 323
Bundesversammlung 323
Bundeszentrale für gesundheitliche
Aufklärung 234
Bürgerliches Gesetzbuch 274
Bürgerrecht 314
bürgerschaftliches Engagement 467
Burnout 684
Burnout-Syndrom 684
Burrhus, Frederic Skinner 340
BZgA 234

Call for Abstracts 516
Cannabis 544
Care-Ethik 418
Caritas 476
Case Management 460
 – Regelkreis 461
Chairman 366
Charisma 621
Charles de Montesquieu 312
Charta der Rechte hilfe- und
pflegebedürftiger Menschen 20
Charta für Kinder im Krankenhaus 28
Chemotherapeutika, Arbeitsschutz 562
chinesische Medizin 473
christliches Menschenbild 421
Chunking 345
Claus Fussek 665
Clemens Brentano 716
Coaching 607
Code 542
Conditio humana 422
Container-Modell 111
COOP-WONCA-Charts 133
Corporate Identity 394
Coping 504

DAK-BGW Gesundheitsreport 578
D-Arztin 560
de Montesquieu, Charles 312
De-facto-Flüchtling 122
Definitionen beruflicher Pflege 388
Defizitorientierung 406
Dehumanisierung 684
Deklaration von Alma Ata 231
Delegation 289
Deliktsfähigkeit 268
deliktische Haftung 274
demografischer Aspekt zum Altern 92
Demokratieprinzip 310
demokratischer Führungsstil 376
Denken 336
Denver Entwicklungsskala 70
Deontologie 416
deontologische Ethik 416
Depersonalisierung 18
depressive Persönlichkeit 633
Deprivation 35
Desinfektionsmittel, Arbeitsschutz 563
deskriptiv 416
deskriptive Ethik 416
destruktiv 639
Determinante 230
deterministisch 103
deterministische Theorie 103
deutsches Netz gesundheitsfördernder
Krankenhäuser 240
devil's advocate 374
Diakonisse 485
Dialog 432
Diätetik 473
Dieffenbach, Johann Friedrich 494
Dienstvereinbarung 296
Differenzierung 451

Diktatur 308
Dilemma 78
Diplom 528
Disengagementtheorie 96
Diskriminierung 154
Diskriminierung am Arbeitsplatz 300
Diskussion 360
diskutieren 360
Disposition 644
Disputation 528
Dissertation 528
Disstress 547
Distanz 694
Distanzlosigkeit 699
divergieren 388
Doktortitel 528
Dolmetscherdienst 132
doppelt qualifizierte Mehrheit 317
doppelte Verblindung 514
Dorothea E. Orem 399
Drehtüreffekt 659
DRG 218
Droge 545
Drogenprävention 546
Dunant, Henry 486
Durchgangsärztin 560

EACH 28
Eckhart von Hochheim 682
ECTS 528
Effizienz 454
Egozentrismus 73
Ehrenamt 467
Eigenverantwortlichkeit 576
Einbürgerung 307
einfache Mehrheit 317
Eingliederungshilfe für behinderte
Menschen 193
Einheitsstaat 309
Einigungsstelle 301
Einkommenslage 181
Einkommensverhältnis 179
Einleitungsverfahren 316
Einsichtsfähigkeit 283
Einwilligung 283
Einzelsupervision 606
Ekel 716
Ekelassoziation 718
Element der Pflege 400
Elementenlehre 474
Elias, Norbert 718
elterliche Sorge 271
Elternintegration 30
emanzipatorisch 605
Emission 254
Emittend 254
Emotion 337
emotionale Intelligenz 337
Emotionalität 95
Emotionsarbeit 698, 720
Empedokles 474
Endlichkeit 425
Enkulturation 80

Entlastung pflegender Angehöriger 62
Entscheidungsfindung 373, 438
Entwicklung
 – kognitive 73
 – körperliche 66
 – moralische 78
 – motorische 69
 – psychosexuelle 76
 – psychosoziale 75, 77
 – sensomotorische 69
Erikson, Erik H. 77
erinnern 101
Ernährung 540
Erster Weltkrieg 490
Erwartungen an die Patientin 14
Erwartungen der Patientin 15
Erwerbsminderungsrente 204
Erwerbsunfähigkeit 192
Erziehung 79
Es 646
Eselsbrücke 344
Eskalation 378
Eskalationsphase 640
Ethik 414
 – Pflicht 433
 – Recht 433
Ethikberatung 602
Ethik-Kodizes 415
ethische Reflexion 438
ethisches Prinzip 417, 426
Eugenik 157
EU-Ministerrat 330
EU-Regelung 265
europäische Kommission 330
europäische Vereinigung für Kinder im
Krankenhaus 28
Europäischer Gerichtshof 330
Europäischer Rat 329
Europäisches Parlament 329
European Association for Children in
Hospital 28
European Credit Transfer System 528
Eustress 547
Euthanasie 492
Evidence-based Nursing 517
Evidenz 518
Evidenzhierarchie 518
Exekutive 312
experimentelle Studie 514
Expertise 454
explizites Gedächtnis 334
externe Fortbildung 524
extrinsische Motivation 338
Exzess 284

Fachsprache, pflegerische 408
Fachsprache, Umgang mit 347
Fähigkeitsstörung 139
fahrlässige Körperverletzung 281
fahrlässige Tötung 281
Fahrlässigkeit 273
 – Strafrecht 282
 – Zivilrecht 276

Familienmigration 117
Familienversicherung 208
Fehlzeit 294
Feindseligkeitstrias 717
Feinstaub 255
Feminisierung 93
Fernleihe 351
Finanzausgleich 311
Flexibilisierung 573, 579
Fliedner, Friederike 485
Fliedner, Theodor 485, 494
Florence Nightingale 494
Flüchtling 120
fluide Intelligenz 95
Fluktuation 596
Fluktuationsrate 661
Föderalismus 309
Föderalismusprinzip 310
Föderalismusreform 309
Form von Behinderung 142
formelle Gruppe 371
Forming 372
Forschungsansatz 512
Forschungsethik 444
Forschungsprozess 510
Fortbildung 524
 – externe 524
 – innerbetriebliche 524
 – interne 524
Fortbildungsmöglichkeit 524
Fraktion 319
Franz Anton Mai 482, 494
freiberufliche Krankenpflege 487
freie Marktwirtschaft 326
freie Radikale 103
Freie Wohlfahrtspflege 223
Freiheitsberaubung 270, 281
Freiheitsbeschränkung 270
Freiheitsentzug 270
Freiheitsstrafe 286
Freiwillige Gerichtsbarkeit 267
Freud, Sigmund 76
Friedemanns, Marie-Luise 403
Friederike Fliedner 485
Friedrich Glasl 378
Frustration 643
Frustrations-Aggressions-Hypothese 643
Führungsstil 376
Fünf-Prozent-Hürde 325
Furcht 632
Fürsorge 429
fürsorgliche Gewalt 657
Fussek, Claus 665

Galen von Pergamon 475
Ganzheitlichkeit 391
Gastarbeiter 119
GAU 253
Gbe 236
Geburt 307
Gedächtnis 335
 – explizites 334

 – implizites 334
Gedächtnistechnik 344
Gefahrstoff 561
Gefühlsarbeit 698
Gefühlsrad 706
Gegenreformation 479
Gegenübertragung 702
geistige Behinderung 145
Geldstrafe 286
Gemeinschaftspraxis 215
genitale Phase 76
Gerätepass 564
Geräteverantwortlicher 564
Gerechtigkeit 430
geriatrische Rehabilitation 106
Gerichtsbarkeit 267
Geschäftsfähigkeit 268
Gesellschaft Kinderkrankenhäuser und
Kinderabteilungen in Deutschland e. V.
(GKinD) 24
Gesetz 264, 265
Gesetz zur Krankenpflege 390
Gesetzesinitiative 316
Gesetzgebung 312
Gesetzgebungsverfahren 316
Gestaltwandel 68
Gestellungsvertrag 481
Gesunde-Städte-Projekt 232
Gesundheit 224
Gesundheits- und Qualitätszirkel 581
Gesundheitsberichterstattung 236
Gesundheitsbildung 227
gesundheitsfördernde Schule 232
gesundheitsförderndes Krankenhaus 232
Gesundheitsförderung 226
 – durch Pflege 233
 – im Betrieb 232
Gesundheits-Krankheits-Kontinuum 225
Gesundheitsreform 213
Gesundheitssystem 213
Gesundheitsverhalten 175
gesundheitsziele.de 236
Gewalt 652
 – durch pflegende Angehörige 666
 – Formen 654
gewaltbegünstigender Faktor 658
Gewaltenteilung 312
 – horizontale 312
 – vertikale 312
Gewaltprophylaxe 662
Gewerkschaft 502
Gewohnheitsrecht 265
Gilde 198
Glasl, Friedrich 378
Glaube 114
globale Theorie 398
Grad der Behinderung 141
grand theories 398
Gravitationsmodell nach Ravenstein 117
griechische Medizin 473
große Theorie 398
Grounded Theory 513
Groupthink 374

Grundgesetz 313
Grundprinzip des pflegerischen
Handelns 405
Grundrecht 314
grundrechtsgleiches Recht 315
Grundsatz der bundesstaatlichen
Ordnung 310
Grundsicherung im Alter und bei
Erwerbsminderung 193
Grundwasser 245
Gruppe 371
– formelle 371
– informelle 371
– politische 319
Gruppenarbeit 367
Gruppendenken 374
Gruppendruck 619
gruppendynamischer Prozess 603
Gruppenentscheidung 373
Gruppenentwicklung 372
Gruppenerhalt 374
Gruppenkonformität 374
Gruppenleitung 375
Gruppenmeinung 374
Gruppensupervision 606
Gütekriterium, qualitative
Forschung 513. 515

Haftung aus Vertragsverletzung 274
Haftung wegen unerlaubter Handlung 275
Haftungsrecht 273
Halbwertzeit 252
Halluzinogen 544
Handlungsqualifikation 232
Handlungsstrategie 232
Hartz-Konzept 190
Haushaltsnettoeinkommen 180
Hausmüll 258
Hauterkrankung, Berufskrankheit 566
HBSC-Studie 183
Heimbeirat 44
Heimbewohnerin, Strukturdaten 41
Heimeinzug 42
Heimgesetz 44
HeimMitwirkungsV 44
Heimmitwirkungsverordnung 44
Heimplatz 41
Heimversorgung, Strukturdaten 40
helfen 678
Helfersyndrom 679
Helizität 401
Henry Dunant 486
hermeneutischer Forschungsansatz 513
Heroin 544
Hexenverfolgung 478
Hierarchie 623
Hildegard E. Peplau 402
Hildegard von Bingen 477
Hilfe in anderen Lebenslagen 193
Hilfe zum Lebensunterhalt 192
Hilfe zur Gesundheit 193
Hilfe zur Pflege 193

Hilfe zur Überwindung besonderer
sozialer Schwierigkeiten 193
Hilflosigkeit 679
Hinterbliebenenrente 204
Hippokrates von Kos 474
hippokratischer Eid 474
hochbetagt 88
Hochschild, Arlie R. 721
Homöodynamik 401
horizontal 623
horizontale Gewaltenteilung 312
Hospitalismus 35
humanistisches Menschenbild 420
Humor 586
Humoralpathologie 474
Humorbiografie 588
Humorintervention 591
Hypothese 511
hysterische Persönlichkeit 633

Ich 646
ICN 391. 501
Identifikation 696
Identifikation mit dem Aggressor 647
identifikatorischer Grenzverlust 658
Ideologie 656
illegale Migration 117
Illich, Ivan 720
Imago 394
Imitationslernen 341
Immission 255
Immobilität 18
Implementierung 520
implizites Gedächtnis 334
indische Medizin 472
Individualarbeitsrecht 290
Individualisierung 93
Individuation 79
individueller Konflikt 377
Indiz 283
Industrialisierung 198
Infantilisierung 18. 181
Infektionskrankheit, Arbeitsschutz 567
informed consent 444
informelle Gruppe 371
In-House-Veranstaltung 524
Initiativrecht 316
Inklusion 152
Innenraumluft 256
innere Kälte 697
innerer Kontakt 696
instabiler Atomkern 252
Instinkttheorie 642
Institution 442
Integration 126. 152
Integrität 401
Interaktionsstress 698
Interaktionstheorie 397
interdisziplinäre Zusammenarbeit 450
Intergouvernementalität 328
Internationales Rotes Kreuz 486
interne Fortbildung 524
Internetartikel 353

interpersonaler Konflikt 377
interpersonell 639
Interpretation 663
Interrollenkonflikt 16
Interventionsstudie 515
intrapersonaler Konflikt 377
intrapsychisch 639
Intrarollenkonflikt 16
intrinsische Motivation 338
Investitionsförderung 220
Inzidenz 176
Isolation 18
Ivan Illich 720
Iwan Petrowitsch Pawlov 339

Jean Jaques Rousseau 483
Johann Friedrich Dieffenbach 494
John Donne 424
John Locke 312
Juan de Dios 481
Judikative 312
Jugend- und Auszubildendenvertretung 302
Jugendarbeitsschutz 565
juristische Person 268

Kanzlerprinzip 321
Karll, Agnes 501
Kassenärztliche Vereinigung 215
katholischer Pflegeorden 481
Kernkraftwerk 253
Killerphrase 384
Kinder im Krankenhaus, Strukturdaten 24
Kinderarmut 183
Kinderhilfswerk der Vereinten Nationen 26
Kinderrecht 26
Klappentext 350
Kläranlage 246
Klassifikation von Behinderung
nach WHO 142
klassische Konditionierung 339
Kleidung 542
Klerus 111
Klima 248
Klimawandel 247
Klinikclown 36
klinische Ethik 442
klinischer Behandlungspfad 462
Klostermedizin 476
Kodex 415
Koexistenz 619
Koffein 544
kognitive Entwicklung 73
kognitive Veränderung im Alter 94
Kohärenzsinn 225
Kohlberg, Lawrence 78
Kohlendioxid 250
Kokain 544
kollegiale Beratung 601
Kollegialprinzip 321
kollektives Arbeitsrecht 291
kommunikative Validierung 513
Kommunitarismus 418
Kompetenz 364

Kompetenz im Alter 97
Komplex 614
Kompromisslösung 373
Konditionierung
 – instrumentelle 340
 – klassische 339
 – operante 340
Konflikt 377
Konfliktanalyse 380
Konfliktbearbeitung 383
Konflikteskalation 379
Konfliktgespräch 384
Konfliktmuster 382
Konfliktsymptom 380
Konfuzius 473
Konjunktur 326
konjunkturpolitisches Prinzip 326
Konsensentscheidung 373
konstruktives Misstrauensvotum 321
Kontakt- und Kontraktsitzung 610
Kontextfaktor 140
kontextsensitive Ethik 418
kontinuierliches
Unterstützungsmanagement 463
Kontinuität 407
Kontrolle 514
Kontrollverantwortung 289
Konventionsflüchtling 122
Konzentrationsfähigkeit 343
Konzept des Aktiven Alterns 105
Konzil 477
kooperativer Führungsstil 376
Kopfumfang 67
Körper 534
körperliche Behinderung 143
körperliche Schwerstarbeit 575
Körperreise 534
Körperverletzung 281
Korrektiv 697
Kostenerstattungsprinzip 201
Krankenhaus
 – Abfall 260
 – Aufnahme, Kinder 33
 – Finanzierung 218
 – Versorgung 217
 – Strukturdaten 12
Krankenpflegegesetz von 2003 390
Krankenversicherung 207
Krankheit 224
Krankheitsfolgenmodell 139
Krankheitsverhalten 17
Kreislaufwirtschaft 259
kristalline Intelligenz 95
Krohwinkel, Monika 400
Kultur 110
Kulturbegriff 111
kulturelle Gewalt 656
Kulturrelativismus 111
kultursensible Pflege 110
Kündigung 293
 – Arbeitsvertrag 295
 – Ausbildung 293
Kurzzeitgedächtnis 335

Kurzzeitpflege 221
Kyoto-Protokoll 251

Laisser-faire-Führungsstil 376
Lampenfieber 359
Länderfinanzausgleich 311
Längenwachstum 67
Langeweile 35
Langzeitgedächtnis 335
Lärm 257
Latenzphase 76
Lawrence Kohlberg 78
Lazarus 548
Lebensaktivität 400
Lebenserfahrung 100, 176
Lebenslauf 100
Lebensrückschau 101
Lebenssinn 102
Lebensweltorientierung 406
Legislative 312
Legislaturperiode 318
legitim 652
Legitimation 620
Leib 534
leibliche Integrität 652
Leiblichkeit 422
Leiningers Theorie der transkulturellen
Pflege 127
Leistungskomplexpauschale 220
Leistungsmotivation 337
Leitbild, Pflege- 394
Leitbildhierarchie 395
Leitungssupervision 607
Lernbehinderung 145
Lernen 334
Lernen am Modell 341
Lernkanal 343
Lernkartei 345
Lernpsychologie 334
Lerntagebuch 346
Lerntechnik 342
lerntheoretisches Aggressionsmodell 643
Lerntheorie 339
Lernzeitenplanung 342
Lesetechnik 348
Literaturrecherche 350
Locke, John 312
Logan, Winifred W. 400
Lohnnebenkosten 209
Lohnwartesystem 480
Londoner Außenministerkonferenz 313
LSD 544
lückenlose Dokumentation 280
Luft 254
Luftbefeuchter 256
Luftkreislauf 254
Luftverschmutzung 254
Lysergsäurediethylamid 544

Maastrichter Vertrag 327
Macht 615
 – der Sprache 615
 – des Körpers 616

 – des Wissens 617
 – Formen 620
 – Instrumente 618
Machtausübung in Gruppen 619
Machtmissbrauch 618
machtorientierter Typ 619
Machtstruktur 626
Madame le Gras 494
Magister 528
Mai, Franz Anton 482, 494
Manipulation 618
Marie-Luise Friedemanns 403
Markierungstechnik 348
Marktkonformitätsprinzip 326
Martha Rogers 401
Maßregeln zur Besserung und
Sicherung 286
Master of Science 528
Master-Abschluss 528
Maxime 416
Mediation 384
medizinische Rehabilitation 160
medizinisches Modell von Behinderung 138
medizinisches Versorgungszentrum 215
Medizinproduktebetreiberordnung 564
Medizinproduktegesetz 564
Mehrfachbehinderung 145
Mehrheitsentscheidung 373
Mehrheitswahl 325
Menschenbild 419
Menschenrecht 314
Meskalin 544
Metaparadigma 416
Metaethik 416
Metatheorie 398
Methan 250
MFED 1 70
Migration 117
 – ethnischen Minderheiten 117
 – von Flüchtlingen 117
 – von Studierenden/Auszubildenden 117
Mindmapping 346
Minijob 202
Misshandlung 657
Misshandlung Schutzbefohlener 281
Mitarbeitervertretung 291
Mitbestimmungsrecht 301
Mitschrift 349
Mitwirkungsrecht 301
Mnemo 344
Mobbing 661
Modell für die ethische Reflexion nach
Rabe 438
Modelllernen 341
Moderatorin 370
Modifikation 232
Monarchie 308
Monika Krohwinkel 400
Monografie 516
Montanunion 327
Moral 414
moralische Entwicklung nach Kohlberg 78
Morbidität 176

Morphin 544
Mortalität 176

Motivation 337
  –extrinsische 338
  –intrinsische 338
Motivationsfähigkeit 95
Motivationspsychologie 337
Motivationstheorie 643
motorische Entwicklung 69
Mourning 372
Multimorbidität 106
Münchner funktionelle
Entwicklungsdiagnostik 70
mutmaßliche Einwilligung 283
Mutterhaussystem 481
Mutterschutz 565

Nachtarbeit 579
Nachteilsausgleich 154
Nachtzeit 298
Nähe 577. 694
Nähe zum Gegenstand 513
Nancy Roper 400
Nationalsozialismus 491
Naturalisation 307
natürliche Person 268
naturwissenschaftlich-rationalistisches
Menschenbild 420
negativer Verstärker 340
Neueinweisung 600
neurohormonale Theorie 642
nichtexperimentelle Studie 515
Nightingale, Florence 494
Nijmegener Fallbesprechung 440
Nikotin 544
Norbert Elias 718
Norm 113
Normalbiografie 100
normativ 416
normative Ethik 416
Norming 372
Nothilfe 284
Notstand 284
Notwehr 284

Oberflächenwasser 245
Obhutspflicht 278
Objektivität 515
Odds Ratio 184
OECD 173
öffentliche Gesundheitsdienst 222
Ohnmacht 614
ökonomische Situation von
Migrantinnen 126
Ökonomisierung 655
operantes Konditionieren 340
Opiate 544
Opposition 312
orale Phase 76
Orem, Dorothea E. 399
Organe der Rechtsprechung 266
Organentwicklung 70
Organisationsethik 442
Organisationsverschulden 278
Organisation 442

Ossifikationszentrum 67
Ottawa-Charta 231
Ozon 250

Pädiatrie 488
Palais Schaumburg 321
PAN 255
Pandimensionalität 401
Panik 632
Paracelsus 478
paritätisch 209
Parlament 318
Parlamentarischer Rat 313
Partizipation 232
passives Altern 103
passives Wahlrecht 324
Paternalismus 428
Pathogenese 224
Pathogenese-Modell 224
pathologische Trauer 710
Patientencharta 19
Patientenfürsprecherin 20
Patientenmitbestimmung 19
Patientenrecht 19
Patientenrolle 13
Patiententötung 666
patientenzentriertes Verständnis 457
Patientinnen im Krankenhaus,
Strukturdaten 12
patriarchaler Führungsstil 376
Paul Rozin 718
Pawlov, I. P. 339
Pawlowsche Reflex 339
Pawlowscher Hund 339
Peergroup 80. 371
Peer-Review-Verfahren 516
Peplau, Hildegard E. 402
Performing 372
personale Gewalt 656
personenbezogener Faktor 140
persönliches Budget 155
Persönlichkeit 95
Persönlichkeitstheorie 646
Pest 478
PET 253
Pflege 527
  –Ausbildung in der Bundesrepublik 497
  –Ausbildung in der ehemaligen DDR 496
  –Definition 388
  –Handlungsfeld 508
Pflegediagnose 410
Pflegeeltern 272
Pflegeergebnistheorie 397
Pflegeforschung 510
Pflegekammer 504
Pflegekasse 220
Pflegeleitbild 396
Pflegemanagement 526
Pflegemodell 397
pflegende Angehörige, Strukturdaten 56
Pflegepädagogik 526
Pflegequote 41
Pflegestudiengang 526

M–S

Pflegestufe 211
Pflegetheorie 397
Pflegethermometer 2007 466
Pflegeversicherung 210
Pflegewissenschaft 509, 527
Pflegschaft 272
Pflicht 433, 599
Pflichtenkollision 284
phallische Phase 76
phänomenologischer Forschungsansatz 513
Philosophie 414
Piaget 73
Placebo 444
poL 368
Position 13
positiver Verstärker 340
Positronen-Emissions-Tomografie 253
Postexpositionsprophylaxe 567
PPIKE-Schema 518
Prädikator 61
Präfix 347
Pränataldiagnostik, Kritik 150
Präsentation 355
– Ablauf 359
– Technik 355
Prävalenz 176
Prävention 226
Praxisanleitung 600
Praxisgemeinschaft 215
praxisnahe Theorie 404
primäre Prävention 227
primäre Sozialisation 80
primäres Motiv 337
Primärgruppe 371
Privatärztin 215
private Pflegepflichtversicherung 210
ProAsyl 120
Probezeit 293
problemorientiertes Lernen 368
Produkthaftungsgesetz 564
Profession 393, 455
Professionalisierung 493
professionelle Distanz 697
professionelle Nähe 696
Projektion 647
Prosperität 117
Protokoll 349
Prüfungsstress 550
Prüfungszeit 342
pseudo- 701
psychische Veränderung im Alter 95
psychophysiologische Theorie 642
psychosexuelle Entwicklung nach Freud 76
psychosoziale Entwicklung 75
psychosoziale Entwicklung nach Erikson 77
Psychotherapie 603

Qi-Gong 535
qu.int.as® 568
qualifizierte Mehrheit 317
qualitative Forschung 513
quantitative Forschung 514
quasiexperimentelle Studie 515

Radioaktivität 252
randomisiert-kontrollierte Studie 514
Randomisierung 514
randomized controlled trial 514
Ratifizierung 313
Rationalisierung 647
rational-orientierter Typ 619
RCT 514
Recapping 567
Recht 264, 433
Recht am eigenen Bild 281
Rechtfertigung 283
Rechtsfähigkeit 268
Rechtsgebiet 266
Rechtsgut 284
Rechtsprechung 312
Rechtsquelle 265
Rechtsstaatsprinzip 310
Rechtsverordnung 265
Rechtswidrigkeit 273, 283
reflektieren 599
Reflexionswissen 599
Reformation 479
Regelgeleitetheit 513
Regierungsform 308
Reglementierung des Krankenhauses 18
Regress 279
Regressanspruch 279
Regression 647
regressives Verhalten 18
Rehabilitand 160
Rehabilitation 160
– ambulante 162
– berufliche 160
– Maßnahme 160
– medizinische 160
– soziale 160
– stationäre 162
– teilstationäre 162
– Träger 161
– und Pflege 166
Reichtum 180
Reinigungsmittel, Arbeitsschutz 563
Reiz-Reaktions-Lernen 339
relative Armut 173
Reliabilität 515
Religion 114
Religiosität 114
Relocationssyndrom 42
Rentenversicherung 202
Republik 308
Resilienz 173
Resilienzforschung 173
Resonanz 401
Ressortprinzip 321
Ressourcenorientierung 406
Review-Verfahren 516
Rigorosum 528
RKI 236
Robert-Koch-Institut 236
Rocky-Experiment 341
Rogers, Martha 401
Rolle, soziale 13

Rollendiffusion 77
Rollenkonflikt 13, 382
Rollenset 13
römische Medizin 475
Römischen Verträge 327
Roper, Nancy 400
Rotationsprinzip 573
Rousseau, Jean Jaques 483
Rozin, Paul 718
rückengerechtes Arbeiten 538
Rudolf Virchow 485

Sachleistungsprinzip 201
säkular 421
Salutogenese 225
Salutogenese-Modell 225
Satzung 265
saurer Regen 254
Schadensersatz 277
Schädigung 139
Schattenarbeit 720
Schengener Übereinkommen 327
Schichtarbeit 573
Schichtentheorie 172
schichtspezifische Einstellung 175
schizoide Persönlichkeit 633
Schlossmann, Arthur 498
Schmerzensgeld 277
Schonung 407
Schreibtechnik 348
Schuld, Strafrecht 285
Schuldfähigkeit 273
Schuldrecht 274
Schuldunfähigkeit, Strafrecht 285
Schutzgesetz 275
Schwangerenvorsorge und Pränataldiagnostik 148
Schwangerschaft, Ausbildung 294
Schweigepflicht 269
Schweizer Akademie der Medizinischen Wissenschaften 392
Schwere der Behinderung 141
schwere Mehrfachbehinderung 145
Sechsmächte-Konferenz 313
Sedativa 544
seelische (psychische) Behinderung 145
sekundäre Prävention 227
sekundäre Sozialisation 80
sekundärer Krankheitsgewinn 14
sekundärer Luftschadstoff 255
sekundäres Motiv 337
Sekundärgruppe 371
Selbsterfahrungsgruppe 603
Selbstmotivation 338
Selbstpflege 399
Selbstpflegedefizit 399
Selbstpflegedefizitmodell 399
Selye 548
sensomotorische Entwicklung 69
sensomotorische Stufe 73
sensorisches Gedächtnis 335
Serokonversionsrate 567
Servicestelle 162

Setting 232
Setting-Ansatz 232
sexuelle Belästigung 670
Sicherstellungsauftrag 217
Siebensprung 368
Siedlungsabfall 258
Siegermacht 313
Sieveking, Amalie 485
Sigmund Freud 76
Simone de Beauvoir 422
Single Photon Emission Computed
Tomographie 253
Singularisierung 93
Sinnesbehinderung 144
situativer Führungsstil 376
Skinner-Box 340
Smog 255
sokratische Methode 441
solidarisch 200
Solidaritätsprinzip 200
Somatisierung 647
Sorgerecht 271
souverän 307
Sozialdienst 162, 194
soziale Isolierung im Alter 96
soziale Lage 172
soziale Marktwirtschaft 326
soziale Mobilität 172
soziale Pflegeversicherung 210
soziale Rehabilitation 160, 166
soziale Rolle 13
soziale Schicht 172
soziale Ungleichheit 172
soziale Unterstützung im Alter 98
soziale Veränderung im Alter 96
sozialer Konflikt 377
sozialer Kontakt 96
soziales Lernen 364
soziales Milieu 173
soziales Modell von Behinderung 138
Sozialgeld 193
Sozialgesetzbuch 200
Sozialhilfe 192
Sozialisation 79
  – primäre 80
  – sekundäre 80
Sozialisationsinstanz 80
Sozialisationstheorie 79
Sozialprinzip 326
Sozialstaatsgebot 200
Sozialstaatsprinzip 310
sozialtheoretisches Aggressionsmodell 643
Sozialwahl 207
Sozioepidemiologie 176
Soziologie 172
Spätaussiedler 119
SPECT 253
Spezialisierung 451
Sport 537
Sprache 424
  – Entwicklung 71
  – Erwerb 71
  – Förderung 72

Sprachstörung 71
Sprechbehinderung 144
Sprechstörung 71
Staat, Merkmal 306
Staatsangehöriger 306
Staatsform 308
Staatsgebiet 307
Staatsgewalt 307
Staatsorganisationsrecht 315
Staatsvolk 306
stationäre Pflege 221
stationäre Rehabilitation 162
statisch 421
Status 455
Sterbebegleitung 47
Stereotyp 116
Stimulanz 544
stochastisch 103
stochastische Theorie 103
Storming 372
Strafmündigkeit 268
Strafmündigkeit, Strafrecht 285
Strafrecht 281
strafrechtliche Haftung 281
Straftat 281
Straftatbestand 281
Strafverfahren 285
Strahlenkrankheit 253
Strahlentod 253
Strahlung 252
Stress 338, 547
  – Ausbildung 549
  – Bewältigung 549
Stressor 547
Stresstheorie 548
strukturelle Gewalt 655
Studienabschluss 528
Studienberatung 527
Studienfach 526
Studienmöglichkeit 526
Studienpunkt 528
Studienvoraussetzung 527
Stufe der formalen Operation 74
Stufe der konkreten Operation 74
Stufe präoperationalen Denkens 74
Subjektorientierung 405
Sublimierung 647
Subsidiaritätsprinzip 201, 596
Suchbegriff 350
Suchmaschine 352
Sucht 544
Suchtprävention 546
Suffix 347
Supervisand 605
Supervision 604
  – Formen 606
  – Implementierung 608
  – Prozess 610
  – Ziele 605
Supervisorin 605
supranational 327
Supranationalität 328
Symbole

Symptomwahrnehmung 174
Synchronizität 401
Syndrom 684
Synergieeffekt 454

T4 492
Tai-Chi 535
Tarifvertrag 296
Tatbestand 273
Team 450
Teamarbeit 450
Teamsupervision 606
Teddy-Ärzte 33
teilstationäre Pflege 221
teilstationäre Rehabilitation 162
Teleologie 416
teleologischer Ansatz 416
Territorialprinzip 307
tertiäre Prävention 227
themenzentrierte Interaktion 366
Theodor Fliedner 485, 494
Theophrast von Hohenheim 478
Theorie der familien- und
umweltbezogenen Pflege 403
Theorie der zwischenmenschlichen
Beziehung 402
Theorie mittlerer Reichweite 402
therapeutic touch 401
Thesenpapier 357
Thierney, Alison J. 400
Toleranz 544
Totschlag 281
Tötung auf Verlangen 281
transkulturelle Pflege 127
transkulturelle Pflegeanamnese 130
transkulturelles Pflegemodell nach Andrews
und Boyle 128
Transparenz 407
Trauer 708
Trauerarbeit 708, 712
Trauerprozess 711
Treibhauseffekt 250
Trepanation 472
Triangulation 513
Triebtheorie 642
Trinkwasser 245
Trinkwasseraufbereitung 245
Tröster 34
Tuckmann, Bruce 372
Tutorin 370
TZI 366

Über-Ich 646
Überlastungsanzeige 280
Überleitungsmanagement 462
Übernahmeverantwortung 289
Übertragung 702
Überzeugung 618
Ultrakurzzeitgedächtnis 335
Umweltfaktor 140
Unfallgefahr 560
Unfallverhütung 558
Unfallverhütungsvorschrift (UVV) 556, 559

S–Z

Unfallversicherung 212
Unfallversicherungträger 556
UNICEF 26
unitär 401
UN-Kinderkonvention 26
unterlassene Hilfeleistung 281
Uran 252
Urkundenfälschung 281
Urlaub während der Ausbildung 294
Utilitarismus 416
Uzarewicz' Ansatz der transkulturellen
Pflege 128

Validität 515
Veränderung im Alter 94
Verantwortung 431
Verblindung 514
verdeckte Armut 173
Verdrängung 647
Verfahrensdokumentation 513
Verfassung 313
Verfassungskonvent 313
Verhaltensgedächtnis 334
Verhaltensprävention 240
Verhältniswahl 325
Verkehrssicherungspflicht 278
Verletzung der Aufsichtspflicht 276
Verletzung von Privatgeheimnissen 281
Verleugnung 647
Vermeidung 647
Vermögen 180
Vernachlässigung 657
Verschulden, Strafrecht 282
Verschuldensform, Zivilrecht 276
Versicherungspflicht 201
Verstärker, negativ 340
Verstärker, positiv 340
Verteilungskonflikt 382
vertikal 623
vertikale Gewaltenteilung 312
Vertrag von Amsterdam 327
vertragliche Haftung 274
Vertragsärztin 215, 216
Vertragsverletzung 274
Vertrauensfrage 321
Verum 444
Verwarnung 286
Verweildauer im Beruf 580
Vinzentinerin 481
Vinzenz von Paul 481
Virchow, Rudolf 485
Visualisierung 356
Volltext 353
Vollziehung 312
Vormundschaft 272
Vorsatz 273
 – Strafrecht 282
 – Zivilrecht 276
Vortragstechnik 355, 358
Vorurteil 116

Wahl des Betriebsrats 302
Wahlgrundsatz 324
Wahlrecht 324
 – aktives 324
 – passives 324
Wasserhärte 244
Wasserschutz 246
Wasserschutzgebiet 247
Wasserverbrauch 244
Wechselschicht 579
Wegeunfall 559
Weiterbildung 525
Weiterbildungsmöglichkeit 525
Weltbund der Krankenpflegerinnen 501
Weltgesundheitsorganisation 229
Werte 113
Wettbewerbsprinzip 326
Wetter 248
WHO 173, 229
Widerstandsquelle 225
Wiederholung 344
Winifred W. Logan 400
Wirtschaftsordnung 326
Wissenschaft 509
Wissenschaftstheorie 509
Wissensgedächtnis 334
Wissensquelle 509
Witterung 248
Wohnen 57
Wohnungslosigkeit 185
Wohnungslosigkeit,
Gesundheitssituation 187
Wohnungslosigkeit, Hilfsangebote 188
World Health Organization 229
Würde 427

Yoga 535

Zeitarbeitsfirma 573
Zeitdruck 575
Zeitkonto 573
Zeitlichkeit 425
Zeitmanagement 342
Zeitplan 342
Zeitwächterin 370
Zeugnisverweigerungsrecht 269
Ziel- oder Interessenkonflikt 382
zirkadian 578
zirkadianer Rhythmus 578
Zivilrecht 274
Zunft 198
zuwendungsorientierter Typ 619
Zwang 618
zwanghafte Persönlichkeit 633

Bildquellenverzeichnis

S. 17/1–7: Krüper, W., Bielefeld. S. 20/1: Krüper. S. 22/1–4: Krüper. S. 23/1–3: Krüper. S. 24/1: Krüper. S. 25/2: Krüper. S. 26: picture alliance/ dpa. S. 30/1: Krüper. S. 31/2: Krüper. S. 32/1–2: Krüper. S. 33/3–4: Krüper. S. 34/1–2: Krüper. S. 35/3: Krüper. S. 36/1–2: Krüper. S. 38/1–4: Krüper. S. 39/1–2: Krüper. S. 41/2: Krüper. S. 42/1–2: Krüper. S. 43/3: Krüper. S. 43: Luxenburger, Birgit, Wiesbaden. S. 44/1–2: Krüper. S. 45/3: Krüper. S. 46/1–2: Krüper. S. 47/3–4: Krüper. S. 48/1: Krüper. S. 48/2: Wirtz, P., Dormagen. S. 49/3: Wirtz. S. 49/4: Krüper. S. 50/1–2: Krüper. S. 52/1–4: Krüper. S. 53/1–3: Krüper. S. 55/1–3: Krüper. S. 57/2: picture-alliance / dpa / Rumpenhorst. S. 57/3: picture-alliance / ZB-Fotoreport / Settnik. S. 59/1: picture-alliance / ZB-Fotoreport / Wied. S. 60/1–3: Krüper. S. 61/4: Krüper. S. 62/2–3: Krüper. S. 64/1–4: Cinetext Bildarchiv. S. 65/1–2: Cinetext Bildarchiv. S. 66/1: Galert, J., Berlin. S. 67/2–5: Krüper. S. 69/1–4: Lull, A., Berlin. S. 71/2–3: Krüper. S. 72/1: Krüper. S. 73/3: picture-alliance / dpa / UPi. S. 73/4–6: Krüper. S. 77/1: Corbis. S. 78/1: getty images. S. 80/1: Image Source. S. 80/2: Image Source. S. 81: Joachim, Stephanie, Berlin. S. 84/1: Krüper. S. 86/1–4: Krüper. S. 87/1–2: Krüper. S. 88/1: Lantelmé, Jörg, Kassel. S. 88/1: Ostkreuz / Detlef Westerkamp. S. 88/1: Raffalski, Rainer, Waltrop. S. 89/2: projekt-photos. S. 91: picture-alliance / Newscom / Kristin Calahan-ACEPIXS. S. 93/2: Bildagentur online / Begsteiger. S. 94/1: akg-images, Berlin. S. 94/2: Voller Ernst / Gerd Pfeiffer. S. 95/3: Krüper. S. 95/4: Luxenburger. S. 97/1: Krüper. S. 97/1: project photos. S. 98/1: Luxenburger. S. 99/3: picture-alliance / Johannes Schaaf. S. 101/2–3: Krüper. S. 103/1: Mair, J., München. S. 103/2: Medical Pictures. S. 104/1: arteria-photography, Kassel. S. 105/2: Project-Photos. S. 113/1: alimdi.net / Imagebroker / Siepmann. S. 113/2: Pressedienst Paul Glaser, Berlin. S. 117/1: akg-images / VG Bild-Kunst, Bonn 2008. S. 118/1: Cornelsen Verlagsarchiv. S. 118/2: mit frdl. Unterstützung: Polnisches Institut, Düsseldorf, Josef Herten. S. 118/3: picture-alliance / dpa / Martin Athenstädt. S. 120/1–2: Cinetext Bildarchiv. S. 121/3: picture-alliance / dpa / ZB / Jens Wolf. S. 122/1: picture-alliance / dpa / ZB / Jochen Eckel. S. 122/2: Schmidt, Margit, Berlin. S. 136/1–3: Krüper. S. 137/1–3: Krüper. S. 143/1–2: Krüper;. 144/1: akg-images / Erich Lessing. 144/2: Krüper. S. 145/2–4: Krüper. S. 146/1–3: Krüper. S. 147/4–6: Krüper. S. 150/1–2: Krüper. S. 151/1: Krüper. S. 153/2–5: Krüper. S. 154/1: Ullstein-bild / Peters;. 154/2: Weserkurier / Bremer Nachrichten. S. 156/1: Krü-per. S. 157/2: Krüper. S. 159/1–2: Krüper. S. 162/1–3: Krüper. S. 165/1–2: Krüper. S. 191/1: dpa-Infografik. S. 170/1–3: Krüper. S. 171/1–3: Krüper. S. 176/1: picture-alliance / dpa / Ulrich Perrey. S. 177/2: picture-alliance / united archive / mcphoto. S. 177/3: picture-alliance / dpa / Becker & Bredel. S. 184/1: picture-alliance / dpa / Rainer Jensen. S. 187/1: Krüper. S. 188/1: Krüper. S. 189/2–5: Krüper. S. 192/1: Krüper. S. 194/1: Krüper. S. 196/1: picture-alliance / dpa /Gero Breloer: 196/2: picture allicance / dpa / Guido Bergamnn; S. 196–3: picture-alliance / chromorange. 196–4: pichture-alliance / dpa / Carmen Caspersen. S. 197–1: picture-allicance / ZB / Hans Wiedl; S. 197/2: picutre-allicance / dpa / Patrick Pleul. S. 198/1–3: akg-images, Märkisches Museum, Berlin. S. 199/4: akg-images, DHM, Berlin; S. 199/5: Ullsteinbild / Bildarchiv. S. 204/1: argum / Christian Lehsten. S. 206/1: Krüper. S. 208/1: Projektfoto. S. 215/1–2: Krüper. S. 216/1: KV Berlin. S. 216/2: Krüper. S. 218/1: Krüper. S. 219/2: Krüper. S. 220/1: Krü-per. S. 221/2–3: Krüper. S. 222/1–2: Krüper. S. 225/1: Cornelsen, Verlags-archiv. S. 227/1: BzgA, Köln, Pressebild. S. 231/2: picture-alliance / dpa / Ria Nowosti. S. 231/3: Wikipedia / CNN / Ottawa Tourist Office. S. 242/1: FWPIX / Flickr. S. 242/2: Cornelsen Verlagsarchiv. S. 242/3: picutre-alli-ance/dpaweb/epa/Reynolds. S. 243/1: picture-alliance / dpa / epa efe/ Gerardo Mora. S. 243/2: picture-alliance / dpa / epa ansa / Cesare Abate; S. 243/3: picture-alliance / dpa / Uli Deck. S. 244/1–2: project-photos, Augsburg. S. 245/3: project-photos, Augsburg. S. 245/4: pixelio.de, R. Wolff. S. 245/5: pixelio.de, Werner Holtermann. S. 245/6: picture-alliance / ZB / Ullrich Hässler. S. 246/2: project-photos, Augsburg. S. 247/3–5: Cornelsen Verlagsarchiv. S. 248/1: picture-alliance / chromo-range / Hapke. S. 249/2: photoplexus / Dirk Bauer. S. 250/1: Wikipedia / GNN. S. 250/2: picture-alliance / chromorange. S. 253/3: picture-alliance / united archives. S. 253/4: picture-alliance / dpa / Fotoreport. S. 256/1: picture-alliance / OKAPIA. S. 256/2: Cornelsen Verlagsarchiv, Red. Physik. S. 258/1: Hartmann, P., Potsdam. S. 258/2: project-photos, Augs-burg. S. 259/3: project-photos, Augsburg. S. 265/2–4: Krüper. S. 267/1: picture-alliance / dpa / Uli Deck. S. 267/2: picture-alliance / dpa / Mar-tin Schutt. S. 267/3: Krüper. S. 268/1: Krüper. S. 271/1–2: Krüper. S. 275/1: picture-alliance / dpa / epa / Rick Wilking / Pool. S. 278/1: Krüper. S. 285/1: picture-alliance / dpa / epa / keystone / Linda Graedel. S. 291/1–3: Krüper. S. 294/1–2: Krüper. S. 294/3: project-photos, Augsburg. S. 299/1–2: Krüper. S. 304/1: picture-alliance / ZB / Karl-Heinz Schindler;: 304/2–3: picture-alliance / ZB / Peer Grimm. S. 304/4: picture-alliance / chromorange. S. 305/1: Cornelsen Verlagsarchiv. S. 305/2: Wikipedia / GNU. S. 305/3–4: picture-alliance / dpa / ZB / Mario Gentzel. S. 305/5: picture-alliance / dpa / Ronald Wittek. S. 306/1: Pressebild Paul Glaser. S. 312/1–2: Cornelsen Verlagsarchiv. S. 318/1: Pressedienst Paul Glaser. S. 319/2: picture-alliance / dpaweb / Peer Grimm. S. 319/3: Pressedienst Paul Glaser. S. 321/1: Pressedienst Paul Glaser. S. 321/2: picture-alliance / HB-Verlag / Jörg A. Fischer. S. 323/1: picture-alliance / dpaweb / Uli Deck. S. 324/1: picture-alliance / dpa / Uwe Zucchi. S. 329/1–2: Presse-dienst Paul Glaser. S. 329/3: EU / Pressebild. S. 335/1–3: Krischke, K., Marbach. S. 336/1: Mair, J.; München. S. 339/1: Cornelsen Verlagsarchiv. S. 339/2: Mair, J., München. S. 340/1: Cornelsen Verlagsarchiv. S. 341/2: Cornelsen Verlagsarchiv. S. 343/1: Wirtz, P., Dormagen. S. 345/2: Mair, J., München. S. 349/1: Krüper. S. 351/1–4: Krüper. S. 356/1–2: Krüper. S. 357/3–5: Krüper. S. 358/1–3: Krüper. S. 364/1: Krüper. S. 367/1: Krüper. S 374/1: Project-Photos. S. 375/2: Project-Photos. S. 377/1: Project-Photos. S. 389/1: University of Pennsylvania. S. 389/2: Liliane Juchli, privat. S. 397/1: Medweb, Cardiff University. S. 399/1: Cornelsen Verlagsarchiv. S. 400/1: Cornelsen Verlagsarchiv. S. 401/2: Cornelsen Verlagsarchiv. S. 402/1: Cornelsen Verlagsarchiv. S. 403/2: Marie-Luise Friedemann, pri-vat. S. 412/1: Ostkreuz, Georg Schönharding. S. 412/2: aif, Tim Dirven. S. 412/3: CARO, Hechtenberg. S. 413/1: Jahns, Rainer, Siegsdorf;. 413/2: : Cornelsen Verlagsarchiv. S. 414/1: Cornelsen Verlagsarchiv. S. 414/2: Ullsteinbild. S. 414/3: Keystone, Hamburg. S. 416/2: akg-images. S. 416/3: Cornelsen Verlagsarchiv. S. 418/1: Berliner Verkehrsbetriebe (BVG). S. 420/1: akg-images, United Artists;. 420/2: Cornelsen Verlagsarchiv. S. 421/3: akg-images. S. 421/4: Charlottte Reihlen (1805–1868), http://christliche-hauskreis-gemeide.homepage.t-online.de. S. 421/5: picture alliance / ZB /. S. 421/6: picture alliance / dpa / Patrick Pleul. S. 422/1: akg-images, Daniel Frasnay. S. 423/2 li: picture alliance / San-der / Olaf Ringel. S. 423/2 mi: picture alliance / dpa / Jamie Francis / NNS. S. 423/2 re: argus, Mike Schröder. S. 424/1: Cornelsen Verlags-archiv. S. 425/2: corbis, Alen McWeeney. S. 425/3: vario images, Alfred Schauhuber. S. 429/1: Rehbock, T., Gießen. S. 433/1: argus, Thomas Raupach. S. 426/1: Katholischer Berufsverband für Pflegeberufe e. V., Regensburg. S. 426/2: Deutscher Berufsverband für Pflegeberufe e. V., Berlin. S. 437/1: DRK Generalsekretariat / Presse;. 437/2: Arbeitsge-meinschaft Deutscher Schwesternverbände und Pflegeorganisatio-nen e. V. (ADS), Göttingen. S. 437/3: Evangelischer Fach- und Berufs-verband für Pflege e. V., Wiesbaden. S. 441/1: akg-images. S. 463/1–2: Bunter Kreis Augsburg e. V.. S. 470/1–3: Holocaust Memorial, Washing-ton, D.C.. S. 471/1: picture-alliance/dpa. S. 472/2: ullstein bild/ap. S. 471/3: Holocaust Memorial, Washington, D.C. S. 473/2: Cornelsen Verlagsar-chiv. S. 474/1: akg-images; Z1 Cornelsen Verlagsarchiv; Z2 Wikipedia/ CeCill / Rama, Z3 Cornelsen Verlagsarchiv; Z4 Cornelsen Verlags-archiv; Z5 Cornelsen Verlagsarchiv, Z6 Cornelsen Verlagsarchiv, Z7 Wikipedia / Kowloonese. S. 473: Z1 Wikipedia/Jastrow, Z2 Wikipedia / GNU / Wladyslaw, Z3 Cornelsen; Verlagsarchiv; Z4 – 8 Cornelsen Verlagsarchiv. S. 474: Z1 Cornelsen Verlagsarchiv; Z2 Cornelsen Ver-lagsarchiv; Z3 Cornelsen Verlagsarchiv; Z4 Wikipedia / GNU / Tici-nese; Z5 Wikipedia / CC / Eric Gaba; Z6 Wikipedia / CC / Andrew Dunn; Z7 Wikipedia / FJ-de, Z8 Cornelsen Verlagsarchiv. S. 475/2: Cornelsen Verlagsarchiv. S. 475/3:

Bildquellenverzeichnis

akg-images; Z1 – Z6: Cornelsen Verlagsarchiv, S. 476/1–2: akg-images; Z1 Wikipedia / Gerd A.T. Müller; Z2 Cornelsen Verlagsarchiv; Z3 Wikipedia / GNU / Radomil; Z4 Cornelsen Verlagsarchiv; Z5 Wikipedia / Finanzer, S. 477/3: Cornelsen Verlagsarchiv, S. 477/4: Wikipedia / GNN, S. 477/5: akg-images; Z1–2 Cornelsen Verlagsarchiv; Z3 Wikipedia / RobertLechner; Z4–6 Cornelsen Verlagsarchiv, S. 478/1: Wikipedia / GNN, S. 478/2: akg-images; Z1–7 Cornelsen Verlagsarchiv, S. 479/4: akg-images; Z1–4 Cornelsen Verlagsarchiv; Z5 Wikipedia / Barnack; Z6 Cornelsen Verlagsarchiv, S. 480/1: Cornelsen Verlagsarchiv; Z1 Wikipedia / Oxxo; Z2 Cornelsen Verlagsarchiv; Z3 Wikipedia / Magnus Manske; Z4 Wikipedia / Holger Ellgaard; Z5 Cornelsen Verlagsarchiv; Z6 Cornelsen Verlagsarchiv, S. 481/3: akg-images; Z1–2 Cornelsen Verlagsarchiv; Z3 Wikipedia / Louis le Grand; Z4–5 Cornelsen Verlagsarchiv, S. 482/1: www.bmm.charite.de / Homepage des Berliner Historischen Museums der Charité; Z1–6 Cornelsen Verlagsarchiv; Z7 Wikipedia / Gabor, S. 483: Z1–3 Cornelsen Verlagsarchiv; Z4 Wikipedia / Magnus Manske; Z5–6; Z7 Wikipedia / Didier; Z8 Cornelsen Verlagsarchiv, S. 484/1: Cornelsen Verlagsarchiv; Z1–6 Cornelsen Verlagsarchiv, S. 485/3: akg-images; Z1 Wikipedia / Peter Geymayer; Z2 Wikipedia / GNU / kwdadmin; Z3–6 Cornelsen Verlagsarchiv, S. 486: Z1 Wikipedia / Sanao; Z2–6 Cornelsen Verlagsarchiv; Z7 Wikipedia / Apper, S. 487/3: akg-images; Z1 Wikipedia / Lienhard Schulz; Z2–7 Cornelsen Verlagsarchiv, S. 488/1: Cornelsen Verlagsarchiv; Z1–5 Cornelsen Verlagsarchiv; Z6 Wikipedia / Känsterle; Z7–8 Cornelsen Verlagsarchiv, S. 489: Z1–5 Cornelsen Verlagsarchiv; Z6 Wikipedia / Stefan Kühn; Z7–8 Cornelsen Verlagsarchiv, S. 490: Z1 Wikipedia / Henry Lytton Cobbold; Z2–3 Cornelsen Verlagsarchiv; Z4 Wikipedia / GNU / Ralf Roletschek; Z5 Cornelsen Verlagsarchiv; Z6 Wikipedia / GNU / Captain Blood; Z7–8 Cornelsen Verlagsarchiv, S. 491/3–4: akg-images; Z1 Wikipedia / Wladyslaw; Z2–3 Cornelsen Verlagsarchiv, S. 492: Z1–2 Cornelsen Verlagsarchiv; Z3 Wikipedia / GNU / Werner Groß; Z4–6 Cornelsen Verlagsarchiv, S. 493: Z1–3 Cornelsen Verlagsarchiv; Z4 Wikipedia / GNU / Philip Hertzog, S. 494/1, 3–5: Wikipedia, S. 494/2: akg-images, S. 495/6: ullstein bild/Granger-Collection, S. 498/1–2: akg-images, S. 499/3–4: akg-images, S. 501/3: Cornelsen Verlagsarchiv, S. 501/2: Cornelsen Verlagsarchiv, S. 502/1: Bachmeier, Werner, Ebersberg;, S. 528/1: Projektfotos, Berlin, S. 532/1–4: project-photos, S. 533/1–3: project-photos, S. 535/1: Fotolia/ EastWestImaging, S. 535/2: Fotolia / Susanne Güttler, S. 535/3: Wikipedia / CC / Peter Harrison, S. 537/1: Fotolia/Franz Pflueg, S. 537/2: Fotolia / Alexander Rochau, S. 538/1–2: Mair, J., München, S. 539/3–6 : Krüper, Hainisch, G. / Berlin, S. 540/1: picture-alliance / epa / Olivier, S. 541/2: picture-alliance / dpa / Hubert Boesl, S. 542/1: Wikipedia / CCMarc Haisenko, S. 542/2: JOKER/Hartwig Lohmeyer, S. 542/3: Krüper, S. 543/4: Cornelsen Verlagsarchiv, S. 543/5: St.Hedwig-Krankenhaus, Berlin, S. 543/6: Cornelsen Verlagsarchiv, S. 545/1: picture-alliance / epa / Narendra Shesta, S. 545/2: picture-alliance/dpa/Report, S. 546/1–2: Bundeszentrale für gesundheitliche Aufklärung (BZgA), Köln, S. 547–1: Mair, J., München, S. 549/1: project-photos, S. 554/1–2: akg-images, S. 558/1, 3: Krüper, S. 562/1–2: Krüper, S. 563/3–4: Krüper, S. 564/1–2: Krüper, S. 567/1–2: Krüper, S. 574/1–2: Krüper, S. 575/3–4: Krüper, S. 577/1–2: Krüper, S. 586/1–2: Krüper, S. 587/1: Krüper, S. 589/1–2: Krüper, S. 590/1–2: Krüper, S. 594/1–2: Krüper, S. 595/1–2: Krüper, S. 597/1–4: Krüper, S. 599/1: Krüper, S. 602/1–2: Cornelsen Verlagsarchiv, S. 602/3: picture alliance / maxpp / Leemage, S. 607/1–2: Krüper, S. 614/1: picture alliance / akg-images, S. 614/2: picture alliance / dpa / AFP, S. 616/1–2: Krüper, S. 621/1: picture alliance / dpa / Consolidated Sachs, S. 622/1: Cornelsen Verlagsarchiv, S. 627/1: picture alliance / akg-images, S. 630/1: picture-alliance/dpa/Matthias Hiekel, S. 630/2: picture-alliance/ dpa/Film:, S. 630/3–4: cinetext, S. 631/1: picture-alliance/dpa/Christine Pfund, S. 631/2: picture-alliance / dpa / Jerzy Dabrowski, S. 632/1: akg-images / VG Bild–Kunst, Bonn 2008 / The Munch Museum / The Munch Ellingsen Group, S. 633/2: Cornelsen Verlagsarchiv;

: 633/3: nicht zu bekommen, S. 636/1: Dix, Otto / VG Bild–Kunst, Bonn 2008, S. 637/2: Aus: Hans Schnell (Hrsg.): Wenn Worte fehlen, sprechen Bilder. Bildnerisches Gestalten und Therapie. Kösel Verlag, München, 1994, S. 639/1: Aus: Hans Schnell (Hrsg.): Wenn Worte fehlen, sprechen Bilder. Bildnerisches Gestalten und Therapie. Kösel Verlag, München, S. 658/1–2: Krüper, S. 659/3–4: Krüper, S. 660/1–2: Krüper, S. 665/1: picture alliance / dpa / Marcel Mettelsiefen, S. 668/1–3: FOL / Fabian Mohr, S. 669/1–5: FOL / Fabian Mohr, S. 670/1: FOL / Fabian Mohr, S. 671/1: FOL / Fabian Mohr, S. 694/1–2: Krüper, S. 700/1–2: Krüper, S. 704/1: Cinetext / Michal Fairaiz, S. 704/2–3: akg-images, S. 705/1, 3: akg-images / VG Bild–Kunst, 2008, S. 705/2: akg-imges, S. 706/1 picture alliance / Godong / Pascal Deloche, S. 707/2: Profimedia / F1 online, S. 710/1 Jahreszeiten Verlag / Manutcher Agah, S. 714/1: Frank G. Quade, Berlin, 714/2: picture-alliance /dpa/rtl/Stefan Menne, S. 714/3: cinetext/Senator, S. 715/1: picture-alliance/dpa/rtl/Stefan Menne, S. 715/2: Daniel Josefsohn, Berlin, S. 715/3: cinetext/uip, S. 715/4: : Cinetext Bildarchiv, S. 716/1: Cornelsen Verlagsarchiv, S. 716/1–3: Krüper, S. 718/1: picture alliance / dpa / ANP, S. 718/2: University of Pennsylvania, Dept. of Psychology, S. 718/3 (2 x): Krüper, S. 720/1: picture alliance / akg-images / Brigitte Hellgoth, S. 720/2 (2 x): Krüper, S. 721/4: mit frdl. Genehmigung von Arlie R. Hochschild / Berkeley University, Dept. of Sociology;

Wir danken den folgenden Krankenhäusern für die freundliche Unterstützung bei der Entstehung der Fotos:

Bibliothek Universität, Bielefeld
Fakultät Gesundheitswissenschaften, Bielefeld
DRK Kliniken, Westend
Ev. Johanneswerk, Bielefeld
Ev. Krankenhaus, Bielefeld
Freizeitzentrum „Neue Schmiede", Bielefeld
Krankenhaus Waldfriede, Berlin
Krankenpflegeschule des Ev. Waldkrankenhauses, Berlin
Krankenpflegeschulzentrum, Goslar
Pflegedienst Bonitas, Herford
Städtische Kliniken, Bielefeld
Stiftung Ebenezer, Lemgo

Zuordnung der Themenfelder des Fachbuchs 3 zu den Themenbereichen der Ausbildungs- und Prüfungsordnung des Krankenpflegegesetztes (KrPflAprV) vom 10. November 2003

Themenfelder des Fachbuchs 3	Themenbereiche der KrPflAprV

Lernbereich 3.1

Die pflegerische Klientel in ihrem Lebenskontext wahrnehmen

1 Patientinnen im Krankenhaus	5. Pflegehandeln personenbezogen ausrichten
2 Kinder im Krankenhaus	
3 Bewohnerinnen eines Heimes	
4 Pflegebedürftige im Privathaushalt	
5 Kinder und Jugendliche	
6 Alte Menschen	
7 Menschen aus anderen Kulturen	
8 Menschen mit Behinderung	
9 Sozial schwach gestellte Menschen	

Lernbereich 3.2

Rahmenbedingungen von Pflege kennen und in ihnen handeln

1 Gesundheits- und sozialpolitische Rahmenbedingungen	6. Pflegehandeln an pflegewissenschaftlichen Erkenntnissen ausrichten (nur 3.2.1) (**schriftliche Prüfung**)
2 Ökologische Rahmenbedingungen	*und*
3 Rechtliche Rahmenbedingungen	7. Pflegehandeln an Qualitätskriterien, rechtlichen Rahmenbestimmungen sowie wirtschaftlichen und ökologischen Prinzipien ausrichten (**mündliche Prüfung**)
4 Staatliche Rahmenbedingungen	

Lernbereich 4.1

Lernen lernen

1 Lernen und Lerntechniken	11. Auf die Entwicklung der Pflegeberufe im gesellschaftlichen Kontext Einfluss nehmen
2 Soziales Lernen	

Lernbereich 4.2

Berufliches Selbstverständnis entwickeln

1 Grundfragen und Modelle beruflichen Pflegens	6. Pflegehandeln an pflegewissenschaftlichen Erkenntnissen ausrichten (**schriftliche Prüfung**)
2 Ethische Herausforderungen für Pflegende	10. Berufliches Selbstverständnis entwickeln und lernen, berufliche Anforderungen zu bewältigen (**mündliche Prüfung**)
3 Zusammenarbeit mit anderen Berufs- und Personengruppen	12. In Gruppen und Teams zusammenarbeiten (**mündliche Prüfung**)
4 Geschichte und Gegenwart der Pflegeberufe	10. Berufliches Selbstverständnis entwickeln und lernen, berufliche Anforderungen zu bewältigen (**mündliche Prüfung**)
5 Pflege als Wissenschaft	6. Pflegehandeln an pflegewissenschaftlichen Erkenntnissen ausrichten (**schriftliche Prüfung**)
6 Berufliche Fort- und Weiterbildung	10. Berufliches Selbstverständnis entwickeln und lernen, berufliche Anforderungen zu bewältigen (**mündliche Prüfung**)

Lernbereich 4.3

Die eigene Gesundheit erhalten und fördern

1 Persönliche Gesunderhaltung
2 Arbeitsschutz
3 Pflegearbeit und Gesundheit
4 Mit Humor arbeiten
5 Soziale Unterstützung und Supervision

10. Berufliches Selbstverständnis entwickeln und lernen, berufliche Anforderungen zu bewältigen **(mündliche Prüfung)**

Lernbereich 4.4

Mit schwierigen sozialen Situationen umgehen

1 Macht, Autorität und Hierarchie
2 Angst, Aggression und Abwehr
3 Gewalt in der Pflege
4 Sexuelle Belästigung
5 Helfen und Hilflos-Sein
6 Nähe und Distanz
7 Abschied und Trauer
8 Ekel

10. Berufliches Selbstverständnis entwickeln und lernen, berufliche Anforderungen zu bewältigen **(mündliche Prüfung)**

In guten Händen, Band 1
978-3-464-45302-5

    Inhalt
    Lernbereich 1
    Pflegerische Kernaufgaben

In guten Händen, Band 2
978-3-464-45303-2

    Inhalt
    Lernbereich 2
    Pflegen von Menschen in besonderen Lebenssituationen
    und Problemlagen

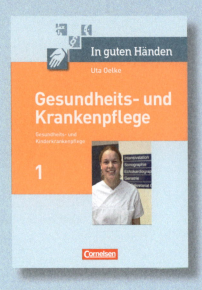

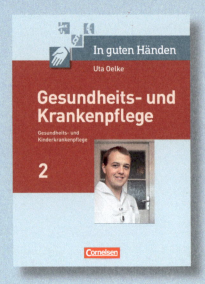

Die Lernaufgaben für die praktische Ausbildung unterstützen effektives und systematisches Lernen in der praktischen Ausbildung.

    Lernaufgaben für die praktische Pflegeausbildung
    978-3-06-450693-0

Um die komplexen Fachinhalte in der Gesundheits- und Krankenpflege/Kinderkrankenpflegeausbildung zu erarbeiten, bietet „In guten Händen" abgestimmte Lernsituationen mit vielseitigen Materialien als Kopiervorlagen an.

    Lernsituationen
    978-3-06-450940-5

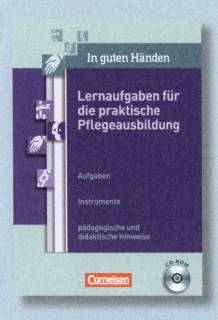

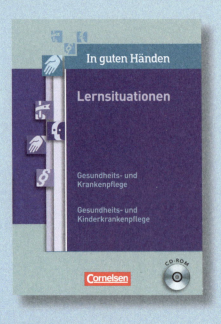